カラーアトラス

新 泌尿器科 手術手技図譜

東京大学名誉教授 阿曽佳郎 監修

前 日本赤十字社医療センター部長 髙井計弘 著
NTT東日本関東病院部長 亀山周二

Urologic Surgery

永井書店

術中写真について
*本文の説明とそれに対応するカラー写真によって，手術の流れが理解できる配列としました．そのため本文の説明と写真は同一頁内にあるかまたは見開き表示を原則としました．
*方向を示す言葉は，頭側，足側，正中側，外側，腹側，背側にほぼ統一し，必要に応じて写真に挿入した矢印（⇨）の向きによって「頭側」を示しました（詳しくは「本書の目的と対象，および筆者の意図」参照）

監修の言葉

　本書は3年前に出版された「泌尿器科手術手技図譜」の改訂カラーアトラス版である．手術手技を全て，自分が行った手術の写真で解説することは極めて難しいことである．私も現役時代に，何度も手術手技の解説を書いたことがあるが，必ずと言ってよいほどに，是非提示したいと思う手術場面が写真として残されていず，止むを得ず，手書きにしたり，他書の図を拝借せざるを得なかったことが思い出される．しかし，髙井，亀山両先生は，若き日の情熱で，みごとに自分たちの手術の写真だけを使用して解説を行っている．真面目な泌尿器外科医が自らの手で手術を記録し，自分たちの経験に基づき，これはと感じた点につき解説しているので，迫力があり，説得性がある．例えば，前立腺癌，ならびに膀胱癌の根治手術の際に，術者なら誰でも気にする深陰茎背静脈叢の処置について，髙井原図を含めて，写真と文章で微に入り，細に入り解説してある．真面目に手術に立ち向かう者が必ず直面する難局と，これをいかに克服するかを自らの経験をふまえて，具体的に記述しているのが本書である．

　本書に記載されている，いずれの手術も，泌尿器科専門医となるために，経験しておかなければならないものばかりである．今日，腹腔鏡下手術の時代となり，根治的前立腺摘除術のみならず，根治的膀胱摘除術までもが腹腔鏡を用いて行われようとする傾向がうかがわれる．しかし，一旦，腹腔鏡下手術中に合併症が起これば，開放手術に変更せざるを得ないことが多い．その意味でも，また，泌尿器外科手技の基本としても，開放性手術に習熟していることは是非必要なことである．

　さて，QOL，minimal invasiveness が尊ばれる時代となり，内視鏡手術，腹腔鏡下手術の数が増加するとともに，開放性手術の数が減少し，その修練の機会が少なくなっている．このことは，尿管結石，腎結石の開放性手術症例が極めて少なくなっている点に如実に示されている．また，医療安全の重要性が強調される時代となり，開放性手術の修練をいかに行うかは，外科系各科の大きな問題となっている．無理に修練のための症例を増やす訳にはいかないので，これまで以上に各症例と真剣に取り組んで，一例一例から得るところのものを多くしなければならない．それには，術前の学習が極めて重要である．手術書，ビデオによる学習，手術の術前の見学なども一法であろう．しかし，必ずしも自分の必要とする知識，理解が得られるとは限らない．その点，本書は，手術に臨む心構えに始まり，手術器具の使い方，手術に必要な外科的局所解剖，手術手技とその問題点，問題点の解決法を実際に則して説明しているので，極めて有用である．

　手術手技全般的なこととして重要なことは，梶谷先生も述べているように，決して一個所に深く入らないこと．ピンセットでカウンタートラクションをし，クーパーで抵抗のないプレーン（シヒト）を見出し，周囲の正常部からじわじわと病巣部に攻め込むことである．このことは再手術で癒着がある時にとくに重要である．また，再手術例などで，思わぬ出血に出合った時に，びっくりすることなく，まずガーゼでおさえて止血し，麻酔医にも出血を知らせ，十分な血液を用意した後に，

止血操作にかかる心掛けが重要であることも本書に指摘されているところである．以上のような点で，本書は修練中の泌尿器科医に有用であるだけでなく，前述の深陰茎背静脈叢切断後に，なお出血が見られた場合の処置法なども詳述してあるので，経験を積んだ泌尿器科医にも役立つものと信じて止まない．泌尿器外科に携わる全ての医師に一読をお奨めする次第である．

本書のもう一つの特徴を挙げれば，術者，助手の心構えを書いたことである．手術はチームプレーであり，術者の手技が優れていなければならないのは当然であるが，一緒に参加する人達が，指揮者としての術者の意企を理解していなければ手術は円滑に行われない．また，助手をする際に，術者の意企を読むような習慣をつけていなければ，決してよい術者となることはできない．一方，術者たる者は，漫然と手術をするのではなく，術前に十分イメージトレイニングを行い，あらゆる合併症の可能性をも考慮したうえで，およその手術方針を，助手を始め周囲の人に説明するぐらいの心配りをすべきであろう．その点，髙井先生が手術室の外回りの看護師に納得してもらい，これだけの術中写真を撮ってもらったことは立派なことである．また，術者となる者は教科書，ビデオなどで勉強するだけではなく，各症例毎に，自分が失敗した点を記し，次回の改善法を考え，記録として残し，絶えず反省し，自分の進歩の糧としなければならない．自分の経験から得た教訓は，教科書より得たものより，余程貴重なものである．そのためには，きっちりとした手術記録を書き，自分用のものには，さらに気の付いた点を付記するようにしてするのがよいことも本書で強調されている．いずれにしても，本書は，手術は手技だけでないことを明瞭に指摘している点に，もう一つの大きな特徴を出している．

私が東京大学泌尿器科学教室で，髙井，亀山両先生とともに臨床に，研究に，教育に精励していた時代も，すでに約15年前のこととなってしまった．私が現役を退くと共に両先生は，一流病院の泌尿器科部長となられた．臨床面で日夜奮闘され，一段と経験を積まれ，文字通り，泌尿器科の第一人者となった．3年前，超多忙な臨床の寸暇を惜しんで出版された「泌尿器科手術手技図譜」は，まさに両先生の汗と油の結晶で，私はその快挙を心からお祝いした．しかし，最近は，他に手術書も多く出版されているので，その売れ行きを心配していたが，杞憂であった．ここに，カラーアトラスとして改訂版が出版されると聞き，私の喜びはまた一入である．世の人々は本物をよく知っていると感心した．

髙井先生は，この改訂版の出版をきっかけ富士市に開業されるとのことで，誠におめでたいことである．このような本物の手術書を書かれた先生の力を，世の人々はすぐ察知し，患者さんが門前市をなすことは間違いないと信じている．亀山先生は，益々患者さんが多く，少ない医師での仕事のやりくりが大変とのことである．両先生の益々のご活躍，ご発展を祈るとともに，本物の泌尿器科医の書いた本物の手術書が大いに世のために役立つことを願うものである．

21世紀は本物のみが生き残る時代である．

2003年10月

東京大学名誉教授
国際泌尿器科学会元理事長
藤枝市立総合病院名誉院長

阿 曽 佳 郎

序　文
「カラーアトラス新泌尿器科手術手技図譜」を上梓するにあたって

　泌尿器科の手術手技の進歩は，まさにめざましい．腹腔鏡やさらにロボット技術を使った先端医療の勢いは，日の出の勢いと言える．学会発表には，まばゆい輝きを感じる．一方では，日常臨床で大学からローテーションで回ってくる後輩達と手術をしていると，まずは地道な開放手術の技術の伝達が必要とも思われる．そんな折り，題材を，手術に望む心構えや，基本的な小手術から取り上げ，進んでは一部は腹腔鏡手技がリードしているが，なお開放手術が主体である泌尿器癌の全摘術までとする図譜の出版を，永井書店より髙井と亀山が依頼された．二人でこれまでとは異なる本を，一つの信念のような下で作ってみたいと考え，あえて分担執筆にはしなかった．『知る者は言わず，言う者は知らず．』というが，何も知らない髙井がとにかく全てに取り組んで見ようと，日本赤十字社医療センター手術室看護師一同の協力を得て，同センター泌尿器科症例の手術手技図譜を書き上げた．ただ髙井の独りよがりにならないよう，東京大学泌尿器科学教室同期の亀山が，これを校正した．そして，阿曽名誉教授の監修を仰いだ．

　しかし，出版当初から反省ばかりの日々であった．多数のスライドの山と写真に埋もれ格闘し，文章を照らし合わせたつもりだったが，思ったほど写真が鮮明でなく，浅学非才の至りで意味がつながらない写真と記述もあり，穴があれば入りたい心境であった．ところが，筆者の悩みに反し，前著の「泌尿器科手術手技図譜」は，向上心旺盛の若手泌尿器科医から，予想を超えた支持を得た．

　一方では，技術が完成したような記述をしておきながら，筆者はその後，長期透析例の悪性腫瘍手術で予見しえなかった合併症を起こした．憂鬱な筆者の思いとは無関係に，その後も治療方針に悩む症例が次々に受診した．治療が消極的になりかけた時，その患者の紹介医が筆者の心の中を見透かしたのか，『外科医は日和見主義になってはいけない．』と言った．内科医も彼らの治療の限界を知っている．だからこそ，我々を信用して外科手術に希望を託すのである．我々もドン＝キホーテと同じかもしれないが，外科治療の限界を認識しつつ，その最大の恩恵を患者に与えられるよう努力すべきと，思いを新たにした．

　これらの事情が，"手技は日々進歩すべき"という筆者の信条を呼び覚まし，再度書き直しを迫るパッションとなった．もう一度，髙井が"スライドソーターで日焼け"しながら，デジタルカメラも利用し，思い切って大幅に書き直した．稚拙な

がら自身で描いたスケッチも加え，その後の経験例の手技も追加記載し，図譜も1,000を越えた．永井書店高山静氏からは，全写真をカラーでという配慮も有り，新しい手術手技解説本になり得たかと思う．

本書の新たなポイントは，

1) 若手医師の手術の当面の目標は，いきなり大手術をわけも分からず行うのではなく，容易と思われている手術を要領良く，手早く，合併症なく行うことである．初めに担当する陰茎，陰嚢の各種の手術例を増やし，その各手技を示した．

2) 開放手術の腎摘除術，前立腺摘除術，膀胱摘除術は，その手術時間は長く，全体像を写真で全て表すと膨大な量になる．理解を助けるため，はじめにスケッチで手術の手順図を示した．筆者自身の手術手技も，年毎に変わっていく．紙数の限界もあり，前著で取り上げたものの一部は削除し，他の興味ある症例を追加した．

3) 総合力を試される卒業試験の様な膀胱摘除術＋新膀胱作製術の項目を，男女別，逆行性，順行性の違いから記述した．さらに新膀胱作製術の各種の方法を示し，充実させた．尿路再建手術は結果が勝負であり，その手術後のレントゲン写真も示した．

まだまだ本著に不満は多いであろうし，真意が伝わらない記述もあるかと思うが，次世代の泌尿器科医の躍進に，少しでも貢献できたらと切に願うものである．

本書を上梓するに当たり，前著から引き続きほとんどの写真を撮影し続けてくれた日本赤十字社医療センター手術室看護師一同に，もう一度感謝する．彼らは外回りの仕事をしながら一生懸命撮影してくれ，プロのカメラマンでも諦める恥骨下の写真など，良い写真を撮ってくれた．例えば，根治的神経温存前立腺摘除術で，血管束を背側に落とした後，前立腺背側と直腸腹側の間隙に挿入した鉗子を，『きれいに撮影してくれ．』という筆者の無茶な要求にも応えてくれた．拡大鏡を付けている筆者は，『見えるだろう！』と怒鳴り，自分だけの世界に没頭していたことを，今は十分に反省している．彼らの協力が無ければ本書は成り立たず，心からお礼を述べる．

また前著に引き続き，本書の編集にあたり終始御尽力いただいた永井書店高山静編集長ならびに膨大な写真に取り組み，かつ筆者のその都度大幅に変える校正にも根気強く協力された永井書店山田勇氏に深く感謝する．

にもかかわらず，記述の中で読者に理解しがたいところがある場合は，それは前著と同様に，筆者の責任である．

2003年 10月

髙 井 計 弘

目　次

本書の目的と対象，および筆者の意図 ……………………………………………………………… 1

総論Ⅰ　術者として手術に向かう心構え ………………………………………………………… 3

総論Ⅱ　助手として手術に向かう心構え ………………………………………………………… 7

梶谷環先生の手術べからず集 ……………………………………………………………………… 9

手術を学んでいく一般的な過程 …………………………………………………………………… 10
　　ステップ1● 10
　　　　A．執刀する手術● 10
　　　　　　1）陰囊，陰茎の小手術● 10
　　　　B．助手として入る手術● 10
　　　　　　2）腹部の比較的浅い層の短時間の手術の第一助手● 10
　　　　　　3）大きな手術，長時間の手術の第二助手● 10
　　ステップ2● 1
　　　　A．執刀する手術● 11
　　　　　　1）陰囊，陰茎の手術，鼠径部の手術● 11
　　　　　　2）腹部の比較的浅い層の短時間の手術● 11
　　　　B．助手として入る手術● 11
　　　　　　3）大きな手術，長時間の手術の第一助手● 11
　　ステップ3● 11
　　　　A．執刀する手術● 11
　　　　　　1）前立腺，膀胱，腎など各種癌の定型的手術● 11
　　　　　　2）新膀胱作成術など各種尿路変向・再建術● 11
　　　　　　3）稀な症例，case by case で確立された定型術式が無い例● 11
　　　　B．助手として入る手術● 12
　　　　　　4）術者を指導する助手になった時● 12

各論Ⅰ　手術一般の基本について ………………………………………………………………… 13

1．手術一般での実際の注意 ………………………………………………………………………… 13
　　　1）体位の取り方● 13
　　　2）消　　　毒● 14
　　　3）布のかけ方● 16
　　　4）手術を始める前に確認すること● 17
　　　5）術者の姿勢● 17
　　　6）皮切の置き方● 17
　　　7）基本的手術器具の使い方● 20
　　　8）基本的手術操作● 26

i

目　次

　　　　9）器具の選択●32
　　　10）麻酔医との術中の確認事項●32
　　　11）終了時の確認●32
　　　12）一般外科医との同一点，相違点●32
　　　13）腹腔鏡技術への私見●33

2．一般的な基本的手術の流れ………………………………………………………………………34
　　1）開　　創●34
　　　　（1）皮膚切開から筋膜までの切開●36
　　　　（2）筋層の切断●36
　　　　（3）腹腔の展開，手術野を確保するための癒着剥離●37
　　　　（4）腹膜外操作での展開●37
　　2）閉　　創●38
　　　　（5）腹腔内洗浄，腸管の並べ方●38
　　　　（6）ドレーン，スプリント類の留置●38
　　　　（7）創の縫合●39

3．特に消化管の吻合について………………………………………………………………………41

4．血管縫合について…………………………………………………………………………………45

各論II　泌尿器科手術の代表的切開法とリンパ節郭清術……………………………………47

1．泌尿器科手術の代表的切開法……………………………………………………………………47
　　　　［解　　剖］●47
　　1）上腹部経腹膜的切開●49
　　　　（1）剣状突起から臍部付近までの正中切開●49
　　　　（2）季肋下横切開（シェブロン Chevron 切開）●52
　　　　（3）L型または逆L型切開●54
　　2）腰部腹膜外斜切開●56
　　3）各種の下腹部切開●63
　　　　（1）恥骨上から臍までの腹膜外下腹部正中切開●63
　　　　（2）経腹膜的腹部正中切開＋下腹部腹膜外正中切開●69
　　　　（3）Phannenstiel 切開●69
　　　　（4）傍腹直筋切開●72

2．泌尿器科の代表的リンパ節郭清術………………………………………………………………73
　　1）上腹部のリンパ節郭清の基本●73
　　　　［対　　象］腎細胞癌，腎盂尿管癌，精巣腫瘍後腹膜リンパ節転移●73
　　2）下腹部のリンパ節郭清の基本●76
　　　　［対　　象］膀胱癌，前立腺癌●76
　　　　（1）腹膜外骨盤内リンパ節郭清●80
　　　　（2）経腹膜的骨盤内リンパ節郭清●83
　　　　（3）女子の場合●86

各論III　幾つかの術式で共通する重要な操作……………………………………………………89

1．尿管の剥離，保護および切断操作………………………………………………………………89

2．膜様部尿道切断の逆行性術式（膀胱癌，前立腺癌の逆行性共通術式） …………………………… 94
- 1）前立腺腹側の展開● 96
- 2）内骨盤筋膜切開● 98
- 3）バンチング結紮● 101
- ［神経血管束を残す場合］● 103
- 4）深陰茎背静脈の切断● 104
- 5）尿道の切断● 105
- 6）血管束，外側靭帯の逆行性切断● 108
- ［神経血管束を残さない場合］● 112

各論 IV　手術項目 …………………………… 113

1．陰　茎 …………………………… 115
- ［解　　剖］● 115
- 1）真性包茎の包皮環状切除術● 116
- 2）嵌頓包茎の手術例● 120

2．精　巣 …………………………… 122
- ［解　　剖］● 122
- 1）陰嚢縫線上の縦切開による精巣摘除術● 123
- 2）陰茎根部横の小切開による精巣摘除術● 126
- 3）根治的前立腺摘除術時に同一切開創で行う両側精巣摘除術● 128
- 4）精巣上体炎（瘻孔形成例）の精巣摘除術● 130
- 5）精巣外傷新鮮例（交通事故）● 133
- 6）精巣外傷陳旧例（打撲）● 134
- 7）陰嚢水腫根治術● 135

3．女性尿道 …………………………… 140
- 1）尿道脱の環状切除術● 140
- 2）尿道カルンクル根治術● 143

4．鼠径部 …………………………… 144
- ［解　　剖］● 145
- 1）精巣腫瘍の高位精巣摘除術● 144
  - （1）逆行性血管処理● 144
  - （2）順行性血管処理● 154
  - （3）鼠径部切開だけでは，創外に出ない巨大精巣腫瘍例● 155
- 2）外鼠径ヘルニア根治術● 157

5．後腹膜腔 …………………………… 166
- ［解　　剖］● 166
- 1）左精索静脈瘤の高位結紮術● 167

6．前立腺：肥大症の手術 …………………………… 172
- ［解　　剖］● 172
- 1）恥骨上式被膜下前立腺腺腫摘除術● 173
- 2）恥骨後式被膜下前立腺腺腫摘除術● 178

目　次

7. 前立腺：癌の手術 ……………………………………………………………………………… 189
　　　　　［解　　剖］●189
　　1）逆行性恥骨後式根治的前立腺摘除術●192
　　　　　（1）皮切からbunching結紮まで●193
　　　　　（2）尿道切断および逆行性操作：神経血管束を温存しない場合●198
　　　　　（3）尿道切断および逆行性操作：神経血管束を温存する場合●204
　　　　　（4）Posterior peel法●209
　　　　　（5）尿道吻合の運針に問題がない場合●213
　　　　　（6）筆者の膀胱尿道吻合の運針の工夫●213
　　　　　（7）最悪の場合のVest法●215
　　　　　（8）術後レントゲン写真●216
　　2）順行性前立腺摘除術について●216
　　3）まとめ：根治的前立腺摘除術の術前イメージトレーニング●217

8. 膀胱：良性疾患の手術および膀胱部分切除術 …………………………………………………… 218
　　　　　［解　　剖］●218
　　1）膀胱高位切開－膀胱結石摘出術●220
　　2）膀胱部分切除術●223
　　　　　（1）骨盤内腫瘍の膀胱浸潤例；膀胱部分切除術＋修復縫合●223
　　　　　（2）子宮癌術後の水腎水尿管症；膀胱尿管新吻合●226
　　　　　（3）卵巣癌再発例の膀胱および尿管浸潤例
　　　　　　　膀胱部分切除術＋周囲組織合併切除＋psoas hitch法●232

9. 膀胱：癌の全摘除術 …………………………………………………………………………… 235
　　1）経腹膜外的逆行性根治的膀胱摘除術●235
　　2）経腹膜的逆行性根治的膀胱摘除術●248
　　3）経腹膜的順行性根治的膀胱摘除術●259
　　4）尿道の操作●262
　　　　　（1）尿道を摘除しない場合●262
　　　　　（2）尿道を膀胱とともに一塊として摘除する場合●262
　　　　　［解　　剖］●262
　　5）根治的膀胱摘除術；女子例●271
　　　　　（1）根治手術で膀胱，子宮とともに，尿道まで摘除する場合●274
　　　　　（2）尿路変向が新膀胱のため，尿道を残す場合●279
　　6）まとめ：根治的膀胱摘除術の術前イメージトレーニング●290

10. 尿　　管 ……………………………………………………………………………………… 291
　　　　　［解　　剖］●291
　　1）膀胱尿管移行部狭窄による巨大水尿管例：プリケーション法●291
　　2）下大静脈後尿管例：尿管端端吻合●299
　　3）体外衝撃波結石破砕術無効の左尿管結石例；
　　　　Gil-Vernet法による尿管切石術●304

11. 腎盂・尿管および腎：経腰式腹膜外腎尿管手術 ………………………………………………… 312
　　　　　［解　　剖］●312
　　1）左半腎摘除術＋左尿管全摘除術●320
　　2）左腎盂癌の経腰式腹膜外根治的左腎尿管摘除術●330
　　3）右下部尿管癌の根治的右腎尿管摘除術（膀胱部分切除術を含む）●340
　　4）痩せた症例の根治的右腎摘除術●346

iv

目次

5）右尿管癌の根治的右腎尿管摘除術の腎摘除術後の操作；
腹膜外尿管摘除術＋膀胱部分切除術●351
6）右腎腫瘍（血管筋脂肪腫例）の右腎部分切除術●356
7）まとめ：経腰式腹膜外摘除術の術前イメージトレーニング●362

12. 腎盂・尿管および腎；経腹膜的腎尿管手術 363
1）経腹膜的腎摘除術の開創●363
2）左腎細胞癌の根治的左腎摘除術●365
3）右腎細胞癌の根治的右腎摘除術●375
4）馬蹄鉄腎に発生した右腎盂癌の根治的右腎尿管摘除術（正中切開）●384
5）まとめ：経腹膜的根治的摘除術の術前イメージトレーニング●388

13. 副　　腎 389
［解　剖］●389
1）経背面式左副腎摘除術●391
2）経背面式右副腎摘除術●399
3）まとめ：経背面式副腎摘除術の術前イメージトレーニング●404

14. 泌尿器科医が行う腸管操作 405
［解　剖］●405
1）基本的な回盲部での，回腸離断，再建（手縫い）●406
　(1) 回腸回腸吻合（Albert-Lembert 縫合）●409
　(2) 後壁垂直マットレス縫合＋Gambee 縫合●411
2）基本的な回盲部での回腸離断，再建（器械吻合）●413
3）回腸と結腸などの離断，再建●415

15. 代表的な尿路変向術 416
1）回腸導管造設術●416
　(1) 導管の口側端の閉鎖法●417
　(2) 回腸尿管吻合●418
　(3) ストーマの作成●421
2）尿管皮膚瘻術●425

16. 新膀胱作製術の各種手術 430
1）筆者の新膀胱作製術●430
　(1) 虫垂の処理●431
　(2) 遊離腸管の切断ラインの決定●433
　(3) 回腸の切断，回腸回腸端端吻合●434
　(4) 遊離腸管の処理●434
　(5) 新膀胱の後壁の縫合●436
　(6) 底部前壁の横 10cm ずつの縫合●438
　(7) 前壁 5cm の正中縫合●439
　(8) 尿道と新膀胱の吻合●439
　(9) 新膀胱と尿管の吻合●442
　(10) 追加の前壁 5 cm の正中縫合●445
　(11) 頂部前壁の横 10cm ずつの縫合●446
　(12) 閉　　腹●446
2）Hautmann 法による新膀胱作製術●447
　(1) Hautmann 法の概略，およびトラブルの対処法●447

目　　次

　　　　　（2）遊離腸管の決定，回腸の切断・吻合●449
　　　　　（3）腸管の脱管腔化および後壁の作成●450
　　　　　（4）底部の形成および尿道吻合●452
　　　　　（5）尿管吻合，続いて新膀胱の完成●455
　　3）女子の新膀胱作製術●457
　　4）回腸以外の腸管を利用する新膀胱作製術●460
　　　　　（1）回盲部と上行結腸を利用する方法：Indiana pouch (Ileal patch)法●460
　　　　　　　（a）上行結腸と回盲部腸管の遊離●461
　　　　　　　（b）上行結腸および回腸の切断，次いで上行結腸と回腸の吻合●462
　　　　　　　（c）腸管のデザインの決定，新膀胱の後壁の縫合●463
　　　　　　　（d）新膀胱の底部の作製，および尿道吻合●465
　　　　　　　（e）新膀胱の前壁縫合，および尿管吻合●465
　　　　　　　（f）新膀胱の完成●466
　　　　　（2）S状結腸を利用する方法●467
　　5）パウチの一般的な縫合●468
　　6）ま　と　め：新膀胱作製術の術前イメージトレーニング●468

謝　　辞（髙井　計弘）●470
さいごに（亀山　周二）●471

文　　献　　　　　　　　　　　　　　　　　　　　　　　　　　　　　　　　　473
索　　引　　　　　　　　　　　　　　　　　　　　　　　　　　　　　　　　　477

本書の対象と目的，および筆者の意図

　本書の対象は卒後10年前後までの若手医師で，その間に学ぶ一般成人泌尿器科の切開，縫合から，各臓器の代表的開放手術までを，一連の写真で解説する手術手技書を目指した．また10年を越えた経験豊富な医師にも，幾らかでも参考になることを目指した．総論，各論で記述に多少の重複はあるが，総論で基本技術を，各論で最初から最後まで術者として遂行できるように，全体の流れを記載した．症例毎の違いにも対処できるよう，総論での方法と異なる記述にしたり，別な場面の写真を載せたりした．

　この修業期間に執刀できる機会の多い手術を取り上げたつもりだが，筆者の病院の症例の偏り，撮影の都合などから，すべての場面の写真があるわけではない．最終的に根治的腎摘除術，根治的前立腺摘除術，根治的膀胱摘除術，新膀胱作製術までを理解できるように記述した．

　前著では間に合わなかった"稀な症例"，"他臓器癌の膀胱浸潤症例など他科と一緒に行う手術"なども，写真が用意できた例は，その一部を示した．今回も小児泌尿器手術，腎移植，腹腔鏡手術などは，取り上げていない．経尿道的内視鏡手術は，髙井，亀山で，姉妹書として2002年に，永井書店より出版した．

　手術の基本は解剖の理解であり，最近の解剖書は深く観察された解剖の記述が多い．解剖は何年経っても誤解していることが多く，こっそりと赤面することもある．詳しい解剖は成書に譲るが，各項目のはじめに簡単に解剖を述べ，手術遂行に当たっての手順図，次いで実際の手技，工夫，トラブルの対処法などを記述した．方向を示す言葉は，頭側，足側（尾側），正中側（内側），壁側（外側），腹側，背側にほぼ統一した．どうしても表現しにくい所では前面（前壁），後面（後壁）などの言葉を使用した．原則的に写真の矢印は，頭側に向けた．重要な項目の最後には，術前のイメージトレーニングをまとめとして追加した．最後に参考文献を載せた．

　写真は，外表所見が明らかになる症例は，その撮影許可を患者本人から得た．術中写真は，患者の術中の安定を第一と考えているので，撮影が原因で予定手術時間よりも遅れそうな例では，撮影を中止した．このため，かならずしも同一例での連続写真にはならず，各症例の各場面の寄せ集めになっている．しかしそれがかえって，症例の多様性を示し，応用が利くようになると考えている．

　手術はどんなに丁寧に行い，どんなミスも思い当たることが無くても，合併症，後遺症が発生すれば，何の言い訳も通用しない．術前に手術の危険性を十分に知らせたつもりでも，患者はまさか自分の身にそれが現実に降りかかるとは思わない．筆者も20年を越える歴史の中では，そのような場面には少なからず遭遇している．そんな場合はどうしたら良いか？自分の技術，能力の限界はあるが，その最大限を発揮し，精一杯行った自信があれば，術後のフォローアップ，患者への対応の問題であり，正面を見据えて堂々と歩けば良い．手術は本来恐いものであり，自分の力が充実していなければ，むしろ行ってはいけないことを強調したい．困難な手術を行う時に，自分の"心，技，体"に自信がない時は，自分より優れた者に依頼すべきであり，それは決して恥ではない．患者が他医を頼って"逃げて"，悔しい思いをするならば，自分がさらに努力すればよい．

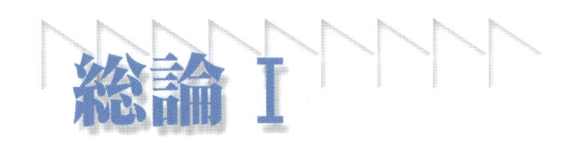

総論 I
術者として手術に向かう心構え

　精神論は古くさいかも知れないが，まず上手くなりたいという気持ちを持つ．そしてトラブルが起きた時も，逃げずに自分が対応できるか．自分が対応できない時は，社会的責任は手術に関わった上級医師に依頼するが，倫理的責任は自分が持たなければならない．最近は，命令を下したのは上級医でも，彼は責任をとらず，実際の手技を行った者が，たとえ研修医でも責任をとらされる傾向がある．

　最近，施設の手術症例数で，手術点数が決められることになった．すなわち症例数が多い施設ほど，治療成績が良いという前提である．これは一部正しい．手術はそんなに簡単に上手くなれるわけではなく，優れた指導者にチャンスを与えてもらい，数をこなすのが理想である．しかし筆者は，ある程度の技術は，最高の施設に長く勤務していなくても，個人の努力で得られると信じている．すなわち，手術の巧拙は，単に手術例数によるのではなく，繰り返し術前にイメージトレーニングを行い，これまでの経験，技術を全て注ぎ込む準備と努力の程度によるのである．そして，術後は十分に反省して復習する．

　ある難しいとされる手術の経験が"5例"しか無いが，他の手術の経験は十分にあり，日頃から手術記録は克明に記載している医師がいるとする．上級者の手術を機会ある毎に見学し，各手術書を繰り返し読み，解剖の一つ一つを確認し，ビデオも繰り返し見て，何年経っても毎日30分は必ず糸結びを継続している意識の高い医師である．その医師が，漫然と50例を経験した医師よりも，次の"6例目"で，手術ミスを犯す危険性がそんなに高いだろうか？ただ，これは理想論かもしれない．まずは，全く経験のない手術は，熟練者を呼んで指導してもらわなければいけない．

　手術は，どんな小手術であっても我々の能力を高める最高のチャンス，という意識を持つ．

　手術前になすべきことは，

　1．手術適応が正しいか否かを，十分に検討する．

　たとえ医師側で手術適応の妥当性を確信しても，患者側にも十分な理解が得られるよう，説明する必要がある．手術の結果についても，良いことのみではなく，合併症，不利益となることも事前に説明する．

　対象が，最近の腹腔鏡手技の適応と考えるならば，その手技を勧める．自分にその技量が無ければ，十分な技量を持つ医師に紹介する．不確実な手技より，確実な手技を選ぶ．

　"自分はこの手術をやってみたいからやる．"のではなく，"この手技が患者に最高の利益をもたらすからこれを行う．"のである．技術度が高く，侵襲も少ない安定した開放手術ができるのならば，

総論Ⅰ. 術者として手術に向かう心構え

腹腔鏡手技の時代でも開放手術には十分な価値がある．

2．執刀予定の手術手順を，再学習する．

何年の経験があろうとも，特に久しぶりの手術は解剖書，他の手術書，自分の過去の手術ノートを読み直す．直前まで個々の症例の特徴も考慮したイメージトレーニングを行う．繰り返すが，常に手術が上手くなりたいと思うこと．出勤途中の電車や，バスのなかでも，これから行う手術の一つ一つの手技を鮮明にイメージする．

朝からの手術では，手術前に更衣室なりで，手足，頸，腰，膝のストレッチをする．寝過ごし，慌てて手術室に入り，手術に臨むのは，議論以前の問題である．外科医は肉体労働であり，健全な肉体あってこそ，長時間の手術もトラブルなくでき，気力も萎えることなく完遂できる．"豪快に男らしく深夜まで痛飲"し，翌日手術に望む外科医は，過去の遺物である．

3．繰り返し，所見や手技を確認する．

手術室では，再度シャーカステン上で，レントゲン所見を確認する．術中は，"多分これぐらいでいいだろう"，という考えは捨てる．簡単な操作，浅い層での処置をいい加減にするようでは，難しい場面，深い操作は，何をか言わんやである．術中大量出血に遭遇し気力が萎えても，何度も持ち直すように，気持ちを奮い立たせる．患者の後ろには，術前説明の時に会った家族がいることを忘れない．

4．周りを味方にする．

前立ち，鉤引き，器械出し看護師にも，手術を熟知させる．いつも同じ方法で迷いがなければ，ワンパターンで手術は滞り無く進む．麻酔医にも手術の進行状況を適宜知らせ，必要なら輸血の手配も依頼する．あせって手術時間を短縮したり，出血量の多寡に拘泥しない．それよりも，繊細で緻密な手技，確実な止血に努める．

5．常に謙虚な心を持つ．

いきなり大きな手術にチャレンジしない．初めての手術でイメージ通り行かない場合は，指導医

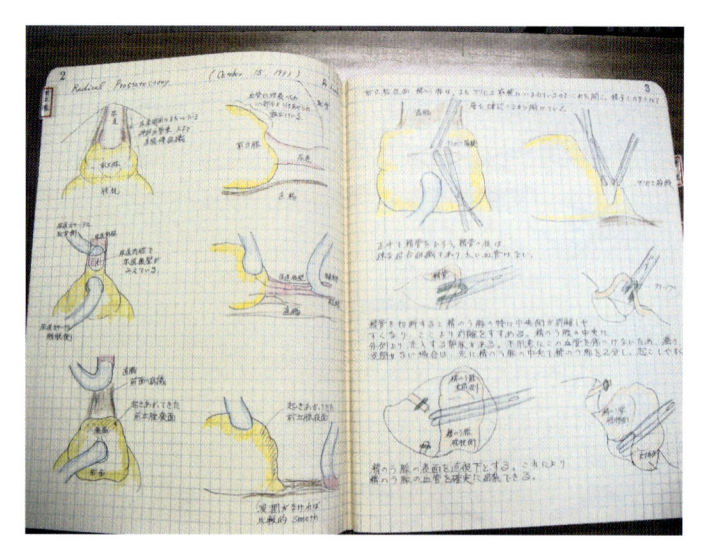

図1　筆者のMayo Clinic留学時代（1991〜1993年）の手術スケッチ．

のアドバイスを仰ぐ."ここ掘れワンワン"や"助手にほとんど助けてもらう殿様手術"も，初心者では恥ではない．下手なプライドは捨て，手術の遂行を第一に考える．手順を踏んでステップアップする努力をする．何の泳ぐ技術も持たない者が，いきなり外洋への遠泳を行ったら死に繋がる．それと同じ意識を持ち，高い技術を持つ先輩（後輩でも）には，平身低頭してでも教えを乞う．

6．日頃より公的記録のカルテの手術記事以外に，自分の手術ノートを作る．

しまったと思うことこそ，逃げずにいつまでも自分の頭の中に植え付ける．先輩のトラブル処理法は，微に入り細に入り克明に自分のノートにつける．筆者も卒後1年目から包茎手術の自分なりのコツや，精管結紮術時の精管のつかまえ方などを記録している．筆者のMayo Clinic留学時代の手術ノートにも，自分の理解のために，稚拙なスケッチが多く描かれている（図1）．

7．指導医が前立ちでも，責任は我にある．

先輩は，責任を被ってくれるとは限らない．時には，先輩の責任を押しつけられることもある．手術により医療過誤が発生したら，矢面に立つのは自分と考える．しかし，失敗して訴えられることを恐れ，萎縮医療になってはいけない．適応が十分にあり，患者とのインフォームドコンセントが正しく行われていれば，拡大手術は今でも意義がある．

8．これからの医師は喫煙すべきではない．自分の健康管理に責任を持つ．

自分の嗜好のみを追求し，他人に受動喫煙を強いる考えの持ち主が，臓器に優しい手術ができるか．休憩室で煙草にすぐ火を付ける医師に，"心，技，体"はあるか．病院内で喫煙する医師は，自らが加害者であることを恥じるべきである．分煙のルールも守れず，院内禁煙の表示があるのに手術室の風呂場で隠れて喫煙する医師の貧しい品性には，怒りを通り越して憐憫の情しか持ち得ない．

多少のことでは疲れないだけの体力を維持し，かつ自己の体調を常にベストに近づけるよう，努力すべきである．本当に心底疲れるほど努力したら，ベッドなりソファーで10分ほどきちんと体を休めて良い．しかし，自分が診なければと奮い立ち，患者の所に行くべきである．若い時の努力は，生涯にわたって自分を助けてくれる．

総論 II
助手として手術に向かう心構え

1. 助手を嫌がらない．

殿様に仕えるように術者に術野を作ってやり，自分が執刀医の時に，その術野を作れるよう頭を働かす．

2. 術者の手順を読み，術者の視野を妨げない．

鈎引きの場合，視野が悪くても術者の指示に従い，鈎の位置を変えてはならない．筆者が最初の恩師より言われた言葉は，"鈎引きに人格はない．動かすな！"である．術者が第一の存在であり，自分の存在により，術者の動きを制限しない．場合によっては，術者と前立ちは位置を交代する．鈎引きも十分できない非力な者は，女医であっても，毎晩腕立て伏せをし，ボールを握り，腕力，握力も鍛える．5本の指をそれぞれ鍛える器具も試してみる（図2）．自分の指が，いかに思い通りに動かないかがわかる．

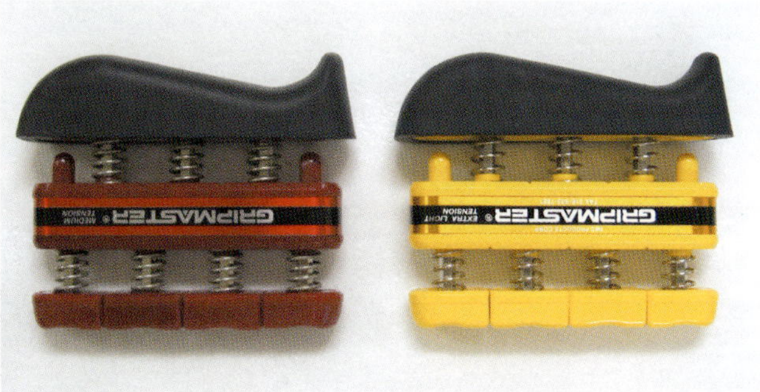

図2 手指を鍛えるハンドグリップ
バネに強（赤），弱（黄）などの各種がある．自分の左手の指が，思い通りに力を出せないことがわかる．音楽家もこのような器具を使う．

3. 術者よりも丁寧な操作を心がける．

助手の右手は鑷子を持ち，左手もカウンタートラクションを効かせ，術者が切離しようとしている部分が点ではなく，切離線あるいは切離面となるように，術者の左手の引きに合わせ，上下左右へと引く．術者の切離の速度に合わせて，少しずつ最良の方向へとずらす．場面に応じて，引く部位，引く方向を変えなければならない．

総論II. 助手として手術に向かう心構え

助手は，術者が切離しようとしている層に，常に緊張をかけるのがポイントである．術者が現在どの層を剥離あるいは切離しているかを，常に考えながら操作を進める（図3, 4, 5）．ガーゼやタオルでくるんで引くと把持しやすくなることがある．

4. 術者を"生かす"操作を心がける．

助手から良く観察できる場合は，逆に術者からの視野は良くないことがあるので注意する．血管を挟んだり，切断するのは，基本的には術者が行う．術者が針をかける時に，いかにかけやすい視野に展開するかを考える．深い術野では，吻合，結紮，切断，全てに細心の注意を払って行う．特に血管，脆い組織を縫合，吻合する時は，組織を引っ張らず指の方を持っていき，組織に緊張をかけることなく糸を結ぶ．

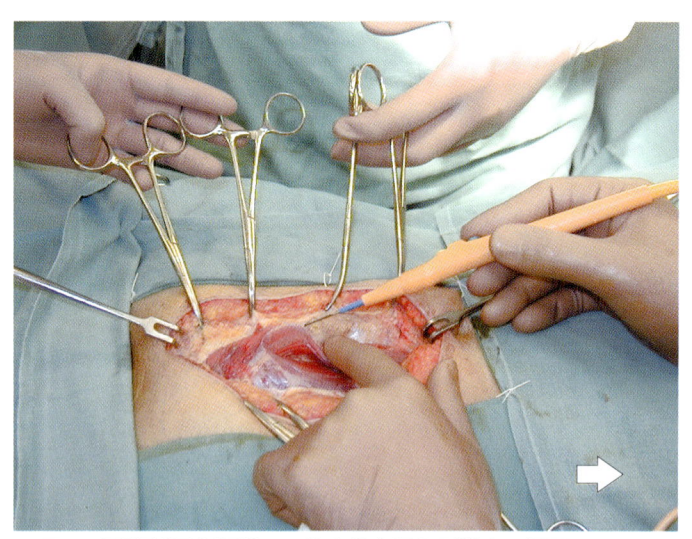

図3 下腹部正中切開で，腹直筋内縁を剥離する場面．
筋膜を鉗子で把持し，左手指でカウンタートラクションをかけ，その間を電気メスで切開する．

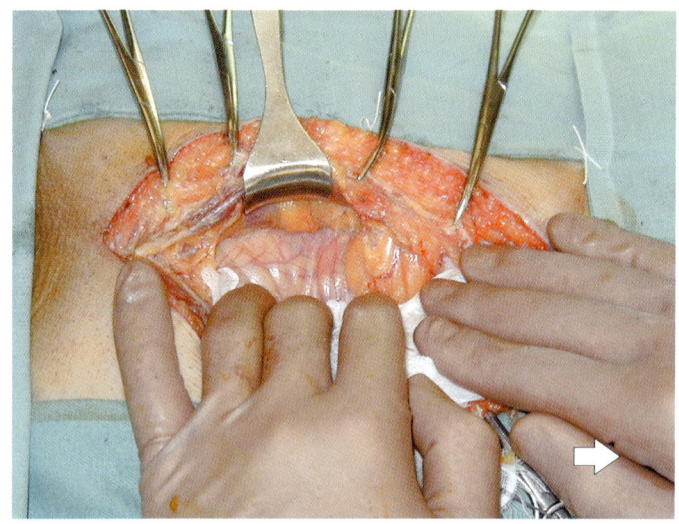

図4 腹膜外操作で，骨盤壁側と膀胱側を剥離する場面．
血管鈎で骨盤壁を引き上げ，膀胱側隙への進入を容易にする．

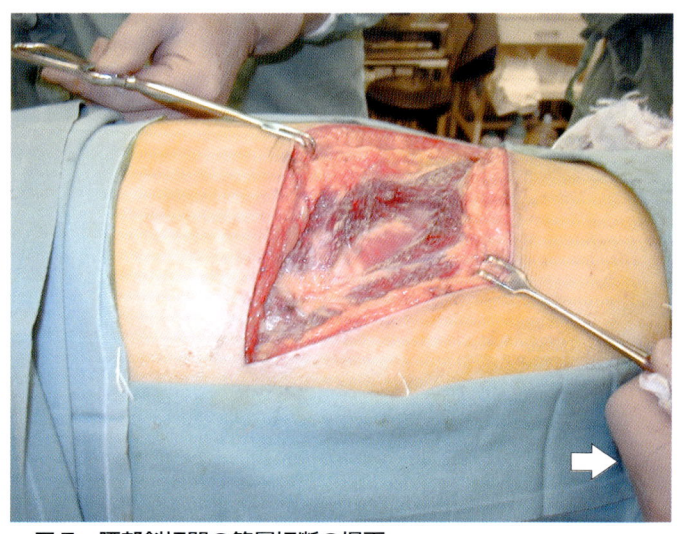

図5 腰部斜切開の筋層切断の場面．
腰部斜切開で，二双鈎で皮下組織を引けば，各々の筋群，筋膜を確認しながら切離できる．

梶谷環先生の手術べからず集

昔より手術には色々な言い伝えがあるが，長く癌研究所付属病院院長を務められた梶谷環先生の言葉を，早川，二村氏の成書より引用する（文献1）．

- 1　手術室で無駄口をきくべからず．
- 2　手術室で大声をだすべからず．
  　　手術を定型化し次にどこを切離するのか，次はどの鉤でどこを引くのかは最低限理解しておくべき．
- 3　助手はでしゃばるべからず．
- 4　後でやろうと思うべからず．
- 5　血液の色に注意を怠るべからず．
- 6　手術記録の記載を翌日まで延すべからず．
- 7　他人の手術を見ることの重要性を忘れるべからず．
  　　助手に教えて貰わねばできないような者に手術をさせるな．"一番上手な者が手術をし，助手はそれを見て覚えなさい．" ひとたび手術を任せたら口出しはしない．
  　　手術を覚えるには手術中にああだこうだと教えたり，教えて貰うようななまやさしいことでは駄目で，一例一例が真剣勝負と思って取り組むべきである．
- 8　不十分な視野で手術を強行すべからず．
  　　視野が悪いときは迷うことなく皮膚切開を伸ばす．術中では前立ちや鉤引きの視野の展開が良くないときは切離を強行することなく，授動は十分か？ 別方向からのアプローチはどうか？ などを考慮して体勢を立て直す．
- 9　手術は逃げるべからず．
- 10　手術創を閉じる前にもう一度見直せ．
- 11　不潔部を拭いたガーゼ，器具類をそのまま無意識にも清潔部にも使用すべからず．
- 12　胃腸管内腔を拭いたガーゼ片，綿片は毎回更新を怠るべからず．
- 13　止血のためにガーゼをバラで詰め込むべからず．
- 14　結紮には不必要に太い糸を使うべからず．
  　　必ず切離する層があり，それに沿って切離を進め，結紮すべき血管をきちんと露出して血管のみを結紮すればおのずと太い糸は必要ない．
- 15　第一結紮は交叉すべからず．
  　　第一結紮はきちんと締めて，第二，三結紮は緩まないように添えるのみ．
- 16　出血部をガーゼでこすり拭くべからず．
  　　こすると僅かな出血であっても切離層を見にくくする．取りあえずガーゼで押さえて，緩めるという動作を繰り返して出血部を確認して処置を考える．あくまで鉗子を用いての止血はどんどん裂けて傷を深くする．
- 17　止血困難な時，あくまで鉗子で挟もうとすべからず．
  　　圧迫のみで止血されているのはしばしば経験する．
- 18　検索は健常部から，病変部を先にすべからず．
  　　癌をできる限り健常部で包んで摘出する．
- 19　一カ所に深入りすべからず．
  　　切離の難しいところ，止血の難しい視野で深入りしてはいけない．
  　　全体を見渡し，健常部の操作を進め視野をよくし，オリエンテーションをつける．
- 20　数人で同じ操作をするべからず．
  　　術野をくずさないこと．
- 21　胃腸管を乾燥させるべからず．
- 22　縫合の時，針や糸を早く抜くべからず．

手術を学んでいく一般的な過程

　これは，各施設の特徴，指導者の得意分野，学ぶ若手の経験年数で異なるが，以下のように考える．とにかく解剖の知識も持たずに性急に手術をやりたがるのではなく，地道に基本から学ぶことが大事である．

　われわれが実際に経験する手術症例数は限りがあり，その経験だけで解決しようとすると上手くいく訳がない．しかし，自分の直接体験した感触を忘れず記録し，参考文献でこれはと思った技術を心に留めておけば，初めて出会った症例もそれらの技術を応用し，良い結果を得ることができるはずである．

　以下に，若手がたどる道を示す．

■ステップ1■

A．執刀する手術

　最初に許可される手術（浅い層，小さい手術野の手術，短時間の手術，大出血は通常起こり得ない手術）で実際の手技を自ら行う：包皮環状切除術，精巣摘除術，陰嚢水腫根治術など

　　1）陰嚢，陰茎の小手術の執刀

　正しい姿勢，的確な手術の流れ，層の剥離，簡単な生体解剖を学ぶ．最も基本的なメス，電気メス，ハサミ，鉗子，鑷子，持針器などの器具の使い方を学ぶ．

B．助手として入る手術

　まず泌尿器科手術にどんなものがあるかを知り，その流れを学ぶ．鉤引きから始まり，術野の展開における助手の重要性を知る．各先輩の手技の巧拙も知る．

　　2）腹部の比較的浅い層の，短時間の手術の第一助手

　手術野を展開するためのカウンタートラクション，鑷子やハサミの使い方を実際に知る．迅速な結紮など，基本操作を的確に行う．執刀医の手術の流れを読む．先輩医師との技術の差を自覚する一方，先輩医師の手術への批評的な目も養成する．そのためには術前術後に文献を熟読する．先輩に対し何も言えないイエスマンになることはない．しかし知識の欠如した批判は，単なる感情発露に過ぎない．先輩に意見しても良いが，その根拠を示せるだけの勉強をし，先輩に認めてもらえる技術を見せること．

　　3）大きな手術，長時間の手術の第二助手

　第一助手でないから，重要性が低いわけではない．手術前に術式を文献より学ぶ．ビデオも利用する．先輩に手術の流れを教えてもらう．当該症例で，予想される手術の問題点を把握し，合併症を防ぐため，術前術後の管理を組み立てる．術中は執刀医を助けるため，絶対的，かつ献身的な協力に努める．協力すれば自分の時も協力してもらえるが，協力しなければ相手にも協力してもらえない．助手役が上手い者ほど，術者としても優れている．指導医の技術を目に焼き付ける．手術に入れなくても，外回りからの観察も，将来の"目の肥やし"となる．

■ステップ2■

A．執刀する手術

良性疾患の手術，浅い層の腹部手術，小さい限局性癌の手術を執刀する．

1）陰嚢，陰茎の手術，鼠径部の手術

陰茎全摘除術を除くほぼ全ての手術．外傷や巨大な腫瘤など非定型的手術も，陰嚢壁の合併切除や，症例ごとに皮切も変えるなど工夫して行う．

2）腹部の比較的浅い層の短時間の手術

膀胱高位切開，前立腺肥大症開放手術，癒着のない水腎症の摘除術など．

生体解剖を三次元で正確に理解する．術野の対象臓器，周囲組織名を正確に理解する．許される範囲で，責任を持った手術全体の組み立てを行う．助手への指示を自ら行う．指導医の助言にはきちんと応答し，理解し，実行する．

B．助手として入る手術

ステップ1より積極的な立場の助手（いわゆる前立ち）を努める．

3）大きな手術，長時間の手術の第一助手

術者がやりやすいようにするため，術野を壊さず，かつ積極的に展開する．自分ならどうする，文献ではどうだを常に考えた批評的な目を養う．より困難な術後管理に中心的役割を果たす．

■ステップ3■

A．執刀する手術

これはまさにどこまで行っても，一生満足することのない道となる．容易な手術など一つもない．自分の行う手技の一つ一つが，まかり間違えば大きな障害を引き起こすことを，心に刻む．自分が指導医になった時は，まだ習得していない技術を学会発表やビデオなどから，学ぼうとする意欲を常に持つ．若手が自分に無い技術を持っていたら，チャンスを与え技術を発揮させる．しかし指導者ならば，いくら優秀な若手でもそう簡単に追い抜かれては情けない．

1）前立腺，膀胱，腎などの各種の癌の定型的摘除術，骨盤内リンパ節郭清などを，段階を踏んで学ぶ．さらに進んで，深い層の手術，数種の手技を組み合わせる手術を執刀する．

根治術を正確に理解する．以前よりもさらに，丁寧，慎重かつ，迅速な操作を修得する．患者が正常な状態に回復するまでの，術後管理の責任者としての自覚を強く持つ．合併症を他人の責任にするのは，以ての外である．

2）新膀胱作製術など，各種尿路変向・再建術

腸管の離断，吻合などにも習熟する．再建手術では，摘除術と異なる難しさがある．トラブルが長期にその患者をより苦しめることになる．真摯に手術の難しさ，重要性を理解する．手術統計の内訳で，『合併症何％』という言葉は，その％が単なる数値ではなく，人間であることを意識する．

3）稀な症例や，初めて経験し文献でも確立された方法が無い例の手術

これまでの経験を最大限に生かし，使える経験を全て思い起こす．自分より経験の豊富な医師に問い合わせる．可能ならば，その医師に助手を務めて貰い，自分が責任を持って行う．

手術を学んでいく一般的な過程

B．助手として入る手術

　4）術者を指導する助手になった時

　術者を助けてこそ，自分も"生きる"と知るべきである．自分より未熟な者が執刀する場合は，彼が最高の能力を発揮できるよう，『場』をつくってやる．助手として手伝う気持ちのない者は，障害物でしかなく，トラブルが起きた場合，すぐに人のせいにする"不逞の輩"である．

各論 I
手術一般の基本について

　本書では糸結びのABC（男結び，女結び，両手結び，片手結びなど）の説明は省いた．しかし"何年経っても糸結び"の気持ちは忘れないこと．糸結びの詳細は，成書を参考にして欲しい．若手は，毎日30分は糸結びの練習をして欲しい．糸結びの下手な医師が，それより難しい手術を上手くできるはずがない．

1．手術一般での実際の注意

1）体位の取り方

　臨床所見およびレントゲン学的所見より，それぞれの手術に最も適した体位を考える．
　仰臥位の場合，上腹部の副腎，腎の手術では，腎門部に当たる部位に背枕を挿入し，患部を挙上させる．Chevron切開では，患側を30度ほど傾けた半側臥位にする（図6）．下部尿管，膀胱，前立腺の手術では，下腹部，恥骨下を挙上させるため，尾骨または恥骨を持ち上げるように，腰枕を入れた開脚仰臥位とする（図7）．

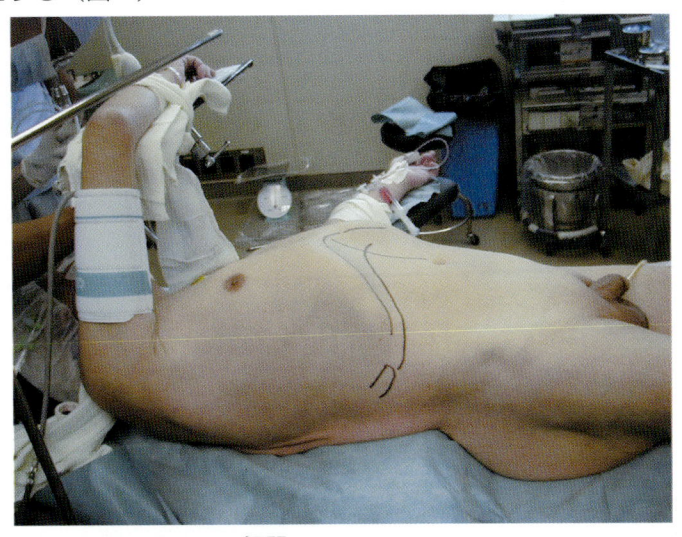

図6　Chevron切開．
　副腎，腎の手術で採用する．
　仰臥位で，患側を約30度傾ける．背枕を挿入し，患部を挙上させる．

各論 I. 手術一般の基本について

　開脚位では，股関節，膝に加重が懸かりすぎないよう，膝の間にタオルを3〜4枚入れたり，手術台が開脚できるものなら，適正な角度で拡げる．高齢者，関節に障害のある例では，体位にこだわって無理に拡げない．

　砕石位も，外陰部，会陰部，肛門部を視野とする場合は有用で，尾骨の下に枕を挿入し適正な高さとし，股関節の開脚や下肢の挙上も，適正な角度を選ぶ（図8）．超砕石位では体が頭側に逃げないよう，両肩を肩枕で固定するのも良い．テープで臀部の皮膚に緊張をかけて引っ張ったり，女性では外陰部（大陰唇）に針糸をかけたりして，視野を確保する．血栓予防に下肢に弾性包帯を巻いたり，弾性ストッキングをはかせる．下肢の空圧マッサージ器（ハドマー）も有用である．

　側臥位では腎部が最も挙上するよう，手術台をジャックナイフ位とし，上の脚は伸展位，下の脚は屈曲位とする（図9）．下になる腕も圧力が過剰に加わらないよう，肩枕を入れ注意する．腰枕も使う．体位が取れたら，幅広のテープで手術台としっかり止める．陰圧で固めるマジックベッドも有用である．肩，膝や足首にも枕をあて保護する．高齢者では，関節に障害があるので，十分に枕や柔らかなパット，タオルなどをあて保護する．一度，自分自身が腎摘位になり，どこに苦痛を感じるのか，肋骨は触れるのか，どのくらいの角度で第12肋骨と上前腸骨棘の間が水平になるかを，体験するのが良い．

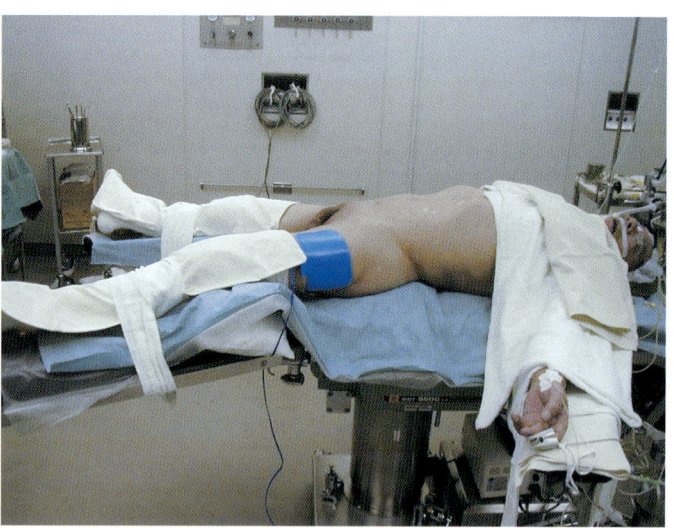

図7　開脚仰臥位．
　下部尿管，膀胱，前立腺などの下腹部手術で採用する．坐骨の下に腰枕を入れる．

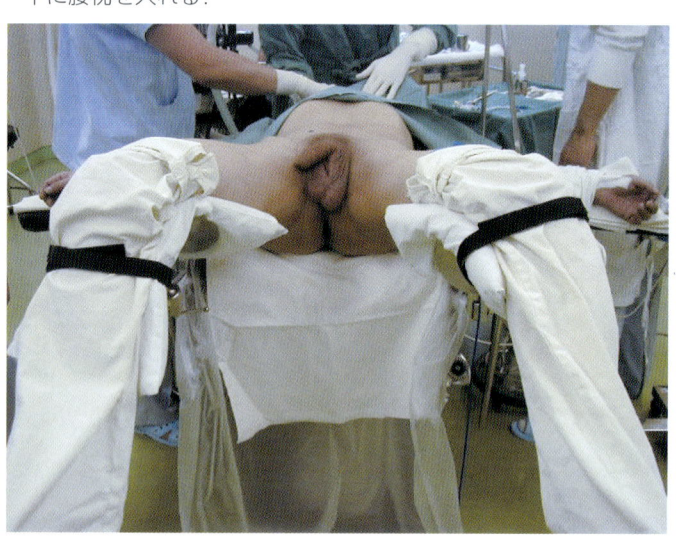

図8　砕石位．
　股関節の開脚や下肢の挙上は，適正な角度を選ぶ．

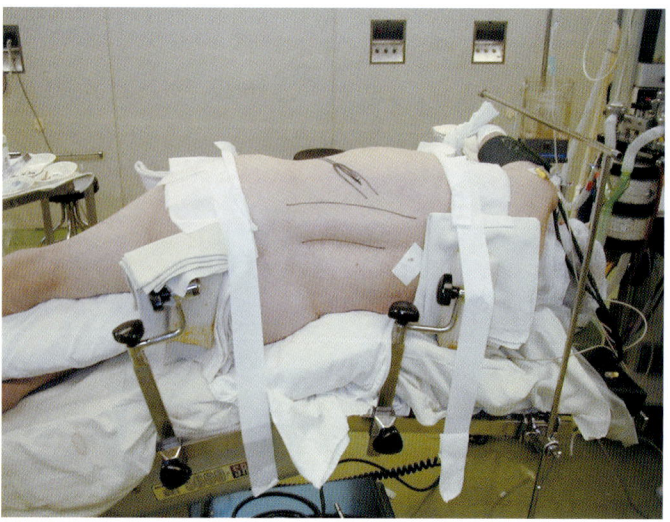

図9　側臥位（腎摘位）．
　手術台をジャックナイフ位とし，上の脚は伸展位，下の脚は屈曲位とする．

1. 手術一般での実際の注意

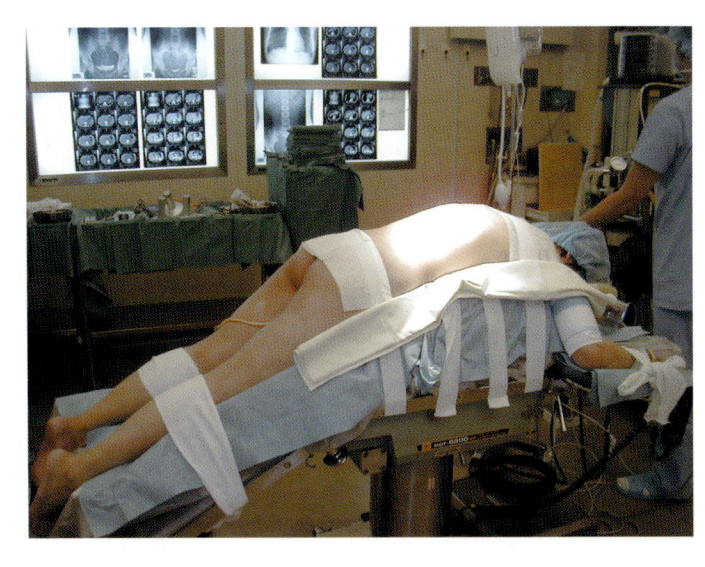

図10 背臥位.
　腎部が挙上されるよう，ダイビングの形を取る．

　背臥位では麻酔医に頸，気管チューブの固定を依頼する．副腎，腎が持ち上がるように，ダイビングの形を取る（図10）．
　砕石位，側臥位，背臥位など，意識下ではかなりつらい体位を長時間取ることになるので，十分に枕やタオルを使い，過剰な圧迫を防ぐ．体位の取り方一つで，手術野の展開が大きく変わり得る．決しておろそかにしない．手術直前に臍にクリップを置いたり，第12肋骨に針金を置いたりして，体表の目印としてレントゲン写真を撮り，病巣部との位置関係を確認し，皮切を考えるのも有効である．肥満で肋骨が確認できない場合は，23G注射針を肋骨に向かって刺し，感触を確認し，位置を確かめる．
　術者が体位を確認するのは，基本的かつ重大な責任であり，若手に任せる場合も，体位の要点を必ず教える．体位を確認せずそのまま手術に入り，視野の確保に戸惑った場合の責任は，当然術者にある．

2）消　　　毒

　体表の消毒は，ブラッシングが可能な部位は，まずイソジン®で十分にブラッシング消毒する（図11）．想定される皮切の範囲はもちろん，ドレーン挿入の位置，布で覆うも手術途中で術野に出る可能性のある範囲まで，十分に広く消毒する．その後，再度清潔下に消毒を行う．綿球よりもガー

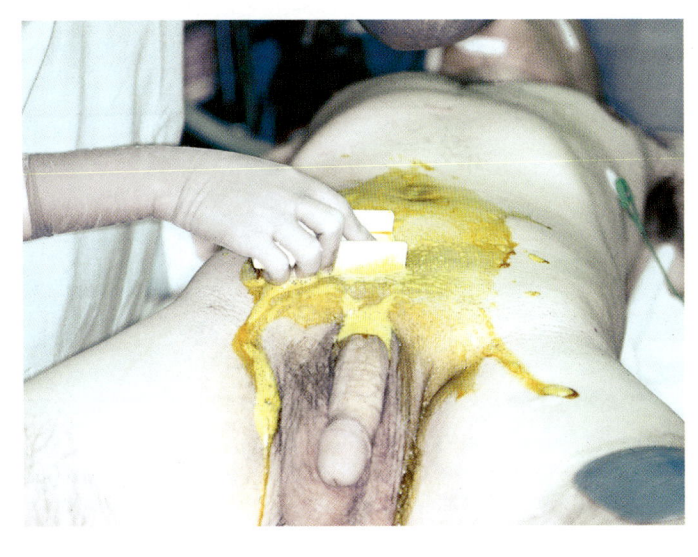

図11 下腹部のブラッシング.
　体表をイソジン®で，十分にブラッシングする．外陰部も十分消毒する．

各論 I.　手術一般の基本について

ゼを折り畳んだもので，しっかり消毒を繰り返す．中心から消毒を始め，外側に向かって放射線状に消毒し，外側で止める．新しいガーゼに変え，また中心から外側に向かって消毒する．

　男性の外陰部は，十分消毒しても，陰嚢の皺襞や陰茎の包皮内が十分消毒できない．ガーゼで陰茎を保持し，包皮を反転し消毒する．女性では，外尿道口，膣内を十分に綿球で消毒する．膀胱瘤の手術では，膣内を生食，または粘膜用消毒液1,000ml程度で洗浄する．

　長期間尿道カテーテルが留置されていて，術中に膀胱，前立腺を開け，術野に尿が漏れる手術では，イソジン® 生食で膀胱洗浄を行い，清潔下に新しい尿道カテーテルに交換する．

3) 布のかけ方

　術中浸出液や，出血が布を濡らすので，必ず布は二枚重ねにする．術野が仰臥位で腹部の場合は，まず下肢を被う布を横にかける．右，または左の体側を被う布を縦にかける．左右の上肢を被う布を斜めにかける．上半身を隠す布を横にかけ，これで術野以外が被われる．二枚目を同様にかける．布の掛け方もパターン化する．

　清潔に尿道カテーテルを挿入する場合は，この時点で清潔に挿入する（図12）．この場合，いったん尿道内に入り，その後，外に出てきたカテーテルの部分は，尿道常在菌が付着しているので，もう一度イソジン®で消毒するか，他に触れないようにする．尿道カテーテルを隠すよう，陰部に横に布をかける．長時間手術では，術野に先にドレープをかけても良い．各滅菌布の端を，針糸で固定し，ずれを防ぐ．

　側臥位の場合も，基本は同様で，腰部斜切開などの場合（図13），術野が斜めになり布掛けを1人で行うと落ちてしまうことがある．助手に押さえさせながらかける．麻酔医側には，テントを張り支持台に固定する．

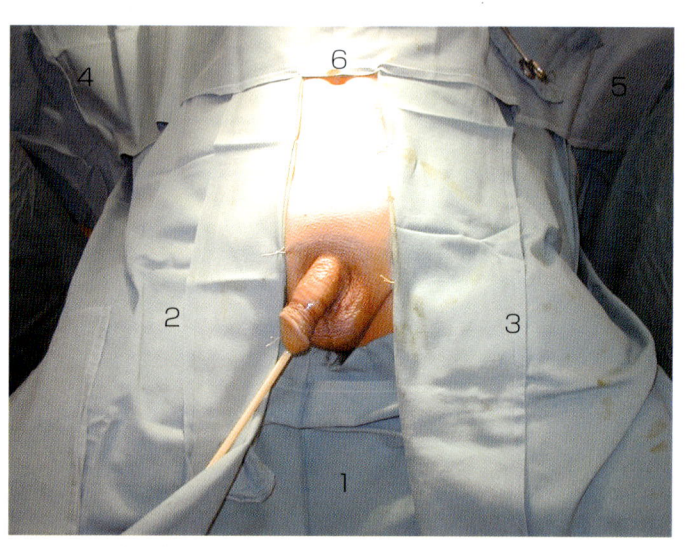

図12　仰臥位の布のかけ方．
　根治的前立腺摘除術例．術中浸出液，出血が布を濡らすので，必ず二枚重ねにする．尿道カテーテルを，この時点で清潔に挿入する．その後，外陰部を覆うように布をかける．1〜6の順番．

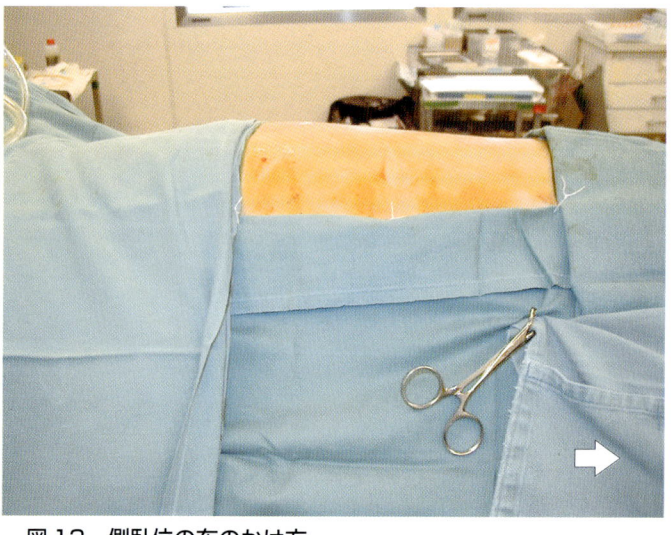

図13　側臥位の布のかけ方．
　腰部斜切開では，術野が斜めで布が落ちやすいので，鉗子で止めながら，または助手と一緒にかける．

砕石位で股の間に入る場合は，下肢を隠すように滅菌布で十分に足の先端まで巻く．臀部は肛門を隠すよう，針糸で布を固定する．肛門から指を挿入する必要がある手術では，指囊付きのディスポーザブルの布を利用しても良い．術者が触れそうな部分には，多めに布をかける．

4）手術を始める前に確認すること

最近信じがたい医療ミスの報道が続いている．技術のない医師は淘汰されるであろう．笑い事ではなく，自分が遭遇することも，十分にありうる．まずベッドに横になっている患者が，本人であることを確認する．疾患の確認，患側の確認，およびレントゲン写真での病巣の位置の確認を行い，参加する手術メンバーの確認を行う．周辺の機器も，麻酔医，看護師のみに任せず，一緒に確認し，疑問のある場合は，麻酔導入のトラブルのないこと，血管ルート，尿道カテーテル，電気アースなども確認する．布掛け後の，手術器具の配置，例えば電気メス，吸引管，布袋，クリニート（Cleaneat）の貼付を確認する．その手術のために，特に用意した手術器具の有無を確認し，看護側の準備完了を確かめる．

5）術者の姿勢

術者は，威風堂々立たなければならない．そうでない場合は，頸を傾けすぎたり，背中を丸めたり，無理な姿勢をとっている．最も自分によい術野までの視点距離を，普段から姿勢正しく作る．これは初心者の頃から注意しておかないと，結局いつまでも背中を丸めた情けない姿になる．運針時にやたらに肘を張ったりせず，脇を締め，他のメンバーの邪魔にならないようにする．手術台の高さ，回転を状況に応じて変え，良い手術距離，方角を確保する．慣れない場合，または手術後しばらくして上手くいかない場合は，術者は反対側に移動したり，頭側，足側に移動しても良い．移動する場合は不潔区域に注意する．

6）皮切の置き方

典型的な皮切は，全てマスターするように努力する．例えば，副腎，腎では経背面的，腰部斜切開（Nagamatsuの皮切も），経腹膜的（正中，Chevron，Lまたは逆L型切開），開胸開腹のアプローチを，自ら行えることを目指す．出来なくても先輩が行う機会があれば，助手として参加し，目の肥やしとする．

腎・尿管では，経腹膜的正中切開，腰部斜切開＋傍腹直筋切開または下腹部正中切開を，膀胱，前立腺では，腹部正中切開（経腹膜的，経腹膜外的），Pfannenstiel切開などを学ぶ．

症例毎に，どの皮切が最も侵襲が少なく，目的臓器に直達できるかを選択できるように，機会ある毎に多くの皮切を学ぶべきである．尿路結石手術が激減し，特殊な皮切（南式，Gil-Vernet式など）を知らず，傍腹直筋切開で，如何に工夫すれば尿管に直達出来るかを，学ぶ機会が無くなってしまった．今や古典となった昭和30～40年代の手術書も，図書室で探し熟読すべきである．現代の我々の方が，多くの知識を持っているはずだが，先人がそんなことはとっくに解明していたことを思い知る．これは昭和36年の新膀胱作製術の報告の図譜である（図14）（文献2）．すでに，尿道の切断部位，腸管の処理法，尿道吻合法などが示されている．

各論 I. 手術一般の基本について

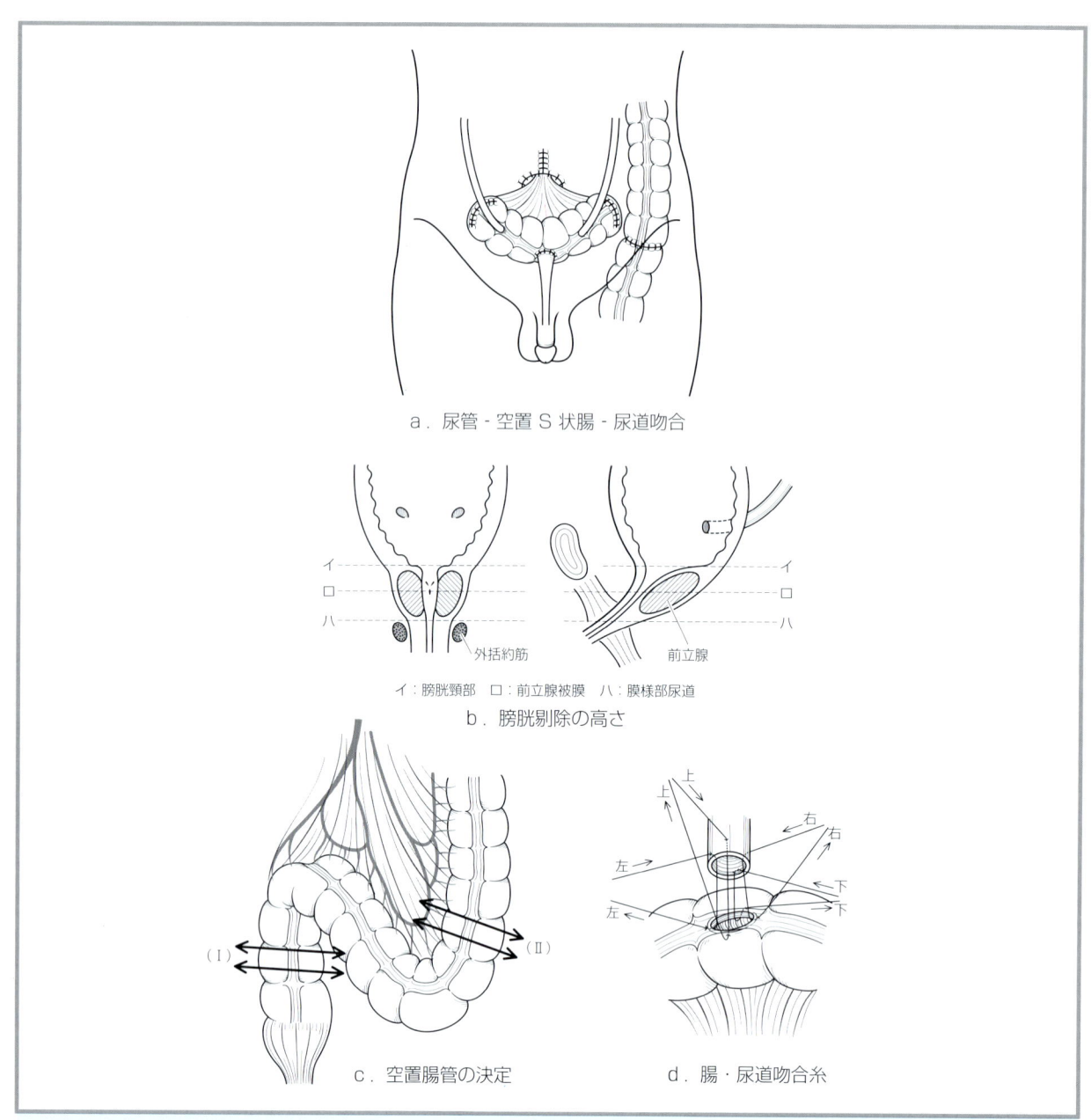

a. 尿管 - 空置 S 状腸 - 尿道吻合

イ：膀胱頸部　ロ：前立腺被膜　ハ：膜様部尿道

b. 膀胱剔除の高さ

c. 空置腸管の決定

d. 腸・尿道吻合糸

図14　百瀬らの新膀胱造設術.
昭和36年に『手術』に掲載された，百瀬らの(a)新膀胱造設術の手術図．(b)尿道の切断部位，(c)腸管の処理法，(d)尿道吻合法などが，すでに検討されている．（文献2）

　性差，肥満，既往手術の影響，個々の症例に見られる解剖学的異常，病巣の位置，術式の範囲などから，皮切は千差万別である．皮切如きという安易な考えで望むと，思いきり頭を叩きのめされることがある．術前にマジックペン，サインペンで皮切を描くことは，入れ墨にしなければ，決して恥ではない（図15）．周辺の肋骨，筋肉の外縁なども目印を付けると助けになる．体の動きで相対的な位置はずれるので，完全に体位を取った上で目印を付ける．
　自分の技術が適当なレベルに達したら，今度は術野の展開に支障がない範囲で，皮切の長さを短くする努力をする．慣れれば腎摘除術の開創も，痩せた症例では手が入る程度までに短くできる（図16）．腎盂尿管癌の経腰式根治的腎摘除術＋下腹部正中切開による尿管摘除術および膀胱部分切除

1. 手術一般での実際の注意

術でも，下腹部切開は半分の長さで間に合う（図17）．

　このようにまず標準の皮切を習得すれば，その後は最近の腹腔鏡手技併用による小さな切開手技（ミニマム創での手術）などにも発展していくことができる．

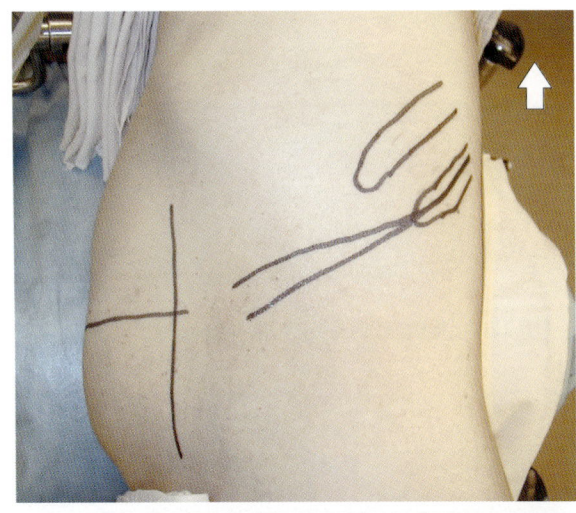

図15　肥満例での腰部斜切開．
　術前にマジックペンで，解剖学的指標，および皮切を描く．納得するまで，皮切線を書き直して良い．

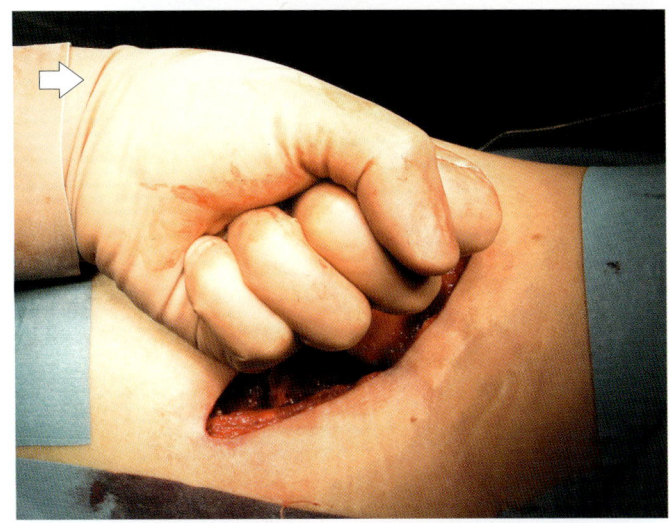

図16　痩せた症例の，右腎癌の経腰式根治的右腎摘除術の皮切．
　閉創時の大きさは，筆者の手拳の幅である．

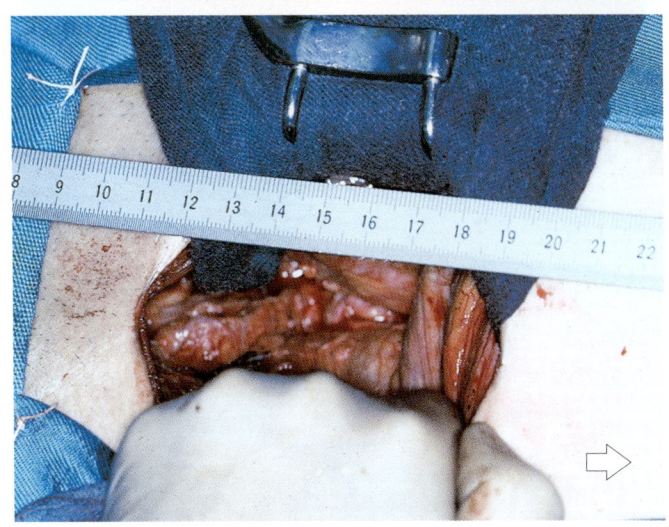

図17　根治的腎尿管摘除術の下腹部正中切開．
　展開を工夫すれば，腹膜外根治的腎尿管摘除術の下腹部正中切開も，恥骨と臍を結ぶ線の半分の長さで施行可能である．筆者の手拳の幅である．

7）基本的手術器具の使い方

　これらの道具の使い方は，まず先輩の使用方法を真似る．同時に自分自身も，もっと便利なもの，自分に合ったものを探す努力をする．"弘法大師は筆を選ばない"が，我々は筆を選んだ方がもっと良くなる．筆者がMayo Clinicに留学中に見た，Mayoの一部の医師が使っていた機器を示す．骨盤底での運針に便利な特殊なカーブを持つ持針器（図18），尿道切断に便利なカーブしたハサミ（図19），尿道吻合時に使用する溝の付いた尿道金属ブジー（図20）である．これら特殊な器具が利用できない場合は，自分の技量を高める努力をする．筆者は結局，これらのMayoの道具までは使っていない．

　筆者は，手術室の整理棚で他科の器具の使い勝手を試し，他科の器具のウプサラ鉗子（心臓外科の大血管用鉗子）や，バブコック鉗子（婦人科で汎用していた）を拝借し，自分なりの工夫をしていた（文献3）．

　筆者は左肘関節に運動障害があるため，手首の回内，回外運動，手指の独立した動きを特に意識して練習した．

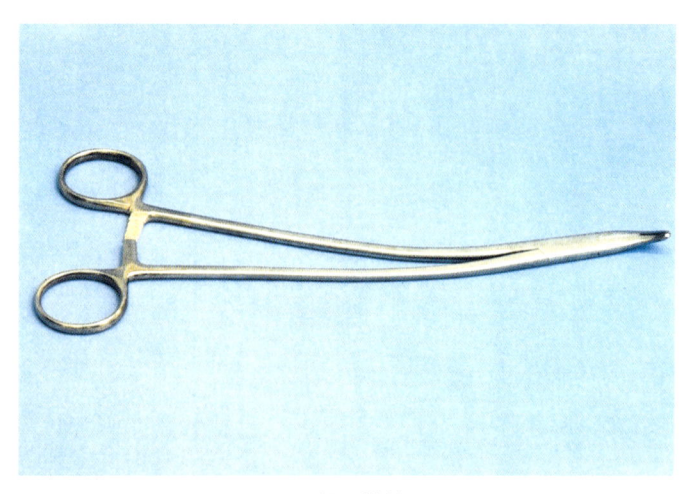

図18　Mayo Clinicの骨盤用持針器

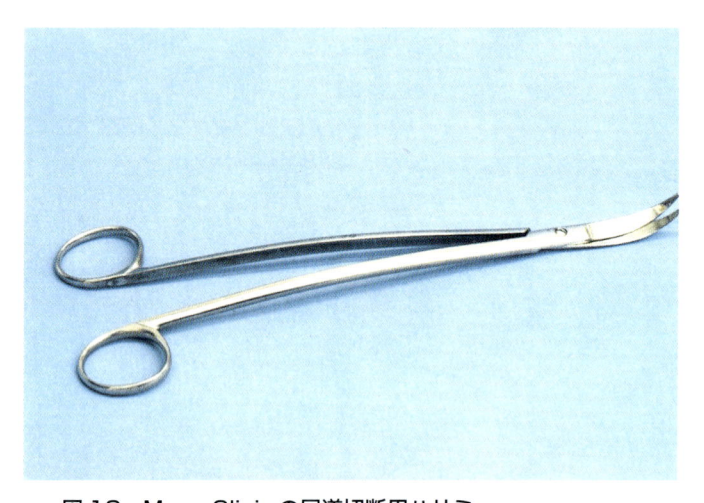

図19　Mayo Clinicの尿道切断用ハサミ

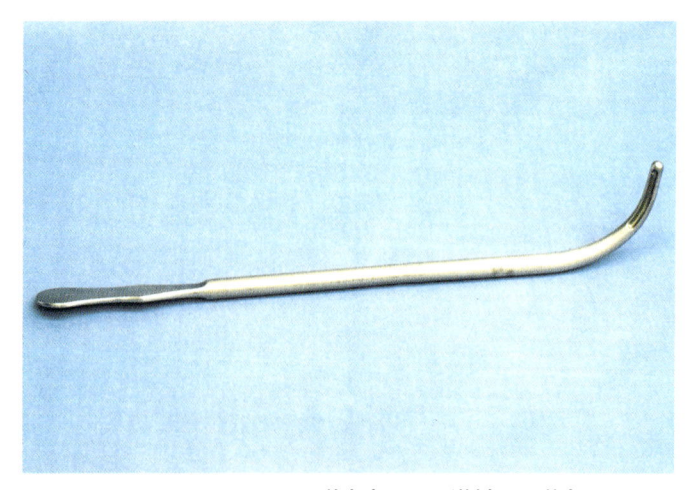

図20　Mayo Clinicの尿道吻合用の，溝付き尿道金属カテーテル

●メスの使い方●

メスは，主に皮膚切開に使われる円刃刀（#15），筋膜などを少しずつ切開する尖刃刀（#11）がある．メスの持ち方には，基本的な方法がある．ナイフを持つごとく上から把持し，母指と中指で先を持ち，示指で支え，残り2指で手掌をかかえこみ，水平に切開する（図21）．細かい切開の時は，ペンを持つごとくメスを立て，母指と示指で先を持ち切開することもある．通常は前者である．切開には，刃の腹を用い，先は使用しない．切開縁がはすかいにならないよう，刃は常に皮膚に対して直角に保つ．メスを使う場面は，皮膚以外に固い筋膜に切開を入れたり，イレウス・放射線照射などで癒着し境界の層が見えない時の剥離などがある．

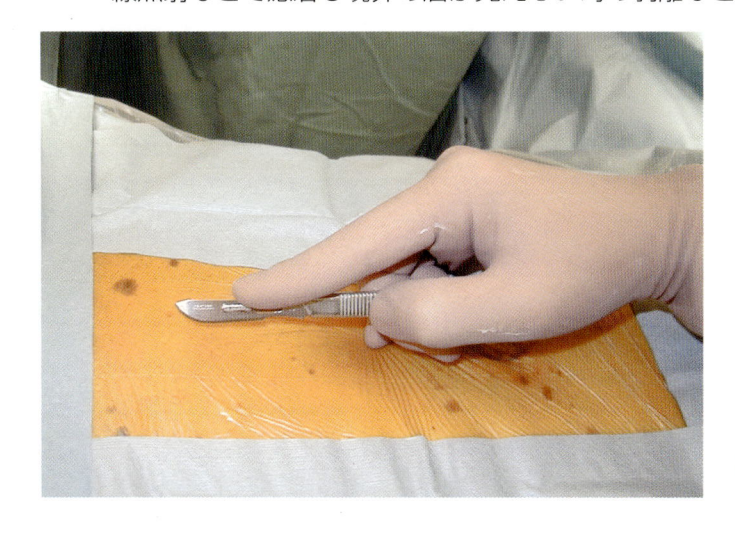

図21　基本的なメスの持ち方

●電気メスの使い方●

表皮の切開には使用しない．メスで皮膚を切開後，真皮は電気メスの"切開"で，脂肪層を切開する際は，電気メスを"凝固"にし，筋膜の場合は"切開"にセットする（図22）．電気メスは，スパーク電流で切るのであり，必ずしも押し切りする必要はない．触れるか触れないか程度に当てて，ゆっくり動かしながら切る．ちまちま少しずつ切るのも，かえってはかどらない．切開の深さを調節するのは，術者の左手の引きと助手の左右の手によるカウンタートラクションである．広く浅く進め，一カ所だけ深く切ってはならない．小血管なら血管のみを鑷子で把持し，凝固止血すれば良い．

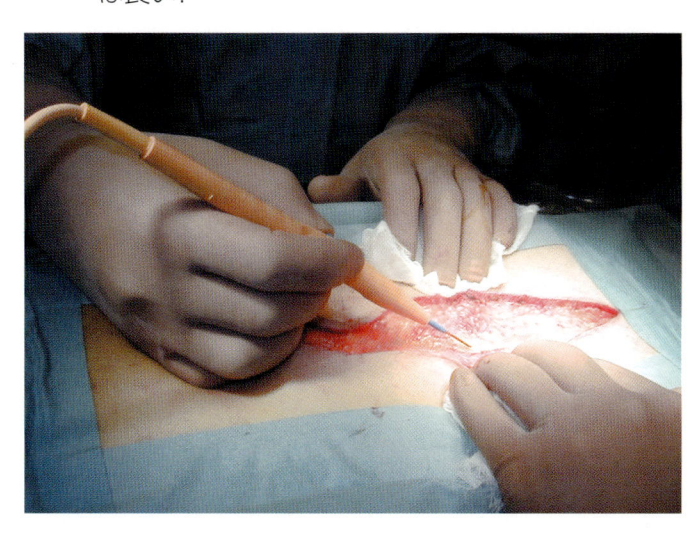

図22　電気メスの切離
術者と助手のカウンタートラクション

各論 I. 手術一般の基本について

●鑷子の使い方●

　組織の剥離の際に，組織を把持し固定する．鑷子には，無鈎，有鈎があり，それぞれの特徴がある．有鈎は形成外科では好まれるが，筆者は，基本的には有鈎を使わない．有鈎は，組織を最小限の圧力で把持できるが，そのギザギザの鈎で傷もつくと考えるからである．皮膚は，有鈎鑷子で直接把持しない．皮膚切開の後，皮下組織を把持すれば有鈎でも良いが，必ずしも手早くピンポイントで把持できないことがあり，助手には無鈎を使わせている．無鈎ならば，皮膚そのものを把持しても痕は付くが，傷にはならない．腹腔や深部での操作では，有鈎鑷子は必要ないし，有鈎で組織を不用意に引っかけることもあり，使用しない．細かくしっかりした把持が必要なところでは，ドベイキー（De Bakey）鑷子を使う（図23上）．先端が尖っていては危ない場面，盲目的にガーゼを挿入せざるを得ない場面では，先端の丸いロシアン（Russian）鑷子が良い（図23下）．場面により，長いもの，短いものを選ぶ．

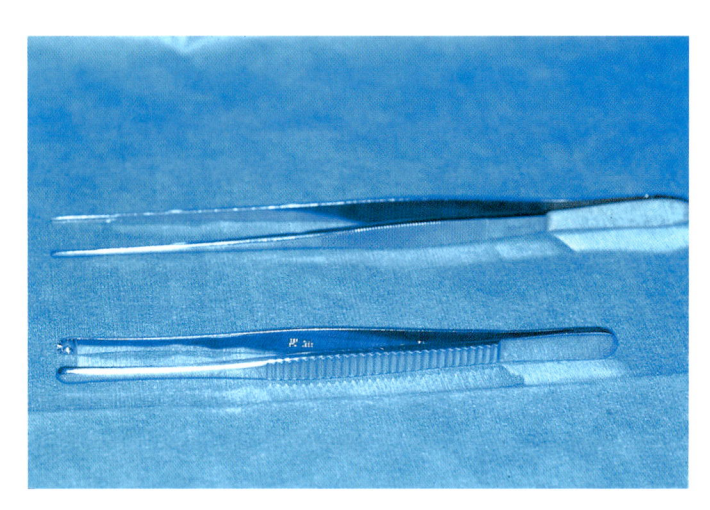

図23　各種の鑷子．
　ドベイキー（De Bakey）鑷子（上）．
　ロシアン（Russian）鑷子（下）．

●鉗子の使い方●

　止血，剥離，把持と色々な場面で，有用なものである．把持鉗子は，組織を十分牽引できるよう，強く把持できるようになっている．アリス（Allis）鉗子は，非常に細かい鋸のような鈎を持つ．コッヘル（Kocher）鉗子は，3つの噛み合う鈎と極めて強い圧力を持つため，固い組織や強い牽引を加える時に使う．筆者はコッヘルは強すぎると考え，それよりも弱い溝で噛む無鈎のペアン（Pean）鉗子を好む．他にリスター（Lister）鉗子がある．それぞれに直，曲がある．

　止血鉗子はモスキート鉗子（mosquitos），小児用ケリー（Kelly）鉗子，ケリー鉗子などを使用する．深部での剥離操作は，筆者の好みは，小児用ケリー鉗子，強弯・弱弯の各種ケリー鉗子，ジェミニ鉗子（Gemini）（図24上，中）である．止血時の使用法は，必要最小限の組織を鉗子ではさみ，結紮する．なぜなら結紮した先の組織は，壊死して脱落するからである．周囲を巻き込まないよう，鉗子の溝の付いている先端部を使う．

　その他，尿道直上でのWalshの結紮に有用な先の長いウプサラ（Uppsala）鉗子（図24下）や，リンパ節把持にも使えるガーゼ（Foerster）鉗子（図25上），バンチング結紮に使うバブコック（Babcock）鉗子（図25下），ミューゾー鉗子，子宮鉗子などがあり，各場面，場面で変える．術式の記述で，特に指定したい時は，その名を挙げる．

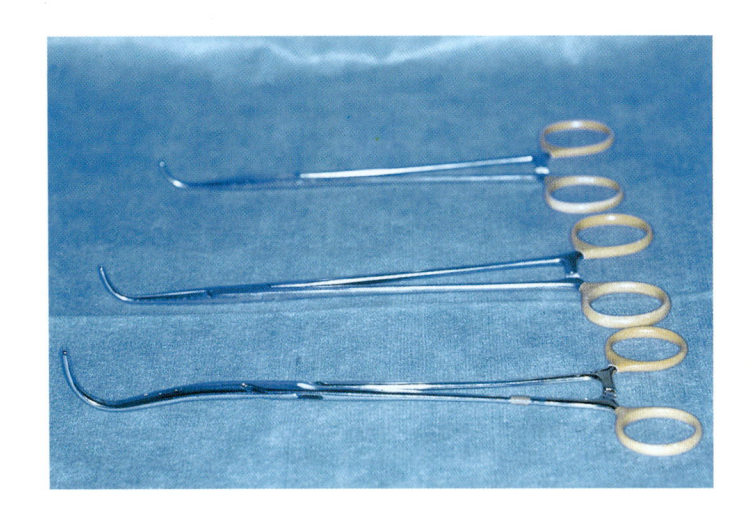

図24　各種の鉗子．
　弱弯ケリー鉗子（上），
　強弯ケリー鉗子（中），
　ウプサラ（Uppsala）鉗子（下）．

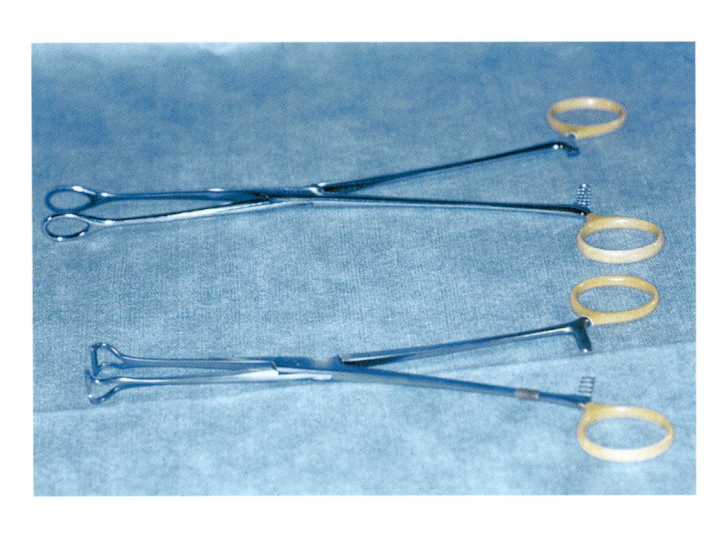

図25　各種の鉗子．
　ガーゼ（Foerster）鉗子（上）
　バブコック（Babcock）鉗子（下）

●持針器の持ち方，針の入れ方●

　マッチュウ（Mathieu）持針器，ヘガール（Hegar）持針器がある．マッチュウ持針器は，皮膚や浅層の筋膜などを縫合する時に便利である．深い部分，血管の貫通縫合，腸管の吻合などには，ヘガール持針器が良い．持針器を安定して把持するには，持針器の指輪に母指と薬指をそれぞれ挿入し，指輪には末節が当たるようにする．小指と中指は屈曲させ，指輪に軽くあてがう（図26）．示指の先端は軽く曲げ，薬指側の脚にあてがう．マッチュウ持針器は，がちがちに強く握らず，縫合の角度や深さにより，指を少しずつ同じ動作の中で，変えられるよう把持する（図27）．基本形で針の操作に苦労がある場合は，母指を指輪より抜き，薬指あるいは小指を指輪に挿入する型とする．

　運針は，針は刺入角を直角（垂直よりやや鋭角に）にする．手首の回転（回内）も加え回す．運針，抜針は，針の弯曲に沿って持針器を動かすことが肝要であり，決して弯曲に逆らった運針をしてはならない．針の回転を利用しつつ，対側にも垂直に出す．縫合の厚さ，深さや場所により，針の形状，弯曲や大きさを選択する．一度で針を対側まで出せない時は，無理をせず一度針を引き抜き，片方ずつ糸を懸ける．

各論 I.　手術一般の基本について

●ハサミの使い方●

　"馬鹿とハサミは使いよう"は，手術においても名言である．ハサミは切るのが主体ではなく，剥離するものである．しかし，ハサミさばきにのめり込み，電気メスの方がよいのにハサミの剥離ばかりするのも，間違いである．特に再手術や，放射線照射後・化学療法後などで，切離する境界が不明な時に実力が試される．時には，思い切ってハサミで切る判断も要求される．ハサミを開いては閉じつつ，その刃で鋭的剥離する技術は，有効でマスターすべきである．クーパー（Cooper）は糸を切ったり，疎性の結合組織の剥離に有用である．メーヨー（Mayo）は，筋膜や腱など固い組織の剥離に使う．メッチェンバウム（Metzenbaum）は非常に軽く，細かい組織の剥離や切開に有用である．場所によりそれぞれの短いハサミ，長いハサミを使い分ける．さらに細かい切開には，眼科用や形成用ハサミを使う．指を第一関節を越えてハサミの輪の中に入れない．

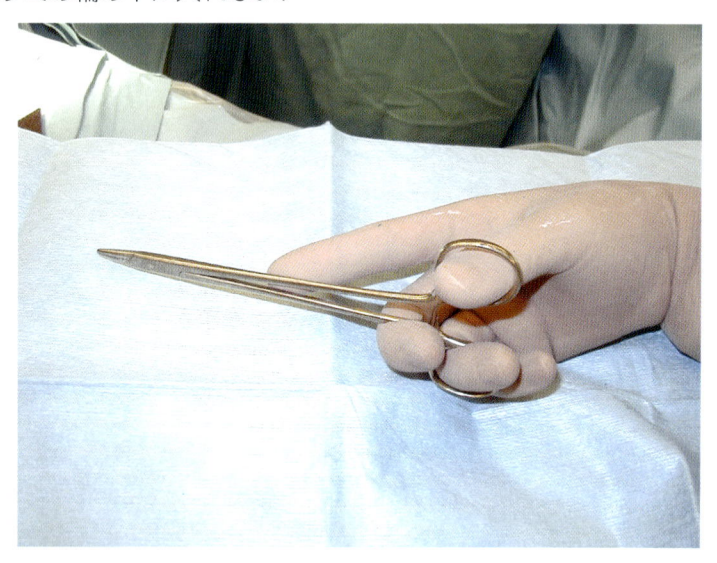

図26　ヘガール持針器の持ち方

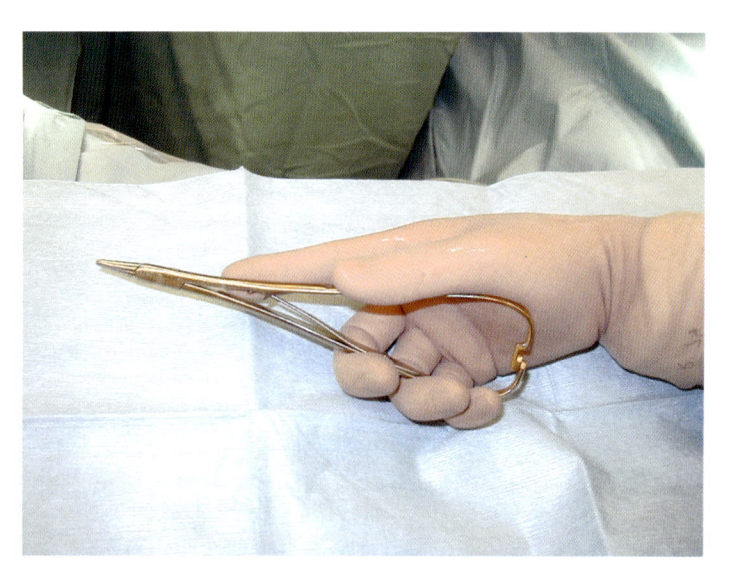

図27　マッチュウ持針器の持ち方

1. 手術一般での実際の注意

●筋鉤の使い方●

二爪鋭鉤（皮下組織の展開に用いる）（図28），筋鉤（皮下組織，筋層，臓器などを圧排する）（図29），鞍状鉤，肝臓鉤，直腸鉤など（腹腔内の検索などに用いる）を，上手に使う．その他，自在鉤（腸べら，軟べら）なども使う（図30）．不必要に長い鉤を用いると，術野が深くなり，手術が難しくなる．以前結石の手術に使われていた各サイズの腎盂鉤を，リンパ節郭清時の血管保持に使用するのも便利である．

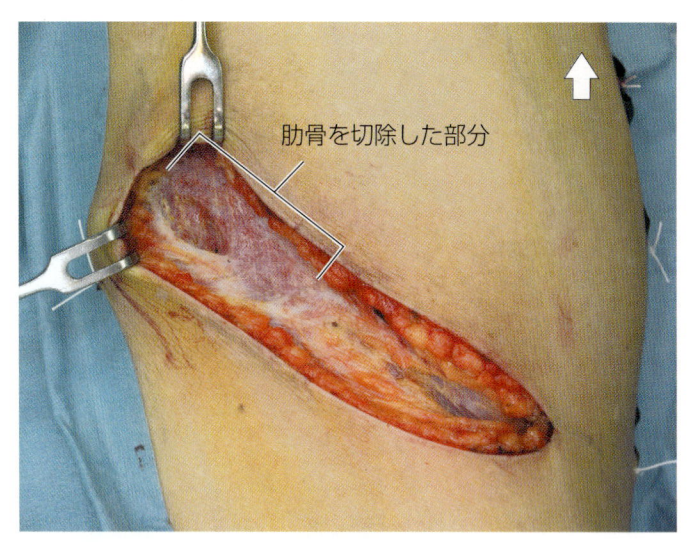

図28 第12肋骨上の腰部斜切開で，肋骨切除を行った例
展開しにくい肋骨中枢側を，二爪鋭鉤で展開する．

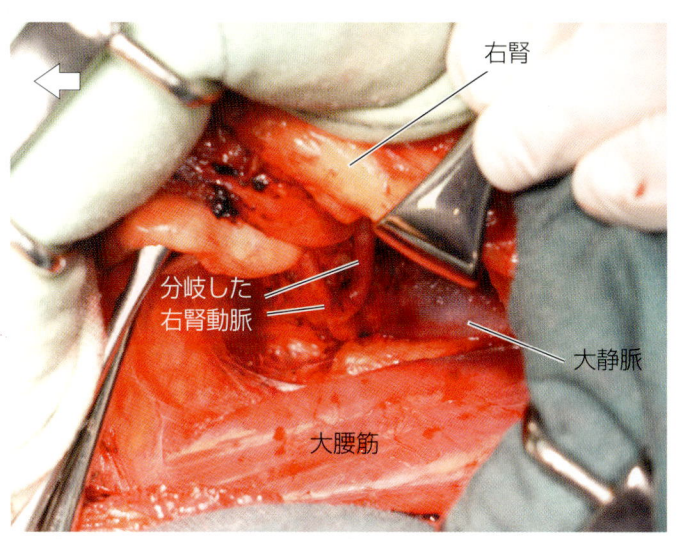

図29 右腎癌の経腰式根治的右腎摘除術の場面
筋鉤で大腰筋よりGerota脂肪層を牽引し，展開する．大静脈，および分岐した右腎動脈を同定する．

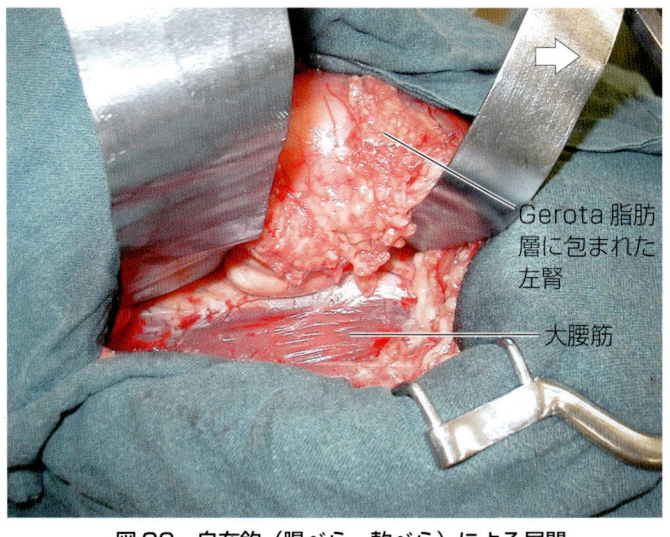

図30 自在鉤（腸べら，軟べら）による展開

各論 I. 手術一般の基本について

●開創器のかけ方●

　開創タオルのあて方も，注意が必要である．創縁の保護は，術後の創の離開の予防につながる．創が乾燥しないようにタオルを濡らし，しっかりとあてる（図31）．長時間の手術で，途中タオルがはずれたり，腸内容で汚染される場合は，針糸で腹膜とともにタオルも縫い，隠す（図32）．

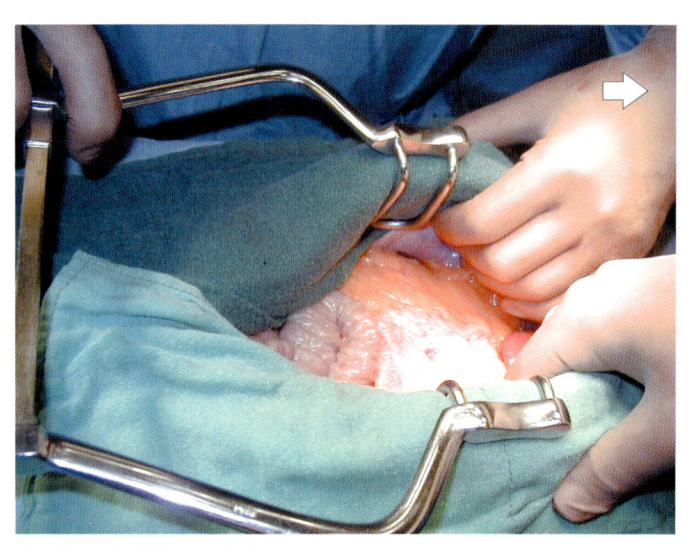

図31　開創器のかけ方．
　大網や腸間膜をはさまないように，腹壁を引き上げてかける．

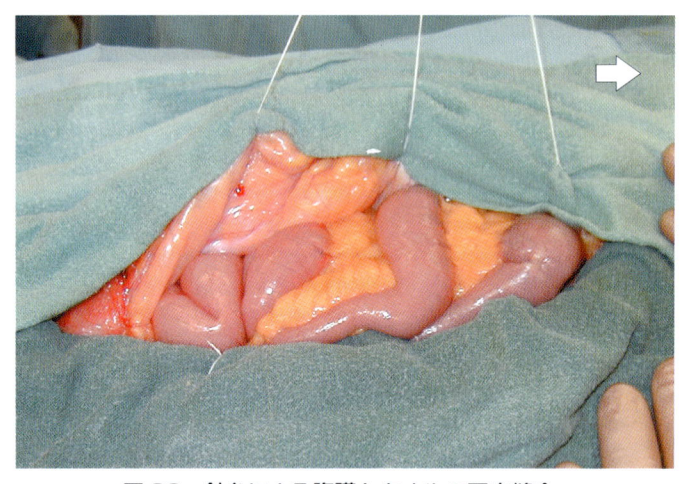

図32　針糸による腹膜とタオルの固定縫合

8）基本的手術操作

●カウンタートラクション，術者の左手による展開●

　すべての場面で有用な基本操作である．皮膚切開も，皮膚を緊張させなければ正しく切れない．術者と助手は，相互に同等の力を加えなければならない（図33）．表層の皮下組織もそうであり，深部のリンパ節郭清，摘出操作，腸管操作，すべてに言える．右手での鑷子，左手による牽引を，相

1．手術一般での実際の注意

手の力を感じながら，常に相対する逆の方向に力をかける．

術者の左手の牽引，圧排操作も重要なコツである．例を挙げる．

（1）精巣摘除術の場面

左手で精巣側を保持し，左示指で陰嚢肉様膜と内精筋膜側を分け，その間を鉗子で剥離し，電気メスで切離する（図34）．

（2）根治的前立腺摘除術の場面

尿道切断後，前立腺を引き上げ，左手で前立腺を頭側に圧排し，デノビエ筋膜を切開し，精管を鉗子ですくう．助手に吸引器を"うるさくなく"使わせる（図35）．

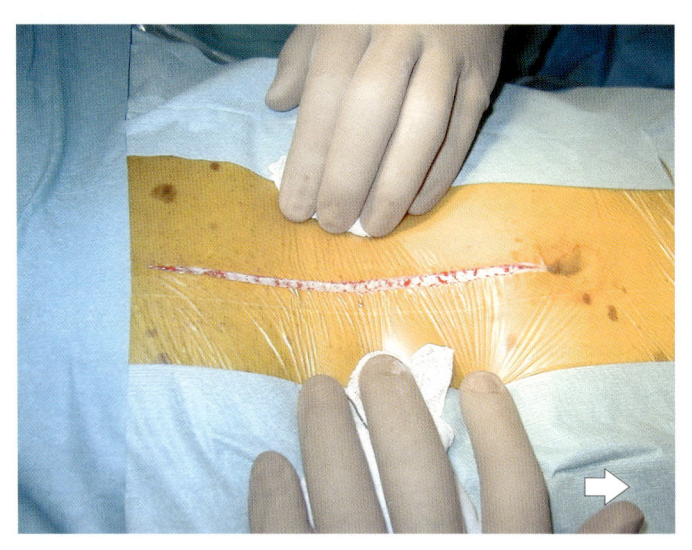

図33　皮膚切開での術者と，助手のカウンタートラクション

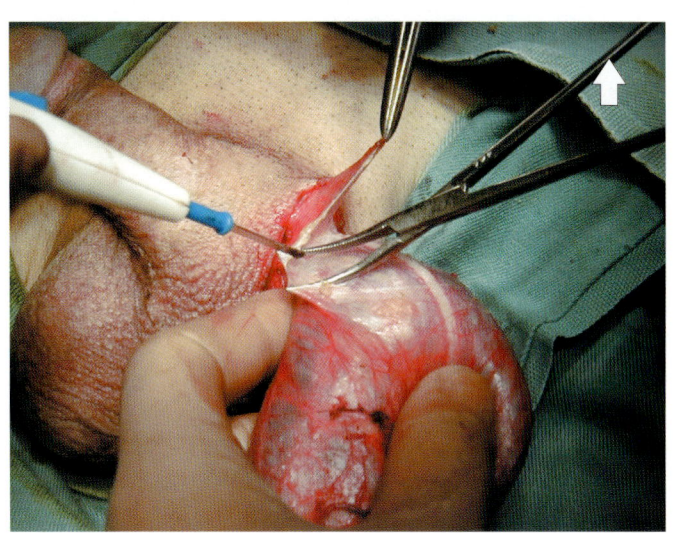

図34　精巣摘除術の場面．
　左手で精巣側を保持し，左示指で陰嚢肉様膜と精巣側（内精筋膜）を分ける．その間を鉗子で剥離し，電気メスで切離する．

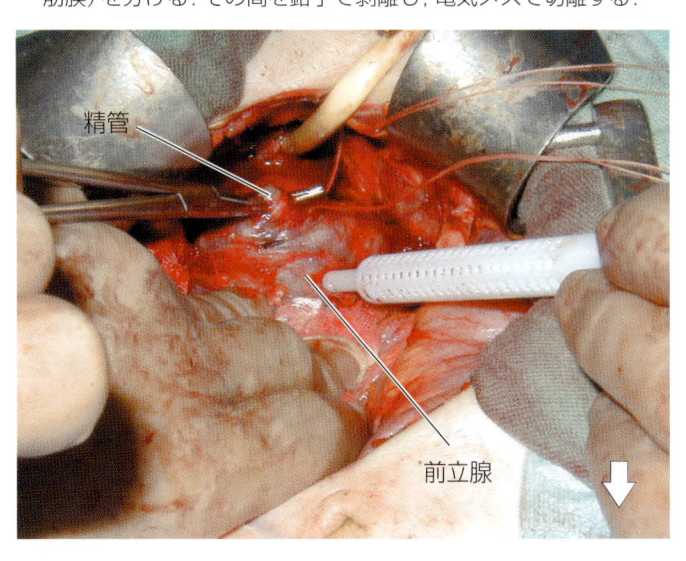

図35　根治的前立腺摘除術時の場面
　尿道切断後，前立腺を引き上げ，左手で前立腺をしっかり頭側に圧排し，デノビエ筋膜を切開し，精管を鉗子ですくう．助手に吸引器を"うるさくなく"使わせる．

各論 I. 手術一般の基本について

（3）根治的膀胱摘除術の場面

下腹部正中切開で，左手で腹壁を引き，右手で腸管を頭側に圧排し，膀胱部を十分に展開する．左手で膀胱と膀胱右側の腹膜を引き，精管に緊張をかけ，これを鉗子ですくい，結紮，切断する（図36）．

（4）腹膜外経腰式根治的左腎摘除術の場面

左腎動静脈を切断後，左腎を保持し引き下げ，頭側の組織を鉗子で挟鉗し，切離を進める（図37）．

術者の左手の良い牽引は，試しに手を離せば，術野があっという間に隠れてしまうことで良く解る（図38，39）．特に深部の操作では，術者，助手ともに，術野から目を離したり，牽引を緩めてはいけない．結紮のため手を離さざるを得ない時は，代わりに第二助手に引かせる．

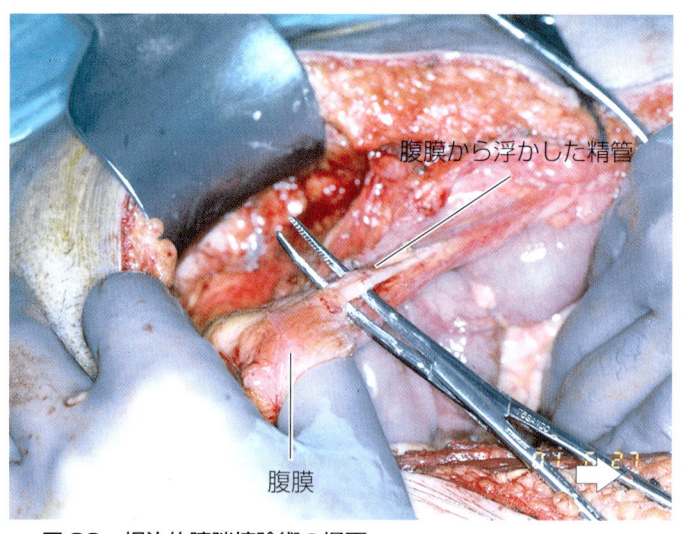

図36 根治的膀胱摘除術の場面．
下腹部正中切開で，左手で腹壁を引き，右手で腸管を頭側に圧排し，膀胱部を探索する．次に，左手で膀胱と膀胱右側の腹膜を引き，精管に緊張をかけ，これを鉗子ですくい，結紮，切断する．

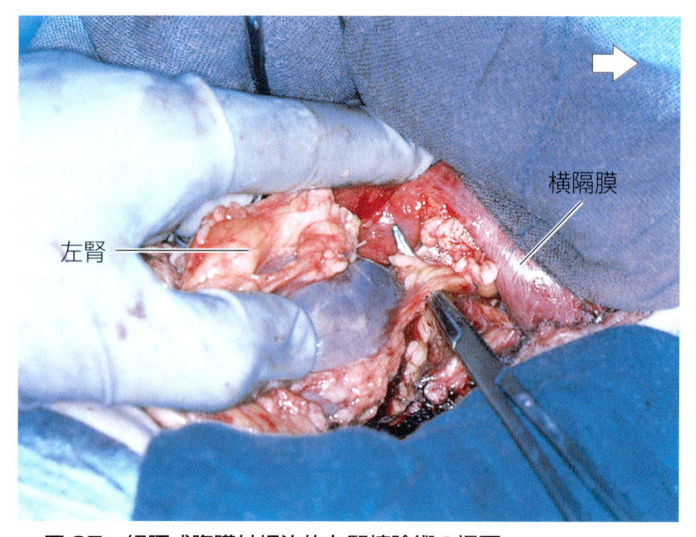

図37 経腰式腹膜外根治的左腎摘除術の場面．
左手で左腎を保持し引き下げ，左腎頭側と横隔膜下の組織を鉗子で挟鉗する．

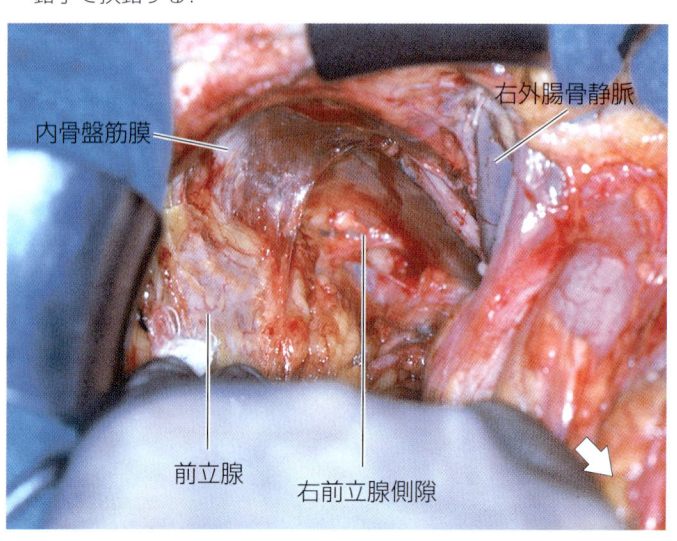

図38 膀胱および前立腺手術の場面
術者の左手による牽引．右前立腺側隙が展開されている．

1. 手術一般での実際の注意

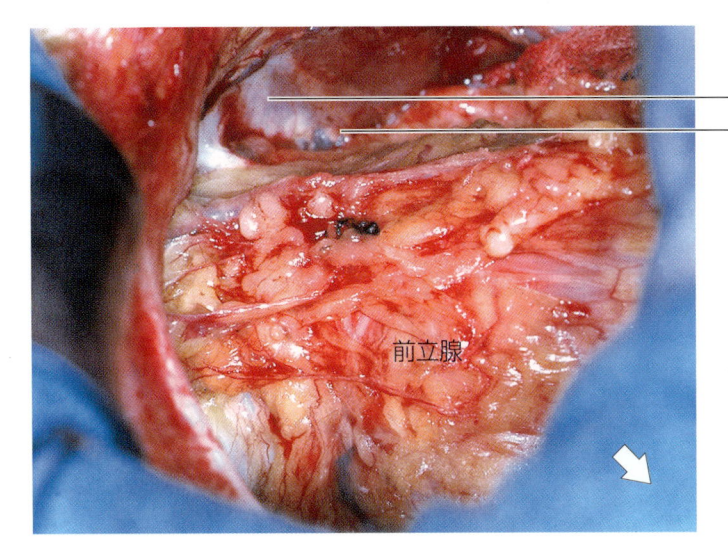

図39　図38の牽引をはずした場合の，同じ手術野
　前立腺側隙が隠れてしまう．この差に気づかなければいけない．

●止血の方法●

　大半は，静脈からのものである．動脈は，常に解剖を正しく確認し手術を進めていけば，いきなり切断してしまう場面に遭遇することはまずない．いきなり動脈性出血を起こした手術は，大いに反省しなければならない．静脈性は，明らかに不用意に大きな静脈を裂いて無ければ，まず第一に指やガーゼで押さえる（図40）．後方に恥骨や坐骨，椎体があるところでは，それに向かって力を加える．指で圧迫できるものは，圧迫して止血する．はっきりしないoozing，小出血，表層での出血は，しっかり一分も押さえれば，これで足りる．指を離してもなお出血している場合，出血点として捉えられたら，鑷子でその点を把持し，止血鉗子ではさみ，結紮する．広い範囲の出血，脆い組織の出血なら，絹糸等でＺ字縫合，またはマットレス縫合で止血する．

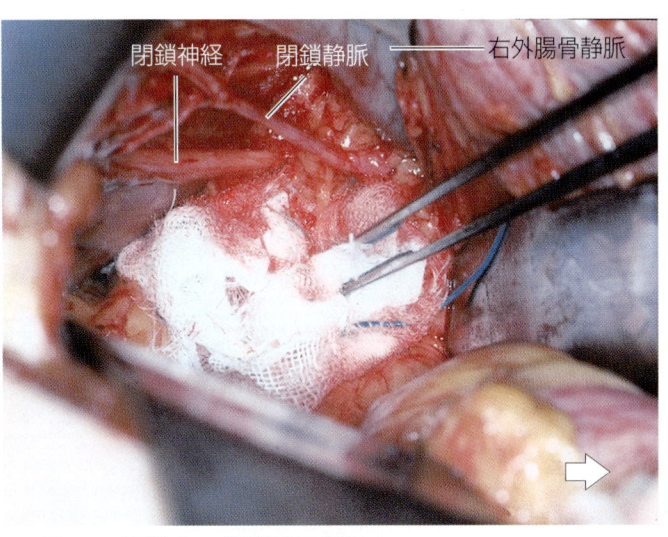

図40　閉鎖リンパ節郭清の場面．
　外内腸骨血管分岐部背面から，出血が見られた．明らかに大きな静脈を裂いて無ければ，まず，ガーゼで圧迫止血する．それから出血部位を確認する．

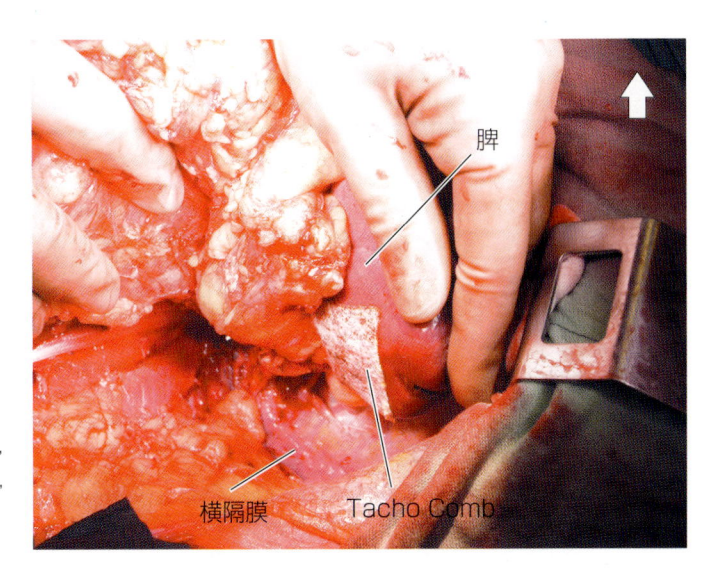

図41　経腹膜式根治的左腎摘除術例．
　左腎上極の腫瘍で，脾腎ヒダの切離中に，脾の被膜が一部裂け，出血した．この部位に，Tacho Combを接着させ止血した．

各論 I. 手術一般の基本について

　脾損傷など止血が難しいとされた場合も，最近はシート状フィブリン接着剤 Tacho Comb を使用し，止血が可能となった（保険外使用）（図41）．

　大量の出血の場合は，助手は要領よく吸引管で吸引する．術者は，その出血の勢いを弱めるようとりあえず左手でガーゼで押さえ，ガーゼを少しずつずらし，正確な出血点を求める．助手は，出血点からの出血だけでなく，貯まっている周囲の血液も吸引する．術者は，その出血の中心だけしか見ておらず，その周囲や表層から垂れてくる他の出血に気が付かないことがある．いわゆる"木を見て森を見ず"である．吸引だけでなく，ロシアン鑷子でガーゼを押し込み，血液をしっかり拭けば，一気に視野が開け，出血点が確認できることもある．ロシアン鑷子は先端が丸いので，多少盲目的に深部に押し込んでも，大丈夫なことが多い．

　動脈の場合は，出血点がはっきり噴出点として見えるので，その点を吸引で明らかにし，止血操作を行う．小動脈なら，鑷子で把持し，止血鉗子でとらえ，結紮する．中動脈なら，止血鉗子でとらえ結紮し，その上にも無傷針（atraumatic needle）で貫通結紮する二重結紮がよい．

●ガーゼの使い方●

　表層の表皮，真皮，皮下組織では，ガーゼを手で直接持ち，血液を拭いたり，圧迫したり，滑らないように，カウンタートラクションとして使う（図42）．術者が，電気メスを使用していて，それに触れる危険がある場合は，鑷子でガーゼを持つ．ガーゼは血液，組織液，腹水，腸液などを拭き，視野を確保するものなので，ガーゼを使った部分は，当然見やすくなっていなければならない．ただ単に突っ込むのは意味がない．圧迫に使用する場合は，しっかり押し込む．上腹部や腸管の中にガーゼが紛れ込み，後で探索できない恐れがある場合は，つなぎガーゼかタオルを使用する．ガーゼをどこに置いたかは，常に覚えておく．

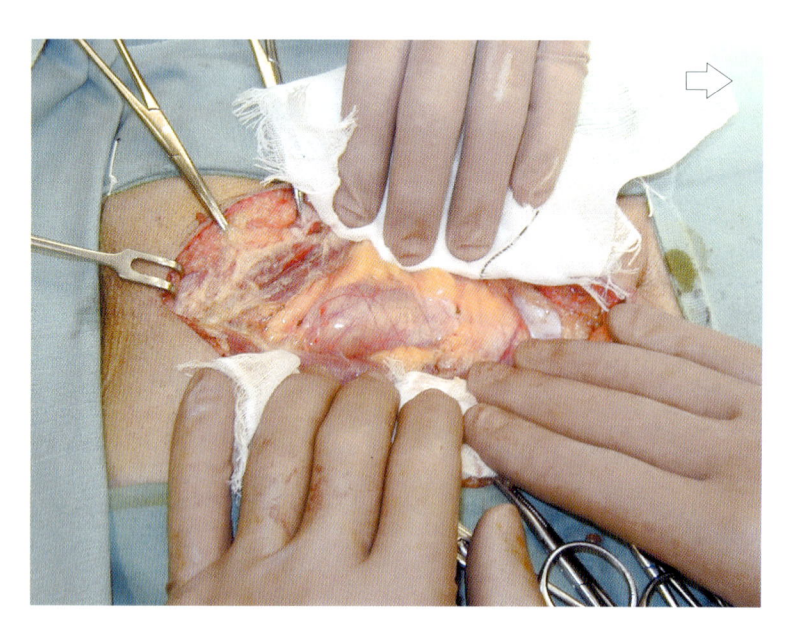

図42　ガーゼによる圧排，カウンタートラクション

1. 手術一般での実際の注意

●剥離の仕方●

　基本の一つは，ハサミによる剥離である．結合組織の緩やかな癒着で，重要臓器がない場面では，クーパーでゆっくり削ぐ操作をしたり（図43），刃を広げる操作（図44）を行う．場合によっては切っても良い．重要臓器に近い細かな場面では，メッチェンバウムを使用する．やや固い組織を切ったり，クーパーよりも繊細な操作が必要な場面では，メーヨーを使う．癒着が非常に強く，剥離すべきどちらかの組織を傷つけざるを得ない時は，癌の手術の場合は，正常組織をつけて切除する．重要臓器が隣接して危険な場合や，修復が難しい組織の場合，または合併症が起こりやすい場合は，より重要でない方の組織の層で切離する．

　組織をすくって剥離する場面，またはハサミの使用が危ない場面では，剥離鉗子を使う．通常は，弱弯または強弯ケリー鉗子を使うことが多い．視野が狭い場所，深い場所，角度がついていて大きな弯曲の鉗子が入らない場所では，強弯ケリー鉗子，直角鉗子，ジェミニ鉗子を使う．腸間膜の切開など細かな場面では，モスキート鉗子を使う．硬い組織を剥離する時は，先を閉じたまま組織の僅かな間隙に挿入し，先を開き，そのまま引いて戻し，幾分開いた組織に，また先を閉じて鉗子を挿入し，組織をさらに開き，剥離する．

　初心者は，ツッペルでの鈍的剥離を，多用して良い（図45）．ただし，これも力を加えすぎると出血するので，あくまで組織の方から自然に剥がれる様な感じで，剥離する．組織液，血液がし

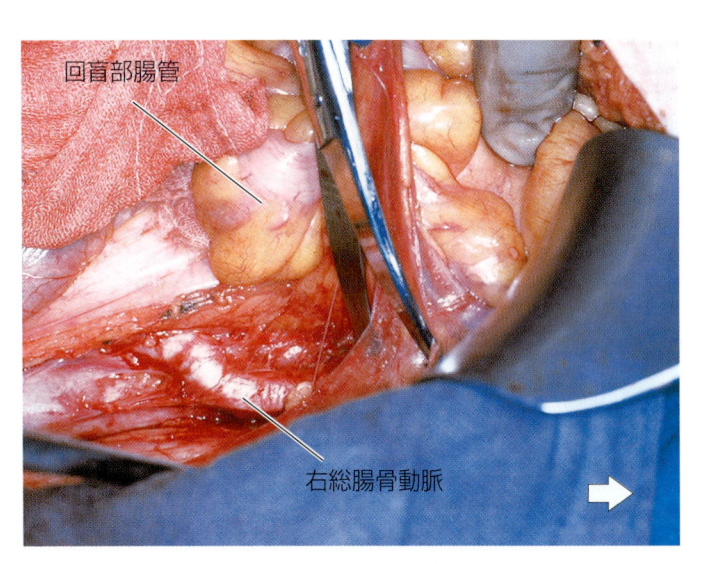

図43　クーパーによる血管鞘の剥離
（回盲部腸管／右総腸骨動脈）

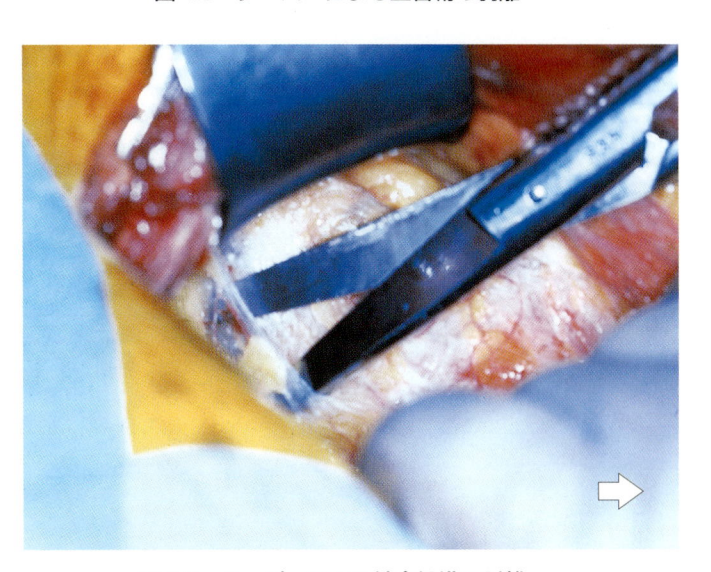

図44　クーパーによる結合組織の剥離

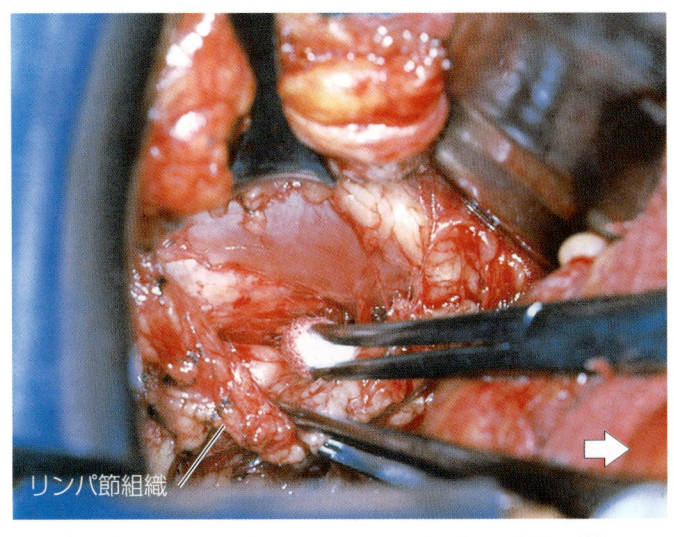

図45　ツッペルでのリンパ節と，閉鎖神経の鈍的剥離
（リンパ節組織）

31

各論 I. 手術一般の基本について

みこむと剥離しにくくなるので，新しいツッペルに変えて剥離を行う．

9）器具の選択

　　脆い組織や血管では，針は通常の弾機針の代わりに，無傷針を使用する．針が引き抜きで容易にはずれるcontrol release，D-TACHも使用して良い．

　　糸は，その目的，適応の臓器，部位などを，十分考慮に入れ選択する．縫合の場合，緩んでもダメだが，締めすぎると血行障害を起こす．助手は，針が縫合部を抜けたことを確かめてから，この針に近い部分をはじめて把持し，結紮操作に移る．最初から針の反対側を把持していると，運針の際に柔らかな縫合部の組織を，損傷する恐れがある．結紮は，基本通り行い，最低三回以上結ぶ．糸は強度が大であれば細い糸で良く，残存する異物の量や合併症を少なくすることが出来る．天然素材は，合成素材の糸に比べ，組織反応性が強い．天然繊維は酵素分解により，合成繊維は加水分解により，分解，吸収される．吸収性糸は，その特性により治癒が比較的早く，縫合糸による縫合部の保持を長期間必要としない部位で，出来るだけ糸が吸収され消失してほしい場合に使用する．尿路系手術や消化管吻合の，特に粘膜側の吻合で使用される．

10）麻酔医との術中の確認事項

　　これも大事で，出血の恐れがある場面では，まだ出血していなくても，その場面が近づいていることを，麻酔医に伝える．状況を見て，輸血の準備をして貰う．毎年六，七月は研修医が廻りはじめ，時には研修医だけで麻酔を管理している時間がある．必要であれば，遠慮無く麻酔指導医を呼ぶ．出血量が多いと思ったら，途中の検査データも，術者自ら依頼し，尋ね確認する．手術は麻酔医がいてこそ安全に行えるが，麻酔医は全ての泌尿器科手術の手順を知っているわけではない．術者が今何をしているか，積極的に伝えるべきである．麻酔医の信頼が得られるよう努力する．

11）終了時の確認

　　ガーゼ，使用器具の数は，看護師とともに必ず術者も確認する．数が合わない時には，必ずレントゲン写真を取る．看護師の責任にしてはいけない．ドレーンが抜けていないか，排液量の急激な増加はないか，最終の出血量と手術時間，最終血液データはどうかを確認する．

12）一般外科医との同一点，相違点

　　泌尿器科は，手術を行う外科学の一分野であり，基本的に一般外科医と何ら変わるところはない．ただ，"一般外科"のスケジュールに基づいた消化器のトレーニングを受ける機会が無かったり，受けても1年程度のものでは，腸管操作などの経験数は，圧倒的に差がある．また術者，助手として入る手術件数も，泌尿器科の方が少ないのは事実であろう．しかし以前に比べれば，写真を多用した手術書，さらには手術ビデオも，多数出ており，目に触れるチャンスは多い．外科の手術書も，参考になる分野は，目を通す習慣をつける．時間を見つけては，特に腹部外科の手術は，疾患に関わらず見せてもらい，目の肥やしとする．筆者の恩師の一人で国立がんセンター在職時，三年間同室にさせていただいた，現東京大学外科の幕内雅敏教授は，『粗い手術をしてはいけない．手術が上手くなるには，決して件数は問題ではない．頭を良く使い，十分考えてやるかどうかだ．数だけいく

らやっても，最後まで何も解らないへたくそがいる．』と教えてくれた．

　また泌尿器科には，泌尿器科独特の手術法があり，これには外科医もそう簡単に手は出さない．外科医と喧嘩をするのではなく，泌尿器科のスペシャリストとしてのプライドを持ち，自分の領域には絶対の自信を持つべきである．境界領域の副甲状腺，副腎領域，腎移植も，経験があるチーム，組織では，引き続き後輩に伝えていくべきである．

13）腹腔鏡技術への私見

　筆者は，腹腔鏡手技の経験はない．ただし，腹腔鏡で新しく得られた，今までの考えを改めてくれる知識が欲しくて，学会では良くビデオを拝見している．

　例えば，腹腔鏡下腎摘除術は，後腹膜的アプローチでは，外側円錐筋膜（latero-corneal fascia）の認識を強くしてくれた．筆者は，それまで，腰部斜切開で後腹膜腔に入る時，二枚の膜を切開すると，良い層に入るとの認識を持っていた．また経腹腔的アプローチでは，脾と横隔膜の間の腹膜を切離し，脾と膵を脱転させる方法が魅力である．また腹腔鏡下前立腺全摘除術では，十分に直視下にできなかった神経血管束温存術時の，筋膜，被膜，直腸前脂肪などが見えるようになり，開腹術にその知識を大いにフィードバックしている．

　筆者は，もともと拡大鏡も手術用ヘッドライトも使用し，直視下の手術を心がけている．皮膚を切らせてもらっているのだから，ハンドアシストの腹腔鏡下腎摘除術に近いぐらいの皮切にしようと努めている．また，進行癌は，より確実で安全な手術を行い，予後も向上させるような結果を出したいと思っている．皮膚縫合は埋没縫合にして，例えば腎摘除術ならば，入院日数は10日以下にしている．

　一方，腹腔鏡を盲信してもいない．例えば，これまで尿路上皮癌は一塊として摘除すべきという常識だったはずであるが，腹腔鏡下手術では，覆っているようである．やり易さを求め，経腹腔的アプローチで腎盂尿管癌の尿管を術中に切断したり，尿管口周囲の膀胱を切開，開放したままなどの点である．

　昔，ある立派な先生から，"一人二人の患者が〜〜して，それが何だ．それを乗り越えなければ，何の結果も生まれない．"と言われた．筆者は，その考えには組みすることはできず，全く初めての手術には，いつも躊躇がある．

　若手に望むことは，腹腔鏡は非常に有用な技術だが，learning curve を言い訳に，無茶な手術をしてはいけないということである．

各論 I. 手術一般の基本について

2. 一般的な基本的手術の流れ

以下の各場面で，認識してほしい解剖名には下線を引いた．解剖図は，主に文献4を参考にした．

1）開　　創

腹壁の解剖は，層構造になっている（図46, 47）．浅層は，皮膚，皮下組織（脂肪組織），浅腹腱膜，中層は，外腹斜筋，内腹斜筋，腹横筋，腹直筋，深層は，横筋筋膜，腹膜からなる．切開を進めるに従い，何が現れ，次に何を切離するのかを認識する．必要かつ十分な術野を確保する．切開の方向は，神経および血管の走行に平行とし，できるだけ神経，血管の損傷を避ける．術後，腹腔内癒着，腹壁血腫，創傷治癒の遷延などを起こす可能性を減らすよう，止血を確実に行うこと．

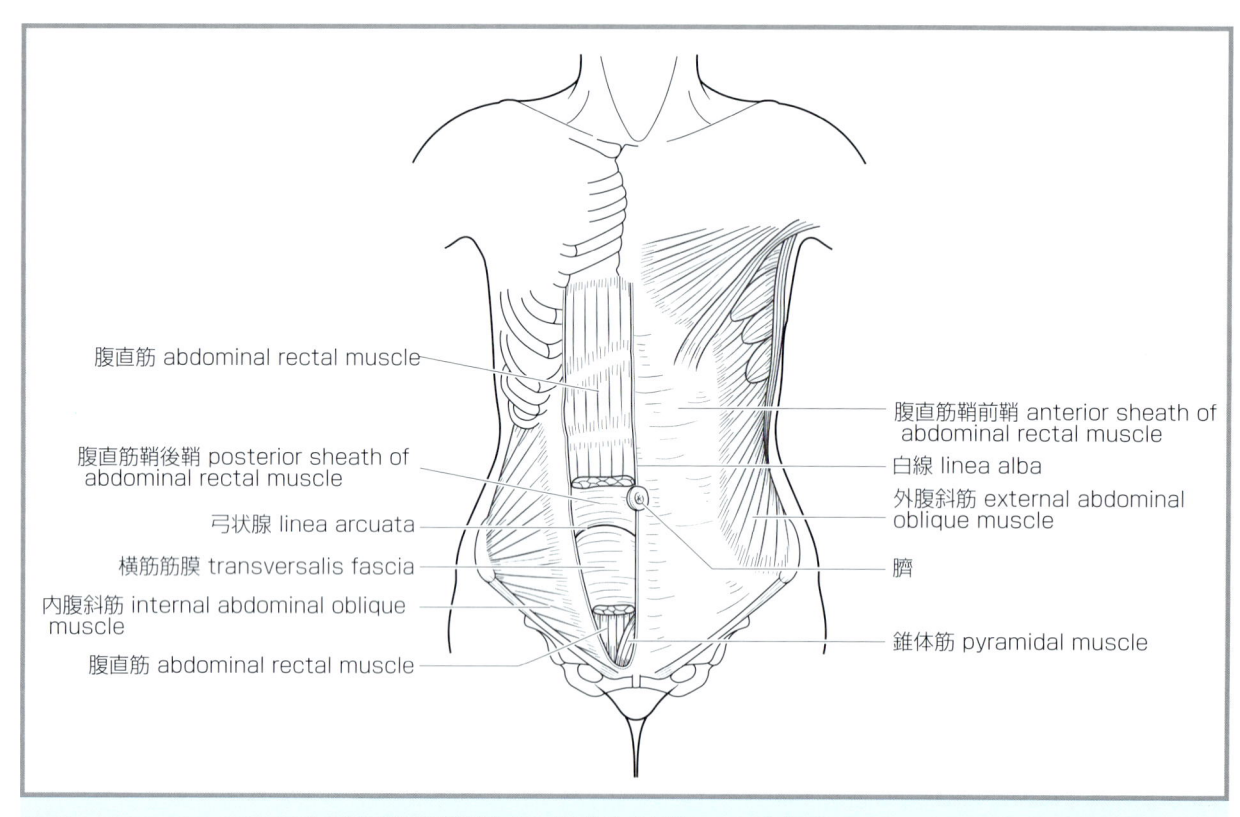

図46　前腹壁の筋，筋膜群（文献4より改変引用）．
浅層は皮膚，皮下組織（脂肪組織），浅腹腱膜，中層は外腹斜筋，内腹斜筋，腹横筋，腹直筋，深層は腹横筋筋膜，腹膜からなる．正中に白線があり，下腹部に弓状線がある．

2．一般的な基本的手術の流れ

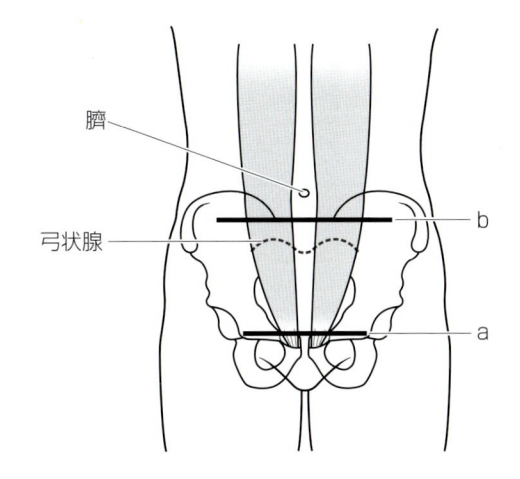

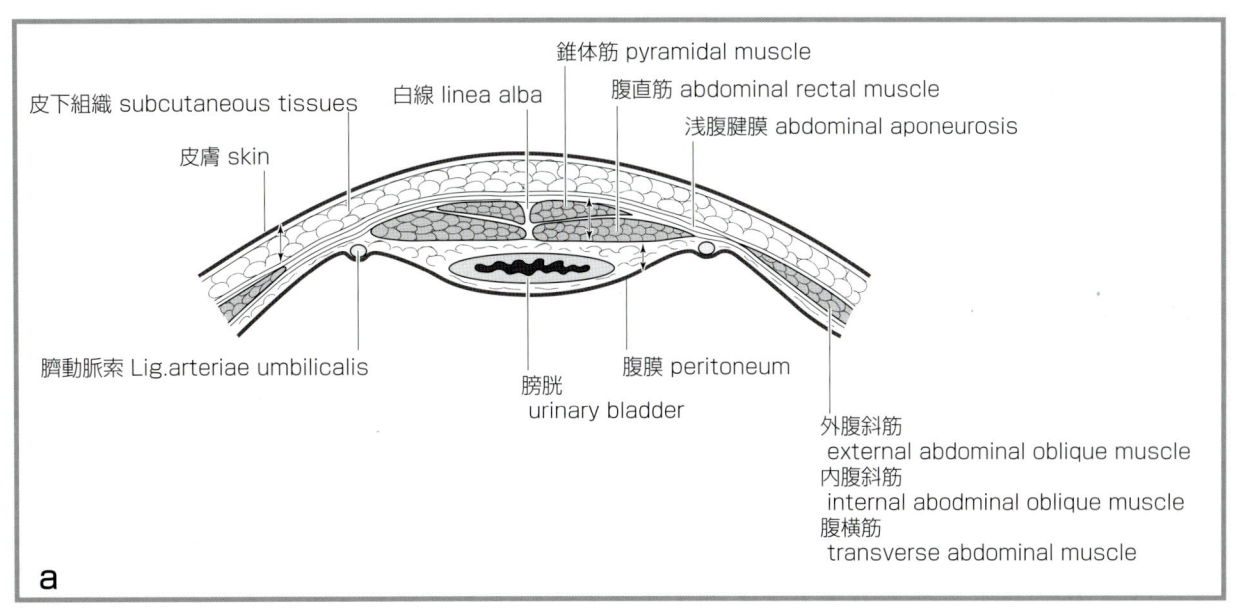

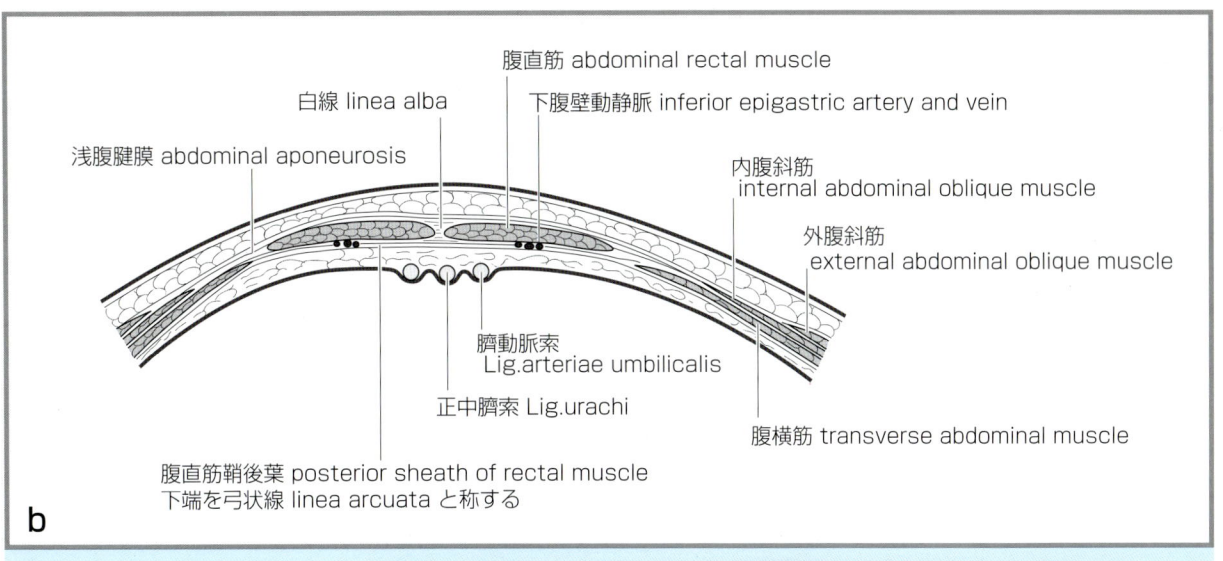

図47 腹壁の横断図（文献4より改変引用）．
下腹部正中切開で現れる（a）膀胱部と，（b）臍下を示す．

35

各論 I. 手術一般の基本について

(1) 皮膚切開から筋膜までの切開

　　正中創で筋層を切らずに進入する場合，皮膚は真皮までメスで切開し，皮下組織は電気メスの"凝固"で切離する．筋膜の白線に達したら，メスまたは電気メスで筋膜のみを切開し，腹膜は切らないようにする（図48）．この筋膜の両端を，ペアン鉗子で持ち上げ，筋膜を頭側，足側に電気メスで切開し拡げる．その下の腹膜前脂肪，腹膜を，鑷子で把持し，ハサミで切開し，さらに腹腔内に進入する（図49）．開腹後は，腹膜鉗子やペアン鉗子で筋膜，腹膜を一緒に把持し，左右に拡げ，皮切端まで筋膜，腹膜を切開する（図50）．開創器をかけ，創を拡げる（図31）．

(2) 筋層の切断

　　筋層を切断し進入する場合，メスで皮下組織まで一気に切開し，出血点を止血鉗子ではさみ結紮するように，筋層もメスで切開し止血鉗子で挟む方法を採られる方がいる．筆者は，この方法は行わず，電気メスの"凝固"でゆっくりと，一層ごとに筋層を切断する．筆者は，筋束が少しずつ切断され自然と切離していく様を，映画"十戒"のモーゼの出エジプトの場面で，モーゼの杖により海が割れる場面になぞらえ，後輩に指導している（図51）．出血が見られれば，筋束が引き込まれないうちに，電気メスで出血点を直接凝固止血したり，出血点を鑷子で把持し，凝固止血する．それでも止血できない時は，3-0絹糸でＺ字縫合する．

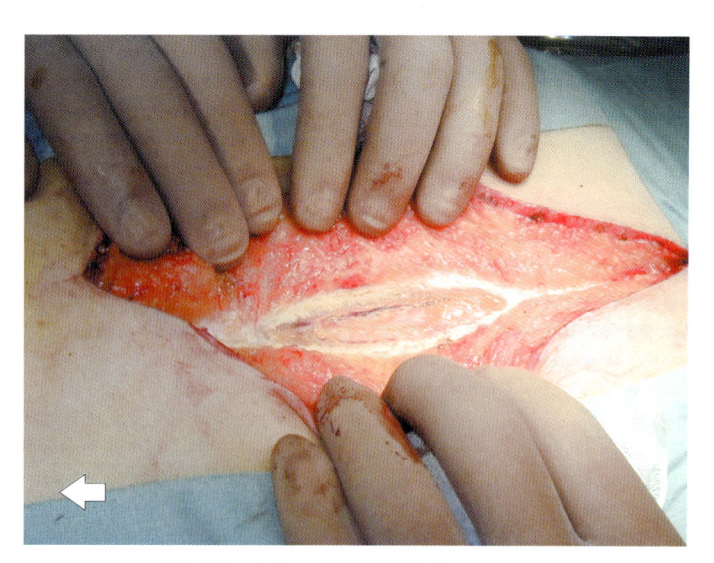

図48　白線で筋膜を切開する．

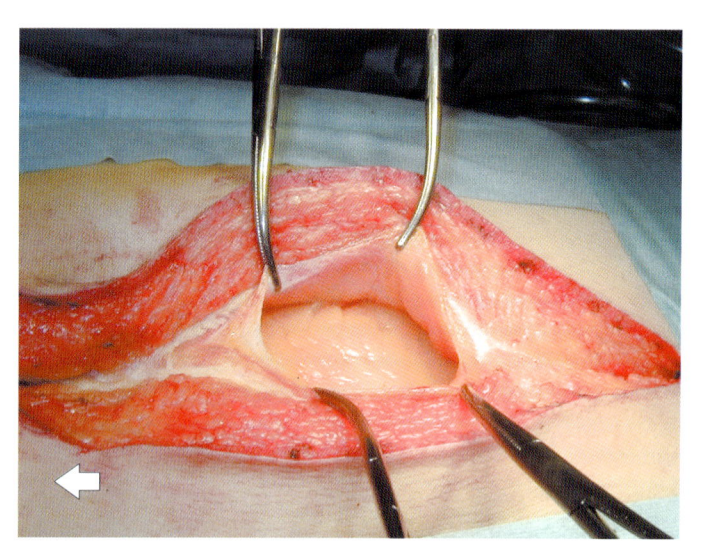

図49　腹腔内へ進入する．

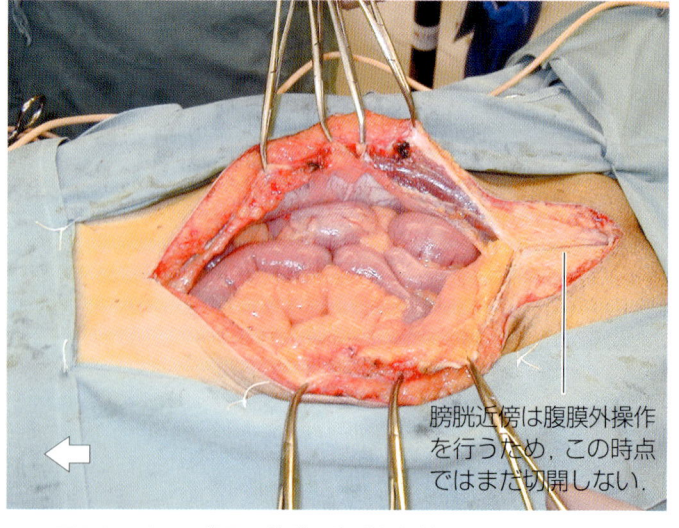

膀胱近傍は腹膜外操作を行うため，この時点ではまだ切開しない．

図50　ペアン鉗子で筋膜，腹膜を把持し，皮切端まで筋膜，腹膜を切開する．

2. 一般的な基本的手術の流れ

（3）腹腔の展開，手術野を確保するための癒着剥離

開創器をかけられる余裕が，両側の腹壁，筋層にあることを確認する．大網や腸管が腹壁に癒着している場合は，癒着していない部位に鞍状鈎をかけ，引き上げ，腹腔を観察する．鑷子とハサミまたは電気メスを使い，癒着剥離操作を行う．腸管の漿膜が損傷された場合は，3-0絹糸無傷針（atraumatic needle）で，漿膜筋層にLembert縫合を加える．出血しそうな血管は，先に鉗子ですくい結紮する．腹壁に濡れタオルをかけ，開創器をかけ十分に創を開く（図31）．

（4）腹膜外操作での展開

これが，いわゆる泌尿器科の手技である．膀胱前面を露出する必要がある場合，腹膜の正中切開は，膀胱頂部近傍で止める（図50, 52）．そして先に腹膜外操作で，恥骨前より膀胱前組織（膀胱下腹筋膜）を切開，剥離し，膀胱前隙（レチウス腔：Retzius），膀胱傍隙（側隙）を展開する．膀胱を，用手的にガーゼで引き正中に圧排し，周囲の繊維組織は，ハサミ，電気メスで切離し，外内腸骨動静脈を同定し，閉鎖腔に達する．これで膀胱に腹膜外および腹腔から，操作を加えることができる（図53）．

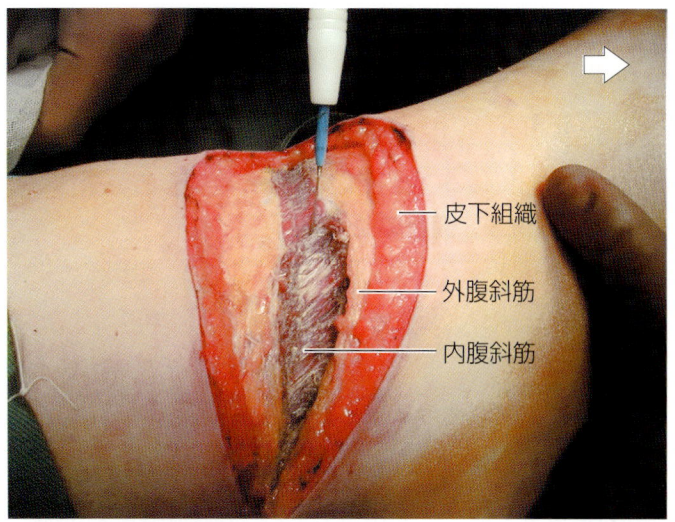

図51 腰部斜切開.
電気メスで一層ごと，筋層を切断する．"モーゼの出エジプト"．

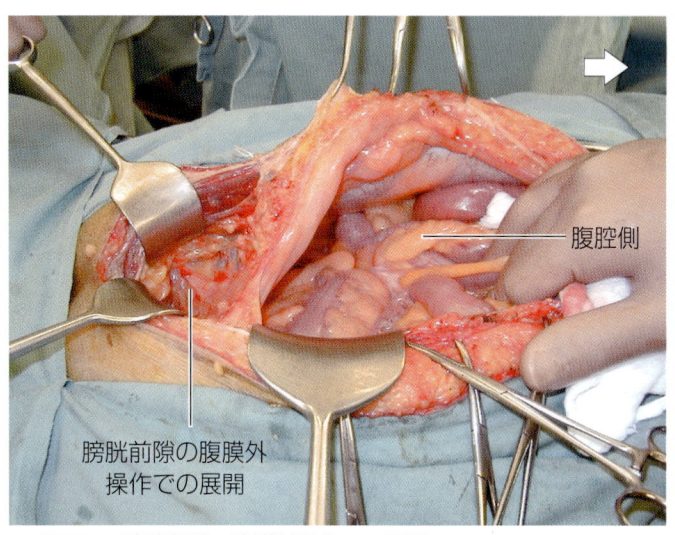

図52 膀胱前隙の腹膜外操作での展開．
膀胱頂部近傍まで，腹膜を切開する．

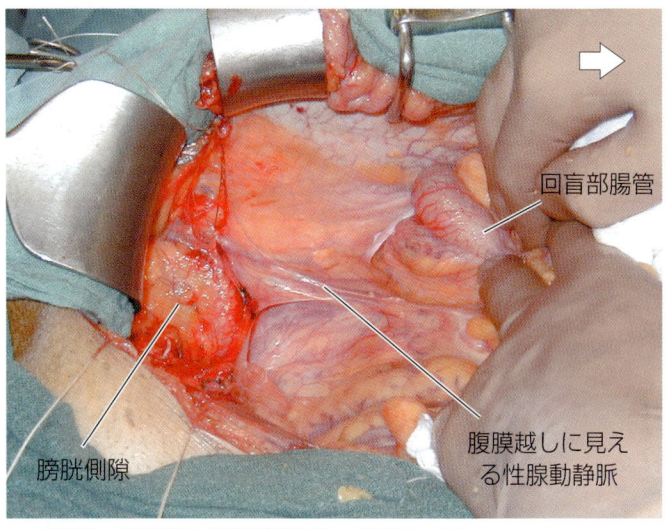

図53 腹腔側と腹膜外腔を同一術野とする．
膀胱前隙，膀胱傍隙（側隙）を展開する．回盲部腸管を頭側に牽引すると，膀胱，S状結腸が展開される．

各論Ⅰ. 手術一般の基本について

2) 閉　　創

閉創する前に，術野に明らかな出血点のないことを確認し，ガーゼ，鉗子などの器具数をカウントし，正しいことを確認する．疑いのある場合は，必ずレントゲン撮影を実施する．

(5) 腹腔内洗浄，腸管の並べ方

腹腔内に凝血塊，漏出した腸内容，浸出液，尿などが残っている可能性があるので，手術の内容，程度により，温生食2000〜3000mlで，十分に洗浄する．腹膜外の手術で，腸管操作を行っていなくても，膀胱，前立腺より汚染尿が漏出する可能性があれば，やはり1000ml程度で洗浄する．腸管はトライツ靭帯で口側を確認し，順に腸管を保持し確認し回盲部まで追い，正常のごとく並べる．その上に，大網を骨盤近くまで降ろし，被せる（図54）．最近は癒着防止に閉腹時に，腸管をヒアルロン酸ナトリウム／カルボキシメチルセルロース合成吸収性癒着防止剤（セプラフィルム）で覆うのも，一つの工夫である．

(6) ドレーン，スプリント類の留置

創からの直接のドレーンの誘導は，創の治癒の遷延になるので避ける．ドレーンは，最も浸出液を誘導しやすい場所に置き，皮膚外に引き抜き3-0ナイロンで固定する（図55）．引き抜く際は，腹壁の血管，腹膜，腸管などを，ドレーンが巻き込まないように注意する．ドレーンに縫合糸がか

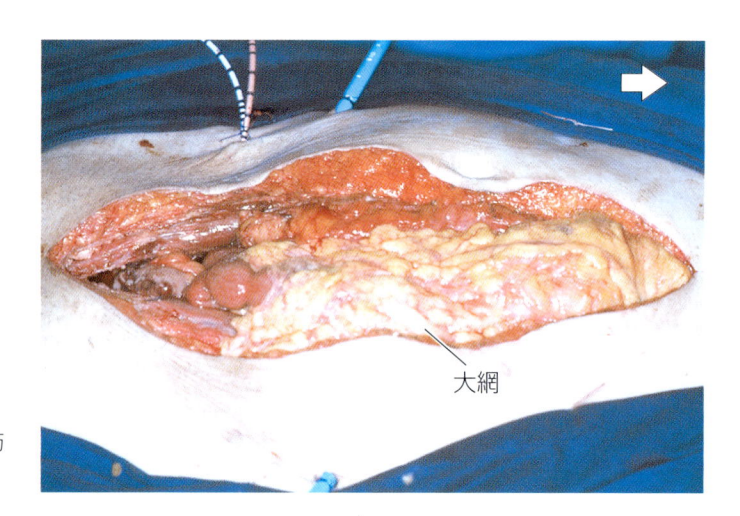

図54　根治的膀胱摘除術の閉創
　大網で腸管を被覆する．癒着を予防する重要な操作である．

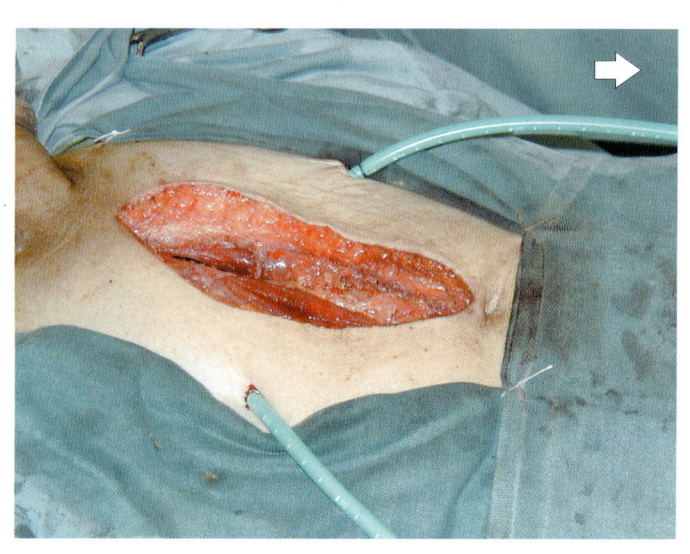

図55　根治的前立腺摘除術の閉創
　骨盤腔へのドレーンの挿入，固定．

からないように，注意する．副腎手術では，腎頭側正中に，腎摘後は腎床に，膀胱，前立腺手術では左右骨盤の足側に向かって置く．新膀胱の縫合線や尿道吻合部の直ぐ近くには置かない．縫合線に当たって，縫合不全を起こすことがありうる．腸管吻合をしていれば，念のためその周囲に置いても良い．

(7) 創の縫合

　糸はできるだけ細いほうが良く，無駄な結び目は重ねないほうが良い．糸の物理的結合力は，組織を切り裂いていき，急速に低下する．それに代わり，結合組織による生物学的結合力が，増加する．緩みは，縫合部の離開や出血を来たし，締めすぎは，吻合部の血行障害を引き起こす（文献5）．

　経腹膜的手術では，筋膜縁を上端，下端，左右2カ所を対称にペアン鉗子で把持する．閉鎖は，層別縫合法が良い．つまり腹膜，筋膜（腹直筋腱膜），皮膚を別々に縫合する．筋膜の縫合が，最も重要な支持層となる．腹膜を3-0バイクリル（Vicryl®）で連続縫合し，その後，筋膜を2-0絹糸で結節縫合する．しかし，根治的膀胱摘除術などで，腹膜の足側が欠損した場合は，腹直筋筋膜の縫合だけになる．

　一般には腹膜と筋膜を一緒に縫合して良く，腹膜，腹直筋後鞘，腹直筋前鞘を，一緒に縫合する．腸べらで腸管を圧排するか，腹壁をペアン鉗子で十分に引き上げ，腸を腹腔内に落としておく．2-0バイクリル，2-0 PDS，または2-0絹糸で結節縫合する．最後に指頭で，筋膜が隙間なく閉鎖したことを確認する．

　腹膜外下腹部正中切開では，弓状線以下は腹直筋筋膜（腱膜）をしっかり縫合する（図56）．腰部斜切開では，創が各層でずれることがあるので，予め皮膚にマーキングしておき，その位置を目印に筋層，皮膚を順次縫合すると良い．

　皮膚，皮下組織は，丁寧に止血し，最後に生理食塩水で創を洗浄する．浸出液に種々の物質が入っていて，創傷治癒や殺菌の役割を持つこと，また皮下縫合は，むしろ創感染を増加させるとの理由から，皮下組織は縫合しない．

　皮膚縫合は，3-0ナイロンで結節縫合，またはマットレス縫合を行う．マットレス縫合は創縁に限りなく近い糸で創縁を合わせ，深く大きな縫合で死腔をなくし，辺縁にかかる緊張を軽減する．緩めの結紮で良い．

　真皮埋没縫合は，吸収性の単糸（PDSRなど）を使い，Steri Stripを貼る．アドソン（Adson）

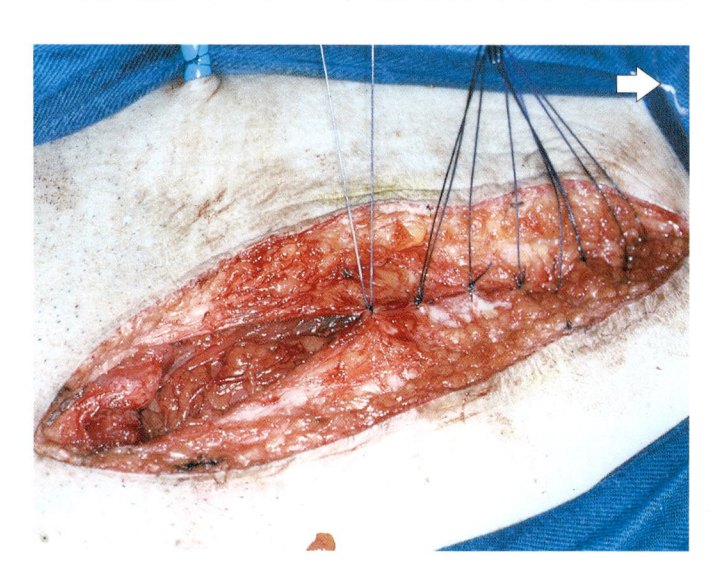

図56
　腹膜外下腹部正中切開の，腹直筋前鞘（腱膜）の縫合

各論I. 手術一般の基本について

　鑷子で真皮を翻転し，創縁の深い脂肪層より真皮層に向けて針をかけ，いったん，針を抜去し，もう一方の創縁の真皮側から，奥の脂肪層に向けて針をかけ抜去する．これで結紮部分は下向きとなり，皮下に埋没される．連続縫合で行う．

3. 特に消化管の吻合について

　消化器外科の成書（文献5，6，7）を参照して欲しいが，筆者の方法も示す．

　消化管の場合，縫合部が消化液に晒される，腸管内圧が高まる，蠕動運動がある，無菌となりにくいことなど，創傷治癒に不利な状況がある．ベテランの消化器外科医でも，"腸管の縫合，吻合技術はいまだ完成の域には至らず，縫合不全などの合併症が現在もなお日常茶飯事"という．絶対的な方法はなく，術者が手慣れて安全な方法が良い．

　腸管吻合の原則は端々吻合で，著しい口径差がある場合は端側吻合とする．Albert-Lembert縫合（図57）の場合，内層縫合は吸収糸無傷針（3-0バイクリル，マクソンMaxon®やPDS®など）で，後壁より内翻の連続縫合を行う．

　まず術者右側の腸間膜側の粘膜ー漿膜，次いで対側（左側）の漿膜ー対側の粘膜の順に刺入し，結紮する（図58）．同様の順序で，針を通しながら後壁の連続縫合を行い，腸間膜対側まで来たらここでロックし，右側腸管の漿膜面に出す．腸間膜対側の端の糸を左腸管の粘膜ー漿膜ー右側腸管の漿膜ー粘膜の順に針を通し，前壁の内翻連続縫合する．腸間膜側の端の最後の数針は，内翻が出来ないので，いったん針を出した後，右側漿膜ー粘膜ー左側粘膜ー漿膜の外翻縫合を行う．後壁を縫合した糸と前壁を縫合した糸を結紮して，全層連続縫合を終了する．

　縫い幅，および縫い代は，ともに3～4mmとする．最後に全体を良く観察し，脆弱な部位には，同じ糸で補強する．連続縫合ではなく，粘膜ー漿膜への全層縫合を，後壁から前壁に結節縫合で行っても良い．漿膜筋層縫合は，3-0絹糸無傷針で行う．まず前壁を，腸間膜側から結節縫合を繰り返す．対側に来たら，後壁を腸間膜側に向かって，結節縫合を行う．縫合間隔は4mm，縫い代が大きすぎると，吻合部狭窄の原因となる．

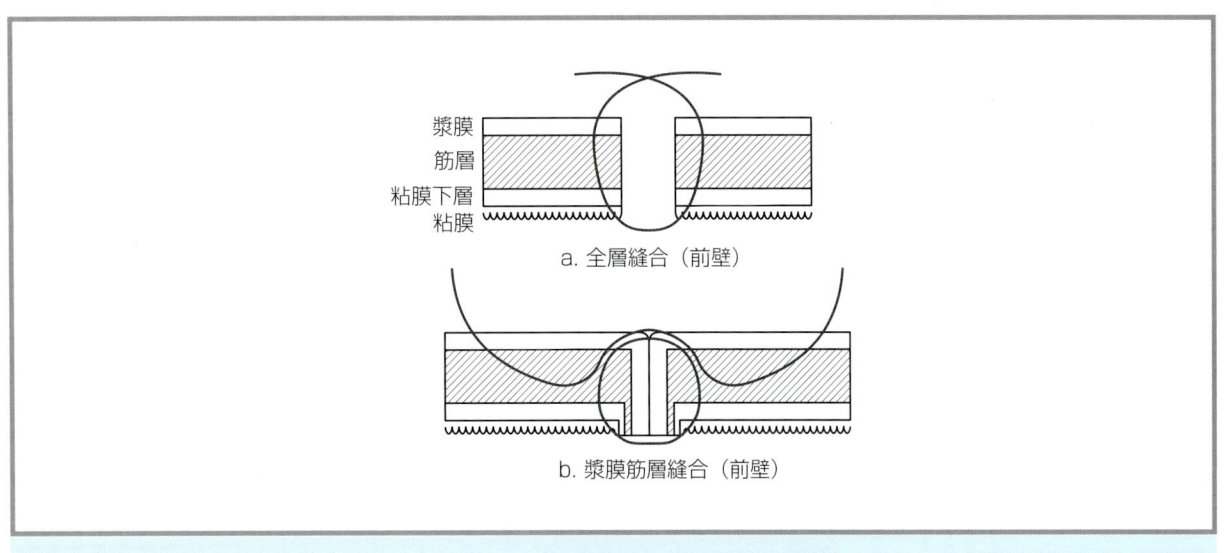

図57　Albert-Lembert縫合
全層縫合は3-0吸収糸無傷針で，後壁より連続縫合を行う．漿膜筋層縫合は3-0絹糸無傷針で結節縫合で行う．

各論 I. 手術一般の基本について

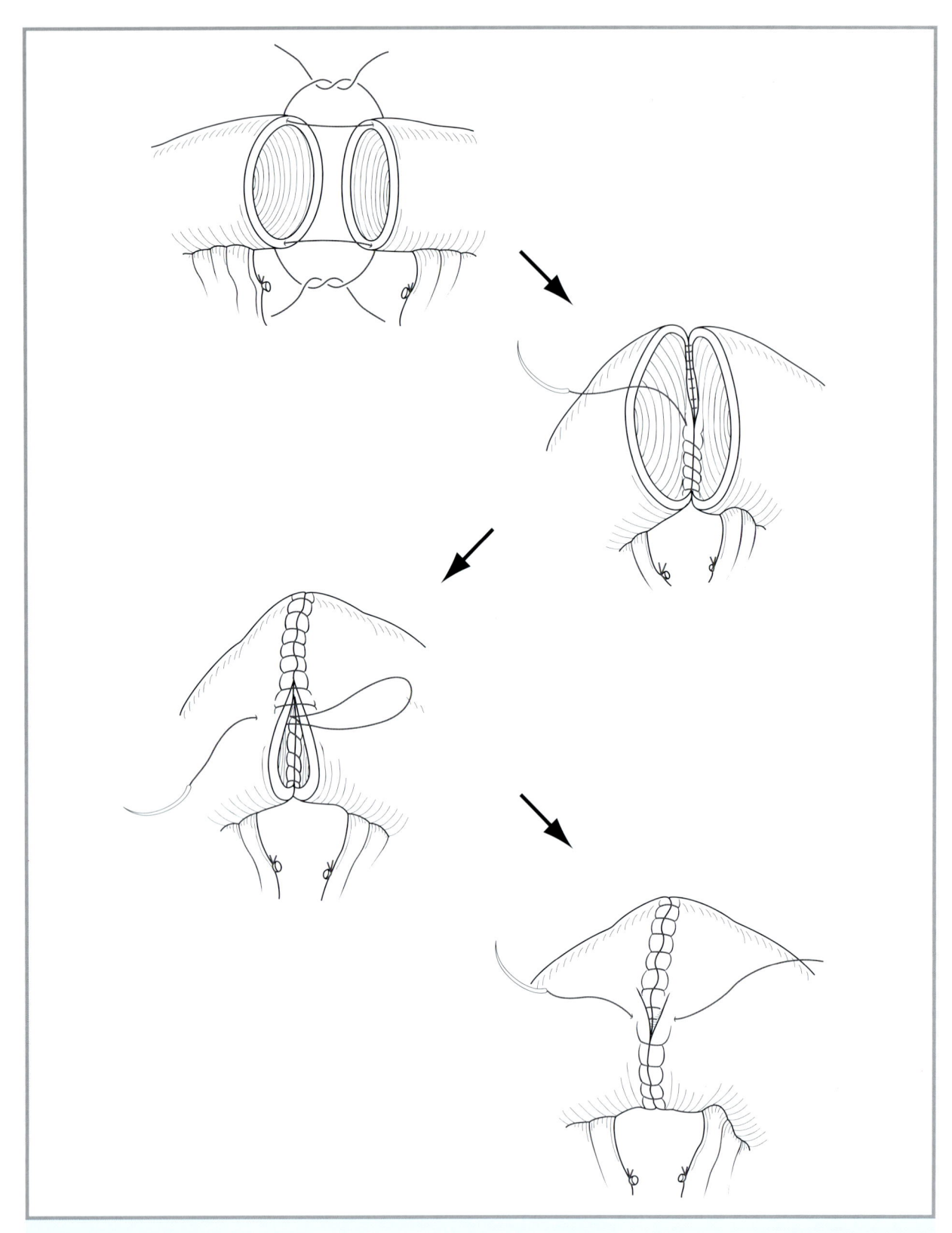

図 58 Albert-Lembert 縫合の運針の実際

　筆者が通常行っている，後壁 Vertical-mattress（垂直マットレス縫合）法 + Gambee 前壁一層縫合法を述べる（図59）．3-0 バイクリル糸を使う．まず後壁で，右側腸管の粘膜から全層をかけ，漿膜に出す．これを対側（左側）の漿膜から全層をかけて，粘膜に出す．そして左側の粘膜を

42

1. 後壁Vertical mattress縫合

2. Gambee一層縫合（前壁）

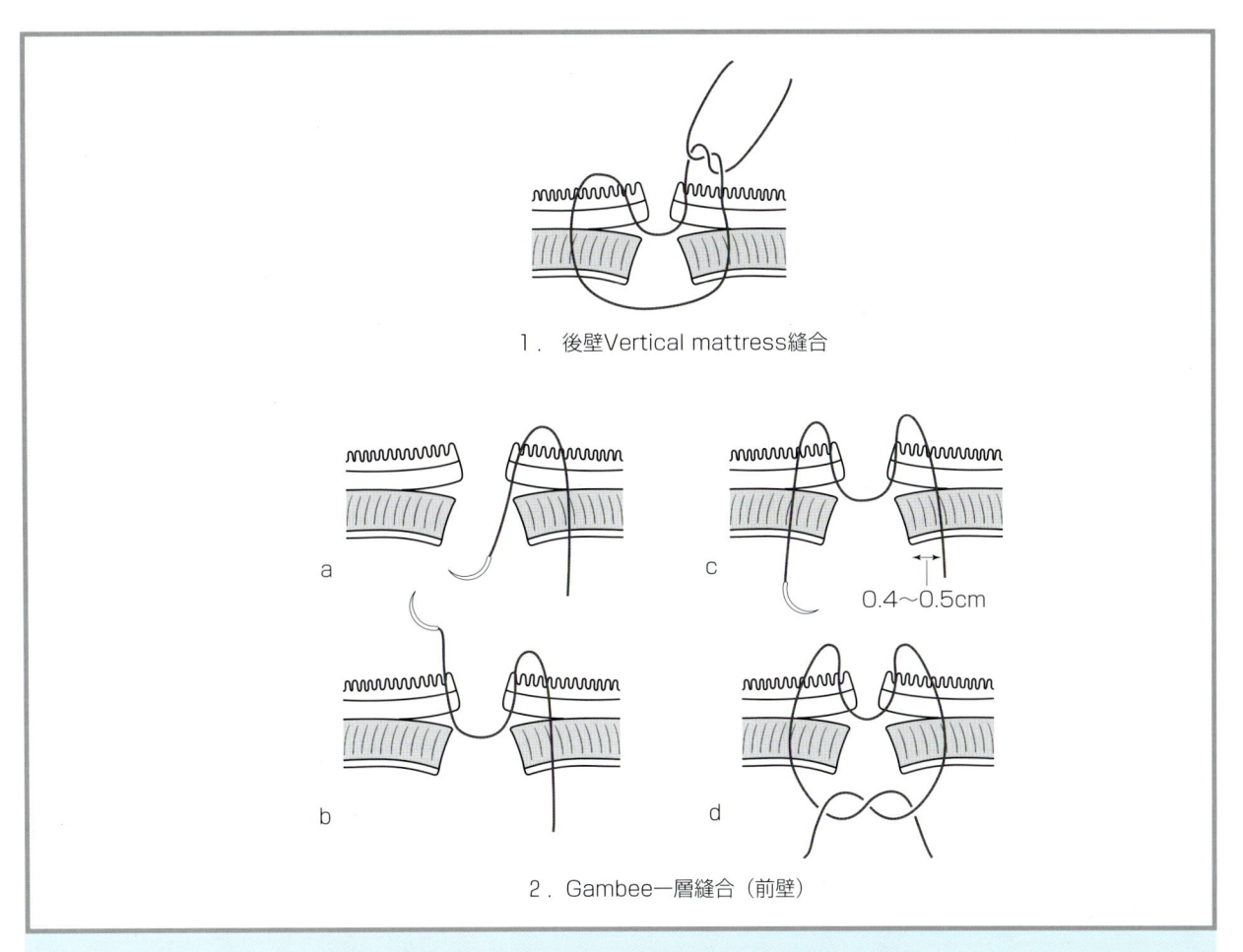

図59　後壁 Vertical-mattress 法 +Gambee 前壁一層縫合法

ひろい，これを再び右側の粘膜をひろい，後壁マットレス縫合を行う．前壁のGambee一層縫合は，内腔を良く確認して糸をかける．右の腸管の漿膜から全層をかけて，粘膜に出す．そして右の粘膜端をひろい，これを対側（左側）の粘膜端をひろってかける．さらに粘膜から全層をかけて，漿膜に出し縫合する．残りが2〜3針になったら，残しておいてまとめて結紮する．

　器械吻合は，全層を通す一層の漿膜接合による吻合法であり，用手吻合と比較すると，術者の経験による差が出にくく，比較的均一な結果が期待できる．しかし実際には，器械の使用の前段階として，腸管をどのように処理するか，さらに当然のことながら縫合器の使用法も，熟知していなければならない．

　まずリニヤーカッター（Linear cutter：GIA50，ILAなど），リニヤーステイプラー（Linear stapler：TA50）の操作に習熟する．リニヤーカッターは，フォークの間に組織をはさみ込んで器械を閉じ，ノブを押し出すことで，切離と縫合が同時に出来る．切離線の両側に，2列のステイプルが打ち込まれる．リニヤーステイプラーは，開口部（ジョー）に縫合しようとする組織をはさみ込み，2列にステイプルを組織に打ち込んで，縫合する．

　側側吻合を示す（図60）（文献8）．閉鎖された腸管切離端の腸間膜対側に，リニヤーカッターのフォークが挿入できる最小限の切開を，ハサミで行う．フォークを両方の腸管に挿入し，腸管の捻れがないよう，平行な位置に保つ．助手は，腸間膜が巻き込まれないように，牽引する．フォークを接合し，ファイアーする．次いで断端に釣り糸をかけ，閉鎖する腸管断端を引き上げ，リニヤー

各論 I． 手術一般の基本について

ステイプラーのジョーにはさみ，ファイヤーする．これで吻合される．腸管断端の閉鎖は，リニヤーステイプラーの代わりに，リニヤーカッターを使用してもできる．余剰腸管断端をハサミで切除する．術後の内圧上昇による縫合不全を予防するために，さらに3-0絹糸無傷針で漿膜筋層縫合を行う．

　以上の縫合の選択は，創傷治癒から見た確実性，操作の慣れ，時間の節約，経済面などから考慮する．

a. リニヤーカッターで腸管を離断．

b. 腸管内にリニヤーカッターのフォークを挿入し接合する．

c. 腸管断端をリニヤーステイプラーのジョーに挟み，閉鎖する．

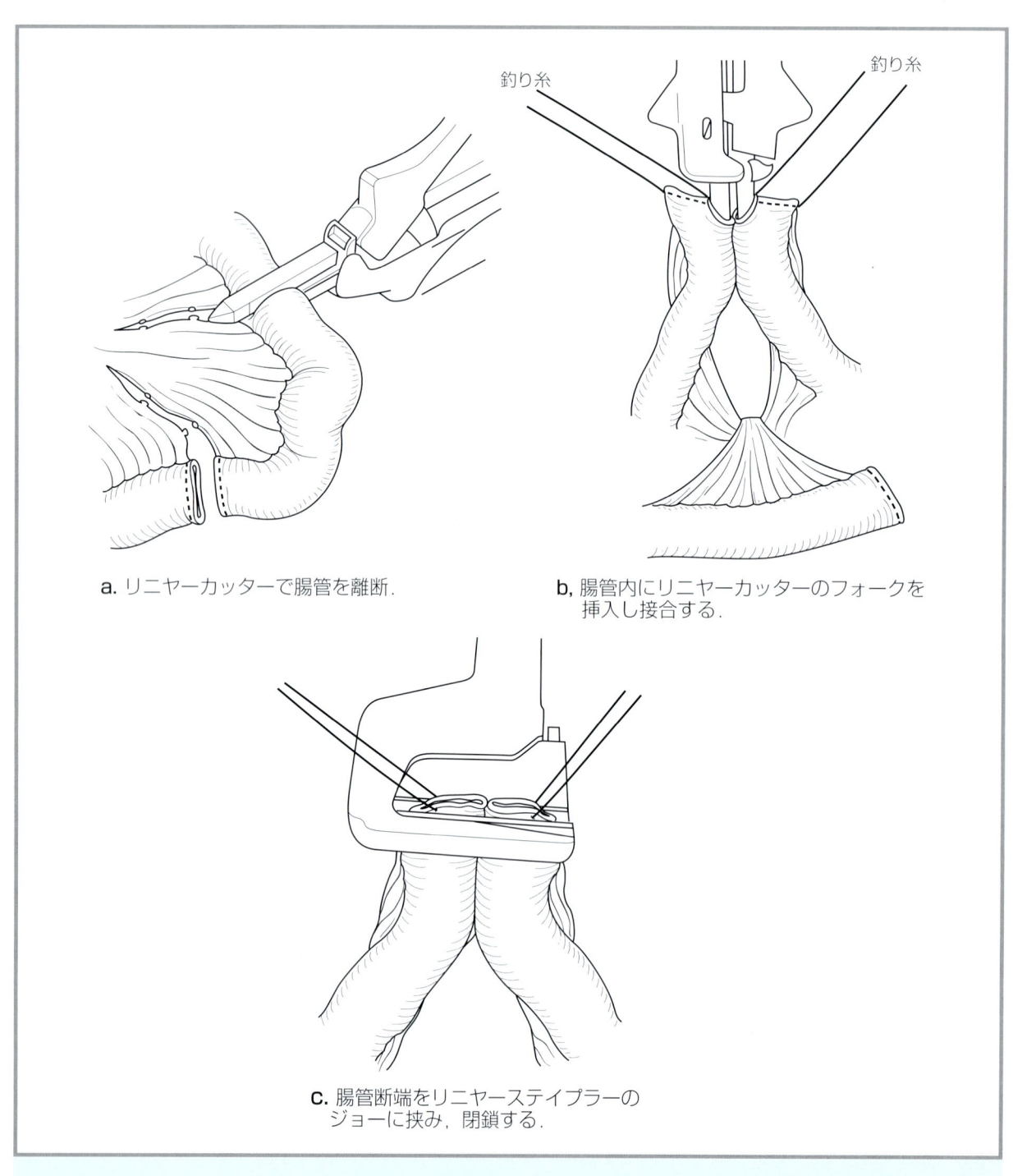

図60　器械吻合の側側吻合（文献8より引用改変）

4. 血管縫合について

　腎移植手技は除いたので，簡潔に述べる．血管は，血管周囲組織，血管鞘に包まれている．まず，これらを切開し，血管に直角方向に剥離し，血管面を露出する（図61）．血管鞘を全周性に剥離し，血管テープを通し牽引し，さらに剥離を進める（図62）．血管を縫合，または吻合する場合は，緊張無く血管に操作を加えられるように，必要な長さの血管を周囲より剥離する．

　血管縫合は，糸の血管壁の通りが良く，滑りも良い，monofilamentのポリプロピレン糸（プローリンProlene®，ネスピレンNespylen®など）を使う．血管壁の内膜から外膜まで，全ての層に糸針を通す，全層一層縫合を行う．

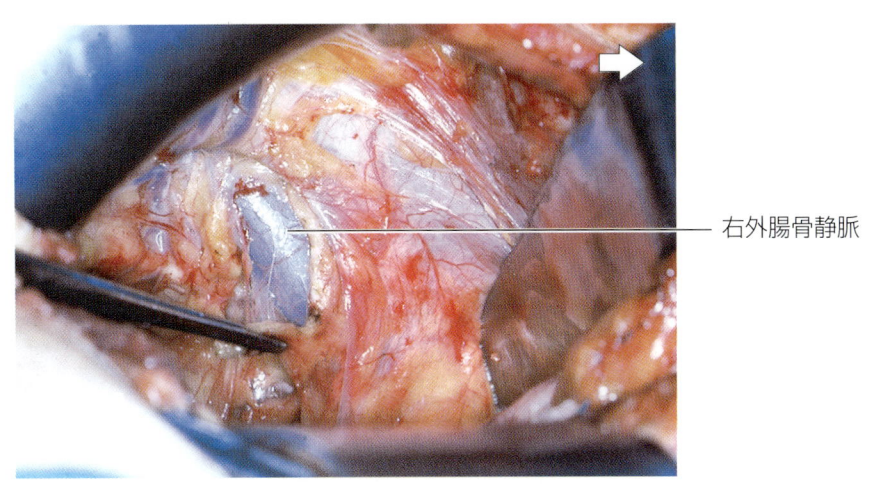

図61　血管鞘を切開し，血管面を露出する．　──右外腸骨静脈

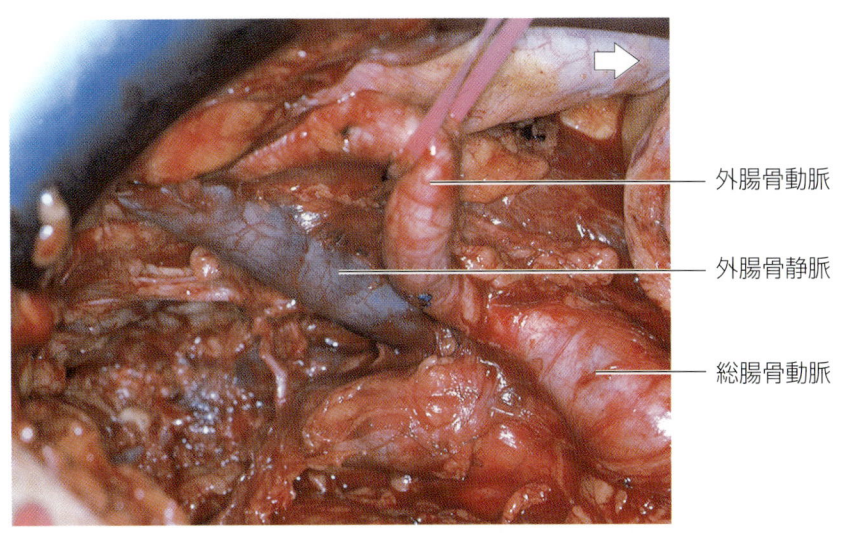

図62　血管鞘を全周性に剥離し，血管テープを通す．　──外腸骨動脈／外腸骨静脈／総腸骨動脈

各論 I. 手術一般の基本について

　泌尿器科医が比較的遭遇することが多い場面は，右腎摘除術時の右腎静脈起始部での大静脈の縫合であろう．大静脈の中枢，末梢側の血管鞘を切開し，露出し，右腎静脈起始部を，鉗子で剥離し，右腎静脈背側も遊離する．サチンスキー（Satinsky）鉗子が，右腎静脈起始部に無理なくかかるようにし，鉗子を大静脈と水平にかける．右腎静脈を切断後，下大静脈の縫合は，4-0 プローリンの連続縫合で行う．まず片側の端で5回結紮し，その後，対側の端に向かって連続縫合を行う．連続縫合の際，助手は縫合し終わった糸の方を軽く牽引し，ゆるまぬように糸の緊張を保つ．また術者の運針する糸が，筋鉤や鉗子にかからないように注意する．対側の端に達したら，そこで5回結紮する．

　もう一度，最初の端に向かって連続縫合が×（バツ印）のようにクロスするよう行う．最初の端に戻ったらそこでもう一度結紮を行い終了となる．

各論 II
泌尿器科手術の代表的切開法とリンパ節郭清術

1. 泌尿器科手術の代表的切開法

　その手術を完遂できる経験までに達していなくても，途中までは自分ができるよう，代表的な切開法を先に記述した．簡単な手術は，早い年数で参照し，自分がまだできない手術は，助手の目から参照し，その後，経験を経て癌の全摘除術にまでステップアップして欲しいというのが，本書の眼目である．

　このため各手技の各論でも，切開，展開法を全く省略することはせず，オムニバス形式にその頁だけでも，手技がイメージできるように，重複はするが全体の流れを要約して記述した．その場合，症例により，手技の順序を変えていることもある．わざと"こういうやり方もある"という意味で，各頁で少しずつ変えている．術中写真も，多くの場面を見せるため，すべて別のものを載せた．

　本書は，手術手技の理解に力点を置いた．筆者が大事と考える解剖図を，はじめに載せて説明しているが，解剖の記述は十分には網羅できないので，成書にあたってほしい．意外といつまでも間違った解剖イメージを持っているもので，症例により再認識することが度々ある．実際の経験例で，新たに学びとった自分だけの解剖知識を，この本に書き込んで欲しい．

[解　　剖]（文献9, 10）

　前腹壁では，臍の左右で2本の腹直筋束が，その筋膜である腹直筋鞘に包まれて縦に走行し，腹直筋の下端部前方には，錐体筋がある（図46）．腹直筋は，頭側は第5〜7肋軟骨の表面につき，剣状突起にも付く．腱画が特徴．腹直筋鞘の正中では，左右の腹直筋の間で結合組織が，索状の白線となる．上腹壁では，内腹斜筋の腱膜の一部と腹横筋の腱膜は，腹直筋の後面を被い，腹直筋後鞘を形成する．これは臍の下で弓状線となり，その下では形成しない．腹壁の血管は，浅腹壁動脈，浅腸骨回旋動脈があり，中，深層では下腹壁動脈，深腸骨回旋動脈がある．側腹部には，肋間神経（T7〜11），肋下神経（T12）がある．これらは，腹壁筋の運動神経及び皮膚知覚を担当する．

各論 II. 泌尿器科手術の代表的切開法とリンパ節郭清術

　上部尿路の手術で皮切を加える時，問題は肋間神経である（図63）．この神経の主幹は，同番号の肋骨下縁を走り，肋骨が肋骨弓を作って頭側へ曲がるのに追従せず斜めに下行し，腹壁（内腹斜筋と腹横筋の間）を走る．臍の高さに達するのが第10肋間神経で，第11と12肋間神経が下腹部にいたる．腰神経叢の腸骨下腹神経（下腹部と恥丘部へ）と，腸骨鼠径神経（陰嚢，陰唇へ）も足側に分布する．これらは，腹壁筋の運動神経，および皮膚知覚を担当する．これらを損傷すると，腹壁筋の機能障害や術後の疼痛を引き起こす．

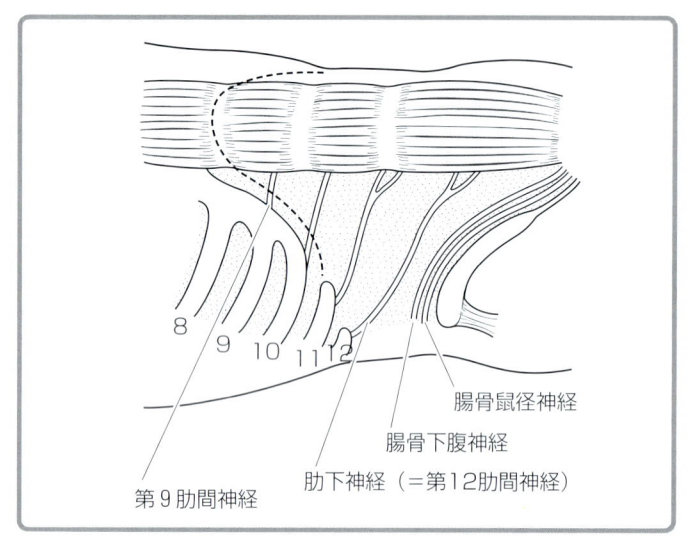

図63　側腹壁や皮膚に分布する神経
（文献9より引用）．
　側腹部には，肋間神経（T7〜11），肋下神経（T12）がある．腰神経叢の腸骨下腹神経（下腹部と恥丘部へ）と，腸骨鼠径神経（陰嚢，陰唇へ）も足側に分布する．

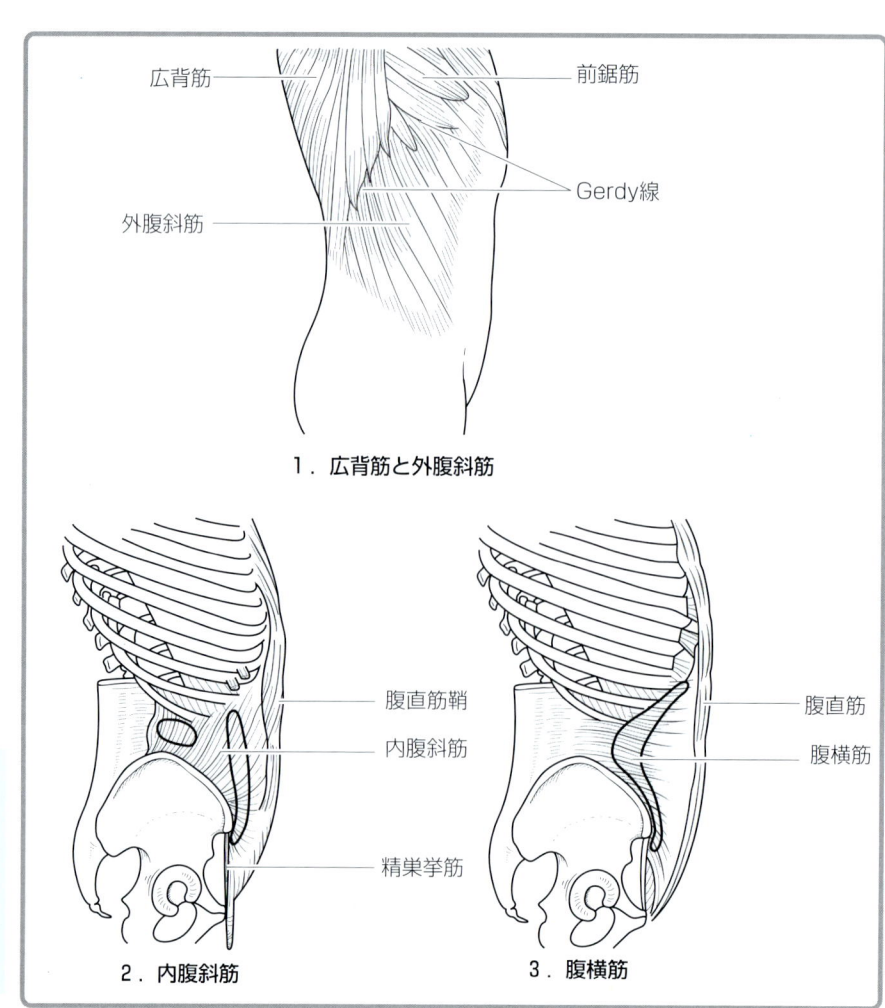

図64　手術野に展開される側腹壁を構成する主な筋層
広背筋，外腹斜筋，内腹斜筋，腹横筋，腹直筋がある．
（文献10より引用）

1. 泌尿器科手術の代表的切開法

　手術野に展開される側腹壁を構成する主な筋層は，広背筋，下後鋸筋，肋間筋，外腹斜筋，内腹斜筋，腹横筋，腹直筋である（図64）．広背筋は，腰背腱膜を介し，Th6～8以下の棘突起，腸骨稜から起こり，さらに第10～12肋骨から筋性に起始する．神経支配は，腕神経叢から起こり，腰部で切断しても神経接合部は切られない．下後鋸筋は，広背筋の下層でTH10からL2の棘突起から起こり，上外側に走り，第9～11肋骨の下縁に鋸の刃のように付着する．肋間筋は，内肋間筋，外肋間筋からなり，肋骨の下縁と上縁を結合する．肋間動脈は，肋骨下溝を走行し，腹直筋外縁で終わる．第12肋骨に付く筋束は，同じく同肋骨に付く腰肋靭帯の表面に被る．この靭帯は，胸膜反転部の目印となる．

　外腹斜筋は，腹筋であるとともに下位肋骨の表面を覆う．第5～12肋骨の外面から起こる．肋骨に平行に切離すれば，支配枝の損傷は軽微である．腹横筋は，筋束が横走して腱膜に移行する．固有背筋は，腰部到達の切開を始める位置である．

　上腹部の各種の皮切を示す．主に腎，副腎手術に対し正中切開，Chevron切開，L型切開，腰部斜切開などが行われる（図65）．

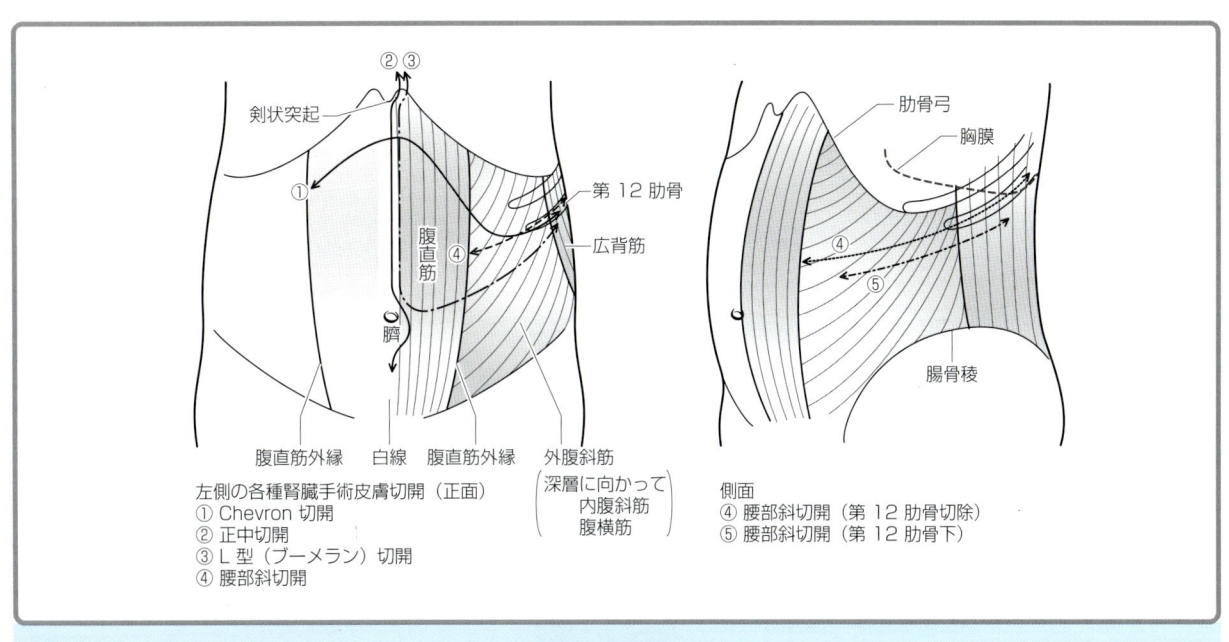

図65　上腹部手術
各種皮切のスケッチを示す（髙井原図）．

1）上腹部経腹膜的切開

（1）剣状突起から臍部付近までの正中切開（図22，49，66～70）

　腹壁の血管，神経はほぼ左右対称に走行し，正中部は，それらの最も末梢部となる．このため，正中切開法は，皮膚及び皮下組織の切離に際し出血は少なく，神経切断の可能性も低く，切開部周囲に知覚異常をきたすことはない．左右腹直筋は，それぞれの内縁で分離されるため，腹直筋は損傷を受けない．

[対　　象] 腎腫瘍，後腹膜リンパ節郭清など．

　筆者は，特に，腎下極の大きな腫瘍に選択している．副腎，上極の腎腫瘍では，創の頭側が十分に展開できないので，次の（2）シェブロンChevron切開か，（3）L型切開を選択する．

各論 II. 泌尿器科手術の代表的切開法とリンパ節郭清術

[実際の手技]

初心者には，最も理解しやすい皮切である．白線，腱膜を切開し腹腔に入るので，筋層を止血，切断するという操作が省け，気持ちが楽である．また開創器をかければ，解剖書のごとく視野に胃，大網，肝，脾，小腸，結腸が見える．

体位は仰臥位で，上腹部を挙上するよう，背枕を入れる．皮膚をメスで真皮まで切開する．電気メスが皮膚を焼かないだけの皮膚切開ができればよい．助手に対側を無鉤鑷子で把持させ，カウンタートラクションを効かし，真皮を電気メスの"切開"で開け，皮下脂肪の層に入ったら"凝固"で進める（図22）．皮下脂肪からも時に出血がみられるが，これは直接電気メスを当て，凝固止血する．止血しがたい時は，止血鉗子で把持し結紮するか，3-0絹糸でＺ字止血縫合する．

白い腱膜が見えたら，頭側，足側に向かってその層まで，電気メスで十分に切離，露出する（図48，49）．メスで腱膜を2〜3cm切開し，腱膜の断端をペアン鉗子で把持する．腹膜前脂肪が見える．その腹膜前脂肪を鑷子で把持し，メッチェンバウムで少しずつ切開する．肥満例では，脂肪が厚く出血がみられることがあるので，電気メスで止血する．腹膜が見えたら，これを鑷子で持ち直し引き上げ，メッチェンバウムで切開する．これで腹腔内に空気が入り，既往手術などで癒着が無ければ，大方の臓器は下に落ちる（図66）．腱膜を引き上げながら左手が入るまで，腱膜，腹膜前脂肪，腹膜を，電気メスで切開する．腹腔内をのぞき，腸

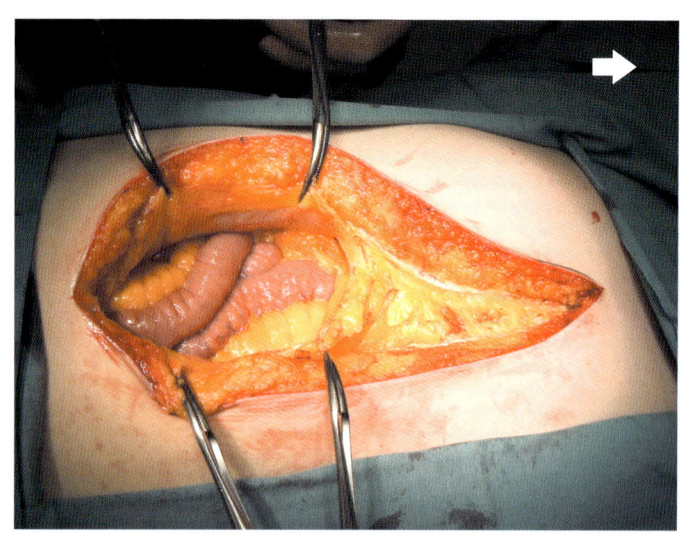

図66 腹腔内を観察する．既往手術の癒着などが無ければ，臓器は腹腔内に落ちる．腹膜を引き上げ，腹膜前脂肪，腹膜ともに，電気メスで切開する．

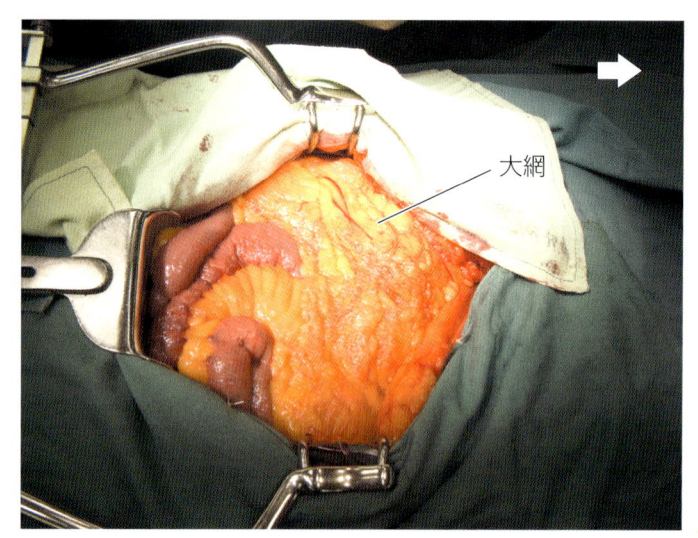

図67 上腹部の腹腔内を観察する．

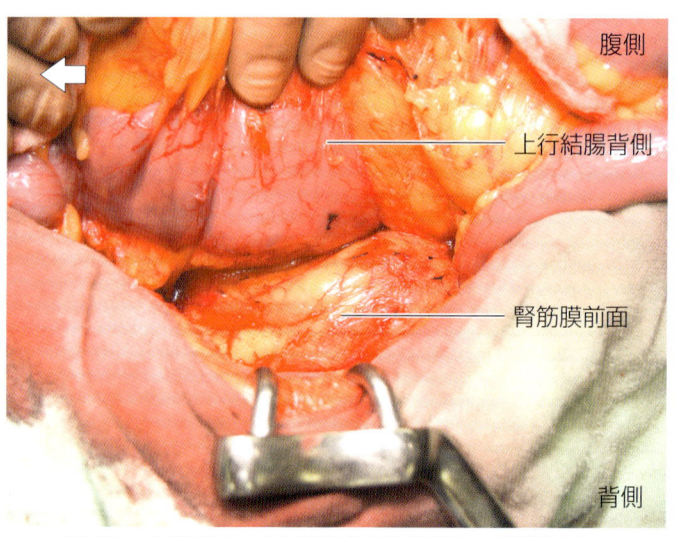

図68 右腎では，上行結腸外側を切開し，腸管を正中に圧排し引き上げ，右腎筋膜前面に達する．

1. 泌尿器科手術の代表的切開法

管の癒着が無いことを確かめる．左手を腹腔内に入れ，腹壁を持ち上げ，安全に切開を頭側，足側の皮膚切開端まで進める．上腹部の腹腔を観察する（図67）．

　頭側で肝円索が視野の障害になる場合は，先に肝鎌状間膜を電気メスで切開し，ケリー鉗子で肝円索を挟鉗し，結紮，切断する．さらに肝鎌状間膜を，必要なだけ切開する．鞍状鈎で腹壁を持ち上げ，腹壁層からの出血が無いことを確認し，創縁タオルをかけ，開創器をかけ拡げる．

　例えば右腎手術では，続いて上行結腸外側を切開し，腸管を正中に圧排し引き上げ，腎筋膜前面に達する（図68）．下大静脈を求め上下に剥離し，左腎静脈および右腎静脈に血管テープをかけ，右腎動脈を同定し，結紮する（図69，70）．

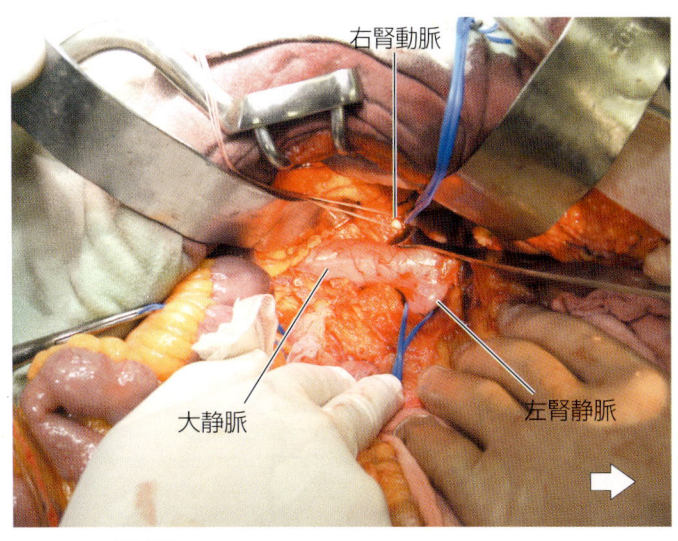

図69
　下大静脈を中枢側，末梢側に剥離し求め，左腎静脈，および右腎静脈に，血管テープをかけ，右腎動脈を同定し，結紮する．

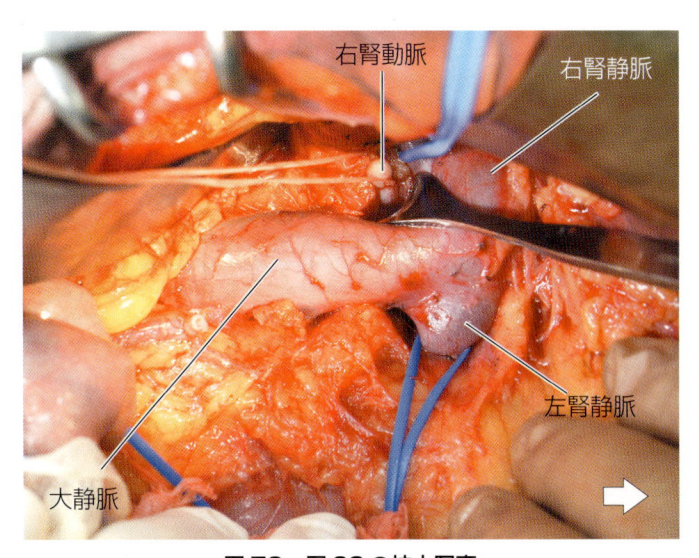

図70　図69の拡大写真．
右腎動脈を結紮している．

各論 II. 泌尿器科手術の代表的切開法とリンパ節郭清術

（2）季肋下横切開（シェブロン Chevron 切開）（図 6, 図 71 ～ 76）

[対　　象]

　副腎，腎腫瘍など，多くの症例に対応できる．助手が十分に鈎を引けば，大動脈分岐部までのリンパ節郭清も十分できる．

[実際の手技]

　基本は，第 12 肋骨先端から肋骨弓に沿い，二横指ほど離して，季肋下横切開を置く．剣状突起下では，三横指ほど離し，対側の腹直筋外縁の手前で止める（図 71）．

　大きな視野が必要な時は，外側は第 12 肋骨の下を通り，中腋窩線まで伸ばす．内側も，対側の腹直筋を切断することもある．この切開では，肋骨切除は通常不要である．

　体位は，患側上半身が挙上されるよう背枕を入れ，患側上肢は対側に伸ばす（図 6）．皮膚をメスで真皮まで切開し，皮下脂肪を筋膜が露出されるまで，電気メスの"凝固"で切開する（図 72）．正中側で腹直筋前鞘のみを電気メスの"切開"で切開し，腹直筋を同定する．第 12 肋骨側で皮下組織を切離後，その下の外腹斜筋を確認する．正中側で腹直筋，腱膜，白線などを同定する（図 73）．

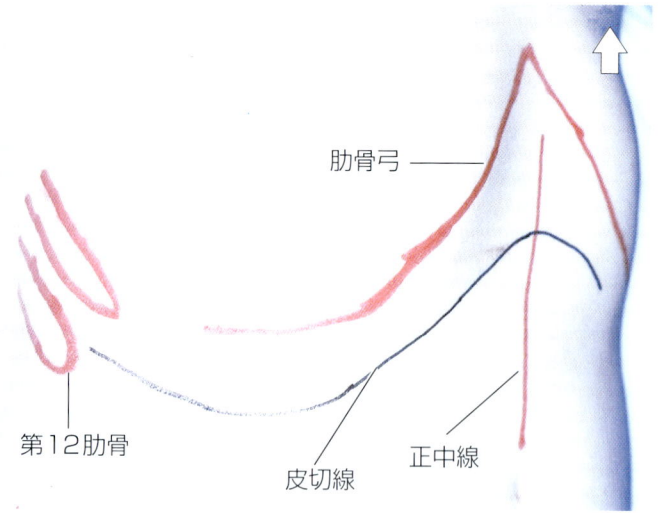

図 71　右側 Chevron 切開
解剖学的指標と皮切線

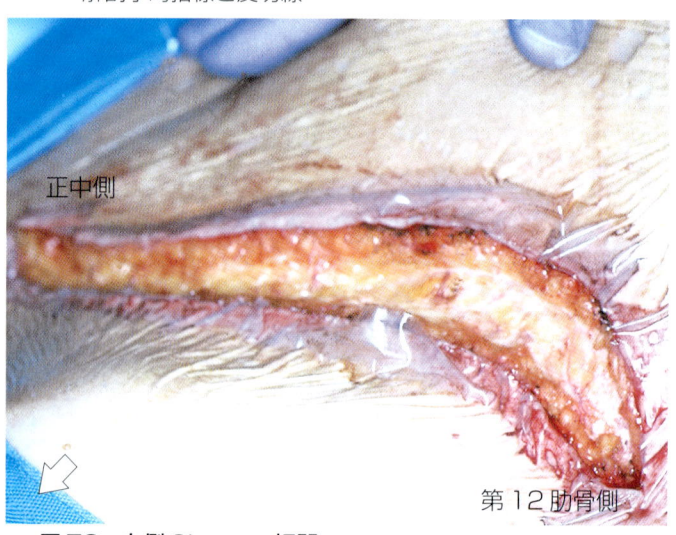

図 72　右側 Chevron 切開
皮下組織の切離

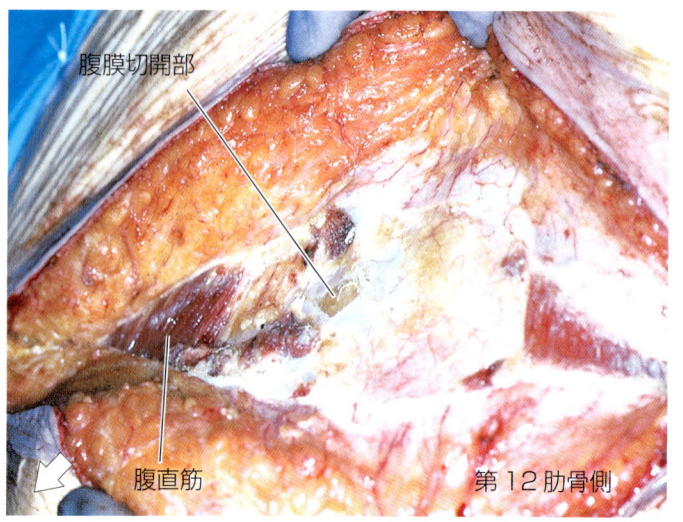

図 73　右側 Chevron 切開
筋膜切開，筋層の同定

1. 泌尿器科手術の代表的切開法

先に腹直筋を電気メスの"凝固"で切断する．出血点は，直接凝固止血するか，筋束が引き込まれ隠れるようなら，3-0絹糸でZ字止血縫合する．腹直筋後鞘に達したら，これをペアン鉗子で把持し，電気メスで切開する．腹膜前脂肪，腹膜を鑷子で把持し直し，これらをメッチェンバウムで切開し，腹腔に入る．

さらに切開を伸ばし，左手を腹腔内に挿入する．第12肋骨側に向かって，外腹斜筋，内腹斜筋，腹横筋をそれぞれ同定し，電気メスで順に切断する（図74）．最内側の腹膜を確認して腹腔臓器を傷つけないよう左手で腹壁を引き上げ，腹膜を切開し開創する（図75）．開創器をそのままかけても良いが，リヒカー頭側のポール先端にガーゼを縛り付け，皮膚にかけた鞍状鈎を引き上げて開創しても良い（図76）．

右では肝全体が，左では胃，脾，横隔膜が良く見える．

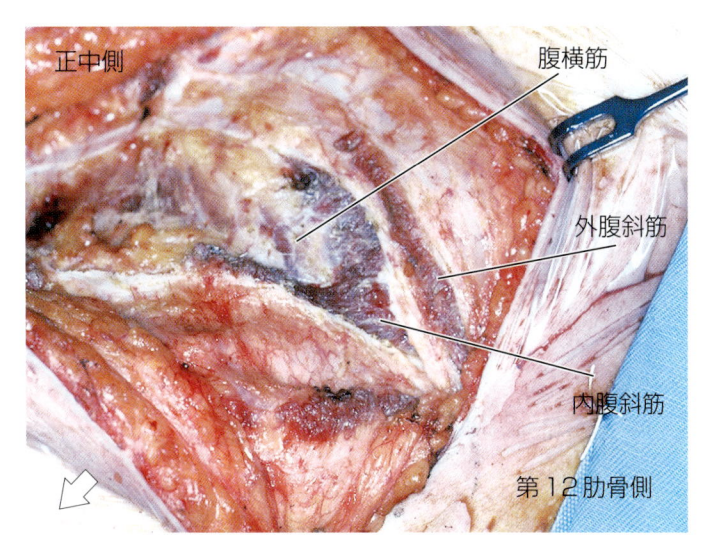

図74　右側 Chevron 切開
外腹斜筋，内腹斜筋，腹横筋の切断

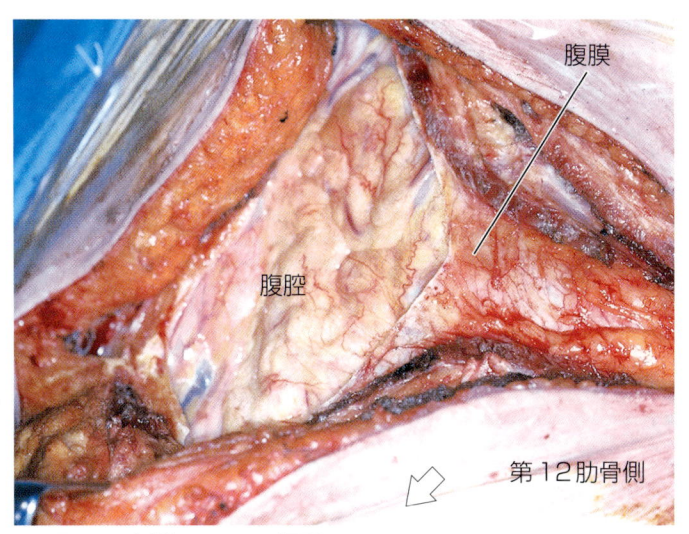

図75　右側 Chevron 切開
十分に腹膜を切開し，腹腔へ進入する．

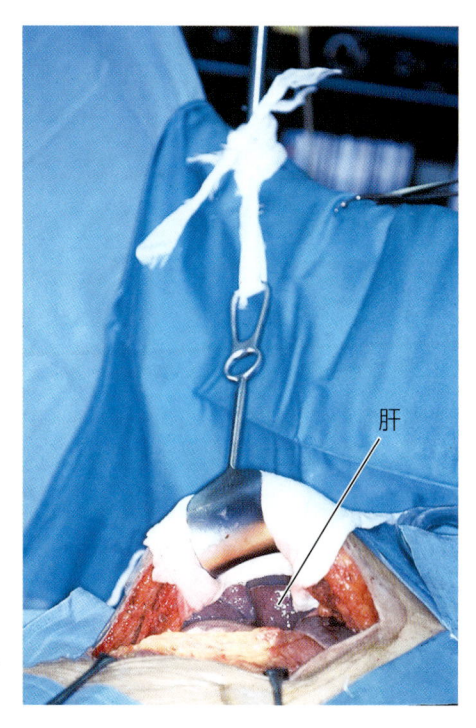

図76　リヒカー頭側のポール先端から，鞍状鈎を引き上げ開創する．

各論 II. 泌尿器科手術の代表的切開法とリンパ節郭清術

（3）L型切開または逆L型切開（図77〜80）

[対象]

　副腎，腎腫瘍．ほとんど全ての症例に対応できる．シェブロン切開よりも，さらに足側を十分良く展開できる．皮弁を腹壁に止め，開創できるので，第二助手がいない時に有用である．ただし，エコーで発見された偶発癌など小さなものでは，過大な皮切と考える．初心者が，腎摘除術の周囲からの剥離，腎血管の剥離，結紮，切断などを教えてもらう時は，視野も広く十分で，指導医も安心できる皮切である．

[実際の手技]

　体位は（2）の季肋下横切開と同様に，半側臥位で，患側を20〜30度挙上する．上肢は，反対側に回す．剣状突起下より，臍上まで上腹部正中切開を置き，臍から外側に円弧を描くようにして，第12肋骨先端に向かう斜切開につなげる（図77）．臍部の皮切は，直角にしない．腫瘍が背側に大きい場合は，肋骨先端よりさらに中腋窩線まで切開する．肋骨は切除しない．

　正中で腱膜まで，電気メスで切開する．外側に向かう斜切開も，腹直筋筋膜および外腹斜筋筋膜が見えるまで切開する．白線を正中全体にわたり，露出する．臍の頭側で腱膜をメスで切開し，腹膜前脂肪，腹膜を同定し，腹膜をメッチェンバウムで切開し，腹腔に入る．腹膜，腱膜をペアン鉗子で一緒に把持し，引き上げ，腹腔臓器を落とし，電気メスで正中創全体を切開する．腹腔内に左手を入れ，患側の側腹壁を持ち上げ，外腹斜筋筋膜に切開予定線として，電気メスの"凝固"で点を幾つかつける．腹直筋前鞘を切開し，次

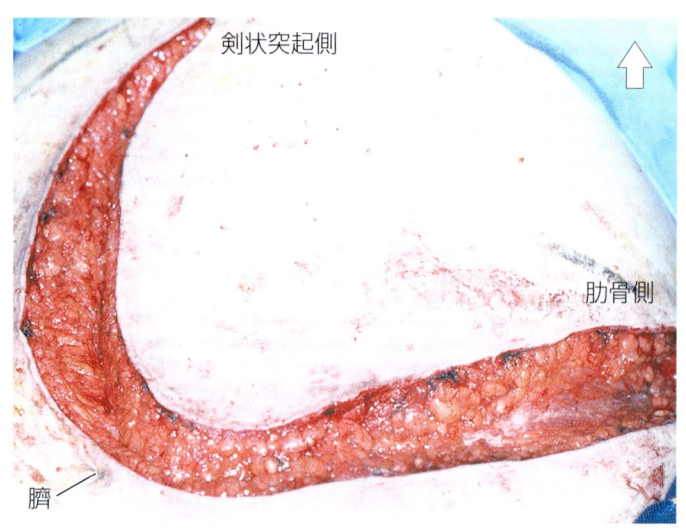

図77　左側L型切開の皮切．
肥満例で脂肪が厚い．

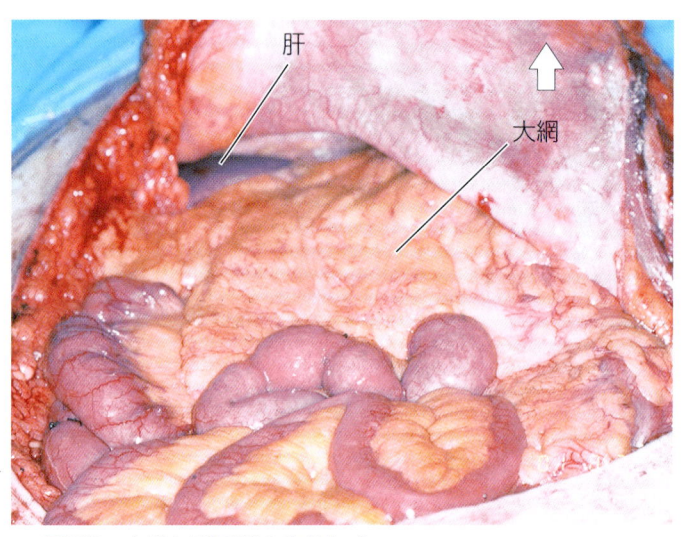

図78　左側L型切開の皮弁作成．
胃，脾，横行・下行結腸などを観察する．

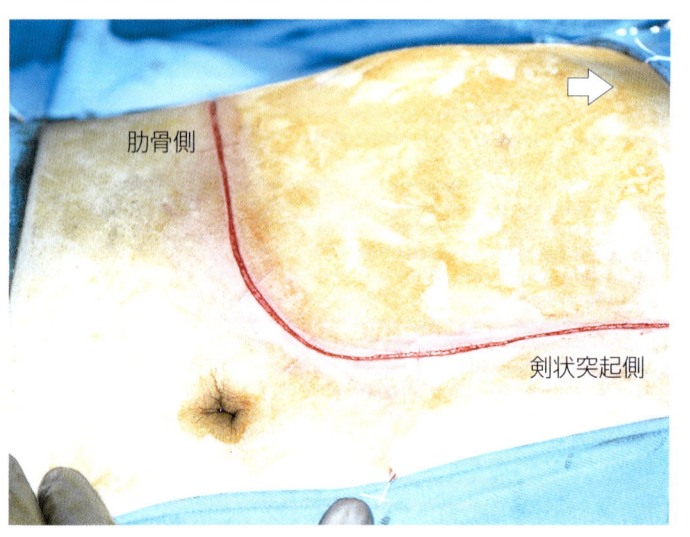

図79　右側逆L型切開の皮切．

1. 泌尿器科手術の代表的切開法

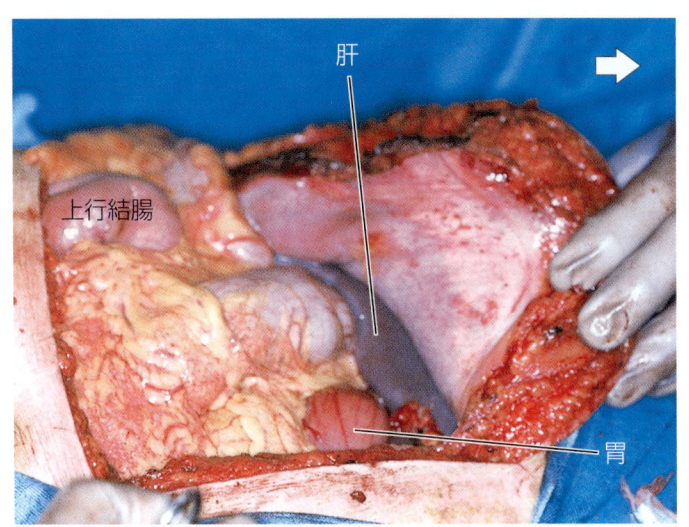

図80 右側逆L型切開の腹腔へ進入の場面.
肝, 上行・横行結腸などを観察する.

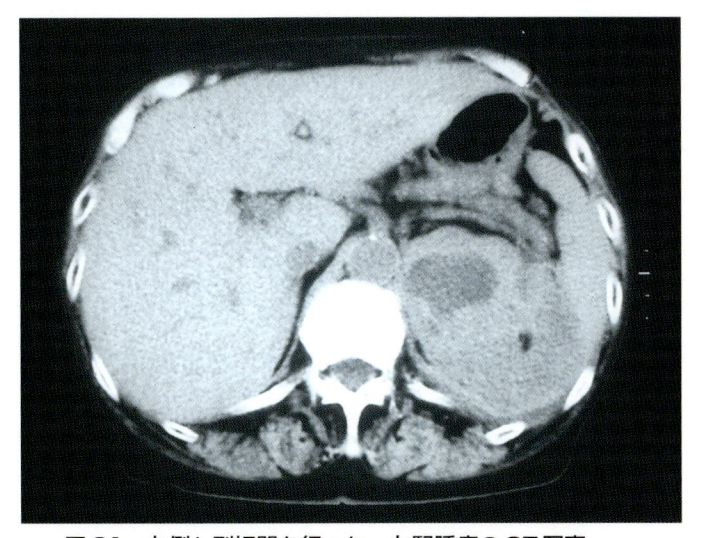

図81 左側L型切開を行った, 左腎腫瘍のCT写真
頭側で脾に浸潤が見られたが, 安全に手術を行った.

いで腹直筋を電気メスの"凝固"で横断する. 途中で縦走する血管が見えるので, これをペアン鉗子ですくい, さらに結紮, 切断する.

腹直筋を完全に切断し, その臓側の腹膜も切開し, 腹腔に達する. 切開を外側に向かって進め, 外腹斜筋筋膜を同定し, 第12肋骨先端まで電気メスで切開する. 外腹斜筋を, 電気メスの"凝固"で切断する. 内腹斜筋も同定し, 同様に切断する.

さらに腹横筋, 腹膜と切断し, 完全に創をL型に拡げる (図78). 得られた臍付近の円弧の皮弁に, 1号絹糸をZ字にかけ, その糸を胸壁に縫合固定する. リヒカー頭側のポール先端にガーゼを縛り付け, 鞍状鉤を肋骨弓にかけこれを引き上げる.

右側では逆L型となり, 同様に開創する (図79, 80). これらChevron切開, L型切開は, 腎上極の大きな腫瘍に, 特にやりやすい皮切である (図81).

各論 II. 泌尿器科手術の代表的切開法とリンパ節郭清術

2）腰部腹膜外斜切開（図9，図15，図82〜101）

[対　　象]
　副腎，腎の各手術で，最も基本的でマスターすべき切開法である．腎癌でリンパ節拡大郭清が唱えられた時代は，経腹膜的アプローチが第一選択であった．しかし，検診のエコーで発見される偶発癌や高齢者症例の増加により，最も侵襲の少ない本術式の利点を見直し選択すべきと考える．

[実際の手技]
　皮切の置き場所は，第11肋骨上，第11肋間，第12肋骨上，第12肋骨下，さらに第10,11肋骨を切断し第12肋骨を切除するNagamatsuの術式などがある．それぞれに利点があるが，結石手術が減り，癌が原因の腎摘除術が主体の現在では，肋間からの進入は視野が十分拡がらず適当ではない．IVPより第11，12肋骨の位置と，ネフログラム，上腎杯との位置関係などを参考に皮切を決める．多くは第12肋骨上切開で十分，かつ安全である（図82）．

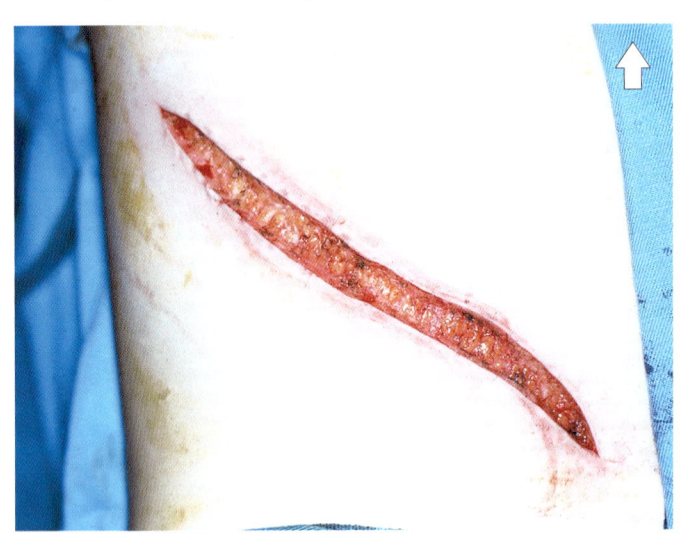

図82　第12肋骨上の腰部斜切開

　第11肋骨上切開を行う場合は，肋骨床の直下に胸膜が来ているので注意する．肋骨床を切開後，胸膜を確認し，外側の横隔膜脚を切開し，緊張を取り，胸膜を頭側に逃がすのが良い．
　この腹膜外腰部斜切開の利点は，経腹膜式では到達しにくい腎臓の頭側，背面をGerota筋膜に沿い安全に剥離でき，腎動静脈の処理ができること，腹膜を開けることがほとんどないため腸管への影響が少ないことである．皮膚切開は，背側端を固有背筋外縁から始めるが，腹側端は筋鉤を引けば十分腹横筋と腹膜を剥離し展開できるので，腹直筋外縁より背側で止める．腎摘除術の場合は，肋骨先端から腹側へは横切開気味に置く．腎尿管全摘除術の場合は，腹側は横切開よりも足側に向けた斜切開とし，筋鉤で引けば総腸骨動脈が触知同定でき，骨盤腔までが展開できるようにする．
　患側を上にした側臥位，いわゆる腎摘位とする（図9）．腋窩に枕を入れ，神経の圧迫を予防する．患側の下肢（上になっている）は伸展し，対側の下肢は（下になっている）屈曲させ，膝，踝の下に枕を置く．下側の側腹部に枕を入れ，手術台の挙上器を上げる．さらに手術台を頭側，足側とも下げ，側腹部を上げるジャックナイフ位を取る．側腹部の皮膚を，水平にピンと緊張させる．肩甲骨付近および骨盤部で，皮膚にガーゼを当て，その上に幅広のテープを貼り，体が前後に倒れないように，手術台に固定する．

1. 泌尿器科手術の代表的切開法

　固有背筋外縁の第12肋骨直上から，肋骨に沿って正中へ向かう斜切開を置く．指で第12肋骨を確認するか，マジックペンで皮切線を書く（図15）．納得いくまで描き直して良い．肥満のため，肋骨を触診で確認できない場合がある．その場合は，予想する位置に23G針を刺し，骨に当たった感触を確認し，皮切線を決定する．

　肋骨切除の手順を示す（図83）．

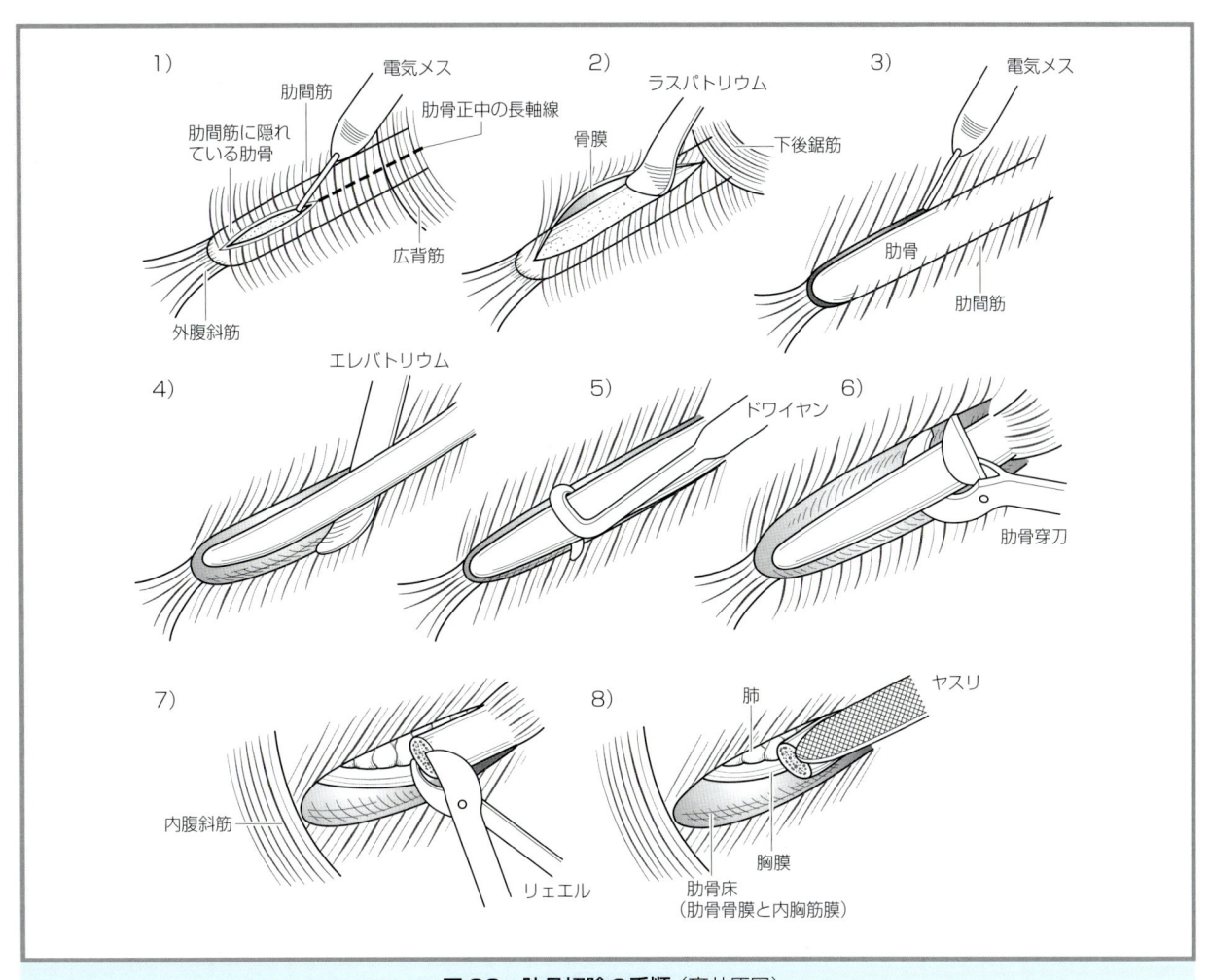

図83　肋骨切除の手順（髙井原図）
1）～8）の順

　皮膚をメスで切開し，皮下組織を電気メスで切開し，背側では広背筋，下後鋸筋を電気メスの"凝固"で切開する．腹側では，外腹斜筋を切断する（図84）．これで第12肋骨の骨膜まで電気メスで切開し，肋骨の長軸に沿って切除予定の長さまで切開を伸ばす．

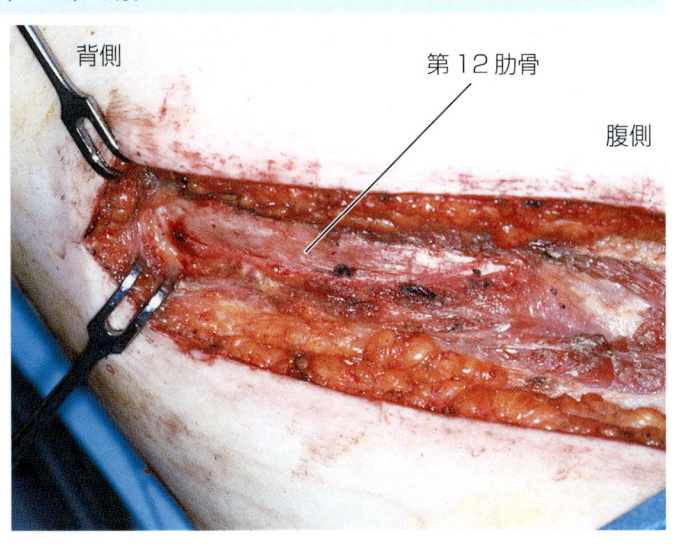

図84　肋骨起始部まで十分に展開する．

57

各論 II. 泌尿器科手術の代表的切開法とリンパ節郭清術

まずラスパトリウムで，肋骨の中央長軸から直角に上縁，下縁に向かって，肋骨上の外腹斜筋，下後鋸筋，骨膜を剥離する．次いで肋骨の上縁は，骨膜を肋骨起始部から先端に向かって剥離し，肋骨の下縁は，先端から起始部に向かって剥離する（図85）．

肋骨端より肋間筋を切離し，肋骨の裏面に十分に隙間ができたら，エレバトリウムをその隙間に入れ，肋骨裏面に沿うように対側に出す（図86）．不用意に肋骨床を傷つけないようにして，エレバトリウムをドワイヤンに変え肋骨を持ち上げる（図87）．

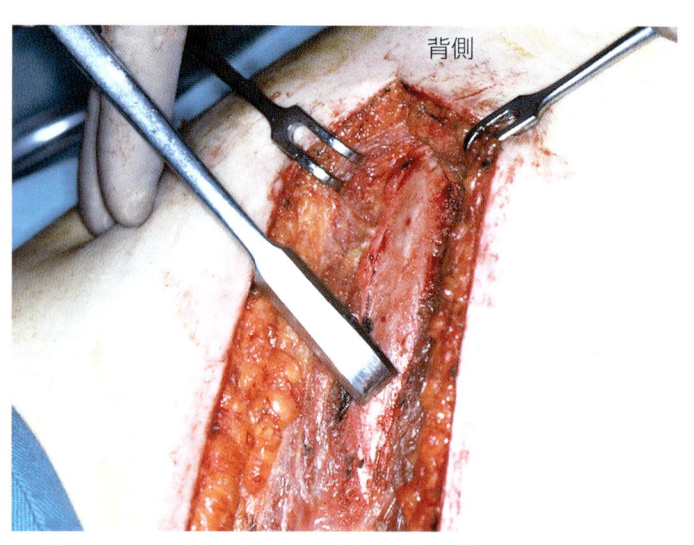

図85 ラスパトリウムで，肋骨骨膜を剥離する．

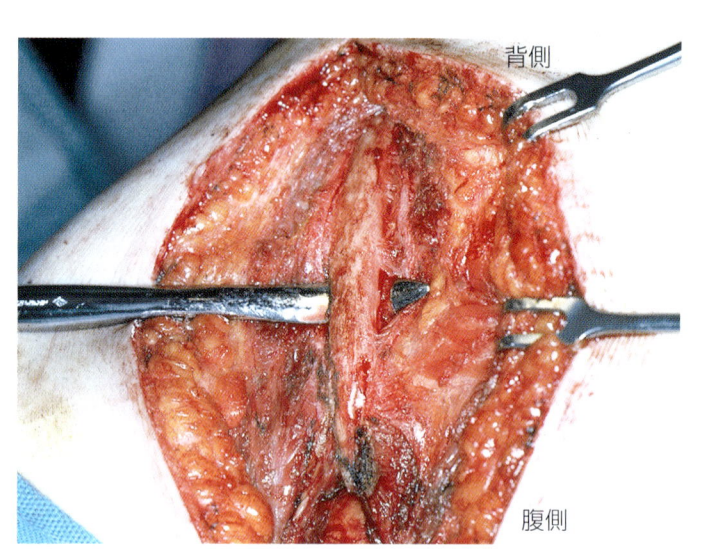

図86 エレバトリウムを，肋骨下面に沿うように対側に出す．

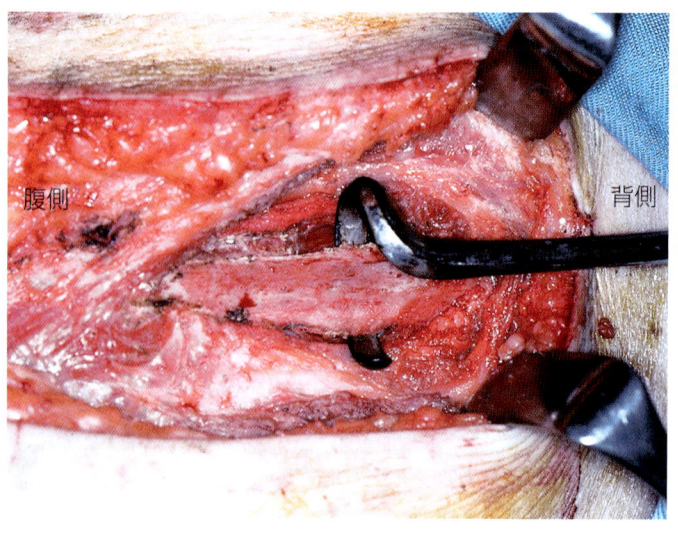

図87 ドワイヤンで，肋骨を持ち上げる．

1. 泌尿器科手術の代表的切開法

十分に切除予定の長さの肋骨が浮いたら，起始部側で肋骨穿刀で切断する（図88）．断端をリュエルで噛む（図89）．断端をヤスリでならし，丸くなったことを指で確認する（図90）．

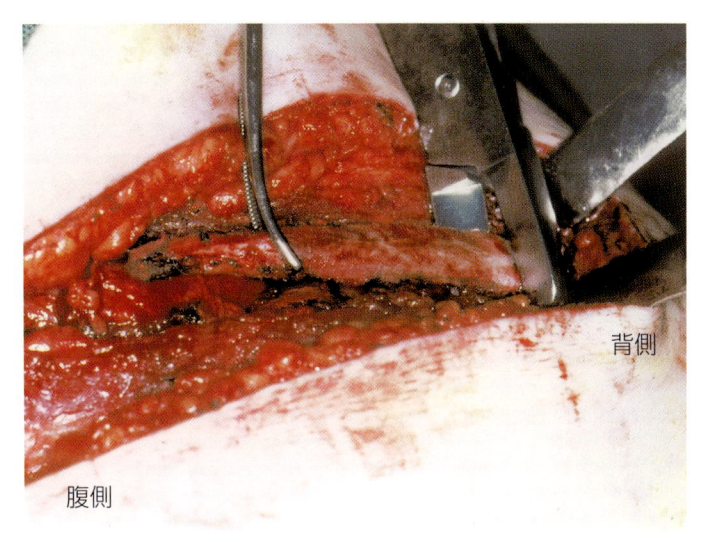

図88 肋骨を起始部側で，肋骨穿刀で切断する．

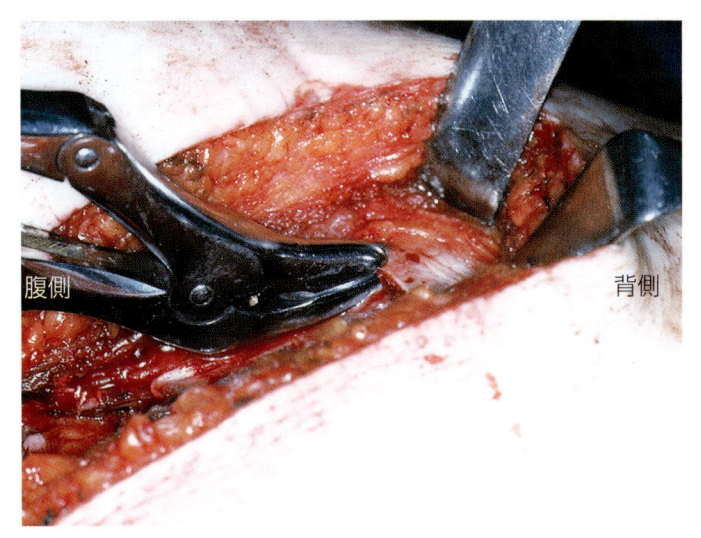

図89 肋骨断端をリュエルで噛む．

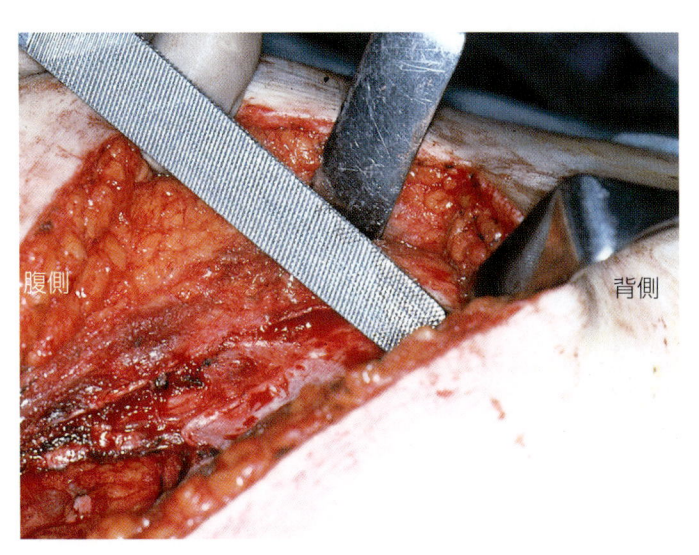

図90 断端をヤスリでならし，指で確認する．

各論 II. 泌尿器科手術の代表的切開法とリンパ節郭清術

肋骨床は，肋骨骨膜と内胸筋膜（腹横筋筋膜の延長）を指す（図91）．肋骨先端部で，外腹斜筋筋膜，腹横筋筋膜を電気メスで切開し，後腹膜腔に入る．指を挿入し，Gerota筋膜後葉と肋骨床を鈍的に剥離し，胸膜を頭側に逃がし肋骨床を切断する．胸膜の折り返し線を確認し，横隔膜外側脚を切断し，さらに頭側で，Gerota筋膜後葉を横隔膜より剥離し，後腹膜腔を展開する（図92）．

筆者は，万一の胸膜の損傷を避けるため，肋骨を切除する前に腹横筋筋膜を先に開け，後腹膜腔に進入する方法も，時に行う．すなわち，先に肋骨先端付近で内腹斜筋，腹横筋筋膜を切開し（図93），指が2本入る程度，後腹膜腔を鈍的に剥離する（図94）．

次いで腹側も，腹膜より腹横筋を剥離し切断する．筋鈎をかけ創を開き，肋骨裏の後腹膜腔をのぞき，Gerota筋膜後葉を腰方形筋，横隔膜から剥離する．胸膜も，肋骨から完全に離れたことを，内腔をのぞいて確認する．改めて上述のごとく，肋骨を切除し，肋骨床を安全に切断する．筆者は皮切の正中側を腹直筋外縁よりも背側で止めており，皮切が短いため，この方法を行う．しかし，皮切を腹直筋外縁まで伸ばした場合は，腹横筋を十分に切断できる．この場合は，指2本以上のスペースを作って，肋骨裏面と腎側を十分に剥離する．

この後は，Gerota筋膜後葉を切開し，Gerota脂肪層と周囲を鈍的に剥離する（図95）．

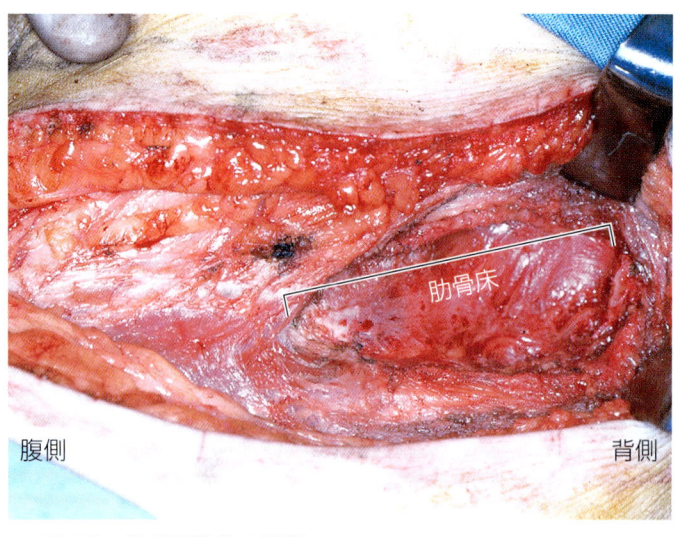

図91 肋骨切除後の状態．

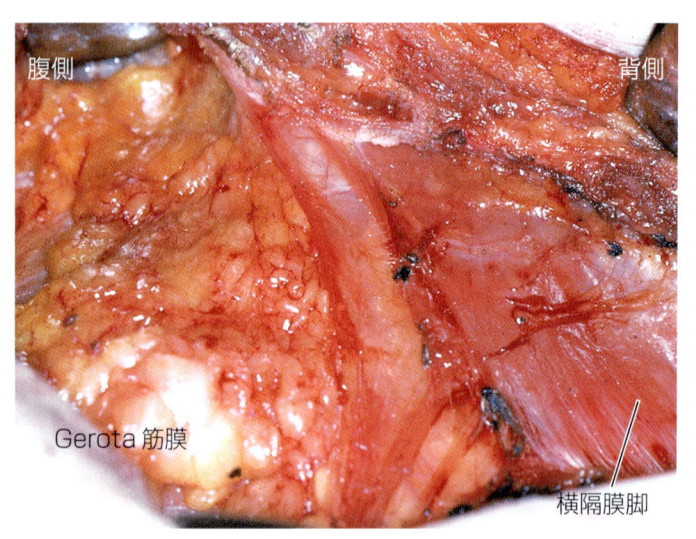

図92 肋骨床を切断すると，頭側では横隔膜脚が見え，腹側ではGerota脂肪層が見える．

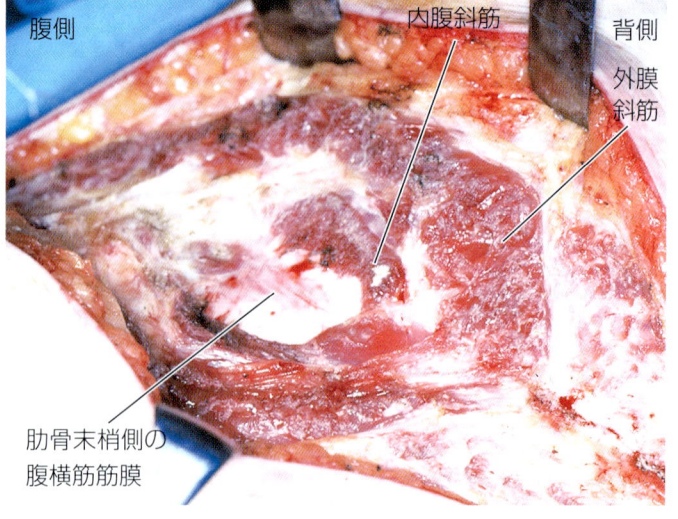

図93 肋骨を切除する前に，先に腹横筋筋膜を開けて，後腹膜腔に進入する方法．
肋骨先端付近で，内腹斜筋，腹横筋筋膜を切開する．

1. 泌尿器科手術の代表的切開法

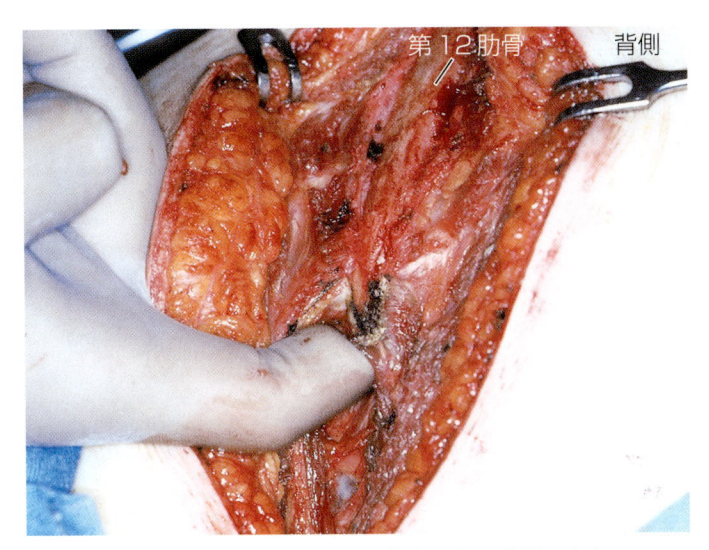

図94 図93の切開した穴から指を入れ，肋骨の裏とGerota脂肪層を，鈍的に剥離する．

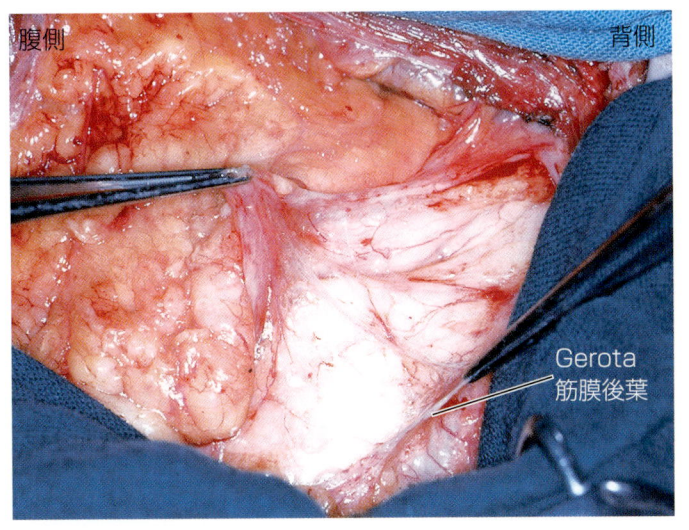

図95 図92に続き，Gerota筋膜後葉を切開し，Gerota脂肪層と周囲を鈍的に剥離する．

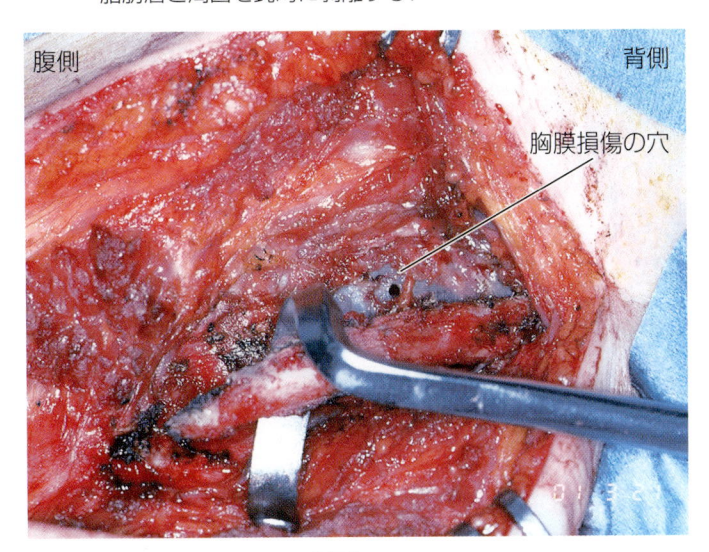

図96 肋骨切除時の胸膜損傷．

　万一，胸膜を損傷した場合，多くは小さな穴なので（図96），麻酔科医に肺を加圧してもらいながら，3-0絹糸無傷針で修復縫合する（図97）．

各論 II. 泌尿器科手術の代表的切開法とリンパ節郭清術

　腎盂および上部尿管の手術などで，肋骨切除をしない第12肋骨下の腰部斜切開を示す（図98）．皮膚，皮下組織を切離する（図99）．外腹斜筋，内腹斜筋を同定し，各々を皮切端まで切断する．腹横筋を切断する前に，背側で腹横筋筋膜を切開し，後腹膜腔に進入し，臓側腹膜と腹横筋後面を剥離し（図100），腹横筋を切断する．肋下神経を温存する場合は，これを同定し，血管テープをかけ寄せておく．創縁にタオルがかかるまで，筋層とGerota筋膜を十分剥離し，開創器をかける．背側では，腸腰筋，腰方形筋からGerota筋膜を剥離する（図101）．最近の腹腔鏡手技では，これら筋層とGerota筋膜との間の薄い繊維膜を，外側円錐筋膜（laterocorneal fascia）と言う．本書では，これをGerota筋膜後葉の一葉と認識していたので，後葉のまま表現している．頭側，腹側，正中に向かって癒合筋膜（fusion fascia, Told's fascia）とGerota筋膜の間を剥離する．

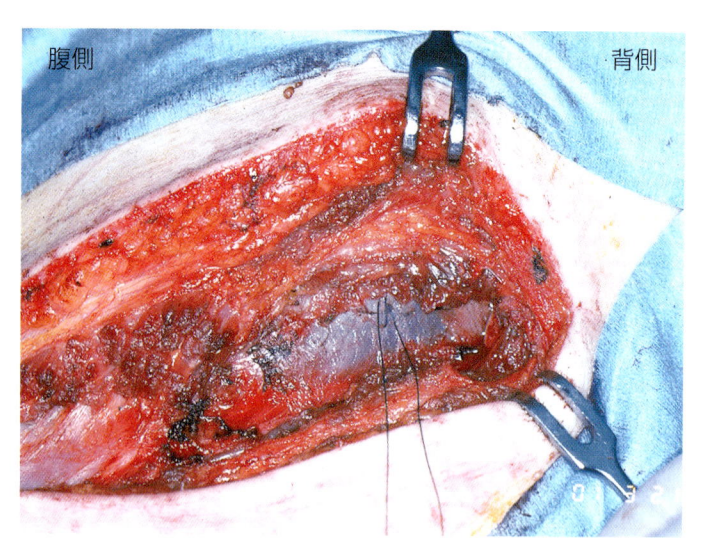

図97　胸膜にピンホールの穴が開いた．胸膜を修復縫合する．

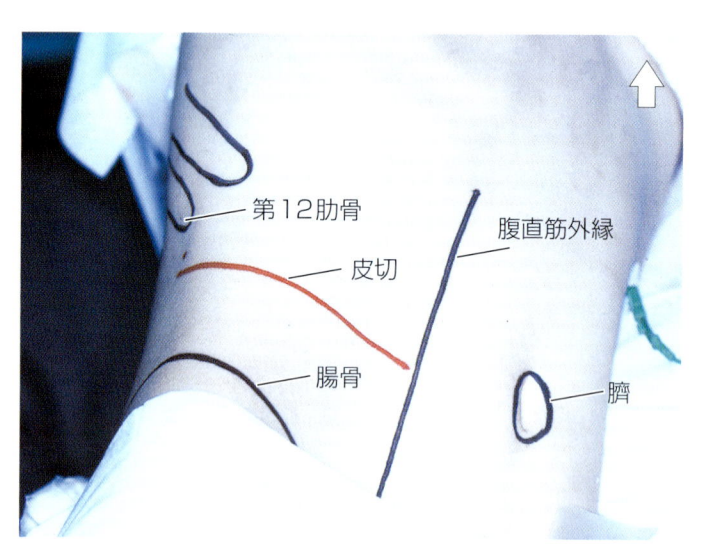

図98　肋骨切除をしない第12肋骨下の斜切開．

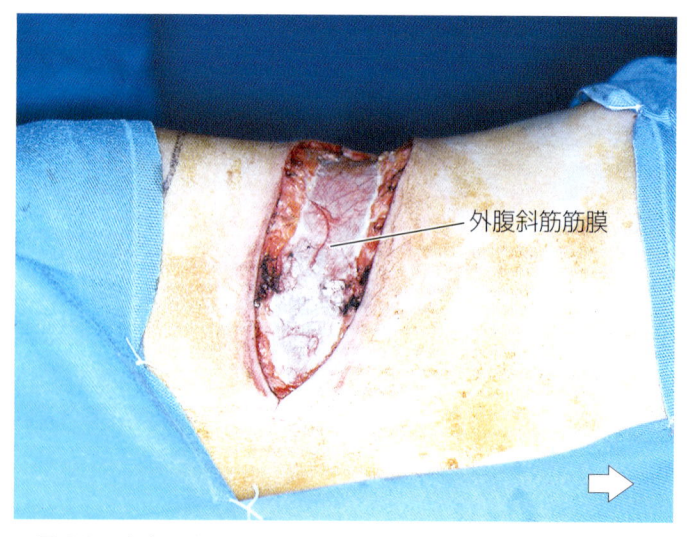

図99　皮膚，皮下組織の切離．

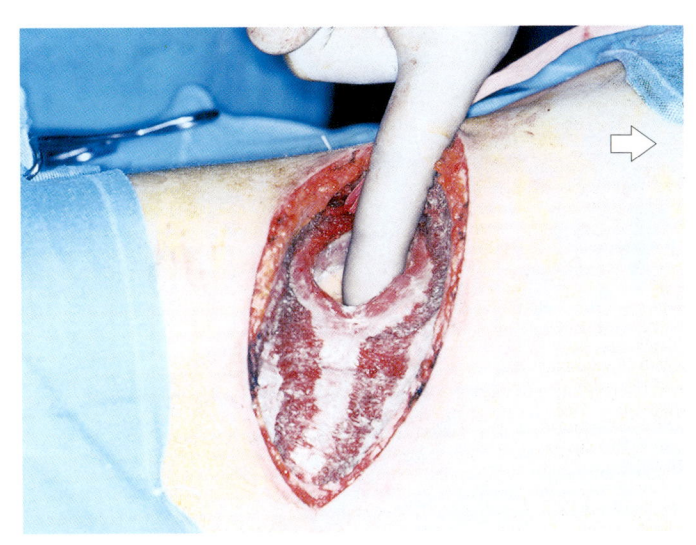

図100 外腹斜筋，内腹斜筋の切断を行い，指による臓側腹膜と腹横筋後面の剥離を行う．クーパーを使っても良い．

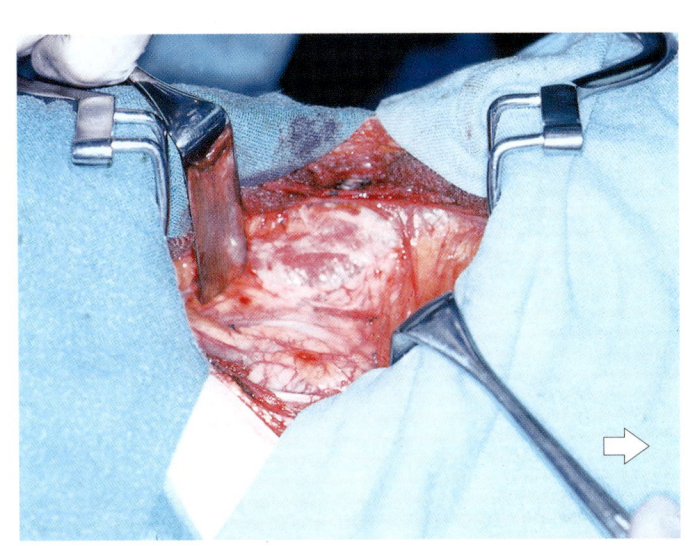

図101 開創器，筋鈎で術野を展開する．

3）各種の下腹部切開

　　基本的な腹膜外での膀胱前隙および側隙，骨盤腔の展開法を示す．正中切開は，どこにも応用できる基本かつ修得が必須の手技である．Pfannenstiel切開も，応用編として必須である．

　　注意すべき深腸骨回旋動脈は，外腸骨動脈より起こり，鼠径靭帯に沿って上行し，腹壁下部に血流を補う．下腹壁動脈は，外腸骨動脈より起こり，精索の後ろを交叉して上内側に走り，左右の上前腸骨棘の結合線の高さで，腹直筋に達する．

（1）恥骨上から臍までの腹膜外下腹部正中切開（図102〜116）

[対　　象]

　　前立腺肥大症開放手術，前立腺癌根治術，膀胱尿管逆流（VUR）防止手術など下部尿管手術，骨盤内リンパ節郭清，膀胱憩室切除術，膀胱結石摘出術などで行われる．

[実際の手技]

　　初心者は，単純な縦切開でも，皮膚を削いだり，線が曲がることが多い．縦切開でも，マーキン

グペンやメスの背や消毒液などで，線を引いておくべきである．皮膚切開の方向は，術者の立つ位置により，臍から恥骨結合，恥骨結合から臍へのいずれの方向でも良い．皮膚はメスでちまちま切るのではなく，均等な長い傷の方がよい．皮膚，皮下組織を一気に深く切開し，止血鉗子を立てて進むのは，無駄に出血させるので，筆者は好まない．皮膚を術者の左手の指で，カウンタートラクションにより緊張させ，真皮までメスで切開する．電気メスの"切開"で真皮を，"凝固"で皮下組織を切離する（図102）．出血部は，ピンポイントで凝固止血する．幅広く凝固しない．真皮と皮下組織の境界面に，小血管が多く走行している．量が多い出血点は，止血鉗子で把持し，3-0絹糸で結紮する．表皮の熱傷には，十分注意する．既往手術例では，創の瘢痕組織を囲うように皮膚を切開し，瘢痕組織を切除し，同様の操作を進める．

皮下脂肪は，ガーゼか手指で左右にカウンタートラクションを加え，圧排する．白色の腹直筋前鞘の一部が見えたら，その層で浅い筋鈎でさらに前鞘が見えるよう，皮下脂肪を開いても良い．筋膜前鞘の正中に，メスで縦に小切開を加え，2cmほど開ける（図103）．ペアン鉗子で筋膜両端を把持する．曲クーパーのそり（凸面）を下に向けて筋膜切開創に挿入し（図104），またはケリー鉗子を挿入し，筋膜を腹直筋から剥離する．足側に向かって錐体筋が見えるまで，筋膜を電気メスで切開する（図105）．

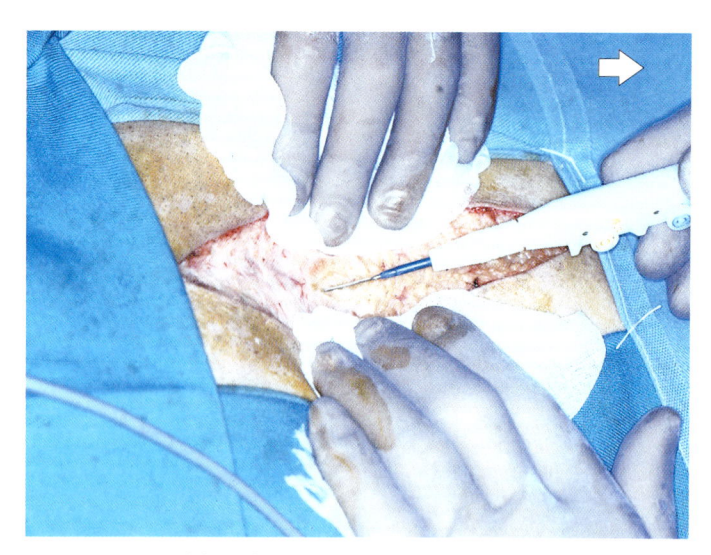

図102 下腹部正中切開．
電気メスの"凝固"による皮下組織の切離．

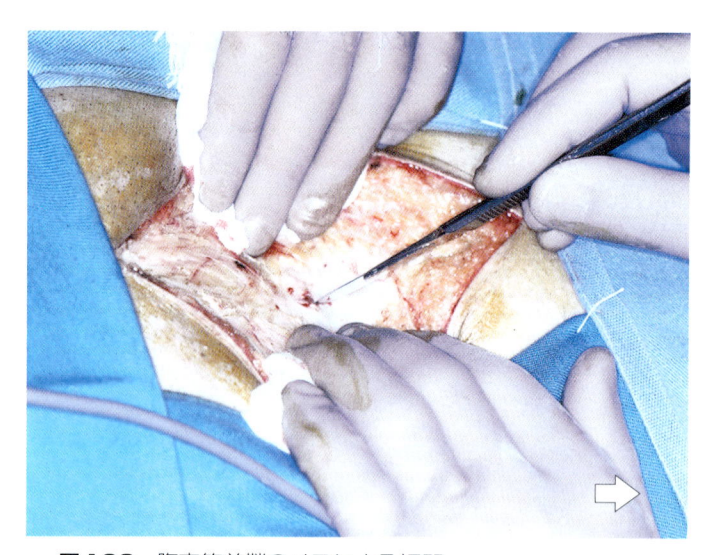

図103 腹直筋前鞘のメスによる切開．

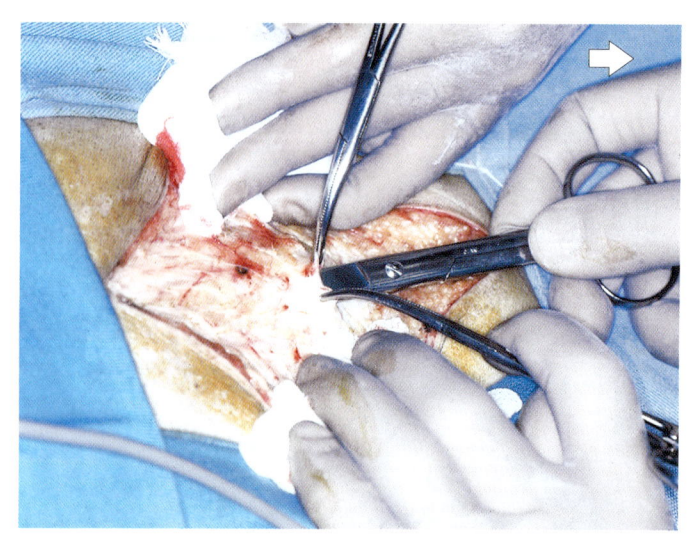

図104 曲クーパーのそり（凸面）を下に向け，筋膜切開創へ挿入する．

1. 泌尿器科手術の代表的切開法

順次，前鞘の両側にペアン鉗子をかけ，把持する．次に頭側に向かい，臍近くまで前鞘を切開する（図106）．臍は前鞘と癒着しているので，必要があれば，ハサミで鋭的に剥がす．鉗子類は，基本的に無鈎を使用する．

— 腹直筋筋膜

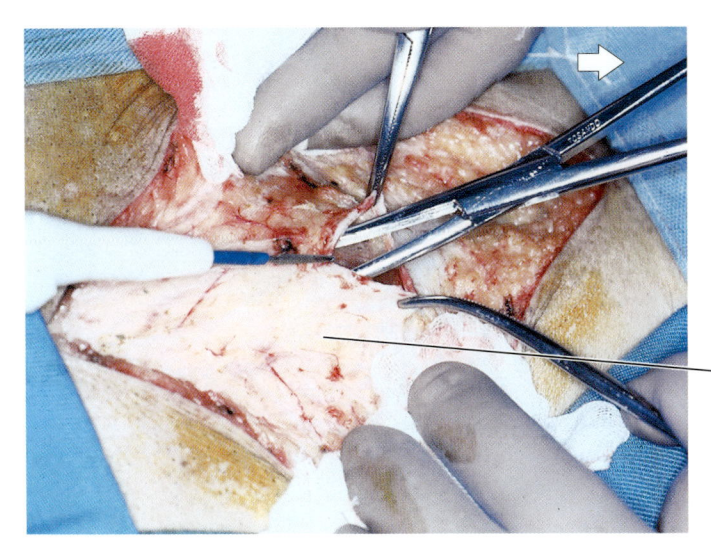

図105　尾側に向かい，錐体筋まで切開する．

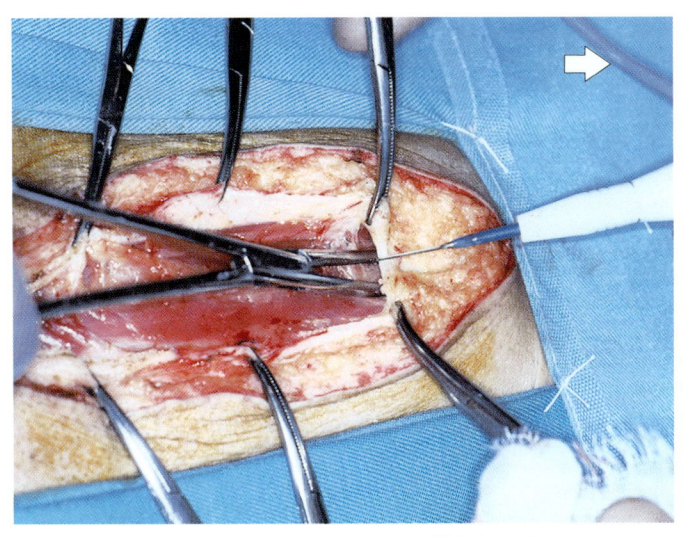

図106　頭側に向かい，臍近くまで前鞘を切開する．

各論 II. 泌尿器科手術の代表的切開法とリンパ節郭清術

　露出された腹直筋を左右どちらかに圧排するため，筋膜の切開端と腹直筋内縁で，膀胱前隙につながる黄色の脂肪組織を求める（図107）．この脂肪と腹直筋内縁の間を，メッチェンバウムで開ける（図108）．左手で腹直筋を正中に引くか，助手に持たせ，膀胱前隙の線維膜（膀胱下腹筋膜）を錐体筋に向かって切開する（図109）．頭側にも切開を伸ばす（図110）．すると腹直筋は左右どちらかに圧排され，膀胱前面が露出される．血管貫通枝を引き裂かないよう凝固止血しながら，左手で骨盤壁より膀胱を軽く牽引すれば，膀胱前面が現れる．錐体筋は，恥骨付着部で腹直筋と強固についていることが多い．錐体筋の左右どちらかの外側縁で，恥骨が触れるまで電気メスで切離する．同様に頭側に向かい，腹直筋を正中に押しやれるまで切離する．

　膀胱下腹筋膜を開けた層の中にクーパーを入れ，この線維膜を骨盤壁側に残すように，膀胱と骨盤を剥離する（図111）．腹壁に鞍状鈎をかけ挙上し，膀胱を正中に寄せれば，膀胱側隙が展開され，外腸骨動静脈が見え，閉鎖腔まで達する（図112）．この良い層に入ると，下腹壁動静脈も損傷しないですむ．開創鈎がかかるまで両側の膀胱側隙を剥離したら，創縁を濡れタオルで十分に隠すように覆い，開創器をかける．

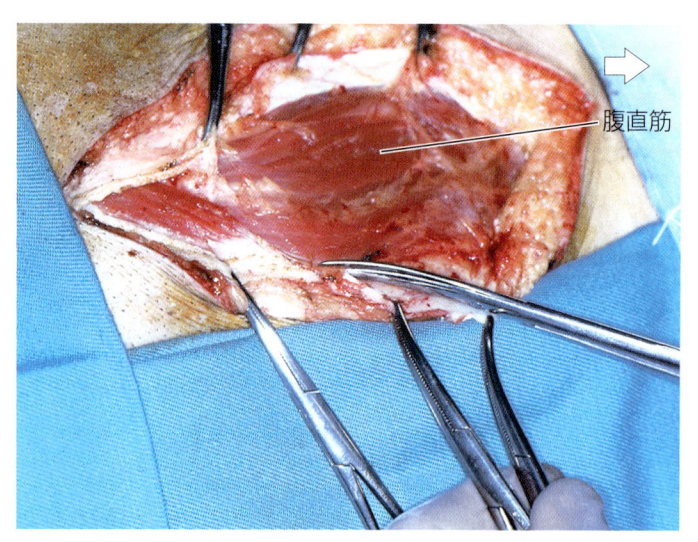

図107　腹直筋の左右どちらかの内縁と，筋膜の切開端の境界で，脂肪組織を求める．

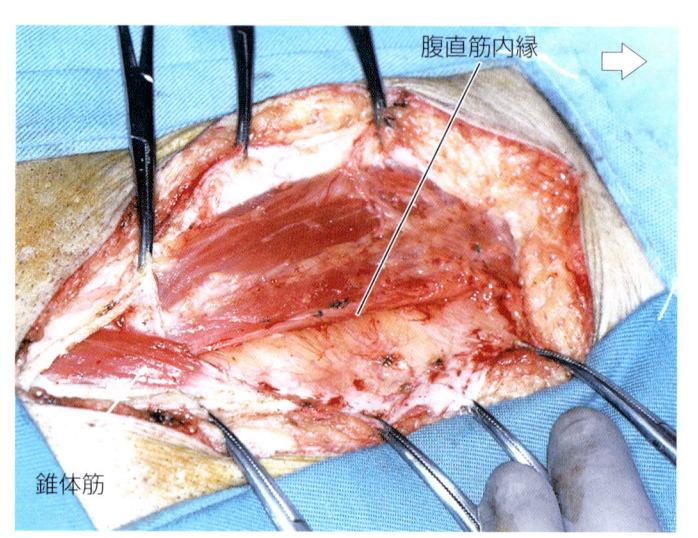

図108　脂肪組織と腹直筋内縁の間を，メッチェンバウムで開ける．

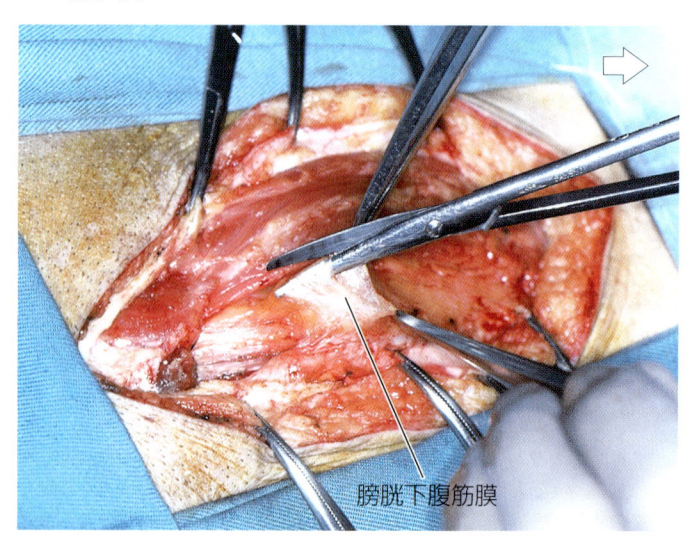

図109　腹直筋を正中に引き，膀胱下腹筋膜を錐体筋に向かって切開する．

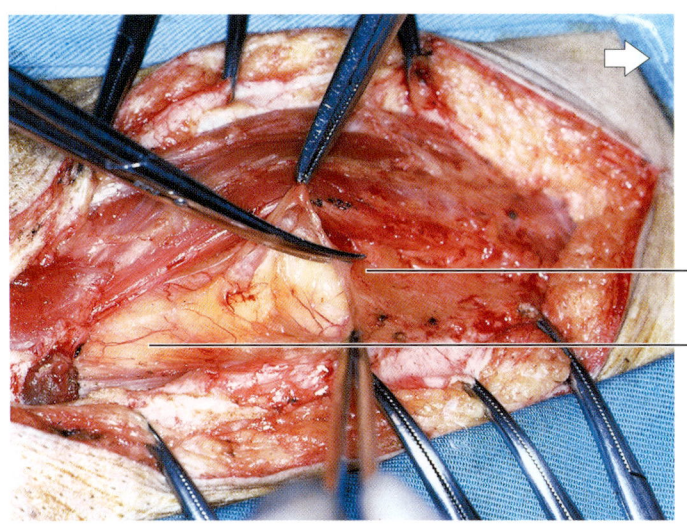

1. 泌尿器科手術の代表的切開法

図110 頭側に向かい，膀胱下腹筋膜を切開する．

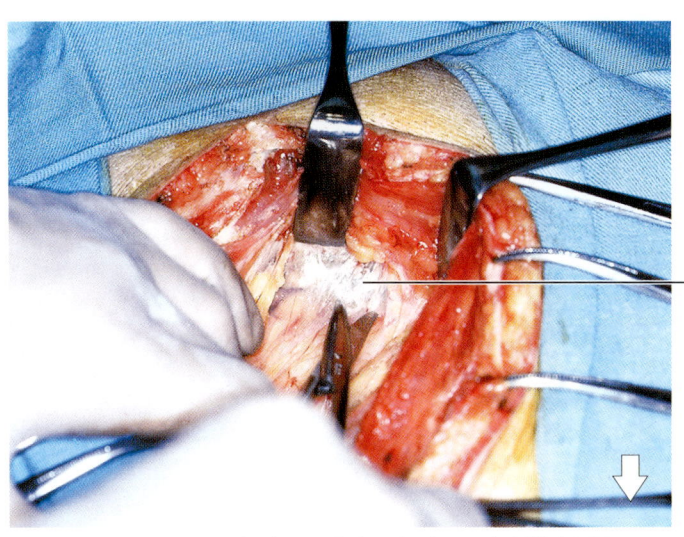

膀胱下腹筋膜
膀胱前面

図111 左手で骨盤壁より膀胱を牽引し，膀胱側隙を展開する．下腹筋膜を開けた層の中にクーパーを入れ，鈍的に右膀胱側隙を剥離する．

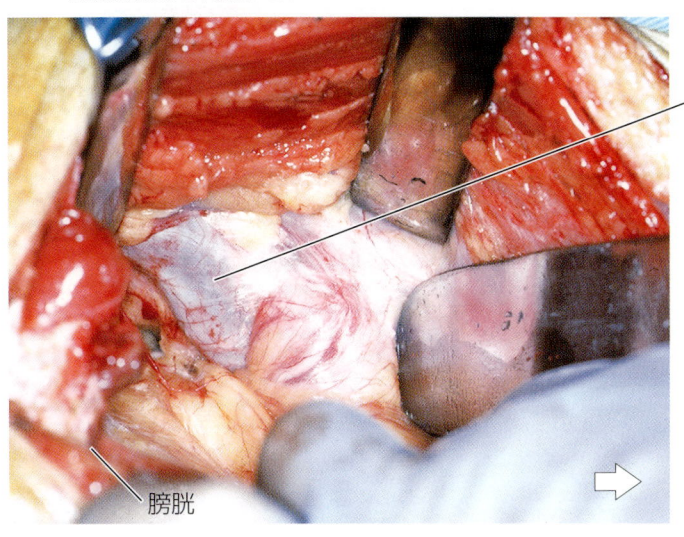

膀胱側隙

図112 膀胱側隙を外腸骨静脈，閉鎖腔が見えるまで展開する．

線維膜越しに透見できる外腸骨静脈

膀胱

各論 II. 泌尿器科手術の代表的切開法とリンパ節郭清術

　恥骨後隙の脂肪は，膀胱を十分頭側に引いた状態で，電気メスまたはツッペルで落とす．腹膜の折り返し（弓状線）より頭側で緊張がかかり，創が十分に開かない場合は，尖メスで腹直筋後鞘のみを，こするように少しずつ切開し，腹膜が出てきたらそこで止める（弓状線切開）（図113）．これを臍付近まで行う．これでも十分に創が開かない場合は，切開した腹直筋後鞘の端を鑷子で把持し，腹膜と後鞘の間をメッチェンバウムで剥離する（図114）．これを左右に十分行えば，腹膜前面の繊維は切離され，無理なく創が開く．この操作中に，腹膜が開いた場合は，3-0絹糸でZ字縫合を行い，修復し閉鎖する．

　骨盤内リンパ節郭清のため，さらに骨盤内の展開が必要な場合は，男子では精管を切断した方がよい．精管は，鼠径管（内鼠径輪部）から出て，外側から正中に回って膀胱背面に入る．この時，精管は腹膜嚢の上に乗っており，精管を切断しないと腹膜嚢を頭側に圧排できず，十分に総腸骨動脈まで視野に入らない．外内腸骨動脈分岐部付近で伴走する精索から，白い特徴のある精管を同定し，これを周囲よりケリー鉗子で剥離しすくい，その間を長さ3cm以上離して，結紮，切離する（図115）．すると腹膜嚢の緊張はさらに取れ，軟べらで押すだけで，十分頭側まで展開される（図116）．

　女子の場合，男子の精管と同様に，円靱帯が視野をふさぐ場合がある．円靱帯を腹壁，後腹膜より浮かし，これを切離すると，後腹膜腔の視野が良くなる．

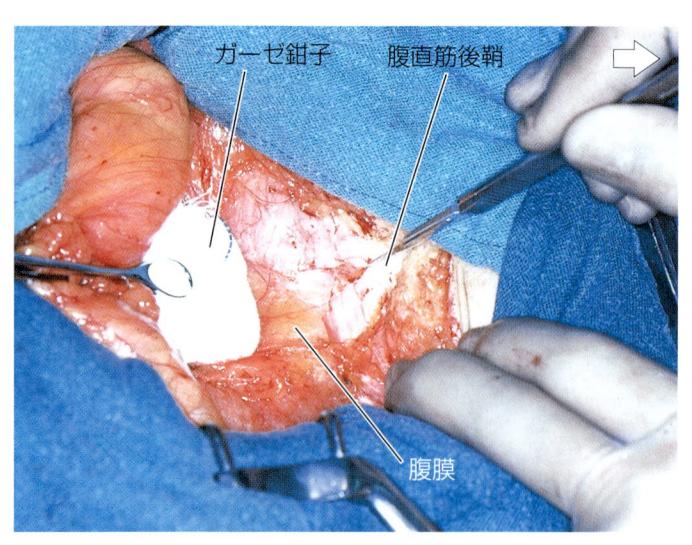

図113　尖メスで，腹直筋後鞘のみをこするように切開し，腹膜を出す（弓状線切開）．

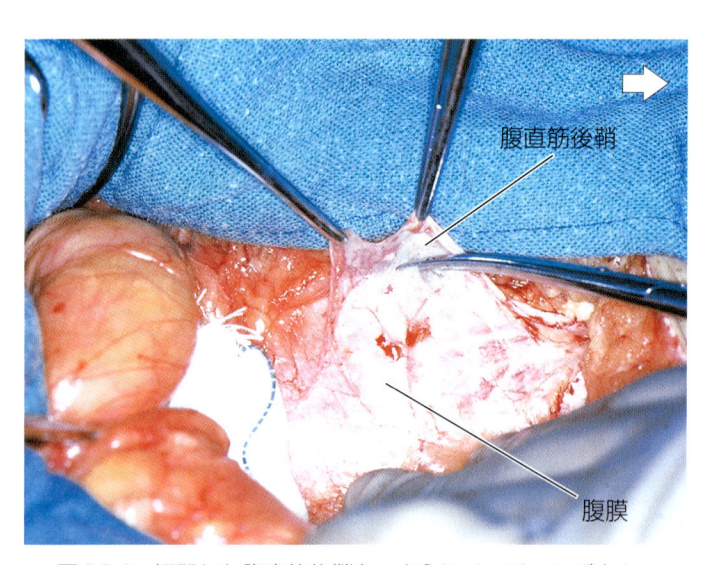

図114　切開した腹直筋後鞘を，さらにメッチェンバウムで剥離する．

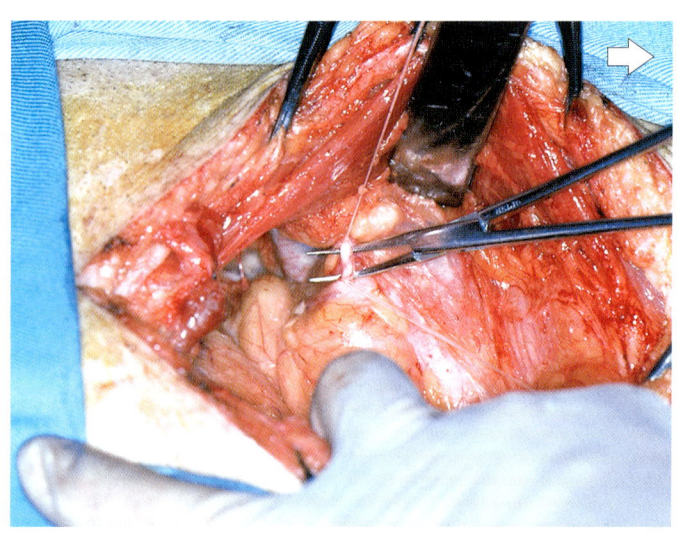

図115　外内腸骨動脈分岐部付近で，伴走する精索血管から精管を同定し，結紮，切断する．

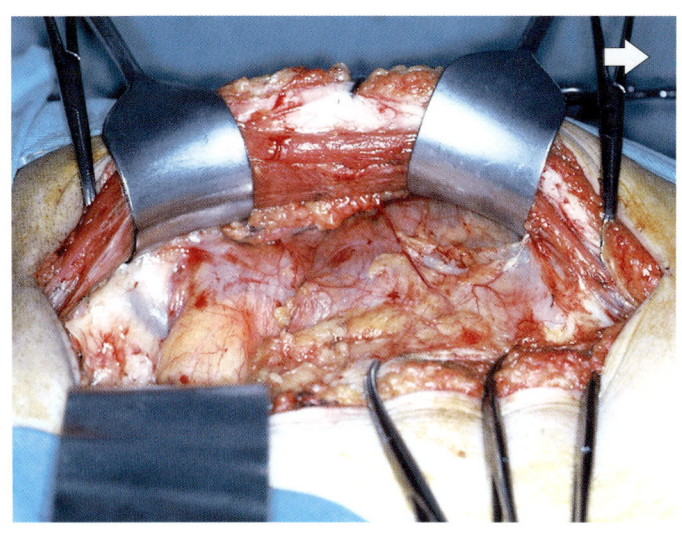

図116 腹膜外操作で膀胱腹側全体を露出した状態。腹膜嚢を頭側に圧排し，膀胱全体を展開する．

(2) 経腹膜的腹部正中切開＋下腹部腹膜外正中切開（図7，52，53）

[対　象]

根治的膀胱摘除術や，新膀胱作製術など，尿路変向術，腸管操作を必要とする術式で行う．

[手　技]

骨盤高位，軽い開脚位が良い（図7）．臍上8cmから恥骨までの，腹部正中切開とする．皮切線は，臍から2cmは離す．前述の上腹部経腹膜的切開と同様に，皮膚はメス，皮下組織は電気メスで，切離する．筋膜（白線）まで達したら，臍の頭側で筋膜をメスで，3cmほど切開する．腹膜前脂肪組織，腹膜を把持し，これらを切開し，腹腔に進入する．

腹膜を切開すると，外気が腹腔内に入る．そして大網，腸管が下に落ちたら，腹膜の両切開縁を鉗子で把持し，切開を延長する．鞍状鉤で左右の腹壁を持ち上げ，腹壁に腸管の癒着のないことを確認する．足側は，膀胱頂部近くまで切開する．開創器が腸管などをはさまないように注意し，十分に拡げる．大網が腹壁に癒着している場合は，癒着部位をハサミまたは電気メスで外してから，創を広げる．肝の表面を手で触診し，異常所見の有無を見る．腹水の有無，膀胱背面の癌の腹膜浸潤の有無などを確認する．続いて，大動脈周囲リンパ節を触診する．胃を触診し胃管が達していることを確認し，届いていない場合は，麻酔医に依頼する．

膀胱前隙は，腹膜外操作で展開する（図52，53）．膀胱下腹筋膜を骨盤壁に付ける層で膀胱を剥離し，膀胱側隙を展開する．この時，下腹壁動静脈は，骨盤壁側に残す．電気メスで恥骨後隙の脂肪組織を切離し，膀胱前隙を展開する．膀胱にある程度可動性が出たところで，開創器をさらに拡げる．

(3) Pfannenstiel切開（図117〜123）

[対　象]

女子で皮切を目立たないようにしたい例，肥満例などに行う．

この皮切は，創が目立たなく，瘢痕を残すことが少ない．ただし，切開の大きさに限界があるので，手術野の範囲を考え適応を選ぶ．リンパ節郭清を必要とする悪性腫瘍では，正中の縦切開を加えて視野を拡げても良い（後述の図612〜618）．皮切は表皮のみを円刃刀で，皮下組織は電気メスの"凝固"で切離する．皮切は，恥骨結合上3〜4cmに横走する弧状の腹壁皺襞（Pfannenstiel

各論 II. 泌尿器科手術の代表的切開法とリンパ節郭清術

皺襞）に沿って行う（図117）．不明瞭の場合は，大腿を屈曲させるか，下腹部腹壁の皮膚を下方に圧迫する．下方に膨らんだ弧状線で，外側は腹直筋外縁を越えない（図118）．浅腹壁動静脈に注意する．腹直筋筋膜を露出し，白線の両側に1〜2cmの筋膜切開を置き，腹直筋を露出する（図119）．曲クーパーをこの切開創から挿入し，鈍的に腹直筋と筋膜を剥離し，電気メスで筋膜切開を左右に延長し，皮膚切開と同じにする．筋膜をペアン鉗子で把持し頭側に引き，筋膜と腹直筋を十分に剥離する（図120，121）．腹直筋を左右に分け圧排し（図122），正中切開と同様に，膀胱前隙に達する（図123）．一定している下腹壁の血管の走行を熟知し，かつそれを損傷しないように鈍的剥離を行う．

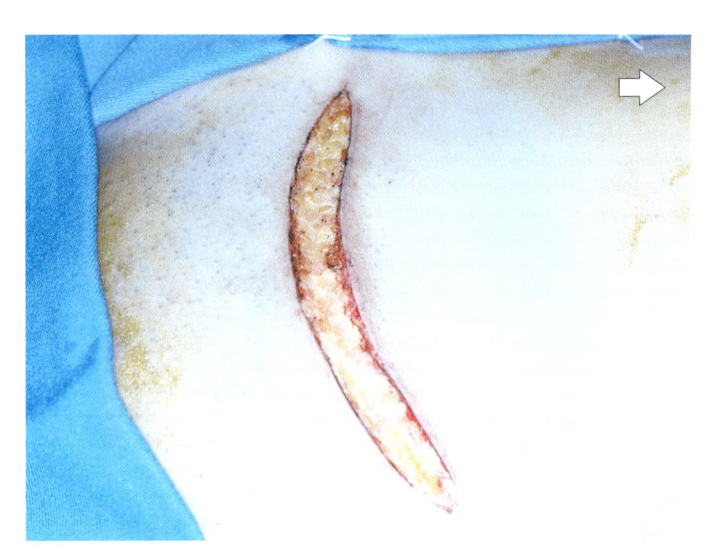

図117 恥骨結合上3〜4cmに，横走する弧状のPfannenstiel切開を置く．

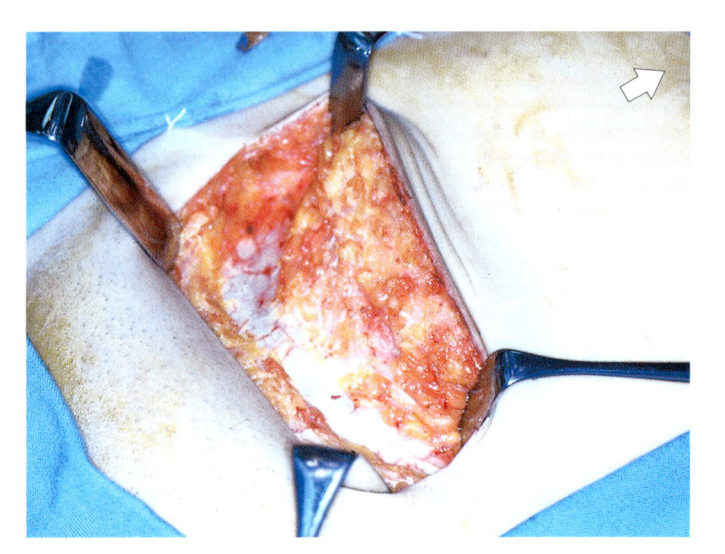

図118 腹直筋筋膜を露出する．

腹直筋筋膜

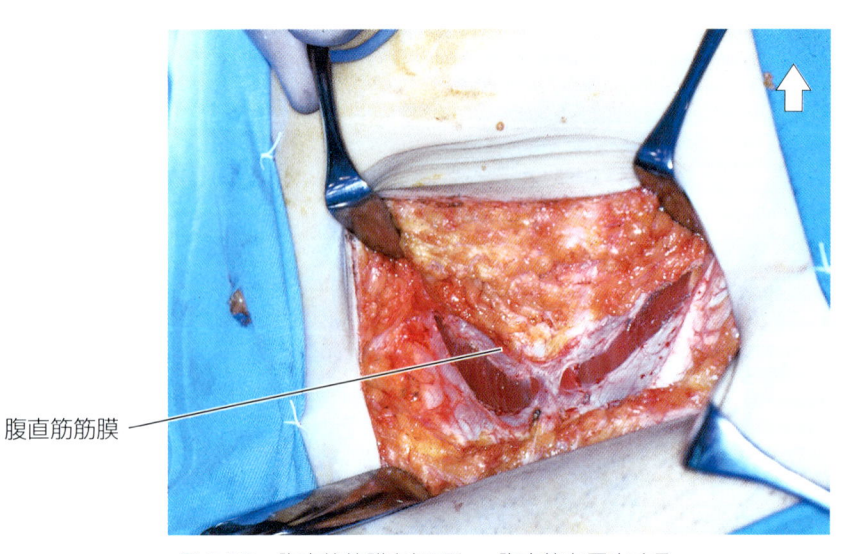

図119 腹直筋筋膜を切開し，腹直筋を露出する．

1．泌尿器科手術の代表的切開法

腹直筋筋膜

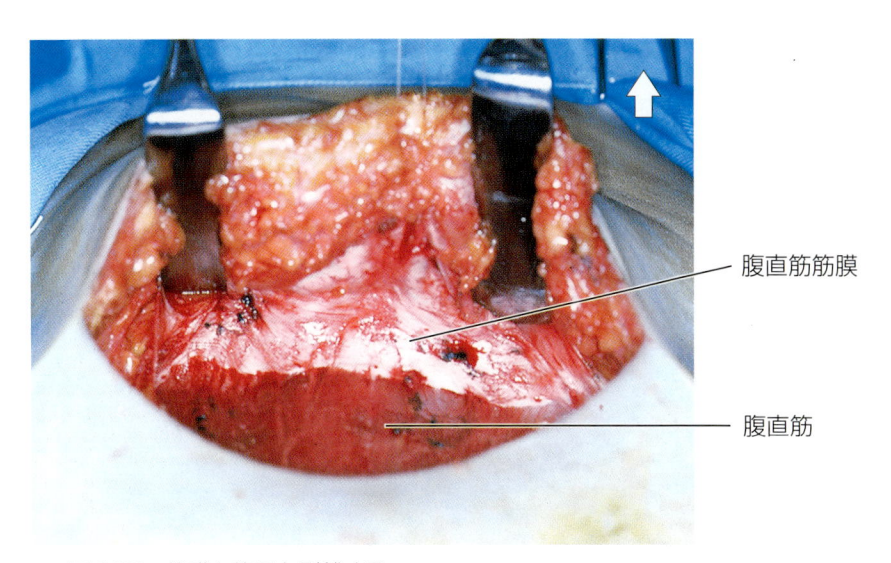

腹直筋

図120　筋膜と筋層を剥離する．

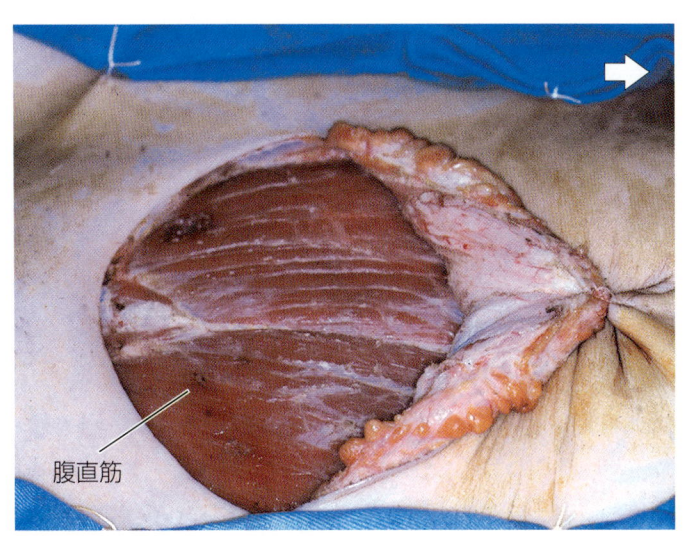

腹直筋

図121　皮下組織，筋膜を，腹直筋より十分に，頭側まで剥離する．皮弁を1-0絹糸で上腹部と固定する．

膀胱下腹筋膜

腹直筋内縁

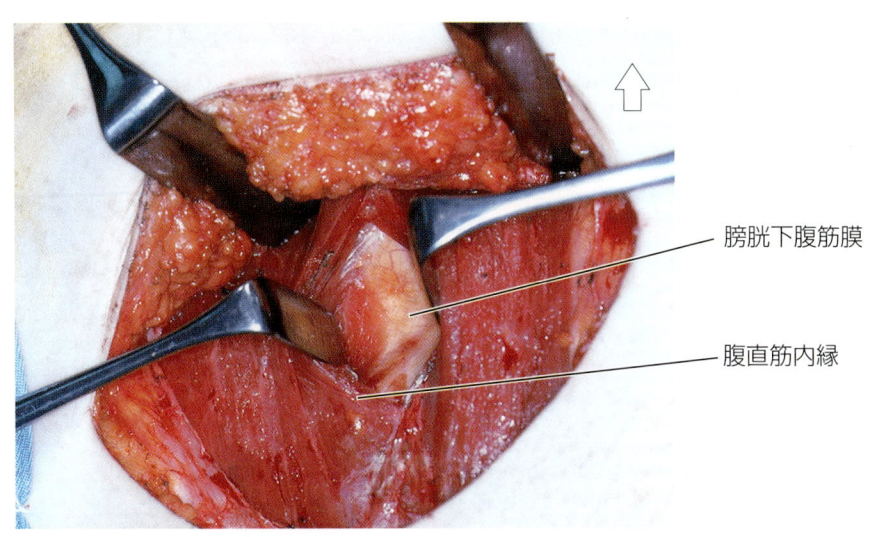

図122　腹膜外下腹部正中切開と同様に，腹直筋内縁で左右に分け圧排する．

71

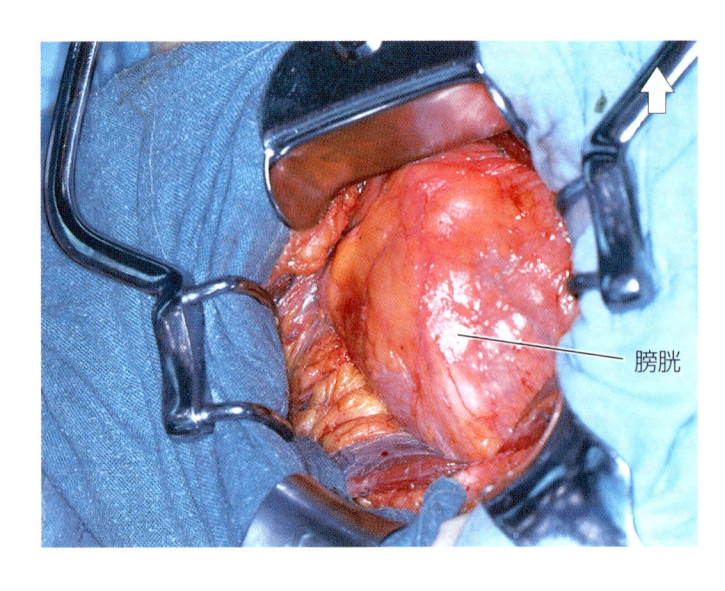

図123　正中切開と同様に，膀胱前隙に達する．

（4）傍腹直筋切開

[対　象]

尿管切石術，一側下部尿管手術

尿管切石術も，ESWLの出現により激減したが，ごくまれに対象となる例がある．特に中部から下部尿管結石での傍腹直筋切開は，小さな皮切で侵襲は少ない．レントゲン写真で結石の位置を確認し，皮膚に印を付ける．その直上で，8cmほどの縦切開を置く．患側の腹直筋外縁より，2～3cm正中側である．皮膚，皮下組織を切離すると，腹直筋前鞘に達する．皮膚を筋鉤で引いて，できるだけ長く前鞘を縦切開する．腹直筋が見えたら，外側で外縁を求めそこに筋鉤を入れ，腹直筋を正中に圧排する．腹直筋後鞘を同定し，これも同様に，メスで縦切開する．後鞘の下の腹膜嚢を，外側より正中に強く押しやれば，その皮切の高さにより，腎下極の後腹膜腔や，総腸骨血管近傍や膀胱傍隙に入ることができる．そして尿管を同定する．肥満例では，腹膜嚢を正中に圧排するのが容易でなく，後腹膜腔にも脂肪が多く，尿管が同定し難いことがある．その場合は，皮切を延長したり，時には腰部斜切開に移行することもある．

腹膜嚢が下降していて，後腹膜腔との境界が不明の場合は，最も見つけやすい総腸骨動脈，または外・内腸骨血管分岐部を目標に探す．そして腹膜嚢に包まれた腹腔臓器を，正中頭側に押しやり，後腹膜腔をさらに展開すればよい．そして各手技に移る．

2．泌尿器科の代表的リンパ節郭清術

1) 上腹部のリンパ節郭清の基本

[対　象]

　腎細胞癌，腎盂尿管癌，精巣腫瘍後腹膜腔リンパ節転移などで行う．

　上部尿路に関わるリンパ節の解剖図を示す（図124）（文献11）．腎や副腎のリンパ管は，腰リンパ節（腰リンパ幹）に入る．このリンパ節は，腹部大動脈と下大静脈の周囲に分布する．その分類は一定していないが，筆者は，大動脈傍リンパ節（左側），大動脈前リンパ節，大動脈－下大静脈（大動静脈間）リンパ節，大静脈前リンパ節，大静脈傍リンパ節（右側）と捉える．これらリンパ節からの輸出管が集まり，ほぼ腎動脈の起始部の高さで，左右の腰リンパ本幹を形成する．そして両本幹が，これより若干上の高さで合流し，腹部大動脈の右背側付近に乳び槽を形成する．この写真は一部の症例しか用意できなかったので，簡単な説明に止める

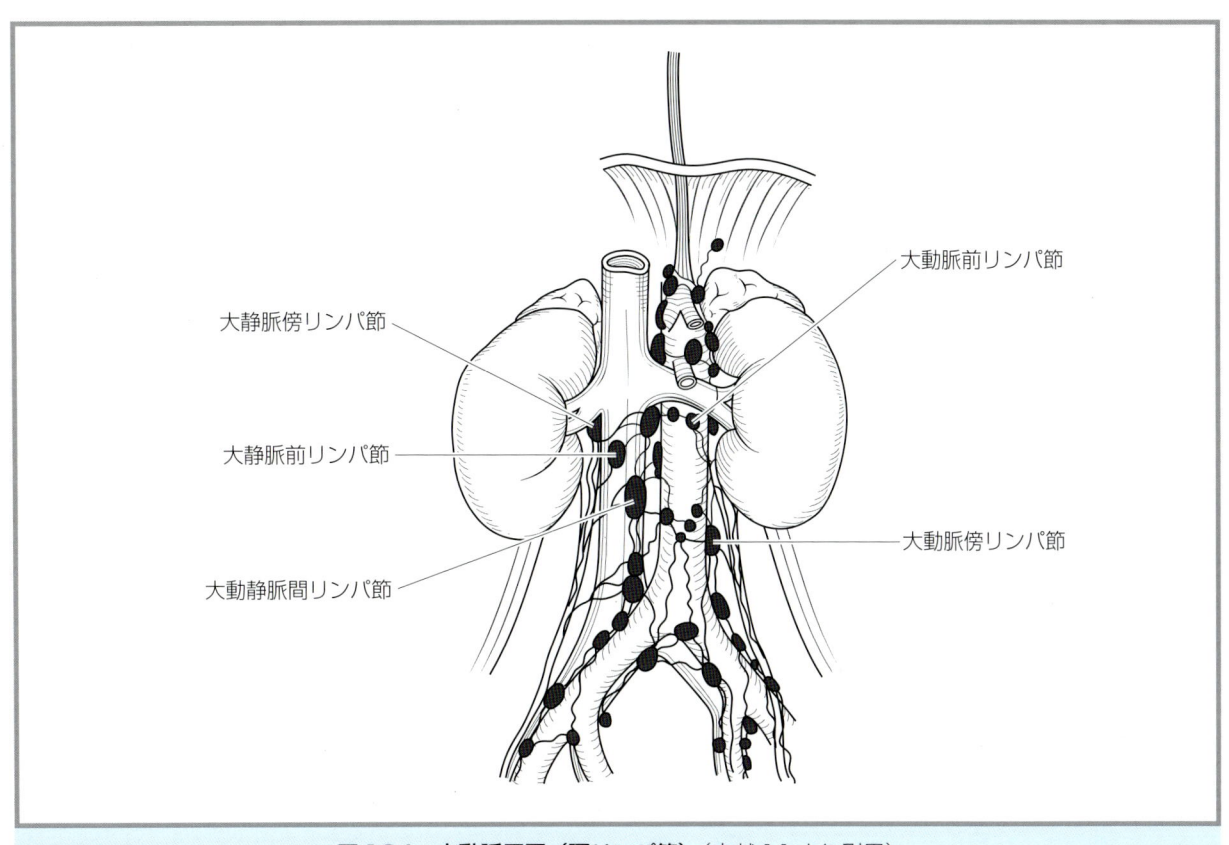

図124　大動脈周囲（腰リンパ節）（文献11より引用）．

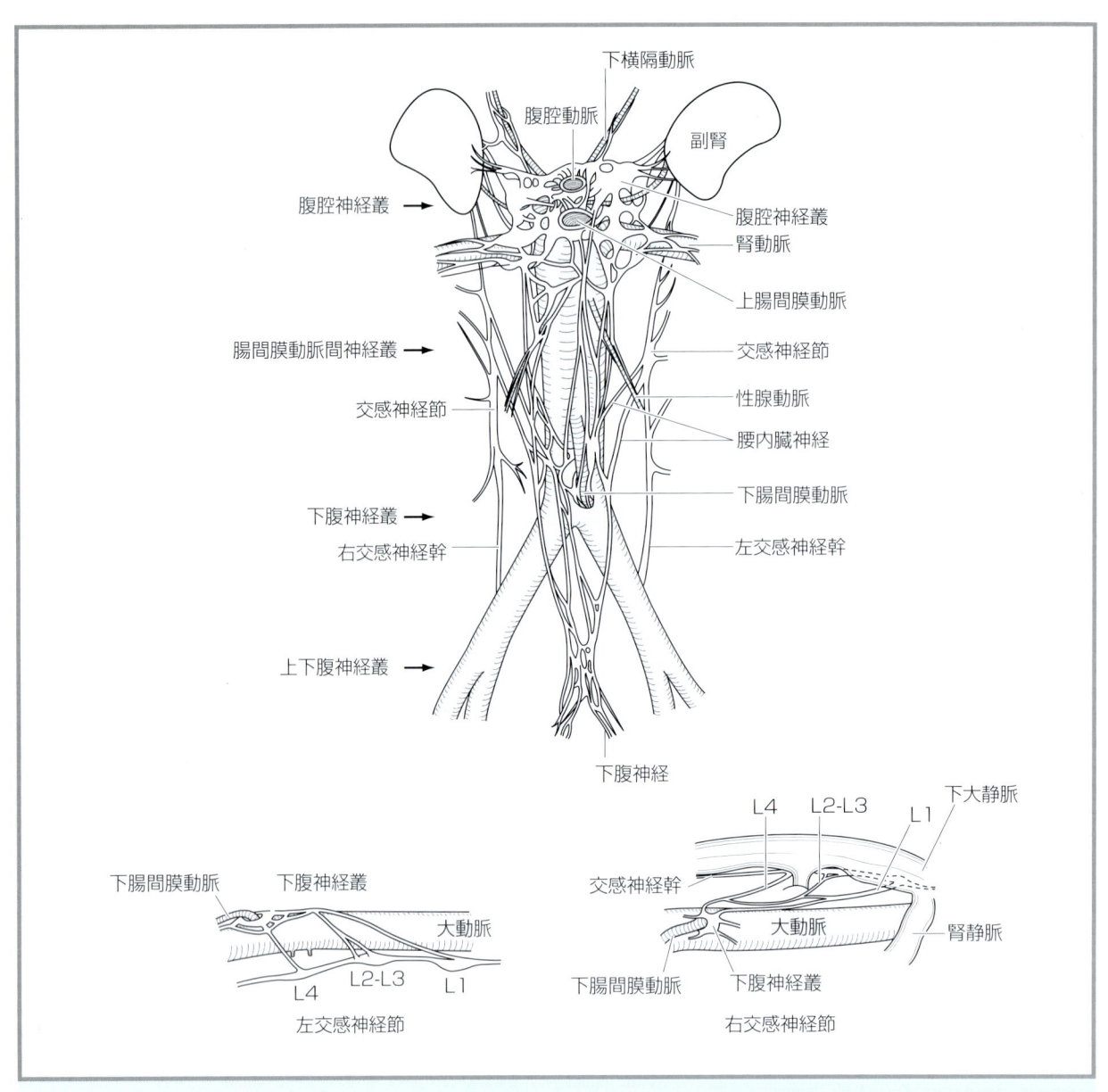

各論 II. 泌尿器科手術の代表的切開法とリンパ節郭清術

図125 腹大動脈神経叢とその構成（文献11より引用）．
リンパ節郭清時に，注意を払うべき交感神経節の走行を示す．

　以前は，腎癌のリンパ節郭清は，経腹膜的操作で大動脈，大静脈を完全に露出し，血管テープをかけて持ち上げ，その背面の組織まで摘除する時代があった．今は図125に示すごとく，交感神経の走行を考えこれらを温存するのが良く，筆者は，大血管を挙上する完全な背面までの郭清は不要と考える．

　郭清範囲は，横隔膜脚（上腸間膜動脈起始部下縁）から大動脈分岐部の高さまでとする．対側までのリンパ節郭清は，以前は行っていたが，現在は行っていない．腎摘除術の際にも，リンパ節摘除も考慮しつつ大血管を露出し，Gerota筋膜の周囲を剥離すれば，新たな郭清を加えずとも自動的に，腎とともに大方のリンパ節は摘出される．

　例えば，右腎が摘出された時点では，大静脈の前面，右外側は，完全に露出される．大静脈右側になおリンパ節組織が残っている場合は，強弯ケリー鉗子などで大静脈周囲より剥離し，残る索状物に鉗子をかけ，結紮，切断する．右腎静脈の頭側の領域も，副腎を摘除する際に大静脈に沿って

剥離するので，明らかな残存組織が無い場合が多い．

郭清するのは，上腸間膜動脈より足側の大静脈−大動脈間リンパ節である．すでに右腎動脈は切断してあるので，同定しやすい右腎動脈分岐部の高さで大動脈を求め，その正中で血管鞘をメッチェンバウムで縦切開し，大動脈壁を露出する．明らかな転移組織が無ければ，そのまま血管鞘の切開を頭側，足側に伸ばす．大動脈右側の結合組織をリンパ節組織と考え，鉗子またはハサミで剥離し，強弯ケリー鉗子で挟鉗し，結紮，切断する．足側は，大動脈分岐部まで郭清する．ツッペルで少しずつ剥離しても良い．出血点は鑷子で把持し，凝固止血する．

大動脈−大静脈間のリンパ節郭清は，銀色の椎体筋膜が見えたら十分である．大静脈に流入する腰静脈に注意する．不用意に傷つけた場合は，まずガーゼでしばらく押さえる．出血の勢いが弱まらない場合は，腰静脈の周囲組織も含めた3-0絹糸無傷針による，Z字止血縫合を行うのが良い．腰静脈の根部は長さが短く，すくえることは少ない．結紮できるだけの距離が得られれば，結紮しても良い．

左腎が摘除された場合は，大動脈の左側は露出されているはずである（図126，127）．大静脈前リンパ節を摘除する．ここで注意するのは，下腸間膜動脈である．多くは，左腎動脈根部から下腸間膜動脈根部までは大動脈前面に何もないので，残るリンパ節組織を，メッチェンバウムで剥離する．索状物や血管が見えたら，これを鉗子で挟鉗し，結紮，切断する．通常，下腸

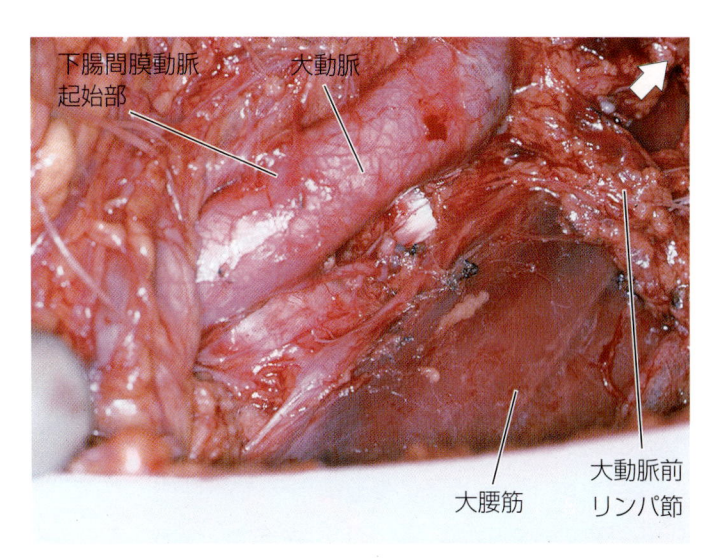

図126　左腎摘除後の状況．
　大腰筋は露出され，大動脈前に残るリンパ節組織は，通常，わずかである．さらに大動脈前の結合組織を結紮し，摘除する．腸間膜側は損傷しないように注意する．下腸間膜動脈は，正中に圧排し温存する．

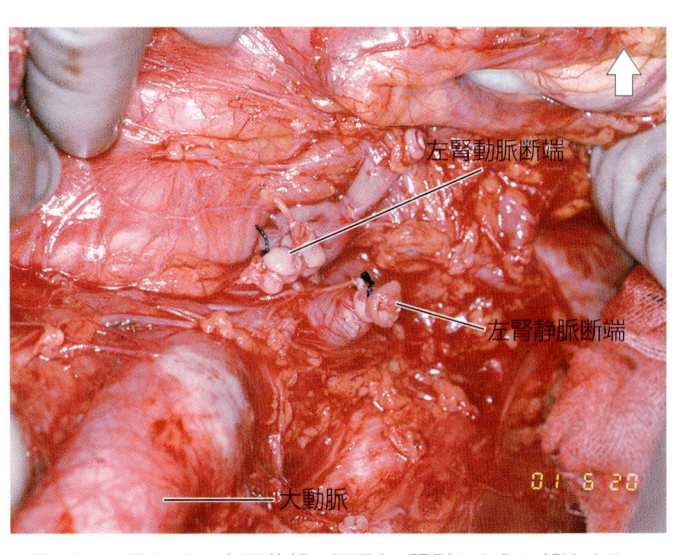

図127　図126の左腎茎部の周辺を，頭側もさらに郭清する．

間膜動脈は温存するが，損傷し出血がコントロールできない場合や，腫瘍が浸潤している場合は，やむを得ず，結紮，切断する．この場合，腸管への血流は，上腸間膜動脈や下部の動脈などから供給され，維持される．大静脈を同定し，右側と同様，大動脈間−大静脈間のリンパ節組織を摘除する．

精巣腫瘍の化学療法後の後腹膜リンパ節郭清は，難渋する例が多い．個々の症例で，生検に止めるか，周囲臓器の合併切除まで行うか，様々である．理想は，完全切除かつ交感神経温存であるが，一例一例大事にして，経験を積むしかない．

各論 II. 泌尿器科手術の代表的切開法とリンパ節郭清術

　　リンパ節郭清のコツは，丁寧な剥離と細心の止血操作，どの組織を残すかの観察力であり，それ以外，特にはない．辛気くさい手技であり，腎摘除後でやや集中力がかける時がある．血管を恐れず，血管を露出させる．一番血管に近い層（血管鞘）を開けて，剥離するのが正解であるが，それには相応の技術が必要なことを，心すべきである．

2）下腹部のリンパ節郭清の基本

[対　　象]

　　膀胱癌，前立腺癌などで行う．

　　この術式も，以下の各項目で重複するので，ここにまとめる．基本の男子の骨盤解剖図（図128）（文献12），女子の骨盤解剖図（図129）（文献13）を示す．また骨盤内リンパ節郭清時に，特に認識すべき血管（図130）を示す（文献14）．最も重要なことは，内腸骨動脈の各分枝の走行を理解することである．

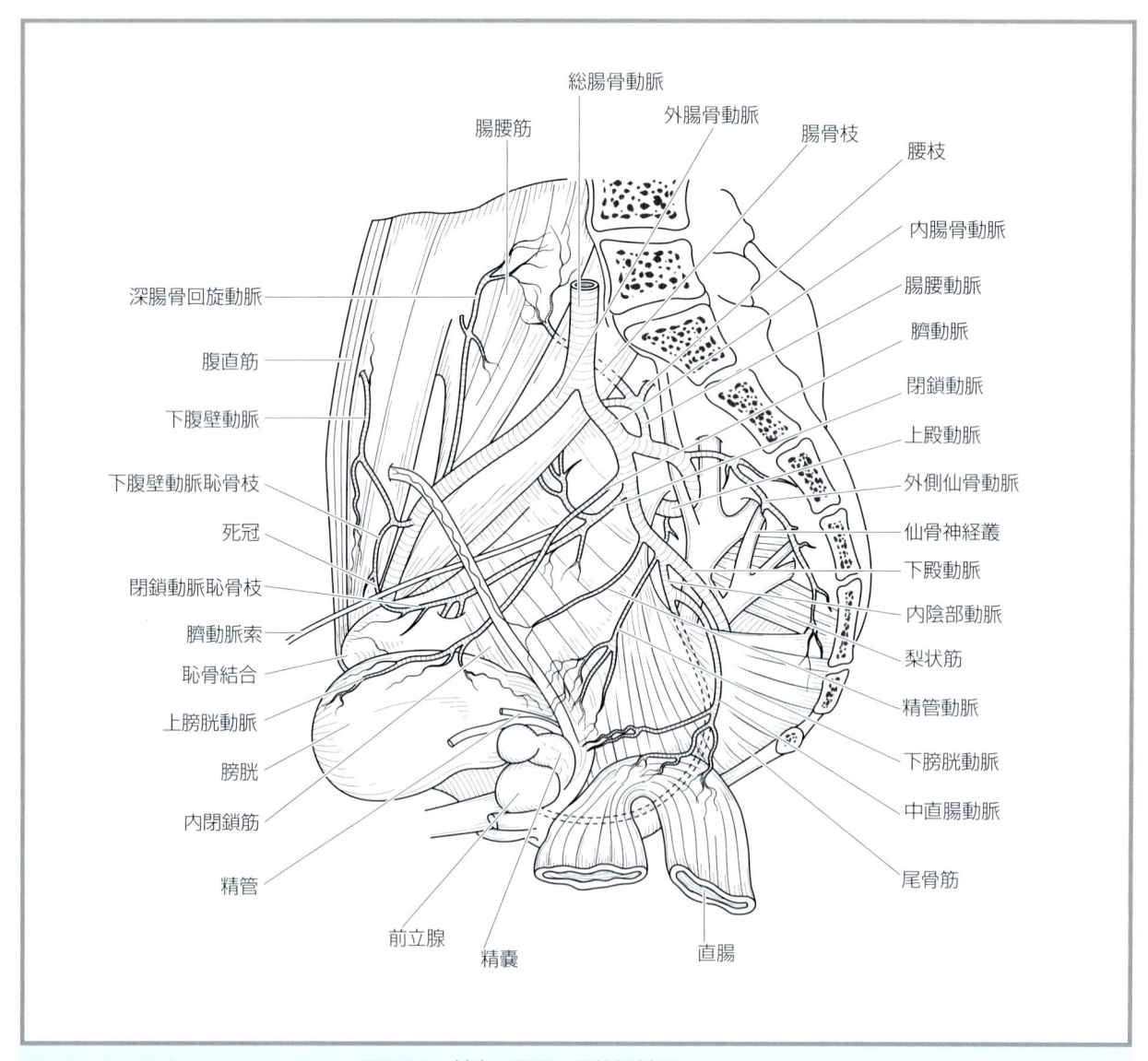

図128　基本の男子の骨盤解剖図．
血管を中心に示す．（文献12より引用）．

2. 泌尿器科の代表的リンパ節郭清術

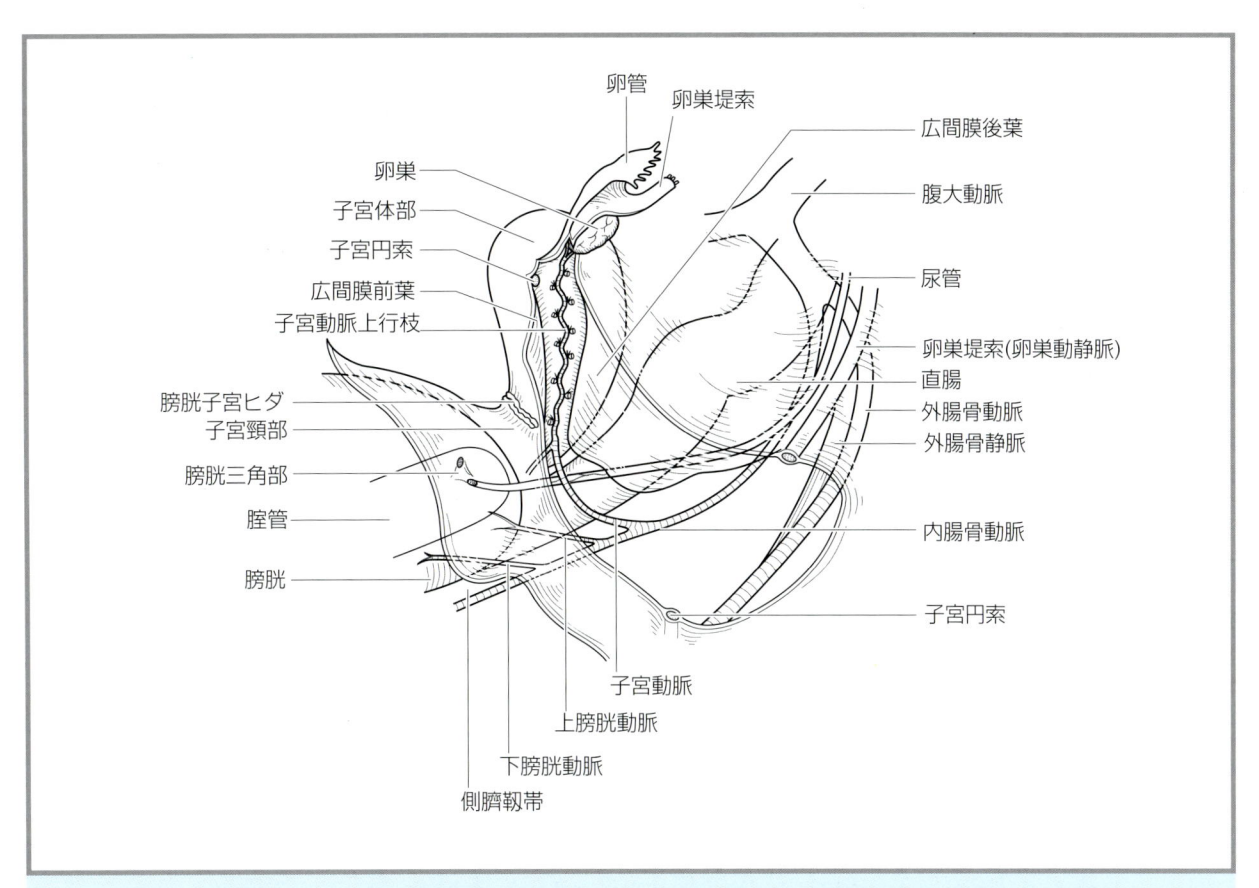

図129 女子の骨盤解剖図を示す．図128の男子との違いを理解する（文献13より引用）．
血管および女子性器を中心に示す．

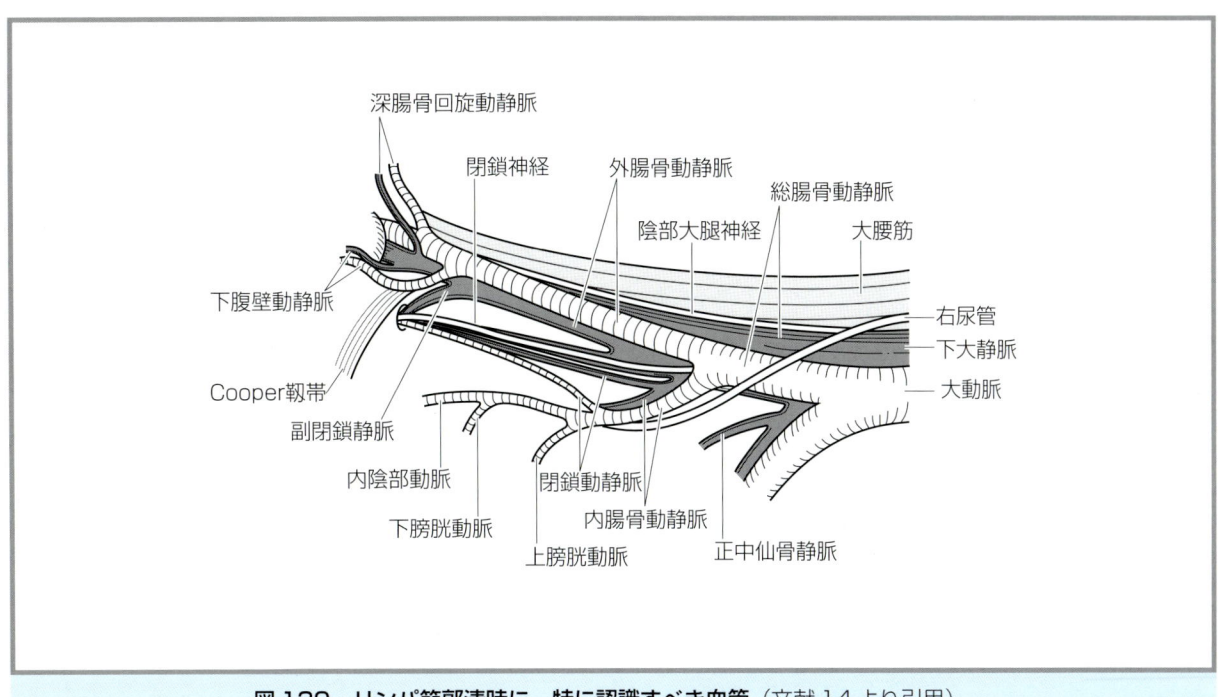

図130 リンパ節郭清時に，特に認識すべき血管（文献14より引用）．
内腸骨動脈の各分枝の走行を理解する．女子では，子宮動脈，基靱帯
などが加わる．

各論 II. 泌尿器科手術の代表的切開法とリンパ節郭清術

外腸骨リンパ節は，外腸骨動脈と大腰筋の隙間に埋もれた外側群，動脈の内側すなわち静脈の前面に位置する中間群，静脈の内下方に沿い，骨盤壁より閉鎖神経の上方に位置する内側群に，大別される．筆者は，通常，郭清を中間群から内側の範囲としている．鼠径靱帯の直下の血管では，静脈の内側に深鼠径リンパ管の通る大腿輪があり，ここにリンパ節が存在する場合，クロケット（Cloquet）リンパ節と呼ぶ．内腸骨リンパ節は，狭義に内腸骨動脈幹ならびにその壁側枝に沿い，かつ骨盤内側壁に存在するものを言う．

　骨盤神経叢は，網目状の扁平な自律神経叢であり，正中部の内臓（直腸など），腹膜の折り返し部，ならびに骨盤隔膜で囲まれた空間（上骨盤直腸隙）の内部に，腹膜外結合組織に埋もれて存在する（図131，132）（文献15）．

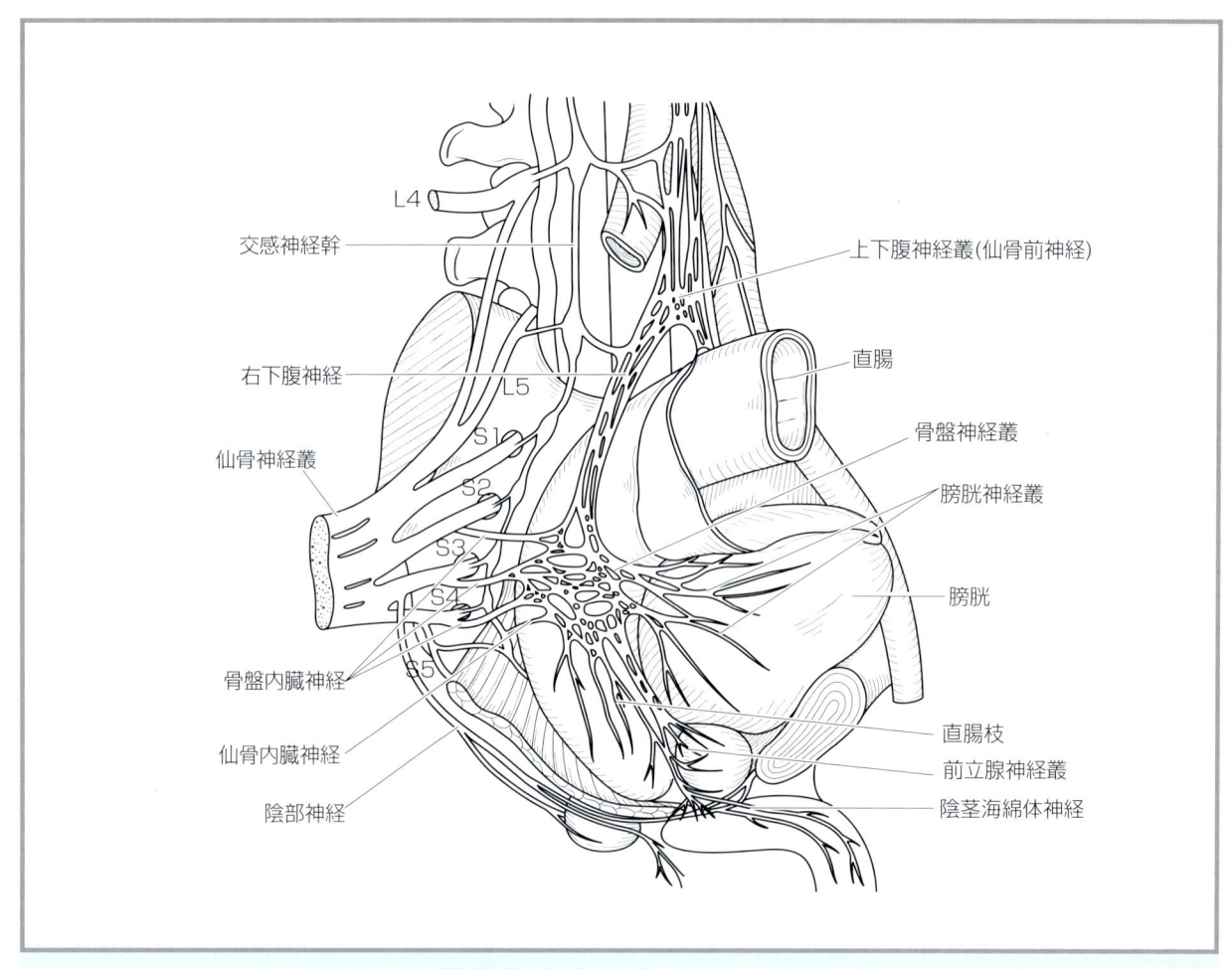

図131　骨盤神経叢の構成と分布． 神経を中心に示す．
（文献12より引用）
骨盤神経叢，膀胱神経叢，前立腺神経叢，陰茎海綿体の走行を理解する．

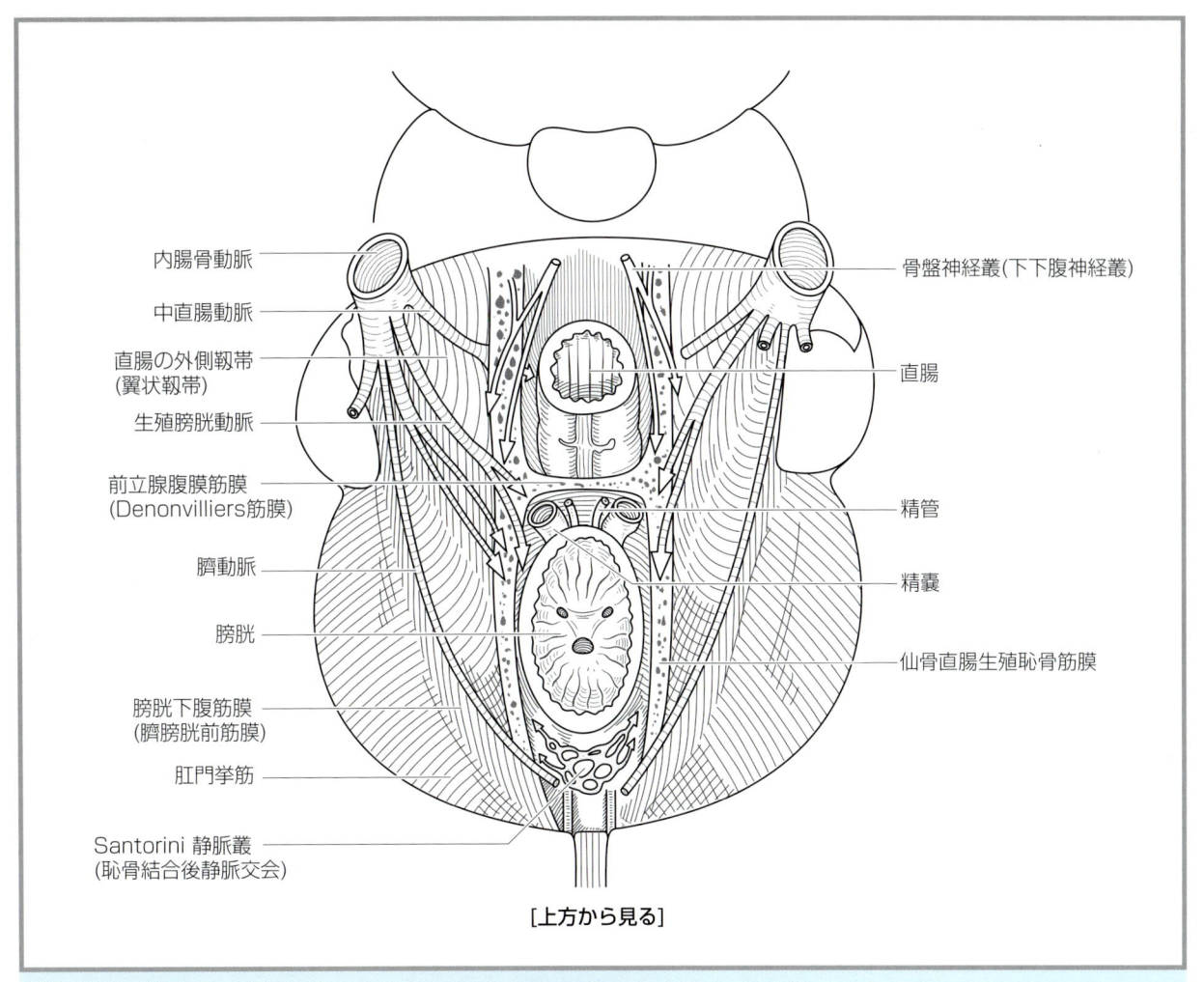

図 132　骨盤横断図（文献 15 より引用）．
各臓器を固定する動脈，靱帯を示す．

　交感神経系の一経路である大動脈神経叢から，骨盤腔へ下降する上下腹神経叢がある．これは，下腸間膜動脈の起始部から大動脈分岐部の範囲（約5cm）で，大動脈神経叢に左右の第2〜4内臓神経が合して形成される．大動脈分岐部の少し頭側で，幅5mmほどの扁平な帯状神経索にまとまり，大動脈分岐部よりも約4cm尾側まで，L5岬角腹側を下降し，左右の下腹神経に分かれ，骨盤神経の上後角へ入る．
　骨盤内臓神経（副交感神経系）は，勃起神経とも呼び，陰部神経叢の臓側枝としてS3, 4から数本の細枝として起こる．骨盤内臓神経は，陰部神経叢の枝の中で最内側かつ最腹側枝として起始するため，骨盤内手術操作により損傷を受けやすい．直腸枝，膀胱神経叢，前立腺神経叢がある．
　前立腺神経叢は，四〜五本の枝で，中間の二本は太くて長く，外側面を下前方へ斜走してこの面に分布するほか，終枝は前立腺尖部に達する．この枝の一部は，陰茎海綿体神経として，尿生殖隔膜と恥骨弓靱帯の間より陰茎背面に達した後，陰茎神経の陰茎背神経に合するか，陰茎に入る．陰茎海綿体神経は，前立腺の外側面の後縁に沿う外側被膜静脈と伴走する．
　最近は根治的膀胱摘除術，根治的前立腺摘除術ともに，limited lymphadnectomyが，主流である．これに，従来の大動脈分岐部までの術式も，合わせて記述する．リンパ節のみを摘出するのではなく，脂肪，リンパ管組織とともに一緒に摘出する．

各論 II. 泌尿器科手術の代表的切開法とリンパ節郭清術

以下は男子例を示す．

（1）腹膜外骨盤内リンパ節郭清（limited lymphadnectomy）
（図133〜140）

[対　象]
　根治的前立腺摘除術

[手　技]
　外内腸骨動脈分岐部より大腿輪まで，外腸骨静脈を露出しつつ，リンパ節郭清を行う（図133）．外腸骨静脈の外側（外側群）は，リンパ浮腫を予防するため，通常は郭清しない．ただし，外側の陰部大腿皮神経と外腸骨動脈の間に，触診上明らかな腫大リンパ節があれば，これも摘除し，迅速病理診断に提出する．外腸骨動脈を第一の指標としないのは，動脈と静脈間の僅かな膜様の結合組織には，有意なリンパ節は無いと考えるからである．精管を切断し，外内腸骨動脈分岐部を展開する（図134）．

　最初に外腸骨静脈上の血管鞘を鑷子で把持し，その正中をメッチェンバウムで切開し，ケリー鉗子で剥離し浮かし，電気メスで切開し，外腸骨静脈を露出する（図135）．この層に沿って静脈を，足側は血管孔，大腿輪から，頭側は外腸骨静脈の途中までを剥離する．完全に静脈壁が露出されれば，静脈の間とリンパ節組織の剥離は，通常は容易である．血管孔や大腿輪付近では，深腸骨静脈回旋枝が隠れているので，それを同定し傷つけないようにする．

　大腿輪付近でクロケットリンパ節を，強弯ケリー鉗子で剥離し，外腸骨静脈とリンパ節組織の間で，外側から正中側に向かってトンネルを作成する．リンパ節の末梢側を，鉗子で挟鉗し，

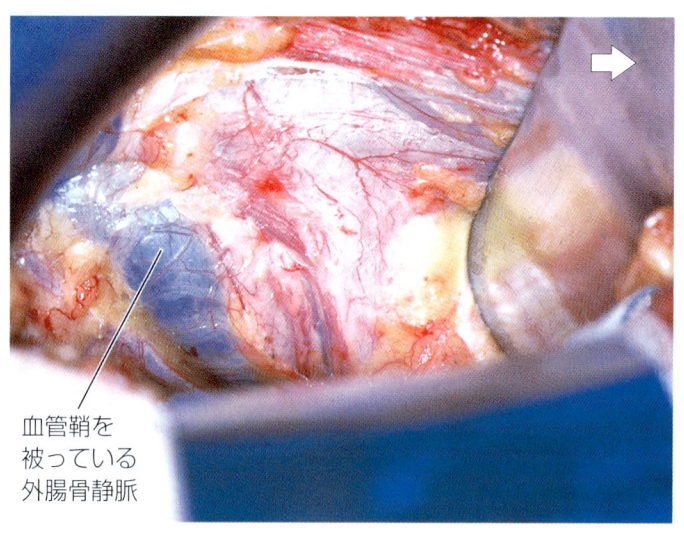

図133 外内腸骨動脈分岐部より大腿輪まで，外腸骨静脈を露出し，リンパ節郭清を行う．
（血管鞘を被っている外腸骨静脈）

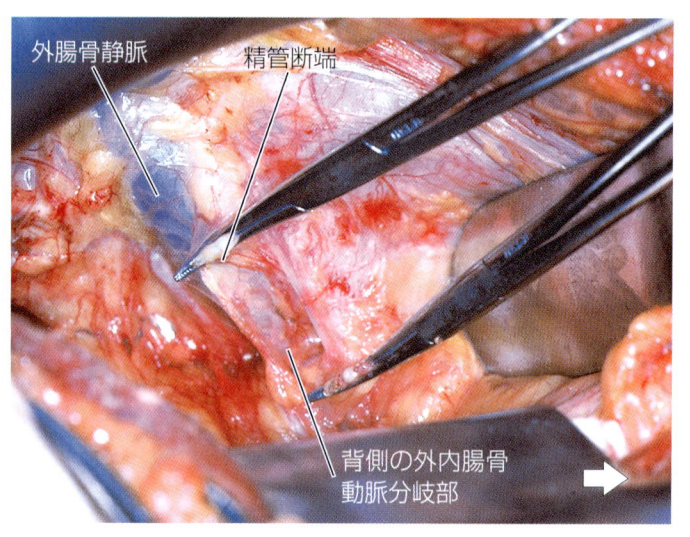

図134 精管を切断し，外内腸骨動脈分岐部を展開する．
（外腸骨静脈／精管断端／背側の外内腸骨動脈分岐部）

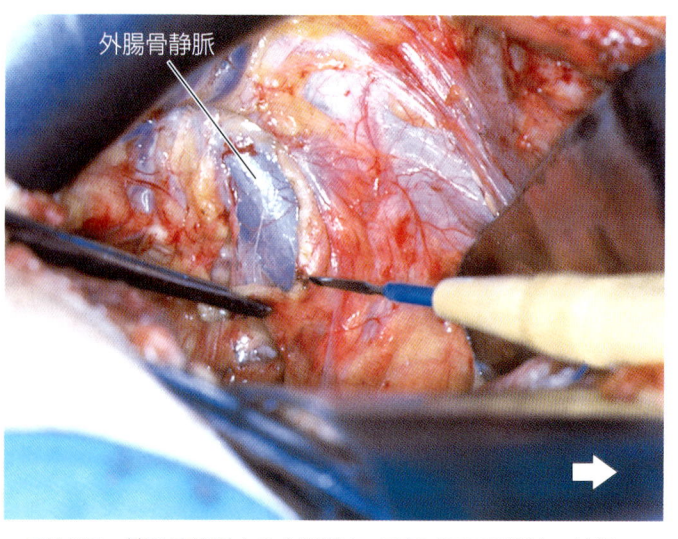

図135 外腸骨静脈上の血管鞘を，電気メスで切開し，外腸骨静脈を露出する．
（外腸骨静脈）

2. 泌尿器科の代表的リンパ節郭清術

3-0絹糸で結紮,切断する(図136).摘除側リンパ節の結紮糸を,残して牽引するか,またはリンパ節鉗子(ガーゼ鉗子または肺鉗子など,幅広く柔らかく把持できるもの)で,摘除側リンパ節組織を把持する.リンパ節を末梢側より,メッチェンバウムかツッペルで肛門挙筋から剥離する.

鑷子で内側群のリンパ節組織を把持し,外腸骨静脈と肛門挙筋の間をハサミで剥離し,間隙を作る.この間隙に,血管鉤(または眼瞼鉤,腎盂鉤)を入れ,外腸骨静脈にかけ引き上げると,この間隙がさらに拡がる(図137).外腸骨静脈の背面も,十分に露出できる.リンパ節鉗子の位置を,摘除組織の中央をしっかり把持するよう,持ち変える.さらにリンパ節組織を,頭側に引き上げ,骨盤壁側の殿筋も十分に見えるまで剥離する.

このあとの郭清のコツは,まず目印として閉鎖節領域のやや深い背側に位置する,白くて幅のある閉鎖神経を,末梢側で同定することである.剥離に自信がない場合は,末梢側よりリンパ節組織を,ツッペルで何回もぬぐい取るように進めば,閉鎖神経は必ず見える.閉鎖神経に併走する閉鎖動静脈は,できるだけ温存する(図138).

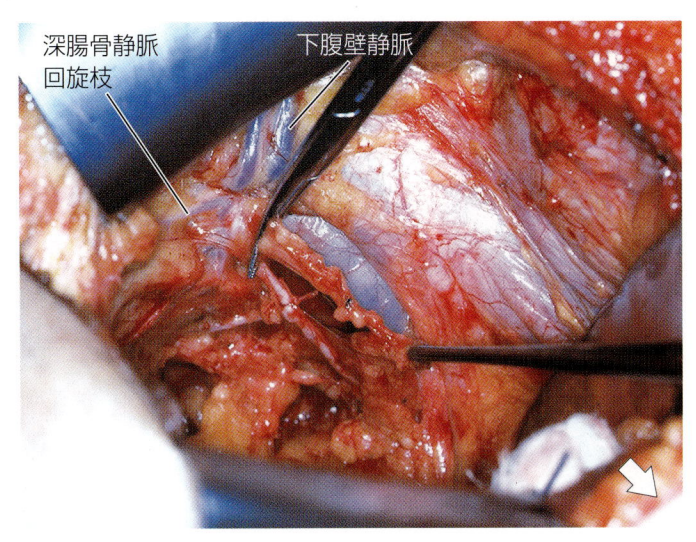

図136 大腿輪で,クロケットリンパ節を鉗子で挟鉗し,結紮,切断する.

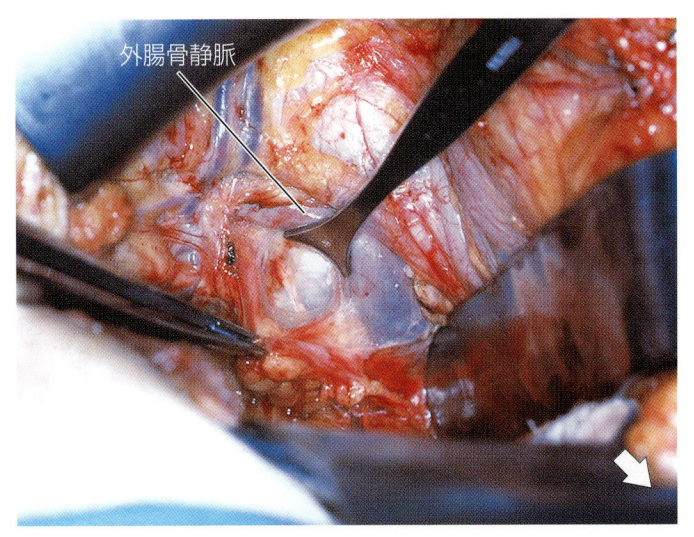

図137 血管鉤で,外腸骨静脈を引き上げる.

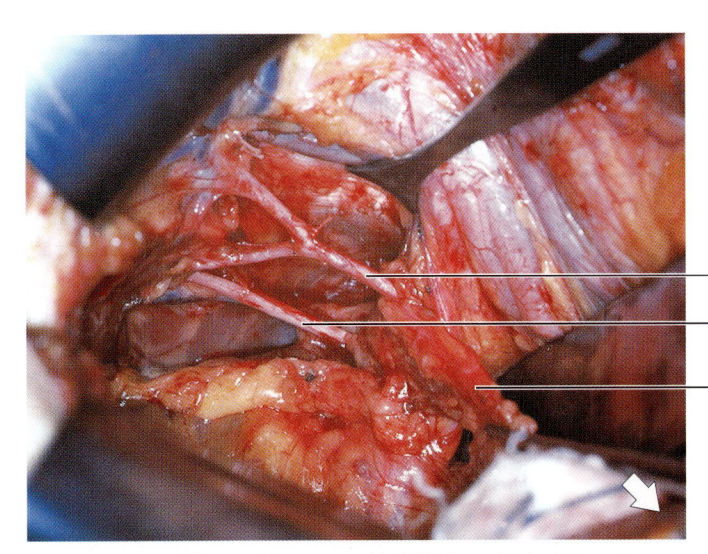

図138 閉鎖神経に併走する閉鎖動静脈は,温存する.閉鎖リンパ節を一塊として,外内腸骨動脈起始部まで追う.

各論 II. 泌尿器科手術の代表的切開法とリンパ節郭清術

静脈の分枝は，不用意に引っ張ると出血しやすい．出血した場合は，静脈を鑷子で把持し，止血鉗子をかけ 3-0 絹糸で結紮する．深部では糸は引っ張らずに，自分の指を組織に向かって，押しつけるようにして結ぶ．結紮できない時は，ガーゼを挿入し最低一分以上押さえると，ほぼ止血できるか，または出血が弱まり，出血点を確認でき結紮できる．自信のない場合は，無理に止血しようとせず，ガーゼで圧迫して一分間，待つことを勧める．

閉鎖リンパ節を一塊として，外内腸骨動脈起始部まで追う．リンパ節組織が，十分に周囲より離されるよう，いろいろな方向に牽引し，最後に残った索状物に鉗子をかけて，結紮，切断する（図139）．最後に，指で外内腸骨動脈分岐部付近の背側の結合組織を，手で揉むように摘除しても良い．多少の出血は，そこにガーゼをパッキングすれば，大方は止血できる．血液が噴出している状況でなければ，とにかくガーゼをパックし，反対側を先に同様に郭清する（図140）．対側のリンパ節郭清が終わって，戻ってガーゼを取って確認すると，ほぼ止血されていることが多い．

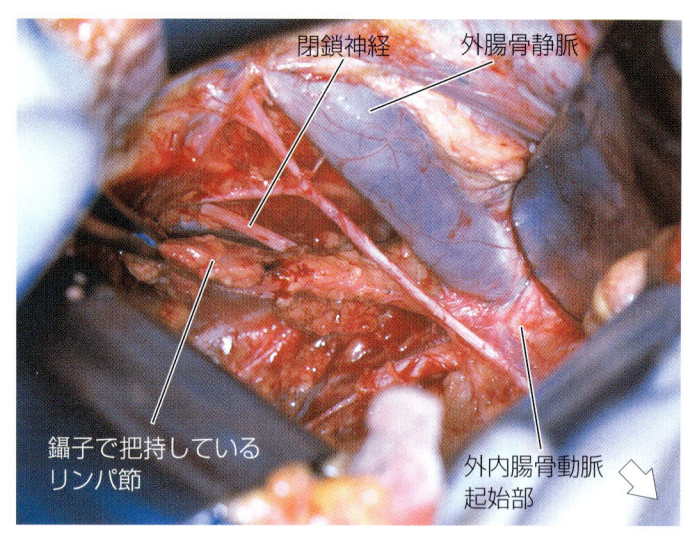

図139 閉鎖リンパ節を一塊とし，外内腸骨動脈起始部まで追う．

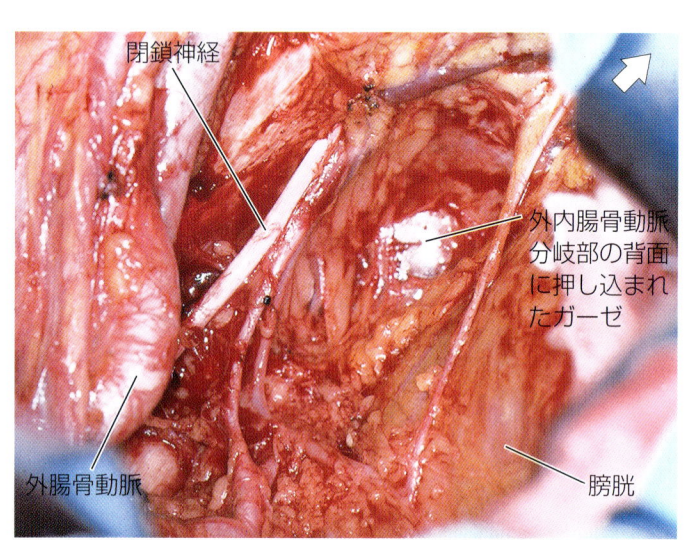

図140 Limited pelvic lymphadenectomy 終了後に，ガーゼをパックし，止血する．

内腸骨動脈沿いのリンパ節郭清は，膀胱を正中に引き，まず臍動脈索を同定する．そして膀胱側壁より，リンパ節を剥離する．残りの脂肪組織は，強引に引きちぎらなければ，ロシアン鑷子でむしるように取っても，大丈夫である．診断目的のリンパ節郭清では，ポイントは十分にリンパ節組織を取ることであり，必要以上に単なる脂肪のみを取る必要はない．以前は理想と思われた動脈，静脈を，一本一本，血管テープをかけて必死に取るやり方は，出血量が多くなり，余分な時間もかかる．一方，明らかに N1 または N2 で，治療を目的とする郭清の場合は，出来るだけ取るべきかと考える．N3 以上では，ケースバイケースと考える．

(2) 経腹膜的骨盤内リンパ節郭清 （図141〜148）

[対　　象]
　根治的膀胱摘除術

　Limited lymphadenectomyでなく，大動脈分岐部以下の従来の郭清を行う場合は，総腸骨動脈の壁を露出してから，同様な操作で足側に向かう．仙骨前リンパ節も摘除する．腹部正中切開で，腹膜を切開し腹腔にはいる．足側の腹膜は，膀胱頂部まで切開する．膀胱前隙は，先に腹膜外操作で，膀胱前面，前立腺を恥骨より落とし展開する（図141，142）．

　まず右側で，膀胱側壁の腹膜を鑷子で把持し，腹側より背側に向かい鉗子で剥離し，すくい，電気メスで切開する（図143）．途中で臍動脈索を同定し，これをケリー鉗子ですくい，2-0絹糸で結紮，切断する．腹膜を把持し直し，クーパーで腹膜と後腹膜腔の間を剥離すると，外腸骨動脈，および外腸骨静脈が同定できる．血管から腹膜を十分に離して，腹膜を鑷子で把持している場合は，腹膜を電気メスで切離した方がよい．血管に近い場合は，ハサミで切開する．その腹膜切開ラインを，頭側の総腸骨動脈上につなげ，さらに上行結腸外側に向かって進める．正中では，総腸骨動脈の腹膜切開ラインを，仙骨前を通り大動脈の分岐部まで開ける（図144）．さらに可動性を求め，腸間膜根部に向かう．後腹膜腔からの出血点は，鑷子でピンポイントで把持し，電気メスで止血する．

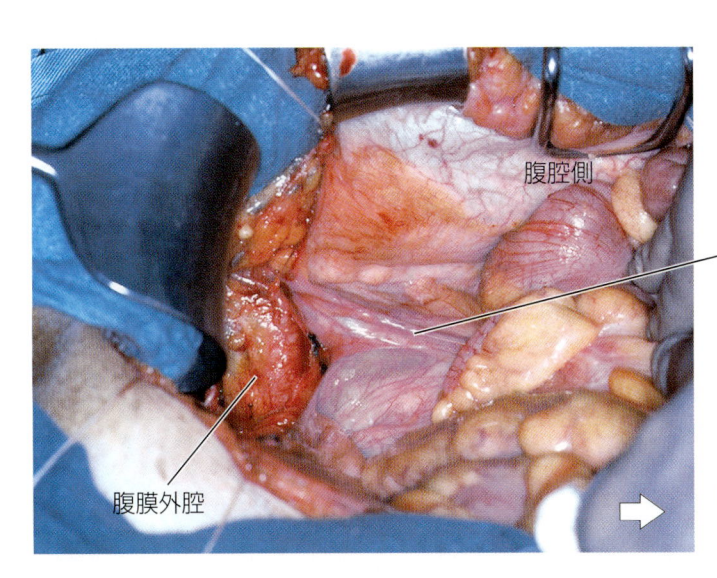

図141 膀胱前隙は，先に腹膜外操作で，膀胱前面，前立腺を恥骨より落とし展開する．

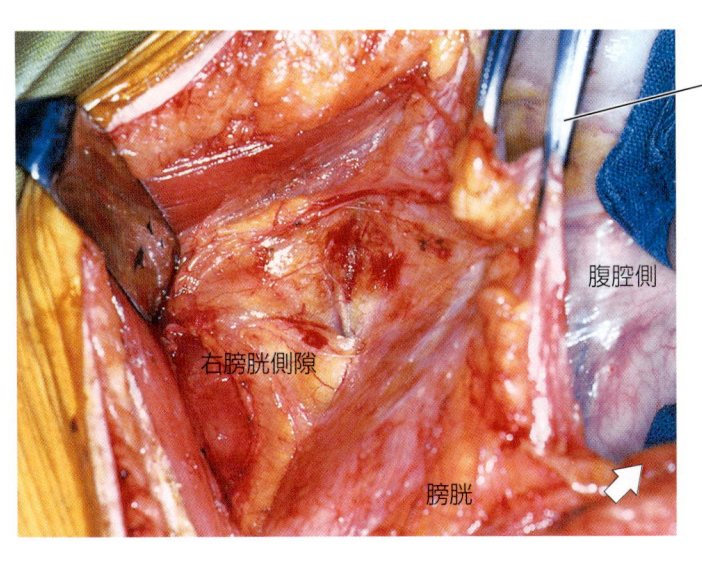

図142 図141の右膀胱側隙の近接写真．

各論 II. 泌尿器科手術の代表的切開法とリンパ節郭清術

　膀胱左側も，同様に，腹膜を切開し展開する．まず膀胱左側の腹膜を，腹側から背側に向かい切開し，膀胱を正中に圧排し，膀胱側隙を用手的に展開する．痩せた症例では，これだけで，閉鎖孔からの閉鎖神経，閉鎖動静脈まで見える．外腸骨動静脈上の腹膜を切開し，総腸骨血管分岐部までつなげ切開し，後腹膜腔に入る．正中は，仙骨前で右側の切開ラインとつなげる．これで大動脈分岐部が露出される．頭側では，下行結腸の左外側に腹膜切開を進め（図 145），左腎下極が触れるぐらいまで思い切って開けると，下行結腸が良く遊離する．

　内鼠径輪から背側に向かって進入し，精巣動静脈と伴走し，膀胱背側に入る精管を見つける．腸骨血管交叉部で尿管を同定し，尿管と精巣動静脈に血管テープをかける（図 146）．尿管の切断操作は，後述する．精管を 2-0 絹糸で結紮，切断する（図 147）．摘除側の精管の結紮糸は，あとで目印になるように長く残す．精巣動静脈を，3-0 絹糸無傷針で貫通結紮し，切断する．尿管には，出来るだけ周囲組織および精巣動静脈を付け，尿管栄養血管を温存し，大動脈分岐部まで剥離する．女子では，精索に当たる部位で円靱帯を求め，同様に貫通結紮し，切断する（図 148）．

　リンパ節郭清を行う．この操作は，(1) の腹膜外骨盤内リンパ節郭清と，ほぼ同じである．すでに外腸骨動脈の血管鞘が切開されていれば，そのまま足側に向かい，まず血管孔，大腿輪付近のクロケットリンパ節を，ハサミまたはツッペルで剥離する．最後に残る

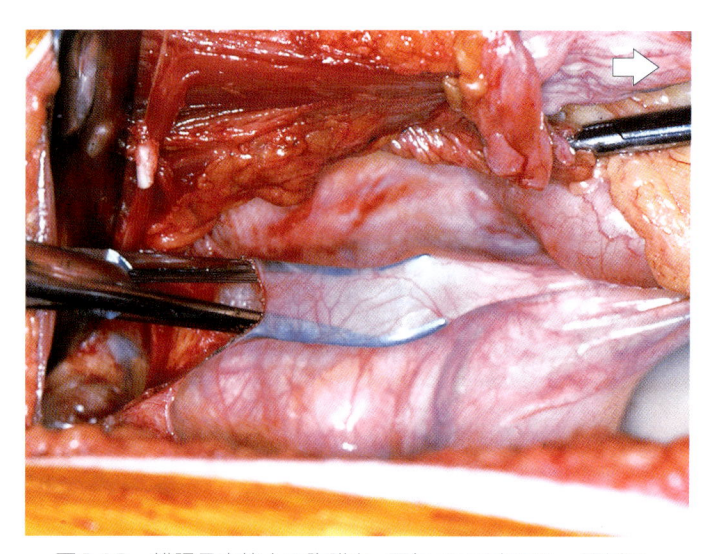

図 143　総腸骨血管上の腹膜を，電気メスで切開し，頭側に向かう．

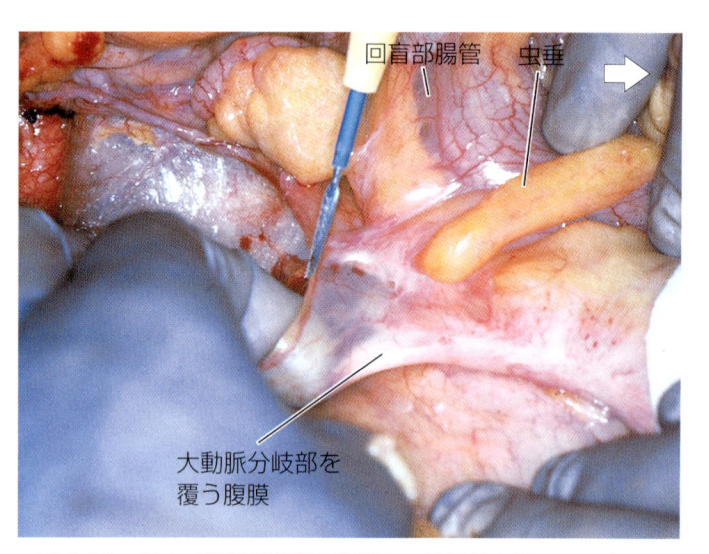

図 144　正中で総腸骨動脈の腹膜を，仙骨前を通って，大動脈の分岐部まで切開する．

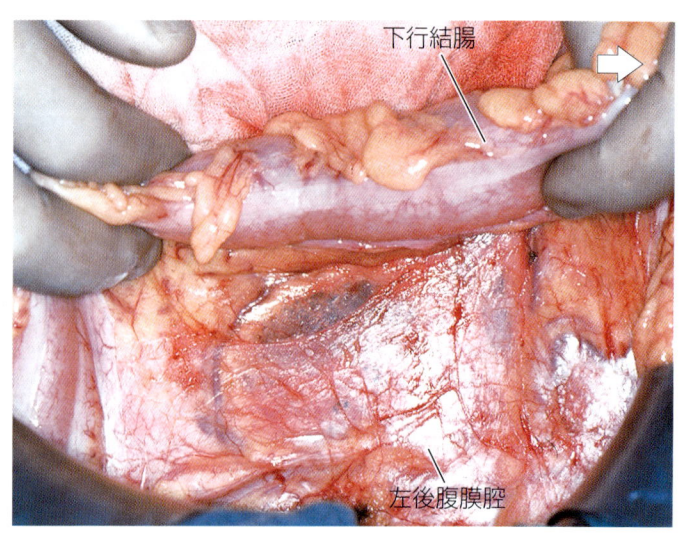

図 145　下行結腸の左外側で，腹膜切開を進める．左後腹膜腔を展開する．

2. 泌尿器科の代表的リンパ節郭清術

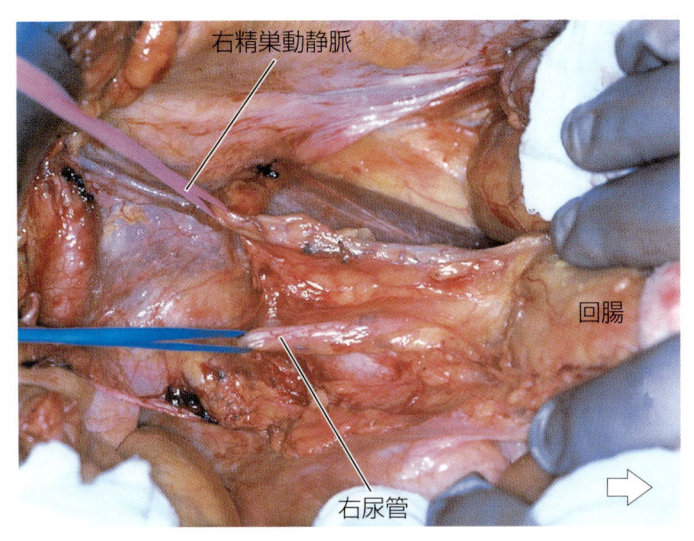

図146 腸骨血管交叉部で，尿管を同定し，尿管と精巣動静脈に血管テープをかける．
（右精巣動静脈，回腸，右尿管）

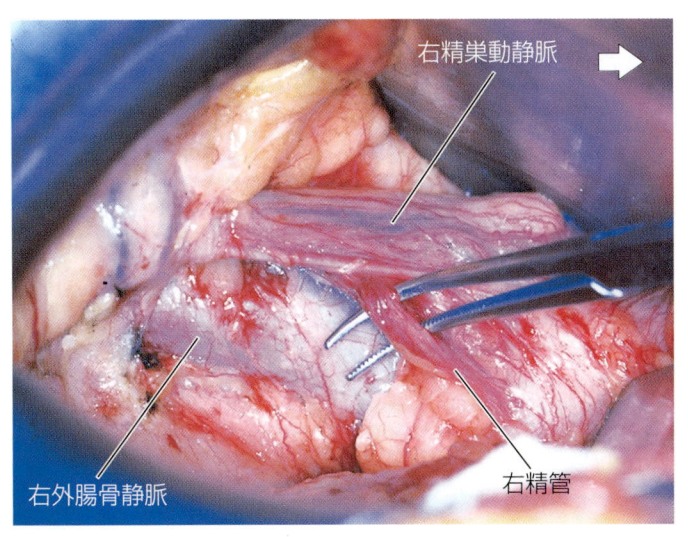

図147 精巣動静脈より精管を剥離し，結紮，切断する．
（右精巣動静脈，右外腸骨静脈，右精管）

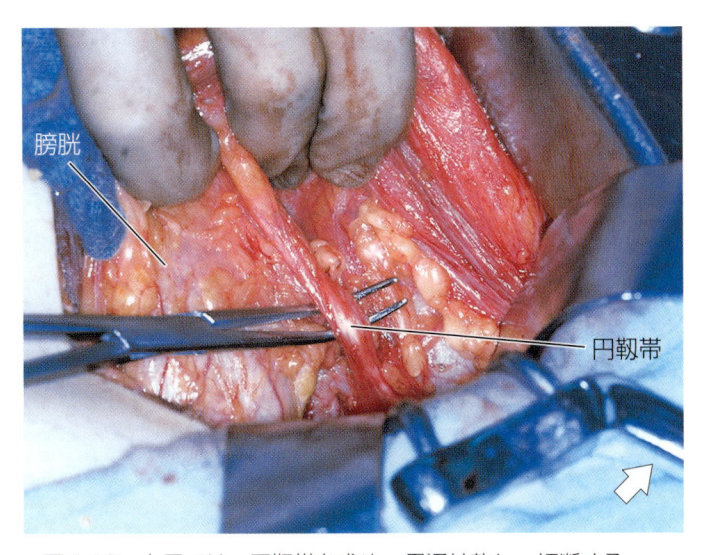

図148 女子では，円靱帯を求め，貫通結紮し，切断する．
（膀胱，円靱帯）

索状物を，3-0絹糸で結紮，切断する．その中枢側の糸を牽引し，頭側に戻り，外腸骨動静脈血管鞘をハサミで切開し，リンパ節組織を血管壁より剥離する．総腸骨動脈部まで来たら，いったんリンパ節組織を結紮，切断し，これを外腸骨リンパ節として，病理に提出する．続いて大動脈分岐部まで血管鞘を切開し，リンパ節を剥離し，これを総腸骨リンパ節として提出する．先に大動脈分岐部から，総腸骨〜外腸骨〜大腿輪と郭清しても良い．

次に，外腸骨動静脈に血管鈎をかけるか，血管テープをかけ（図62），その下の閉鎖リンパ節を，ハサミ，ツッペルで肛門挙筋より剥離する．外腸骨静脈の背側の内閉鎖筋膜，肛門挙筋膜まで露出する．閉鎖神経，閉鎖動静脈を温存し，その周囲の脂肪組織を，ぬぐうようにはずす．上殿，下殿動静脈などの細い血管が多数あるので，鑷子とガーゼで圧排しながら，電気メスで切離し，見えた静脈は強弯ケリー鉗子で挟み，結紮する．仙骨前リンパ節も，鑷子とツッペル，ガーゼを使い，さらに仙骨よりリンパ節を剥がすように，電気メスで切離する．自信のない場合は，ツッペルでゆっくり行う．CUSAと同じ感覚で行い，残った索状物は電気メスで凝固止血しながら切離するか，鉗子ですくい，切断，結紮する．左側も同様に行う．

各論 II. 泌尿器科手術の代表的切開法とリンパ節郭清術

(3) 女子の場合（図149〜154）

女子特有の骨盤解剖を理解する（図149）（文献13）．子宮，卵巣を支持する各靱帯を認識し，それらと尿路の位置関係を常に考える（図150）．膀胱側隙の展開の際に，まず円靱帯を鉗子で挟鉗し，結紮，切断する．子宮広間膜の膀胱側（前葉）を，電気メスで切開し，直腸側（後葉）を同じく切開する（図151）．そして卵巣堤索（卵巣動静脈を含む組織，骨盤漏斗靱帯）を挟鉗し，結紮，切断する．この際，尿管の走行に注意し，尿管を先に同定し剥離する（図152）．これで後腹膜腔が展開される．

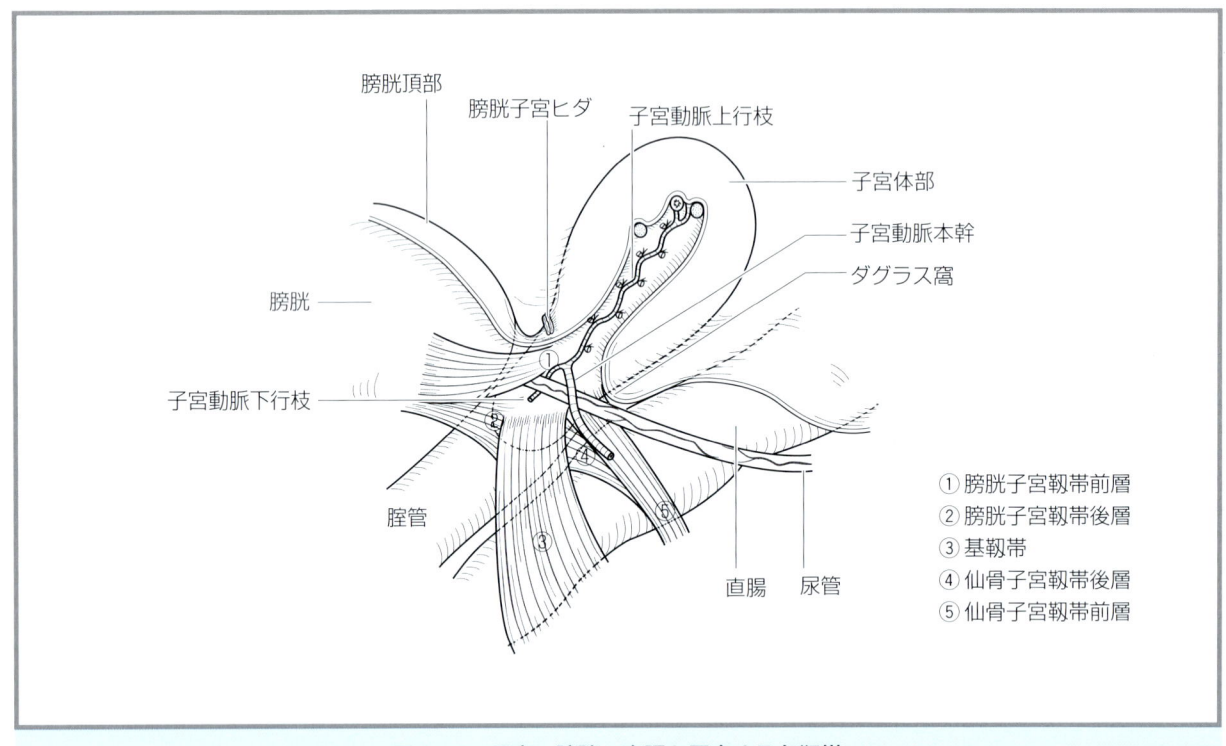

図149 子宮，膀胱，直腸を固定する各靱帯
（文献13より引用）．

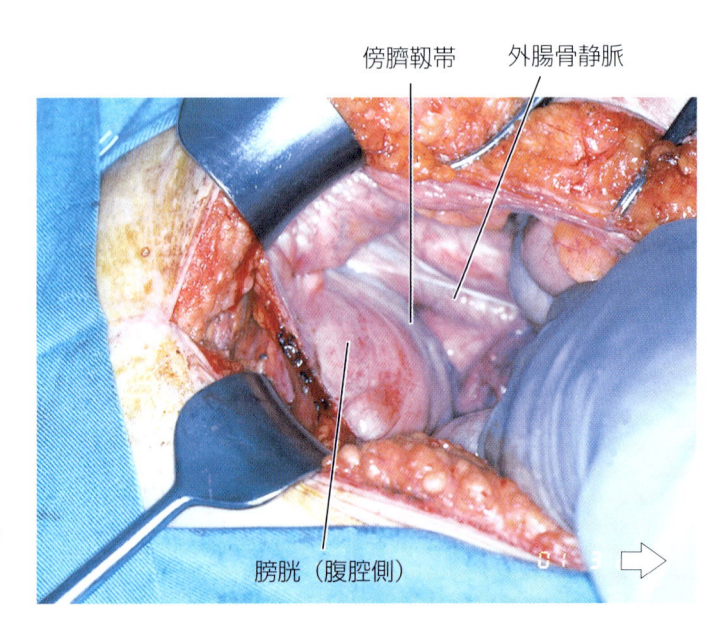

図150 女子の開腹所見で，傍臍靱帯，外腸骨静脈，円靱帯，子宮広間膜を同定する．

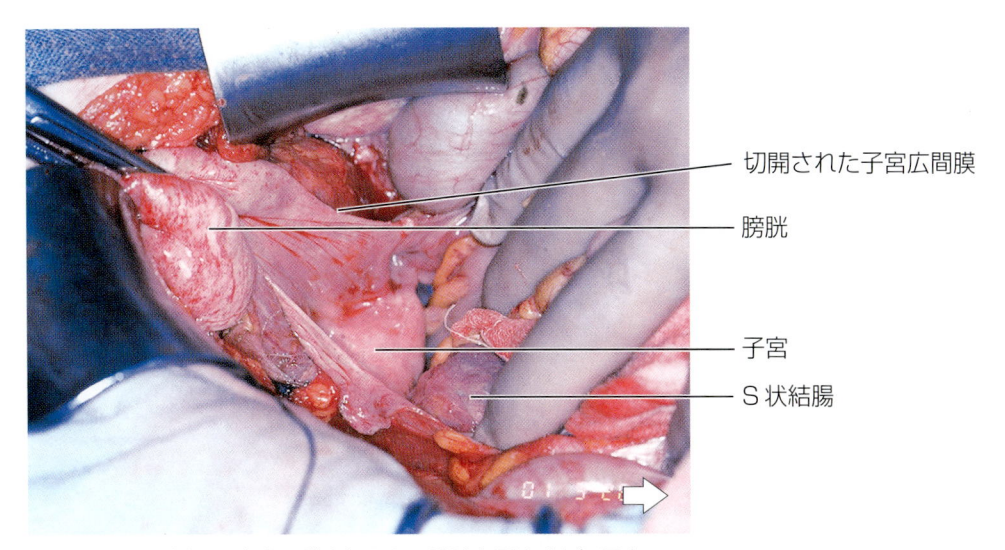

2. 泌尿器科の代表的リンパ節郭清術

図151 両側の子宮広間膜を切開し，膀胱を引き上げ，子宮および直腸を観察する．

- 切開された子宮広間膜
- 膀胱
- 子宮
- S状結腸

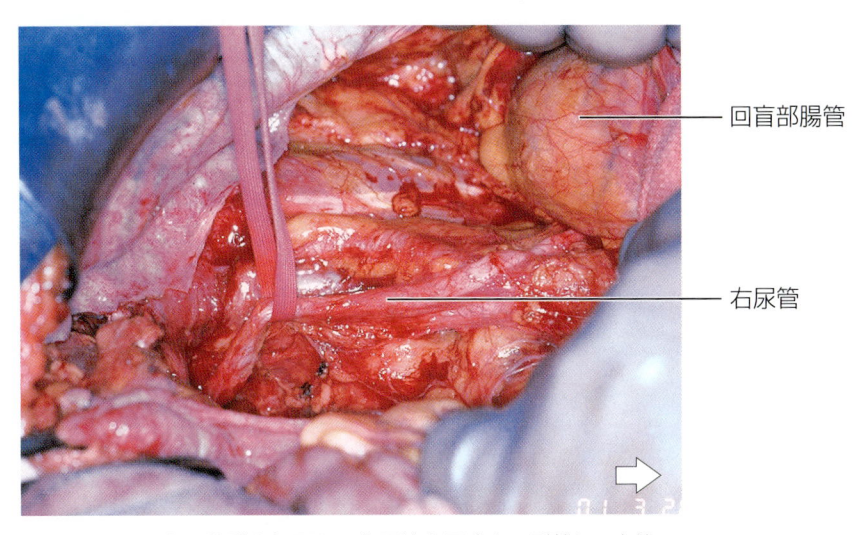

図152 さらに腹膜を切開し，右尿管を同定し，剝離し，血管テープを引き上げる．

- 回盲部腸管
- 右尿管

各論 II. 泌尿器科手術の代表的切開法とリンパ節郭清術

　以後の操作は，男子と同様で，外腸骨動脈外側で陰部大腿神経の間に，腫大リンパ節が無いことを確認する．総腸骨動脈で血管鞘を切開し，動脈壁を露出する．その層で，外腸骨動脈に向かって切開を伸ばし，血管孔，大腿輪まで追う．外腸骨静脈周囲も鋭的に剥離し，これに血管鉤をかけ，骨盤壁からリンパ節組織を摘除する．末梢側から脂肪組織の剥離を始め，閉鎖神経から剥離する．頭側に戻って，外内腸骨動脈分岐部まで，リンパ節を摘除する．内腸骨動脈の分枝を一つ一つ確認し，骨盤壁に向かう上殿動脈を同定し，続いて子宮動脈を確認する（図153）．根治的膀胱摘除術の際には，膀胱子宮靭帯，基靭帯，仙骨子宮靭帯の相互関係を理解する（図154）．子宮動脈を結紮，切断し，さらに基靭帯，仙骨子宮靭帯を切断する．

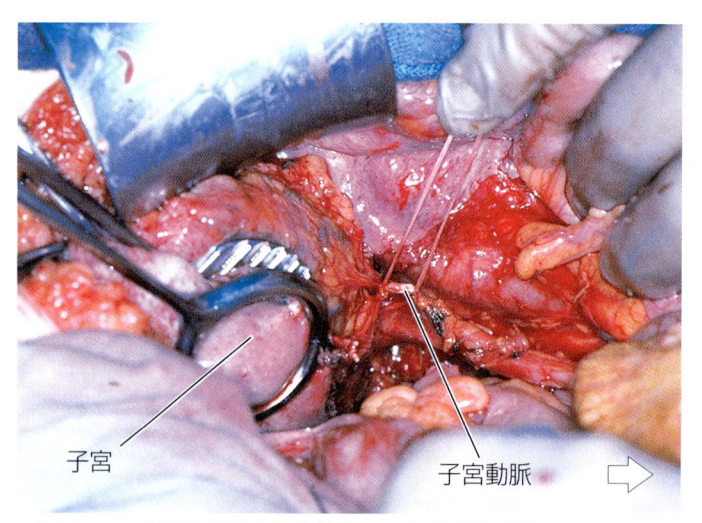

図153 内腸骨動脈より分枝する子宮動脈を結紮，切断する．

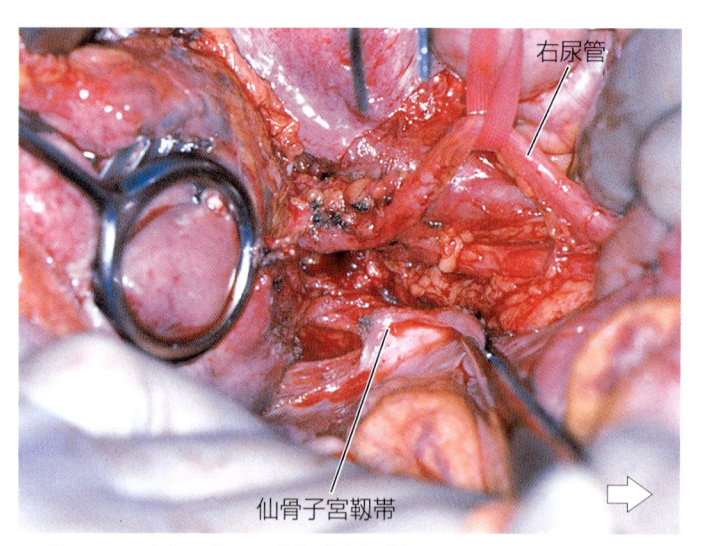

図154 さらに仙骨子宮靭帯を切断する．

各論 III
幾つかの術式で共通する重要な操作

1. 尿管の剥離，保護および切断操作（図155～164）

　この操作も，各種の手術で重複するので，ここで一般的な操作を説明する．
　まず，解剖学的に尿管を最も見つけやすい腸骨動脈交叉部で，腸骨動脈を乗り越える尿管を同定する（図155）．尿管そのものを，直接鑷子で把持するのではなく，尿管周囲組織を鑷子で把持し，鉗子でその下を剥離し，すくい（図156），尿管と周囲組織を一緒に血管テープや3号ネラトン，または尿管鉤で挙上する（図157）．強弯ケリー鉗子で，尿管を周囲より剥離し，続いて電気メスで，尿管を周囲組織から剥離する（図158, 159）．栄養血管を温存するため，尿管側に周囲組織をなるべく多くつけ，内腸骨動脈に沿って膀胱側へと追う（図160）．膀胱入口部で，尿管と交叉する内腸骨動脈の分枝である上膀胱動脈を同定し，強弯ケリー鉗子で周囲より剥離し，3-0絹糸で結紮，切断する．中枢側は，3-0絹糸無傷針の貫通縫合が良い．これにより，膀胱尿管移行部周囲を展開できる．

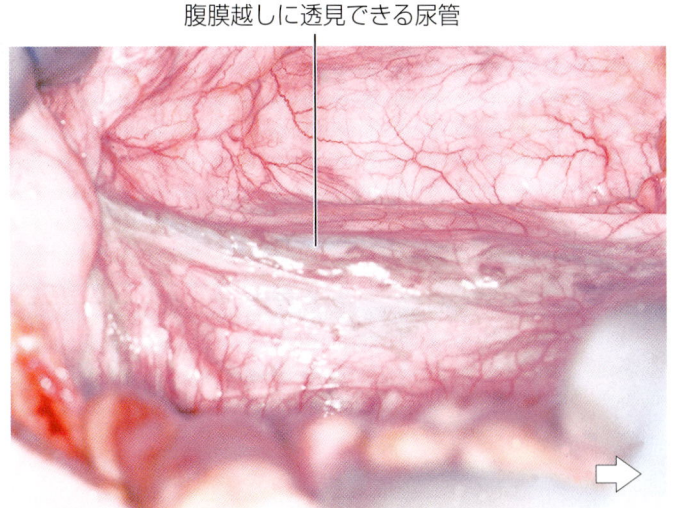

図155　腹膜に緊張をかけ，その下の尿管を検索し，同定する．

各論 III. 幾つかの術式で共通する重要な操作

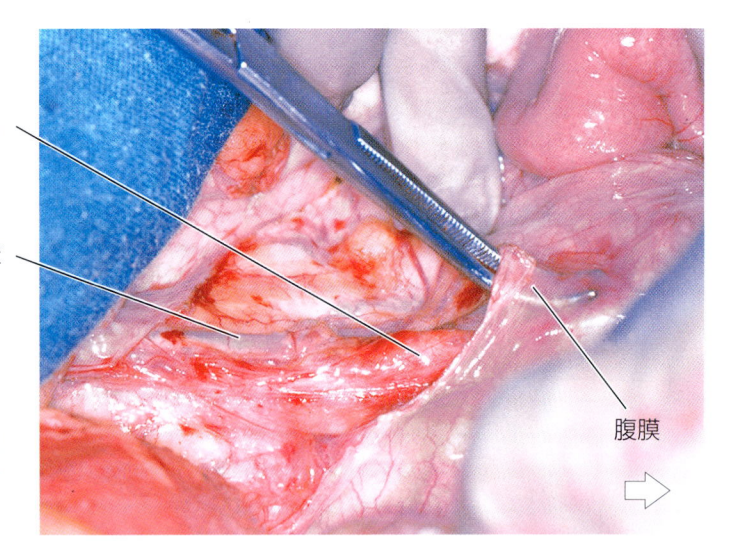

図156 腹膜切開端を鉗子ですくい,腹膜切開を頭側に伸ばす.総腸骨動脈付近まで腹膜を切開する.

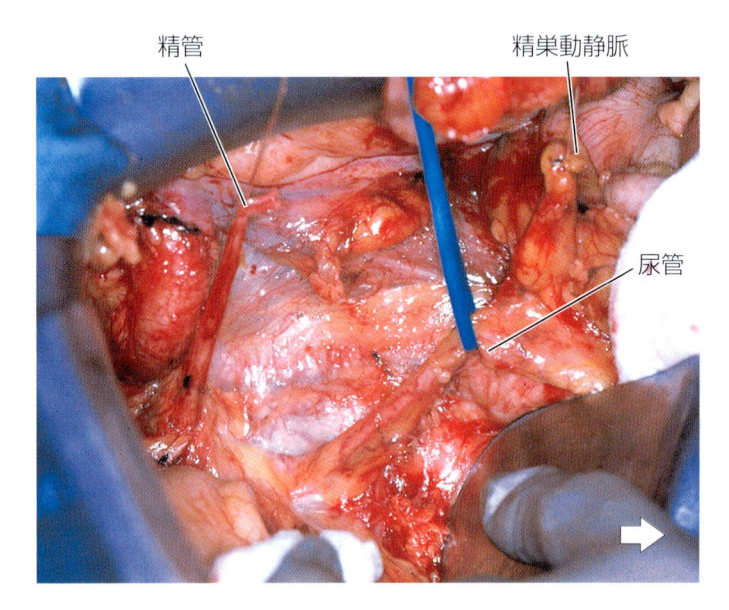

図157 尿管と周囲組織を,血管テープで挙上する.精管は切離している.

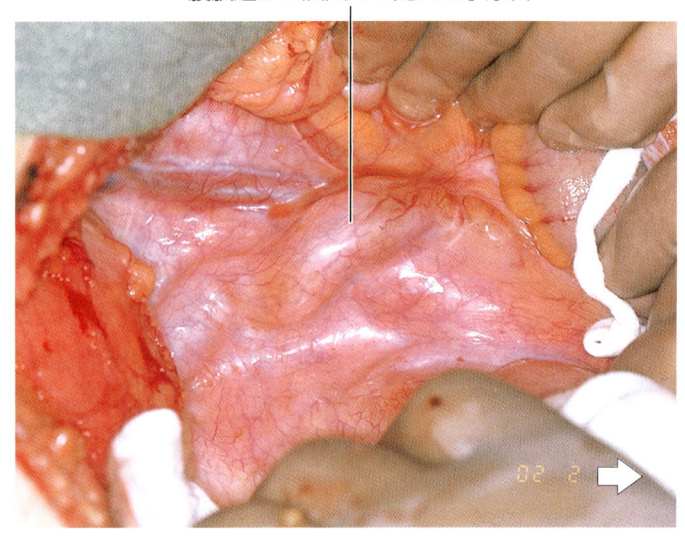

図158 水尿管は容易に同定できるが,それでも始めから尿管と思いこまない.必ず切断する前に,間違いないことを再確認する.

1. 尿管の剥離，保護および切断操作

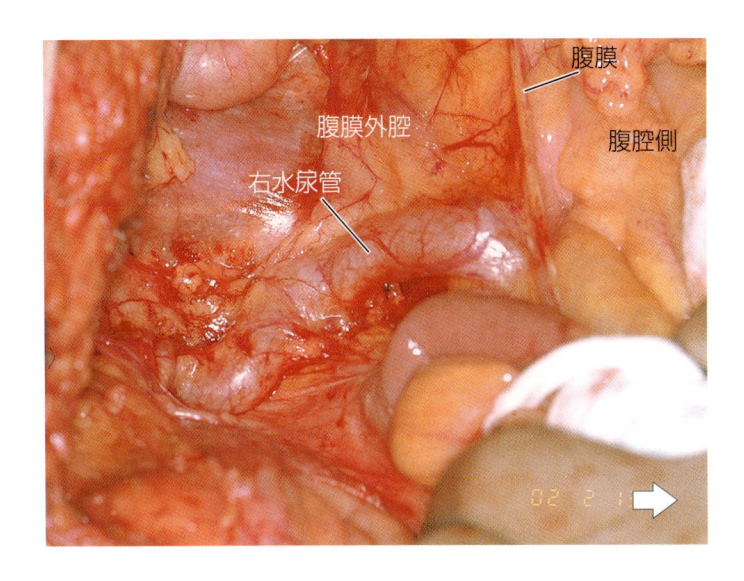

図159 腹膜を切開し，右水尿管を周囲より剥離する．

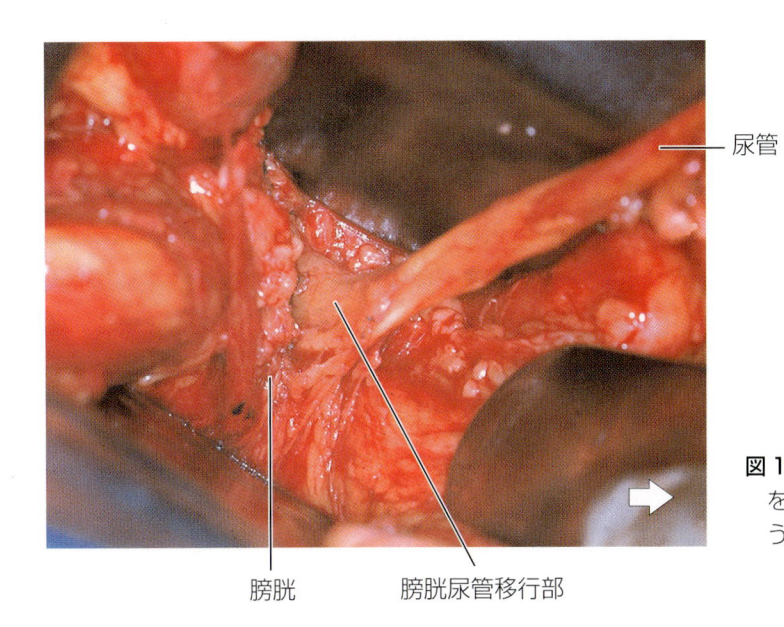

図160 栄養血管を温存し，尿管に周囲組織を多くつけ，内腸骨動脈に沿って膀胱側へ追う．

各論 III. 幾つかの術式で共通する重要な操作

　この付近は，第二助手に二つの直腸鈎（軟べら，腸べらでも良い）を持たせ，八の字に開かせ視野を良くする．尿管下端まで確認できたら，末梢側に強弯ケリー鉗子をかけ，さらにそれを引っ張り気味とし，その末梢側に弱弯ケリー鉗子をかけると，長く尿管が確保できる（図161）．その後，尿管を切断，結紮し，末梢側は3-0絹糸無傷針で貫通縫合する（図162）．ただし，癌が尿管まで進展している症例では，余裕を持って頭側で切断する．中枢側の尿管断端を病理に提出し，断端が

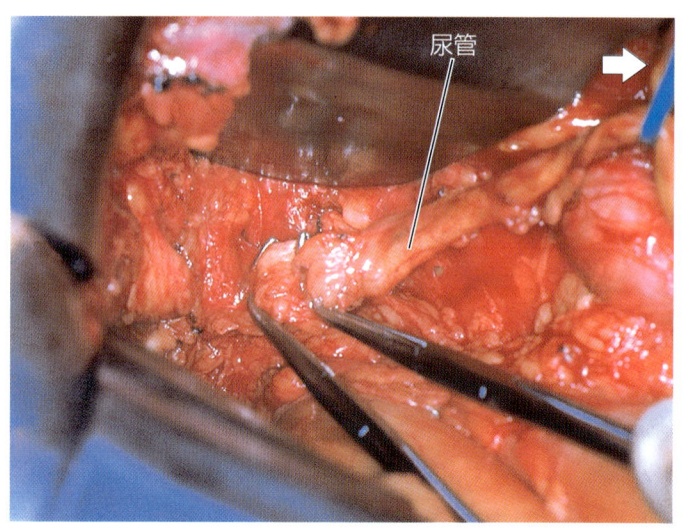

図161　尿管下端で末梢側に，強弯，および弱弯ケリー鉗子をかけ，挟鉗する．

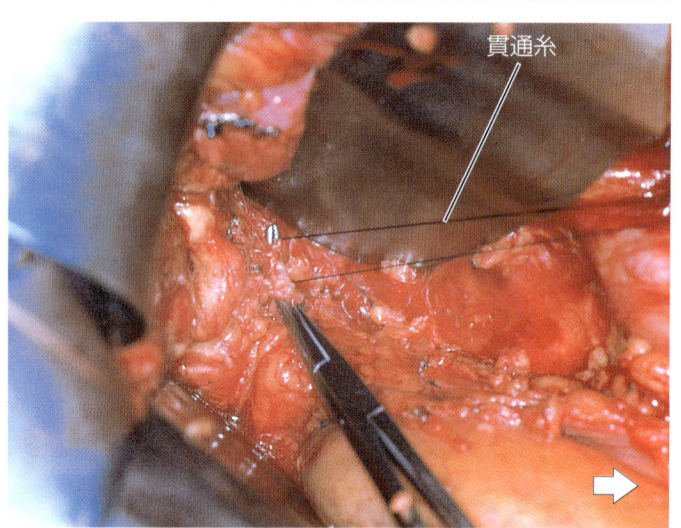

図162　尿管を結紮，切断し，摘除側は貫通縫合する．

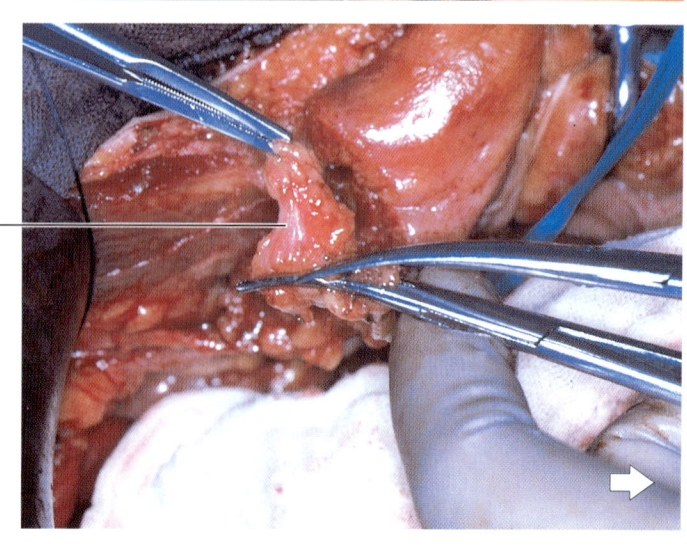

図163　中枢側の尿管断端を，病理に提出する．

1. 尿管の剥離，保護および切断操作

癌陰性であることを確認する（図163）．

　中枢側の尿管内に，7 Frアトムチューブを入れ，3-0絹糸で尿管と結紮し，固定する（図164）．性腺動静脈の結紮糸と，尿管の結紮糸を一緒に保持する．尿管に周囲組織をつけるようにして剥離し，大動脈分岐部の高さまで剥離を進める．尿路変向に必要な長さだけ，尿管を腸骨動脈交叉部から大動脈分岐部，さらには腎下極まで剥離し，可動性をもたせる．左右を行う．尿管を結紮し，水尿管にする考えもあるが，術中の僅かな時間だけの閉塞であり，吻合の際に役立つほどの水尿管にはならない．むしろ安全に術中尿量をチェックする目的で，アトムチューブを入れて置いた方が良い．

　女子で子宮も摘除する場合，子宮動脈を同定し，3-0絹糸無傷針で貫通縫合し，結紮，切断する．子宮を摘除しない術式では，子宮動脈は切断せず，これを損傷しないよう，尿管を周囲から剥離する．膀胱子宮靭帯を同定する．尿管を完全に膀胱移行部まで追う時は，尿管の上の膀胱子宮靭帯を，強弯ケリー鉗子で尿管より剥離し，結紮，切断する．これで尿管膀胱移行部を露出し，ここで尿管末梢側に強弯ケリー鉗子を2本かけ，男子と同様に切断する．

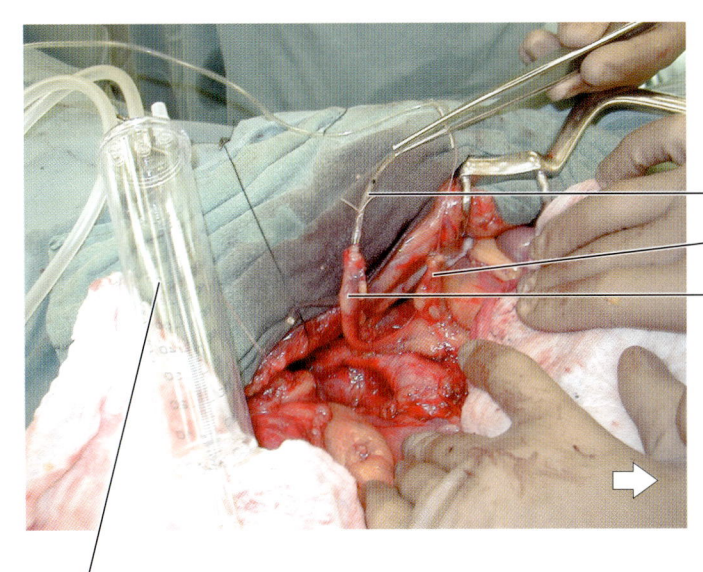

アトムチューブ
精巣動静脈
右尿管

尿量計

図164 中枢側の尿管内に，7 Frアトムチューブを挿入し固定する．精巣動静脈の結紮糸と，尿管の結紮糸を一緒に保持する．

各論 III. 幾つかの術式で共通する重要な操作

2. 膜様部尿道切断の逆行性術式
（膀胱癌，前立腺癌の逆行性共通術式）
（図128，図131，図165〜207）

　今や，前立腺癌，膀胱癌での逆行性術式は確立しており，尿道を切断し，外側靱帯，内腸骨血管茎を，逆行性に切離する方法は，両手術法とも同じである．別頁の各論でもかなり重複するが，若手医師の目標術式の一つと考え，尿道切断操作あたりまでを，先に"共通術式"として述べる．手術手順図を示す（図165）．

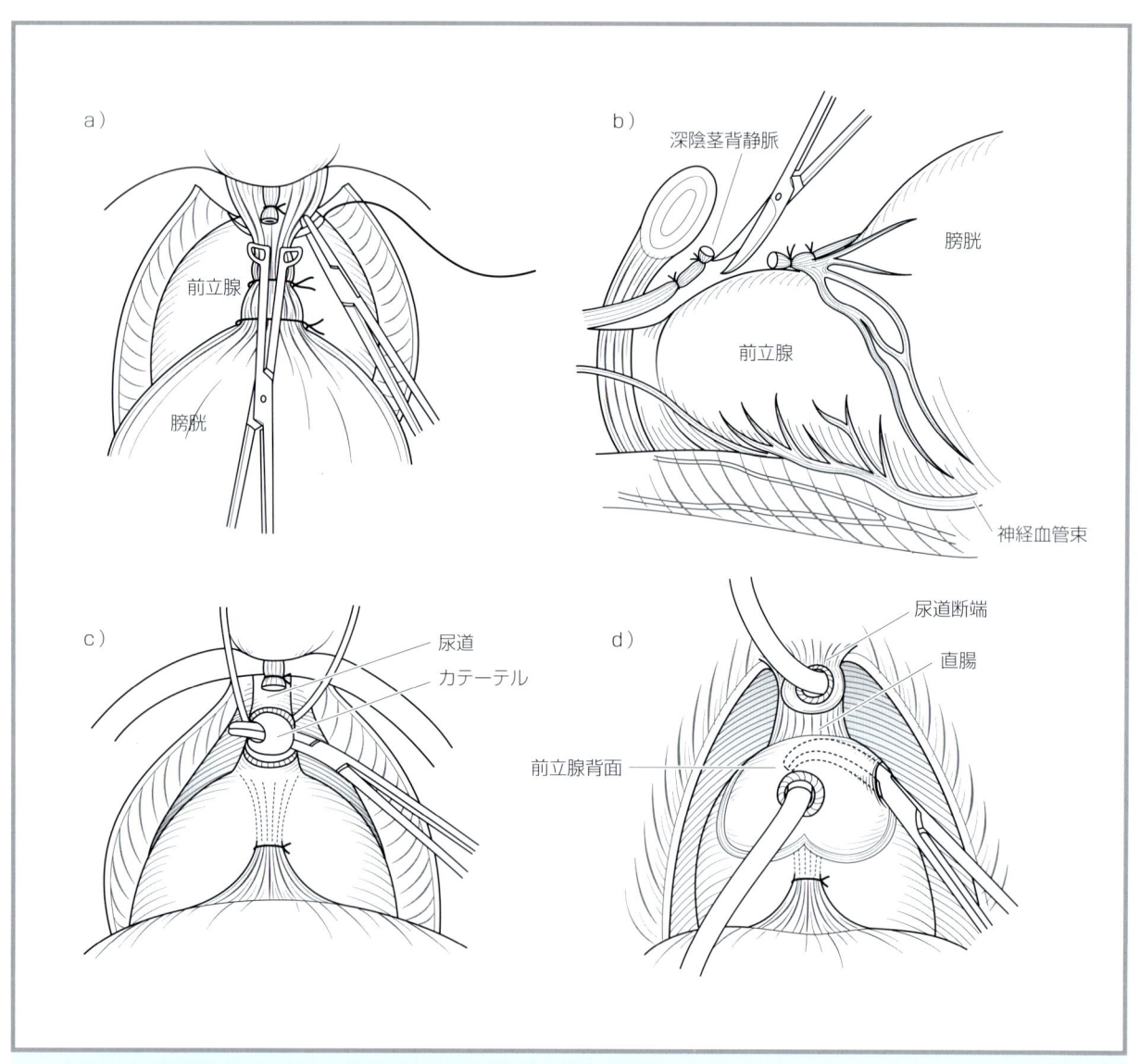

図165　膜様部尿道切断の，逆行性術式の手順図（髙井原図）．
(a)深陰茎背静脈（DDV）をバンチング結紮する．　(b)DDVを前立腺尖部まで削ぐように切離する．
(c)尿道前面を切開し，カテーテルを引き抜く．　(d)前立腺直腸中隔を逆行性に剥離する．

94

2. 膜様部尿道切断の逆行性術式

必要な解剖図を示す（図128，131，166～168）（文献16，17，18）．認識が必要なのは，膀胱下腹筋膜，骨盤筋膜，前立腺筋膜，前立腺被膜，恥骨前立腺靭帯，恥骨膀胱靭帯，浅および深陰茎背静脈，前立腺静脈叢（前被膜静脈，前外側被膜静脈），デノビエ筋膜，外側靭帯などである．

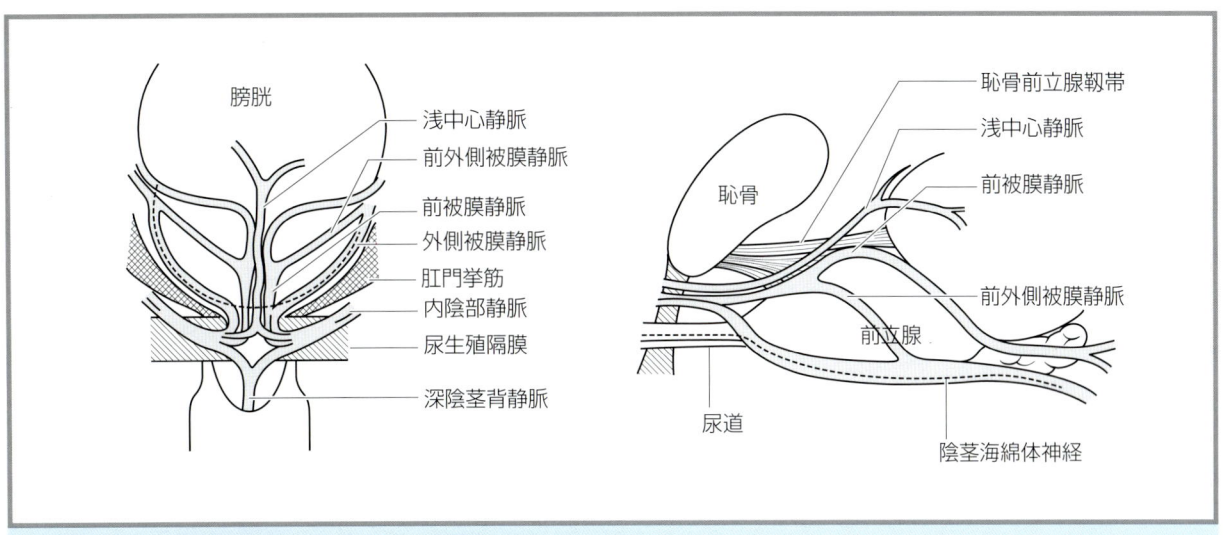

図166 前立腺静脈叢（文献16より引用）．

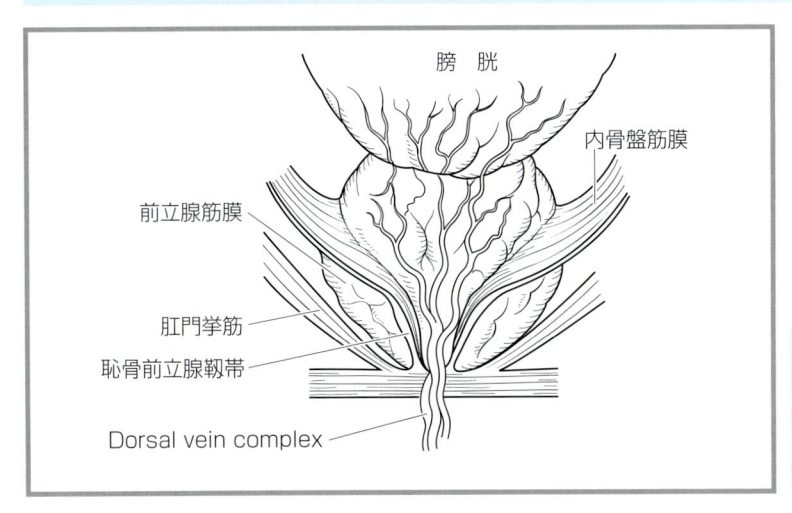

図167 前立腺側隙と内骨盤筋膜，前立腺筋膜，肛門挙筋，恥骨前立腺靭帯の関係
（文献17より引用）

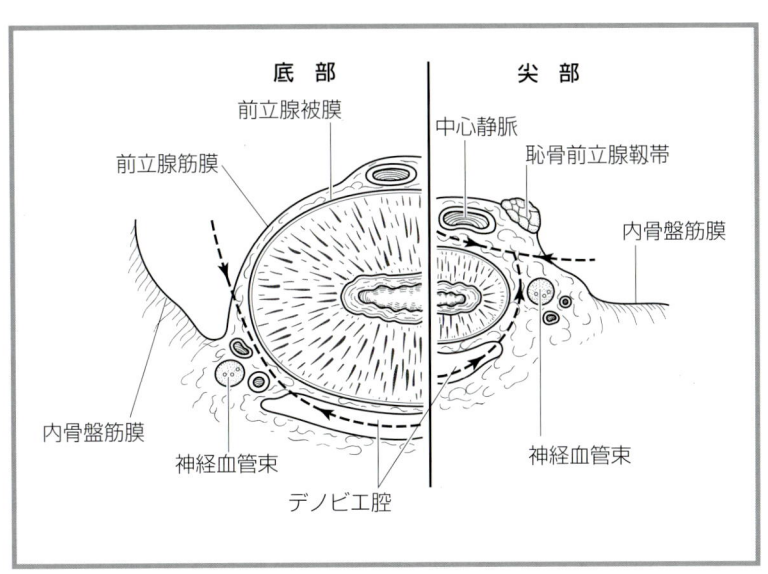

図168 前立腺底部と尖部での，神経血管束温存時の剥離層
（文献18より引用）

各論 III. 幾つかの術式で共通する重要な操作

1）前立腺腹側の展開

　恥骨後隙を展開後，ガーゼ鉗子，ツッペル，ロシアン鑷子などを使用し，前立腺腹側より脂肪を，丁寧にふき取り摘除する（図169）．内骨盤筋膜上の脂肪も同様に取り，白色の内骨盤筋膜を明らかにする（図170）．前立腺腹側の正中の脂肪組織（左右の恥骨前立腺靭帯の間隙）の中には，浅陰茎背静脈が含まれており，これを傷つけないよう，慎重に脂肪の摘除を進め，浅陰茎背静脈を露出する（図171）．浅陰茎背静脈を，強弯ケリー鉗子ですくい，中枢側，末梢側をなるべく離して3-0絹糸で結紮し，その間の血管は摘除する．浅陰茎背静脈を切離したあと，前立腺腹側をツッペルで，再度きれいにぬぐう（図172）．

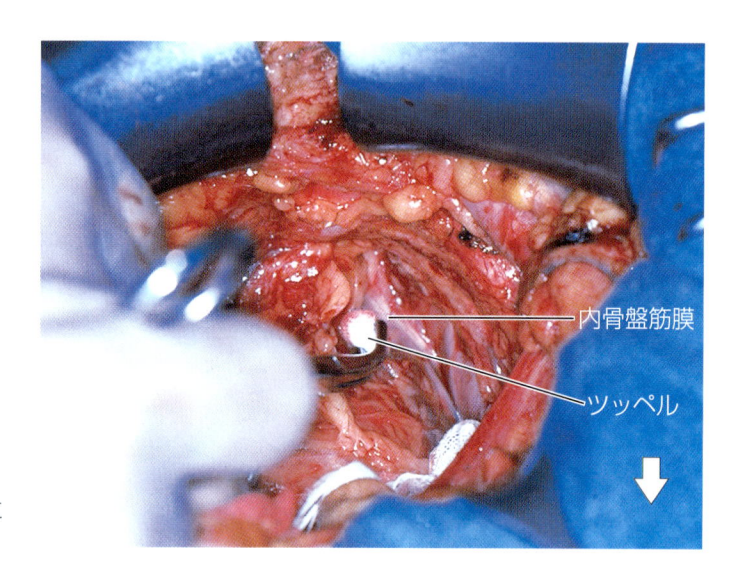

図169　ツッペルで前立腺腹側より，脂肪を丁寧にふき取り摘除する．

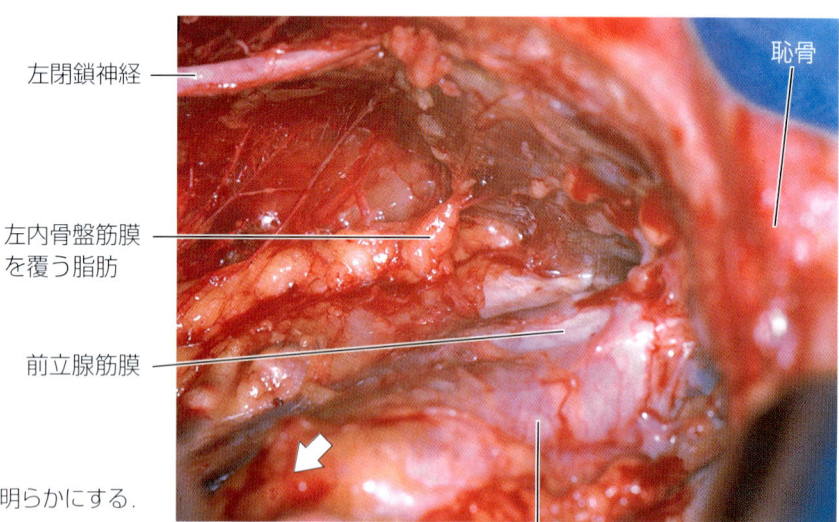

図170　内骨盤筋膜上の脂肪も取り，明らかにする．

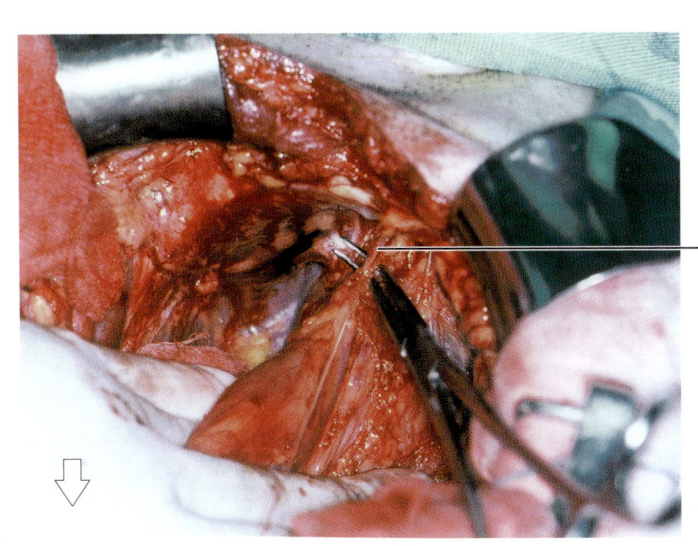

2. 膜様部尿道切断の逆行性術式

図171 浅陰茎背静脈を露出する．

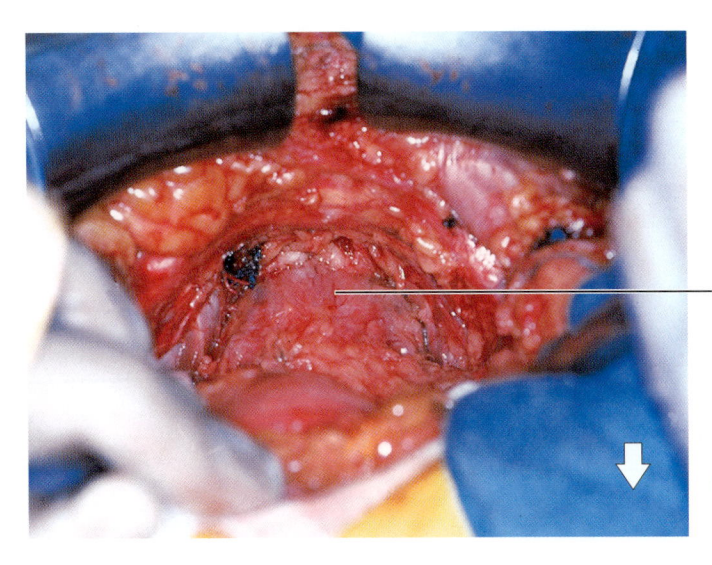

浅陰茎背静脈

図172 浅陰茎背静脈を切断し，前立腺腹側を再度，きれいにぬぐう．

浅陰茎背静脈を切断した後の前立腺腹側

各論 III. 幾つかの術式で共通する重要な操作

2）内骨盤筋膜切開

　術者の左手で，前立腺に十分に牽引をかけ正中に寄せ，内骨盤筋膜，恥骨前立腺靭帯を緊張させ（図173），長い尖メスで内骨盤筋膜を切開する．注視すれば，壁側骨盤筋膜と臓側骨盤筋膜（前立腺筋膜）の折り返し線（骨盤筋膜腱弓）を，見ることができる（図174）．この折り返し線上，もしくは3〜4mm骨盤側で，尖メスで筋膜を開ける（図175）．一気に深く切らない．前立腺側に近すぎると，前立腺表面に乗っている，側方の静脈叢（サントリーニ"Santorini"静脈叢の側枝：外側被膜静脈）を傷つけてしまうので，あまり近づかない．少し開けたら，空気が入り，間隙が拡がる．その下の肛門挙筋や前立腺被膜が透見出来るので，被膜静脈の走行を良く見て，それらを傷つけないように，筋膜の切開を足側，頭側と十分に伸ばす．無理に，この間隙の深部までは開けない．

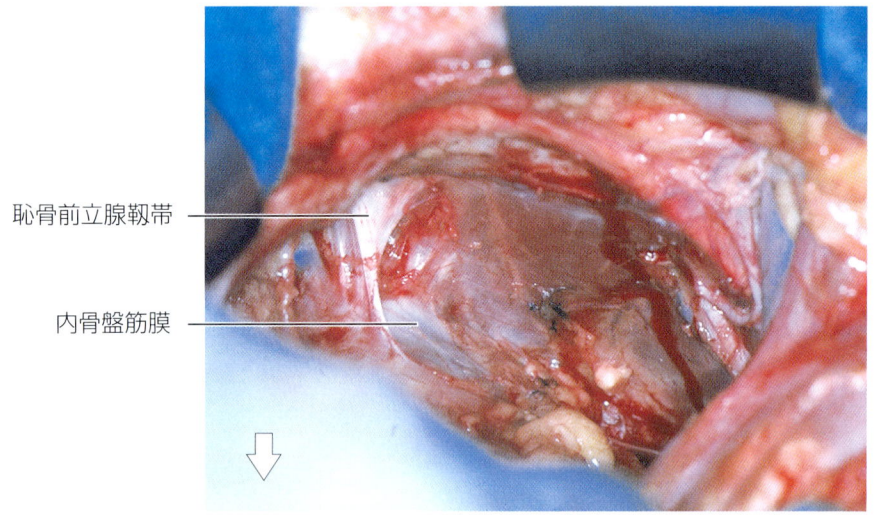

図173　内骨盤筋膜，右恥骨前立腺靭帯を緊張させる．

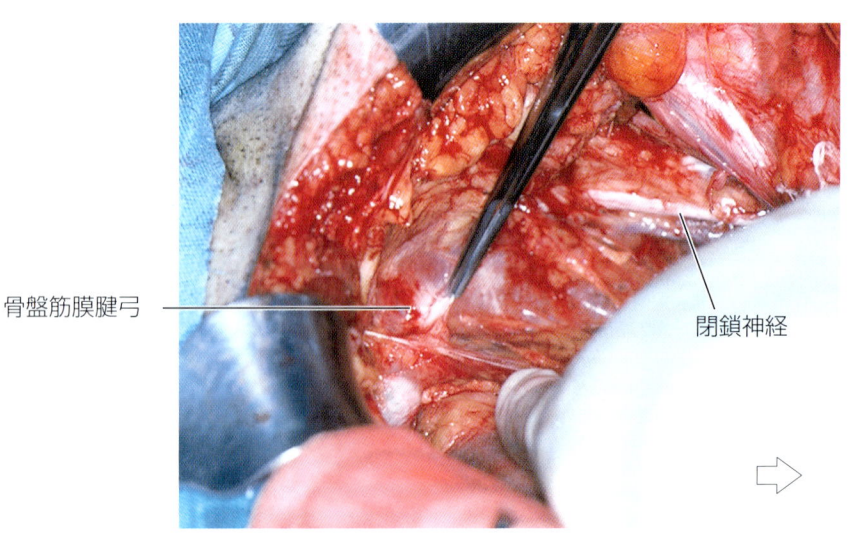

図174　壁側骨盤筋膜と臓側骨盤筋膜（前立腺筋膜）の折り返し線（骨盤筋膜腱弓）を，注視する．ここでは折り返し線を，鑷子で把持している．

2. 膜様部尿道切断の逆行性術式

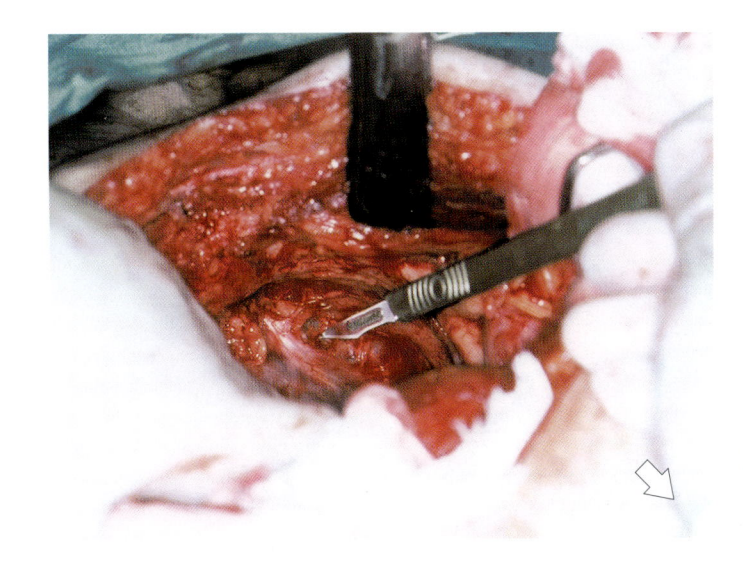

筋膜を切開後，クーパーをこの筋膜の切開創内に入れ，前立腺を正中に押しやり，肛門挙筋を外側に押しやり，鈍的に分ける（図176，177）．

図175 骨盤筋膜腱弓上，またはやや3〜4mm骨盤側で，尖メスで筋膜を開ける．

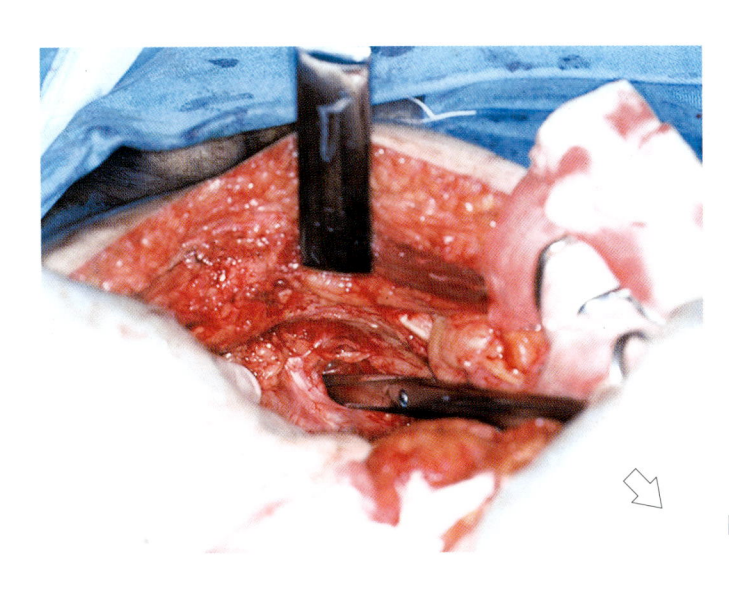

図176 クーパーを，筋膜切開創の中に入れる．

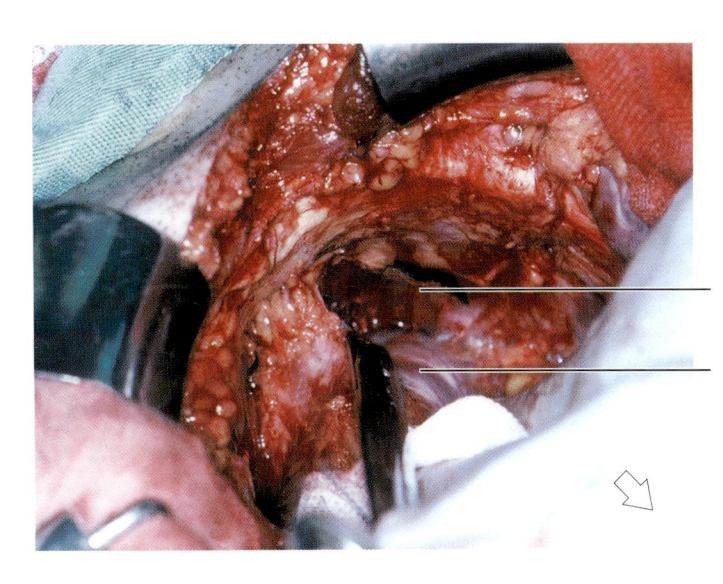

肛門挙筋
前立腺上の外側被膜静脈

図177 クーパーで，前立腺と肛門挙筋群を鈍的に分ける．

各論 III. 幾つかの術式で共通する重要な操作

左側も同様に行う.左右の骨盤筋膜を開いたところで,勃起神経を温存しない場合は,この間隙に示指を挿入し,前立腺背面と直腸前壁の間,すなわち直腸前立腺中隔を剥離する(図178).前立腺の左右から,用手的に少しずつ前立腺側隙を剥離する(図179,180).末梢側で尿道カテーテルを触知し,確認する.

次に,膀胱前立腺を背側に圧排し,恥骨前立腺靱帯をピンと張った状態で,これを切離する.恥骨により近い所の方が,血管を含まない疎性結合組織なので,ここをメスまたは電気メスで切離する.同様に左側も切る.これで前立腺の可動性が得られる.

神経血管束を温存する場合は,直腸前立腺中隔の用手的剥離は行わずに,3)の操作に進む.

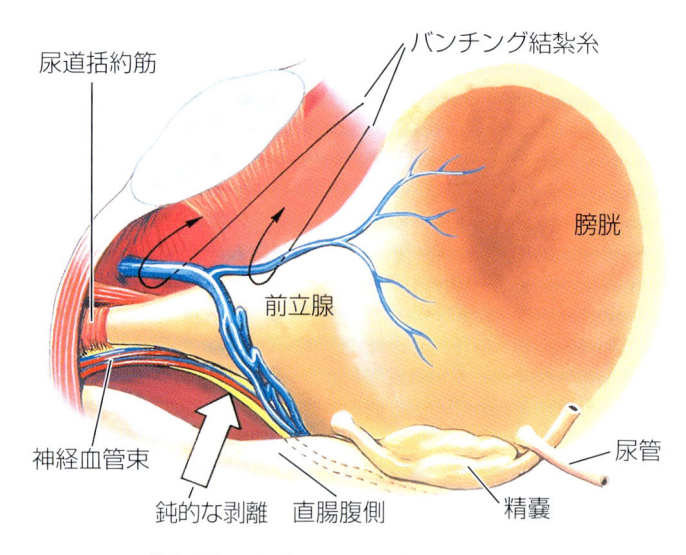

図178 勃起神経を温存しない場合の,直腸前立腺中隔の剥離のイメージ(髙井原図).

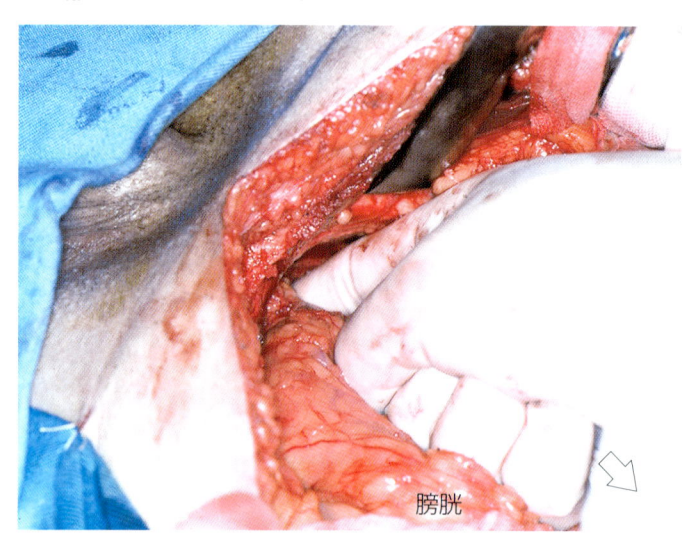

図179 前立腺の右側隙を,示指で用手的に剥離する.癒着が無い場合は,前立腺背面と直腸腹側の間隙に入り,さらに剥離する.

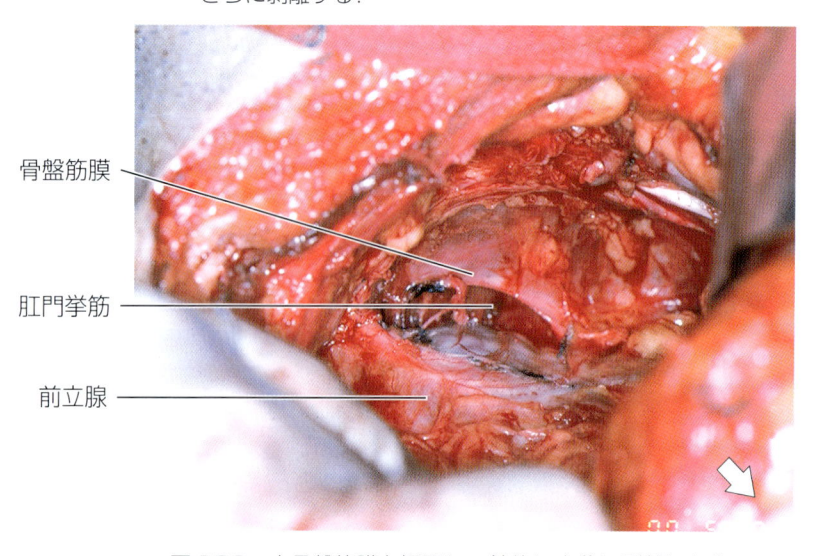

図180 内骨盤筋膜を切開し,鈍的に十分に剥離した後の,前立腺右側隙.

3）バンチング結紮

　内骨盤筋膜を切開した時の，両側の前立腺側の筋膜端を，バブコック鉗子でしっかりひろい，把持する（図181）．これにより深陰茎背静脈（Deep dorsal vein: DDV）を含む前立腺前面の組織が，十分幅広く取れる．筆者は，特別なDDV鉗子でなく，長いバブコック鉗子を愛用している．後輩に指導する時，針を上手くかけられず，バブコック鉗子先端の穴から針を通されることがある．この場合でも，バブコック鉗子なら，鉗子を外して糸を結べばよい．何度も針をかけ直されるよりは，ずっと安全である．2-0バイクリルで，まず膀胱頸部に針をかけ結紮する（図182）．これである程度，深陰茎背静脈は集束され，一本の束状になる．

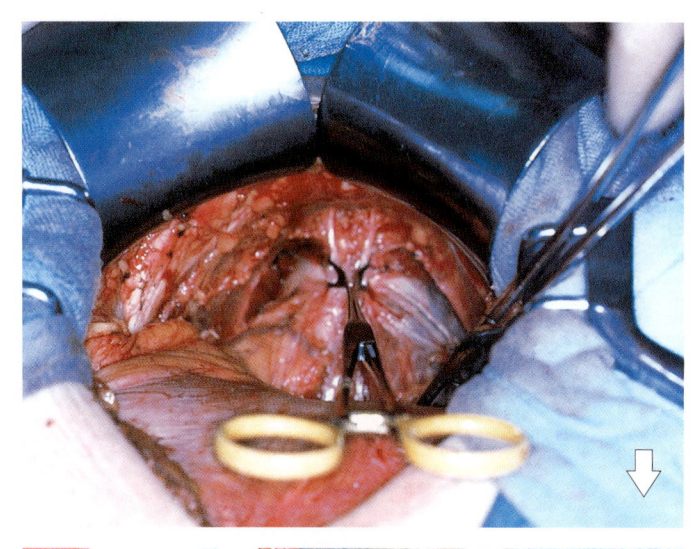

図181　まず膀胱頸部で，筋膜の両端をバブコック鉗子で把持し，一束（bunch）にする．

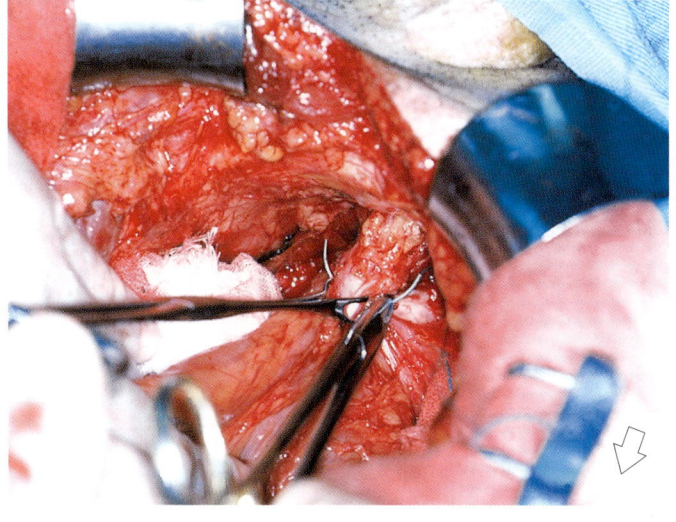

図182　まず前立腺頸部に，2-0バイクリルをかける．

　次いでバブコック鉗子をかけ直し，前立腺中央に針をかけ結紮する．さらにバブコック鉗子を尿道側にかけ直し，尿道側がより良く見えるように膀胱側に倒し，前立腺尖部に集束結紮を行う（図183）．この前立腺尖部の針がかけにくい場合は，術者はそれまでの右→左への運針ではなく，立つ位置を会陰側にずらし，左←右への運針で針を回しても良い．全部の血管束をすくいきれず，前立腺側面に血管が残っていたら，その部位にも結紮を加える．

　続く操作は，神経血管束を残すか，残さないかで大きく違う．

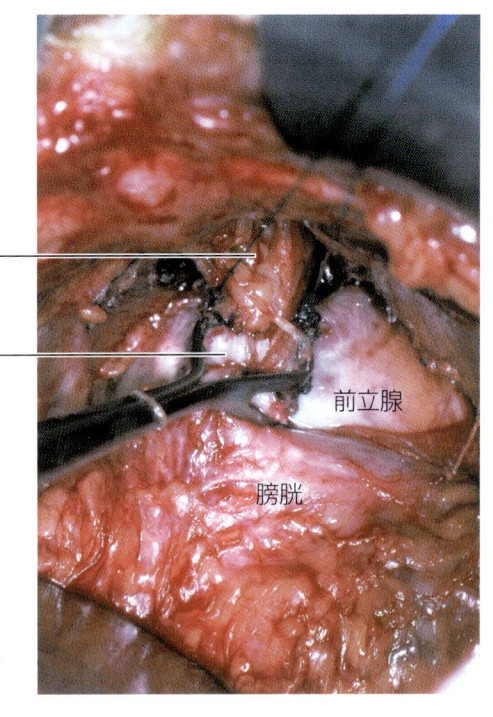

各論 III. 幾つかの術式で共通する重要な操作

図183 前立腺尖部に，収束結紮を行う．

- 前立腺尖部の結紮糸
- 集束結紮された深陰茎背静脈
- 前立腺
- 膀胱

[神経血管束を残す場合]

　前立腺側背面では，前立腺被膜と筋膜の間に，神経血管束が存在する（図168）．神経血管束は，前立腺底部では5時，7時を走行し，ここは前立腺被膜の外側にあたり，側方にある前立腺筋膜と，デノビエ筋膜の内側にあたる．前立腺尖部では，4時，8時を走行し，膜様部尿道から7〜8mm離れた位置である．尿道部では，3時，9時を走る．

　バンチング結紮を行った後も，前立腺底部の血管束は，まだ前立腺被膜に密着している．このため図178の様には，用手的に前立腺背面と直腸前面の直腸前立腺中隔を，無理には剥離しない．残すべき前立腺側面の血管束も，前立腺と一緒に摘除側についてくる可能性がある．大事なことは，より神経血管束温存を確実にするため，前立腺側面の半分よりやや下で，前立腺被膜より血管束を削ぎ落とすことである．メッチェンバウムまたは剥離鉗子で，少しずつ被膜と血管束の間を開け，そのラインを頭側，足側に伸ばす．背側（直腸側）に，前立腺の側背面に付着していた血管束が落ちるように，その層で血管束と前立腺とを剥離する（図168）．すると前立腺に密着して走行する神経血管束は，直腸側に温存される．前立腺被膜静脈叢から出血が見られたら，鑷子で把持し，凝固止血する．

　この側背面血管束と前立腺との間隙を，鉗子である程度剥離できたら，その間隙に指を入れて，その層で直腸前立腺中隔を剥離しても良い．できれば，左右から示指が交通できるぐらいにしたいが，生検後や術前内分泌療法により癒着がある場合は，無理に行わず後の操作に任せる．この前立腺背面の剥離は，膀胱癌例では，前立腺病変が無く容易であることが多いが，前立腺癌例では難しいことが多いので，後述の尿道切断後に，再度剥離する方が良い．側背面血管束との剥離ラインを，末梢側に進める．前立腺尖部，尿道部では神経血管束が，4時，8時を，そしてさらに3時，9時と腹側に上がっていくことを認識し，メッチェンバウム，強弯ケリー，またはツッペルで剥離し，直腸側に落とす．

　上記のバンチング結紮だけでも良いが，筆者はオプションとして以下の操作を加えることが多い．

2. 膜様部尿道切断の逆行性術式

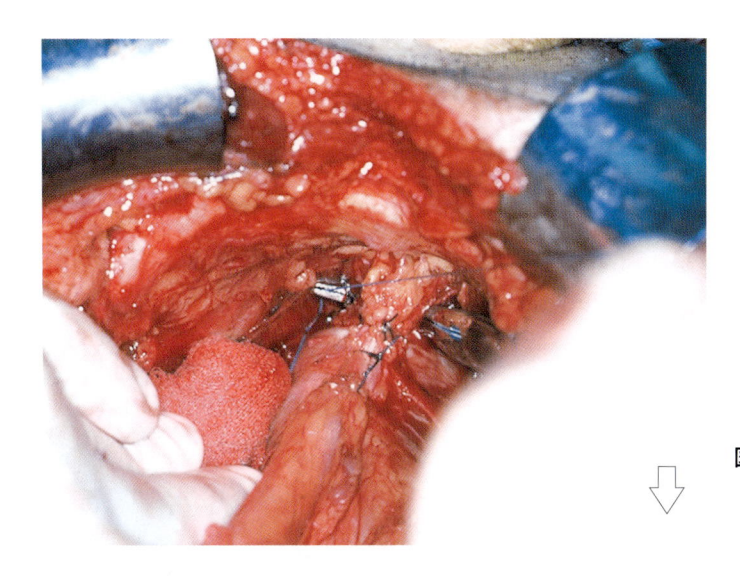

図184 尿道の上の三角部間隙（無血管野）に，ウプサラ鉗子を通す．ウプサラ鉗子に2-0バイクリルをわたし，結紮する．

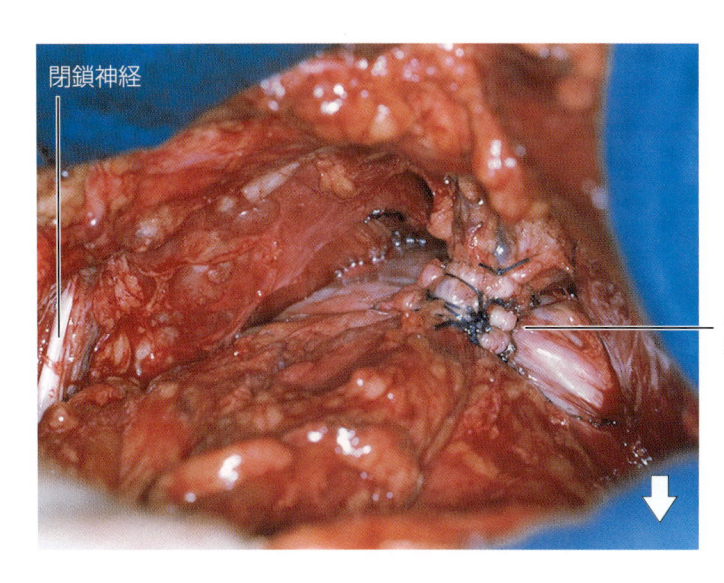

閉鎖神経

膀胱頸部，前立腺中央，尖部側で結紮された糸

図185 バンチング操作終了後の状態．

　すなわち，尿道側の深陰茎背静脈の結紮を，確実にするため，尿道の上の三角部間隙（無血管野）にウプサラ鉗子を通し，2-0バイクリルをもらい，これでしっかりと結紮する（図184，185）．これは直視下とはならず，手の感覚で行うため，慣れない者は不安があるが，左示指を左前立腺尖部から尿道部に当てておき，尿道カテーテルを触知し，確認すると良い．カテーテルより上の深陰茎背静脈を含む結合組織の厚さを推測する．そして，カテーテルと結合組織の間の僅かに陥凹する部分に向かって，ウプサラ鉗子を前立腺尖部右側からカテーテルの直上で強く通す．ある程度力を入れないと通らない．通した時に出血が見られても，結紮すれば必ず止血できる．この操作を，二～三回行う．一回で十分に止血できなくても，これを二～三回行えば出血は弱まる．これでも十分に止血できない場合は，それ以外の骨盤底の静脈を損傷しているので，先の操作に進んだ方がよい．すなわち，そのまま深陰茎背静脈の切断に進み，深陰茎背静脈切断後に，会陰側断端にZ字縫合を加え止血する．これは，後述する．

各論 III. 幾つかの術式で共通する重要な操作

4）深陰茎背静脈の切断

　深陰茎背静脈を，前立腺中央と尖部の結紮糸の間で，電気メスの"凝固"で前立腺被膜まで切断する（図186）．被膜が出たら，電気メスをクーパーに変え，前立腺実質に入らないよう，被膜上を坂を下りていくかのように，少しずつ深陰茎背静脈を前立腺被膜より剥離し，前立腺尖部を目指す（図187）．常に左手で前立腺を頭側に引き，直腸側に圧排し，尿道側を相対的に挙上させて切断する．深陰茎背静脈を完全に切断すると，前立腺と尿道上の組織との緊張が取れる．

　尖部に達しても，神経血管束の一部が，側面から背面にかけ，なお吊り橋状にかかっていることがある．これも完全に背側に落とすと，深陰茎背静脈末梢側と前立腺が完全に離れる（図188）．この時，直腸前立腺中隔に左指をいれ，前立腺を挙上し頭側に引くと，前立腺尖部，尿道がより見やすくなる．これで尿道前立腺移行部（膜様部尿道）を同定する．

　結紮されたはずの，深陰茎背静脈の末梢側断端から出血が見られた場合は，改めて会陰側より，左→右に運針して2－0バイクリルでZ字止血縫合する（図189）．

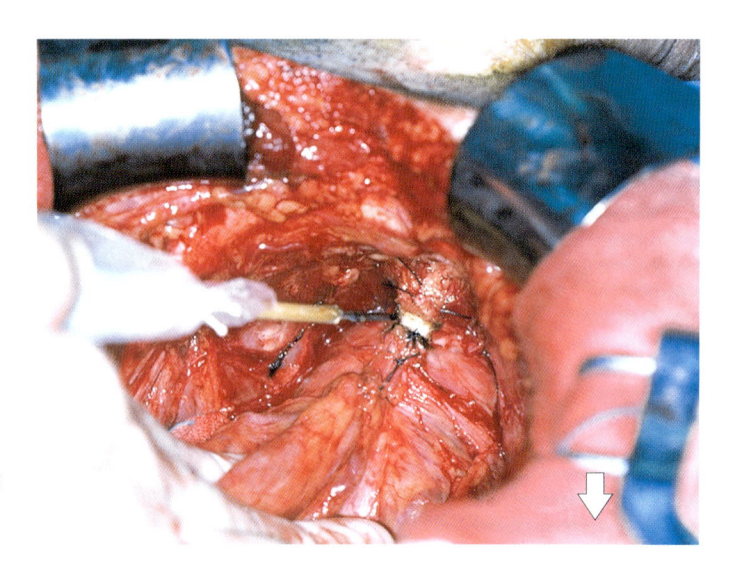

図186 深陰茎背静脈を，前立腺中央と尖部の結紮糸の間で，電気メスで前立腺被膜まで切断する．

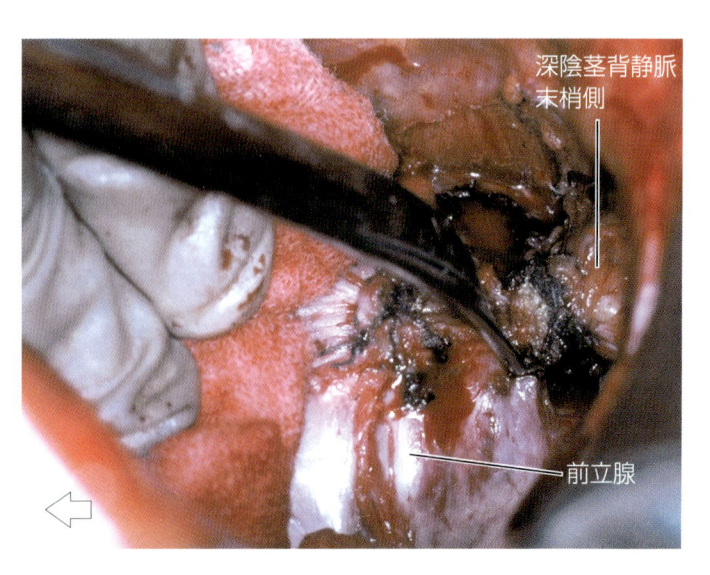

図187 被膜が出たらクーパーで，深陰茎背静脈を前立腺被膜より剥離し，前立腺尖部を目指す．

104

2. 膜様部尿道切断の逆行性術式

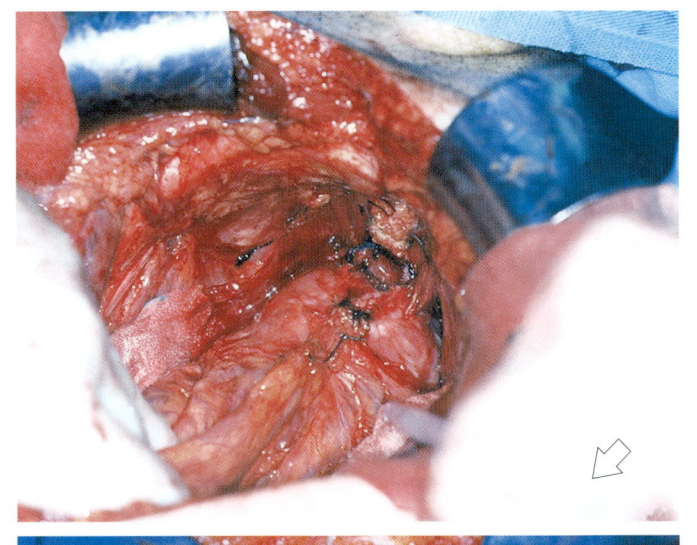

図188 前立腺尖部まで，深陰茎背静脈を剥離した状態．

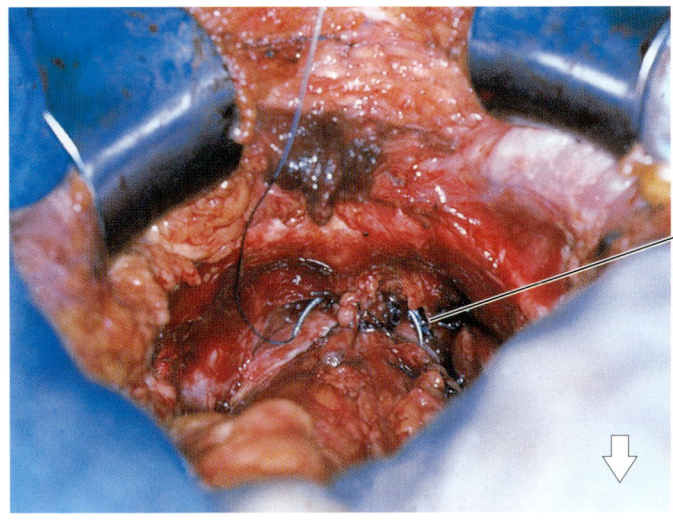

深陰茎背静脈末梢側にかけた2-0バイクリル針

図189 深陰茎背静脈の末梢側断端から，出血が見られた場合は，会陰側に立ち，左→右に運針して，2-0バイクリルでZ字止血縫合を行う．

5）尿道の切断

　膜様部尿道が見えたら，神経血管束を損傷せずに直腸側に残るよう，再度，尿道と背側の神経血管束の間を，強弯ケリー鉗子，またはツッペルで剥離し，尿道を十分に露出する．尿道の背側に強弯ケリー鉗子を通し，血管テープをかけ，尿道のみを持ち上げる（図190）．尿道腹側の組織を，メッチェンバウムで切開すると，周状に走る内尿道括約筋が見える．少しずつこの輪状筋を切開すると，次に縦に走る黄白色の尿道が見える．この操作中の出血は，鑷子でピンポイントで凝固す

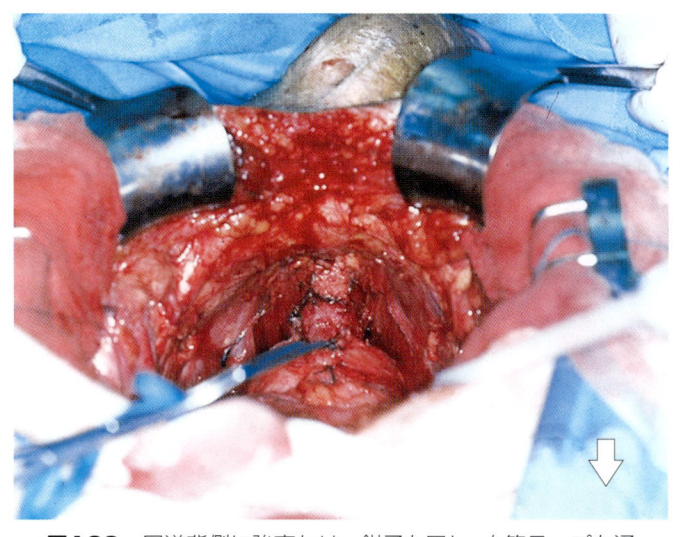

図190 尿道背側に強弯ケリー鉗子を回し，血管テープを通し，尿道のみを持ち上げる．

各論 III. 幾つかの術式で共通する重要な操作

る．少量の出血では，尿道括約筋を傷めないよう，あえて凝固止血を加えない．

尿道前壁を，メッチェンバウムで鋭的に切る（図191）．あらかじめ外尿道口と尿道カテーテルには，キシロカインゼリーを十分つけて，すべりを良くしておく．膜様部尿道をなるべく長く残すため，ハサミのそりは末梢側に向けて切る．カテーテルが見えたら，末梢側のカテーテルを引き抜いて来るかのように，強弯ケリー鉗子で引き上げ，曲リスター鉗子を2本かけ（図192），その間で切断し，頭側，足側に，各々のカテーテル断端を牽引する（図193A）．その下に尿道内腔，尿道後壁が見える．精丘が見えるので，頭側のカテーテルを牽引しつつ，精丘よりも末梢側で，尿道後壁のみをメッチェンバウムで，少しずつ切る（図193B）．深く切りすぎて，直腸に入ったりしないこと．これで血管テープが取れる．

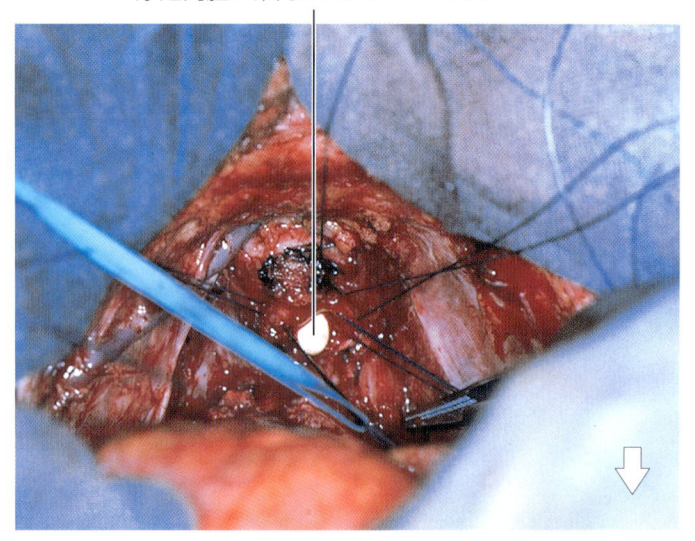

図191 尿道前壁を，メッチェンバウムで鋭的に切る．

尿道内腔に確認できたカテーテル

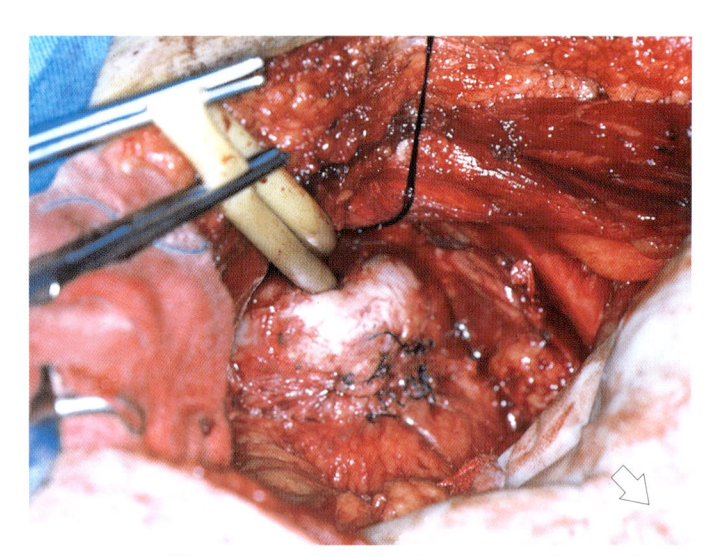

図192 末梢側のカテーテルを引き抜き，リスター鉗子で引き上げる．

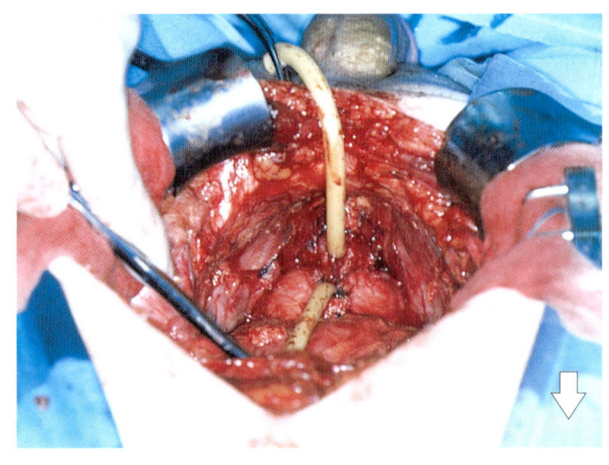

図193A 鉗子を2本かけ，その間でカテーテルを切断する．頭側，足側に各々のカテーテル断端を牽引する．

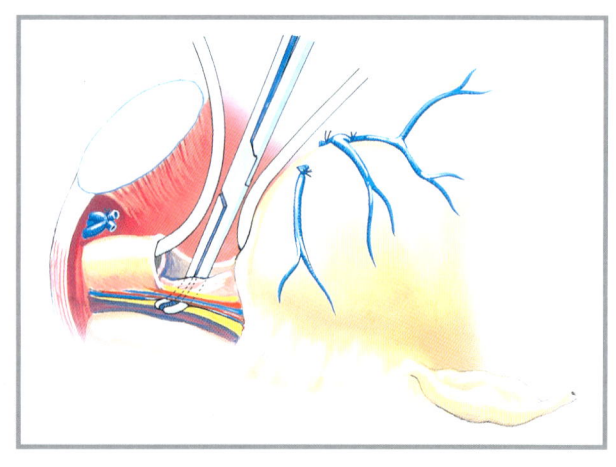

図193B　尿道切断時のイメージ像（髙井原図）
尿道前壁を切断後，尿道後壁と直腸前壁の間にジェミニ鉗子を入れ，尿道後壁のみをすくう．

2．膜様部尿道切断の逆行性術式

　尿道後壁をハサミで完全に切開しても，なお尿道の背側には，背側の内尿道括約筋と多少の結合組織がある．この尿道後壁切開面から，背側に向かって垂直に，メッチェンバウムで内尿道括約筋も切断し，直腸前面の脂肪組織に達する．その脂肪組織の層で，直腸前立腺中隔を，直角鉗子で逆行性に慎重に剥離し，頭側に向かい，示指が入る程度の間隙を作る（図194，195）．切断した尿道の左右に，筋組織が残っている場合は，メッチェンバウムで切離する．示指が入れば，前立腺背面が起きあがり直腸前面が見える．なお前立腺背面と直腸には，幾つかの筋束が残って付着しているので，これを良く同定し，ハサミまたは電気メスで切断する．これをしないと，直腸前面の漿膜が一部損傷され，直腸筋層が露出し，oozingが続いてしまう．

　すでに用手的に直腸前立腺中隔を剥離していれば，この操作は容易である．ただし癒着が強く，まだ直腸前立腺中隔を剥離していなかった場合は，この時点から上記のごとく，剥離を進める．正中部は，血管が少なく疎性結合組織だけなので，十分に組織を同定し正しい層を開く．

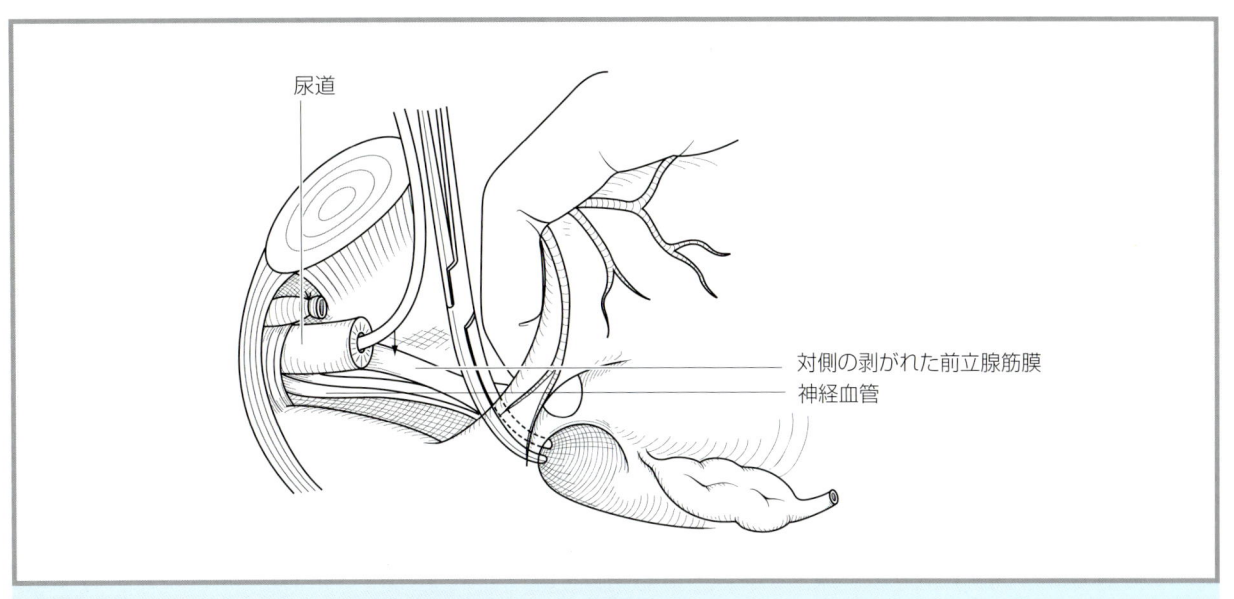

図194　逆行性に直腸前立腺中隔を剥離し，頭側に向け鉗子を入れるイメージ図（髙井原図）．

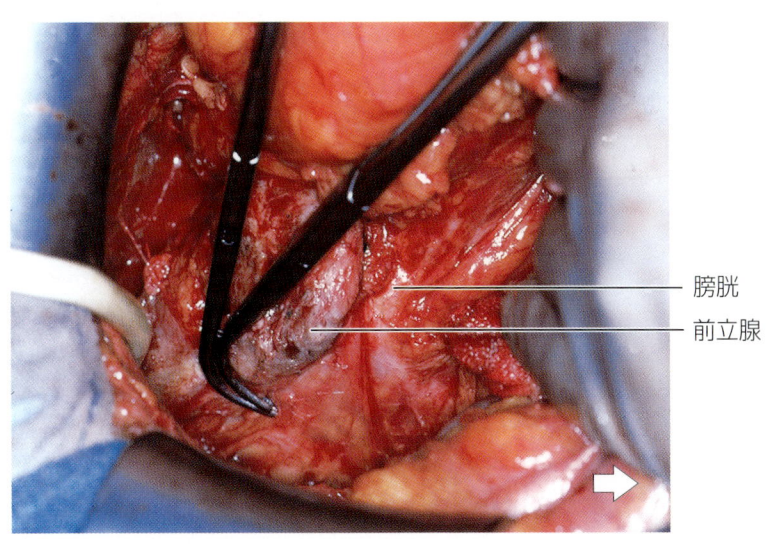

図195　左前立腺側隙で，靭帯を強弯ケリー鉗子で挟鉗し，結紮，切断する．

各論 III. 幾つかの術式で共通する重要な操作

6）血管束，外側靱帯の逆行性切断

　左右の前立腺外側と骨盤壁側で緊張を保つ神経血管束，外側靱帯を結紮，切断する．神経血管束を残すために，出来るだけ前立腺側に近い所で，強弯ケリー鉗子かジェミニ鉗子で挟鉗し，2-0絹糸で結紮，切断する（図196）．残存側は確実に止血するため，3-0絹糸無傷針で貫通縫合を行っても良い．残存側に止血クリップを使用し，摘除側はハサミで切り，電気メスで凝固止血しても良い．左右の結紮，切断を進め，前立腺背面が半分以上起きてくると，デノビエ筋膜が見える．この段階では，前立腺背面の一部，精管，精囊は，まだデノビエ筋膜に包まれている（図197）．デノビエ筋膜を鑷子で把持し，切開層を確認しながら，メッチェンバウムで開ける（図198，199，200）．

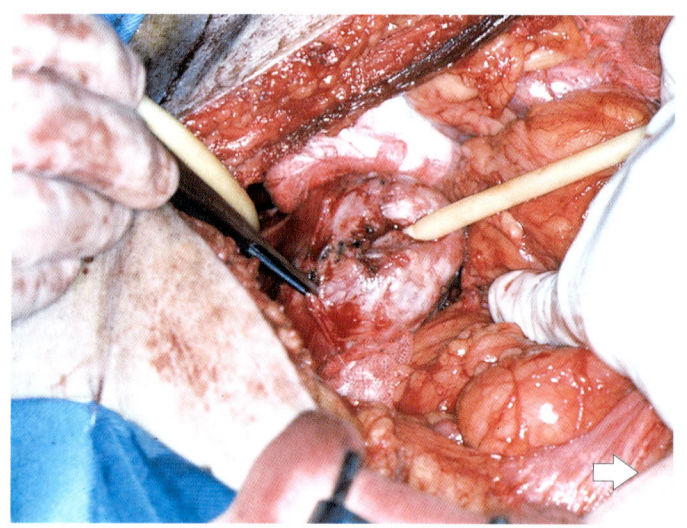

図196　左右の結紮，切断を進め，前立腺背面を起こす．

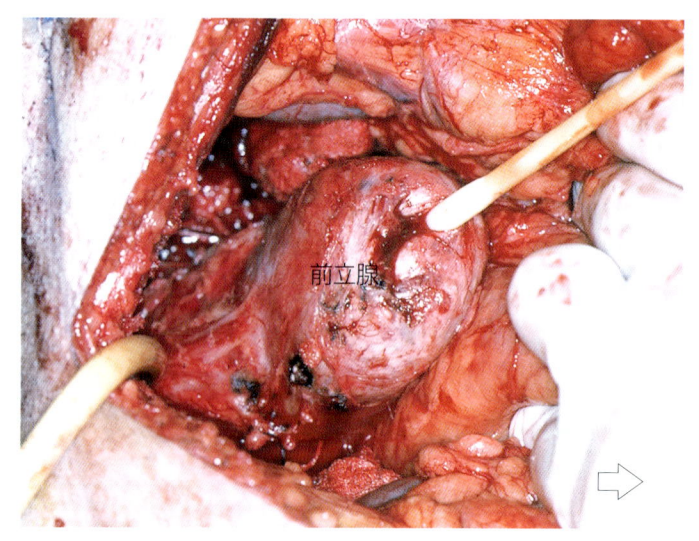

図197　前立腺背面，デノビエ筋膜に包まれている精管膨大部，精囊が見える．

2. 膜様部尿道切断の逆行性術式

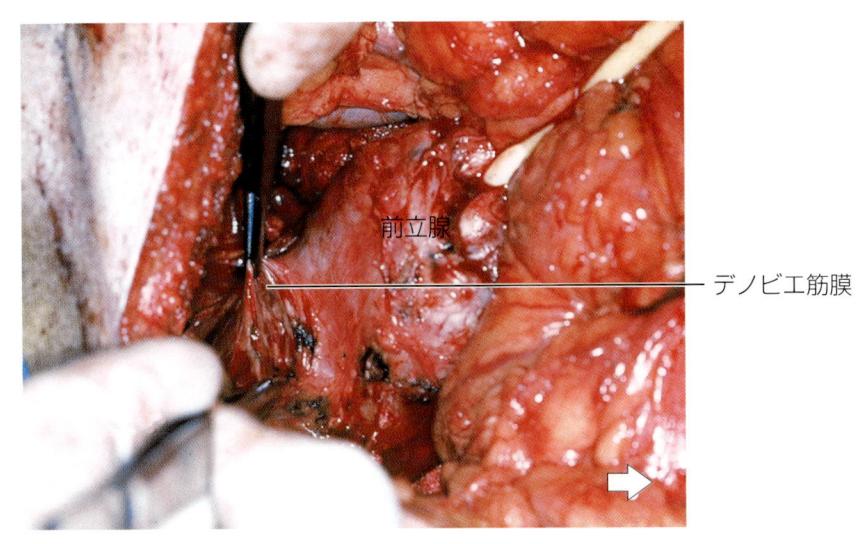

図198 デノビエ筋膜を鑷子で把持し，メッチェンバウムで開ける．

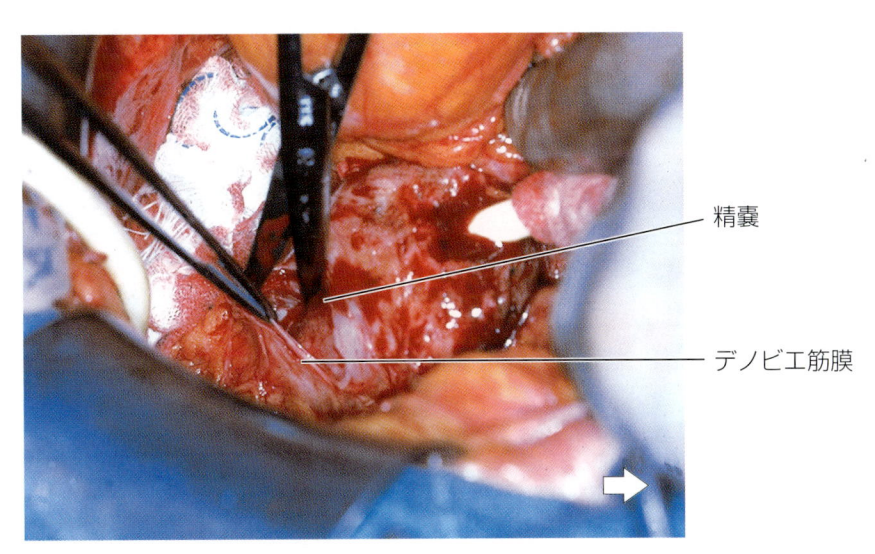

図199 メッチェンバウムによる，デノビエ筋膜の剥離．

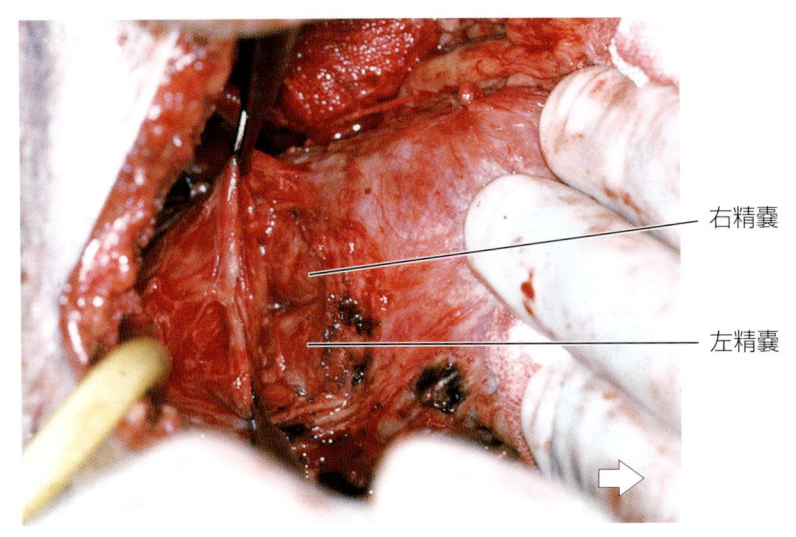

図200 精嚢を露出する．

各論 III. 幾つかの術式で共通する重要な操作

　開放された間隙で，まず正中で精管膨大部を求め，周囲より剥離し，強弯ケリー鉗子ですくう（図201）．精管を2-0絹糸で結紮，切断する（図202）．精嚢を，膀胱後壁（背側）や周囲組織から鉗子で剥離し（図203），その間を電気メスで切離する．精嚢外側のギリギリで，血管束との間の結合組織を切離するのが，神経血管束温存術のもう一つのポイントである．精嚢の外側は，まだ血管束が近接し，尿管も近くにあり，同定が難しい．手指で十分に，膀胱後壁と血管束の境界を探り，血管束を鉗子ですくい，結紮，切断する（図204）．精嚢と膀胱後壁の間を，鉗子で剥離し浮かし，精嚢末梢部まで追いかける（図205）．十分に，精嚢末梢端が見えた所で，強弯ケリー鉗子をかけ，結紮，切断する（図206）．

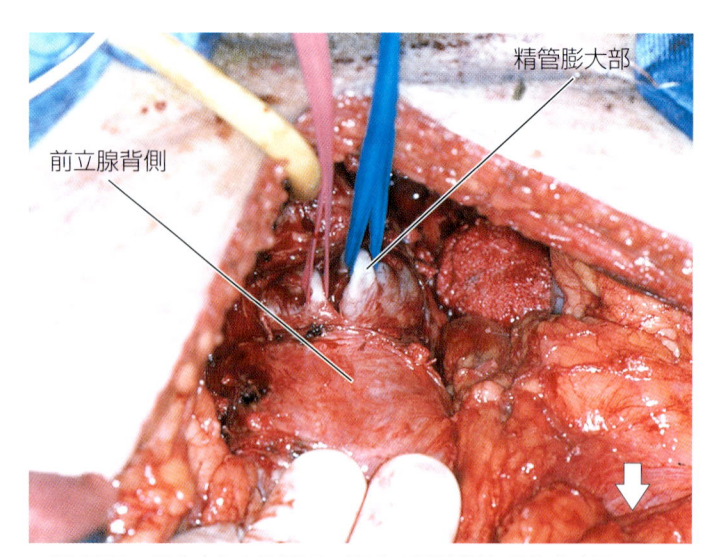

図201 開放された間隙で，正中で精管膨大部を求める．

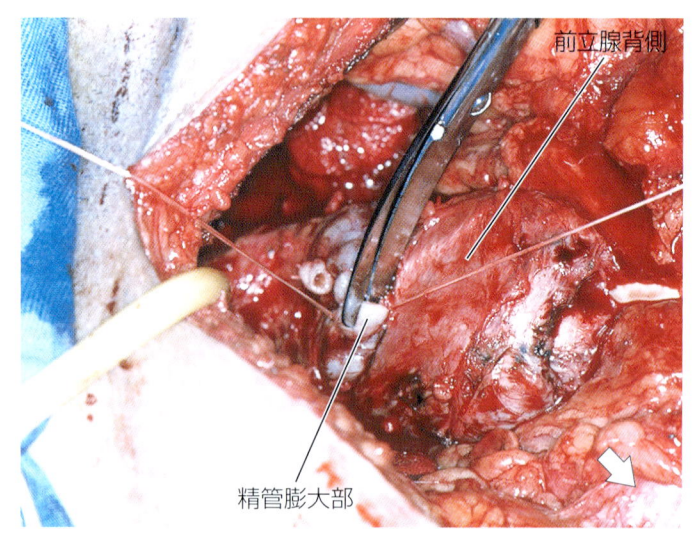

図202 精管膨大部を，2-0絹糸で結紮，切断する．

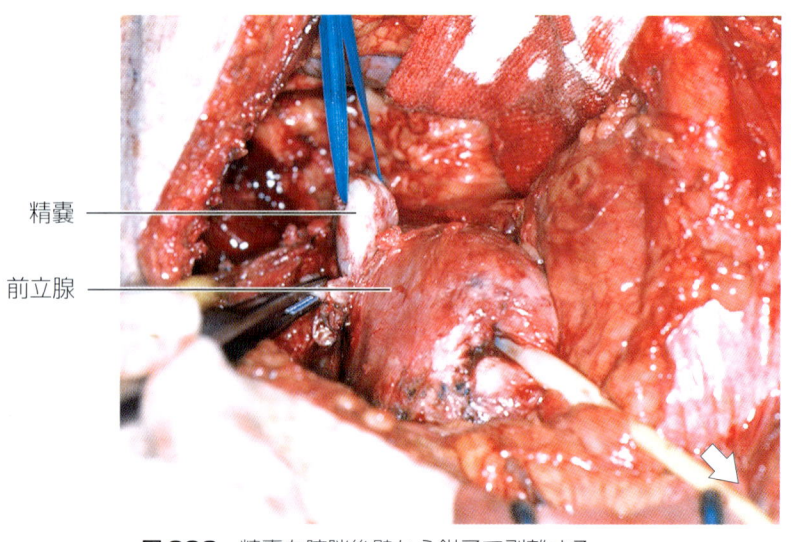

図203 精嚢を膀胱後壁から鉗子で剥離する．

2. 膜様部尿道切断の逆行性術式

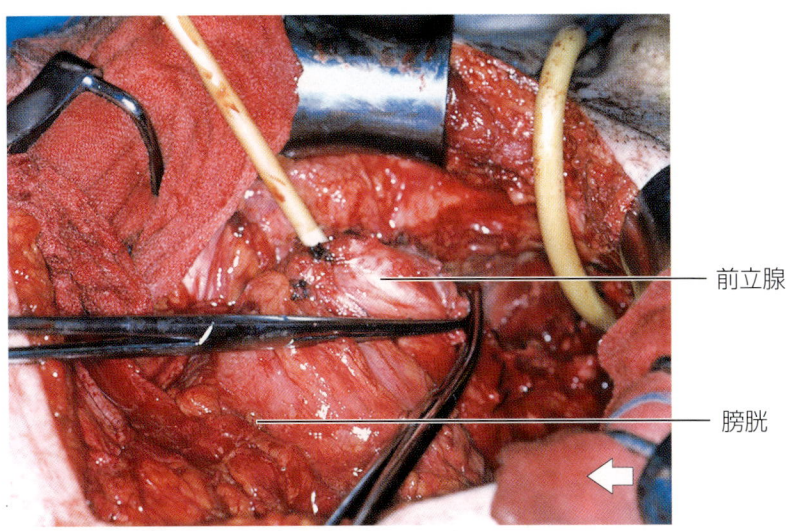

図204 膀胱背側と血管束の境界を探り，鉗子で挟鉗し，結紮，切断する．

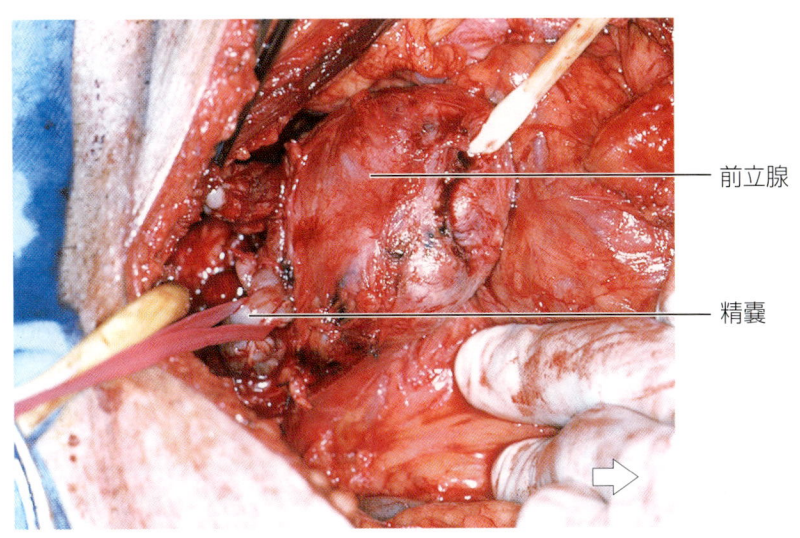

—— 前立腺
—— 膀胱

図205 精嚢と膀胱の間を剥離し，精嚢を末梢部まで追いかける．

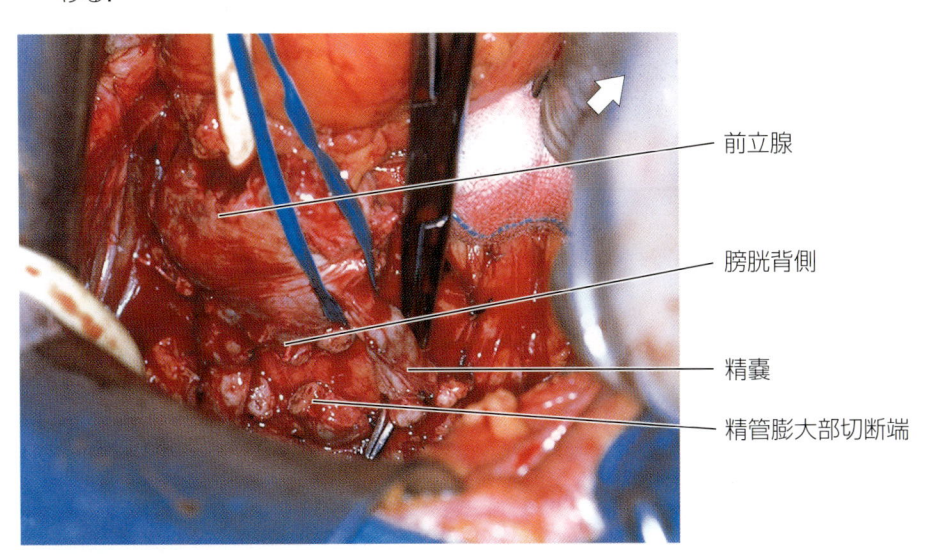

—— 前立腺
—— 精嚢

図206 精嚢末梢端が見えた所で，結紮，切断する．

—— 前立腺
—— 膀胱背側
—— 精嚢
—— 精管膨大部切断端

111

各論 III. 幾つかの術式で共通する重要な操作

両側の精嚢を切断し，引き起こしたら（図207），膀胱後壁をposterior peel法で少しずつ剥離し，内尿道口を求める（図208）．

[神経血管束を残さない場合]

この場合は，内骨盤筋膜を開放後，用手的に前立腺背面と直腸前面を，図178のごとく，十分に剥離する．すなわち，直腸前立腺中隔が交通するぐらいまで剥離すると，後の操作がやりやすい．その他の操作は，血管束を残す場合と，本質的には変わらない．深陰茎背静脈を切断し，尖部に達する．膜様部尿道を十分残すように剥離し，尿道を鉗子ですくい，血管テープをかける．尿道側面の組織を結紮，切断する．尿道前壁を切断し，カテーテルを引き抜き切断し，各々の断端を牽引する．尿道後壁を切開し，直腸前立腺中隔を剥離する．側方の内尿道括約筋，輪状筋，神経血管束を2-0バイクリルにより，結紮，切断する．これで尿道部で，尿道，両側神経血管束は，ともに完全に切断され，前立腺背面が鈍的に直腸前面より剥離される．あとは逆行性に神経血管束を処理する．

以後の説明，およびさらに詳しい記述は，各論IVを参照して欲しい．

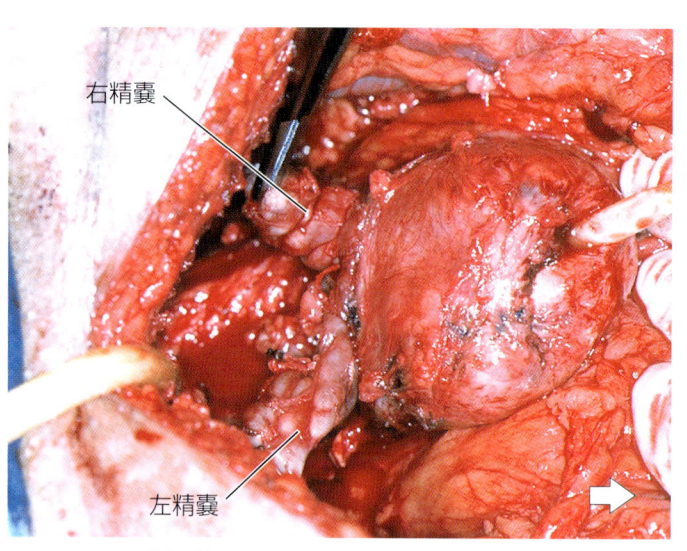

図207 両側の精嚢を切断した状態．

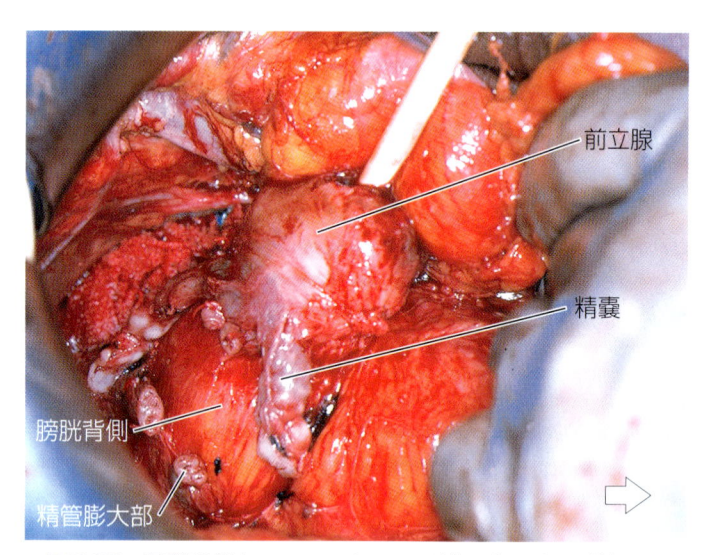

図208 膀胱背側を，posterior peel法で少しずつ剥離する．

各論IV 手術項目

はじめに

　今回，筆者の写真を中心として手技を説明し，簡単な手術からいずれは全摘除術までという趣旨に沿い，項目を以下のようにした．第1ステップは，陰茎，精巣，鼠径部など，表層の手術を，第2ステップは，いわゆる開腹手術で，良性疾患が対象の手術を，第3ステップは，癌の開腹手術，腸管の手術，尿路変向・再建術などを考えた．

　また，前著では腎盂尿管疾患の手術と，腎疾患の手術を区別したが，これらは手術術式は類似しており，今回は同一の項目としてまとめた．腎盂・尿管と腎の手術は，術式の面から，経腰式，経腹膜式手術に大別し，各々を記述した．

　すなわち第1ステップとして，

　1）陰茎から，真性包茎の包皮環状切除術，嵌頓包茎の手術例

　2）精巣，陰嚢から，陰嚢縫線上の縦切開による両側精巣摘除術，陰茎根部横の小切開による精巣摘除術，根治的前立腺摘除術の同一切開創で行う両側精巣摘除術，精巣上体炎（瘻孔形成例）の精巣摘除術，精巣外傷（新鮮例，陳旧例）の摘除術などを，続いて陰嚢から陰嚢水腫根治術

　3）女性尿道から，尿道脱の根治術（環状切除術），尿道カルンクル根治術など

　4）鼠径部から，精巣腫瘍の逆行性および順行性高位精巣摘除術，鼠径部切開だけでは創外に出ない巨大精巣腫瘍例，外鼠径ヘルニア根治術など

　5）後腹膜腔から，左精索静脈瘤の高位結紮術

を記述した．

　次いで，第2，および第3ステップを示した．開腹手術はそれぞれの難易度があるが，解剖の説明上，同一部位の手術は続けて記述した．すなわち

　6）前立腺から，前立腺肥大症の開放手術（恥骨上式被膜下腺腫摘出術，恥骨後式被膜下腺腫摘出

各論 IV. 手術項目

術）

7）同じく，前立腺癌の根治的前立腺摘除術（逆行性恥骨後式摘除術，勃起神経温存例および非温存例）

8）膀胱から，高位切開による膀胱結石摘出術，骨盤内腫瘍の膀胱浸潤例の膀胱部分切除術＋修復縫合，子宮癌術後の水腎水尿管症の膀胱尿管新吻合術，卵巣癌再発例の膀胱および尿管浸潤の膀胱部分切除術＋周囲臓器切除術＋Psoas hitch 法など

9）同じく，膀胱から膀胱癌の根治的膀胱摘除術（男子の逆行性経腹膜外的，逆行性経腹膜的，順行性経腹膜的の各種膀胱摘除術，および尿道摘除術，さらに女子の膀胱尿道摘除術，尿道を残す膀胱摘除術）など

10）尿管から膀胱尿管移行部狭窄による巨大水尿管例の形成術，下大静脈後尿管例の尿管端々吻合術，体外衝撃波結石破砕術（ESWL）無効の左尿管結石例の尿管切石術など

11）腎盂・尿管および腎から，経腰式手術として，左重複腎盂尿管＋左上腎所属異所性開口尿管例の左半腎半尿管摘除術，左腎盂癌の根治的左腎尿管摘除術，右尿管癌の根治的右腎尿管摘除術，さらに同例の尿管摘除術＋膀胱部分切除術，右腎血管筋脂肪腫例の右腎部分切除術など

12）同じく，腎盂・尿管および腎から，経腹膜式手術として，左右の腎癌の根治的腎摘除術，馬蹄鉄腎に発生した右腎盂癌の根治的右腎尿管摘除術および峡部切断術など

13）副腎から，左右の副腎腺腫（褐色細胞腫，原発性アルドステロン症，クッシング症候群など）の左右の副腎摘除術

である．

さらに第3ステップの応用編として，

14）泌尿器科医が行う腸管操作より，基本的な回盲部での回腸離断，再建（手縫い），器械吻合，および回腸と結腸などの離断，再建など

15）代表的な尿路変向術として，回腸導管造設術，および尿管皮膚瘻術，

16）尿路再建術から，腸管を利用した新膀胱造設術の各種手術（筆者のオリジナル法，Hautmann 法，Indiana Patch 法，S状結腸を利用する新膀胱）など，

を加えた構成とした．

第3ステップでは，前述と重複する開腹操作，リンパ節郭清，逆行性操作の写真は省略し，一部のみを載せた．

1. 陰　　茎

[解　　剖]（図209）：これで皮膚，皮下組織，浅陰茎筋膜（Colles筋膜），深陰茎筋膜（Buck筋膜），白膜，陰茎海綿体，尿道海綿体の関係を知る（文献19）．また浅陰茎背静脈，深陰茎背静脈の位置を知る．Buck筋膜は，陰茎，尿道の両海綿体周囲を取り囲み，陰茎背部では，白膜との間に陰茎背動静脈，神経をはさむ．包茎手術は，Colles筋膜の上の陰茎皮膚を剥離し，浅陰茎背静脈を止血するものであり，表層の理解でよいが，後述の尿道摘除術では，さらに周辺の知識が必要となる．陰茎海綿体，尿道海綿体，尿道，包皮の関係を理解する．

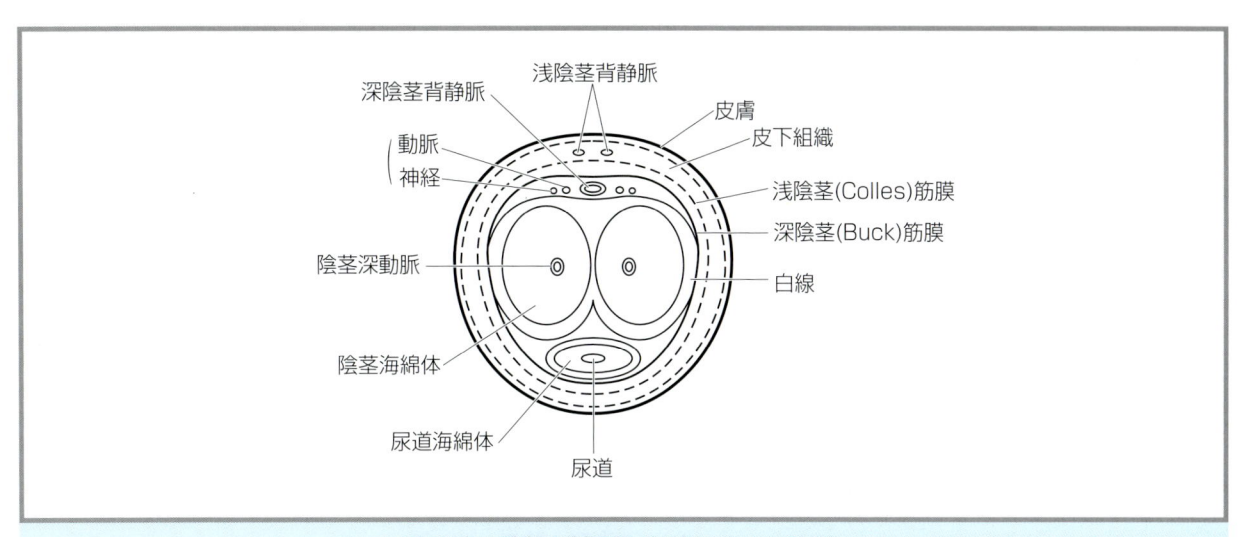

図209　陰茎の断面図（文献19より引用）．

各論 IV. 手　術　項　目

1）真性包茎の包皮環状切除術．

　手順図を示す（図210）．
　これは，全身麻酔，腰椎麻酔など，完全な麻酔がかけられていれば，問題ない手術だが，通常は，外来手術として局所麻酔下に行う．1％キシロカイン10ml注入による仙骨麻酔も，鎮痛に有効であり，外来手術がより易しくなる．陰茎は，固定しにくく，包皮も伸縮するので，初心者は，結構，難儀しながら行うものである．陰茎の皮膚（真皮）の直下には，皮下組織がある．ついで浅陰茎筋膜（Colles筋膜）がある．浅陰茎筋膜の直上に，浅陰茎背静脈がある．

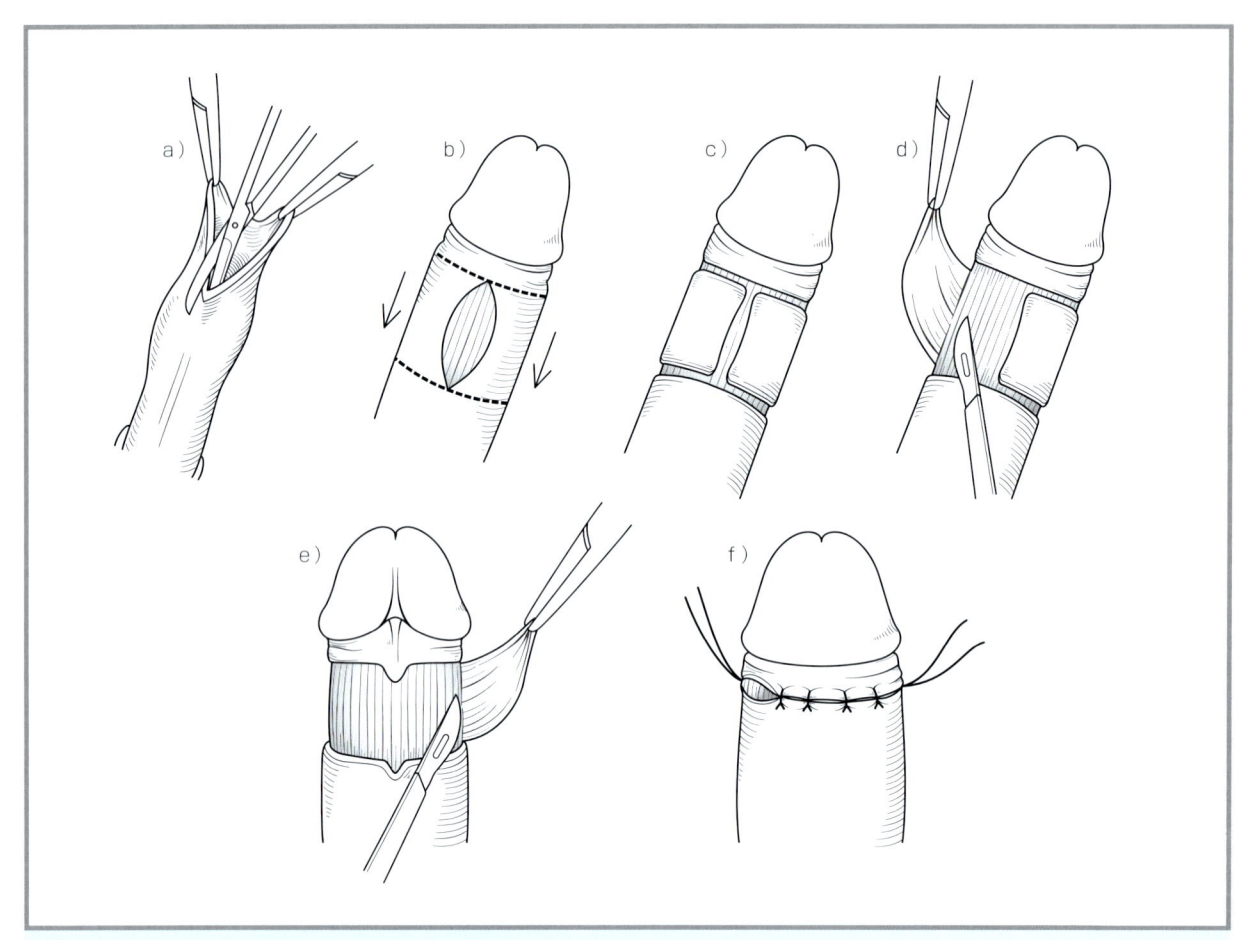

図210　真性包茎の，包皮環状切除術の手順図（髙井原図）．
　a) 12時で背面切開を行う．
　b) 外葉を引き亀頭を露出し，切除のデザインを考える．
　c) デザインした線に沿って皮切を加える．
　d) 皮膚をメスで皮下より剥離する．
　e) さらに皮膚の剥離を進める．
　f) 外葉と内葉を縫合する．

1. 陰　茎

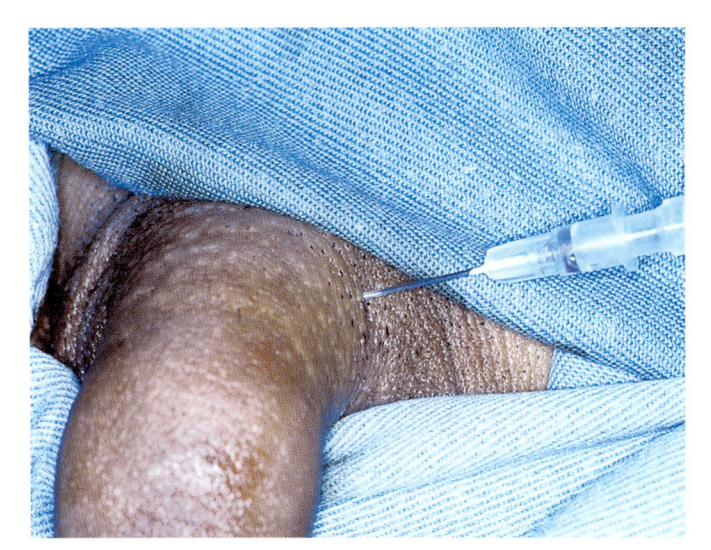

図211　陰茎根部に，伝達麻酔をする．

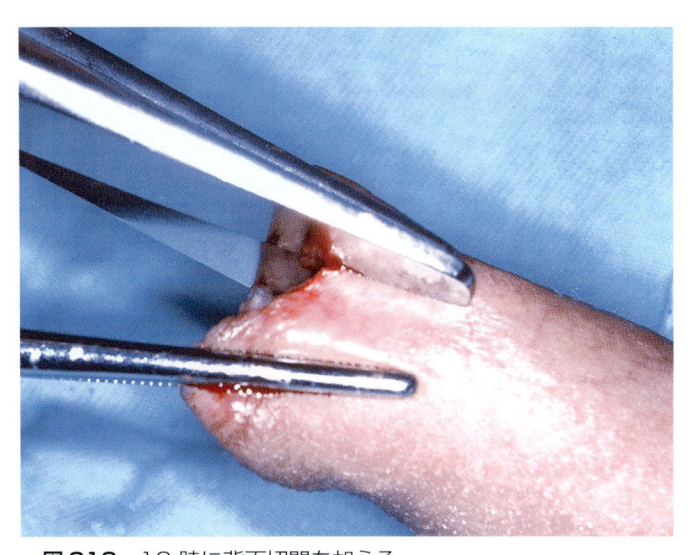

図212　12時に背面切開を加える．

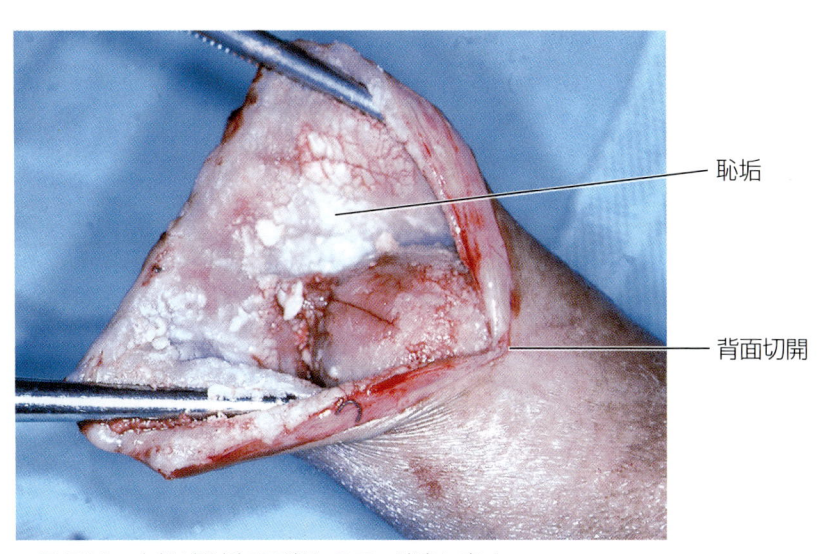

図213　内部が恥垢で不潔なので，消毒し直す．

恥垢

背面切開

　まず浅陰茎背静脈の走行を考え，それを外しながら伝達麻酔を行う．1％キシロカインを，23G針で陰茎根部の1，3，5，7，9，11時に，各々1.5〜2.0ml注入すれば，効果は高い（図211）．

　それでも鎮痛効果が足りない場合は，最初の背面切開予定部のみに，1ml程度の浸潤麻酔を加え効果を確認し，二本のモスキート直ペアンを包皮にかける．その間をハサミで切開して手術を開始すれば，その間に伝達麻酔が効いてくる．包皮の切開ライン全体にわたる皮下注は，局所麻酔剤による浮腫のため，剥離層が分かりにくくなるので行わない．12時に背面切開を加える（図212）．包皮で隠れていた内部が，恥垢で不潔なので消毒し直す（図213）．

各論 IV. 手 術 項 目

　亀頭を露出できるまで，内葉を翻転する．包皮輪が狭いところを確認し，そこは皮下組織を十分に切開し，緊張を取る（図214）．包皮を前後に動かし，切除後の長さが過剰にも短縮にもならない部位で，外葉の切除する周状線を決める（図215）．

　陰茎皮膚に勃起時も多少の余裕を持たせるように，包皮で亀頭を包んだ時，外葉が冠状溝より末梢側に1cmほど越える部位を，外葉の切開線とする．一方，内葉の切開線は包皮を翻転して根部に引いた状態で，冠状溝より5～7mm離す．また，腹側では包皮小帯を残すようV字の切り込みをして，内葉を切除する周状線を決める．内葉を残しすぎず，外葉を切除しすぎない．内葉と外葉の各々の切除する周状線をつなげる縦切開をおき，陰茎に巻いたテープを剥離するように，包皮をメスで浅陰茎筋膜（Colles筋膜）から剥離する（図216）．メス以外にもクーパーを使い，順次剥離する．最後に止血を確認する（図217，218）．

　出血点を縫合糸で結紮しても良いが，後で結紮を患者が"こぶ"と訴えることがあるので，電気メスが使えれば，凝固止血の方が良い．内葉と外葉を，4-0または5-0バイクリルで縫合する（図219，220）．12時，6時，3時，9時の4カ所を先に縫合し，この糸を支持として，間に結節縫合を加える．包皮小体は，特に出血するので皮膚面が合うように丁寧に縫合する．

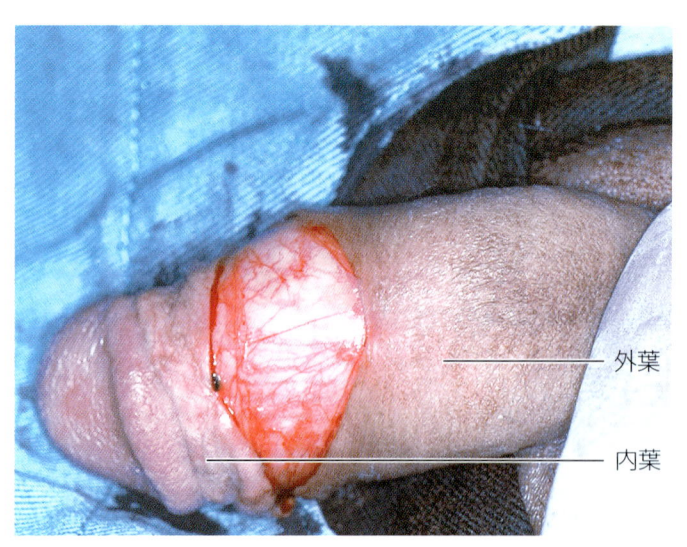

図214 包皮を翻転し，包皮輪が狭いところを確認する．

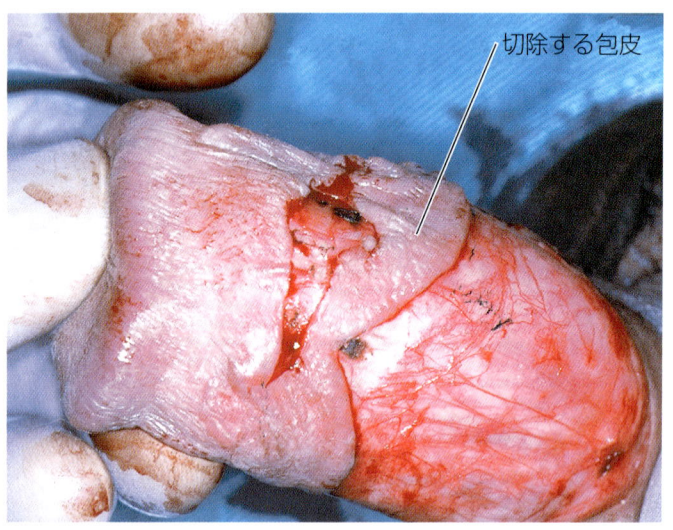

図215 包皮を前後に動かし，過剰にも短縮にもならない部位で，外葉の切除する周状線を決める．

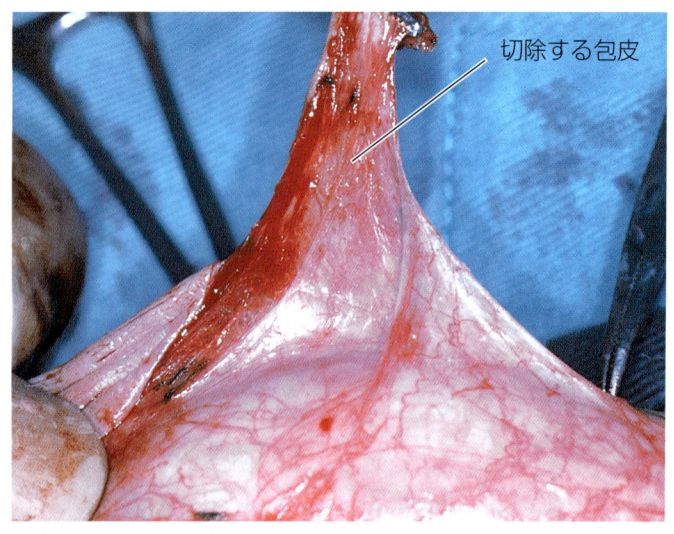

図216 内葉と外葉をつなげる縦切開をおき，陰茎に巻いたテープを剥離するように，包皮を切離する．

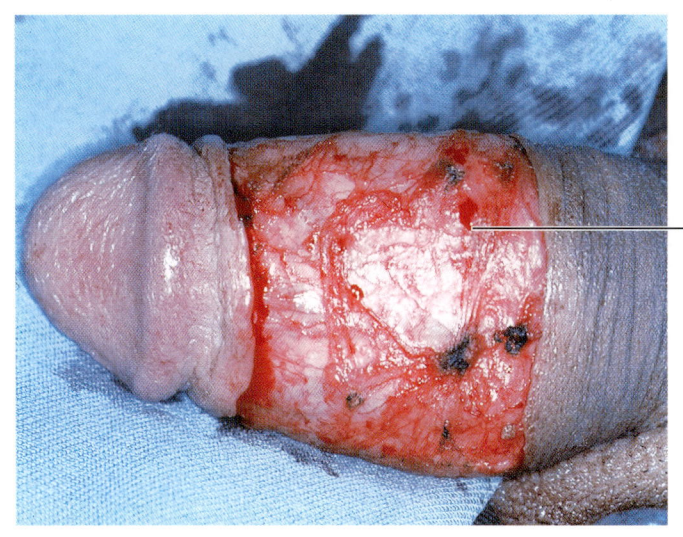

1. 陰　茎

図217　背側から確認する．
浅陰茎筋膜上の皮下組織

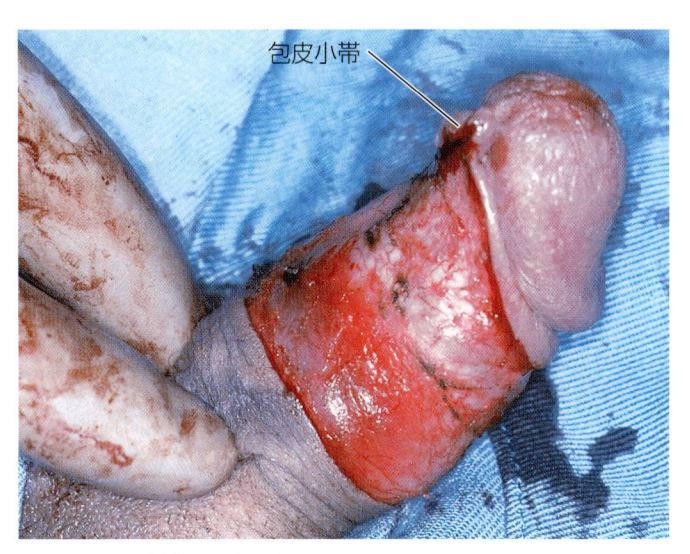

図218　腹側から確認する．
包皮小帯

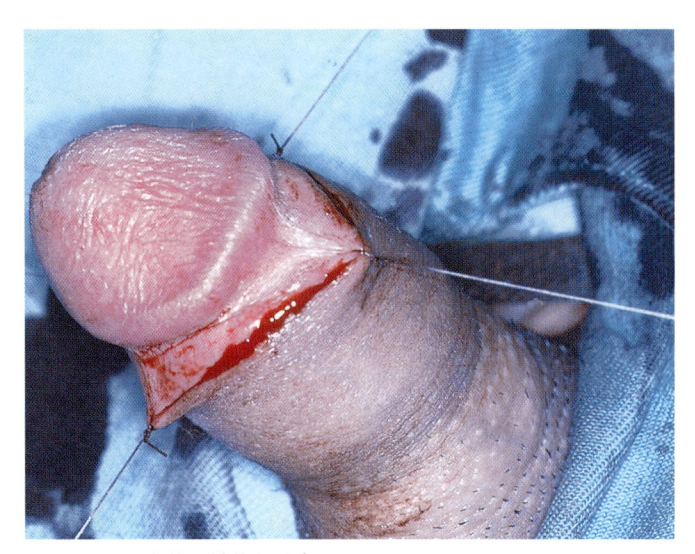

図219　内葉と外葉を縫合する．

119

各論 IV. 手 術 項 目

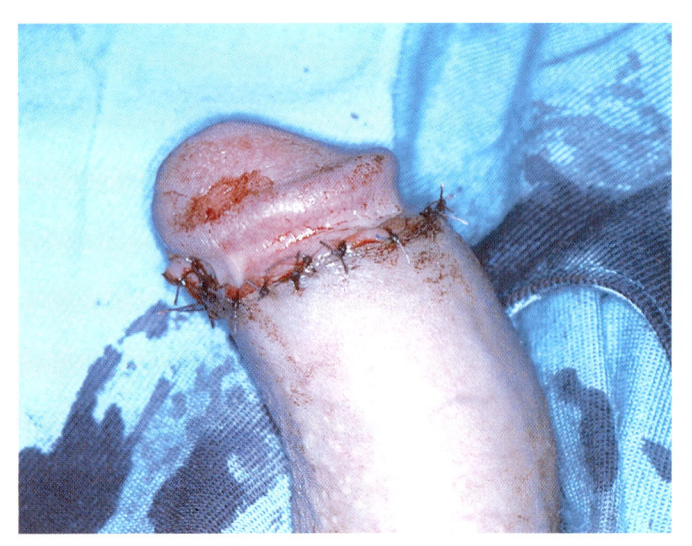

図220 包皮の縫合終了．

2）嵌頓包茎の手術例

　外見を示す（図221）．包皮の狭小部より末梢が異常に腫脹している．まず，包皮輪の狭小部を含んで縦に背面切開し，浮腫を取る（図222）．

　真性包茎と同様に，クーパー，メスで陰茎から包皮を剥ぐ（図223）．この操作中に，大方の浮腫は消失する．周状に包皮を切除した時には，浮腫はなくなっている．内葉と外葉を縫合する（図224）．

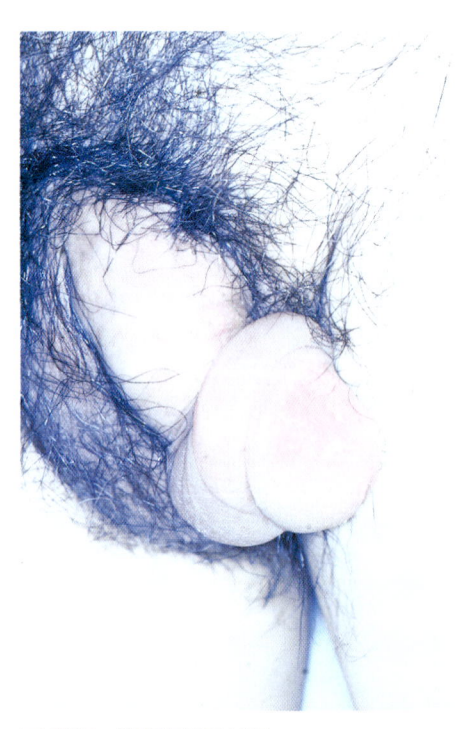

図221　嵌頓包茎の外見．

1. 陰　茎

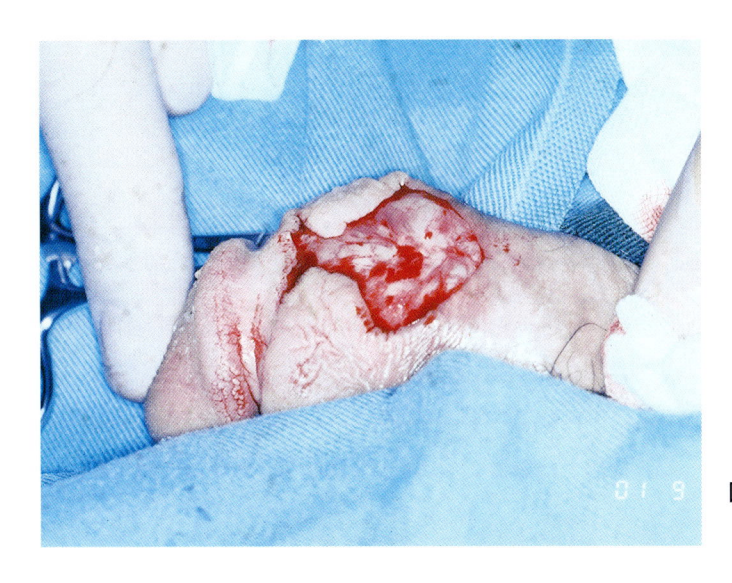

図222　麻酔下に，狭い包皮輪を縦に，減張切開する．浮腫が次第に消失する．

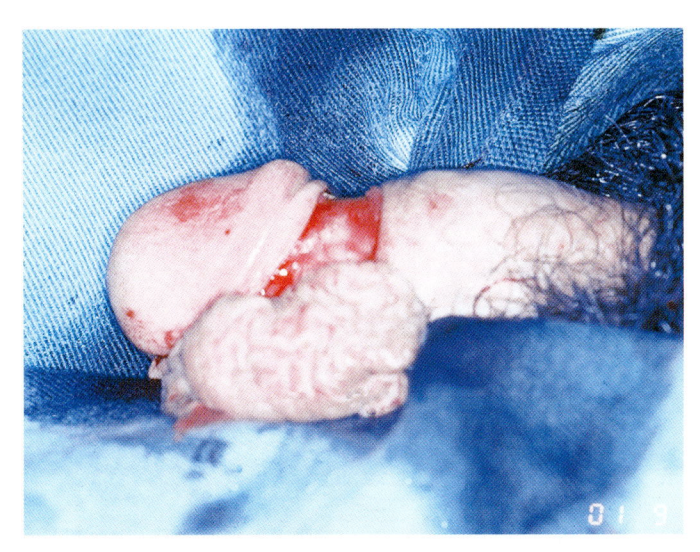

図223　過剰な包皮を，全体に剥離し，切除する．この操作の間に，大方の浮腫は消える．

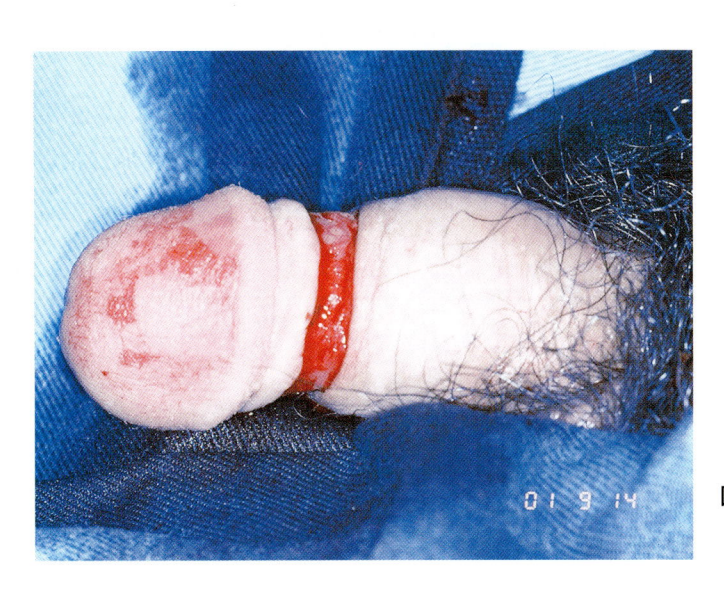

図224　周状に包皮を切除した時には，浮腫はない．内葉と外葉を縫合する．

各論 IV. 手 術 項 目

2. 精　　　巣

　[解剖図]（図225）：陰嚢内だけでなく，腹壁からの各筋膜の連続性を理解する（文献20）．陰嚢皮膚を内張りした左右の肉様膜は，陰嚢縫線で陰嚢中隔を形成する．その下に外精筋膜がある．これは浅腹筋膜と外腹斜筋腱膜が合したもの．その下に精巣挙筋がある．これは内腹斜筋と腹横筋が下方に拡がったもの．精巣挙筋繊維束は，浅鼠径輪では精索の外側と内側を被い，これを切開し精巣挙筋膜を切開すると，内精筋膜に包まれた精索に達する．内精筋膜は，腹横筋筋膜に対応する．この筋膜は，精巣の下端から陰嚢下部に向けて，弾性繊維に富んだ結合組織を送っていて，これを陰嚢靭帯という．

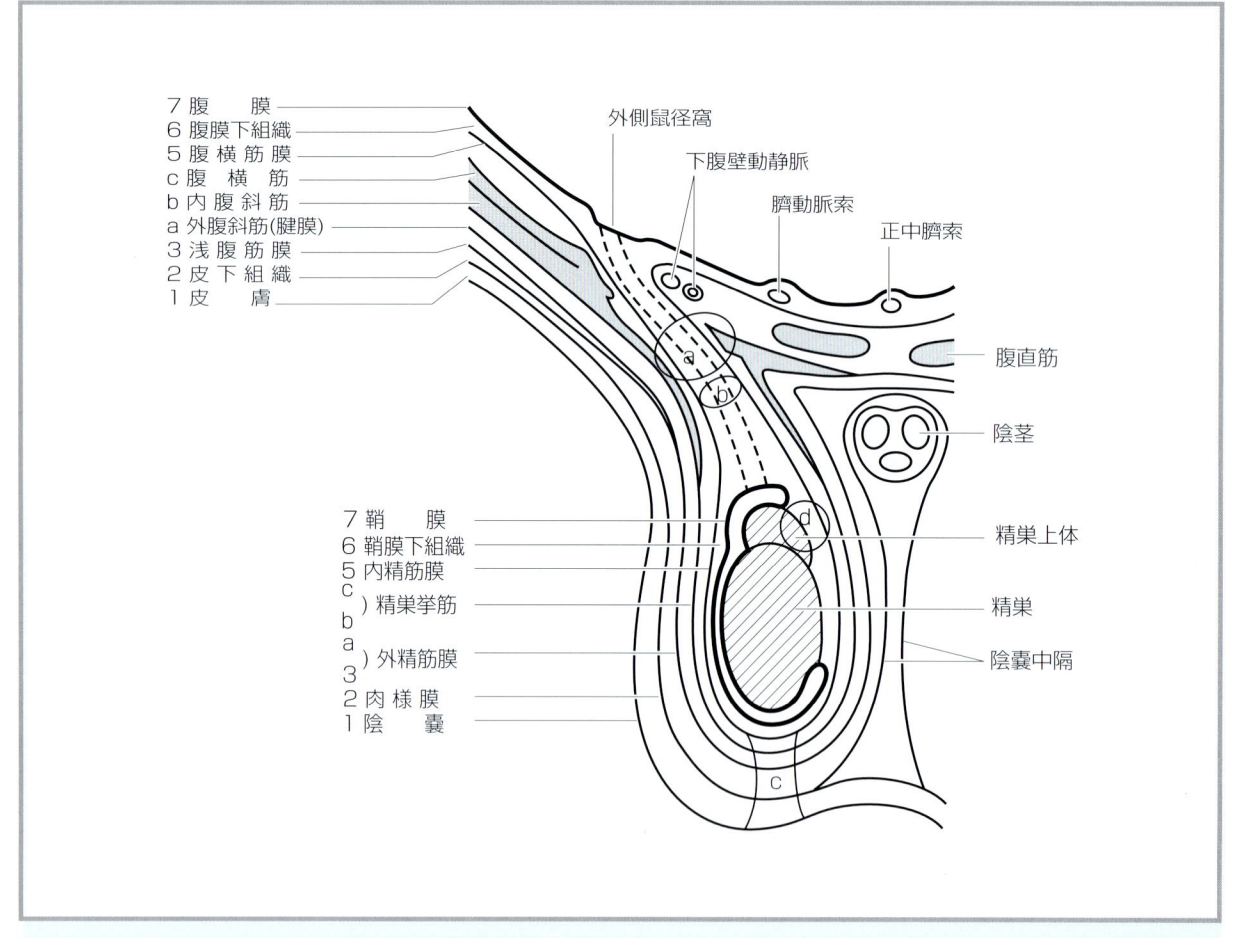

図225　腹壁と陰嚢の層の構成（文献20より引用）．

1) 陰嚢縫線上の縦切開による精巣摘除術

　局所麻酔でも，腰椎麻酔でも良い．左右より陰嚢皮膚を引き，緊張をかけ，陰嚢縫線上に約5cmの縦切開を置く（図226）．メスで皮膚を切開し，肉様膜に達する．切開端を鑷子で把持し，電気メスで，内精筋膜まで切開する．内精筋膜と精巣を剥離する（図227）．左右どちらかの精巣を，この切開創に向けて押し出す（図228）．

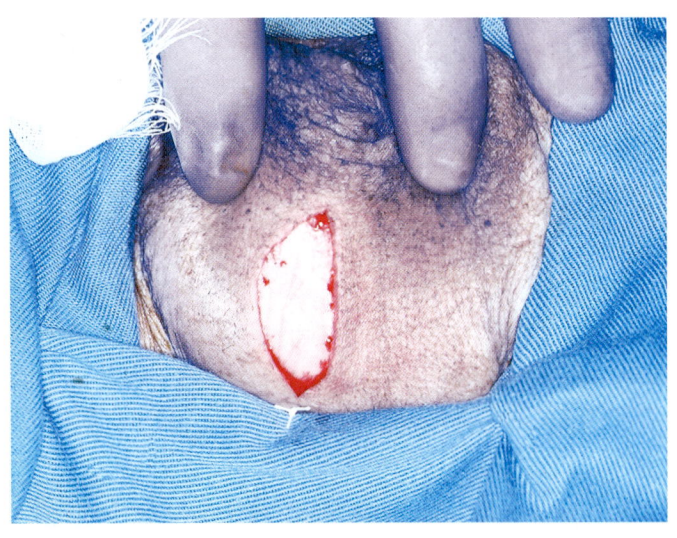

図226　陰嚢正中に切開を置く．局所麻酔でも，腰椎麻酔でも良い．

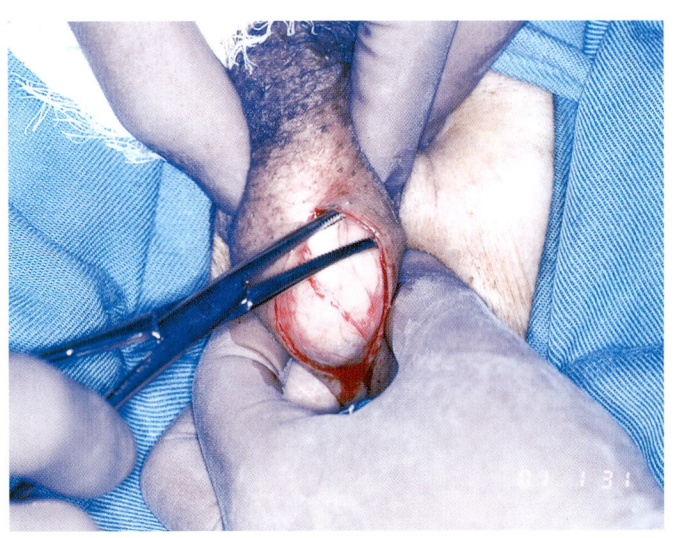

図227　肉様膜と内精筋膜の間で，精巣を剥離する．

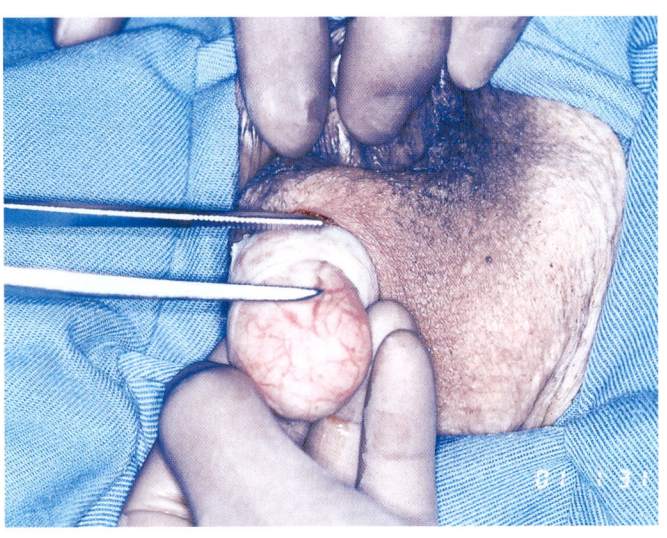

図228　精巣を創外に出す．

各論 IV. 手術項目

　麻酔が不十分で疼痛を訴える場合は，精索周囲に局所麻酔を追加する（図229）．精巣を創外に露出し，精索を求める．精索より精管を同定，分離し，これを結紮，切断する（図230）．次いで血管束を二～三に分け，それぞれを鉗子で挟鉗する（図231）．血管束を切断し，精巣を摘出する．血管束の断端を2-0または3-0絹糸で貫通縫合する（図232）．断端からの出血などが無く，止血されていることを確認する．同様に，反対側の精巣を切開創から押し出し，摘除する．肉様膜を縫合する（図233）．皮膚は埋没縫合とする（図234）．

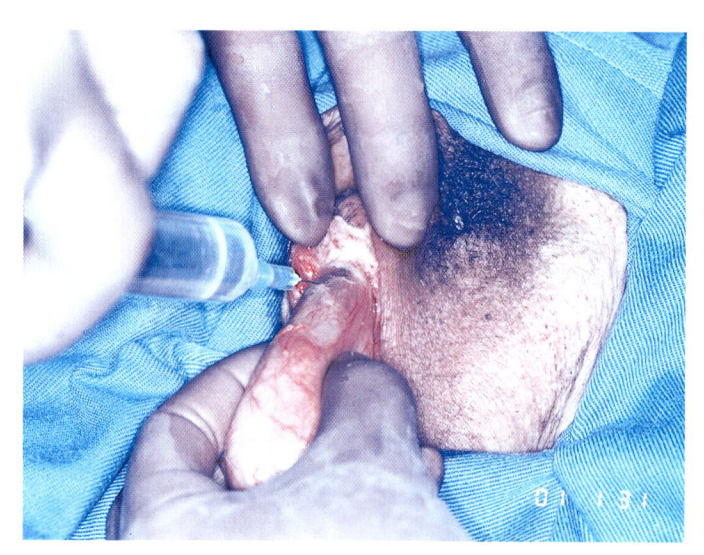

図229　精索に，局所麻酔を追加する．

精管

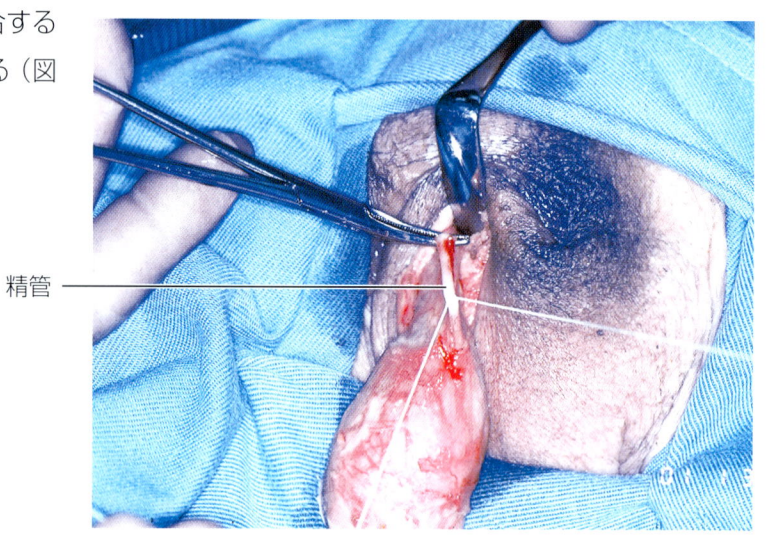

図230　精索より精管を同定し，結紮，切断する．

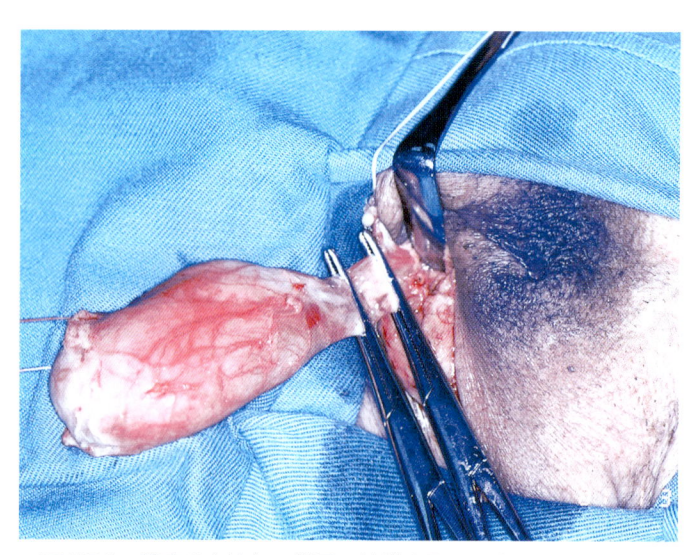

図231　精索の血管を，鉗子で挟鉗する．

2. 精　巣

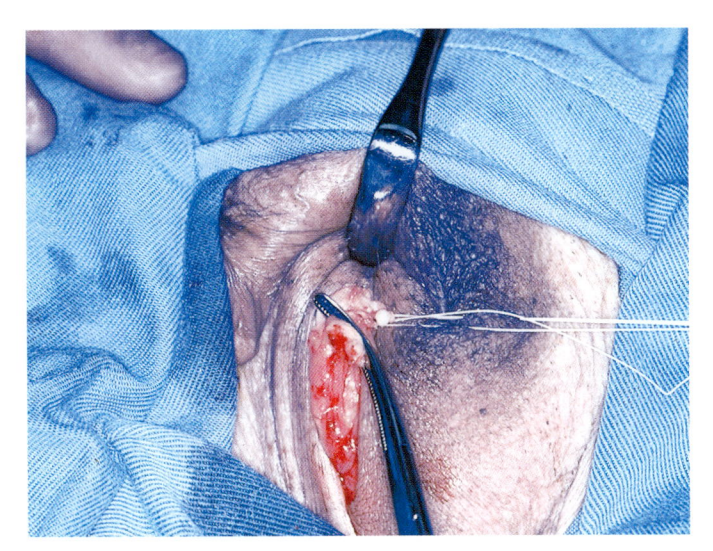

図232　血管束を貫通縫合する．

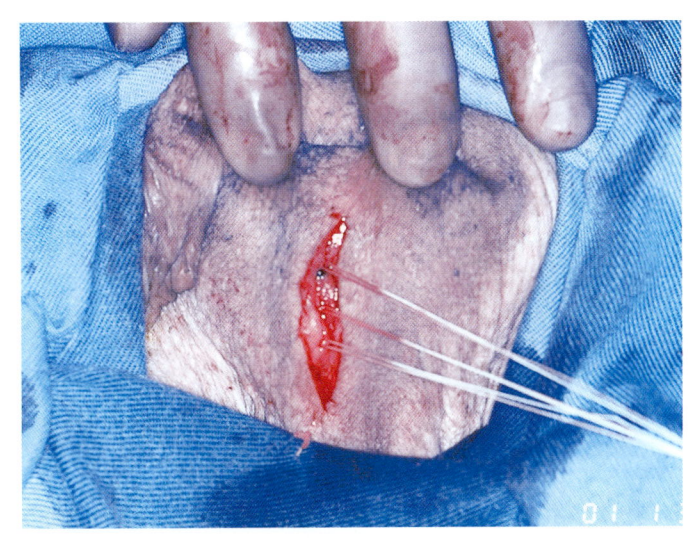

図233　肉様膜を縫合する．

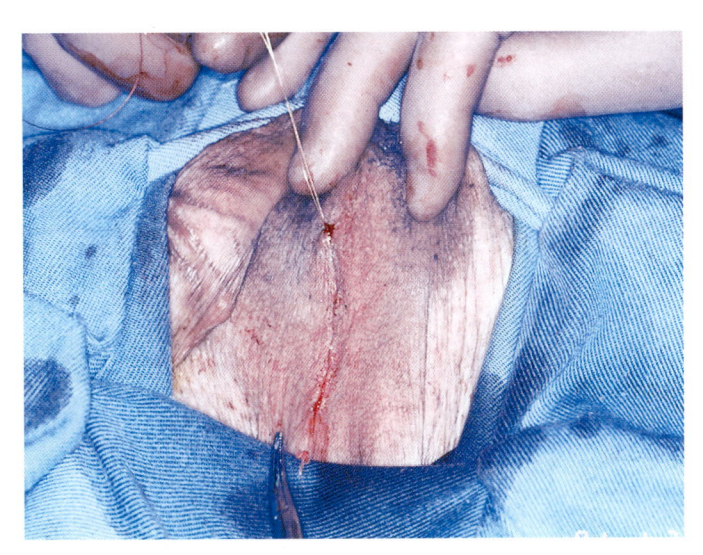

図234　皮膚を埋没縫合する．

各論 IV. 手 術 項 目

2）陰茎根部横の小切開による精巣摘除術

　前立腺癌に対する両側精巣摘除術などで行う．高齢者で尿失禁がある例では，創が汚染されず良い方法と考える．

　陰茎根部の横に，約3cmの皮切を置く（図235）．皮下組織を電気メスで切離する．浅腹筋膜を切開し，さらに薄い線維膜を順次筋鉤で拡げ，鑷子で把持し，ハサミで切開する．これを繰り返すと，内精筋膜に包まれた精索に達する．筋鉤で皮切端を十分に引き，皮下組織の端までを，きっちり切離すれば，3cmほどの皮切で十分である（図236）．本術式の目的は精巣摘除なので，頭側を開く必要はなく，むしろ間違いである．内精筋膜の層で，陰嚢に向かって筋鉤で十分に開き，精巣が創外に脱転出来るまで剥離する．十分に陰嚢肉様膜から内精筋膜に包まれた精巣を，ハサミ，または指で剥離する．

　精巣前面の陰嚢底に近い内精筋膜を，ペアン鉗子で把持し，精巣を創外に引き出す．精巣の大部分が脱転しても，安易に電気メスで切離しない．左手で十分に肉様膜側と内精筋膜を引き離し，陰嚢下部に続いている陰嚢靭帯（弾性繊維が多く，やや白い組織と認識される）を明らかにし，これを電気メスで切離する（図237）．少し分けては左手を動かし，精巣挙筋膜を伸ばし，編み目様にする．精巣挙筋膜にはまず血管はないので，どんどん電気メスで切離して良い．これで内精筋膜に包まれた精巣は，精索血管だけでぶら下がるかのようになる（図238）．精索を被う内精筋膜を切開し，精管を同定し，鉗

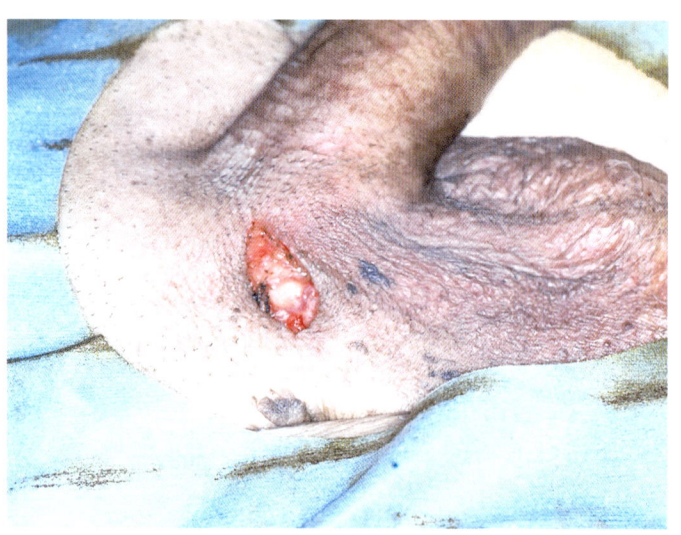

図235　陰茎根部の横に，3cmの皮切を置く．

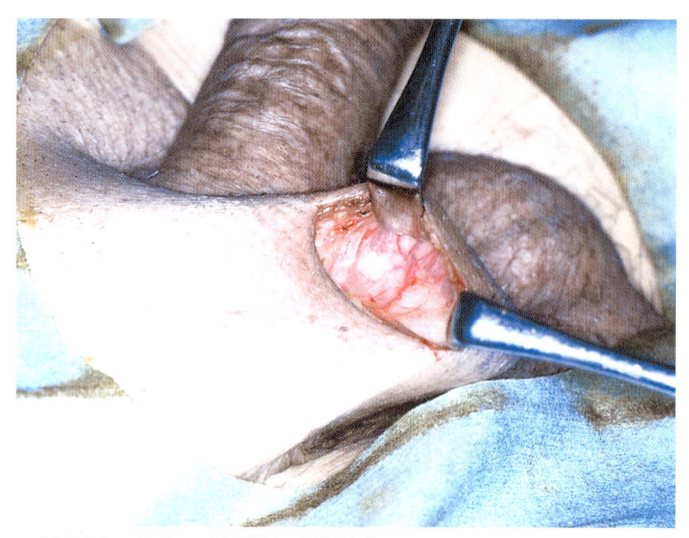

図236　筋鉤で皮切端を十分引く．

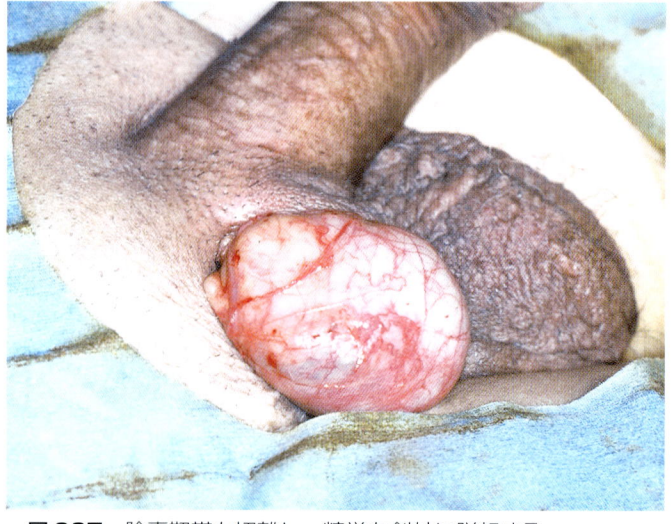

図237　陰嚢靭帯を切離し，精巣を創外に脱転する．

2. 精巣

子ですくい，2-0絹糸で結紮，切断する．残る精索血管組織を電気メスで分け，ペアン鉗子を貫通させ，二，三に分けて組織を挟鉗し，切断し，精巣を摘出する．精索中枢端は，2-0絹糸で貫通結紮する（図239）．この糸は切らず，しばらくそのままとして，止血を確認する．陰嚢の肉様膜を翻転し，出血のないことを確認する．ドレーンは置かない．皮下組織を3-0絹糸で縫合する．皮膚を3-0ナイロンで縫合する（図240）．または埋没縫合でも良い．術後，陰嚢は圧迫包帯で十分に固定し，止血を計る．

　精巣を脱出させた時に，精巣鞘膜の外葉に切開を加えると，鞘膜腔が開き漿液が流出する．鞘膜を精索に沿って，頭側に切り開けば，これで精巣が完全に露出される．精巣血管と精管を遊離し，それぞれを結紮，切断する．この方法でも良い．

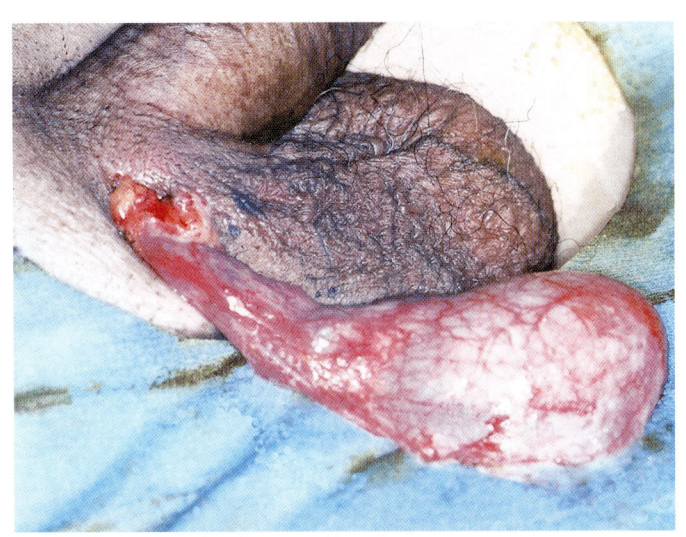

図238 精巣挙筋筋膜に包まれた精巣を創外に出す．

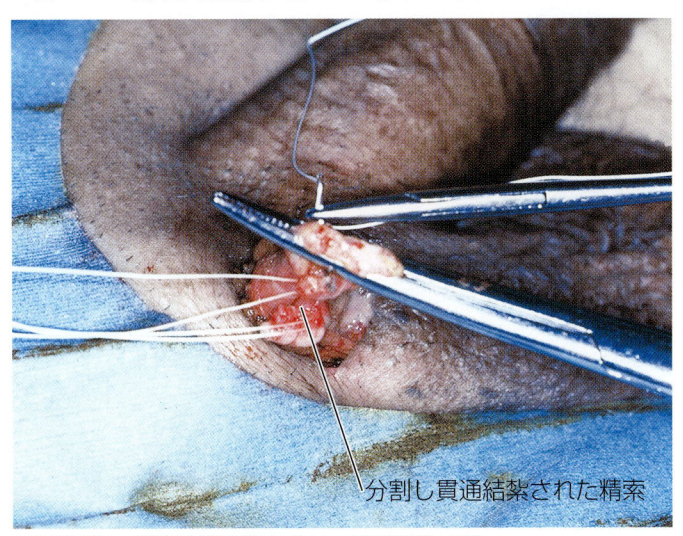

図239 精索血管組織を分け，貫通結紮する．
（分割し貫通結紮された精索）

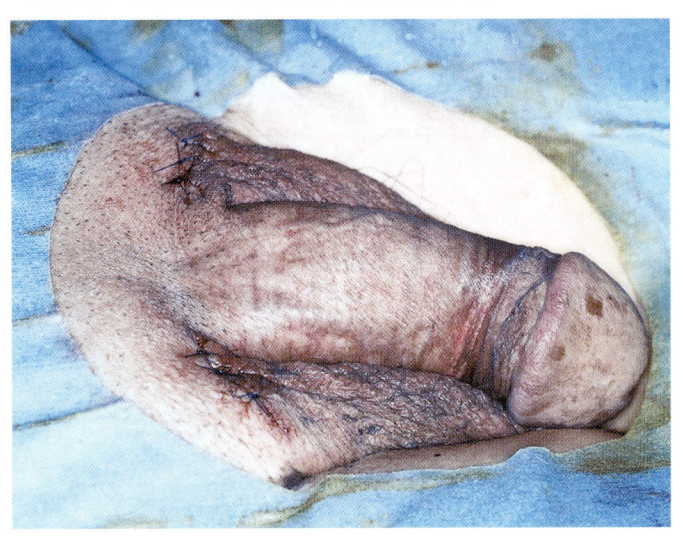

図240 皮膚を縫合した状態．

127

各論 IV. 手術項目

3）根治的前立腺摘除術時に，同一切開創で行う両側精巣摘除術

　根治的前立腺摘除術の際に，内分泌療法として，同時に両側精巣摘除術を行うことがある．この場合，同一の切開創を利用して精巣摘除が可能である．

　根治術は終了し，腹直筋筋膜まで縫合した場面とする（図241）．下腹部正中切開創の末梢側を，筋鈎で引く．左右どちらかで，まず陰嚢上部の浅在筋膜まで，電気メスで皮膚組織を切開する．陰嚢内につながる内精筋膜を同定したら，筋鈎を陰嚢内に入れ，精巣と周囲を鈍的に剥離する（図242）．クーパーを陰嚢内に入れ，剥離を進めても良い．内精筋膜に包まれた精巣底部をペアンで把持し，陰嚢底部を左手で押し上げ，創から精巣を押し出す（図243）．陰嚢靭帯を切離する．この時，精巣側と陰嚢肉様膜側の剥離が不十分だと，精巣が出てこない．精巣を包む内精筋膜が見えているならば，左手で精巣を頭側に圧排したまま，クーパーで精巣と周囲を剥離し，創外に精巣を脱転させる（図244）．精索より精管を同定し，分離し，これを2-0絹糸で結紮，切断する（図245）．残る血管束を二〜三に分け，鉗子で挟鉗し，切断する（図246）．血管束断端を3-0絹糸で貫通縫合する（図247）．断端からの出血などが無く，止血されていることを確認する（図248）．同様に反対側の精巣を，切開創から押し出し，摘除する．

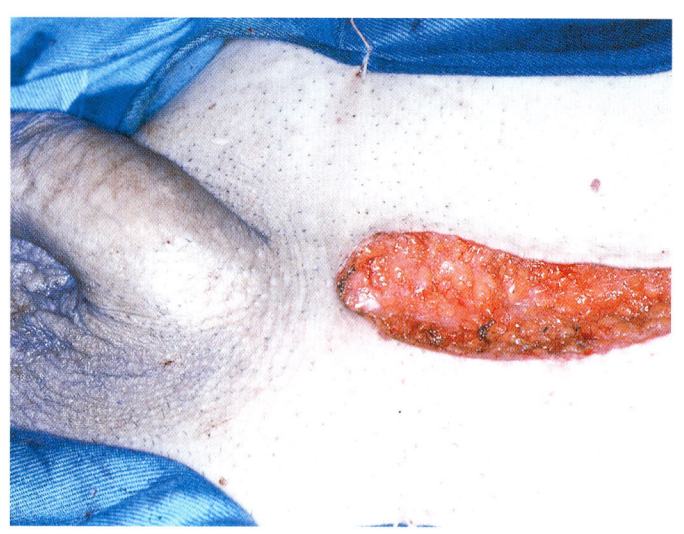

図241　根治的前立腺摘除術時の，同一切開で行う精巣摘除術．

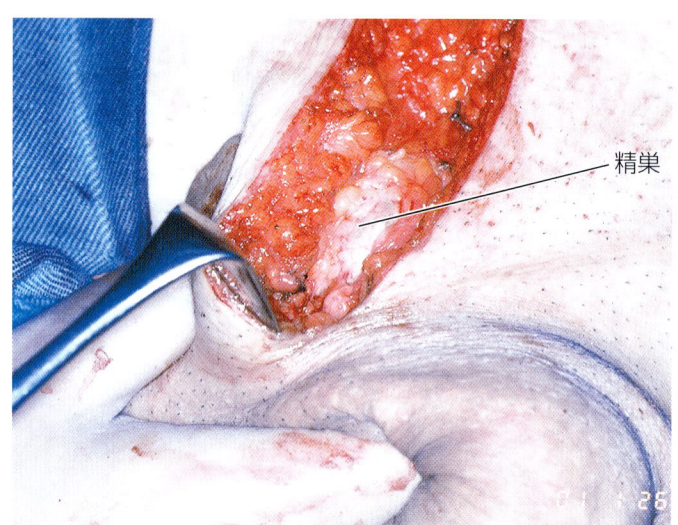

図242　筋鈎で陰嚢上部を展開し，筋膜を切開する．

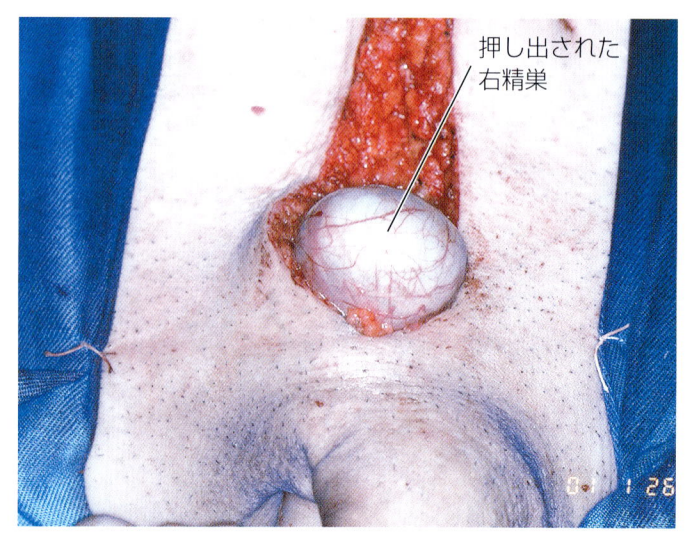

図243　陰嚢肉様膜から，精巣を剥離する．

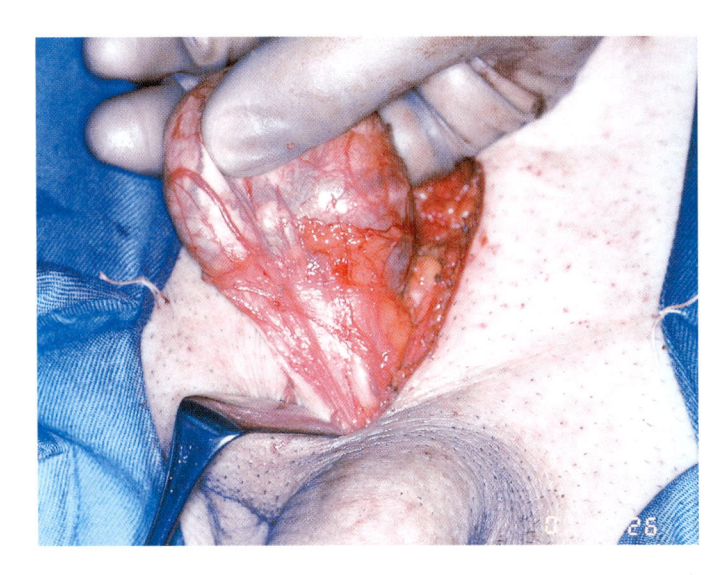

2. 精　巣

図244 精巣底部の精巣導体を，鉗子で把持し，陰嚢を押し，精巣を創外に脱転する．

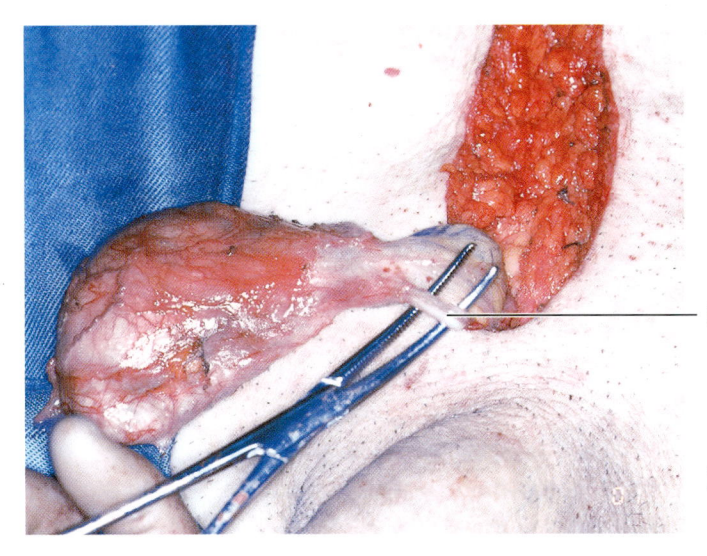

精管

図245 精巣をさらに周囲より剥離し，精索を出す．精索より精管を同定し，結紮，切断する．

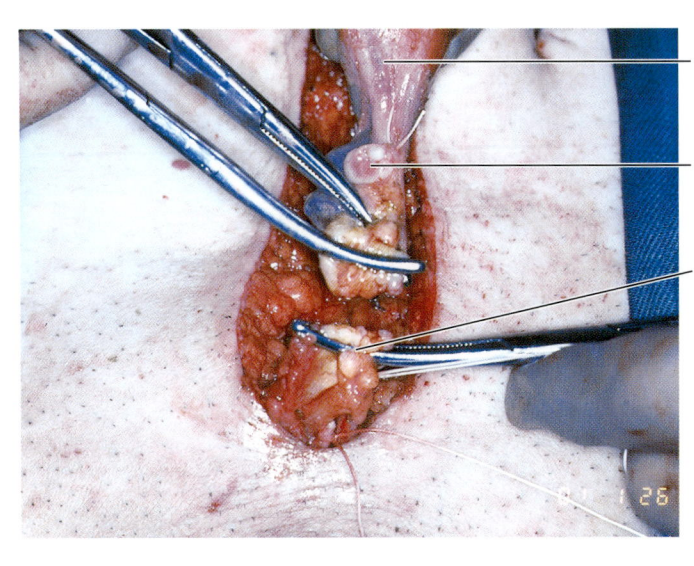

精巣

摘除側の精索血管断端

中枢側の精索血管断端

図246 精索血管を二〜三に分け，鉗子で挟鉗し，切断する．

129

各論 IV. 手術項目

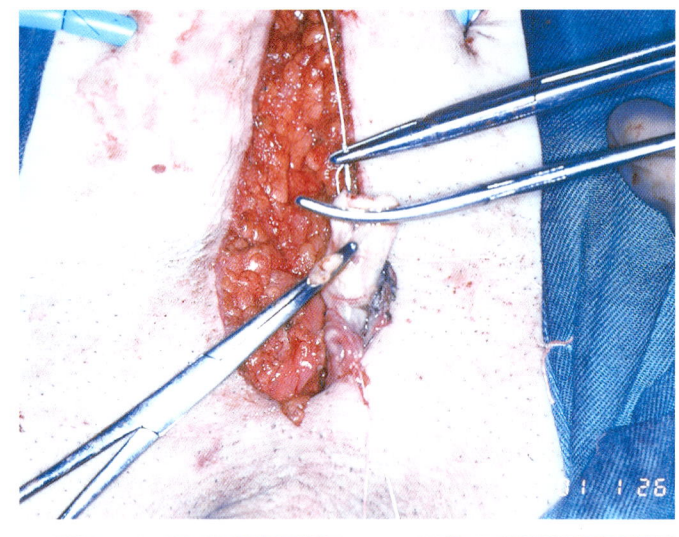

図247 血管束を貫通縫合する.

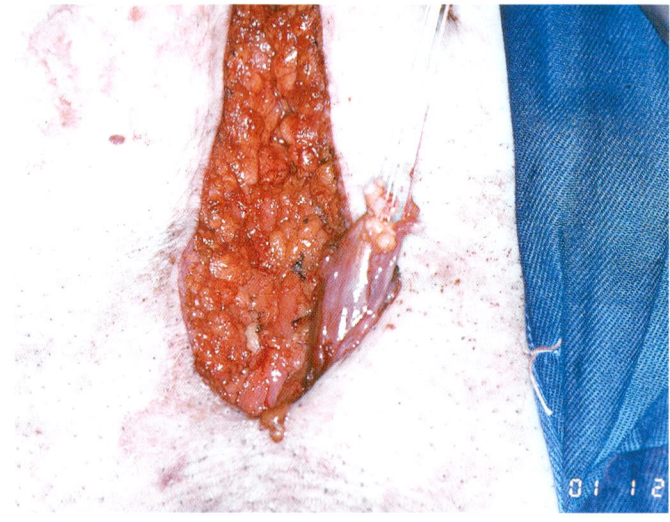

図248 止血を確認する.

4）精巣上体炎（瘻孔形成例）の精巣摘除術

　重症糖尿病例で感染膿瘍が陰嚢皮膚に自壊し，瘻孔を形成した精巣上体炎症例．抗生物質を投与し，瘻孔より内腔を洗浄し，一週間炎症が軽快するのを待った．

　左陰嚢に開放した瘻孔が見られる（図249）．腫大した左精巣が，瘻孔部を中心に陰嚢皮膚に固く癒着しているため，周囲皮膚とともに合併切除する．陰嚢上部には病変は及んでいないので，先にここで精索を切断する．まず陰嚢皮膚に切除予定線をメスで付けデザインし，電気メスで外精筋膜まで切開する（図250）．止血を十分に行う．さらに癒着している陰嚢皮膚に，メスで真皮までの周状の皮切線をつける．これ以上深く切ると，切除ラインが余りに長い場合，それだけでも血がにじみ，意外に出血が多くなる．陰嚢の皮切を頭側に向け，外鼠径輪で一本にまとめる．以後は，精索を先に処理するため，鼠径部の斜切開につなげる．外鼠径輪で精索を確認し，周囲組織より精索を剥離する．

　先に精索を処理するため，陰嚢上部で外精筋膜，精巣挙筋筋膜と順に切離し，内精筋膜に包まれた精索を同定する（図251）．内精筋膜を切開する．精管を同定しペアン鉗子で剥離し，2-0絹糸で結紮，切断する．ついで精索を血管に当たらないように，電気メスで穴を開け，その穴にペアン鉗子を通し，精索を分割し挟鉗し，3-0絹糸で貫通縫合し，結紮，切断する（図252）．

130

2. 精　巣

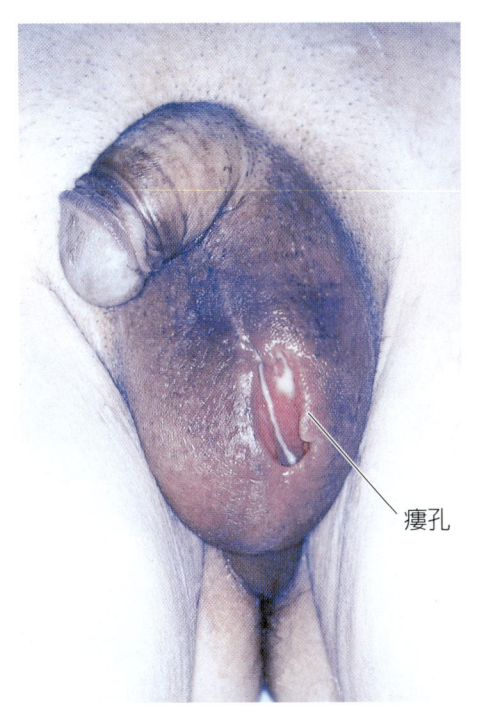

図249　左陰嚢に，開口した瘻孔が見られる．自壊後，炎症が軽減するまで，1週間待機した．

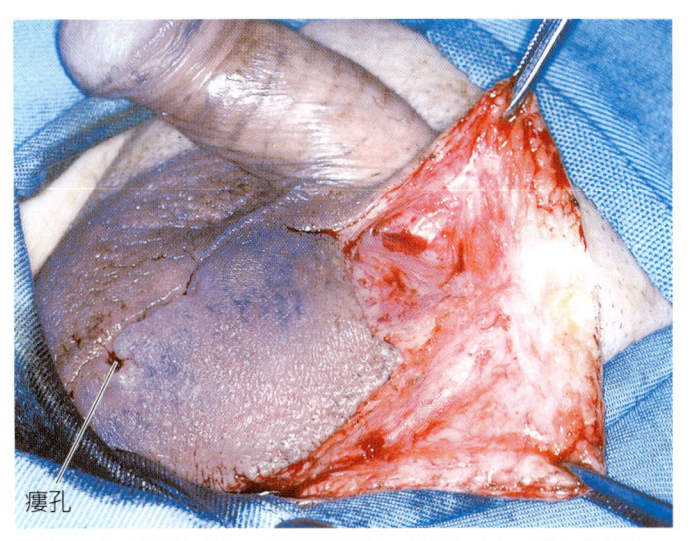

図250　陰嚢皮膚に，切除予定線をメスでつけ，電気メスで外精筋膜まで切開する．

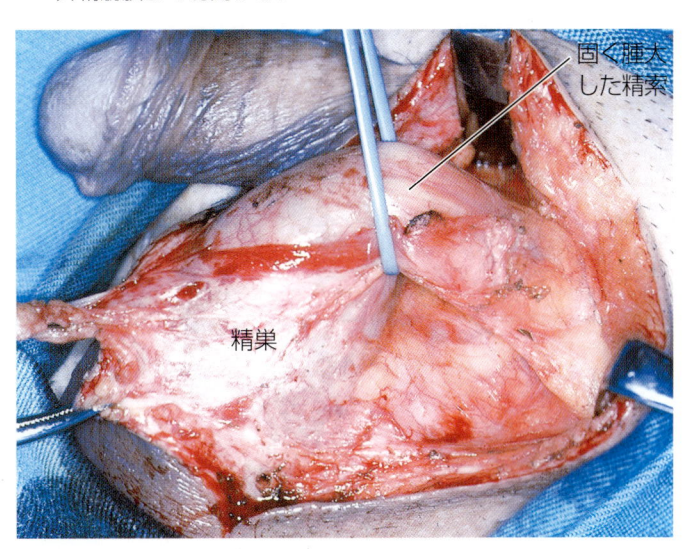

図251　陰嚢上部で外精筋膜，精巣挙筋筋膜と順に切離し，内精筋膜に包まれた精索を同定する．

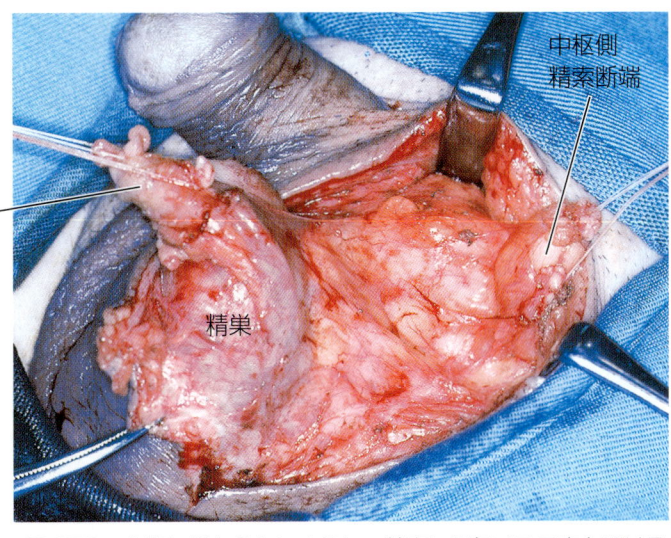

図252　血管に当たらないように，精索に電気メスで穴を開ける．その穴にペアン鉗子を通し，精索を分割し，貫通縫合し切断する．

131

各論 IV. 手 術 項 目

　精索を切断後，陰嚢上部で周囲より精巣を切離する．先ほどの皮膚切除線に沿って，深層に切開を進め，内精筋膜に包まれた腫大した精巣を，肉様膜より電気メスで切離する（図253）．炎症が強く境界が不明瞭なため，正中では陰嚢中隔を注意深く同定し，また尿道を損傷しないように，尿道カテーテルを挿入し同定し，切離を進める．精巣を摘除後，肉様膜の止血を十分に行う（図254）．陰嚢底にドレーンを置き，縫合のデザインを考え，肉様膜を3-0絹糸で縫合し，皮膚を3-0ナイロンで縫合する（図255）．

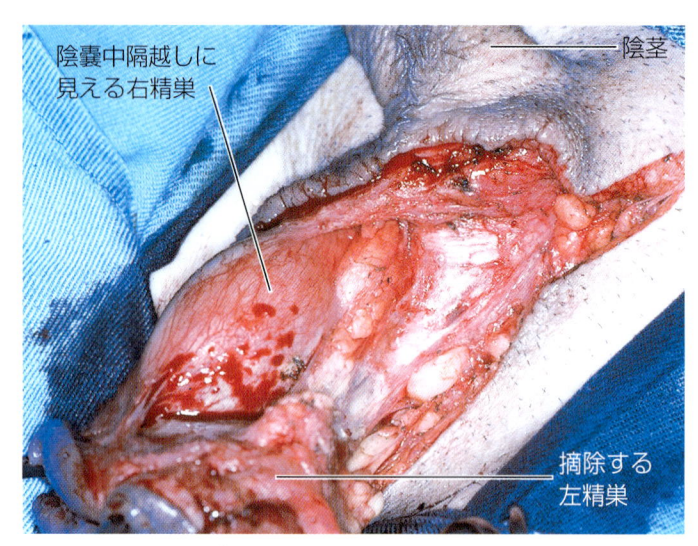

図253 皮膚切除ラインに沿って，深層に切開を進め，精巣を肉様膜より切離する．

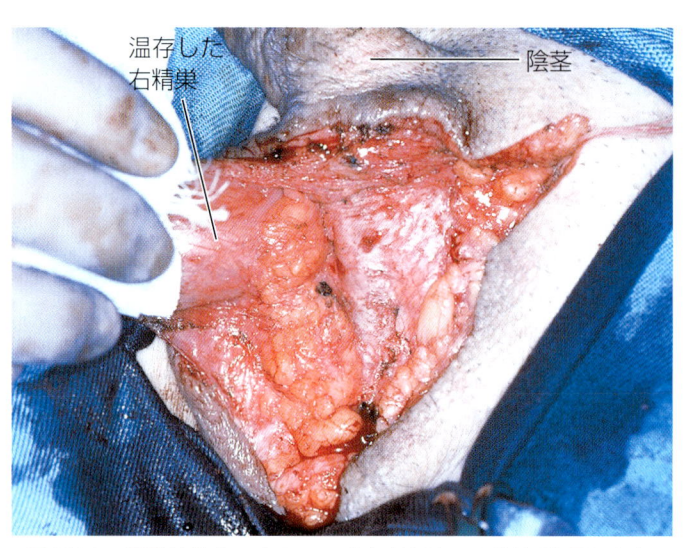

図254 精巣摘除後，カテーテルを触知し，尿道を確認し止血する．

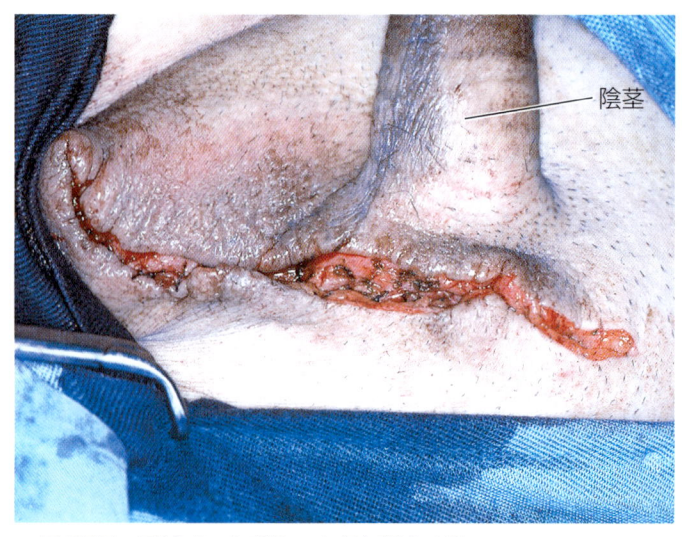

図255 デザインを考え，皮膚を縫合する．

5）精巣外傷新鮮例（交通事故）

　バイク事故で救急受診し，手術となった例．左精巣はソフトボール大に腫大し，触診上は血腫と精巣の区別は付かず，エコー上も不明であった（図256）．暗赤色に変色した左陰嚢に，縦切開を置く（図257）．陰嚢内容は柔らかな凝血塊で一杯で，これに血液そのものも貯留していた．凝血塊をクーパーで分け，精巣を求める（図258）．精巣上体頭部で出血が続いており，精巣から精巣上体の体部，尾部が切断され，近傍の精巣被膜が裂け，精巣実質が露出していた（図259）．精索も腫大し，血腫を形成しており，保存的処置は適当でないと判断し，精巣を血腫と一緒に摘除した．陰嚢肉様膜より血腫を剥離したが，まだ強度の癒着は無かった．ドレーンを置き，陰嚢肉様膜を3-0絹糸で縫合し，陰嚢皮膚を3-0ナイロンで縫合した．

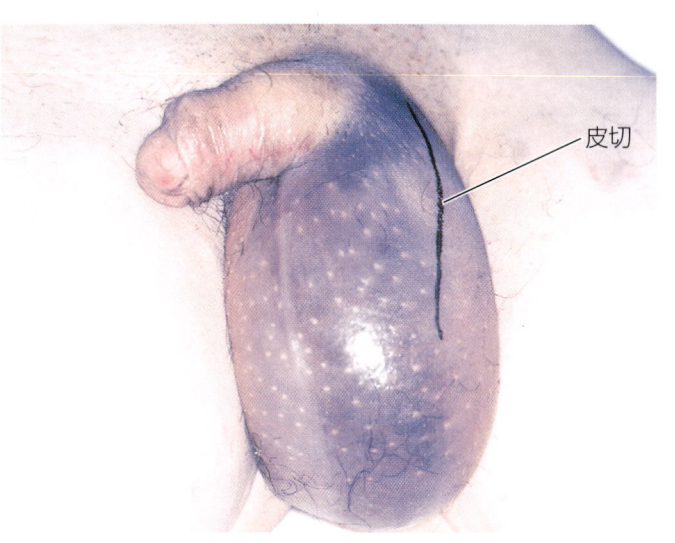

図256　**精巣外傷新鮮例**．バイク事故で受傷後，約1時間．

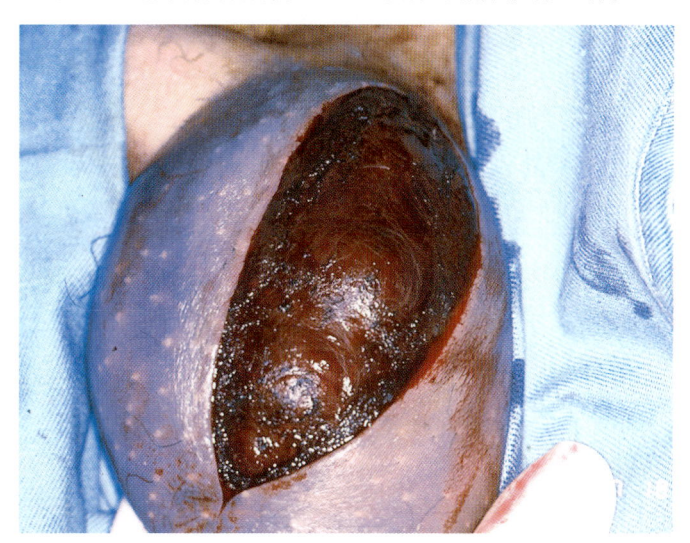

図257　陰嚢皮膚を縦切開したところ，凝血塊を形成していた．肉様膜との癒着は軽度で，凝血塊と精巣の剥離は可能であった．

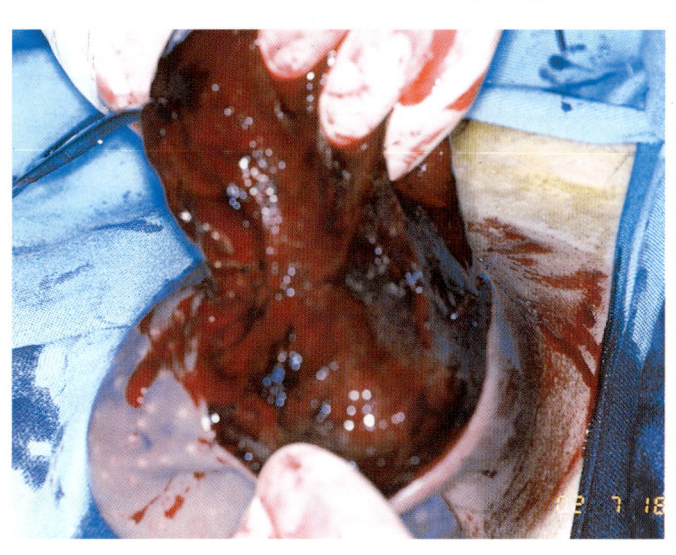

図258　精巣を創外に引き出し，状況を判断する．なお出血が続いていた．

各論 IV. 手術項目

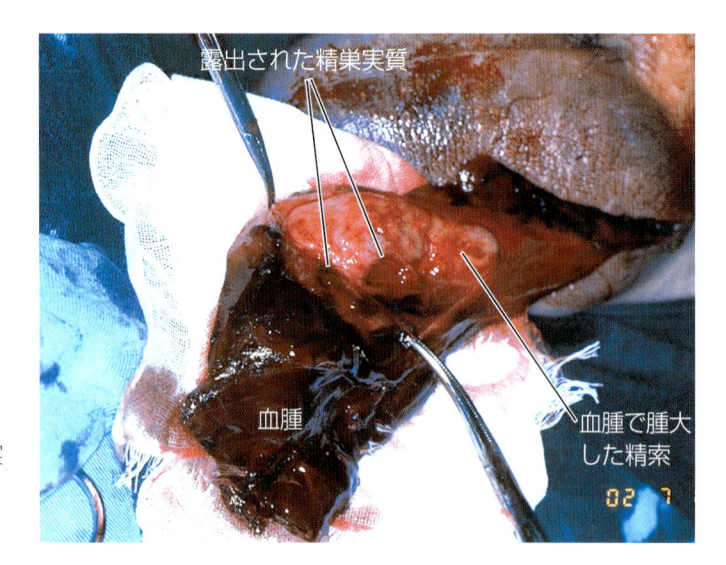

図259 精巣上体の尾部，体部が断裂し，出血が続いていた．精巣も被膜が破れ，実質が露出していたため，精巣を摘除した．

6）精巣外傷陳旧例（打撲）

　前日に友人に外陰部を蹴られ，精巣の腫大，疼痛が見られたが，改善すると思い放置していた．疼痛が改善されないため来院した．
　陰茎にも血腫が見られ，陰嚢は左右とも暗赤色に変色し，全体がソフトボール大に腫大していた（図260）．陰嚢は全体に非常に固く，内容物として精巣は鑑別できなかった．受傷時の問診より，

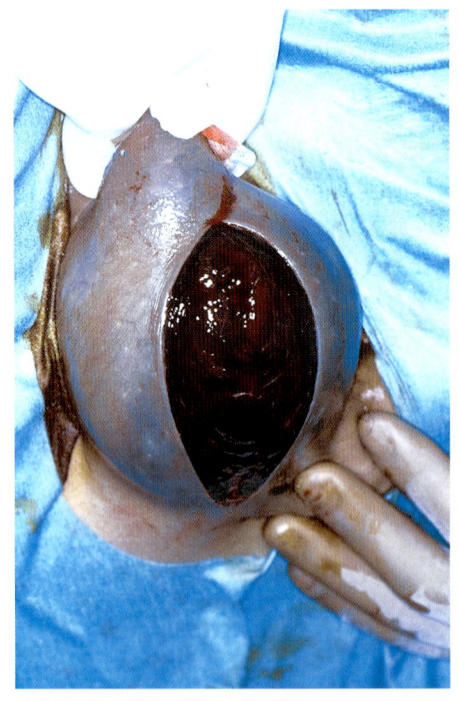

図260　精巣外傷．陳旧例．
　外陰部を蹴られ，一日経過を見ていたが，疼痛が強くなり翌日受診．血腫と皮膚が癒着し，精巣は血腫から全く分離できず，不明であった．

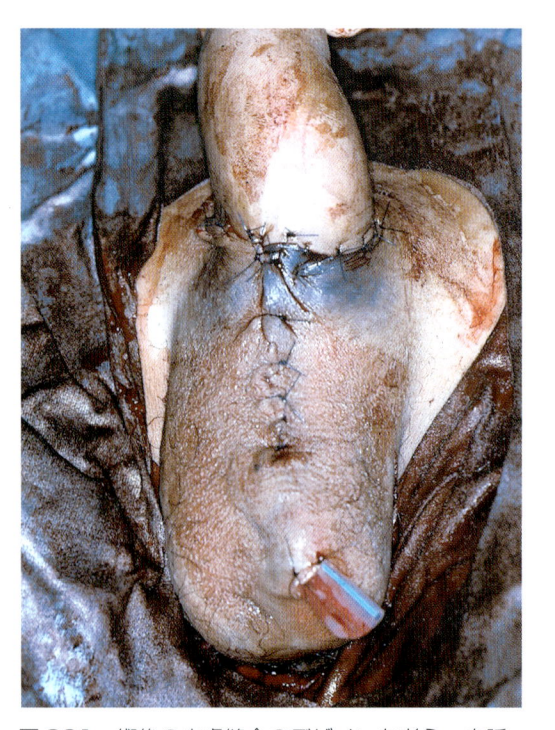

図261　術後の皮膚縫合のデザインを考え，血腫（精巣）を一塊として，皮膚も合併切除する．

両側外傷ではなく，左側の精巣外傷と判断し，左陰囊皮膚を十分に切開したが，皮膚と血腫が強固に癒着し，また血腫も器質化していたため，両者の剥離は困難と考え，陰囊皮膚と一緒に精巣，血腫を摘除した．尿道を損傷しないよう，尿道カテーテルを指示として，操作を進めた．手術途中からは，同定できた反対側の精巣に注意しながら，左精巣を周囲皮膚とともに摘除した（図261）．時間が経つと血腫と皮膚が癒着し，両者の剥離が難しい．デザインを考え皮膚を合併切除する方が良い．

7）陰囊水腫根治術

水腫は，精巣鞘膜腔が貯留液で拡大したものである（図262）．左手で陰囊を圧迫し，水腫を押し出し，水腫の大きさに合わせ，陰囊にメスで皮切をおく（図263）．肉様膜から内精筋膜まで切開し，陰囊水腫の表層（鞘膜）まで切開する．

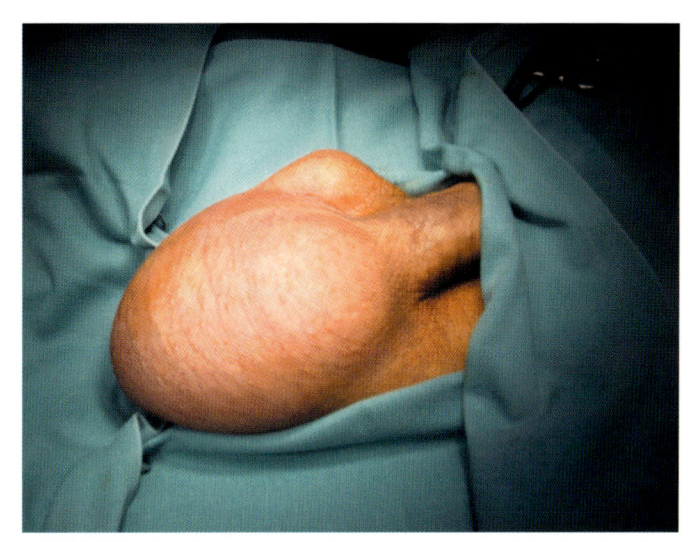

図262　A例の陰囊水腫．外観．
以下に2例を示し，大きな水腫例をA例，比較的小さな例をB例とした．

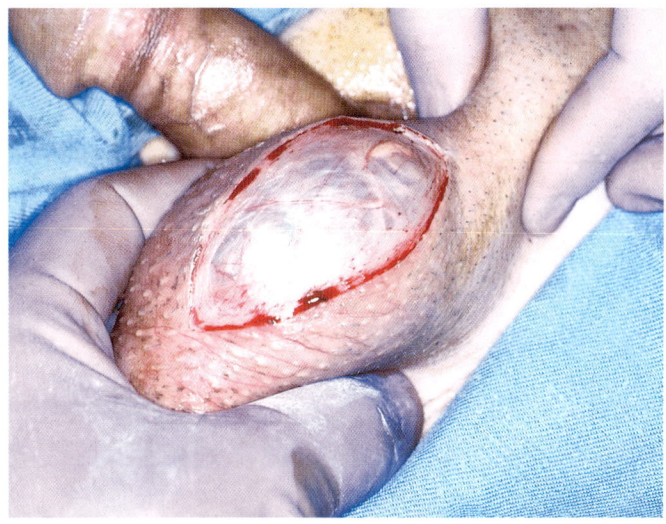

図263　陰囊を圧迫し，精索も確認しやすいように，陰囊上部にかかる皮切をおく．B例．

各論 IV. 手 術 項 目

　水腫の鞘膜と内精筋膜の間を剥離する．周囲をハサミで剥離し，小児用ケリー鉗子で内精筋膜を露出し，水腫を開けないよう剥離する（図264）．皮切端まできっちり切開すると，水腫を創外に脱転できる．ハサミでさらに剥離を進める（図265）．小児では腹腔と交通する水腫が大半だが，成人では腹腔側と交通が無いことを確認する．水腫を創外に出し（図266），さらに順に，左右上下と，水腫を剥離する（図267，268，269）．

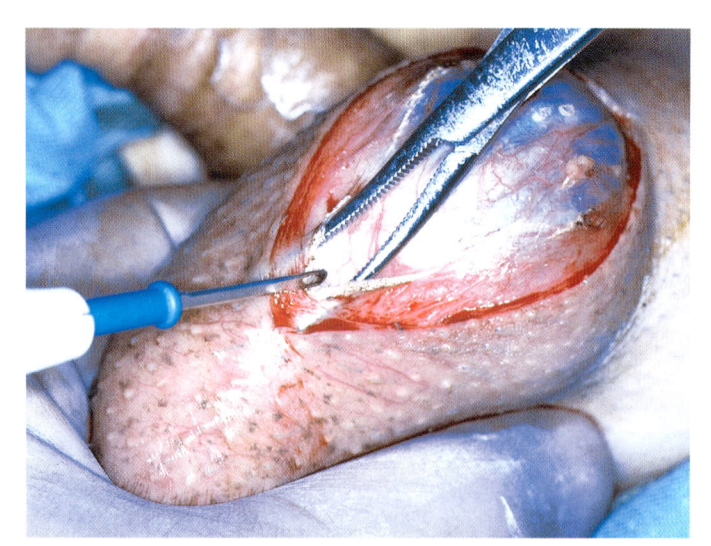

図264　小児用ケリー鉗子で，内精筋膜を露出し，剥離する．B例．

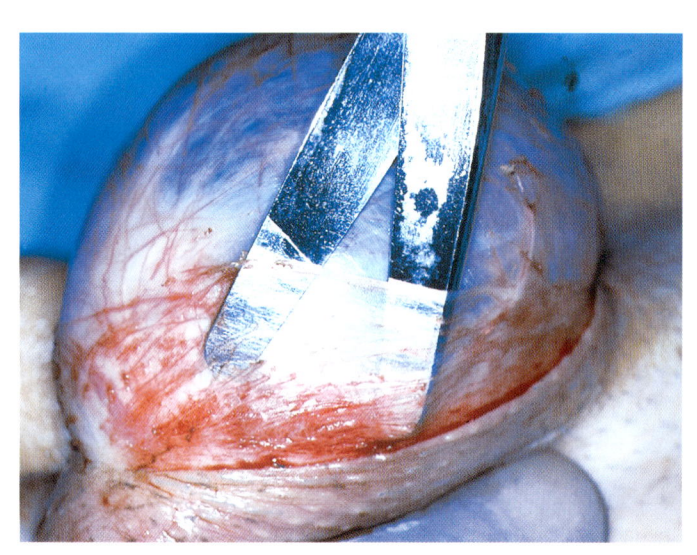

図265　ハサミで，水腫と内精筋膜の間の剥離を進める．B例．

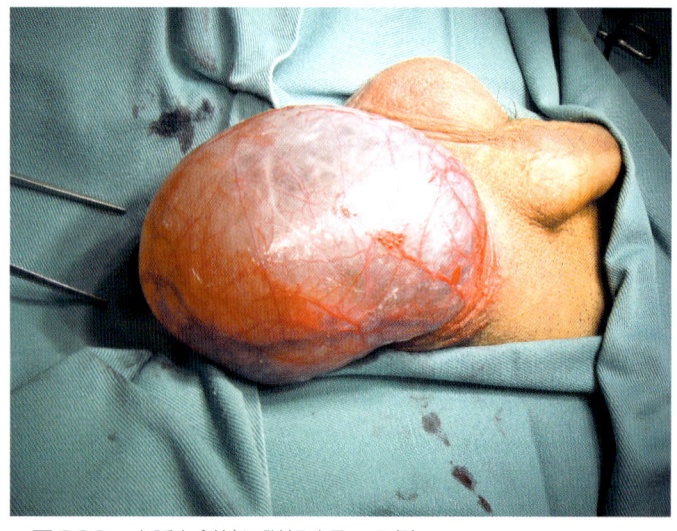

図266　水腫を創外に脱転する．A例．

2. 精　　巣

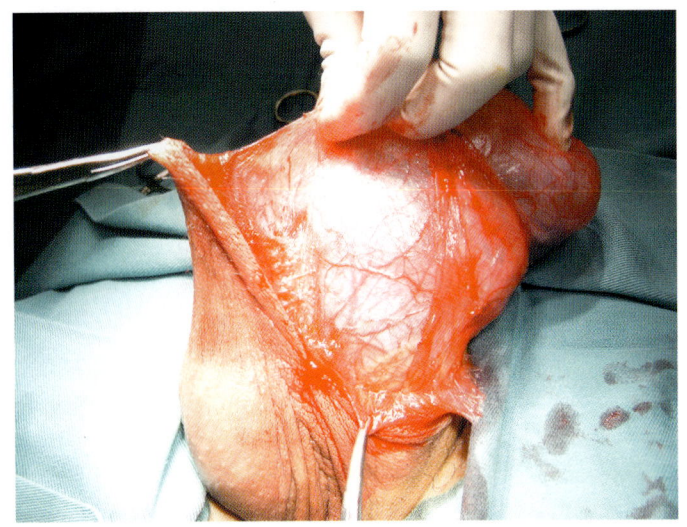

図267　さらに水腫を開けないように，肉様膜より剥離する．A例．

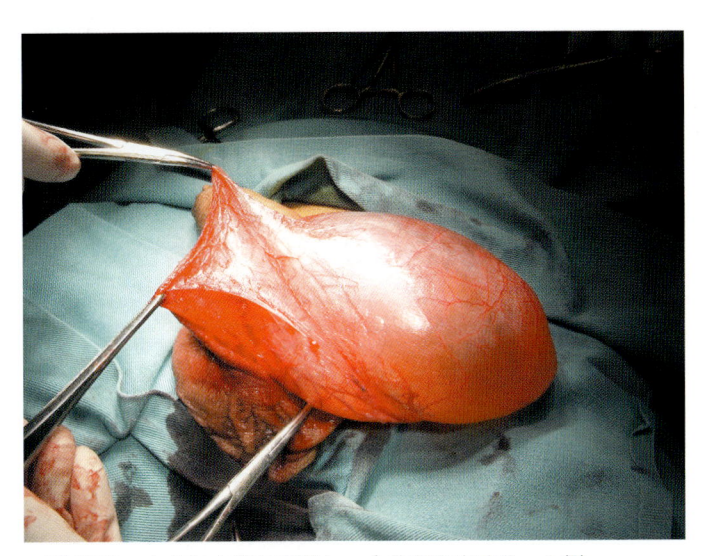

図268　さらに水腫を剥離し，全体を露出する．A例．

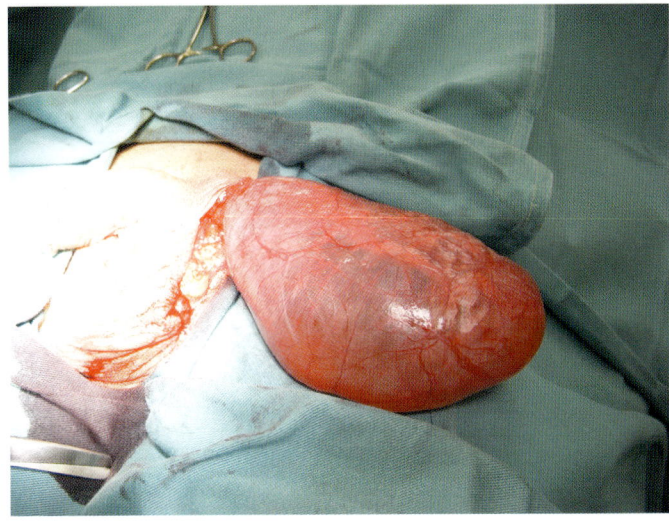

図269　完全に水腫を創外に出す．A例．

各論 IV. 手 術 項 目

　膿盆の上で鞘膜を鑷子で把持し，ハサミで切開し，浸出液を排液し，精巣を露出する（図270，271）．過剰な鞘膜を切除する（図272）．切除法には，Winkelmann法とBergmann法があるが，筆者は，鞘膜の大部分を切除する後者を行う．精巣より1cmほど離し，鞘膜を切除する．断端に出血がみられた場合は，4-0バイクリルで止血縫合する．切除後は，陰嚢内腔が拡張しており，スペースが広すぎるので，精巣を捻れがないように陰嚢底に置き，左右の肉様膜に3-0絹糸で，固定のための針糸をかける（図273）．ドレーンを陰嚢底に置く．肉様膜を，3-0絹糸または4-0バイクリルで縫合する．陰嚢皮膚は不潔になりやすいので，皮膚は5-0マクソンで埋没縫合とする（図274）．

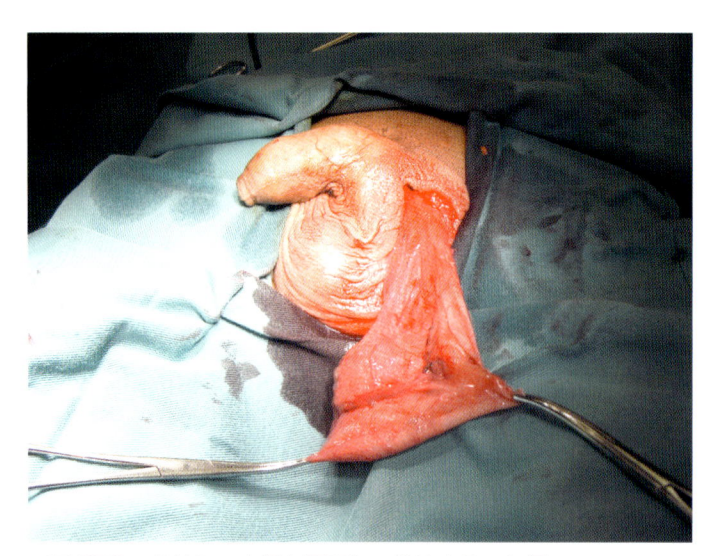

図270　ハサミで水腫を切開し，排液する．A例．

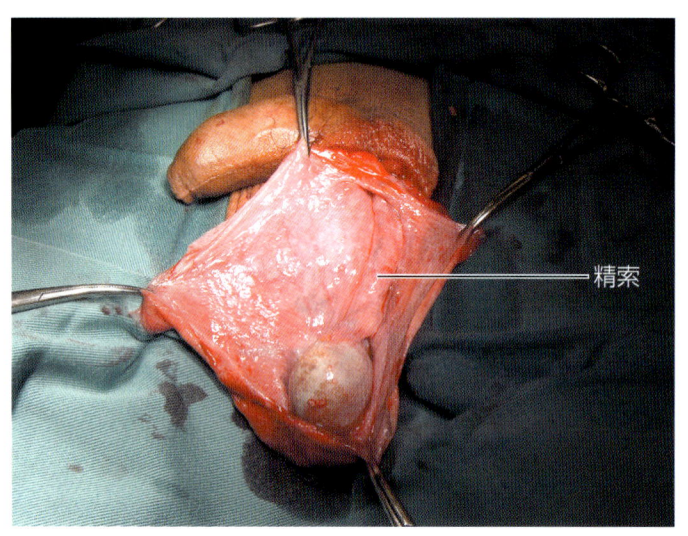

図271　大きな水腫のため，固有鞘膜が余る．A例．

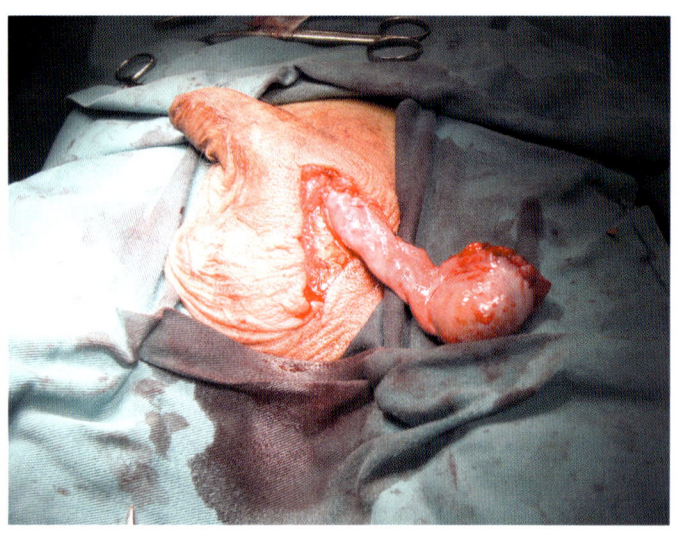

図272　精索を残し，過剰な鞘膜を切除する．A例．

2. 精　巣

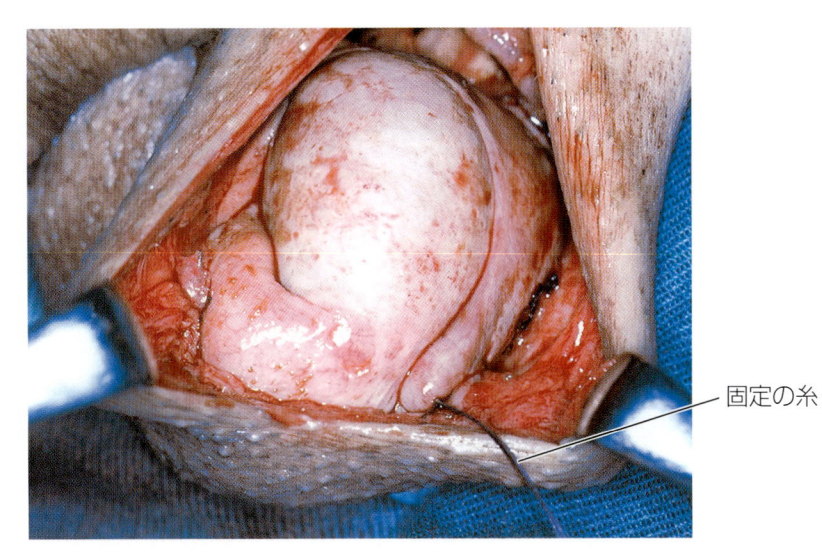

図273　精巣を捻れがないように陰嚢底に置き，肉様膜に3-0絹糸で，固定のための糸をかける．B例．

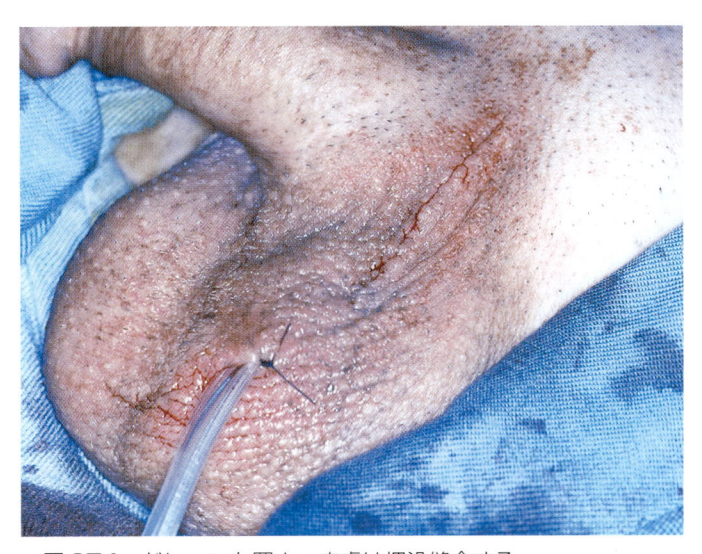

固定の糸

図274　ドレーンを置き，皮膚は埋没縫合する．

139

各論 IV. 手 術 項 目

3. 女性尿道

1）尿道脱の環状切除術

　腰麻下に，砕石位を取る．外陰部を消毒し，大陰唇を絹糸で，大腿部内側に固定する．外尿道口の位置を確認し（図275），導尿し，膀胱を空虚にする．本例は，12時側の脱出は軽度で，6時側の脱出が著明なケースである．尿道脱の12時を，鑷子で把持し引き出し，中枢の正常部を確かめる．浮腫状でない，薄い橙黄色の正常部を見つける（図276）．

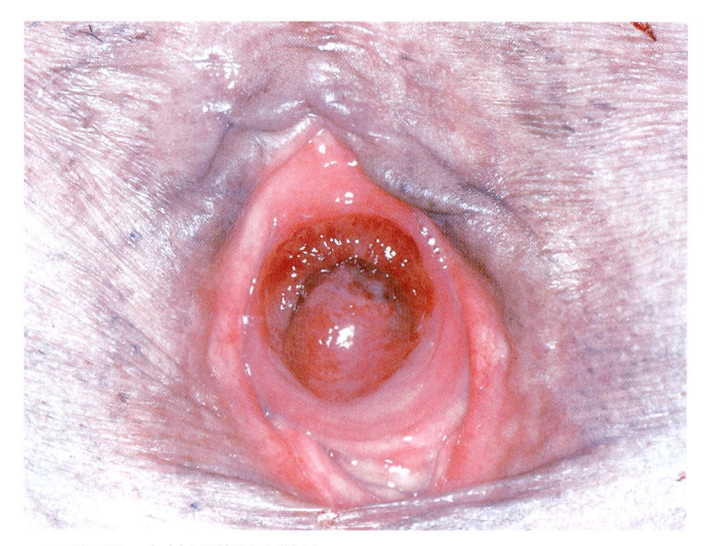

図275 女性尿道脱の外見．

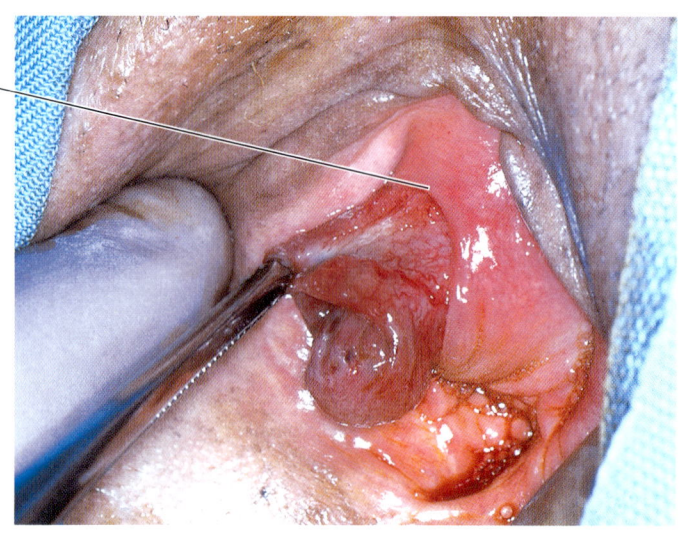

正常部との境界

図276 12時で，浮腫状でない，薄い橙黄色の正常部を見つける．

140

3. 女性尿道

　正常の外尿道口にあたる12時，3時，6時，9時の中枢側に，3-0バイクリルをかけ粘膜をひろい，針をつけたままペアン鉗子で把持し，支持糸とする（図277，278）．尿道脱の12時を，無鉤ペアン鉗子で把持し引き出し，縦切開を入れ，正常部まで形成用ハサミで開く．尿道内腔側の粘膜と，外側の粘膜とを確認する．把持してあった12時の3-0バイクリルの針を，尿道内腔側の粘膜にかけ，外側の粘膜と結節縫合する．これで尿道脱の切開後も，内腔側の粘膜が逃げないようにする．あまり正常粘膜を引きすぎて，切りすぎないようにする．ついで9時に向かって，尿道脱と正常粘膜境界部を確認しながら，ハサミで周状に切開を進める．9時で尿道内腔粘膜と外側粘膜を確認し，同様に把持してあった3-0バイクリルをかけ，結節縫合する．
　9〜12時の尿道脱を切離し，ここで改めて14Frバルーンカテーテルを入れ直し，支持として膀胱内に留置する．操作しにくければ，細いネラトンカテーテルでもよい．カテーテルを左右上下に動かし，尿道脱と正常部の境界を見やすくし，正常粘膜を切りすぎないように注意する．同様に，12時から3時に切開を進め，3時で尿道内腔粘膜と外側粘膜に，把持してあった3-0バイクリルをかけ，結節縫合する．これにより，尿道脱の上半分は切離される（図279）．

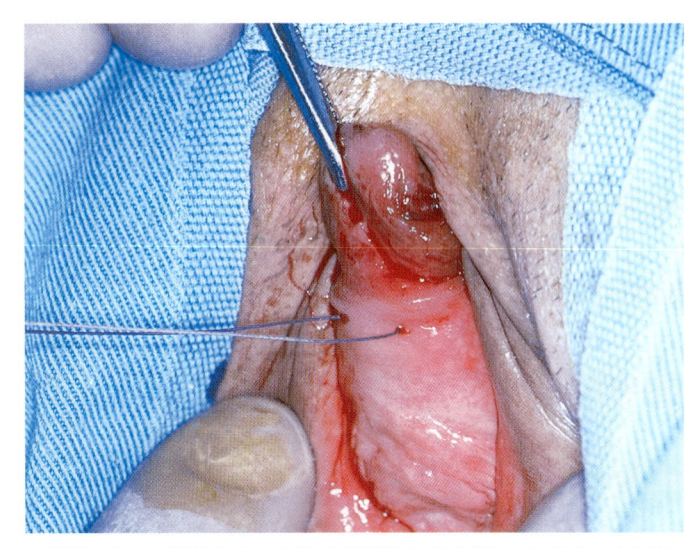

図277　一番見やすい正常の外尿道口の6時に，支持糸をかける．

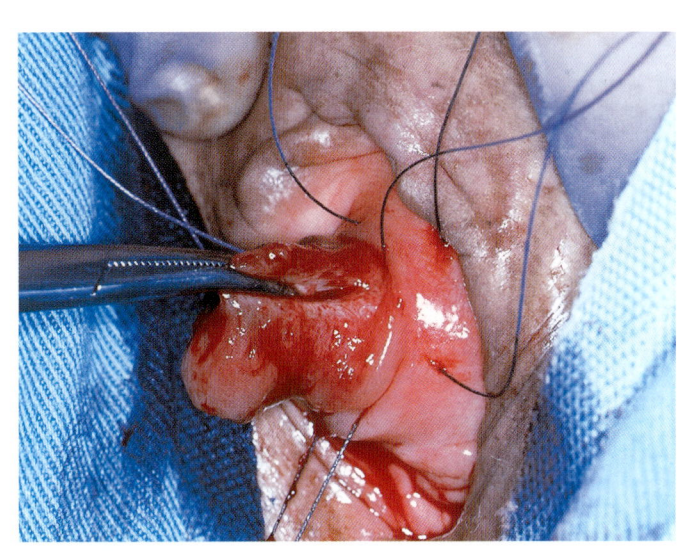

図278　同様に，12時，3時，6時，9時に糸をかける．

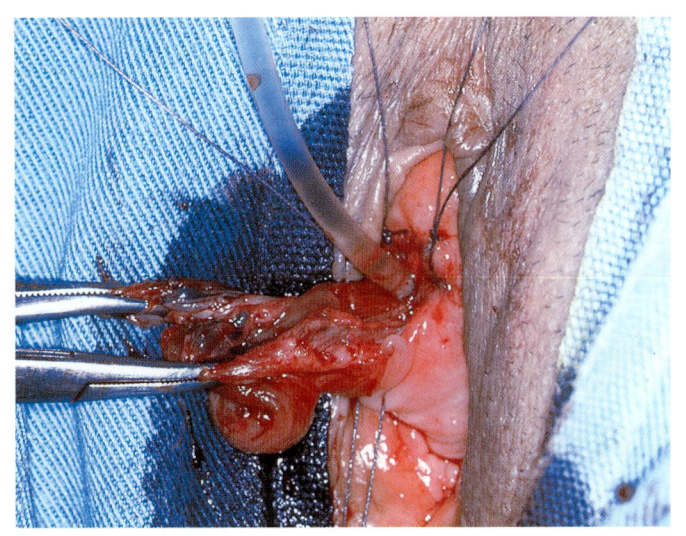

図279　尿道脱の上半分は，切離される．

各論 IV. 手術項目

　下半分も同様で，尿道粘膜が切離後に膀胱側へと逃げないように，尿道脱の切除と粘膜同士の縫合には注意する．9時〜6時の尿道粘膜を切離し，また反対側の3時〜6時の尿道粘膜も切離し，尿道脱を切除する（図280）．6時にかけて置いたバイクリルを，尿道内腔側粘膜にかけ，マットレス縫合する．なお出血が見られる場合は，結節縫合を数針加え，止血を確認する（図281）．完全に全体が周状に脱出した尿道脱も，同様の手順で良い（図282）．

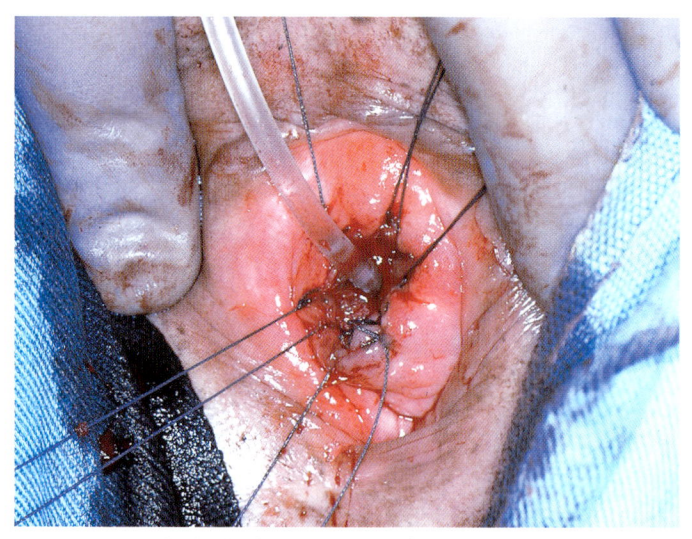

図280　尿道脱を切除し，粘膜を縫合する．

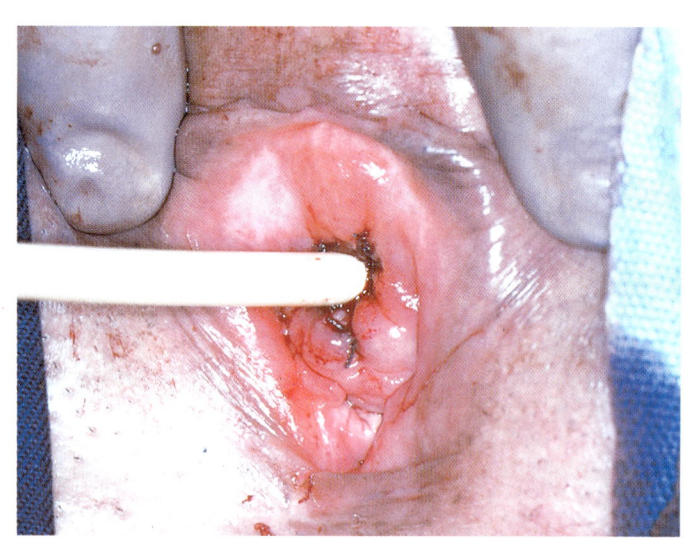

図281　なお出血が見られる場合は，結節縫合を加え，止血を確認する．

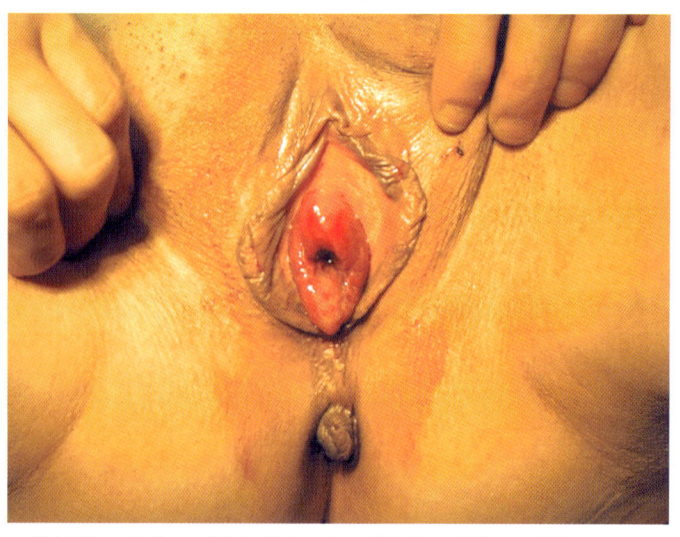

図282　完全に周状に脱出した尿道脱も，同様の手順で良い．

2) 尿道カルンクル根治術

　尿道カルンクルも類似の術式である．無鈎ペアン鉗子で，尿道内腔6時に隠れているカルンクル中枢側を把持し，引き出す．6時の中枢側正常尿道粘膜を，色調から判断し，そこに3-0バイクリルをかける．針はつけたままにし，ペアン鉗子で把持する．尿道カルンクルの左右側方の中枢側正常尿道粘膜にも，3-0バイクリルをかける．尿道カルンクルを引き出した状態で，形成用ハサミで尿道カルンクルを切除する．カルンクルの残存があれば，追加切除する．かけて置いた三本の正常尿道粘膜のバイクリルを，外尿道口の膣側の粘膜にかけ，マットレス縫合する．これでほとんど内腔側と外側（膣側）の粘膜は合わされ，止血できる．不十分であれば，正中の6時に一針結節縫合を加える．

　尿道カルンクルをハサミで切除する時に，6時のバイクリルを切ってしまった場合，尿道内腔壁は膀胱側に逃げてしまう．この場合，できるだけ鑷子で中枢側尿道粘膜を引き出し，外尿道口側と縫合し直す．

各論 IV. 手 術 項 目

4. 鼠 径 部

[解 剖 図]（図 283）

　基本的には外鼠径輪と内鼠径輪の位置，鼠径管を構成する各組織の理解が必要である（文献 21）．特に反転靭帯，腹横筋筋膜，鼠径靭帯を認識する．高位精巣摘除術も，精索を内鼠径輪で結紮し，鼠径管の後壁を補強することもあるので，鼠径ヘルニアの手術の理解が必要である．

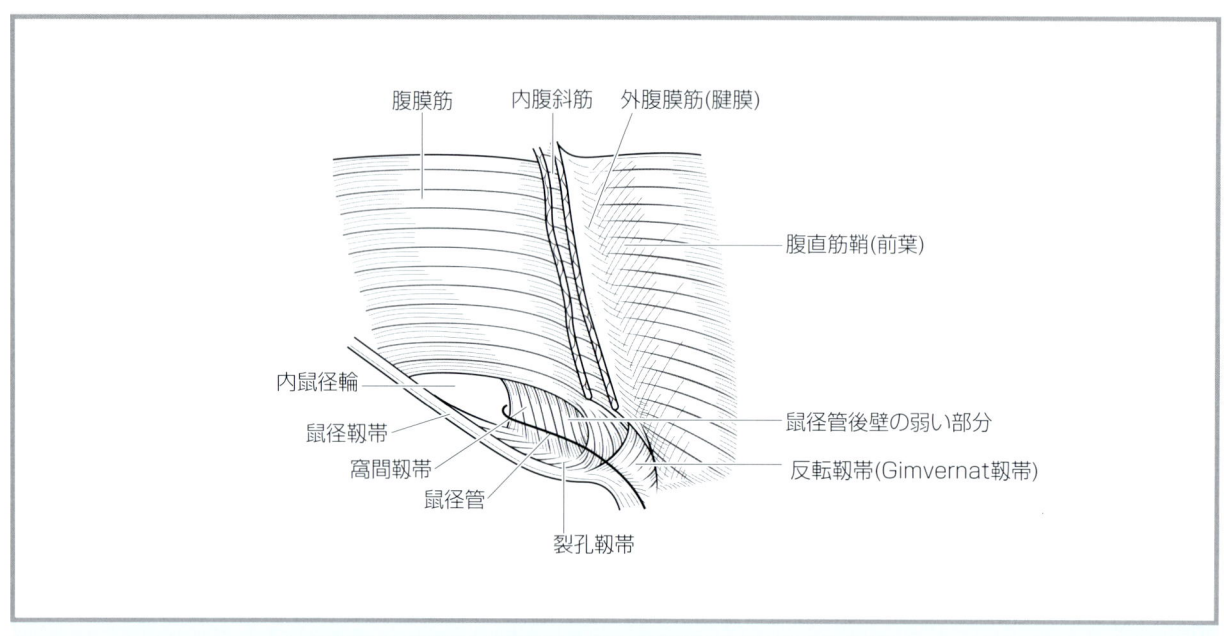

図 283　鼠径管の後壁を構成する組織（文献 21 より引用）．

1) 精巣腫瘍の高位精巣摘除術

(1) 逆行性血管処理

　手順図を示す（図 284）．

　仰臥位で，大腿部をやや開く開脚位にする．精巣腫瘍の大きさに合わせ，皮切を考える（図 285）．頭側は，内鼠径輪が十分露出できるまでの高さ，足側は，精巣が大きければ陰嚢上部まで切開を延ばす．通常は，外鼠径輪から内鼠径輪近傍までで良く，筋鈎を上手く使って陰嚢側皮膚の創を拡げれば，正常の三〜四倍程度の精巣なら脱出できる．

144

4. 鼠径部

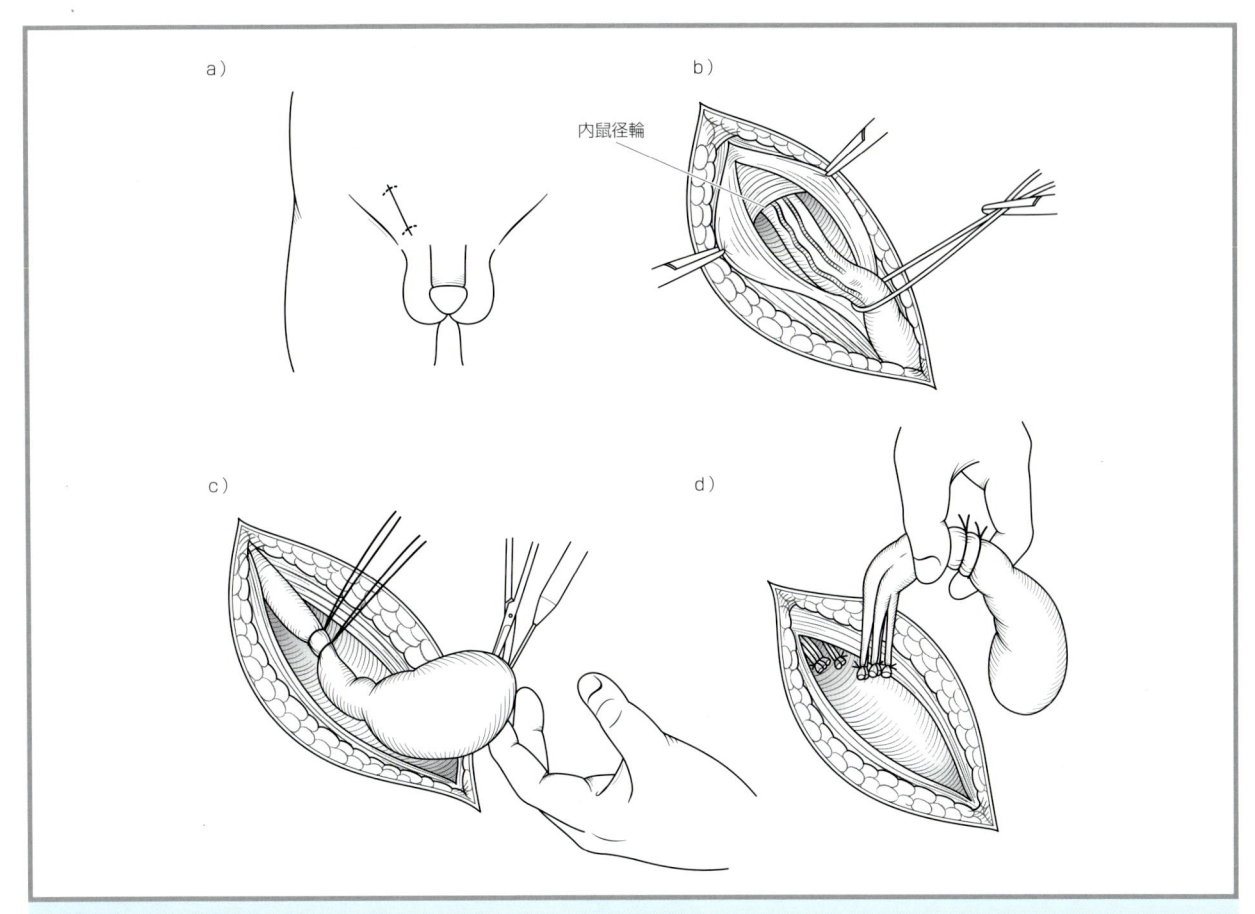

図284 高位精巣摘除術の手順図（髙井原図）．
a) 鼠径管上に斜切開を置く．
b) 精索をとらえ，ネラトンで把持する．内鼠径輪を同定する．
c) 精索血管を結紮し，血流を遮断する．精巣を陰嚢より押し出し脱転し，肉様膜と内精筋膜の間で剝離する．
d) 精管を結紮，切断し，精索血管を二～三に分割し，貫通縫合し摘出する．

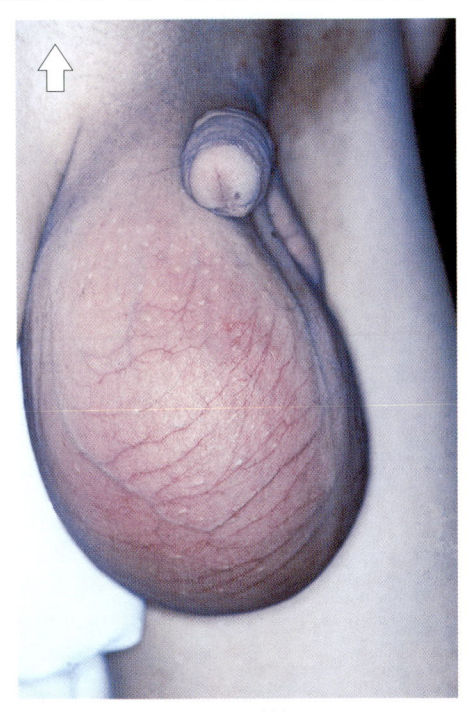

図285 右精巣腫瘍の外観．

各論 IV. 手　術　項　目

　鼠径管上に斜切開を置く（図286）．鼠径部の皮下組織を切離後，浅腹筋膜を筋鈎で露出する．鼠径管の前面を露出する．ウエィトラナー（Weitlaner）開創器をかける（図287）．外鼠径輪を求め，そこから出ている精索を確認する（図288）．腫瘍の場合，周囲に怒張した静脈が良く見られるので，傷つけないように剥離する．精索，精巣挙筋を，周囲からメッチェンバウムで剥離する．すなわち，精索の左右の線維膜から外し，正中では腹横筋膜，外側では鼠径靭帯，クーパー靭帯より外す．全周にわたり剥離した後，精索の背側に鉗子を通し，ネラトンを通す（図289）．確診に至らない場合は，ネラトンまたは血管テープをねじってペアン鉗子で止めるか（図290），ゴムつきペアン鉗子で一時的な血流遮断とする．以後は，ネラトンを牽引しながら操作を進める．癌とはっきり診断がついている場合は，ここで精索を1-0絹糸で二回結紮し，血流を遮断する（図291）．

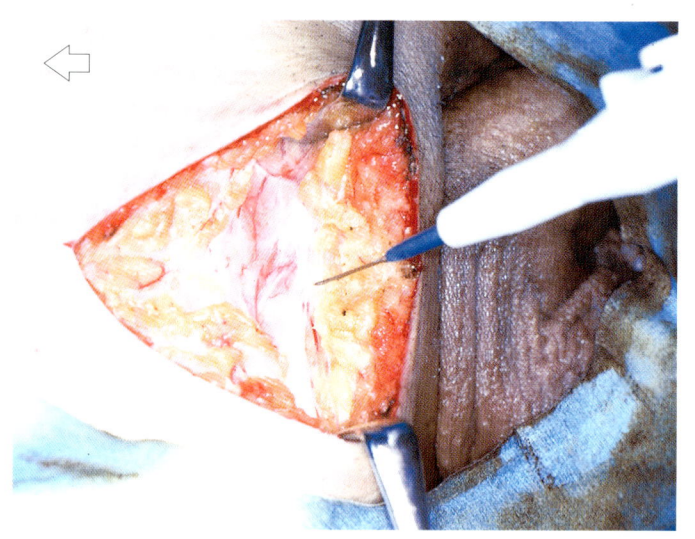

図286　鼠径管上に斜切開を置く．筋鈎で十分展開する．

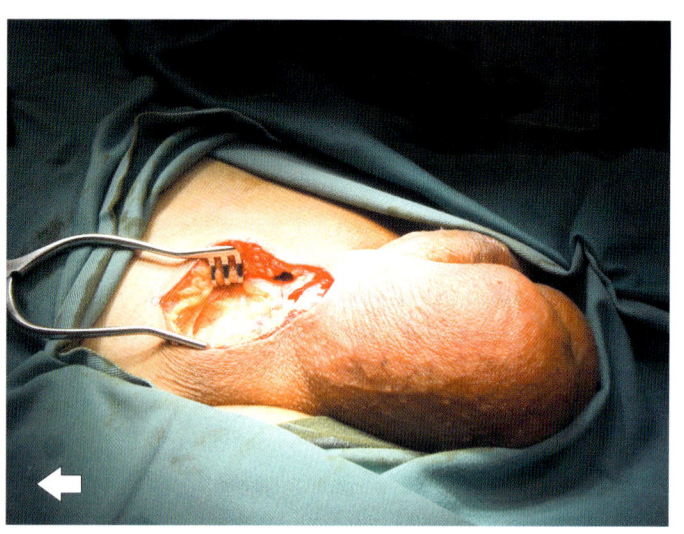

図287　鼠径管上で，陰嚢上部につながる皮切を置く．筋膜まで達したら，鼠径管側にウエィトラナー開創器をかける．

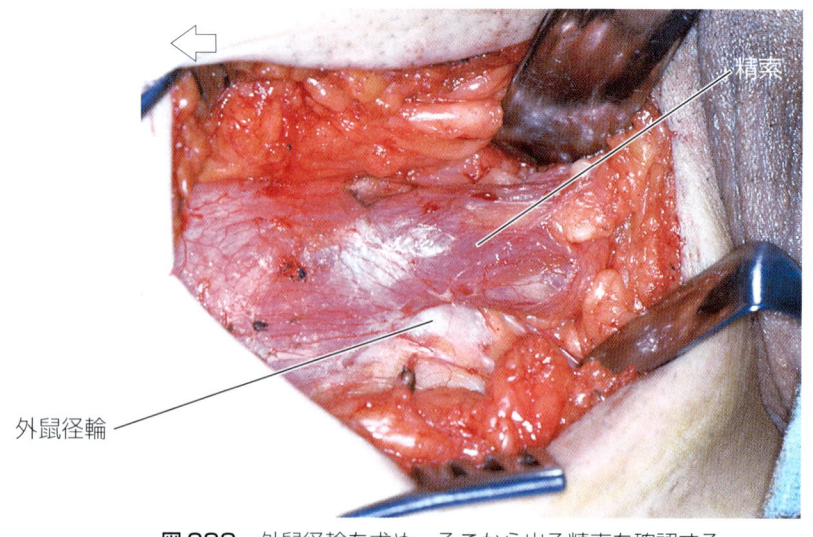

図288　外鼠径輪を求め，そこから出る精索を確認する．

4. 鼠径部

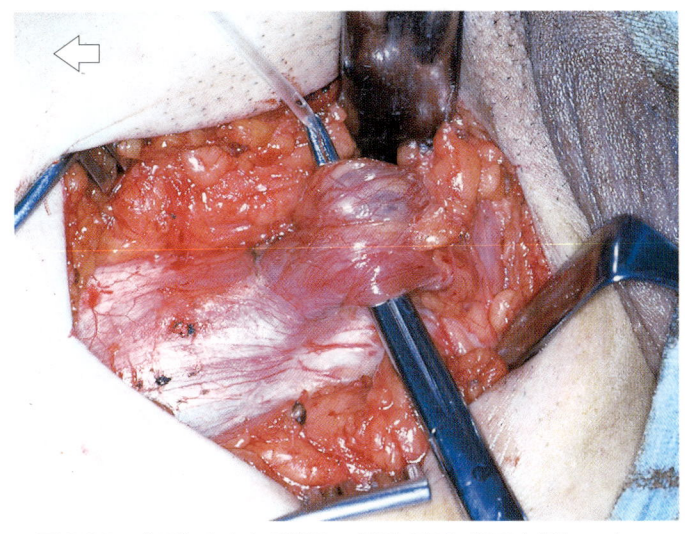

図289 全周にわたり剥離し，精索の下に鉗子を通し，ネラトンを通す．

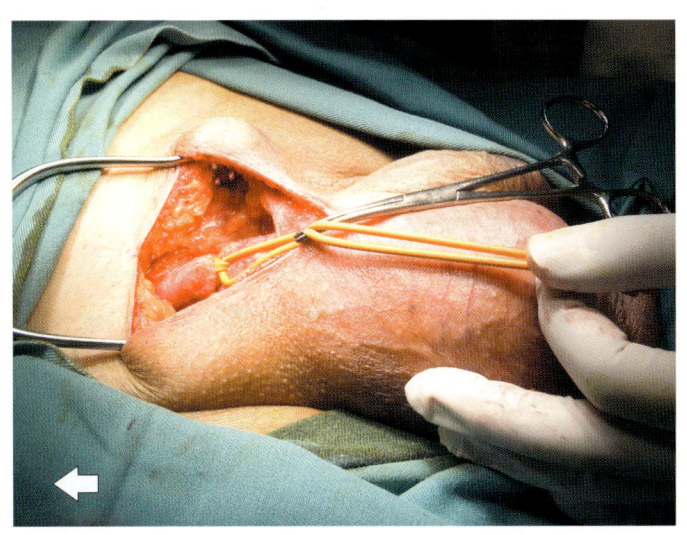

図290 精巣腫瘍と確定できない場合は，精索をネラトン3号で結紮し，血流を遮断する．

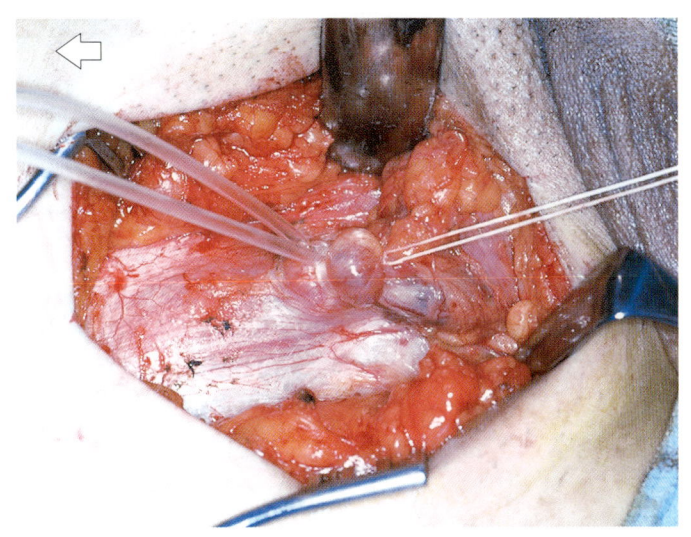

図291 癌の場合は，先に精索を1-0絹糸で結紮し，血流を遮断する．

各論 IV. 手 術 項 目

　精巣を陰嚢底部から押して，創外に脱転させる（図292）．鑷子で精巣挙筋膜と肉様膜側の境界を把持し，精巣挙筋膜を少しずつ電気メスで切離し，内精筋膜に包まれた精巣を脱転させる．その境界に指を入れ，鋭的，鈍的に剥離し，カウンタートラクションを行えば，切離すべきラインは拡がり，層を間違えることなく切離できる（図293）．この左手で鈍的に剥離する操作が重要であり，層を間違えずに迅速に進む．ただし，乱暴に行っては駄目で，血管が見えたら必ず電気メスで凝固止血する．止血に対するきっちりとした対応の習慣をつける．精巣を肉様膜側から，完全に切離する（図294）．大きな腫瘍でも，陰嚢底より腫瘍を押し出し，肉様膜側との間を剥離すれば，陰嚢は良く伸びるので，皮切を延ばさなくても良い（図295）．

　次に逆行性に，精索を内鼠径輪まで剥離する．浅腹筋膜を筋繊維の走行に沿って切開し（図296），外腹斜筋を露出する（図297）．外鼠径輪から内鼠径輪に向かって，外腹斜筋を鉗子ですくい，外腹斜筋を電気メスで，内鼠径輪まで十分に切開する（図298）．

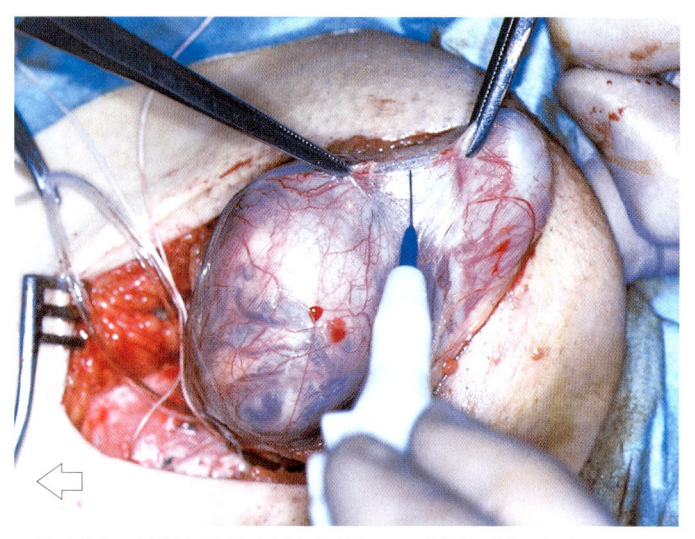

図292　精巣を陰嚢底部から押して，創外に脱転させる．

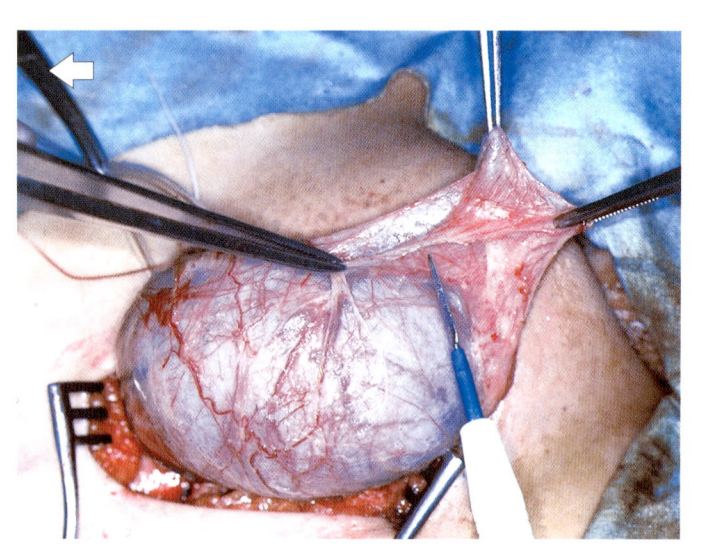

図293　外精筋膜をカウンタートラクションで，層を間違えることなく切離する．

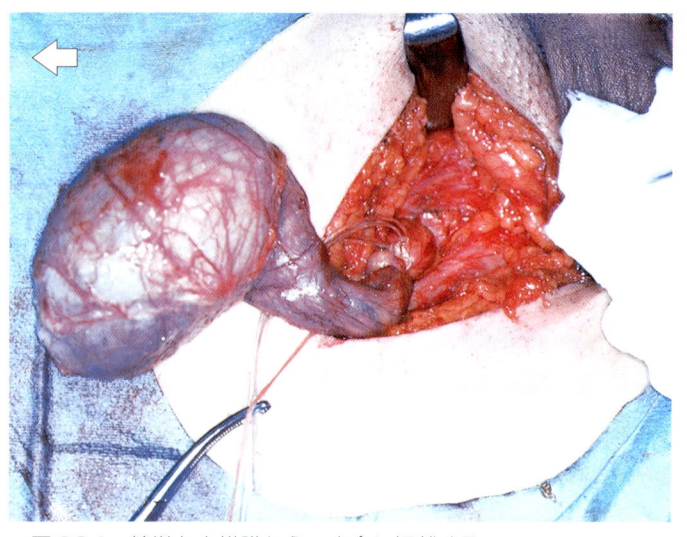

図294　精巣を肉様膜から，完全に切離する．

4. 鼠径部

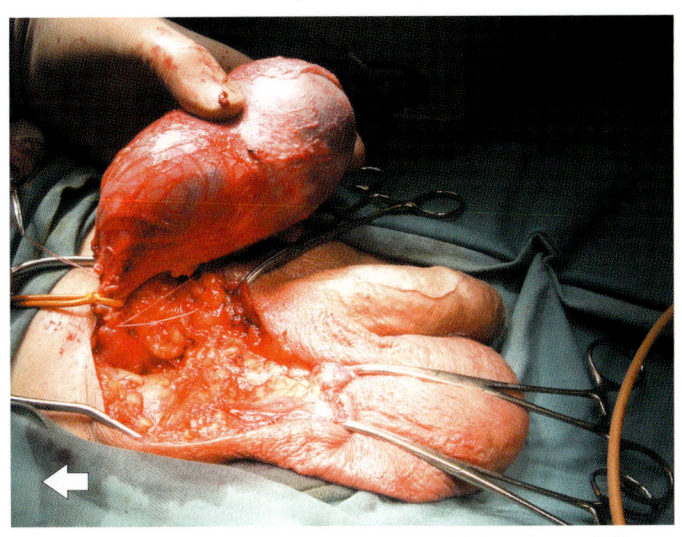

図295 大きな腫瘍でも，陰囊底より腫瘍を押し出し，肉様膜との間を剥離すれば，陰囊は良く伸びるので，皮切を伸ばさなくても良い．

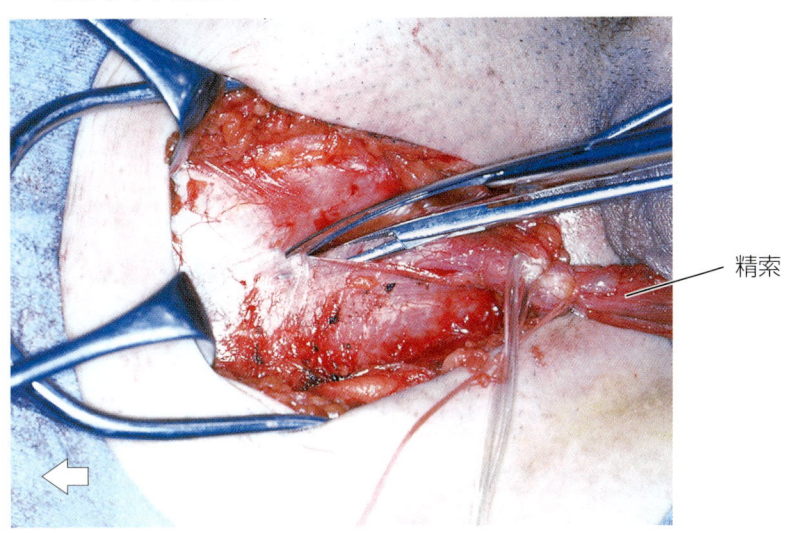

精索

図296 浅在筋膜を，筋繊維の走行に沿って切開する．

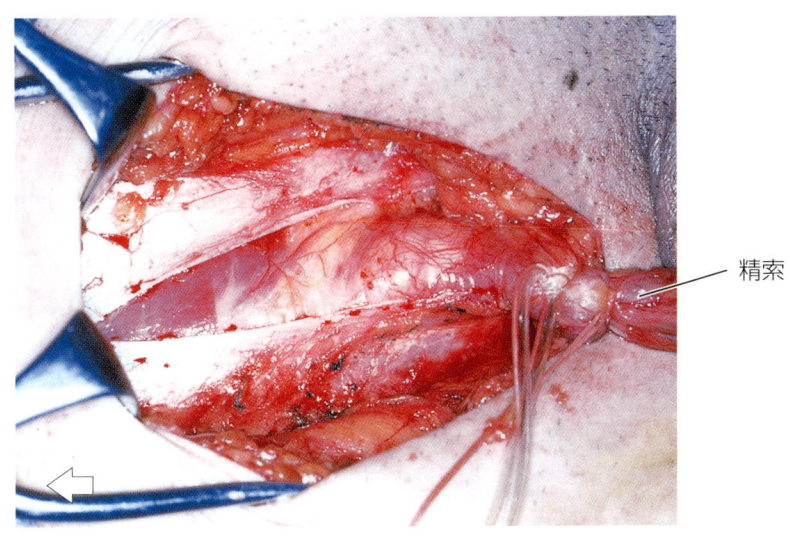

精索

図297 外腹斜筋を露出する．

各論 IV. 手　術　項　目

　精索に付着する背側の精巣挙筋を，電気メスで切断し，精索だけとし（図299），内鼠径輪の後腹膜腔入口部まで追いかける（図300, 301）．精管を精索血管より分離し，1-0絹糸で結紮，切断する（図302, 303）．鼠径ヘルニアを合併している場合は，ヘルニア嚢を同定し，これを精索より分け，内鼠径輪で高位結紮する．ヘルニア嚢断端は，1-0絹糸で二重結紮する．一本は貫通縫合とする．

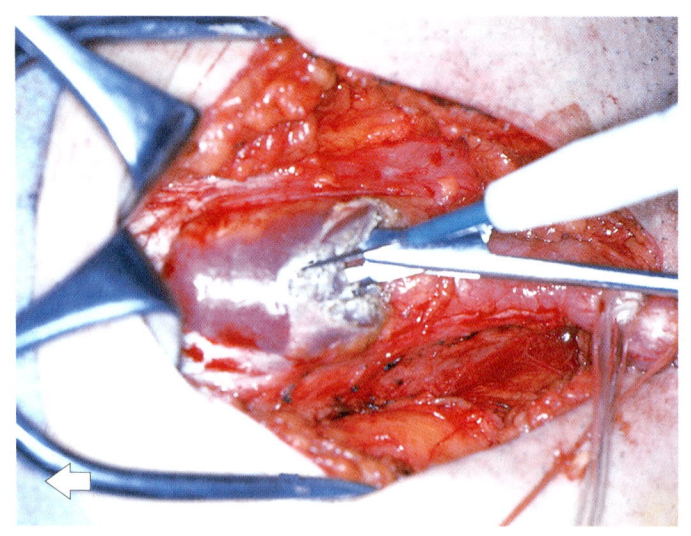

図298　外腹斜筋を内鼠径輪まで，十分に切開する．

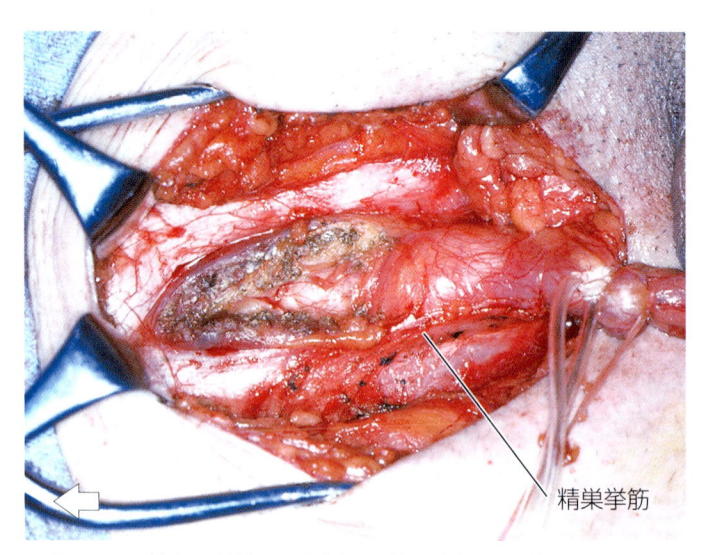

精巣挙筋

図299　精索に付着する背側の，精巣挙筋を切断する．

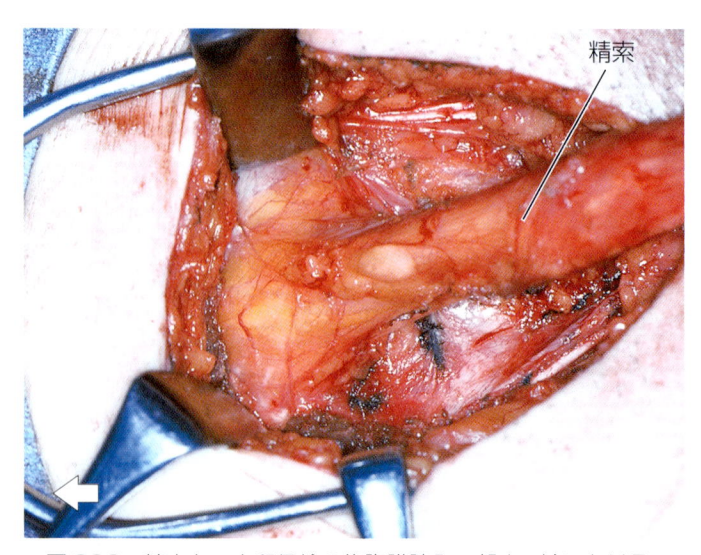

精索

図300　精索を，内鼠径輪の後腹膜腔入口部まで追いかける．

150

4. 鼠径部

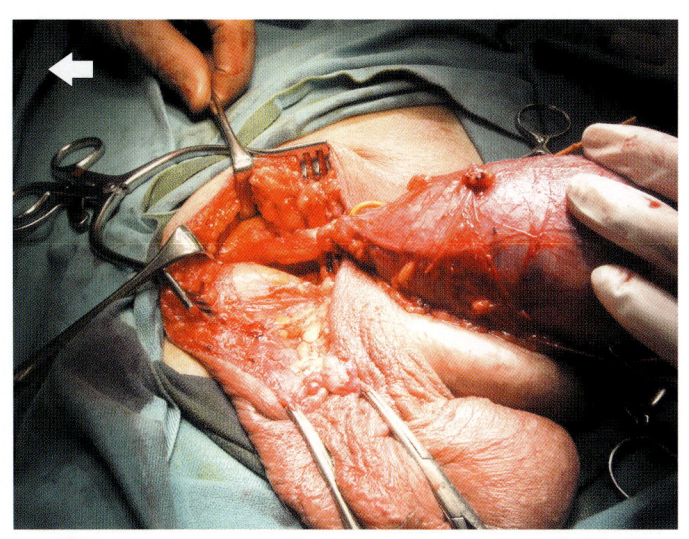

図301 大きな腫瘍でも同様で，後腹膜腔の腹膜前脂肪が見えるまで追いかける．

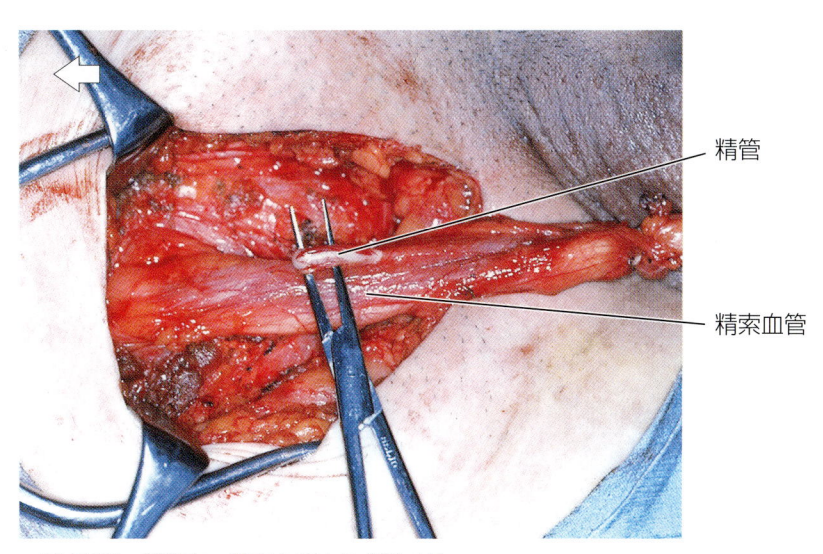

図302 精管を，精索血管より分離する．

－精管
－精索血管

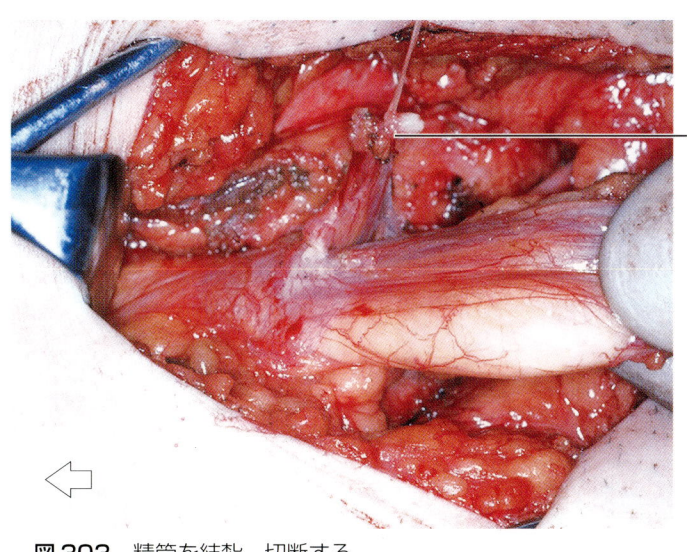

図303 精管を結紮，切断する．

－切断された精管

151

各論 IV. 手術項目

　精索血管を，内鼠径輪の後腹膜腔入口部で，結紮，切断する（図304）．中枢側は，2-0絹糸で貫通縫合とする（図305）．これで精巣を摘除する（図306）．鼠径管後壁を確認し，組織が弱い場合は，後壁を補強する．陰嚢皮膚を反転し，止血を再確認する．筋膜を縫合する（図307）．皮膚は3-0ナイロンで縫合する（図308）．

　ドレーンは置かず，陰嚢および鼠径部を別々に，圧迫包帯で翌日まで固定する．もしくはペンローズドレーンを鼠径管上に置き，陰嚢底に穴を開け，ここから出す．

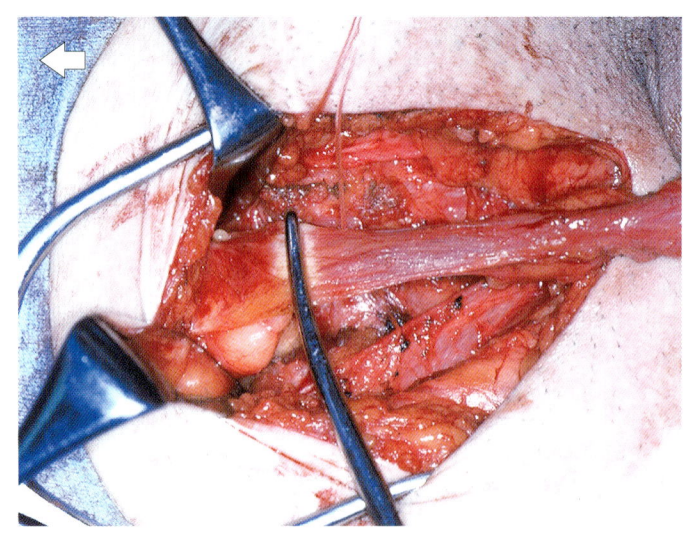

図304 精索血管を，内鼠径輪の後腹膜腔入口部で結紮，切断する．

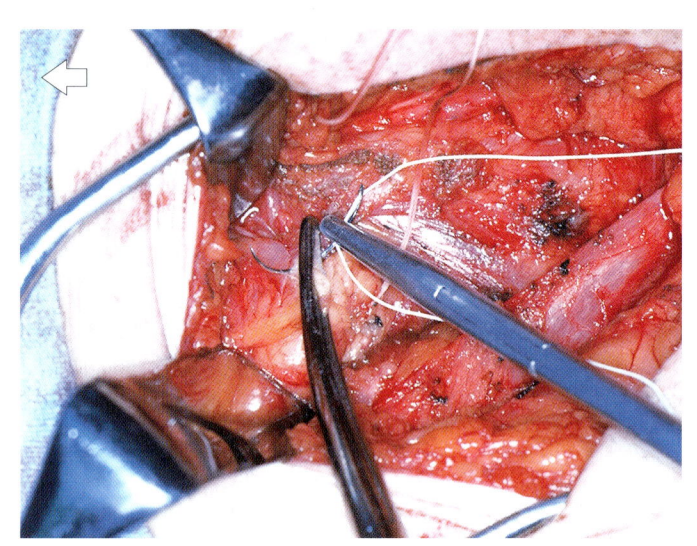

図305 精索血管の中枢側は，貫通縫合する．

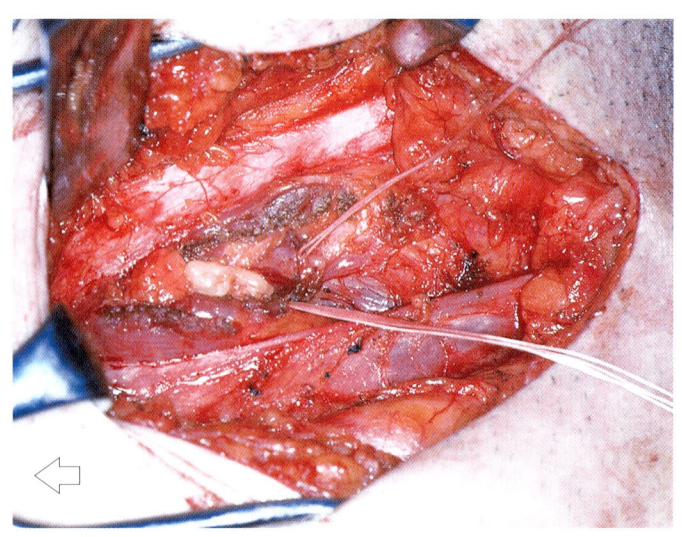

図306 精巣を摘除し，内鼠径輪を確認する．

4. 鼠径部

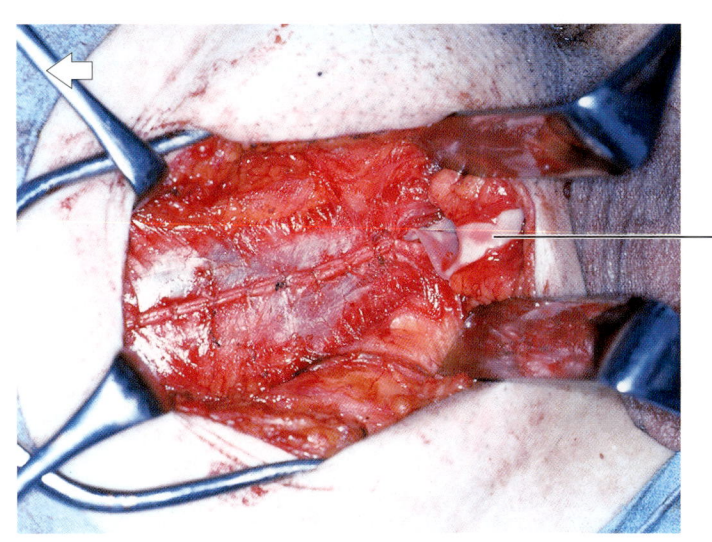

ペンローズドレーン

図307 筋膜を縫合する.

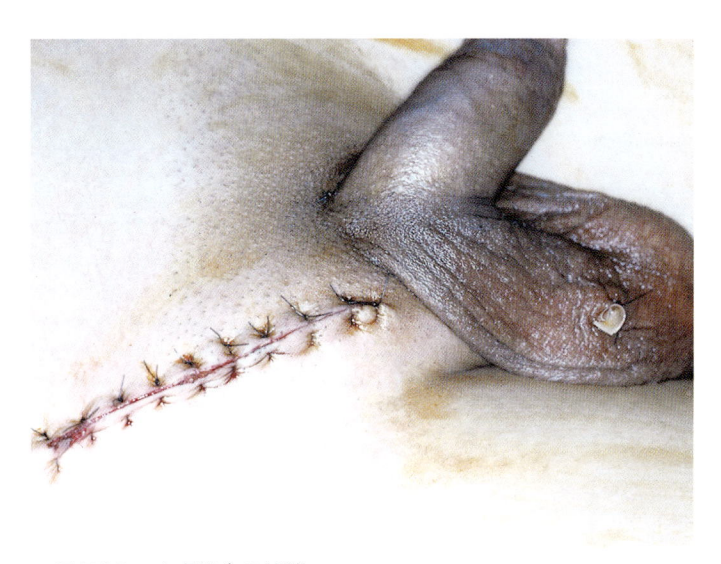

図308 皮膚縫合の状態.

153

各論 IV. 手術項目

（2）順行性血管処理

　精巣を陰嚢から押し出す前に，先に鼠径管を開けて，内鼠径輪で精索を切断する．その後，順行性に精索を陰嚢に向かって，鼠径管後壁より剥離し，続いて精巣を脱出させて摘除しても良い．

　この場合も，外鼠径輪の周囲で精索を剥離する（図309）．内鼠径輪で，精索を順行性に結紮，切断する（図310）．精索から精管を同定し，結紮，切断する（図311）．血管束を貫通縫合で結紮，切断した後（図312），陰嚢底より精巣を押し出し（図313），逆行性と同様に，肉様膜側より精巣を剥離し，摘出する．

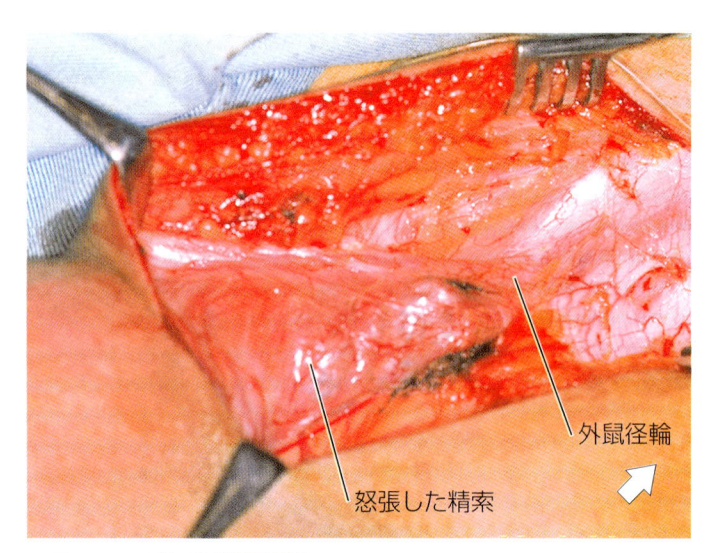

図309　別の精巣腫瘍例．
　鼠径輪の周囲で，精索を剥離する．

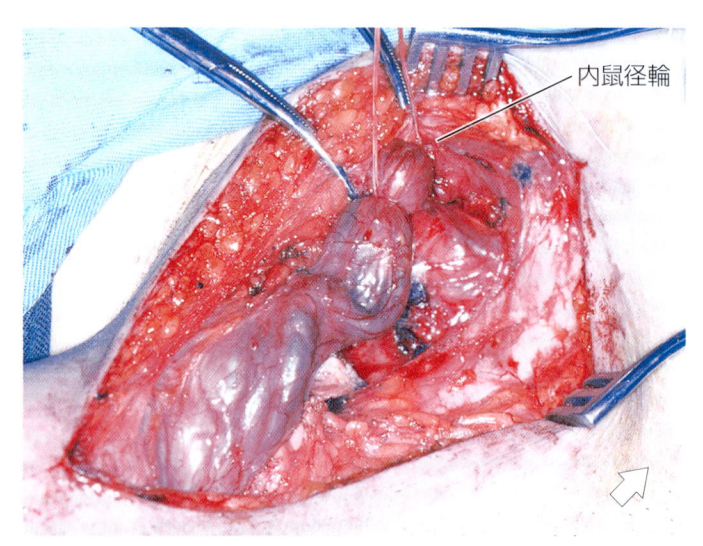

図310　内鼠径輪で，精索を順行性に結紮，切断する．

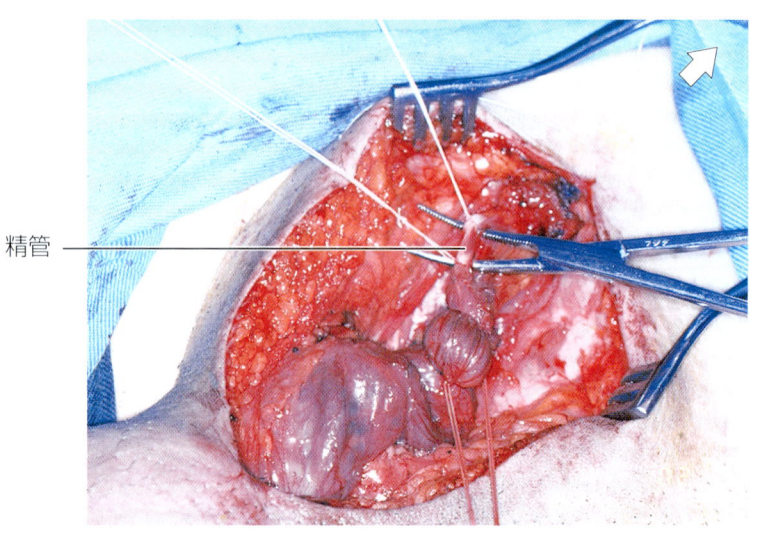

図311　精索から精管を同定し，結紮切断する．

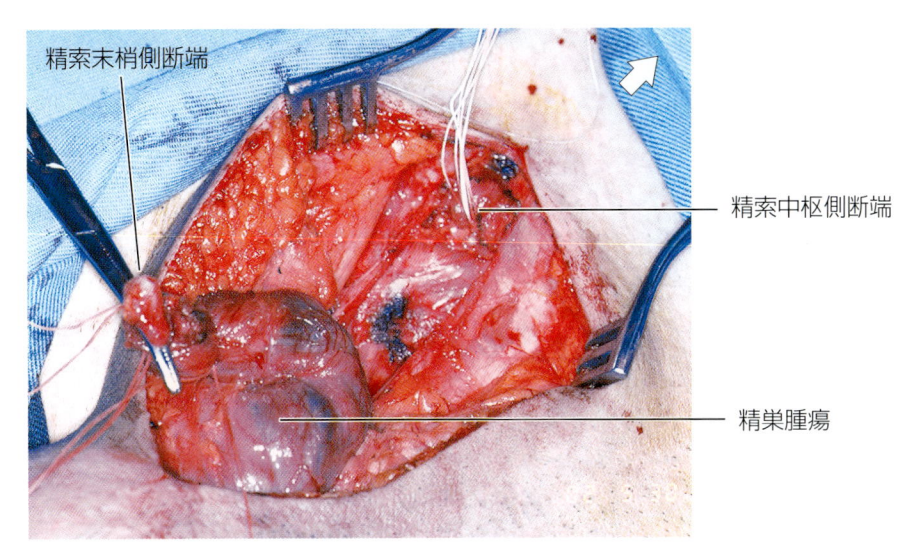

図312 精索を切断した状態.

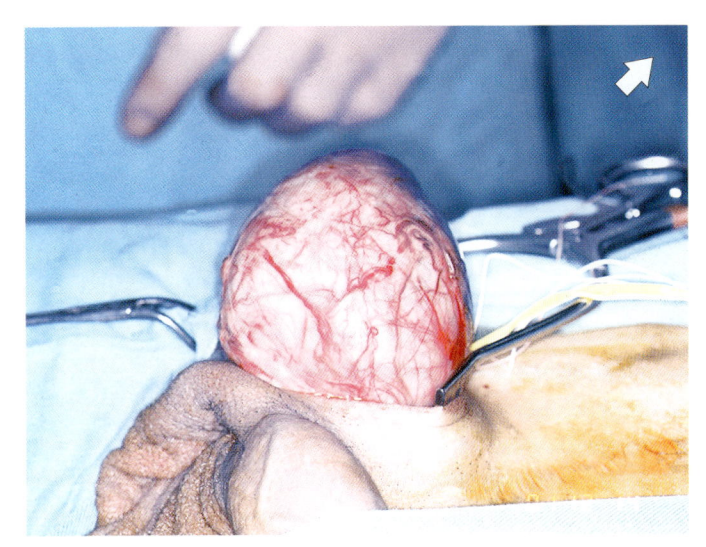

図313 陰嚢底部より,精巣を押し出す.

(3) 鼠径部切開だけでは,創外に出ない巨大精巣腫瘍例

　　腫瘍が陰嚢皮膚に固く癒着し,合併切除する必要がある場合,また皮膚が余ってしまうほど大きな腫瘍の場合は,十分にデザインし,陰嚢皮膚の取るべき範囲を設定する.腫瘍が大きく,陰嚢縫線を越えて対側まで膨隆している場合がある.余りに引き延ばされている場合は,縫線を越えて切除しても良いが,それほどでなければ同側で止める.陰嚢皮膚は伸びるので,切りすぎても合わせることは出来る.ただ追加切除すればいいので,始めから切りすぎないようにすること.大腿に近い皮膚,鼠径部に近い皮膚は,伸展性がないので,切除しない.余剰皮膚は,術後,縮小する.

各論 IV. 手術項目

　この例は，3年以上医療機関を受診せず放置していた，摘出重量5kgの巨大精巣腫瘍（摘出病理はSeminoma）である．全身状態が悪化し，救急受診した（図314）．陰茎は伸びきった陰嚢皮膚の中に埋もれ，確認できなかった．リンパ節転移が，連続性に鼠径部から骨盤内，さらに腹部大動脈周囲へと，大きな集塊として見られた．そのままでは鼠径部で腫瘍組織は離断できず，巨大精巣が摘除できないため，鼠径部リンパ節転移の縮小効果を期待して，術前に10Gyの放射線照射を右鼠径部に行った．一週間後，精巣摘除を行った．陰嚢皮膚を腫瘍に付けて，固く太い精索およびリンパ節塊を，繰り返し鉗子で挟鉗し，2-0絹糸で貫通結紮し，切断し，摘除した（図315）．陰茎，反対側精巣を温存して，皮膚を縫合した（図316）．

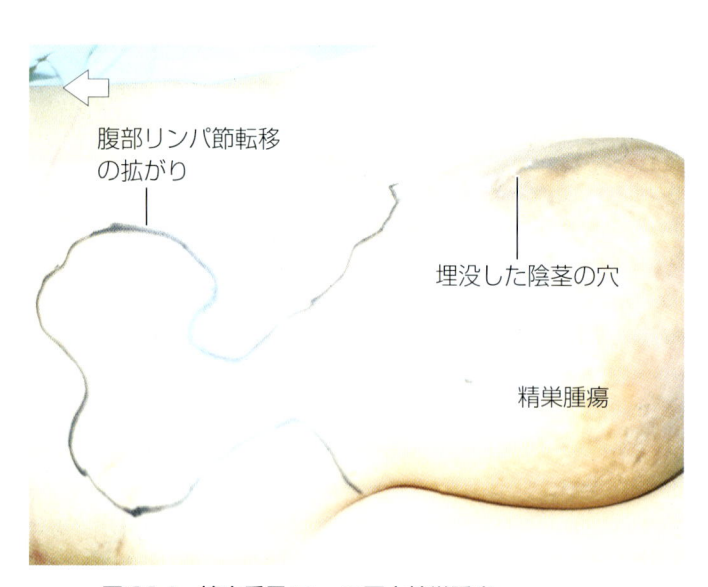

図314　摘出重量5kgの巨大精巣腫瘍．
　連続する骨盤内リンパ節転移，および腹部リンパ節転移を認めた．陰茎は反転して埋没している．

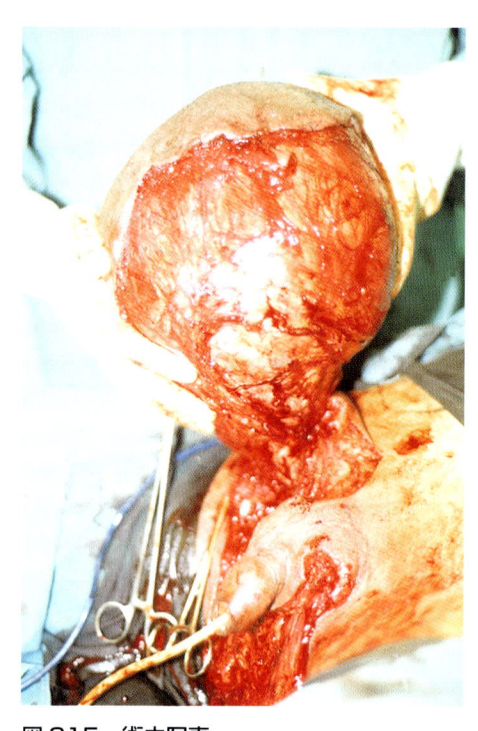

図315　術中写真．
　陰嚢皮膚をつけて腫瘍を切除する．陰茎を温存し，リンパ節と一塊になった精索部で切断する．

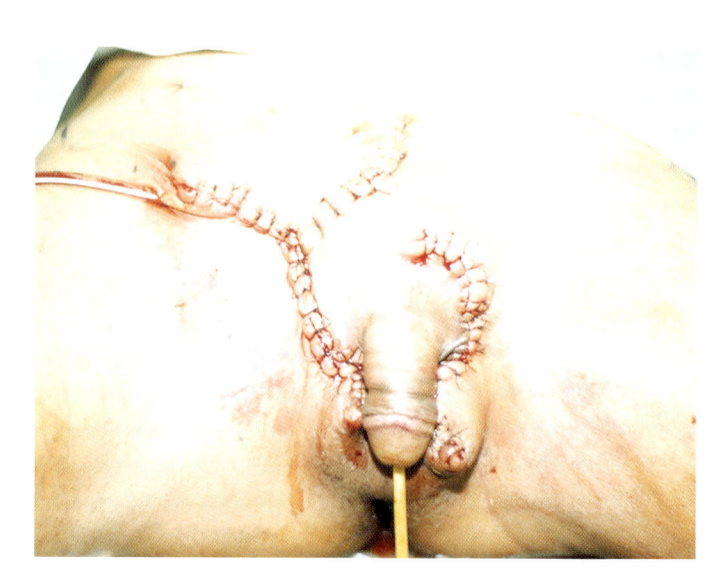

図316　手術終了時の皮膚縫合．

4. 鼠径部

2) 外鼠径ヘルニア根治術

　外鼠径ヘルニア根治術は，外科との境界領域であるが，泌尿器科では停留精巣，精巣腫瘍の高位精巣摘除術などで，鼠径管の構成組織に慣れる必要があること，また前立腺肥大症で外鼠径ヘルニア合併例が多いことより，機会は多くマスターすべき手術である．

　陰囊上部から外鼠径輪に向かって指を挿入し，ヘルニア門の程度を観察する（図317）．皮切は，外鼠径輪上に皮膚の皺に沿って，横切開を置くことが多いが，高位精巣摘除術にならい，外鼠径輪上の約6cmほどの斜切開でよい（図318）．皮膚は筋鉤で外側に牽引できるので，これで十分である．浅腹筋膜を鑷子で把持し，電気メスで切離する（図319）．浅腹壁静脈が見えたらこれを結紮，切断する．

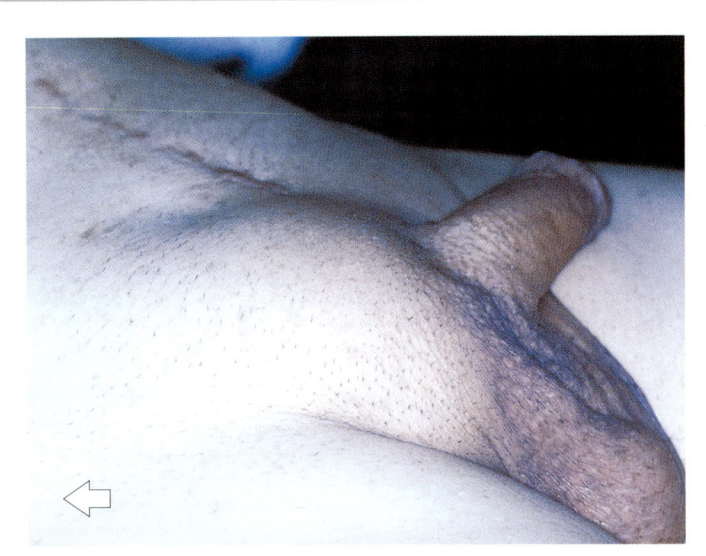

図317　右鼠径ヘルニアの外見．

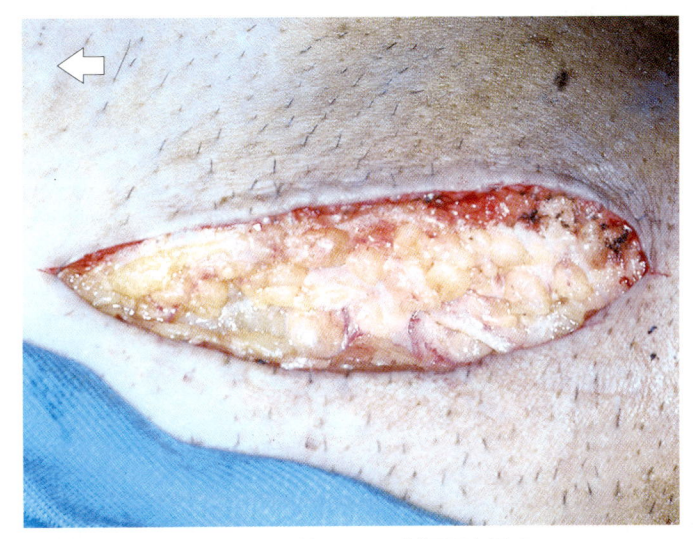

図318　外鼠径輪上に，約6cmの斜切開を置く．

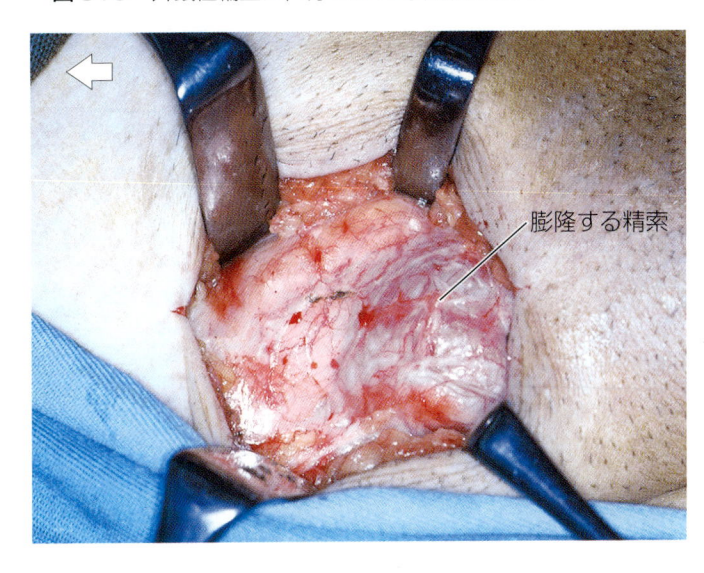

図319　浅腹筋膜を電気メスで切離する．

膨隆する精索

157

各論 IV. 手 術 項 目

　外腹斜筋腱膜に達したら，筋鈎でその層で十分に拡げ，ウエィトラナー開創器をかける（図320）．足側正中を十分に剥離し，外鼠径輪を出す．外腹斜筋腱膜の外側脚と，内側脚と，外鼠径輪を同定する（図321）．鼠径管後壁との間を剥離する．外側では，精索を外腹斜筋腱膜，および鼠径靭帯から剥離する（図322）．再手術でなければ，疎性結合組織のみであり，そのまま鼠径管後壁の横筋筋膜まで達する．

　前面に戻り腱膜を把持し，精索を正中に向かって剥離する（図323）．内腹斜筋筋膜を同定し，正中より背側に向かって精索を剥離し，後壁につなげ，外側からの剥離層に合わせる（図324）．この時，精巣挙筋の一部は，精索に付着している．鼠径管の前壁，後壁ともに剥離できたら，精索の下に曲リスター鉗子を通しすくい（図325），血管テープかネラトンカテーテルを回し，精索を引き上げる（図326）．後壁になお付着している結合組織は，電気メスで切離し，精索を完全に遊離する．

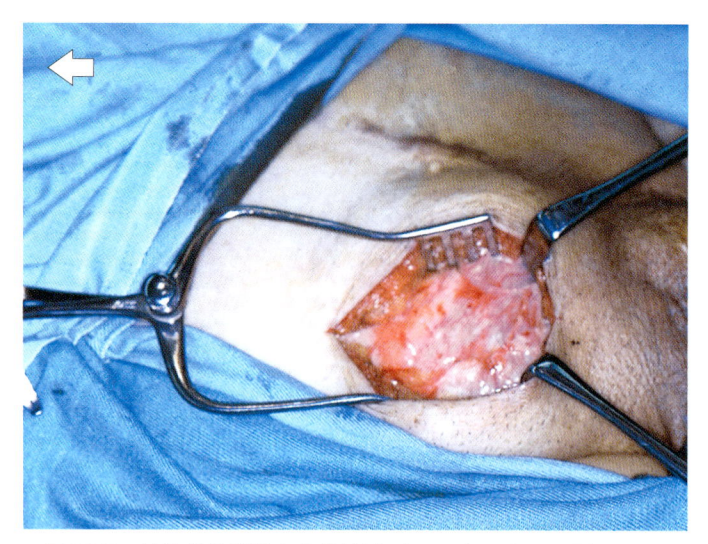

図320　外腹斜筋腱膜を十分拡げ，ウエィトラナー開創器をかける．

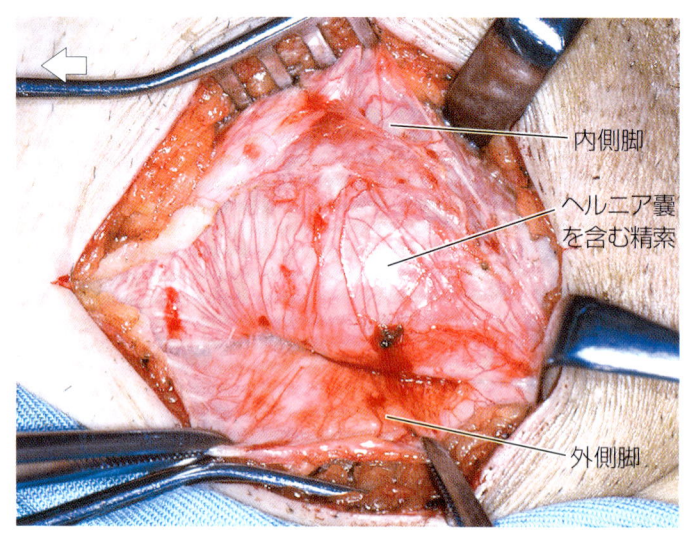

図321　外鼠径輪で，外腹斜筋腱膜の外側脚と，内側脚と，外鼠径輪を同定する．

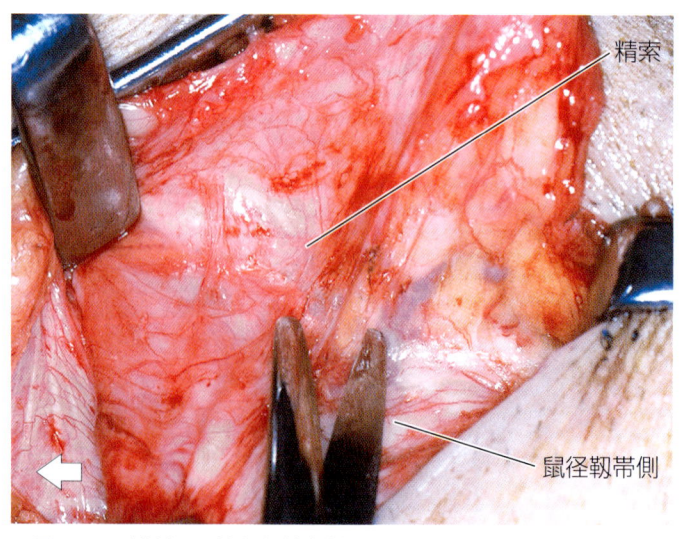

内側脚
ヘルニア囊を含む精索
外側脚

図322　外側で，精索を外腹斜筋腱膜，および鼠径靭帯から剥離する．

精索
鼠径靭帯側

158

4. 鼠径部

正中側

鑷子で把持したヘルニア嚢
および精索

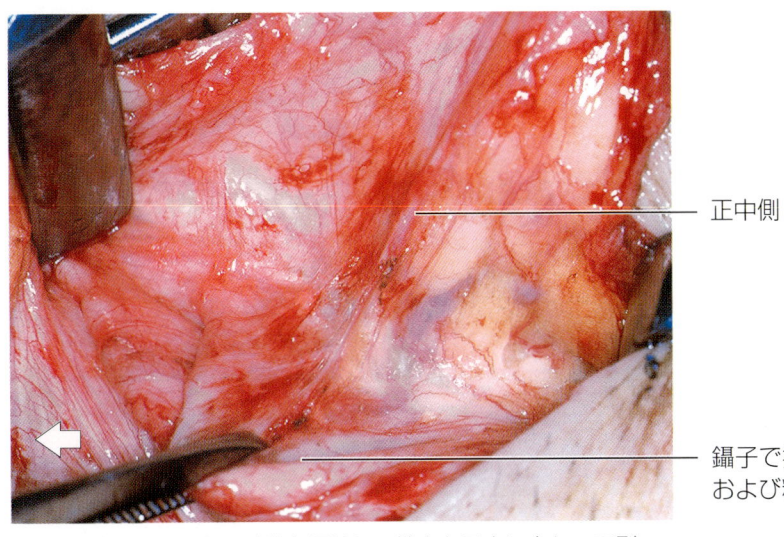

図323 前面に戻り腱膜を把持し，精索を正中に向かって剥離する．

正中側

ヘルニア嚢および精索

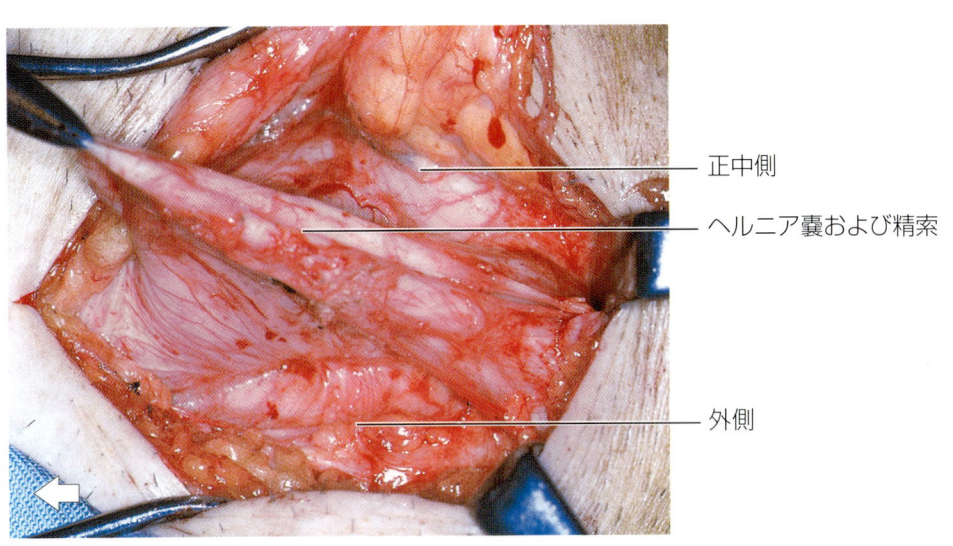

外側

図324 内腹斜筋筋膜を同定し，正中より背側に向かって精索を剥離し，後壁につなげ，外側からの剥離層に合わせる．

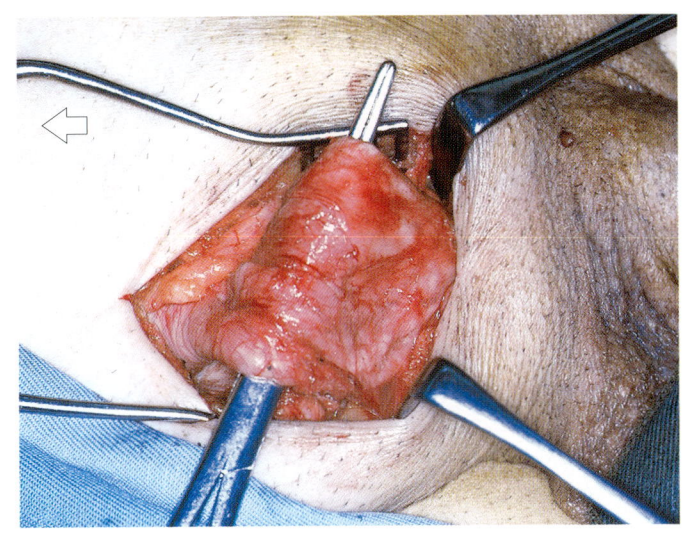

図325 鼠径管の前壁，後壁ともに剥離し，精索の下に鉗子を通し，すくう．

各論 IV. 手術項目

　精索は，精巣挙筋と横筋筋膜から移行した内精筋膜とで覆われており，腸骨鼠径神経が乗っている．精索上でヘルニア嚢を同定する．ヘルニア嚢は，精索の正中前寄りにある．精索を鑷子で把持し，表面の内精筋膜を切開し，精巣挙筋を剥離する．白いヘルニア嚢が見にくい場合は，さらに薄膜を切開しながら，ツッペルでこする．ヘルニア嚢を同定したら，これを鑷子で把持し，ハサミで切開し，内腔を確認する（図327）．少し切開した後，ヘルニア嚢の両端をペアン鉗子で把持する（図328）．ヘルニア嚢の裏にペアン鉗子をはわせ，精管や血管を下に落とし，ヘルニア嚢のみを横断する（図329）．

　鉗子を上手く通せない時は，少しずつヘルニア嚢を切開し，端をペアン鉗子で把持し直しながら，横断を進める．ヘルニア嚢の末梢側は，切開したまま残して良い．ヘルニア嚢が小さく，鼠径管内で盲端になっている場合は，切開せずそのまま末梢端をペアン鉗子で把持し，袋のまま内鼠径輪まで追いかけても良い．

　中枢側のヘルニア嚢を，内鼠径輪に向かい，精索から剥離する（図330）．ヘルニア嚢の端にかけたペアン鉗子を引き上げながら，またはヘルニア嚢の中に示指を入れ挙上しながら，ヘルニア嚢根部を周囲から剥離する．腸管が脱出していないか，ヘルニア嚢内腔を確認する（図331）．筋鈎を引いても，内鼠径輪を頭側で十分に出せない時は，高位精巣摘除術と同様，外腹斜筋を切開しても良い．

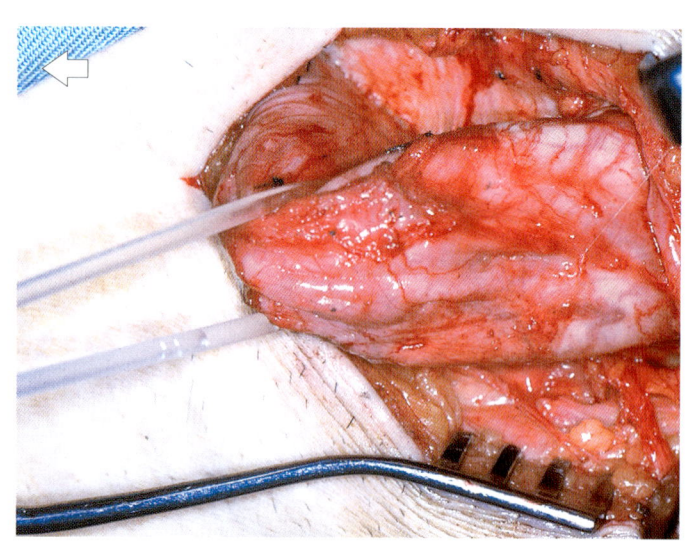

図326　ネラトンカテーテルで，精索を引き上げる．

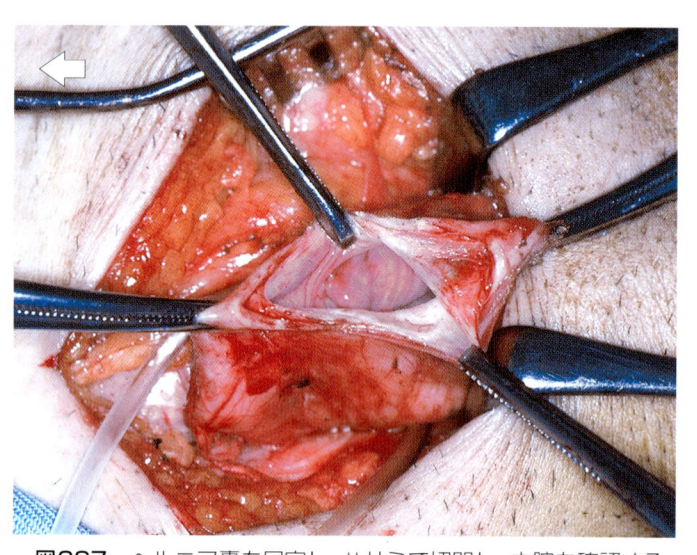

図327　ヘルニア嚢を同定し，ハサミで切開し，内腔を確認する．

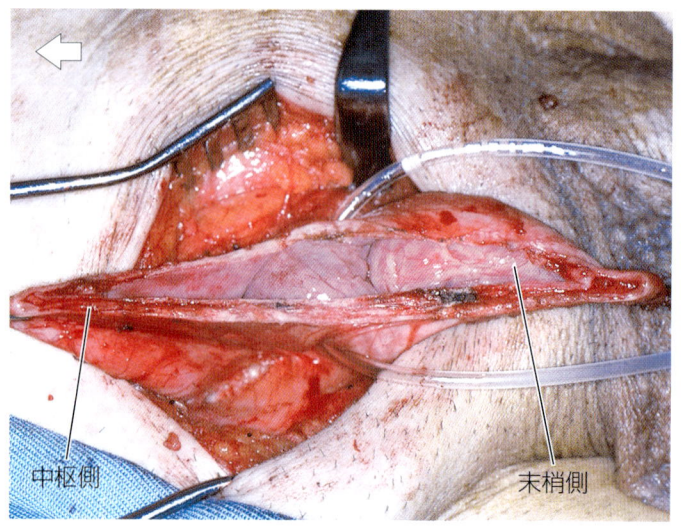

図328　ヘルニア嚢を切開後，ヘルニア嚢の両端を，ペアン鉗子で把持する．

4. 鼠径部

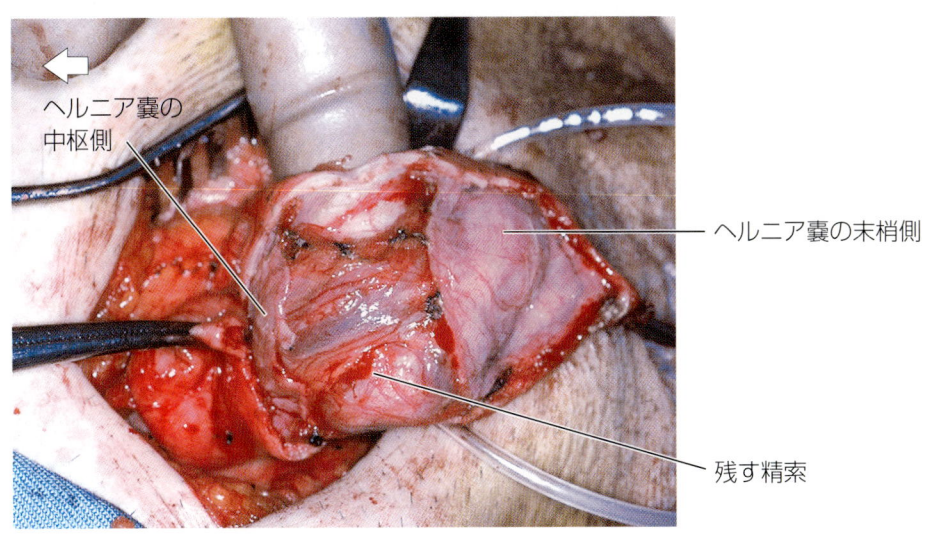

図329 ヘルニア嚢より，精管や血管を下に落とし，ヘルニア嚢のみを横断する．

(ヘルニア嚢の中枢側／ヘルニア嚢の末梢側／残す精索)

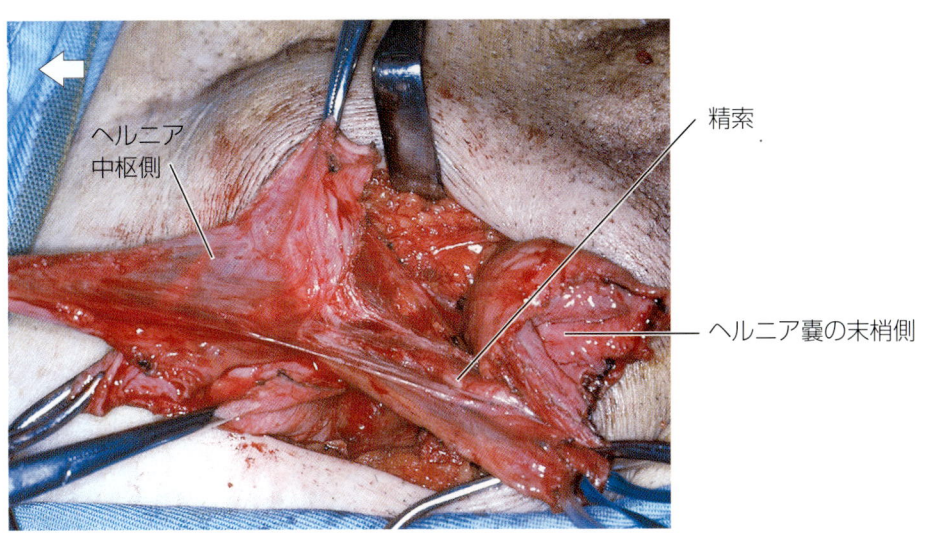

図330 内鼠径輪に向かい，ヘルニア嚢を精索から剥離する．

(ヘルニア中枢側／精索／ヘルニア嚢の末梢側)

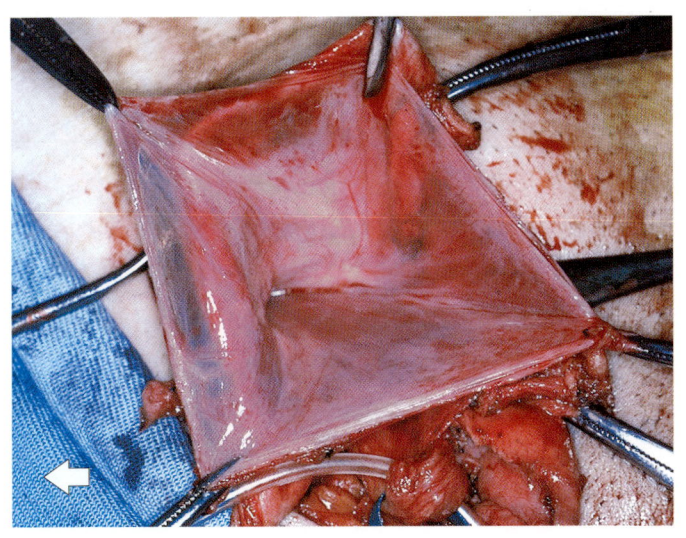

図331 腸管が脱出していないか，ヘルニア嚢内腔を確認する．

各論 IV. 手 術 項 目

　内鼠径輪近傍になると，腹膜前脂肪などが見え，筋膜も離れ，柔らかい組織となる．ここで内鼠径輪に達する（図332）．ヘルニア嚢内を再度確認し，腸管などが引き上げられていないことを確認する．ヘルニア嚢の根部にペアン鉗子をかけ，3-0絹糸で結紮し（図333），その上に2-0絹糸で貫通結紮を加える（図334）．

　結紮を確実に行うまでは，鉗子を外さない．ヘルニア嚢が大きく，貫通縫合だけでは閉鎖できない時は，根部に結節縫合を数針加えたり，連続縫合しても良い．これでヘルニア嚢を切断する（図335）．大方は，内鼠径輪は開大し弱くなっているので，内鼠径輪を縫縮する．精索の頭側で，前壁補強として内腹斜筋膜下縁，内精筋膜の切離縁，iliopubic tract，鼠径靭帯の順に3-0絹糸で縫合する（図336）．

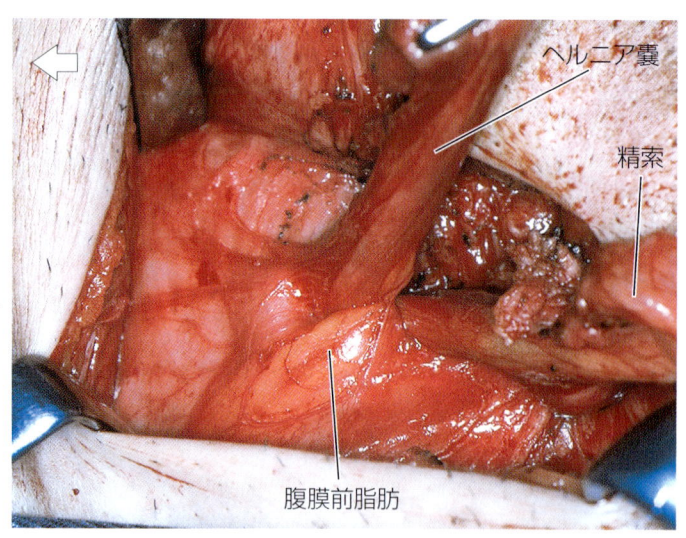

図332　内鼠径輪に達する．

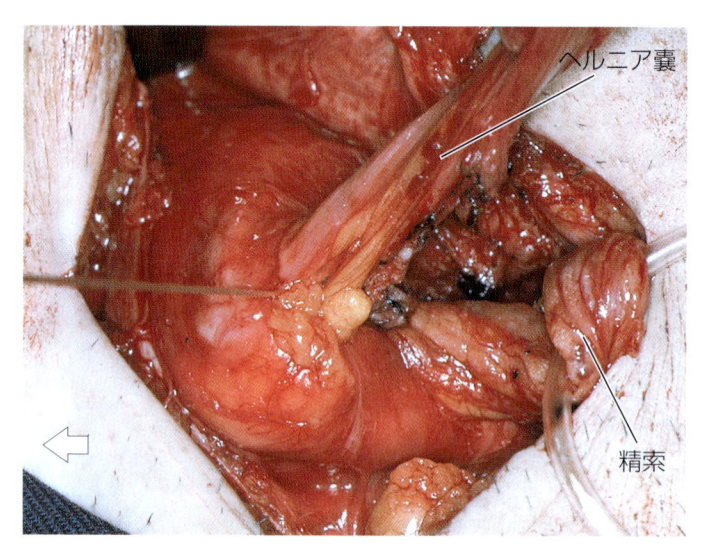

図333　ヘルニア嚢の根部に，鉗子をかけ，結紮する．

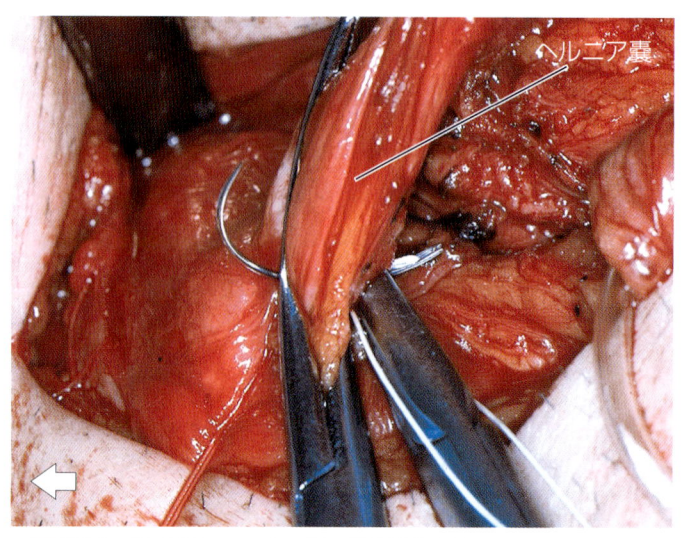

図334　図333で，その上に貫通結紮を加える．

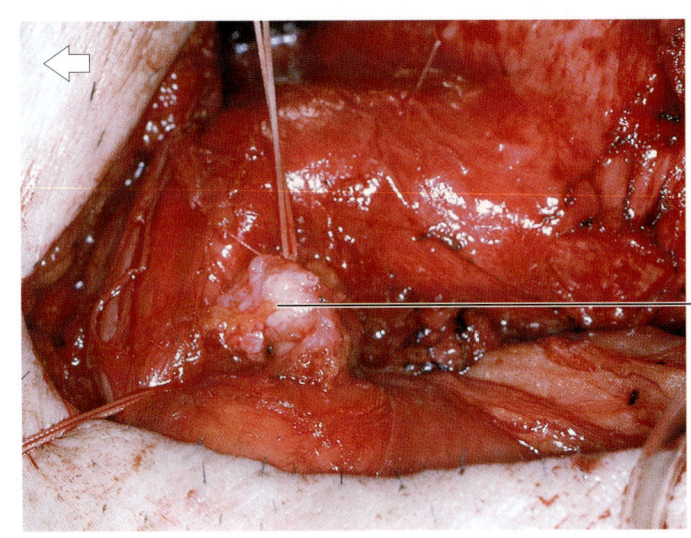

4. 鼠径部

図335 ヘルニア嚢を切断する.
結紮されたヘルニア嚢断端

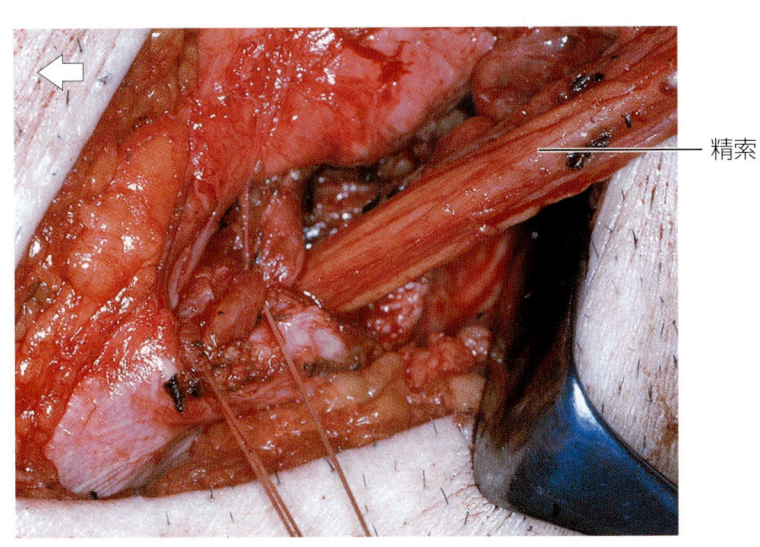

図336 内鼠径輪の頭側で,前壁を縫縮する.
精索

各論 IV. 手 術 項 目

　次いで，ペアン鉗子がその間隙に楽に入るスペースを残し，内鼠径輪の後壁を補強する．すなわち精索を頭側に引き上げ，その下の両側の横筋筋膜を縫合する（図337, 338）．老人では，この筋膜は薄く十分な強さがないので，内腹斜筋を，鼠径靭帯に平行する横筋筋膜の白い肥厚部分，iliopubic tractに針をかけて縫合した方が良い（iliopubic tract repair）．特に内鼠径輪に近い一針目は，しっかりかける．外鼠径輪近くまで後壁を補強する．組織が弱い時は，マーレックスメッシュを使って，後壁を補強する（図339, 340）．精索を正常の位置に置く．外腹斜筋腱膜を3-0絹糸で縫合する．皮膚を3-0ナイロンでマットレス縫合する．

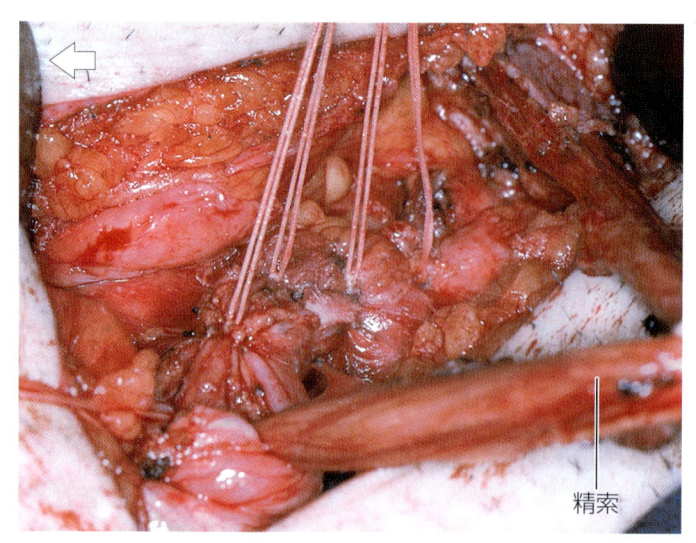

図337 内鼠径輪の後壁を補強する．

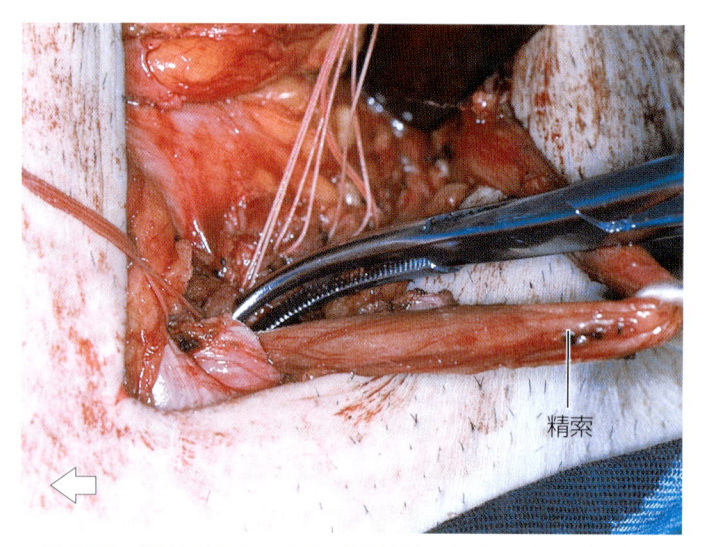

図338 精索の下で，ペアン鉗子が楽に入るスペースを残す．

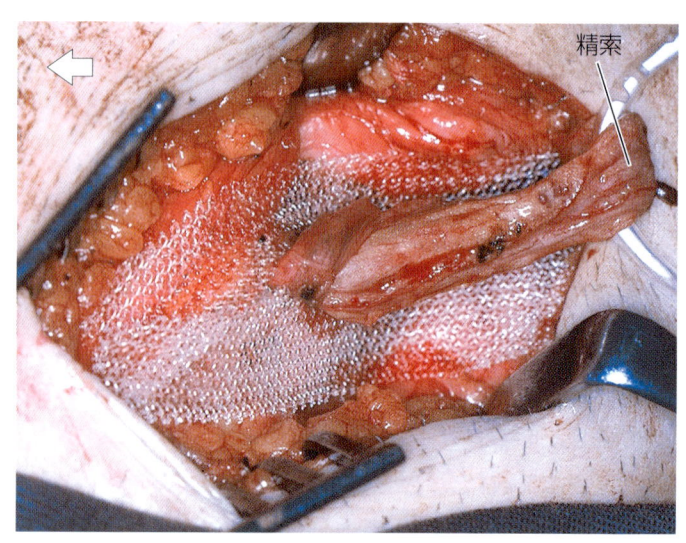

図339 組織が弱い時は，マーレックスメッシュを使って補強する．

4. 鼠径部

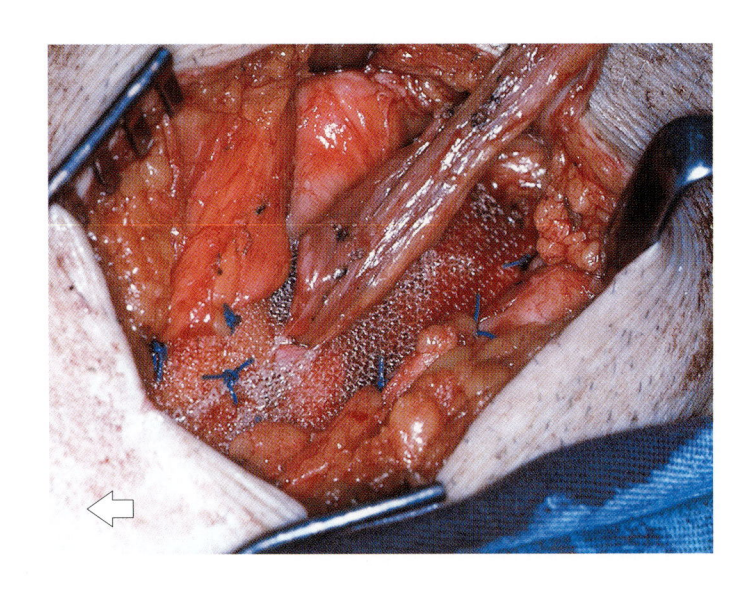

図340 マーレックスメッシュの固定後．

　最近はより確実に補強する各種のメッシュを使用した術式が，主流となってきている．例えば，メッシュプラグ法，PHS法である（図341，342）（文献22）．今後，PHS法が主体となるであろうが，本来の解剖理論も理解するうえで，従来の術式も知るべきである．

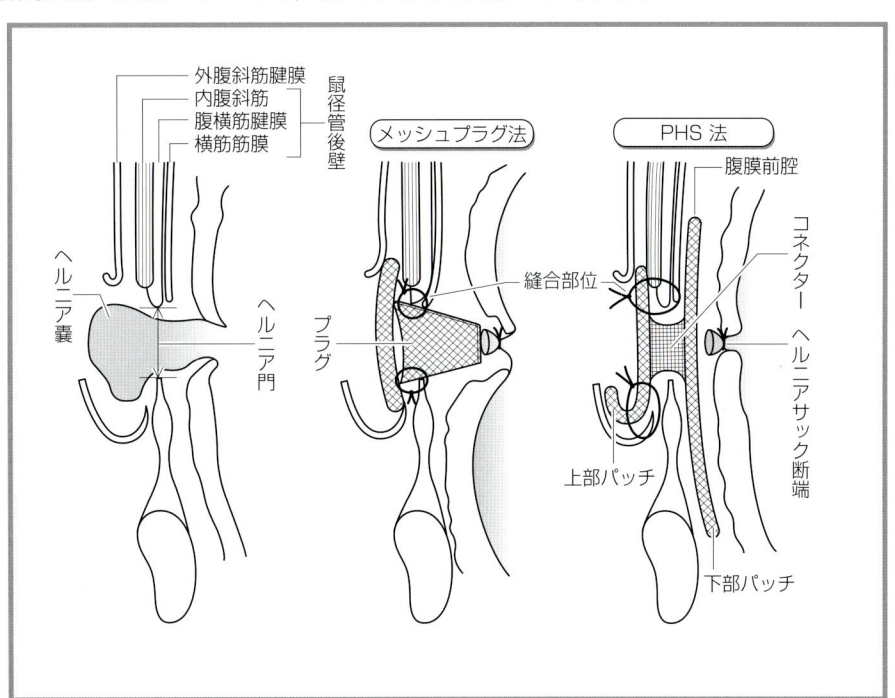

図341 最近のメッシュを使用した術式（文献22）．

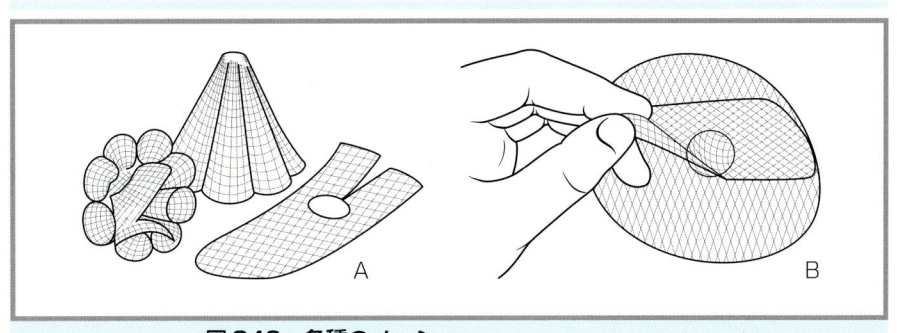

図342 各種のメッシュ．
　A；メッシュプラグ法，B；PHS法（文献22）．

各論 IV. 手術項目

5. 後腹膜腔

[解　　剖]（図343）
　関係する静脈の走行を理解する（文献23）．精巣の静脈還流は，
　1）精巣動脈に沿って，左腎静脈に還流する内精索（精巣）静脈
　2）精巣上体の尾部体部から発し，精管に沿って上行し，鼠径管後壁を貫くか，内鼠径輪の高さで下腹壁静脈に流入する外精索（精巣挙筋）静脈
　3）精管に沿って骨盤に入り，内腸骨静脈に還流する精管静脈
　4）陰嚢の静脈から大伏在静脈に還流する外陰部静脈，
　5）精巣導体に沿って陰嚢底部に還流する精巣導体静脈がある．
　ここでは，内鼠径輪より頭側の高位結紮術を示す．内精索静脈は，内鼠径輪から出て骨盤内に入り，腸腰筋前面を上行し，尿管の前面を交叉して内側に至る．精巣の動脈は，精巣動脈の他に，内腸骨動脈から分枝する精管動脈，および下腹壁動脈から分枝する精巣挙筋動脈からも栄養されるので，内鼠径輪より上では，精巣動脈を一緒に結紮しても良い．

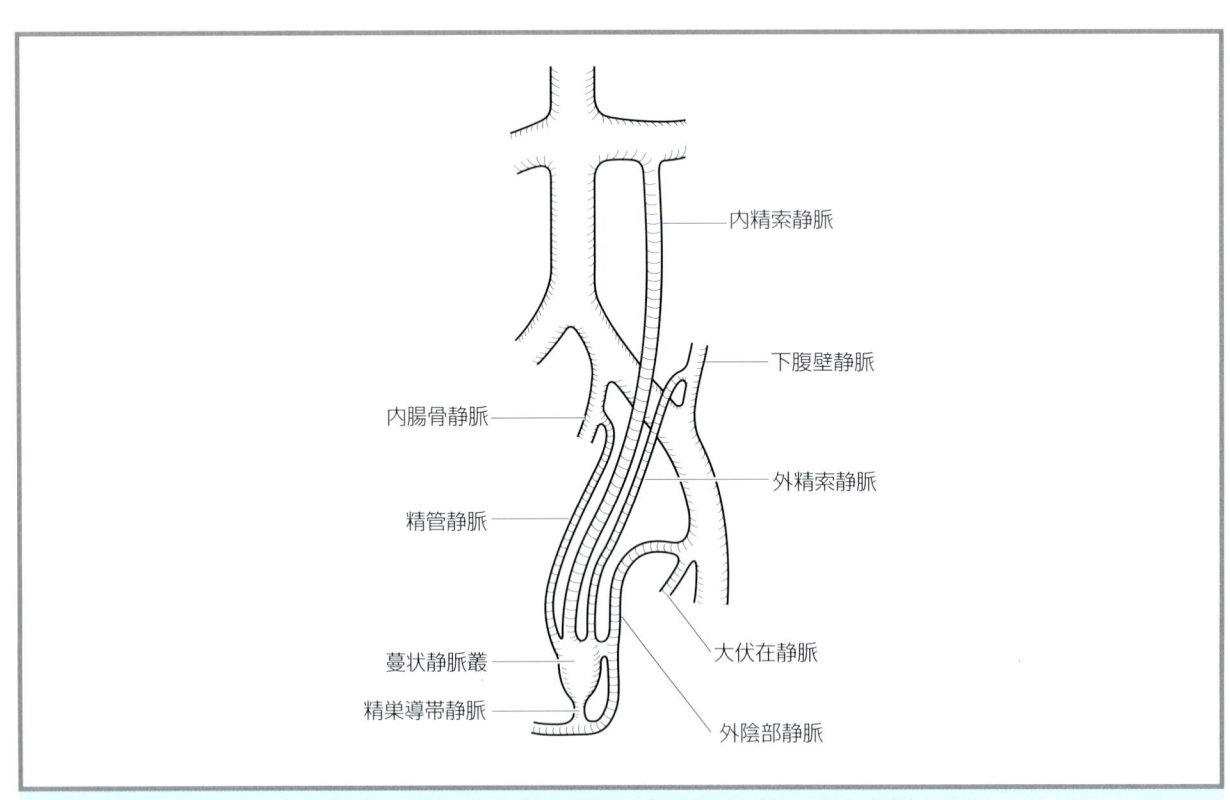

図343　精巣から流出する静脈の模式図（文献23より引用）．

5. 後腹膜腔

1）左精索静脈瘤の高位結紮術

腰椎麻酔下，仰臥位で行う．上前腸骨棘の二横指正中，二横指足側に5cmの横切開を加える（図344）．電気メスで皮下組織を切離し，外腹斜筋に達する．表在血管は結紮，切断する．この筋膜を，筋鈎で十分に露出する（図345）．ウエィトラナー開創器をかける．筋膜を鑷子で把持し，筋線維

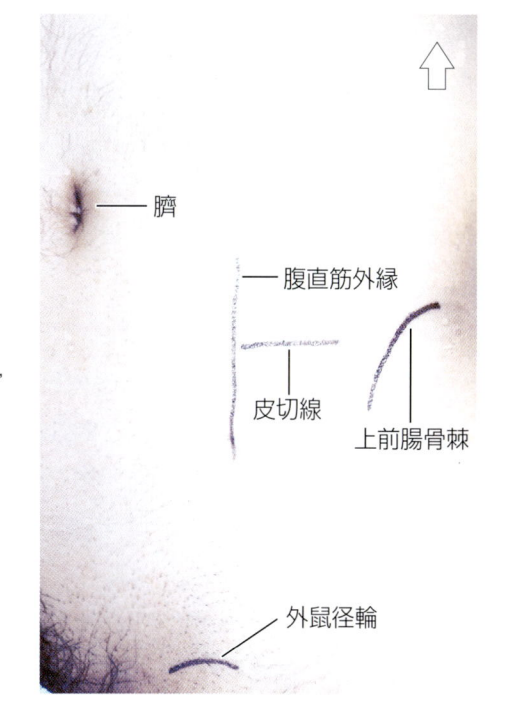

図344 上前腸骨棘の2横指正中，2横指足側に，5cmの横切開を加える．

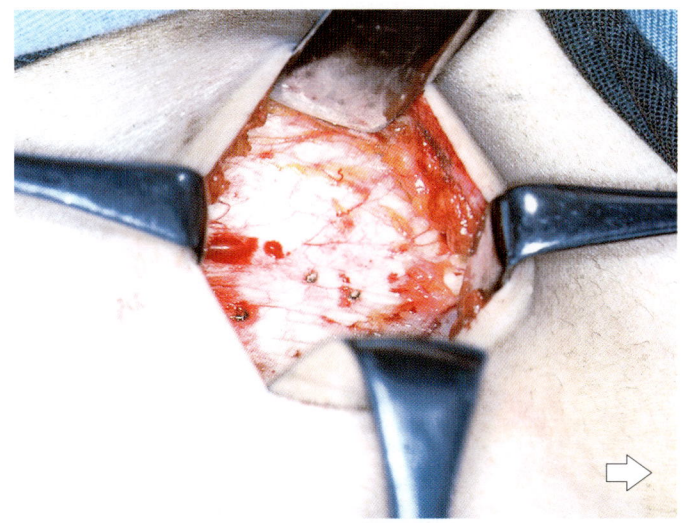

図345 外腹斜筋筋膜を，筋鈎で十分に露出する．

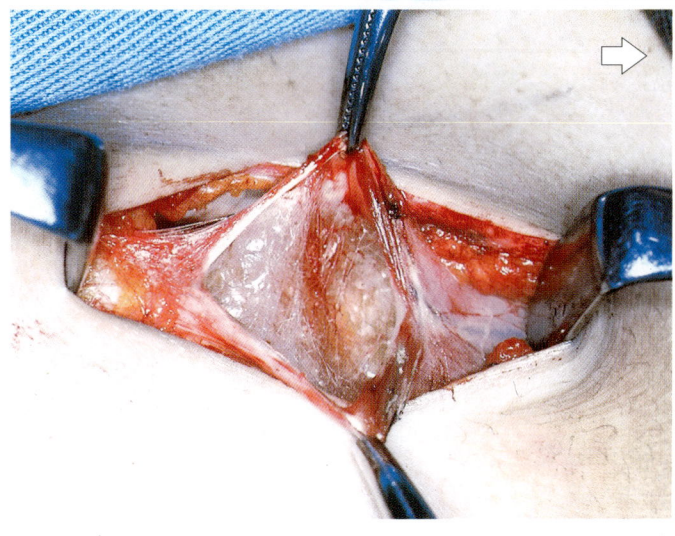

図346 筋膜を筋線維の方向に，メスで切開する．

167

各論 IV. 手術項目

の方向にメスで縦切開し（図346），その切開部から曲クーパーを入れ，筋膜と外腹斜筋を剥離し，さらに筋膜の切開線を延ばし，筋鈎も使い外腹斜筋を露出する．この外腹斜筋内に，ペアンを入れ筋束を開く（筋肉のsplit）．そしてその中に筋鈎を入れ，内腹斜筋，腹横筋筋膜を直下に見る．腹横筋筋膜を切開し，後腹膜腔に入る．

または外側の上前腸骨棘で，外腹斜筋の付着部を探し，この付着部を電気メスで切離し，背側に向かって筋鈎を入れる．内腹斜筋を外側に圧排し，左腸骨窩の後腹膜腔へと進む．腹直筋を筋鈎で正中に圧排すると，内腹斜筋筋膜が見える（図347）．鑷子で内腹斜筋筋膜を把持し，メスで切開する（図348）．筋膜の直後には腹膜が来ているので，筋膜の切開部に弱弯ケリー鉗子を入れ腹膜を剥離し，腹膜を切らないよう，少しずつ筋膜を切開する．筋膜を，切開創一杯まで切開する．腹膜を，筋膜および左骨盤壁から用手的に，鈍的に剥離する（図349）．

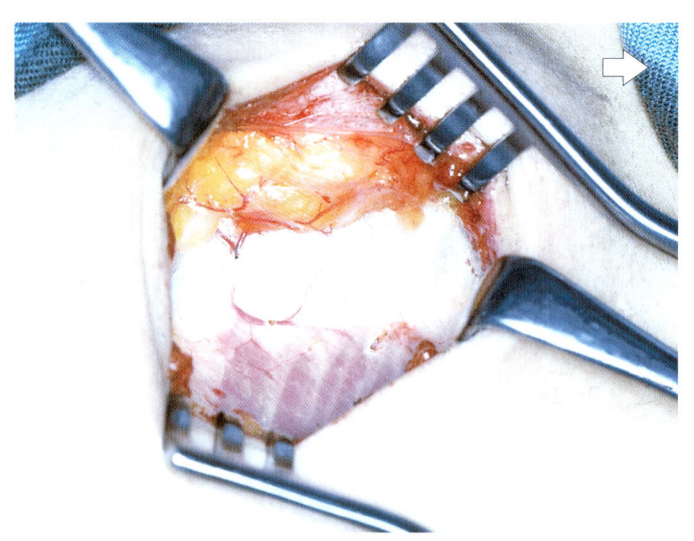

図347 外腹斜筋と腹直筋の境界を，露出する．

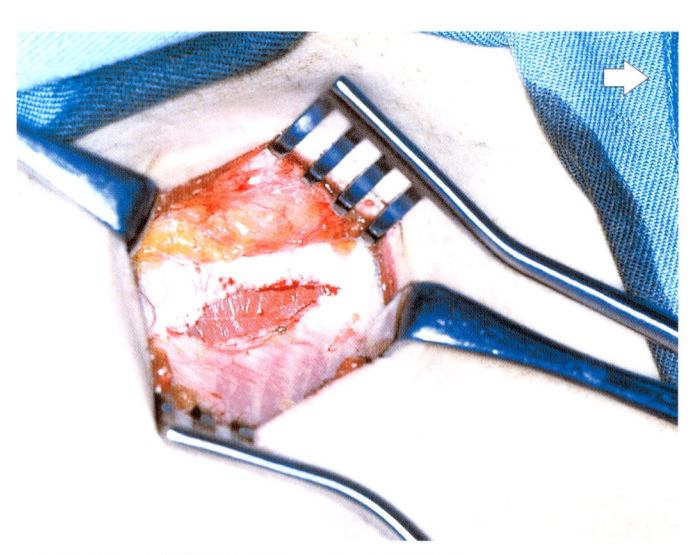

図348 内腹斜筋筋膜を，メスで切開する．

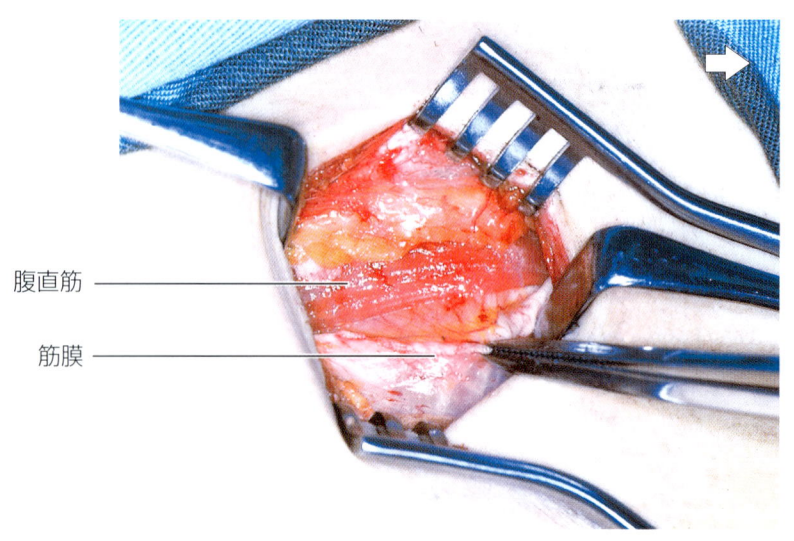

図349 腹直筋を正中に圧排し，外腹斜筋，内腹斜筋を外側に圧排する．

5. 後腹膜腔

そのスペースに筋鈎を入れ直し，さらに腹横筋筋膜と腹膜を鈍的に剥離し，十分に後腹膜腔を展開する（図350）．肥満例では，思ったよりも深い手術野なので慎重に行う．位置が良いと，そこに暗赤色の拡張した静脈が見え，左内精索静脈と同定される（図351）．もし判らない場合は，陰嚢を引くと静脈も引かれるのが判る（図352）．

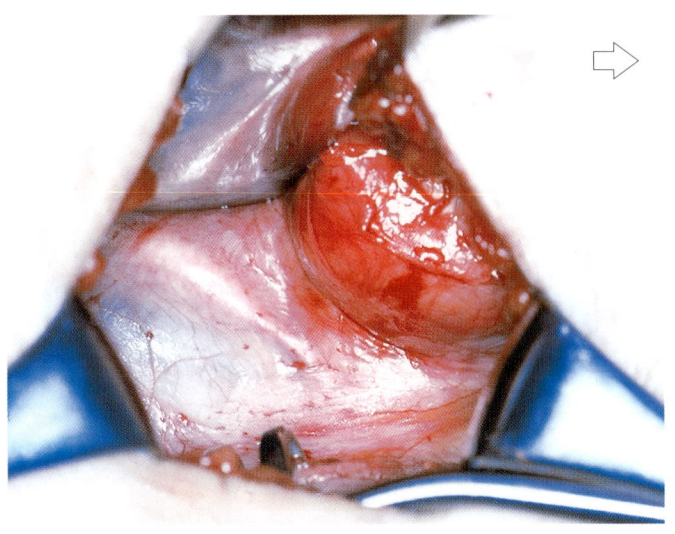

図350 筋鈎を入れ直し，腹横筋と腹膜を十分剥離し，後腹膜腔を展開する．

左内精索静脈

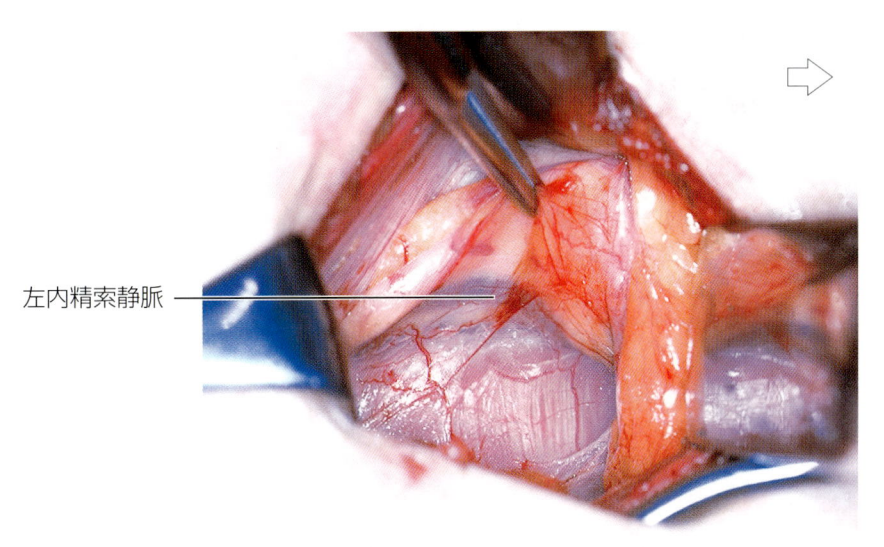

図351 暗赤色の拡張した静脈が見え，左内精索静脈と同定する．

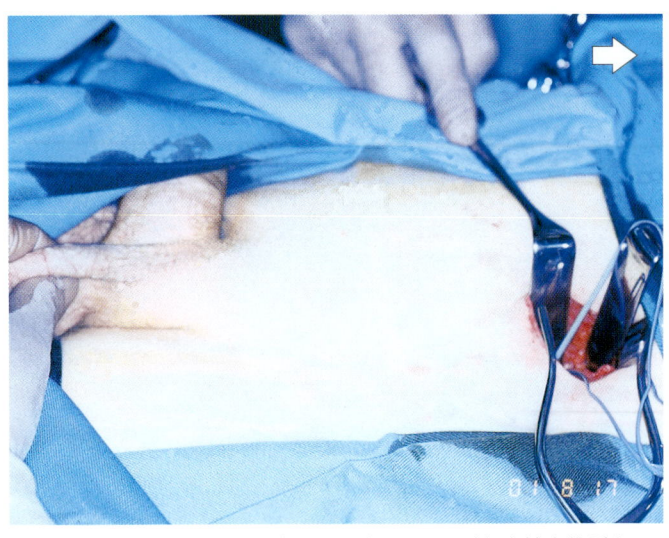

図352 精巣を引き下げると，引かれるのが左内精索静脈と同定できる．

169

各論 IV. 手術項目

　頭部を挙上すると，余計に静脈が怒張し発見しやすい（図353）．

　左内精索静脈が判ったら，それが視野の中央に来るよう，筋層にウエィトラナー開創器をかけ直す．左内精索静脈を周囲組織から剥離し，弱弯ケリー鉗子ですくい，これにネラトン3号を回して引き上げる（図354）．取り残した血管がないことを確認する．左内精索静脈を包む線維膜を，少しづつメッチェンバウムで切開し，血管だけを露出する．静脈を一本ずつ，モスキートペアン鉗子で剥離し確認する．どれが動脈かは明確に判らないため，塩酸パパベリンを散布し，動脈を怒張させても良い．実際は動静脈を厳密に区別するのは困難で，これでも動脈が同定できない場合が多い．この時はPalmo法に準じ，すべての血管を一本ずつ確かめながら結紮，切断する（図355）．血管の切断端は1〜2cmは離す（図356）．

　血管を結紮する前に，必ず頭部挙上の姿勢を水平位に戻す．止血を確認し，内腹斜筋筋膜を縫合し（図357），外腹斜筋筋膜を縫合する（図358）．ドレーンは置かない．皮下組織を3-0絹糸で縫合し，皮膚は5-0マクソンで埋没縫合する．

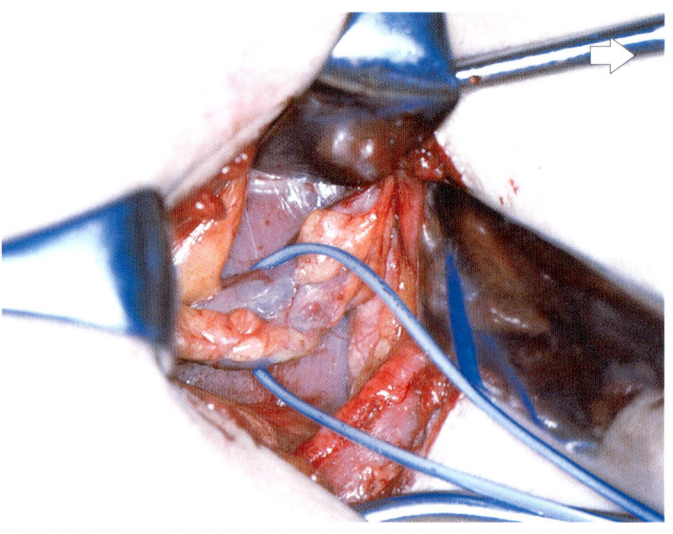

図353 頭部を挙上すると，さらに左内精索静脈が怒張し，発見しやすい．

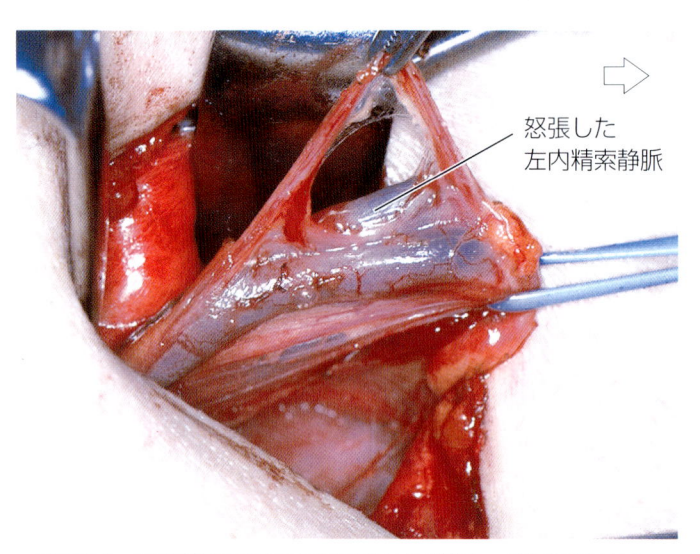

図354 左内精索静脈を周囲組織から剥離し，鉗子でひろい，ネラトンで引き上げる．

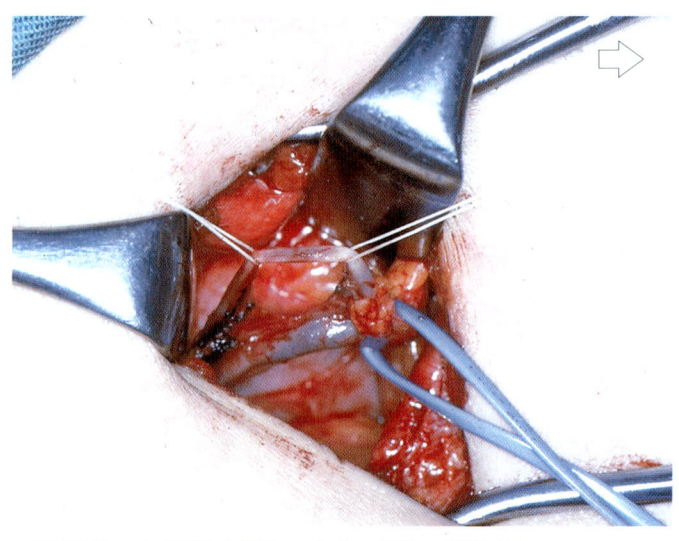

図355 すべての血管を一本ずつ結紮，切断する．

5. 後腹膜腔

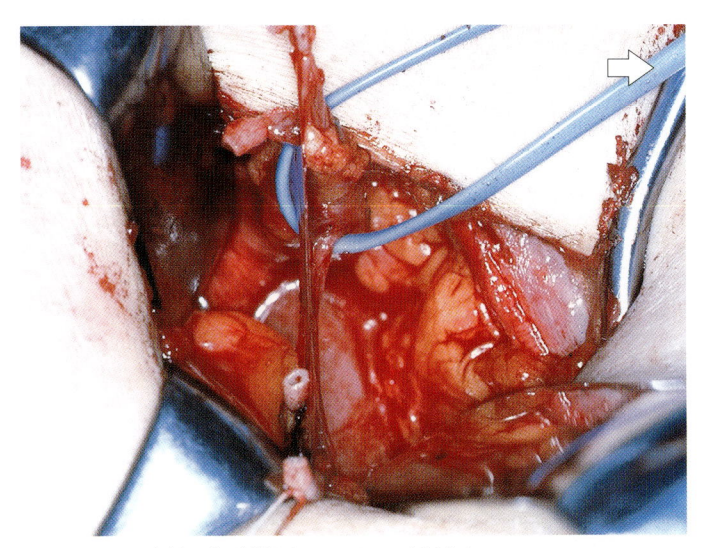

図 356　血管の切断端は 1〜2cm は離す．

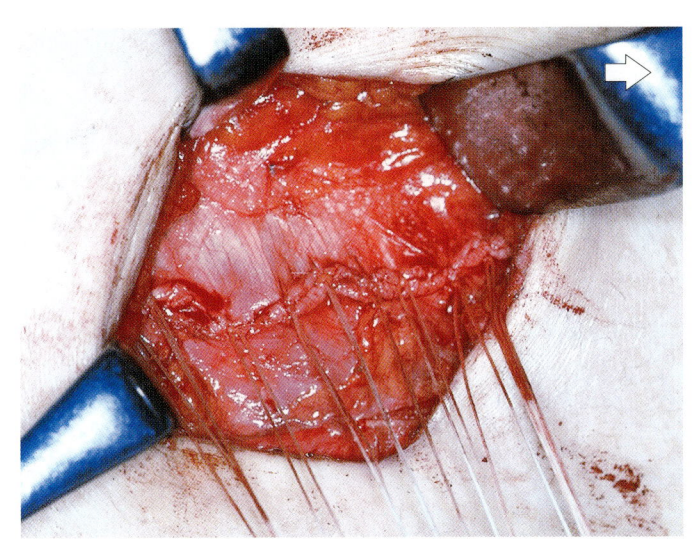

図 357　内腹斜筋筋膜を縫合する．

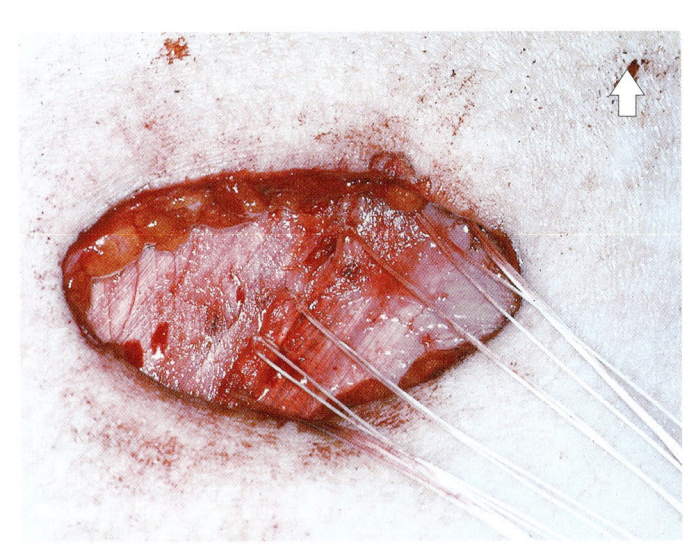

図 358　外腹斜筋筋膜を縫合する．

各論 IV. 手 術 項 目

6. 前立腺：肥大症の手術

[解　　剖]（図359）（文献24）

　恥骨上式でも恥骨後式でも，腺腫を外科的被膜から鈍的に剥離し，尖部で尿道から切断する．この術式は膀胱あるいは前立腺前面の露出を行うだけで施行可能であり，側方や背面の剥離の必要はない．しかし初めて行う開腹手術の代表であり，これから泌尿器外科医への本格的な道が始まる．単に術式をなぞって行うのではなく，解剖を学び直し将来につながる手技をこれから学ぶ．前立腺肥大症の手術は，今やTUR-Pが主体であり，開放手術の症例数は少なくなっている．術前にイメージトレーニングを行い，どの場面も頭の中にいきいきと浮かび上がるまでにする．

　動脈は，内腸骨動脈の分枝の下膀胱動脈支配である．被膜枝と尿道枝があり，肥大腺腫は，後者の支配を受ける．膀胱頸部の遠位で，この尿道枝を確実に止血する．恥骨後式では，深陰茎背静脈の分枝である浅陰茎背静脈を確認し，結紮，切断する．恥骨上式では，膀胱壁表面を走行する静脈枝を結紮する．

　括約筋は，膀胱頸部の輪状筋と，前立腺部尿道の膀胱頸部から精阜にいたる尿道粘膜下に存在する平滑筋性括約筋がある．さらに膜様部尿道の横紋筋性括約筋がある．このため，腺腫の遠位の剥離に注意する．

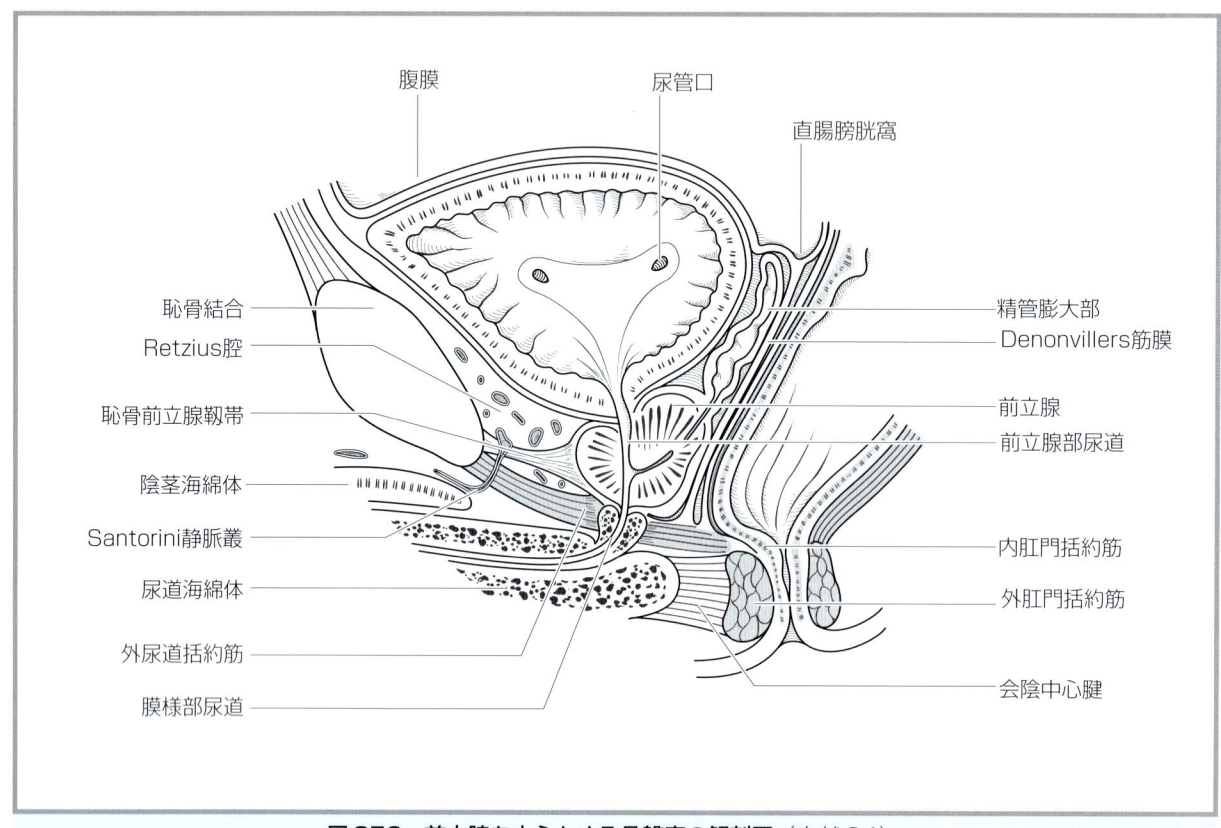

図359　前立腺を中心とする骨盤底の解剖図（文献24）．

1）恥骨上式被膜下前立腺腺腫摘除術

　手順図を示す（図360）．持続硬膜外麻酔下で，砕石位，またはやや開脚した仰臥位とする．坐骨下に枕を入れる．下腹部，外陰部をブラッシング消毒する．尿路感染が強い症例では，イソジン®生食で膀胱洗浄し，空気を200 ml注入しておく．術者は，患者の左側に立つ．恥骨上から臍近傍までの下腹部正中切開を置く．根治的前立腺摘除術ほど長くなく，恥骨後式よりも恥骨寄りでなくて良い．皮下組織を切離し，白線に沿った縦切開で，腹直筋前鞘を切開する．前述の腹膜外の骨盤腔の展開手技も参照（図102〜116）．

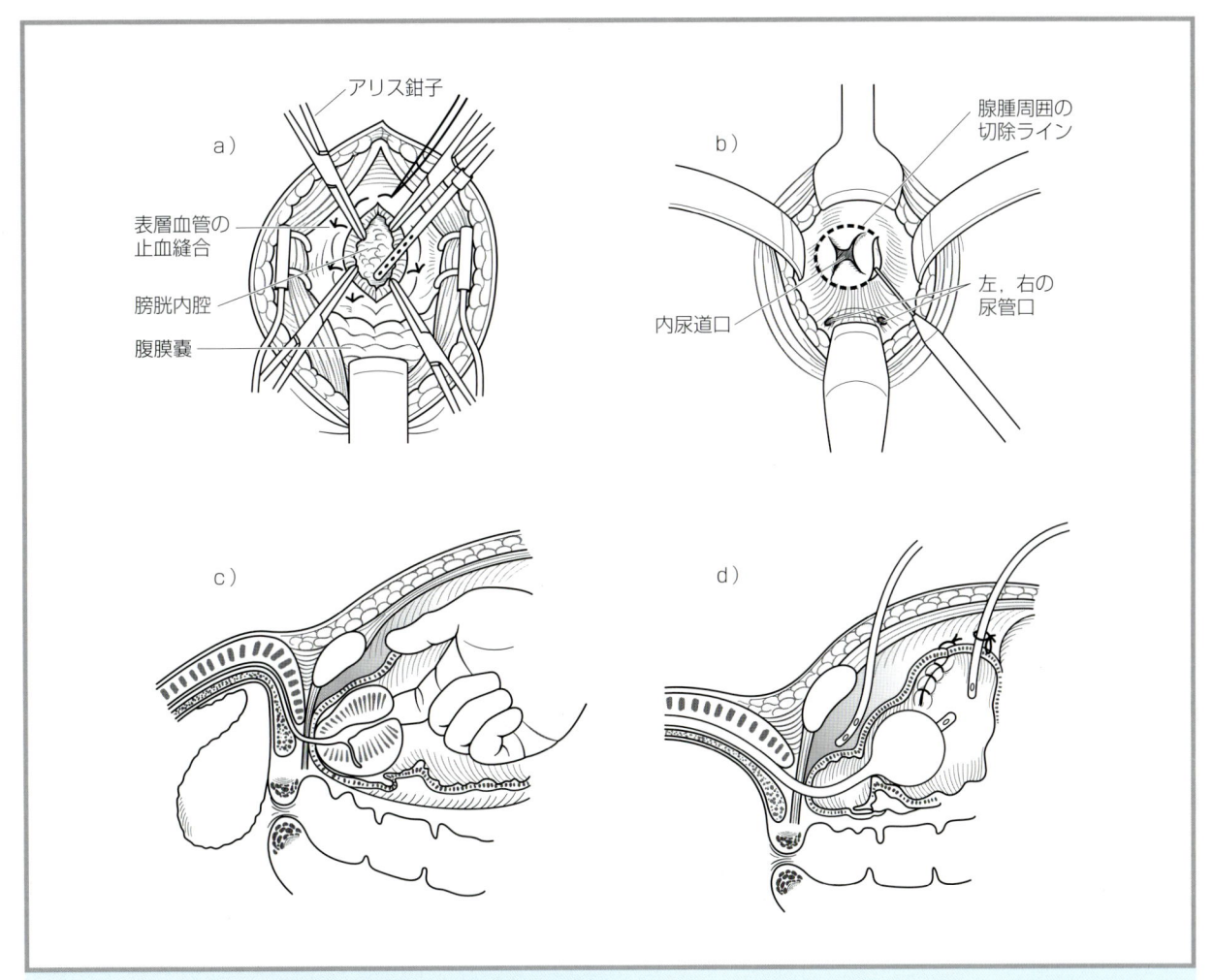

図360　恥骨上式前立腺腺腫摘出術の手順図（髙井原図）．
a)膀胱の表層血管を止血縫合した後，高位切開を加える．次いで膀胱粘膜をアリス鉗子で把持し，内腔を観察する．
b)膀胱内に筋鈎を入れ展開し，前立腺腺腫に周状に電気メスで切除ラインを付ける．
c)膀胱内に右手を入れ，示指で腺腫を外側，尖部と鈍的に剥離する．
d)腺腫を摘除後，バルーンカテーテルを膀胱内に挿入し，膀胱瘻を置く．膀胱を修復縫合し，ドレーンを置く．

各論 IV. 手術項目

　すなわち，皮膚は真皮までメスで切開し，皮下脂肪は電気メスの"凝固"で切離する．腹直筋前鞘を切開し，腹直筋を左右に分け，膀胱前面を露出する．膀胱両側隙を展開する．腹直筋後鞘を切開する弓状線切開までは不要である．膀胱の左右に，2-0絹糸で釣り糸をかけ，引き上げる（図361）．膀胱前面頸部寄りで，膀胱高位切開予定線上の表在血管に，3-0バイクリルで足側，頭側，さらに左右と止血縫合を加える（図362）．その間を電気メスで切開する（図363）．膀胱筋層を切開し，さらに膀胱粘膜を切開し，確実に膀胱内腔であることを確認する．アリス鉗子で膀胱筋層，粘膜までの切開端をしっかりひろって把持し，尿を手早く吸引する（図364）．膀胱頸部側は，腺腫の2cm付近まで切開をのばし，膀胱を開く．頂部側は，操作に必要な長さだけ切開をのばす（図365）．膀胱頸部の前縁には，2-0バイクリルで全層にかかる結節縫合を行い，術中に頸部側に裂けるのを防ぐ（図366）．

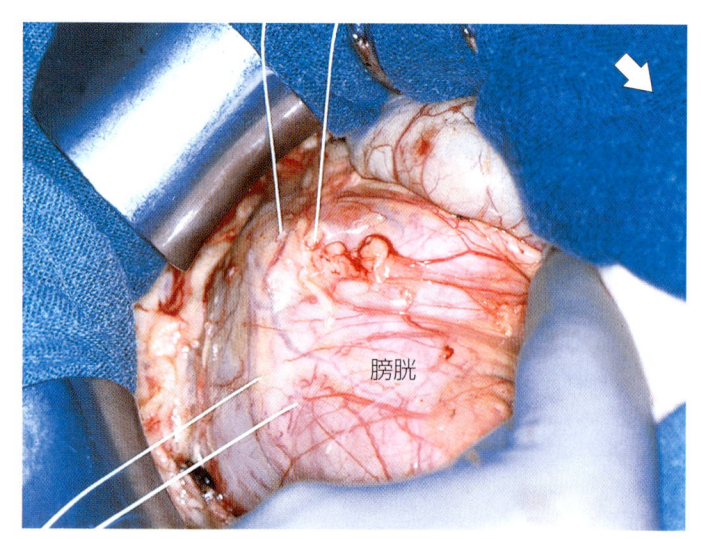

図361　膀胱の左右に2-0絹糸で，釣り糸をかける．

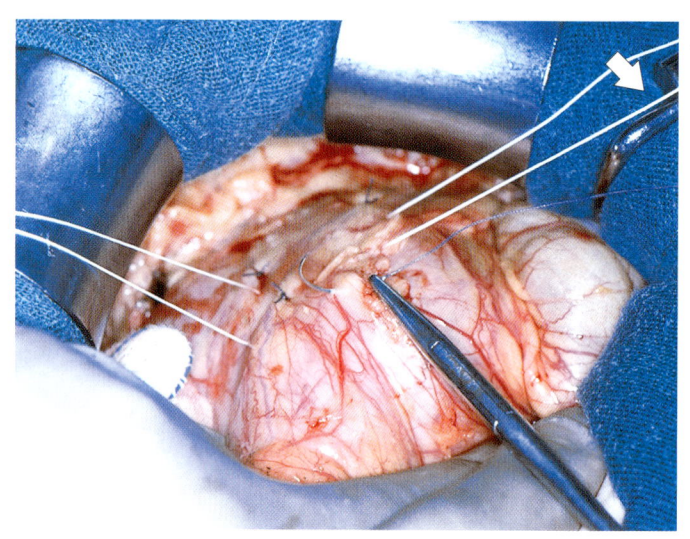

図362　膀胱高位切開予定線上の表在血管に，3-0バイクリルで止血縫合を加える．

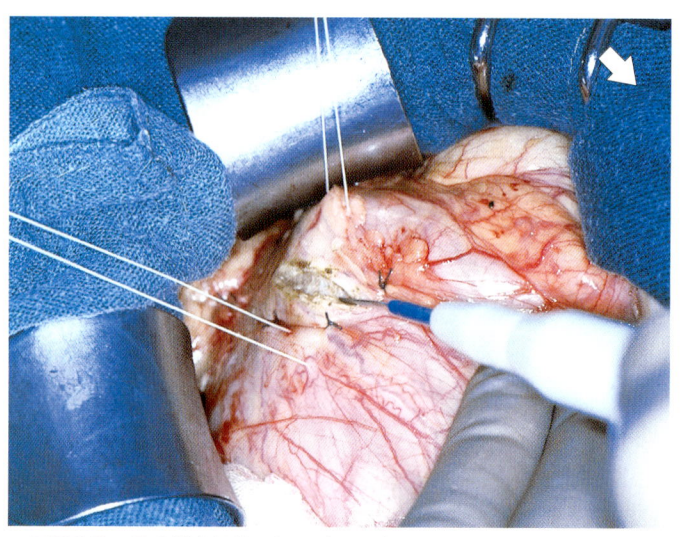

図363　その間を電気メスで切開する．

6. 前立腺：肥大症の手術

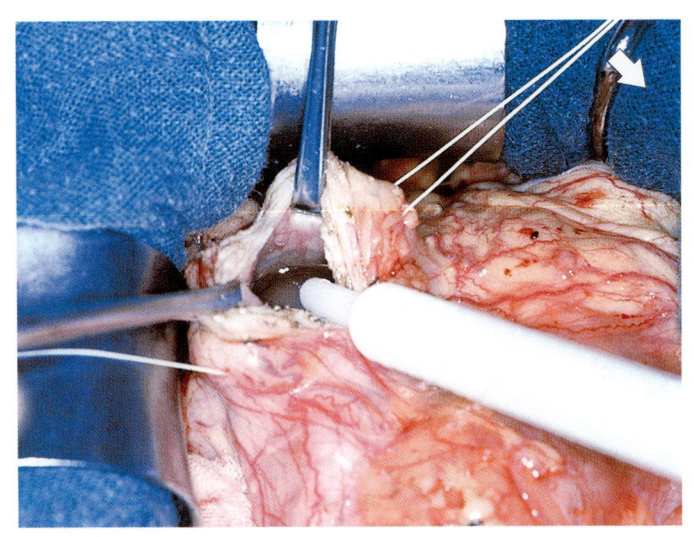

図364 アリス鉗子で，膀胱筋層，粘膜まで切開端を把持し，尿を手早く吸引する．

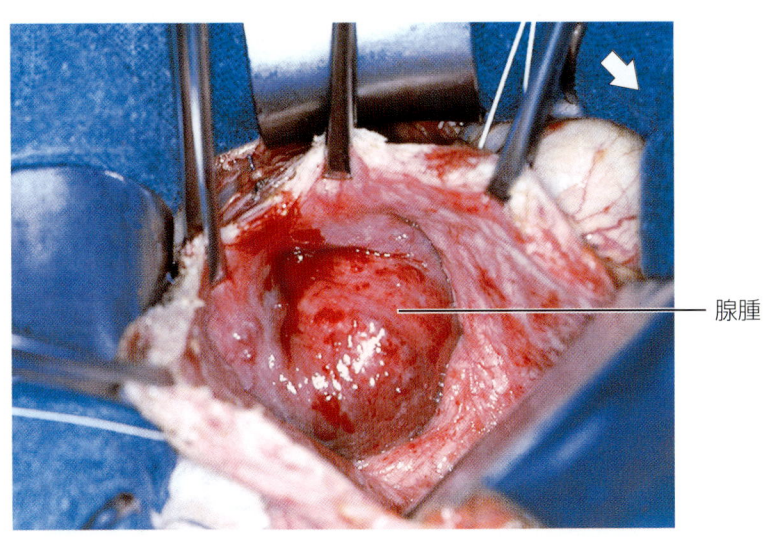

図365 膀胱頸部，および頂部側へ必要な長さの切開を置く．膀胱内に突出する腺腫を観察する．

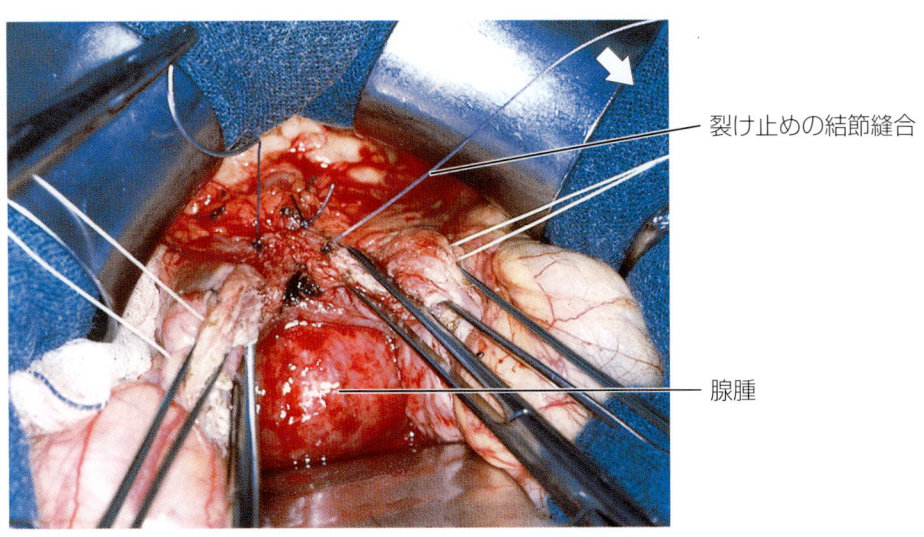

― 腺腫

図366 膀胱頸部の前縁に，裂け止めの全層にかかる結節縫合を行う．

― 裂け止めの結節縫合
― 腺腫

175

各論 IV. 手 術 項 目

　膀胱内に開創器を入れ,展開する.粘膜からの出血は,電気凝固で止血する.両側尿管口を確認し,突出する腺腫を観察する.粘膜の変化,結石や腫瘍の有無なども観察する.腺腫が尿管口近くまで突出し,腺腫摘出の際に尿管口を損傷する可能性がある場合は,スプリントカテーテルを尿管口より挿入し,損傷に気をつける(図367).

　内尿道口部に周状の切開を電気メスで加え,粘膜を十分に切開し,腺腫が浮き上がって見えるまで切開する(図368).膀胱粘膜側をアリス鉗子で把持し,膀胱粘膜と腺腫の間をクーパーで剥離する.通常,内尿道口は緊満した腺腫で圧迫され,狭く,指は入りにくいので,先にクーパーで腺腫の外周を十分に剥離する.側方で十分に剥離できたら指でも剥離し,腺腫をミューゾー鉗子で把持し,外科的被膜より剥離する(図369).

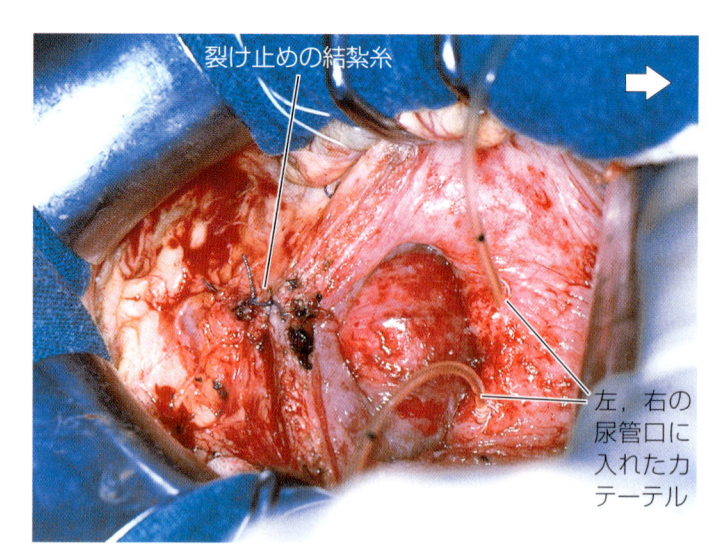

図367 尿管口を損傷する可能性がある場合は,スプリントカテーテルを尿管口より挿入しておく.

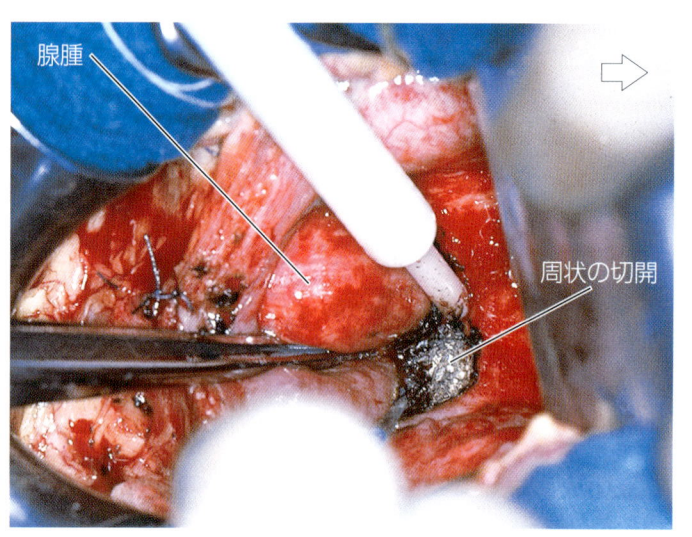

図368 内尿道口部に,周状の切開を電気メスで加える.

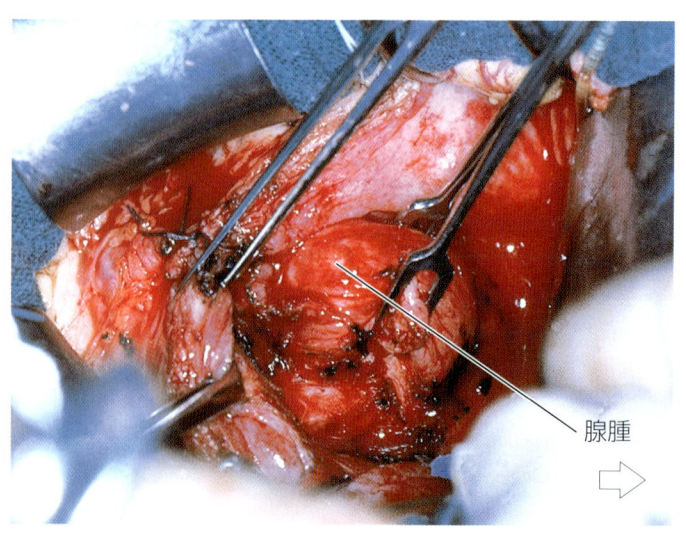

図369 腺腫の外側を,外科的被膜より剥離する.

6. 前立腺：肥大症の手術

次に内尿道口より右示指を入れ，この指で尖部で尿道粘膜に鈍的に裂け目を入れ，腺腫の先端を剥離し，先ほどの内尿道口の外周からの剥離層につなげる．摘出しやすいように左葉，右葉と片方ずつ腺腫を，用手的に剥離，摘出する（図370）．さらに中葉や，残っている粒様の小腺腫を摘出する．残存が無いことを触診で確認する．

前立腺床にガーゼを押し込み，これで出血をコントロールする．膀胱頸部の5時，7時をアリス鉗子で把持する．この部位に2-0バイクリルで，Z字縫合または垂直マットレス縫合を加える（図371）．針は膀胱粘膜から，前立腺床の外科的被膜までしっかりかける．膀胱粘膜側は薄く，外科的被膜側は厚くかける．尿管口を引き込まないよう注意する．この術式を選ぶ場合，術前の前立腺推定重量が80グラム以上の大きな腺腫がほとんどなので，内尿道口が広くなる．状況により5時，7時の動脈部だけでなく，12時，3時，9時にも，止血縫合を加える．示指がゆるく通過するぐらいがよい．

再度，前立腺床を確認する．明らかな出血点，血管が見えた場合は，アリス鉗子で前立腺床を把持し引き上げ，そこにZ字止血縫合を加える．20Fr，2way 30cc用尿道カテーテルを挿入する．膀胱側壁から20Fr 3孔ファイコンカテーテルを，膀胱瘻として置く．膀胱瘻の先端は，尿道カテーテルの先端あたりに置く．膀胱を7mm間隔で，2-0バイクリルで全層縫合する（図372）．筋層を十分にかけ，粘膜を少なめにかける．二層目の縫合は，全層縫合の間に，漿膜筋層の結節縫合を

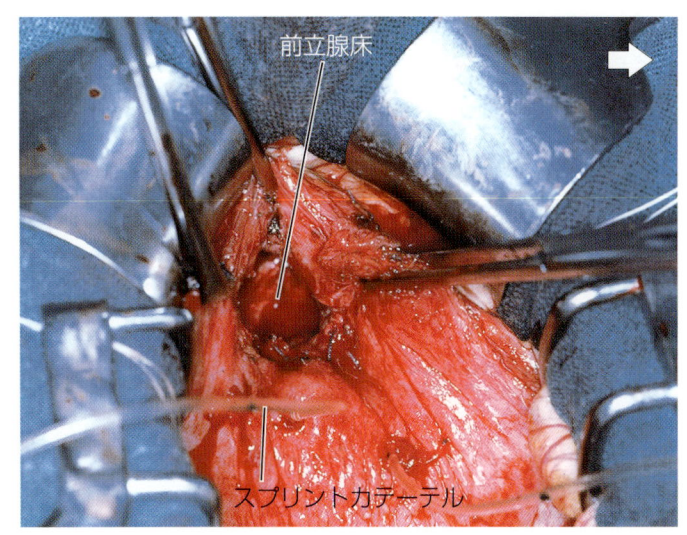

図370　腺腫摘出後の，前立腺床の状態．

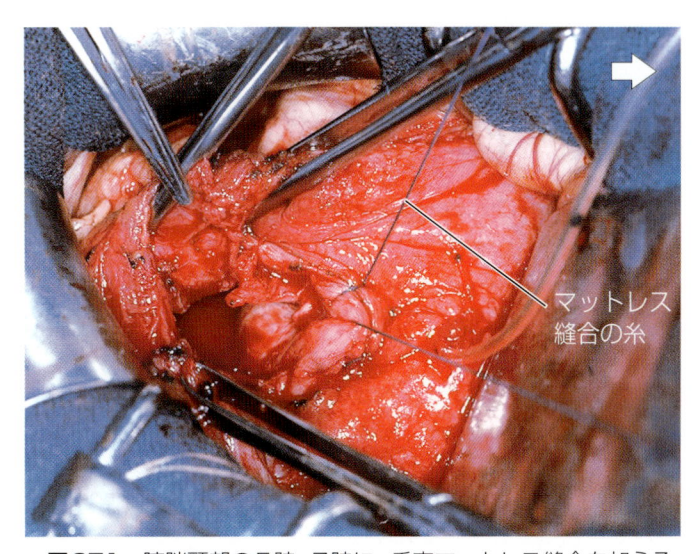

図371　膀胱頸部の5時，7時に，垂直マットレス縫合を加える．

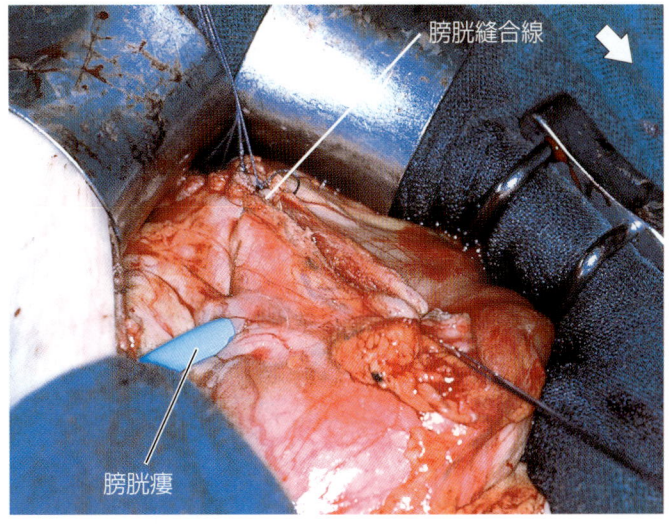

図372　膀胱瘻を置き，膀胱切開創を縫合する．

177

各論 Ⅳ. 手 術 項 目

加える．粘膜を3-0バイクリルで連続縫合し，筋層漿膜を2-0バイクリルで結節縫合しても良い．生食を150cc注入しても，漏れのないことを確認する．生食500mlで骨盤腔を洗浄する．20Fr 3孔ファイコンカテーテル，またはペンローズドレーンを，膀胱前隙に一本挿入する．腹直筋前鞘を2-0バイクリル，または絹糸で縫合する．皮膚を3-0ナイロンで縫合する．

2）恥骨後式被膜下前立腺腺腫摘除術

手順図を示す（図373）．硬膜外麻酔下で，骨盤高位，仰臥位，または砕石位とする．術野をブラッシング消毒し，尿道カテーテルを留置し，膀胱を空虚にする．

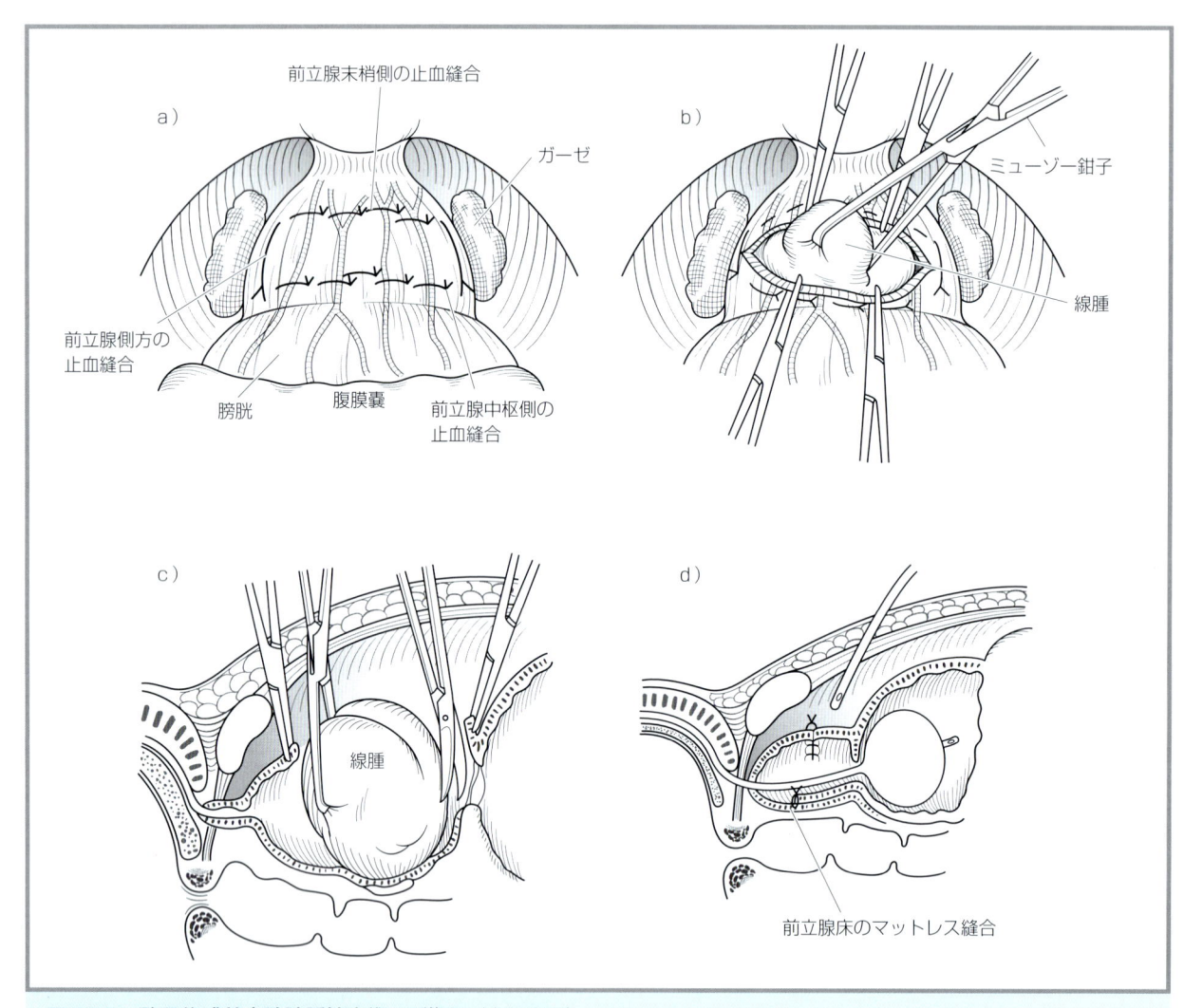

図373　恥骨後式前立腺腺腫摘出術の手順図（髙井原図）．
a)前立腺上に，末梢側，中枢側に止血縫合を置く．両端にも止血縫合を加える．
b)前立腺被膜を切開後，腺腫をクーパーや指で剥離し，ミューゾー鉗子で引き上げる．
c)腺腫を尖部側，膀胱頸部側より切離する．
d)膀胱内にバルーンカテーテルを挿入し，前立腺被膜を縫合する．

6. 前立腺：肥大症の手術

恥骨上から臍近傍までの，下腹部正中切開を加える．皮下組織を切離し，腹直筋前鞘を切開し，膀胱前面に達する．前述の展開を参照（図102～116）．腹直筋内縁と筋膜の間の脂肪を同定する（図374）．その間を指で鈍的に剥離し，電気メスで切離する（図375）．筋層を血管鉤，または腎盂鉤で引き上げる（図376）．

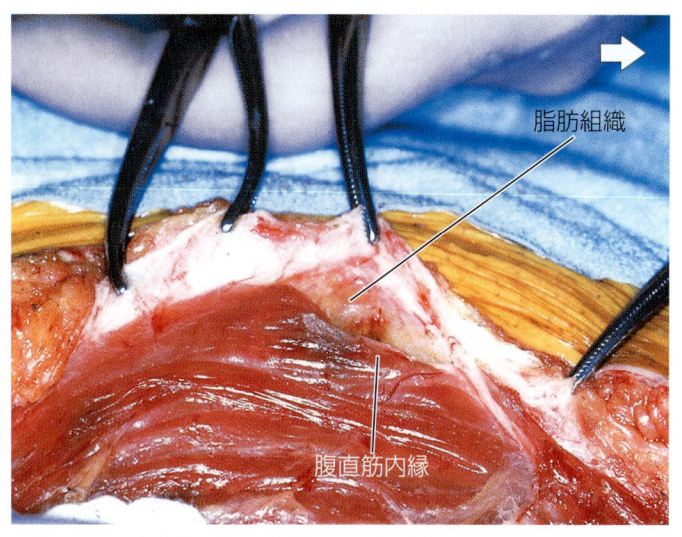

図374 腹直筋内縁と筋膜の間の脂肪を同定する．

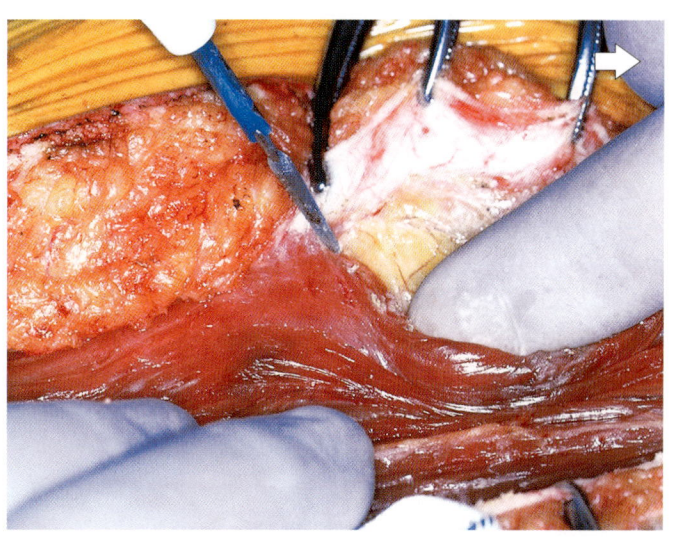

図375 その間を指で，鈍的に剥離する．さらに電気メスで切離する．

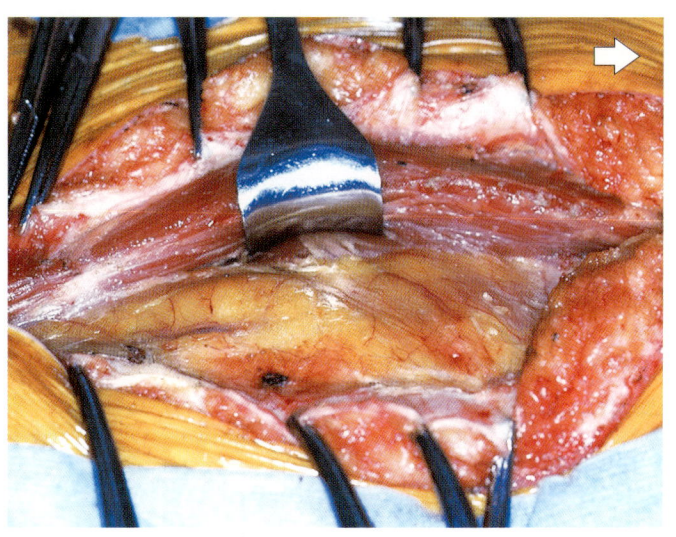

図376 筋層を血管鉤で引き上げる．

179

各論 IV. 手術項目

　膀胱下腹筋膜を骨盤壁側につけるようにクーパーで剥離し，骨盤壁より膀胱の左右を離し，膀胱側隙を展開する（図377）．さらに骨盤側に向かって剥離し，下腹壁動静脈を外側に圧排する（図378）．血管鈎を大きな鞍状鈎に変え，閉鎖腔に進む．膀胱を正中に圧排し，展開する（図379）．開創器をかける．腹直筋後鞘を尖メスで切開し，さらに開創する．膀胱前隙を展開する（図380）．恥骨前立腺靭帯から膀胱頸部までを露出するが，恥骨前立腺靭帯そのものに処置を加える必要はない．

　前立腺両側隙にガーゼを各々一枚押し込み，前立腺を挙上させる（図381）．ツッペルで前立腺前面の脂肪を除き（図382），浅陰茎背静脈を露出し（図383），これを結紮，切断し，その間の静脈を摘除する（図384）．前立腺を触診し，予定切開線を決める．

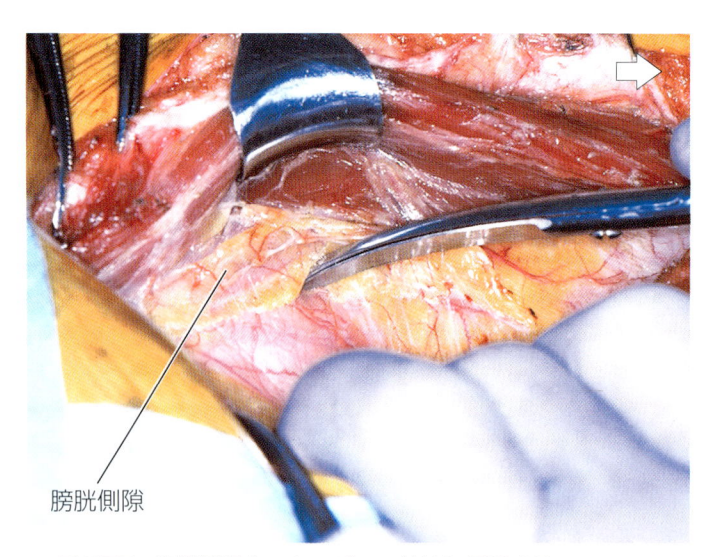

図377　膀胱側隙を，クーパーで鈍的に展開する．

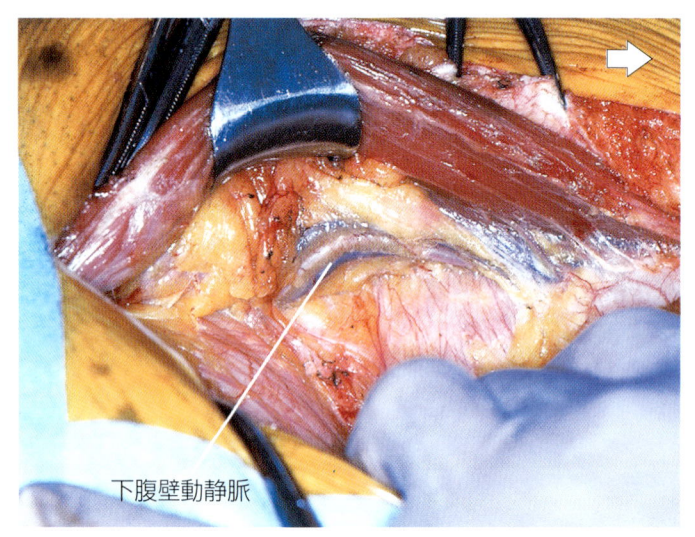

図378　骨盤側に向かって剥離し，下腹壁動静脈を外側に圧排する．左手で膀胱を，正中に牽引する．

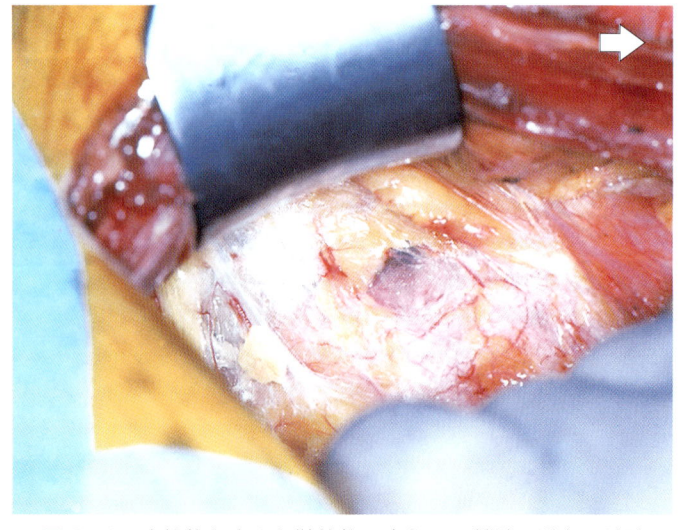

図379　血管鈎を大きな鞍状鈎に変え，閉鎖腔に進む．膀胱を正中に圧排し，さらに展開する．

6. 前立腺：肥大症の手術

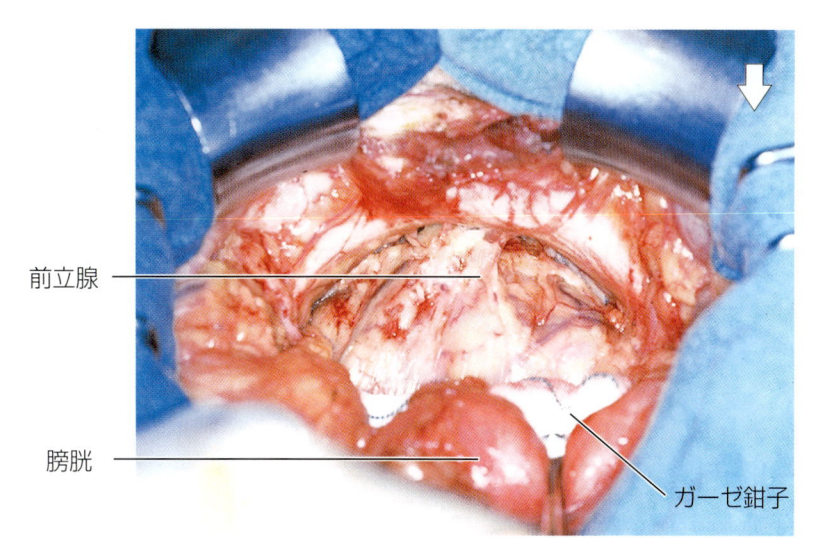

前立腺
膀胱
ガーゼ鉗子

図380 膀胱，および前立腺前面を展開する．

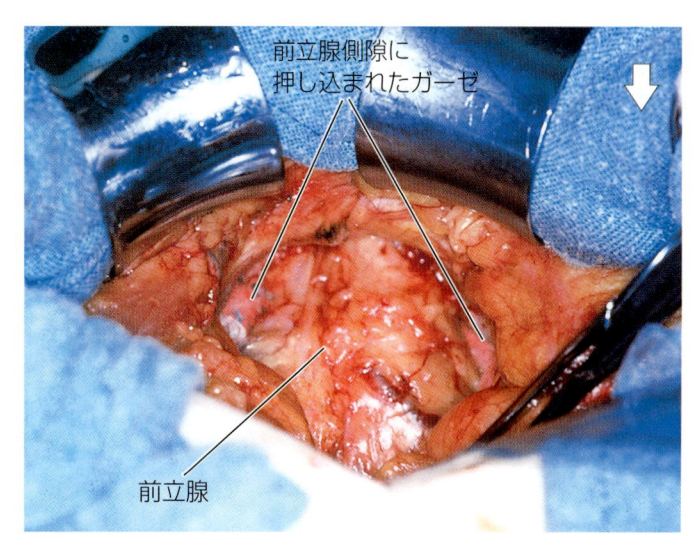

前立腺側隙に押し込まれたガーゼ
前立腺

図381 前立腺両側隙に，ガーゼを各々一枚置き，前立腺を挙上させる．

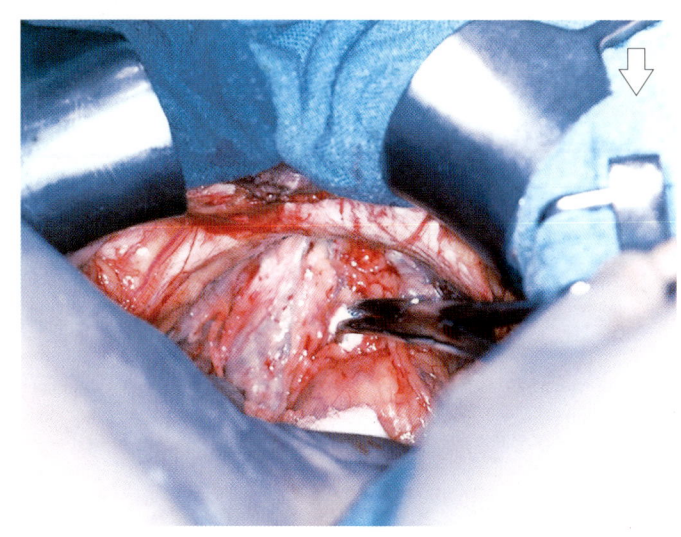

図382 ツッペルで，前立腺前面の脂肪を取り除く．

181

各論 IV. 手 術 項 目

バイクリルは，通常，1/2 丸針，26mm を使用する．尿道側に横一列に，2-0 バイクリルで止血縫合を置く．結紮の幅は 1 cm，針の深さは 5mm 程度．隣の糸と数 mm は重ねる．まず中央に一針かけ（図 385），外側に向かって順に針をかける．腺腫の大きさによりかける結紮糸は，左右各々五～七本ぐらいになる（図 386）．次いで膀胱側にも同様に，横一列に止血縫合を置く（図 387）．両端では 1/2 丸針，36mm の大針の 2-0 バイクリルで，尿道側と膀胱側の糸をつなぐように，縦に裂け止めの結紮を加える（図 388）．

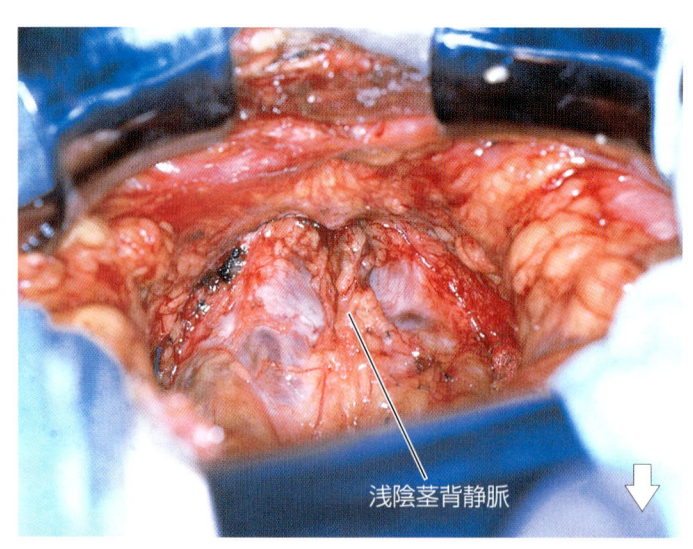

図 383 浅陰茎背静脈を露出する．

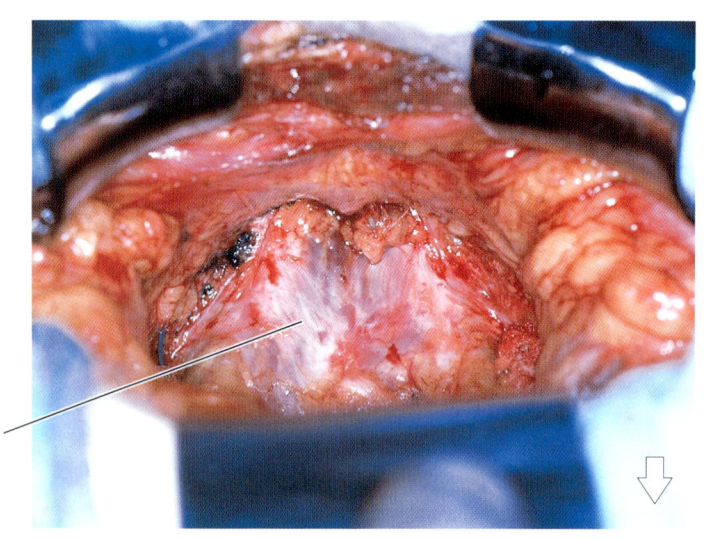

図 384 浅陰茎背静脈を結紮，切断する．その間の静脈は切除する．

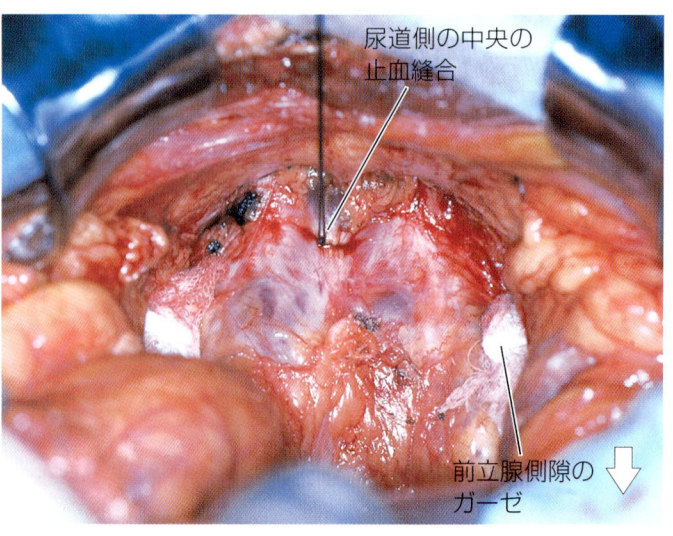

図 385 前立腺前面，足側に，止血縫合を置く．

6. 前立腺：肥大症の手術

足側の止血縫合

図386 足側に横一列になるよう，止血縫合を置く．

足側の止血縫合

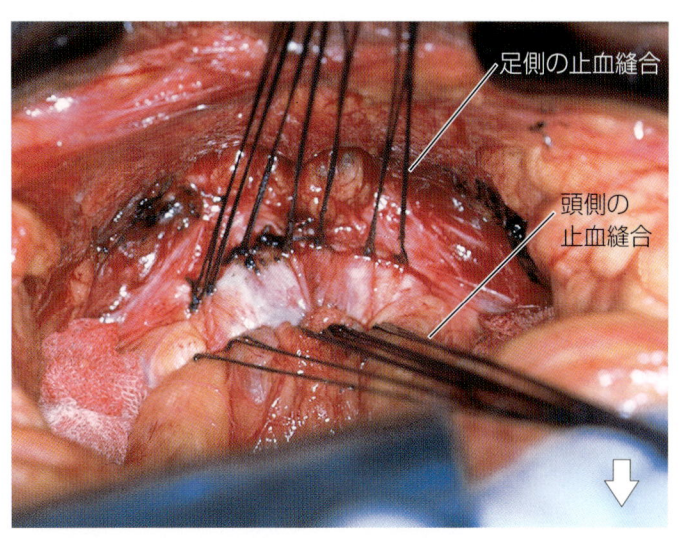

頭側の
止血縫合

図387 頭側にも同様に，一列に止血縫合を置く．

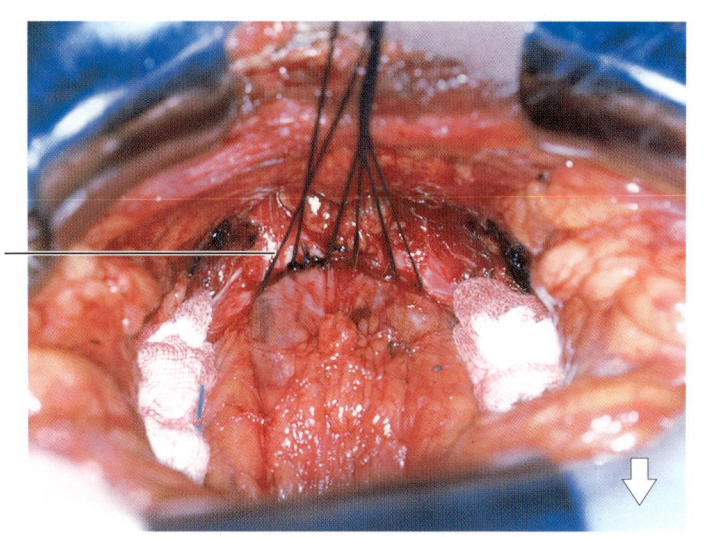

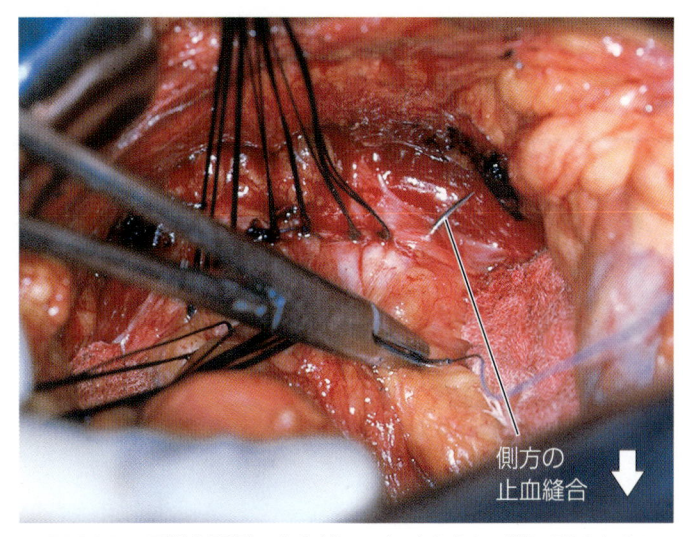

側方の
止血縫合

図388 足側と頭側の糸を端でつなぐように，縦に裂け止めの結紮を加える．

183

各論 Ⅳ. 手術項目

　これで結節縫合された糸は，口の字形になる（図389）．念のため尿道側の中央で，さらに遠位で深く，深陰茎背静脈に対し結紮を加えることもある．結紮糸を切らずに残し，後で牽引や縫合に利用する方法もあるが，筆者はそれでは縫合が緩いと考え，切断している．腺腫が小さい時は，膀胱側の結紮糸が膀胱壁そのものにかかることがあり，また尿道側と膀胱側の結紮糸の幅が狭い時は，被膜を切開する時に，せっかくかけた糸を切ることがあるので注意する．

　膀胱を頭側に左手で圧排し，前立腺を視野の中央に持ってくる．前立腺被膜を二列の結紮糸の間で，電気メスの"凝固"で切開し，腺腫の層に達する（図390）．それまでの被膜とは色調が異なる，光沢のある白色の腺腫が見えてくる（図391）．

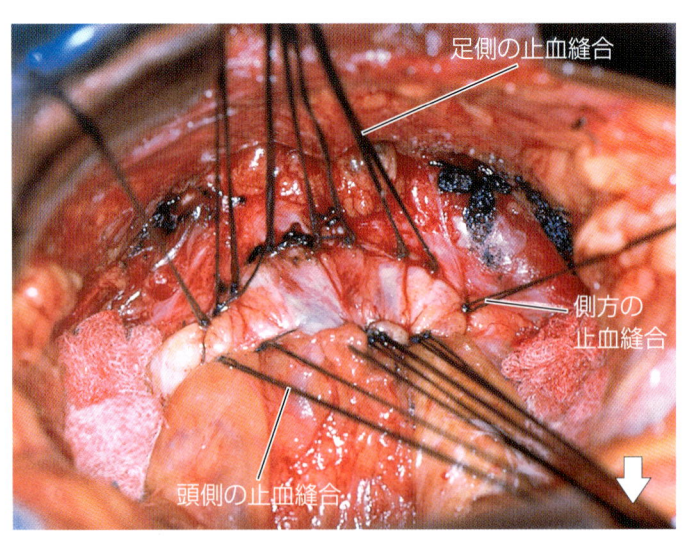

図389 結節縫合されたラインは，口の字形になる．
（足側の止血縫合／側方の止血縫合／頭側の止血縫合）

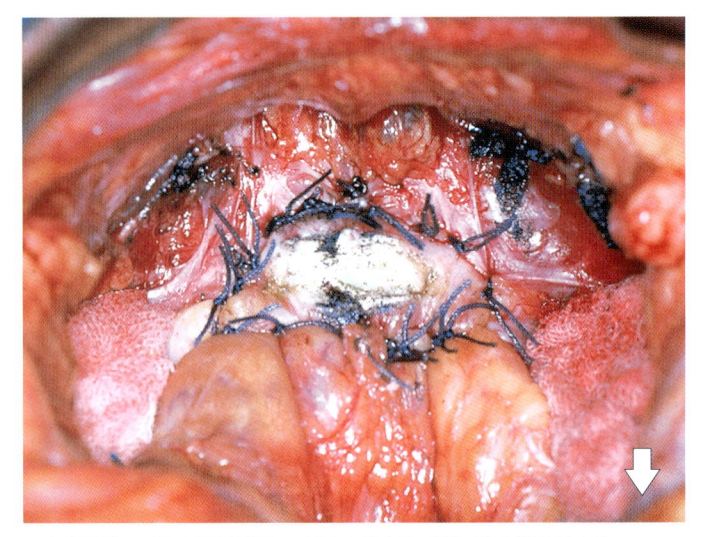

図390 前立腺被膜を，電気メスの"凝固"で切開する．

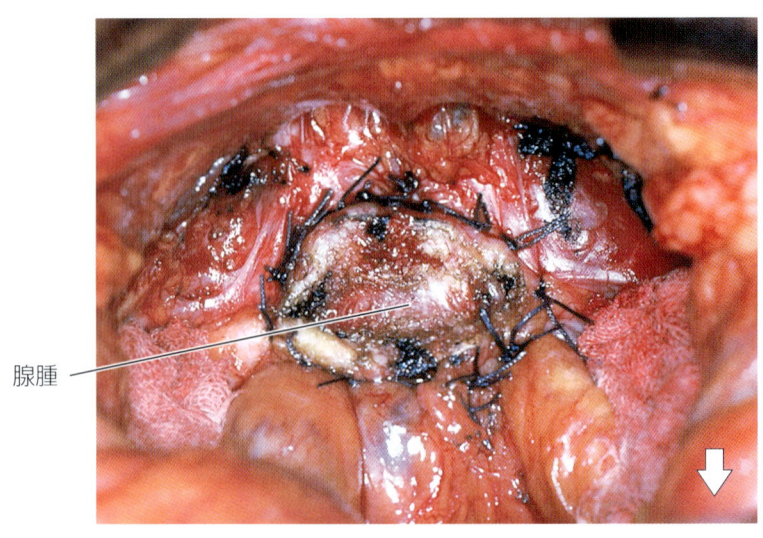

図391 白色の腺腫が見えるまで切開する．
（腺腫）

6. 前立腺：肥大症の手術

　被膜の厚さは 4～5mm ほどである．"熟したライチ"のような腺腫と，被膜との境を見極める．被膜を左右の結紮糸の端から端まで，十分に切開する．電気メスで少しずつ切開し，被膜断端から出血が見られたら，これを電気凝固する．被膜の尿道側をアリス鉗子で把持し，まず右側で，腺腫と被膜の間にクーパーを入れ，鈍的に剥離する（図392）．側方では，固い被膜と柔らかい腺腫の間に，クーパーがすんなりと入る．左側でも同様に，腺腫を剥離する（図393）．クーパーの先を開きながら剥離する．

　さらに尿道側正中で，被膜との間を剥離する．膀胱側も，アリス鉗子で被膜を把持し，腺腫と被膜の間を剥離する（図394）．膀胱側で，尿道カテーテルを同定する．この部分が内尿道口である．

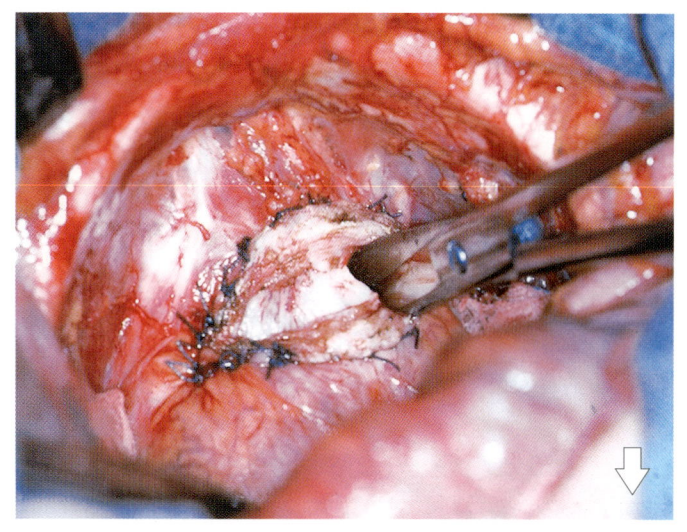

図392 足側の被膜をアリス鉗子で把持し，右側で腺腫と被膜の間を，クーパーで鈍的に剥離する．

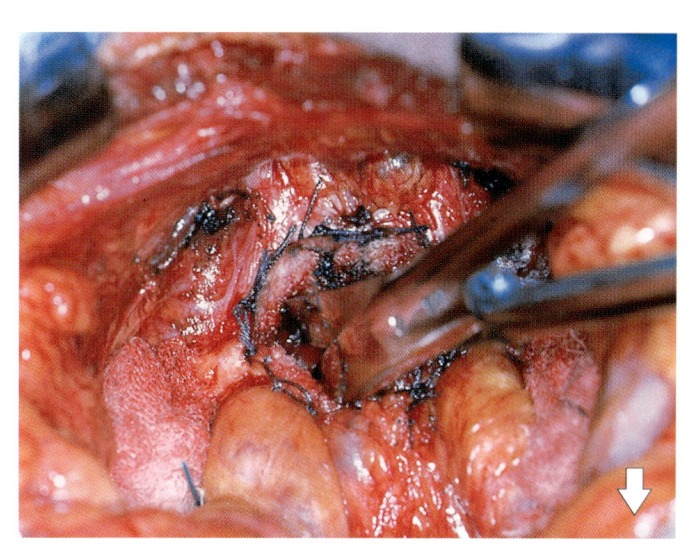

図393 同じく，左側で腺腫を剥離する．

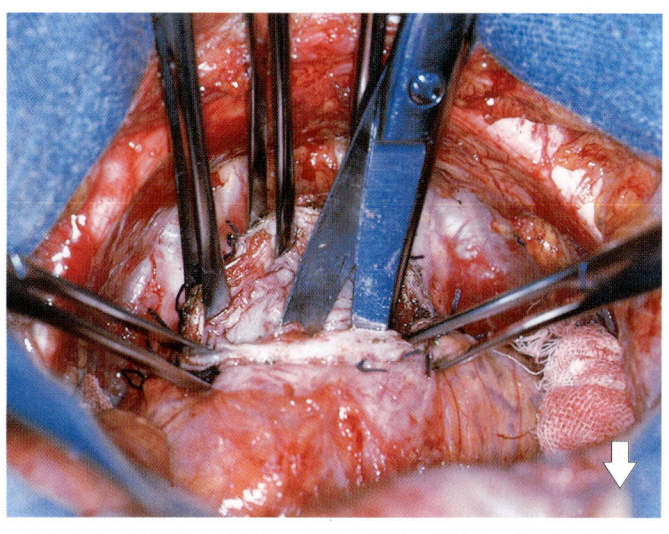

図394 膀胱側の被膜も，アリス鉗子で把持し，腺腫と被膜の間を剥離する．

各論 IV. 手 術 項 目

カテーテルを抜去する．内尿道口より背側は膀胱後壁になるので，腺腫と膀胱後壁の間の層を，見極めて剥離する（図395）．これで腺腫に可動性が出てくる．腺腫をミューゾー鉗子で把持し，さらに腺腫と背側の被膜の間で剥離を進める（図396）．

ここでの注意点は，ハサミ，または指で腺腫を外科的被膜から丸くくり抜くようにイメージして，剥離することである．腺腫をミューゾー鉗子で把持し直し，さらに周囲より剥離する．内尿道口では，腺腫と一緒に膀胱粘膜を取りすぎないよう，ハサミ，または指で切断する（図397）．やりやすいように，片側ずつ摘出する．"熟していない"腺腫では，十分に丸い腺腫としては摘出できないので，幾つかの小さな腺腫の固まりとして摘出する．後壁や前立腺床に凹凸があり，残存腺腫が疑われる場合，それが精嚢組織であることがあるので，取りすぎに注意する．尿道括約筋部に近い前立腺尖部は，括約筋を損傷しないよう，腺腫を尿道から指を垂直に立て，鈍的に切離する．または，腺腫をミューゾー鉗子で頭側に牽引し，尖部が見えたらそこをハサミで切断する（図398）．前立腺床から腺腫を引き上げた状態で，最後に膀胱後壁から腺腫を剥離し，摘出する（図399）．この際，尿道側の止血縫合が切れ，尿道側被膜の奥から出血が見られることがある．その場合，会陰側に立って2-0バイクリルで末梢側の被膜をすくうように運針し，Z字縫合で止血を行い，出血をコントロールする．深陰茎背静脈からの出血を起こし，なかなか止血できない時は，根治的前立腺摘

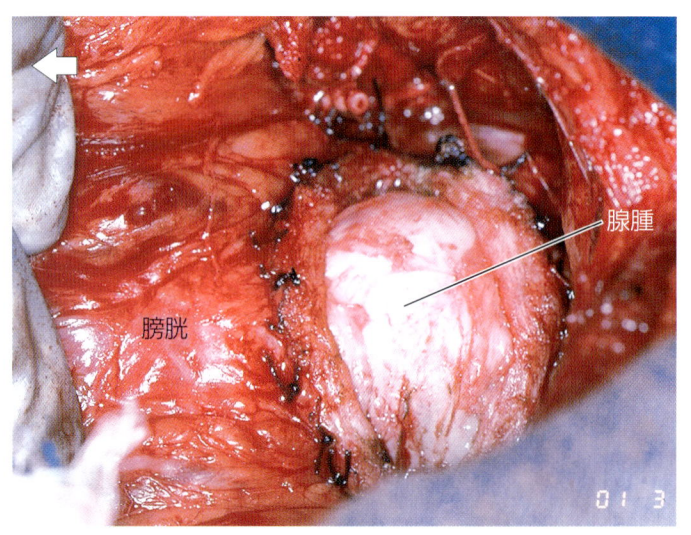

図395 腺腫を十分に，周囲より剥離する．

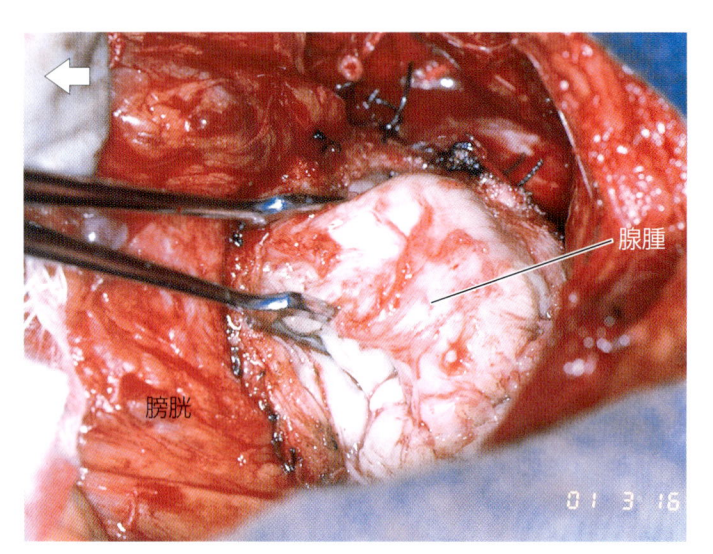

図396 腺腫を，ミューゾー鉗子で把持する．腺腫を尖部側から完全に起こす．

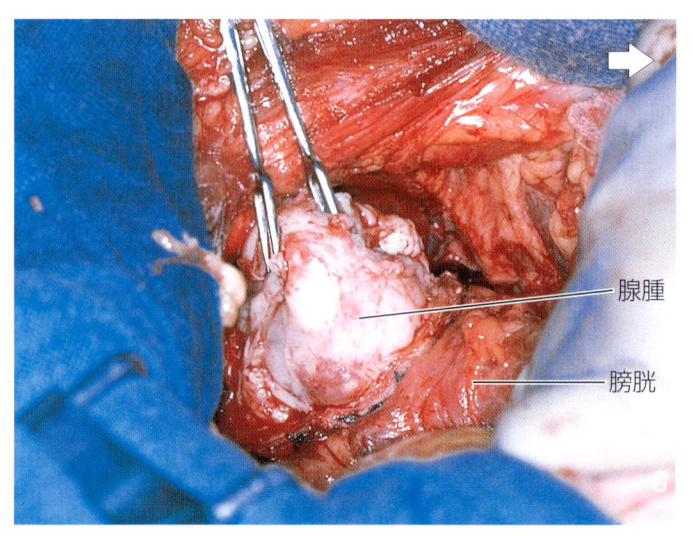

図397 腺腫を膀胱側からも起こす．

6. 前立腺：肥大症の手術

除術のように，内骨盤筋膜を切開し，尿道の上にウプサラ鉗子を通し，結紮すると良い（図175，180，184）．

前立腺床からの出血は，多くが静脈性であるが，明らかに出血点が見える場合は，前立腺床ごとアリス鉗子でしっかり把持し，2-0バイクリルでZ字縫合する．前立腺床にガーゼを押し込み，圧迫止血する．残存腺腫のないことを，指で確認する．

前立腺床の止血と，粘膜再生の促進，および瘢痕性狭窄の防止を目的とし，膀胱頸部の粘膜を前立腺床に覆い被せる．まず前立腺床右側を，アリス鉗子でしっかり把持し，これと膀胱側粘膜の7時を，2-0バイクリルで水平マットレス縫合する（図400）．

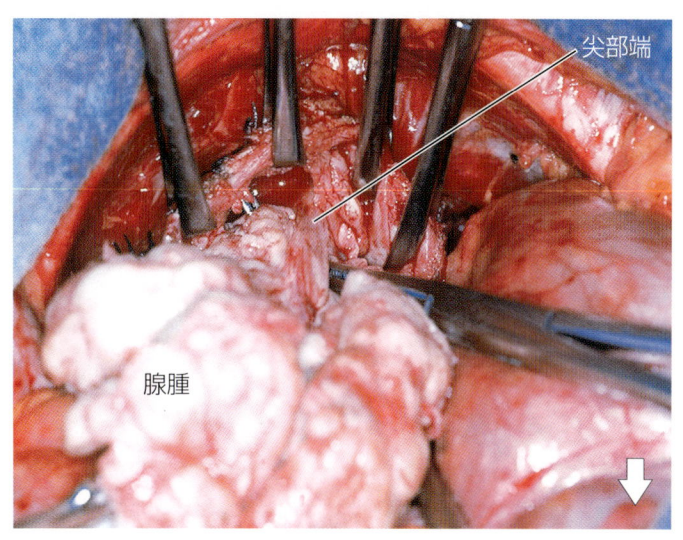

図398 尖部側で尿道に注意して，腺腫を切断する．

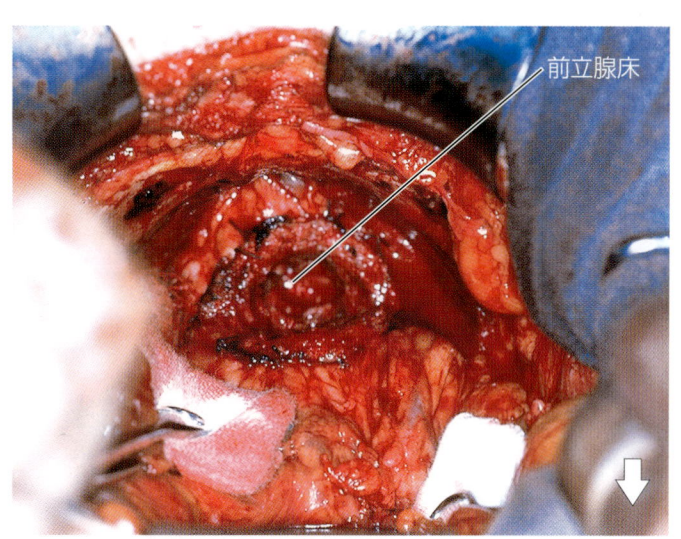

図399 前立腺床から腺腫を引き上げた状態で，最後に膀胱後壁から腺腫を剥離し，摘出する．

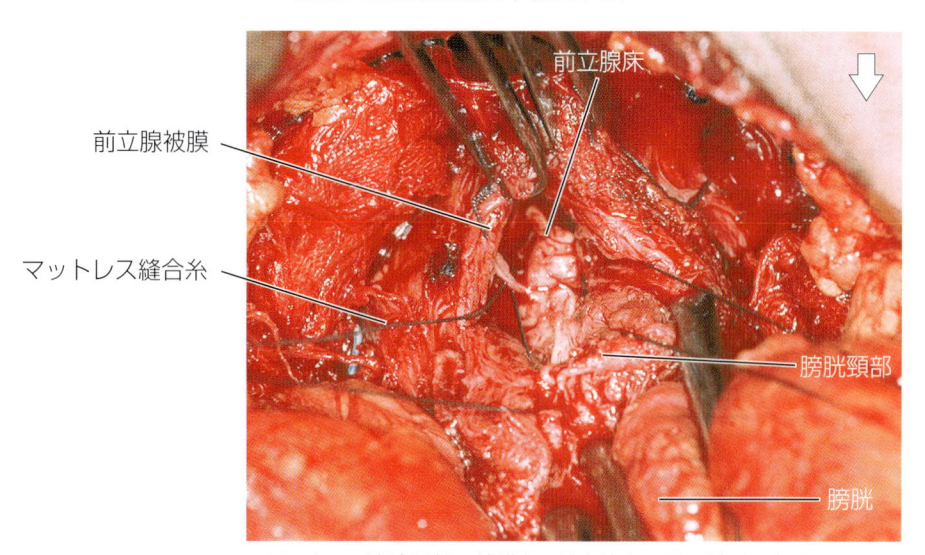

図400 膀胱頸部の粘膜を，前立腺床に覆い被せ，水平マットレス縫合を行う．

各論 IV. 手 術 項 目

　ついで前立腺床左側を，アリス鉗子で同じくしっかり把持し，膀胱側の5時と2-0バイクリルで水平マットレス縫合する．これで前立腺床からの出血が弱まる．20Fr 3way 75cc用尿道カテーテルを膀胱内に確実に挿入し（図401），蒸留水10ccで膨らす．前立腺被膜全層を2-0バイクリルで修復縫合する（図402）．水が漏れない（water tight 縫合）ように心がける．

　被膜縫合の間隔は7〜8mmが良い．バルーンカテーテルの蒸留水を追加し，合計50ccとし膨らます．生食を150cc注入しても漏れのないことを確認し，あれば追加の補強縫合を行う（図403）．止血を確認し，20Fr 3孔ファイコンカテーテルを右より一本膀胱前隙に挿入し，閉腹する．腹直筋前鞘を2-0バイクリル，または絹糸で縫合し，皮膚を3-0ナイロンで縫合する．

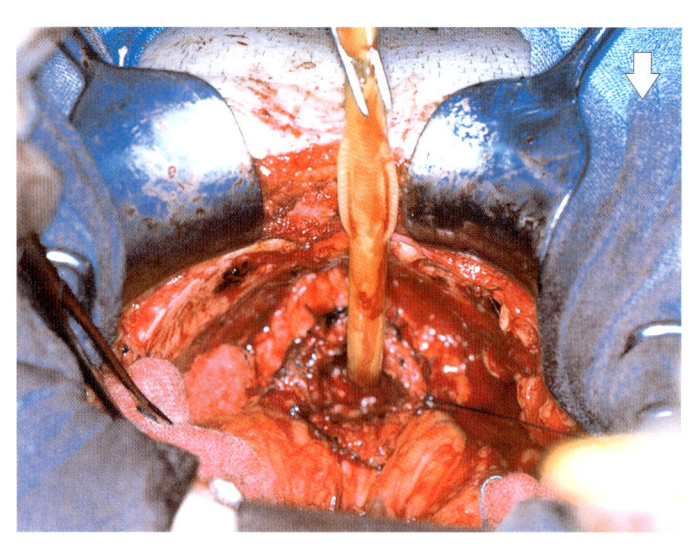

図401　20Fr 3way 75cc用尿道カテーテルを，膀胱内に挿入し留置する．

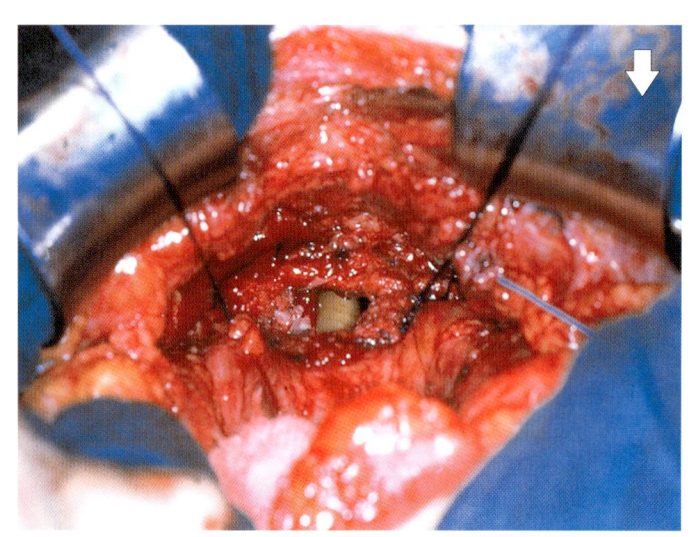

図402　前立腺被膜を修復縫合する．

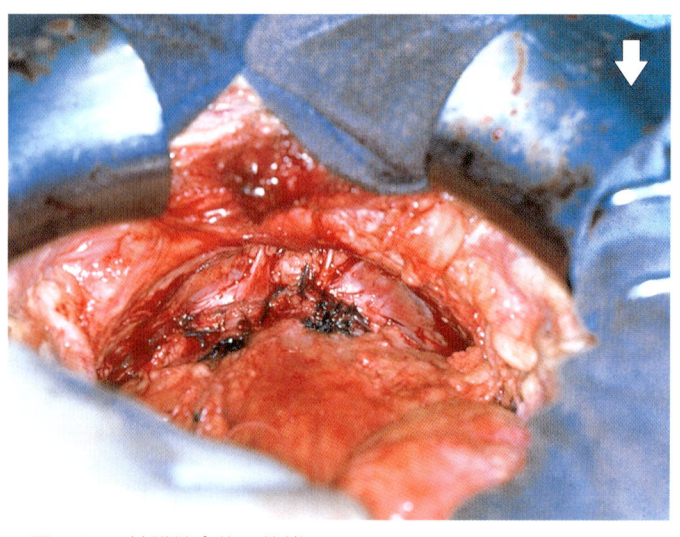

図403　被膜縫合後の状態．

7. 前立腺：癌の手術

[解　剖]（図166～168，359，404～408）（文献15，25，26）
　骨盤筋膜は，壁側骨盤筋膜と臓側骨盤筋膜から成る．壁側骨盤筋膜は，骨盤隔膜（肛門挙筋）の筋膜である．臓側骨盤筋膜は，直腸筋膜，膀胱筋膜，前立腺筋膜がある．前立腺筋膜は，前立腺被膜の外側の緻密な結合組織であり，前立腺前方と外側を包囲し，内部に静脈叢と動脈枝，神経を包む．肛門挙筋との癒合線は，骨盤筋膜腱弓である．恥骨前立腺靱帯の間隙を，深陰茎背静脈が通過する．

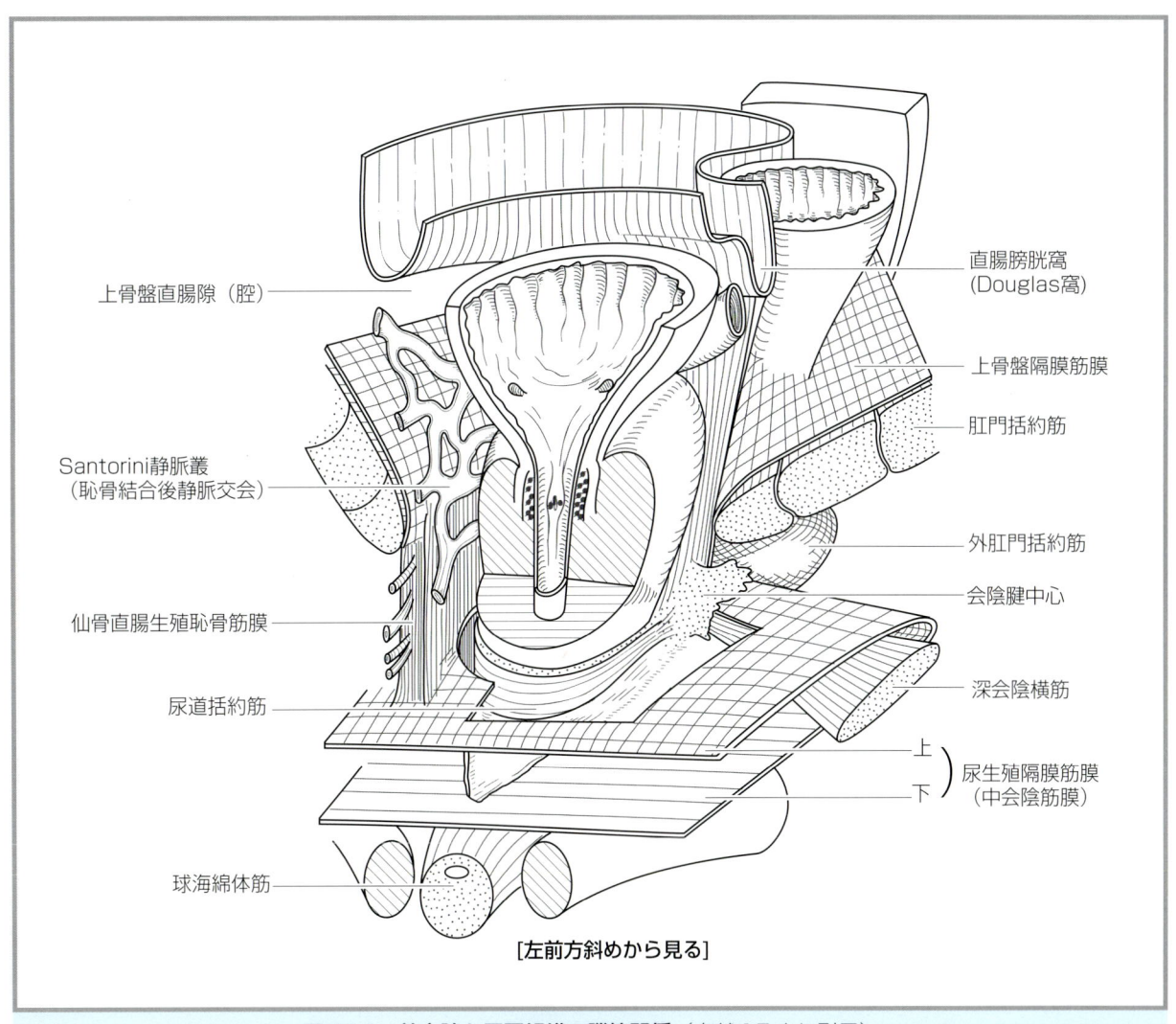

図404　前立腺と周囲組織の隣接関係（文献15より引用）．

各論 IV. 手 術 項 目

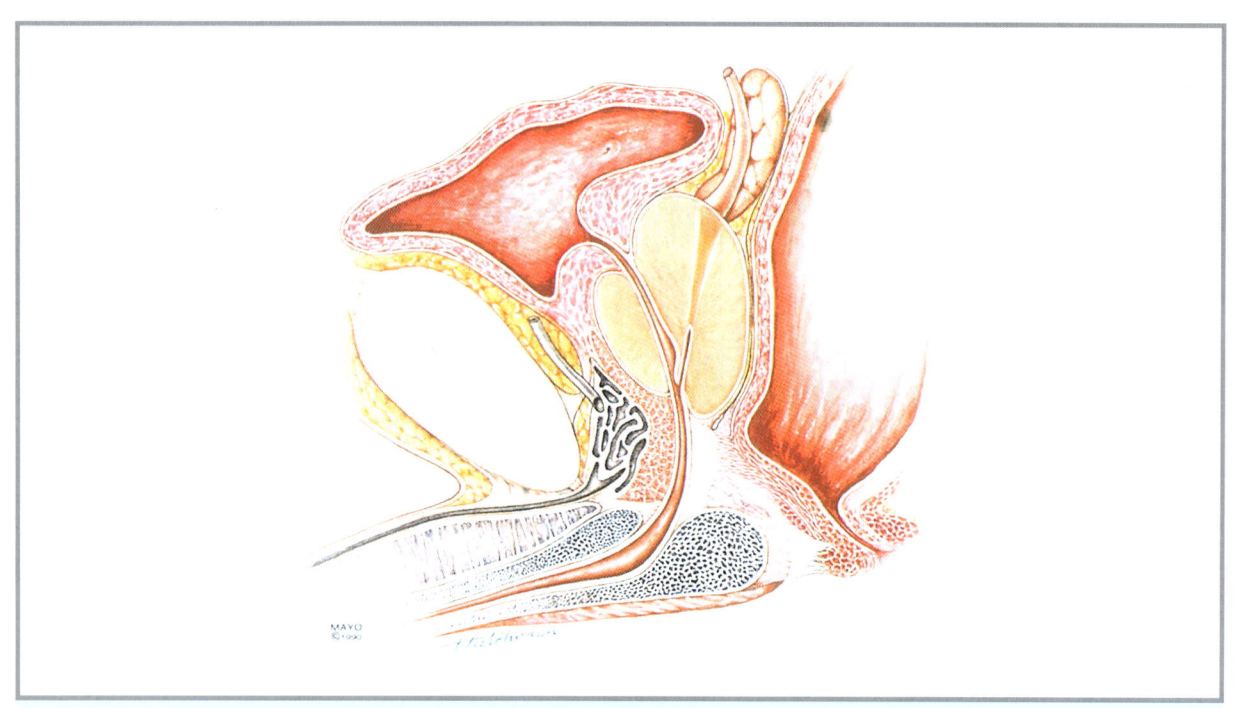

図405 前立腺を中心とする骨盤底の解剖図（文献25）. 横断図.
留学中に原図の複製をMayo ClinicのRobert P. Myers先生より頂く.

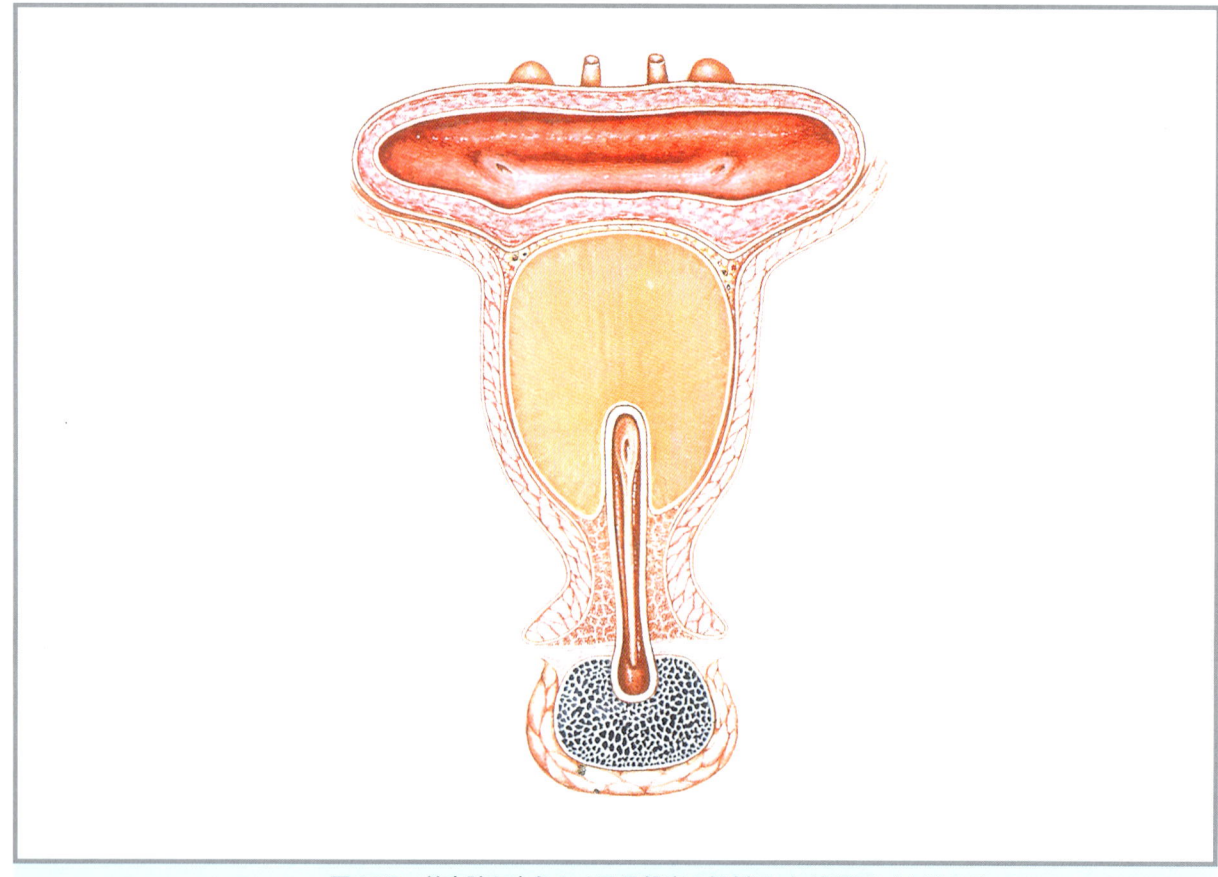

図406 前立腺を中心とする骨盤底の解剖図. 矢状断図.（文献25）
同じく原図の複製をMyers先生より頂く.

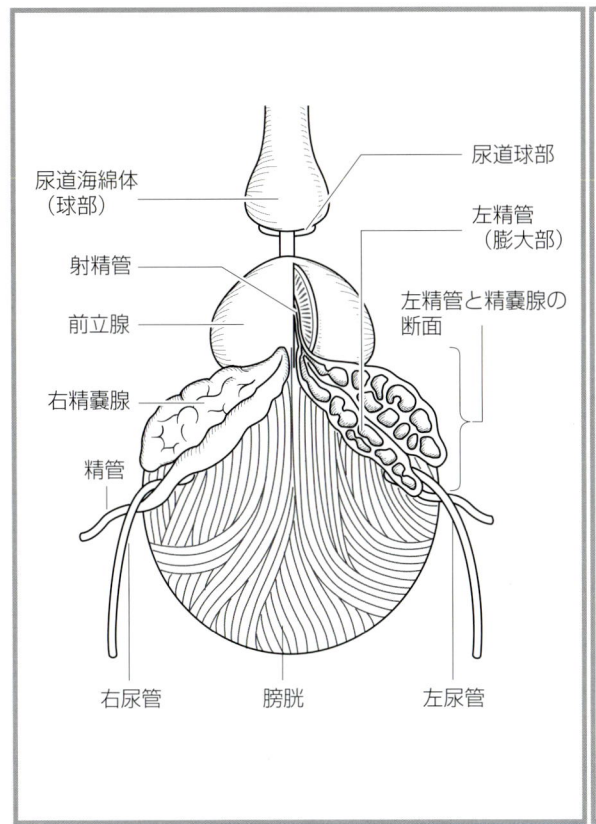

図407 背側から見た膀胱，前立腺，精嚢．
　逆行性手技の場合，逆さまに考えると判りやすいこともある．

図408 膜様部尿道の矢状断図と横断図
　（文献26より引用）．

　内腸骨動静脈と，正中部の臓器との連絡血管の周囲に，凝縮した結合組織群を，外側靱帯と呼ぶ．これは，内腸骨動脈の分枝である下膀胱動脈，精管動脈を含む．脈管だけでなく，自律神経も含む．前立腺周辺では，静脈は動脈とは伴行せずに，発達して表層で静脈叢を形成する．第一層は，浅中心静脈で骨盤筋膜の外に出ている．第二層は，前被膜静脈と前外側被膜静脈である．これらは合流し，左右の前立腺静脈叢を形成し，筋膜の内側にある．深陰茎背静脈，内陰部静脈と合流する．尿生殖隔膜に達するまで陰茎海綿体神経は，左右の前立腺静脈叢と伴走する．第三層は，前立腺被膜下からの血液を受ける小静脈である．

　神経温存には，骨盤神経叢から前立腺に分布する前立腺神経叢が重要である（図166，167，168）．前上，中間，後の3群に分けられ，各々，前立腺底，前立腺外側面から尖部，前立腺背面に分枝する．一部は，尿生殖隔膜と恥骨弓靱帯の間を通過し，勃起力維持の陰茎海綿体神経となる．この神経を温存するには，伴走する外側被膜静脈を指標とする．この神経血管束は，精嚢のすぐ外側を走行し，前立腺底部では5時，7時に，前立腺尖部では4時，8時に存在し，膜様部尿道では3時と9時に位置し，前立腺筋膜の内側で，被膜の外側を走行する．デノビエ筋膜は，幾重にも重なった結合組織性の繊維被膜である．

　前立腺尖部から膜様部尿道を取り囲む傍尿道横紋筋と，尿生殖隔膜からの筋繊維の2つを，まとめて外尿道括約筋と呼ぶ．外尿道括約筋は，肛門挙筋と連続性はなく，独立している．

各論 IV. 手術項目

1) 逆行性恥骨後式根治的前立腺摘除術

手順図を示す（図409）.

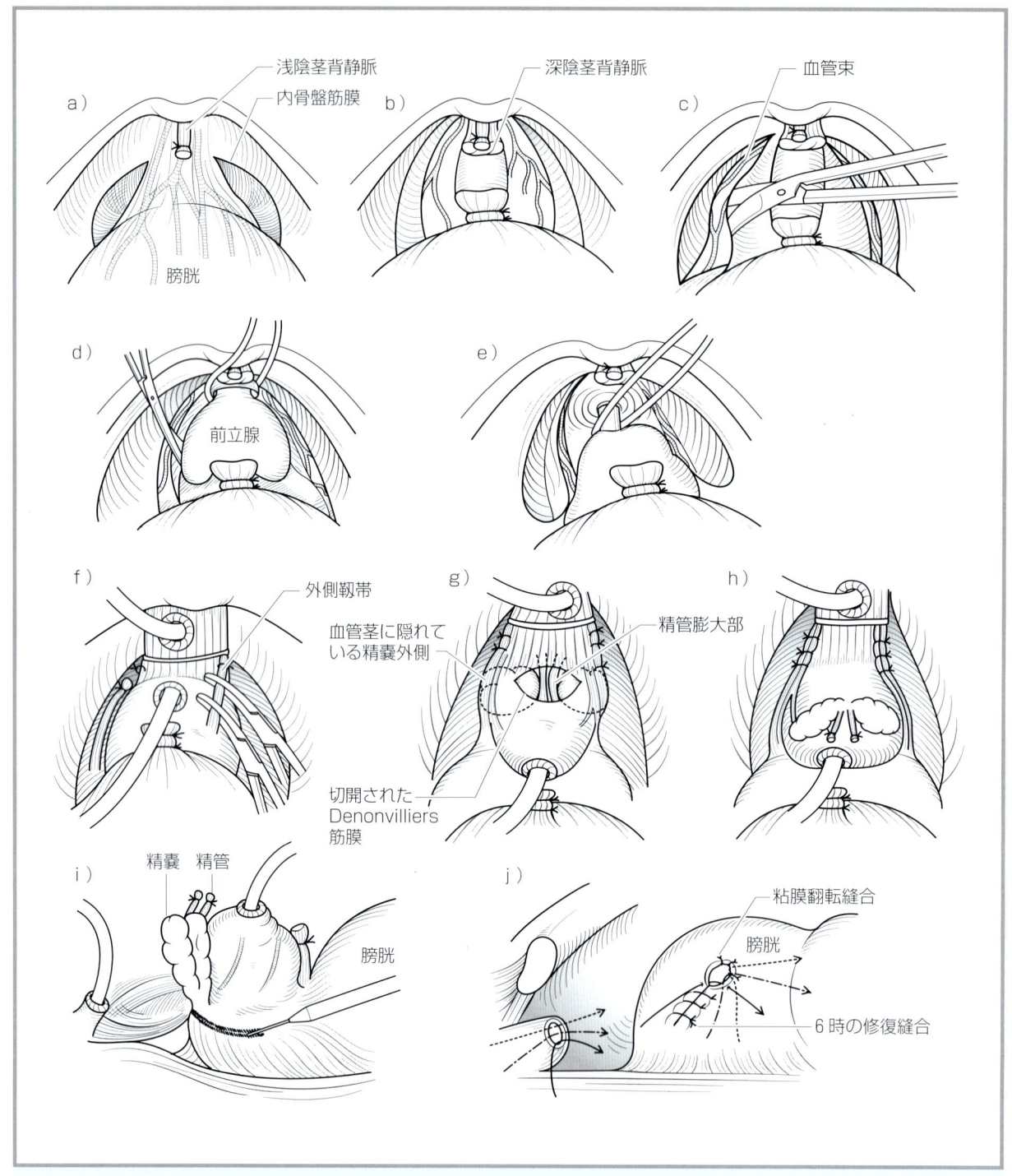

図409 恥骨後式逆行性根治的前立腺摘除術の手順図（髙井原図）.

（1）皮切からbunching結紮まで

　術前カテーテル留置や，尿路感染などがある場合は，イソジン生食®で膀胱洗浄をする．手術開始時に，抗生剤の静注を行う．

　体位は仰臥位で，骨盤高位の開脚位とする．坐骨を挙げるよう，腰枕を入れる．術中，前立腺尖部の操作の場面になったら，軽いhead downとし，視線が入りやすいよう手術台を挙上する．術者は患者の左側に立つ．あれば，ヘッドライトや，倍率が2倍ほどの拡大鏡の使用が望ましい（図410）．

　術野をブラッシング消毒し，特に会陰部は滅菌布と位置がずれないよう，針糸で固定する．20Fr 30cc用尿道カテーテルを膀胱内に留置し，蒸留水30mlで膨らませる．外尿道口が狭い例は，6時，または12時を形成用ハサミで切開し，5-0バイクリルで縫合する．尿道内細菌の汚染を考え，カテーテル留置は助手が行ない，挿入後は手袋を換える．この時使用した鑷子などは，術野より除く．カテーテルの上にもう一枚，陰部を隠すように布を掛ける．電気メス，吸引器，クリニート，ポケットを準備する．

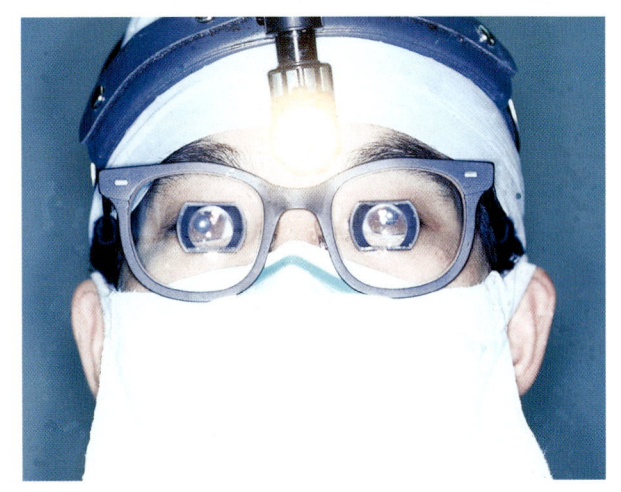

図410　ヘッドライトや，拡大鏡の使用が望ましい．

　皮切は恥骨上から臍までの，下腹部正中切開とする．前述を参照（図102～116，374～380）．皮膚はメス，皮下組織は電気メスで切開する（図102）．腹直筋前鞘を3cmほど切開する．曲クーパーで前鞘と腹直筋を剥離し，電気メスで切る（図105）．恥骨後隙は無理をせず，下がよく見える状態になってから切開する．腹直筋の内縁をメッチェンバウムで切離し，腹直筋を左右に鈍的に分ける（図108）．膀胱下腹筋膜をメッチェンバウムで切開し，クーパーで膀胱下腹筋膜を腹直筋の裏へ付けるようにして広げ，膀胱側隙を展開する（図111）．

◀**図409**　恥骨後式逆行性根治的前立腺摘除術の手順図
a)内骨盤筋膜を切開する．この時，前立腺側隙は指で大きく，開けない．
b)深陰茎背静脈をバンチング結紮し，切断する．両側に神経血管束がある．
c)前立腺被膜より血管束をメッチェンバウムで直腸側に落とす．
d)その層で前立腺直腸間隙を鉗子で剥離する．尿道に血管テープをかける．
e)尿道を切断する．膜様部尿道断端が見える．
f)尿道を切断後，逆行性に外側靭帯を鉗子で挟鉗し，結紮，切断する．
g)デノビエ筋膜を切開し，精管膨大部，精嚢を同定する．
h)精管，精嚢を切離する．i)Posterior peel法で，前立腺を膀胱より電気メスで切離する．
j)膀胱の内尿道口の6時を修復縫合し，粘膜翻転縫合を行う．膀胱尿道吻合を行う．

各論 IV. 手 術 項 目

　まず右骨盤側隙を展開するが，いきなり骨盤底の方向を目指してはいけない．外腸骨静脈を求めることが早道である．これは静脈の暗紫色が脂肪の中でも透見しやすいこと，そして，外腸骨静脈に強固に癒着する組織は，通常無いからである．膀胱を正中に圧排し，膀胱側隙を骨盤壁より用手的に剥離する．外腸骨静脈が見えたら，その近傍で内鼠径輪から膀胱後壁に下降する精管が，腹膜嚢の上に乗っているのが見られる．助手に精管を腹膜から持ち上げるように鑷子で把持させ，弱弯ケリーで腹膜から剥離し，5～6cmは距離をとって精管をすくい，2-0絹糸で結紮，切断し，その間の精管は摘除する（図115）．腹膜嚢との緊張が取れるので，精管の下の外内腸骨動脈付近の後腹膜腔を，軟べらで引きクーパーで十分に展開する．これで膀胱側隙が展開できる（図116）．

　虫垂炎手術の既往例では，この右精管を剥離する付近で，腹膜嚢と外腸骨動静脈付近に癒着が見られる．この場合は，腹膜を頭側に牽引しつつ，癒着部をメッチェンバウムで少しずつ切離する．やむを得ず腹膜が開いた場合は，術野が展開できたあとに，3-0絹糸無傷針で修復縫合する．

　左側の膀胱側隙も同様に展開する．

　濡れガーゼを創縁にかけ，開創器をかける．腹直筋後鞘にまだ緊張があるので，これを尖メスで切離する（図113）．さらに腹直筋後鞘切開端を鑷子で把持し，腹膜からメッチェンバウムで剥離しても良い（図114）．前立腺が十分視野に入れば，無理に薄い腹膜を頭側まで剥がす必要はない．

　筆者のリンパ節郭清は，limited pelvic lymphadenectomy なので，閉鎖領域，外内腸骨動脈分岐部以下が，十分に直視下となれば良い．通常，総腸骨動脈が見えるほど剥離しないが，上記の精管切断操作を行えば，総腸骨動脈領域も展開できる．術者の治療方針，また informed concent にもよるが，総腸骨動脈領域に腫大リンパ節があれば，これも生検目的で摘除する．前述を参照（図133～140）．

　外腸骨動脈でなく，まず外腸骨静脈の血管鞘を露出し鑷子で把持し，メッチェンバウムで切開し郭清を始める（図133）．陰部大腿皮神経より行わないのは，Stage C 以下の場合，外腸骨動脈より外側に腫大リンパ節は，まず無いと考えるからである．筆者の恩師の Mayo Clinic の Michael M. Lieber 先生 の方法でもある．近位から遠位に向かって血管孔付近まで，血管鞘を強弯ケリー鉗子で剥離し，メッチェンバウムで切開する．十分に静脈から離れていれば，血管鞘は電気メスで切開した方が良い（図135）．大腿輪近傍では，深腸骨回旋静脈の損傷に注意し，ここを郭清の遠位端とする．ここで強弯ケリー鉗子を用い，大腿輪のクロケットリンパ節の末梢を挟鉗し，切断，結紮する（図136）．

　この時点で，外腸骨動脈の周囲を剥離し，血管テープで持ち上げても良いが，通常，動脈の裏側も閉鎖領域の郭清の時に確認できるので，筆者は，外腸骨動静脈はそれぞれを分離しない．動静脈間を不必要に展開すると，リンパ漏の期間が長くなると考えている．

　外腸骨静脈の背側の脂肪組織，リンパ節組織をガーゼ，ツッペルなどで，正中に引くようにして剥離する（図138）．小血管を電気メスで凝固し，結合組織をメッチェンバウムで剥離すると，内閉鎖筋，肛門挙筋が見える．これらの筋膜を露出する．閉鎖神経，閉鎖動静脈を温存し，その周囲の脂肪組織を，ロシアン鑷子とツッペルでぬぐうようにはずす．末梢側からの剥離の方が，閉鎖神経を同定しやすい．副閉鎖静脈が発達し，後の操作で障害になる場合は，静脈は先に結紮，切断する．白く光沢のある閉鎖神経を確認すれば，オリエンテーションが良くつき，剥離を早く行なえる．郭清は閉鎖領域を中心に行い，外内腸骨動静脈分岐部で，リンパ節組織の頭側を結紮，切断する（図

7. 前立腺：癌の手術

139)．さらに助手に軟べらを使って腹膜嚢を頭側に圧排させ，膀胱を正中に圧排し，外内腸骨動脈の背側も左母指と示指で探って摘出し，明らかな腫大リンパ節が無いことを確認する．疑わしい腫大リンパ節がある場合は，術中迅速病理診断に提出する．止血を確認後，ガーゼを一枚閉鎖領域にパックする．

　鑷子で前立腺前面の脂肪組織を取り除き，浅陰茎背静脈を露出する．前述の逆行性操作を参照（図165〜208）．

　ツッペルやガーゼでゆっくりと撫でていくと，脂肪組織は安全に取れる（図169）．不安な場合は，新しいツッペルに何度も交換すれば，必ずきれいになる．左右の前立腺被膜が見え，正中の浅陰茎背静脈だけになったら，距離を取って強弯ケリー鉗子を通し，3-0絹糸で結紮する（図171）．間の3〜4cmの静脈は摘除する．浅陰茎背静脈を切断後，さらに前立腺前面，内骨盤筋膜の脂肪を取り除き，左右の内骨盤筋膜を観察する（図172）．前立腺被膜の下に，深陰茎背静脈の分枝が透見できる．左手で前立腺を正中に牽引し，まず右側の骨盤筋膜腱弓を確認し，わずかに肛門挙筋側で腱弓に沿って，尖メスで筋膜を1〜2cm開ける（図175）．出血が見られたら，前立腺静脈そのものでなければ，ピンポイントで直接電気凝固する．前立腺静脈からの出血ならば，後のバンチング結紮で止血を考える．それでもなお，止血が難しい時は，後述のウプサラ鉗子で尿道上の結紮を行えば，多くは止血できる．

　腱弓を開けたら，前立腺外側被膜静脈が確認できるので，その走行を見て傷つけないように，さらに内骨盤筋膜の切開を頭側に伸ばす．この時，前立腺を十分に正中に牽引し，切離された骨盤筋膜と前立腺筋膜の両方を突っ張るようにすると，下の静脈は前立腺被膜上に乗ったまま離れ，傷つけることが少ない．時に，筋膜が初めから所々開いている症例がある．その場合は，その開放部を利用し，その下を確認しながら端から切開する．この筋膜切開創に，クーパーを入れ剥離する（図176）．前立腺被膜から肛門挙筋を剥離するように，曲クーパーのそりを外側に向ける．赤茶色の肛門挙筋の筋束を，白色の前立腺筋膜から剥離する．指が入る余裕が出てくるまで，慎重に剥離する．次いで示指をこの腔隙に挿入し（図179），さらにこの切開創を鈍的に剥離し，前立腺側隙を剥離，展開する．さらにこの間隙に強弯ケリー鉗子を入れ，膀胱筋膜の一部まで切開し，膀胱頸部まで十分に展開する（図411）．

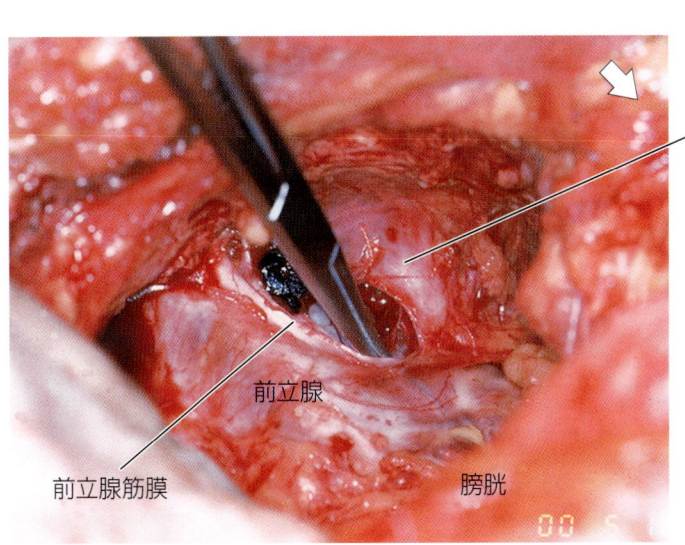

図411 開放した間隙に，強弯ケリー鉗子を入れ，膀胱筋膜を電気メスで切開する．

各論 IV. 手術項目

　示指を前立腺側隙から前立腺背面に回し，直腸前面との間（直腸前立腺中隔）を鈍的に剥離する．尿道カテーテルを指で確認し，尿道括約筋を傷めないように，それ以上は尿道部には指を向けない．浅めの剥離で良く，始めから深くしすぎない．ついで前立腺を頭側に牽引し，恥骨前立腺靭帯に緊張を懸け，できるだけサントリーニ静脈叢を靭帯から離した状態で，電気メスまたは長い尖メスで，少しずつ確認しながら靭帯を切断する．靭帯は恥骨に近い疎性結合組織部を，外側から切断する．靭帯が切れると釣り糸がはずれたかのように，前立腺は膀胱側に引き寄せることができる．靭帯が膀胱頸部まで伸びている例が多く，恥骨膀胱靭帯の用語を使う人も入るが，本書では従来のままとした．

　左側も同様に，内骨盤筋膜の尖メス，クーパー，指による剥離を行い，前立腺側隙の剥離を行う．

　前立腺の形には，様々な形態があることを認識する（図412）（文献27）．前立腺上半分に位置するサントリーニ静脈叢を，バンチング結紮する（図413）．バブコック鉗子（専用のDDV鉗子でも良い）で，先の左右で切開された内骨盤筋膜の前立腺筋膜断端を目印とし，十分まとめるように把持する（図181）．まず，膀胱頸部側で2-0バイクリルで，集束結紮を行う（図182）．膀胱頸部の一回目の結紮は，深陰茎背静脈を大まかに集束させるため，バブコックを外さないで糸をしばる．深陰茎背静脈は一つに束ねられる．二回目は前立腺中央部にかける．バブコック鉗子の穴を通す可能性がある．その場合，一回目の結紮で静脈叢は集束されているので，結紮時にバブコック鉗子を外しても良い．最も末梢側の結紮は，前立腺尖部に行う．かけたバブコック鉗子を頭側に倒し，鉗子の先端の尿道側に針をかける（図183）．バンチング結紮は，合計三カ所で行う．これで深陰茎背静脈は一本の束となる．恥骨前立腺靭帯がまだ緊張し残っている場合，この時点で外側から正中に向けて，尖メスか電気メスで少しずつ靭帯を切断すれば，深陰茎背静脈を損傷せずに完全に切断できる．

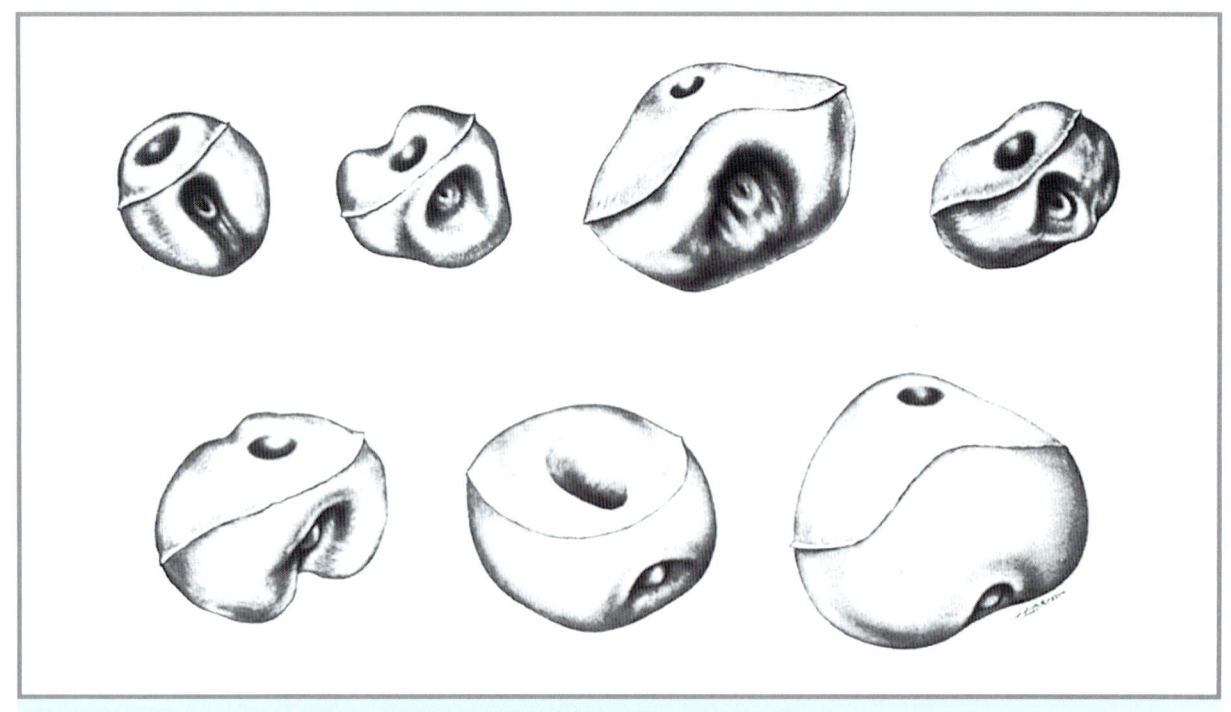

図412　前立腺尖部の各種の形態（文献27）．

7. 前立腺：癌の手術

　この時点で，深陰茎背静脈の結紮は十分であり，また無結紮法の考えを支持する医師もいるので，頸部と前立腺中央の糸の間で，深陰茎背静脈を電気メスで切断して良い．前立腺被膜に達したら，前立腺の形をイメージしながら（図412），深陰茎背静脈を被膜より剥がすように前立腺尖部に向かう．

　しかし，筆者は，より確実な結紮のため，Walshと同じく尿道の上での結紮を追加している．すなわち，左示指を剥離した前立腺尿道移行部の左側隙に入れ，ウプサラ鉗子を右側隙から尿道の上の三角部間隙に貫通させる．できるだけ尿道括約筋を傷めないため，前立腺尖部ぎりぎりで，尿道の直上に刺入する．先端の方向はよく注意し，鉗子をこねないこと，自分の左示指の腹に当てるように押す．この間隙を開けるには，ある程度強く押すことが必要である．正しい層に入れば，スムースに通る．ウプサラ鉗子が貫通したら，これに2-0バイクリルを持たせ，結紮する（図184）．この結紮を二回行う．この時，出血が見られても，結紮すれば出血は弱まる．一回結紮すると，三角部間隙にトンネルができウプサラ鉗子が挿入しやすくなるので，もう一度正しい尿道直上の部分に鉗子を挿入し，結紮すれば良い．

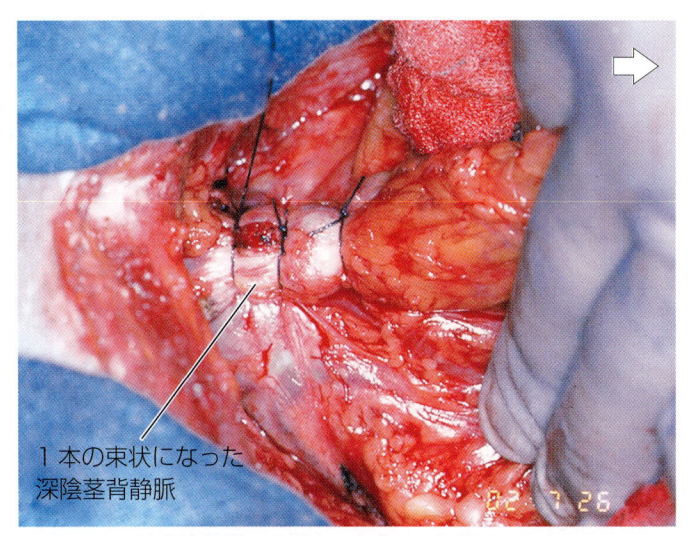

図413 前立腺筋膜の両端を，バブコック鉗子で一束にし，バンチング結紮を行う．

1本の束状になった深陰茎背静脈

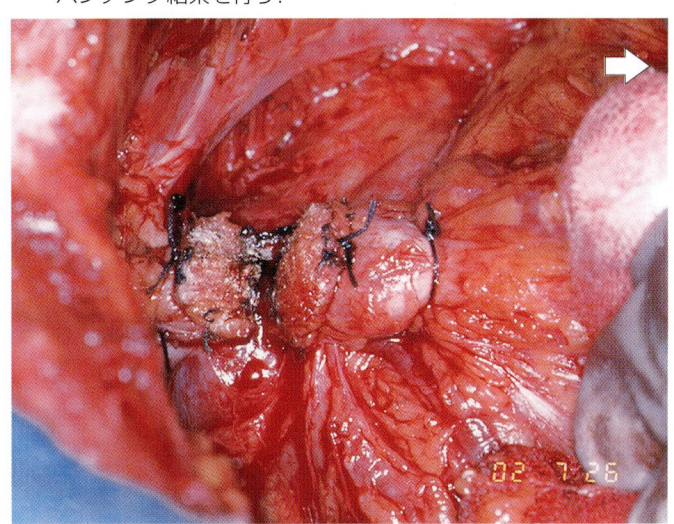

図414 深陰茎背静脈を切断する．

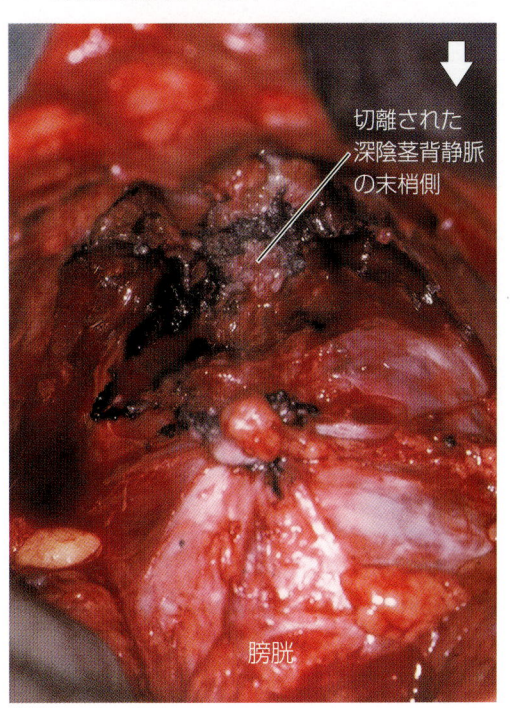

図415 深陰茎背静脈を，末梢に向かって前立腺より剥離する．

切離された深陰茎背静脈の末梢側

膀胱

197

各論 IV. 手 術 項 目

　これで都合，1．膀胱頸部，2．前立腺中央，3．前立腺尖部，4．尿道直上の4カ所でバンチング結紮される．しかし3と4の糸は近いので，2と3の糸の間で，深陰茎背静脈を電気メスで少しずつ，前立腺被膜まで切断する（図414）．この時，結紮された静脈叢の断端から出血が見られた場合は，電気メスの"凝固"で直接止血するか，または会陰側に立って運針し，断端を3-0バイクリルでZ字止血縫合する．被膜まで達したら，前立腺尖部に向かって，前立腺の坂を尿道側に降りていくように，クーパーで，結紮された深陰茎背静脈と前立腺被膜の間を剥離する（図415）．同時に，尿道側との緊張が少しずつ取れていくので，左手で前立腺を頭側に牽引し，前立腺尖部が直視下になるよう剥離を進める．

　前立腺の大きさ，形は様々であり，肥大症合併例では，前立腺尿道移行部までは距離がある．前立腺尖部の中央で，柔らかく陥凹する場所が見える，もしくは触知出来たら，そこが尿道である．そこまでとにかく粘り強く，丁寧に進むのがこつである．前立腺尖部中央が起きてきても，尿道の左右にはまだ前立腺両葉の末梢部が連続性に覆い被さり，さらには血管束が釣り橋状にかかり，まだ尿道は十分には露出できない．前立腺両葉の末梢部を，頭側にツッペル，ハサミなどで剥離し，引き上げる．尿道周囲を，ハサミかツッペルで剥離し，尿道のみを鉗子ですくい，尿道に血管テープをかける（図416）．尿道を十分頭側に引くため，前立腺尖部に血管鈎をかけても良い（図417）．

　以後の操作は，神経血管束を温存する，または温存しないで異なる．まず修得すべきは，神経血管束を温存しない方法である．前述の膜様部尿道切断の逆行性共通術式でも（図165〜208），この点は述べているので，ここでは温存しない方法をより近接の写真で説明する．

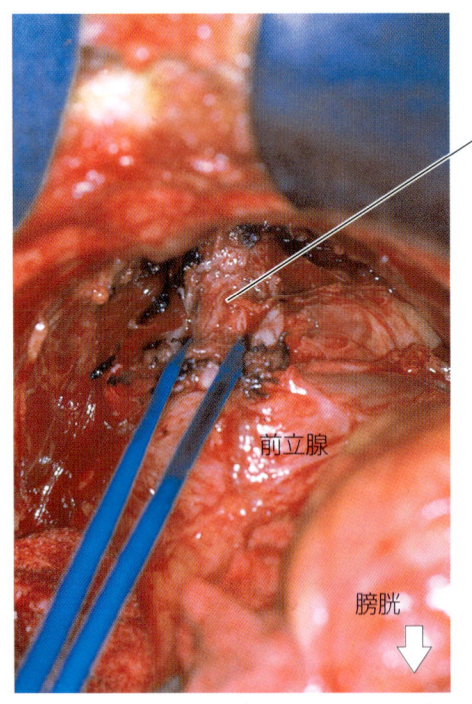

図416　尿道のみを鉗子ですくい，尿道に血管テープをかける．

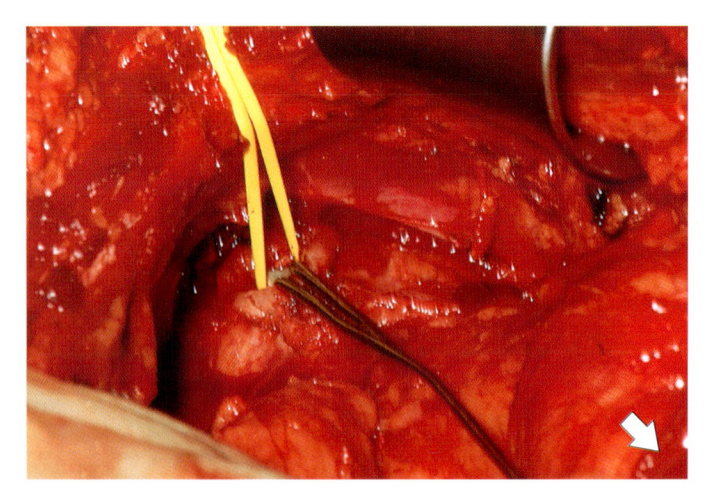

図417　尿道の頭側，すなわちノッチに血管鈎をかけ，前立腺尖部を引き上げても良い．

（2）尿道切断および逆行性操作：神経血管束を温存しない場合

　この場合は，前立腺被膜と筋膜の間の剥離は，考える必要はない．深陰茎背静脈を切断する前に，

7. 前立腺：癌の手術

十分に前立腺側隙を用手的に剥離し，さらに前立腺背面と直腸前面（直腸前立腺中隔）を十分に剥離する（図178）．必ずしも完全に指をぐるりと，前立腺背側に回して中隔を交通させる必要はないが，前立腺側隙は十分に剥離する．癒着が無い場合は，中隔を交通させることができる（図418）．尿道括約筋を傷めないよう，末梢側の尿道側の剥離は最小限とする．神経血管束は，前立腺側面，背面についてくる．

次いで前述のバンチング結紮を行い，深陰茎背静脈を切断し，前立腺尖部に到達する．前立腺前面中央のノッチの部分（前立腺が尿道に移行し埋没している所）を，触診で確認する．まだ前立腺尖部および尿道の両側には，神経血管束や直腸傍組織が付着していることがある．

前立腺背面に指が交通した場合は，左示指で前立腺を挙上させた状態で，尿道前面組織を切開するのが良い（図419）．背面のoozingが左手背で押さえられ，出血がほとんどない状態で，尿道に操作を加えることができる．まず尿道と尿道傍組織の間を，強弯ケリー鉗子で剥離し，尿道のみを鉗子ですくい，尿道に血管テープをかける．尿道にかけた血管テープを頭側に引き，尿道と前立腺の接合部を，メッチェンバウムで少しずつ周状に剥離し，尿道上の組織を切離する．すると，尿道周囲を周状に走る内尿道括約筋が見える．これも切ると，次に縦に走る黄白色の尿道が見える．なるべく膜様部尿道を長く残すため，メッチェンバウムのそりは，遠位側に向けて切る．尿道前壁をメッチェンバウムで少しず

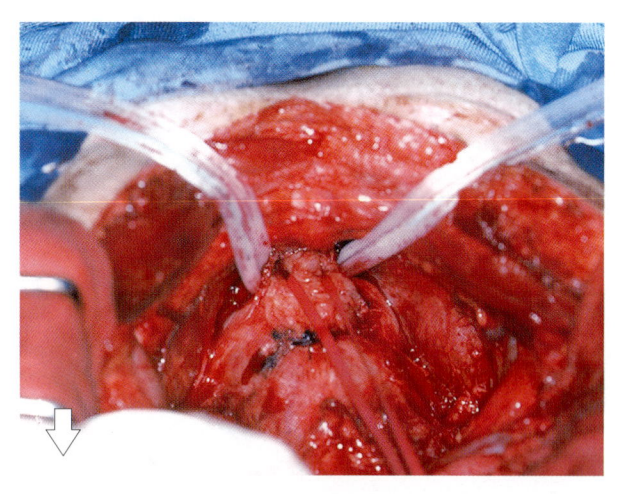

図418 直腸前立腺中隔を，完全に鈍的剥離し，左右より交通させた例.
ペンローズドレーンを，中隔に通している．尿道には血管テープをかけている．

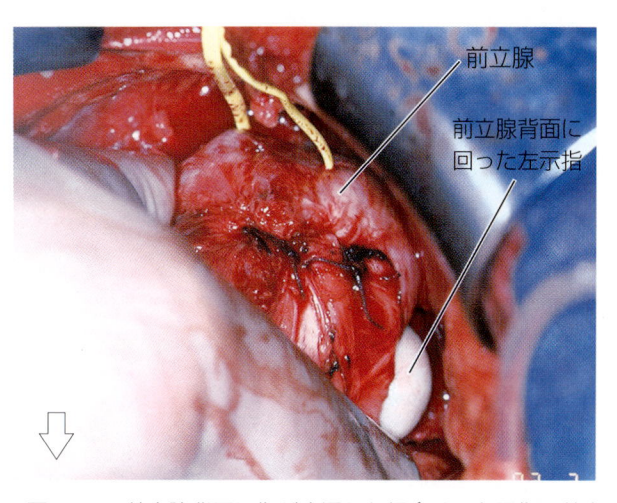

前立腺
前立腺背面に回った左示指

図419 前立腺背面に指が交通した場合は，左示指で前立腺を挙上させた状態で，尿道前面を切開しても良い．

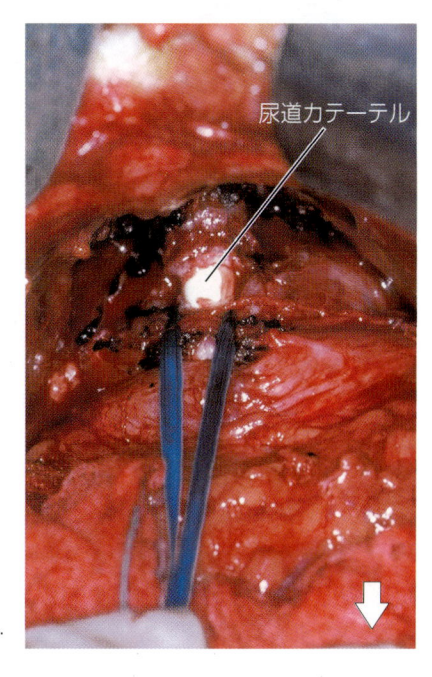

尿道カテーテル

図420
尿道前壁を切開する．

199

各論 IV. 手術項目

つ切開し（図420），尿道の腹側はしっかり切開する．カテーテルが見えたら，これを強弯ケリー鉗子で引き上げ（図421），尿道括約筋を傷めないように末梢側のカテーテルを引き抜く．

カテーテルの十分な長さが得られたら，足側，頭側に曲リスター鉗子をかけ，その間でカテーテルを切断し，各々の断端を足側，頭側に牽引する（図422）．その下に尿道内腔，尿道後壁が見え精丘も確認できる．精丘の末梢側で，尿道後壁，背面の尿道括約筋をメッチェンバウムで切開すると，前立腺背面が起きあがり，直腸前面が見える．尿道は引かれて引き延ばされるので，横切りではなく，中枢側の斜め切りする．これで血管テープが取れる．尿道後壁の切断が不十分であると，尿道後壁と直腸前面がまだ剥離されず，正確な直腸前立腺中隔の層に入らない．背面の尿道括約筋が残っている場合は，メッチェンバウムで切離する．逆に尿道後壁を切りすぎると，直腸漿膜を破り，直腸筋層に入る可能性がある．次いで尿道側方の残っている神経血管束を，強弯ケリー鉗子ですくい，残存側は 2-0 バイクリル，摘除側は 2-0 絹糸で結紮する（図423）．結紮が困難な場合は，残存側だけを結紮し，摘除側は切り離しとする．これで前立腺尖部の両横の傍尿道組織（神経血管束を含む）の処理が進む．

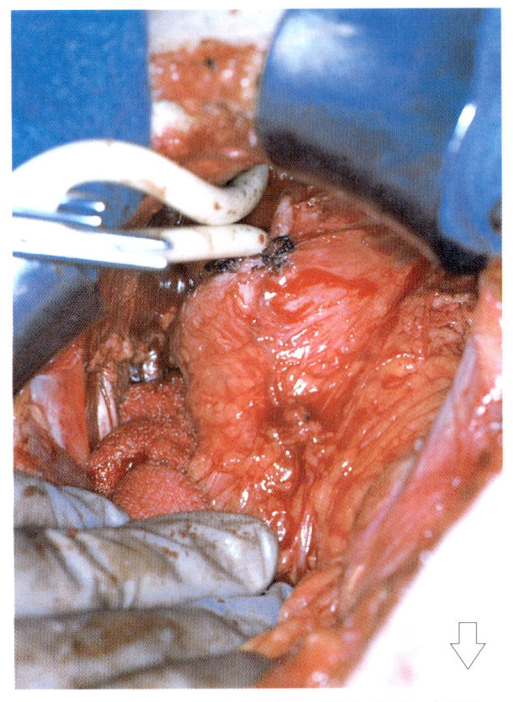

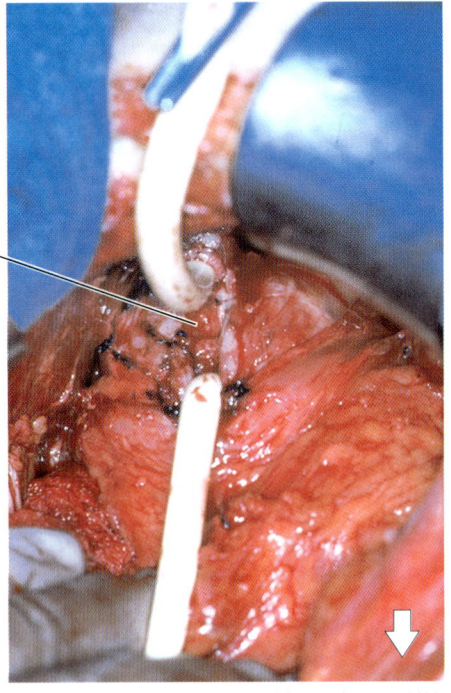

図421 カテーテルを鉗子で引き上げ，足側のカテーテルを引き抜く．

図422 カテーテルを切断し，各々の断端を足側，頭側に牽引する．

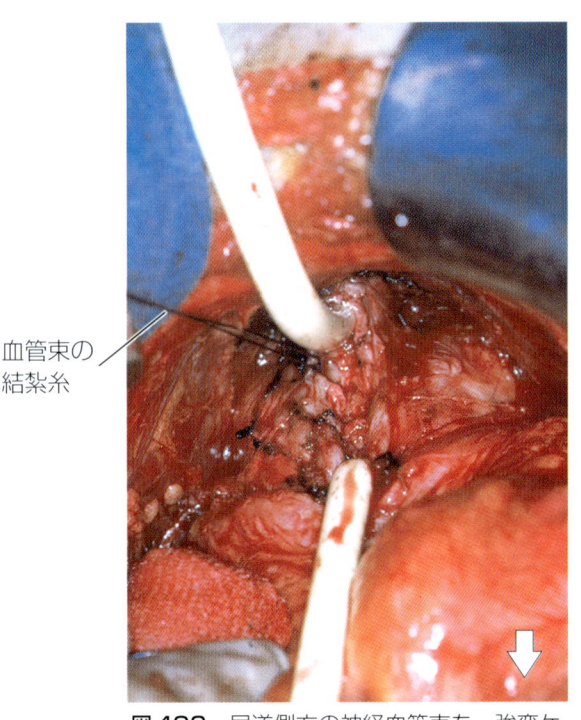

図423 尿道側方の神経血管束を，強弯ケリー鉗子で挟鉗し，結紮，切断する．

7. 前立腺：癌の手術

　頭側のカテーテルを牽引し，直腸前立腺中隔の正中部に左示指を挿入し，前立腺背面を直腸前面より少しずつ丁寧に剥離し起こす（図424）．逆行性に前立腺を起こすと，一部直腸筋層が付いて来ることがある．この時は，いったんそこで止めて，直腸筋層の止血をし，十分に観察する．正しいと思われる剥離層の部分を鑷子で持ち直し，メッチェンバウムで少しずつ，前立腺背面に付いていた直腸筋層を落とし，正しい層に改めて入り直す．癌の浸潤がない場合は，前立腺背面は平坦な面として起きあがる．直腸前立腺中隔の正中部には大きな血管はなく，粗な結合組織だけだが，正中から少しずつ開ける（図425）．すると両側の前立腺血管茎が，恥骨－前立腺－膀胱－直腸を結ぶ靭帯（仙骨直腸生殖恥骨筋膜）の前立腺部を成す外側靭帯として残る．左示指で十分に前立腺を持ち上げ（図426），この靭帯（血管束）を摘除するラインで，少しずつ強弯ケリー鉗子をかけ，二重に挾鉗し切断し，2-0絹糸で結紮する．組織を切離する際の基本は，"先に結紮して切断"だが，

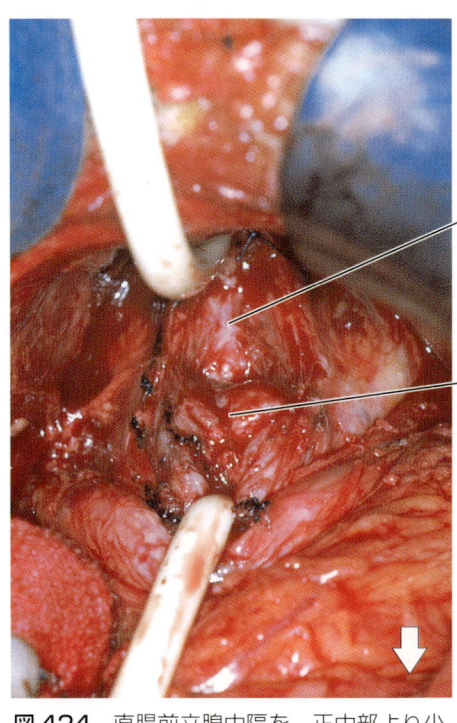

図424 直腸前立腺中隔を，正中部より少しずつ，丁寧に剥離し起こす．

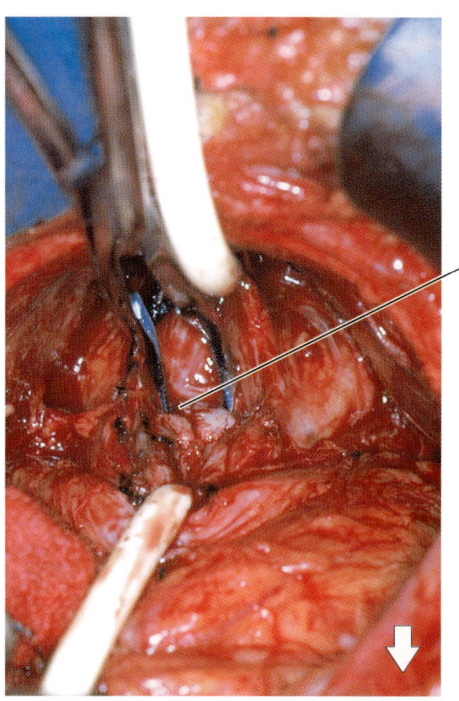

図425 中隔の正中部には，大きな血管はない．直角ケリー鉗子を挿入し，間隙を示す．

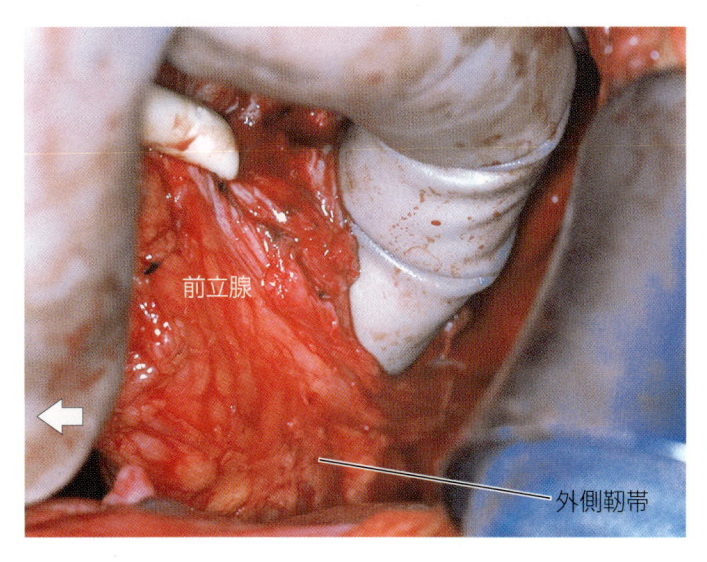

図426 示指で十分に前立腺を持ち上げ，靭帯を切断するラインで，強弯ケリー鉗子をかけ，切断，結紮する．

各論 IV. 手 術 項 目

この部位は視野が狭く，術者，助手の技量に合わせ，鉗子による挟鉗で良いと考える．

両方の靭帯（血管束）を順次切断し，前立腺をさらに引き上げる（図427）．この段階では前立腺背面，精嚢は，まだデノビエ筋膜に包まれている（図428）．デノビエ筋膜を同定できたら，これを鑷子で把持し，メッチェンバウムで層を確認しながら開ける（図429）．

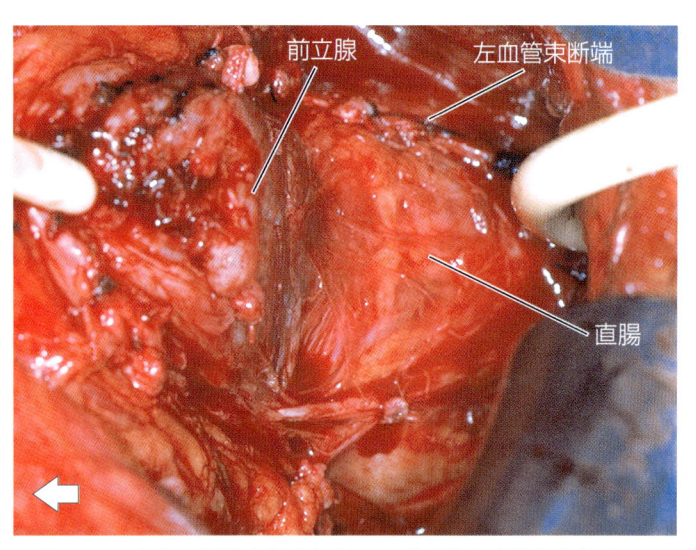

図427 左右の靭帯を順次切断し，前立腺と直腸を分離する．

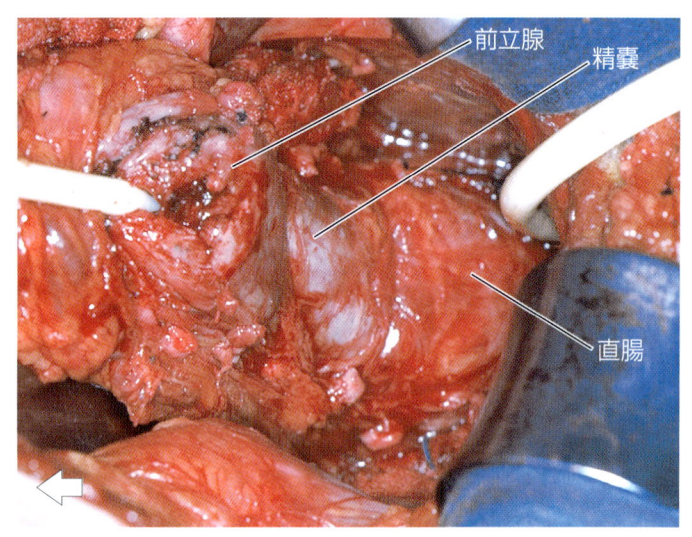

図428 前立腺背面，精嚢，デノビエ筋膜を露出する．

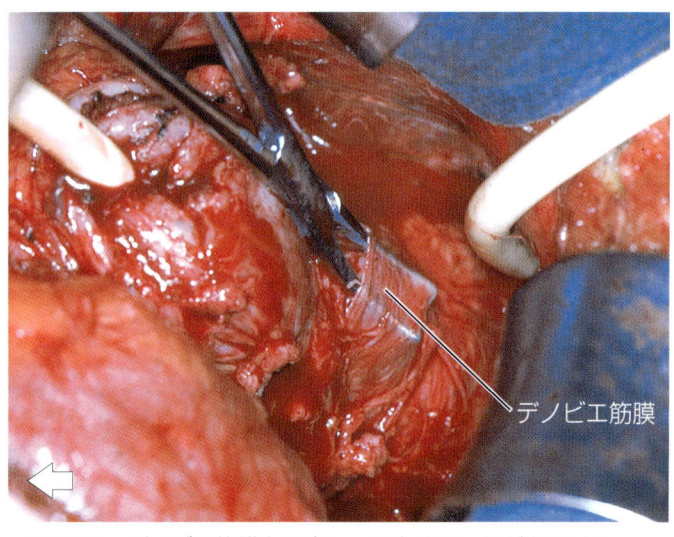

図429 デノビエ筋膜を同定し，層を確認しながら開ける．

7. 前立腺：癌の手術

この膜をだいたい二回切開すると，精嚢が出てくる．すなわち，一回だけ切開した層では，十分には精管膨大部そのものは見えない．もう一度鑷子で把持し，薄膜を切ると，精管がつるっとした白い管状物として現れる．そのようにして，正中でどちらかの精管膨大部を求め，これを鉗子ですくう．精管膨大部を，2-0絹糸で結紮，切断する（図430）．精管膨大部を切離すると，膀胱後壁に達し，精嚢の剥離がしやすくなる．精嚢の外側がまだ十分に剥離できていない場合は，精嚢を覆っている外側靭帯を先に結紮，切断し，精嚢を露出する．精嚢を周囲より剥離し，膀胱後壁との間に強弯ケリー鉗子を入れ，血管テープを通し精嚢を引き上げ，周囲より電気メスで切離する（図431）．精嚢末梢端が見えたら強弯ケリー鉗子をかけ，確実に精嚢動脈を結紮し，切断する（図432）．両側の精嚢を引き起す（図433）．その後，膀胱後壁を電気メスで少しずつ剥離するposterior peel法に移る（図434）．

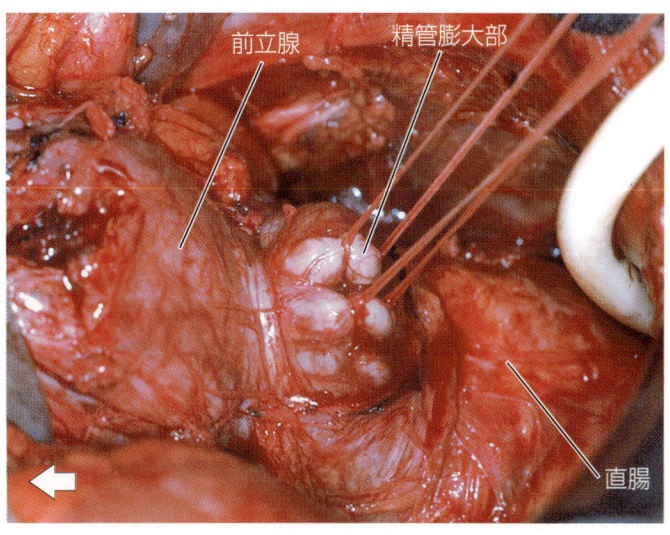

図430 精管膨大部を結紮，切断する．

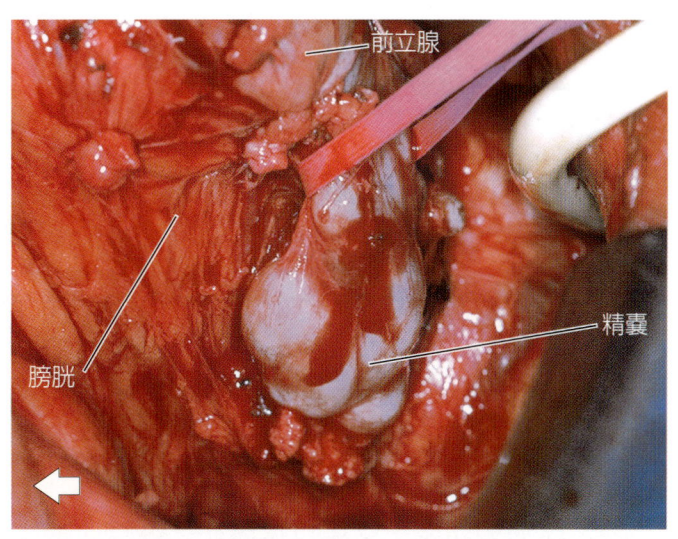

図431 精嚢を膀胱後壁より剥離し，精嚢に血管テープをかけ牽引する．

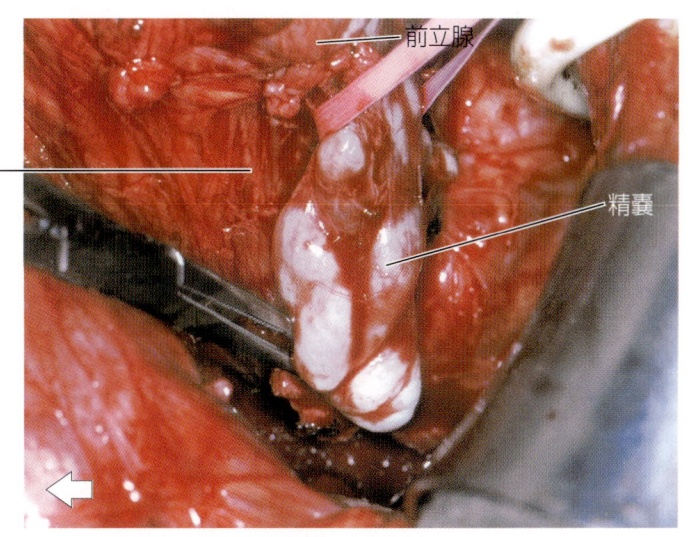

図432 精嚢末梢端を剥離し，精嚢動脈を結紮，切断する．

各論 IV. 手術項目

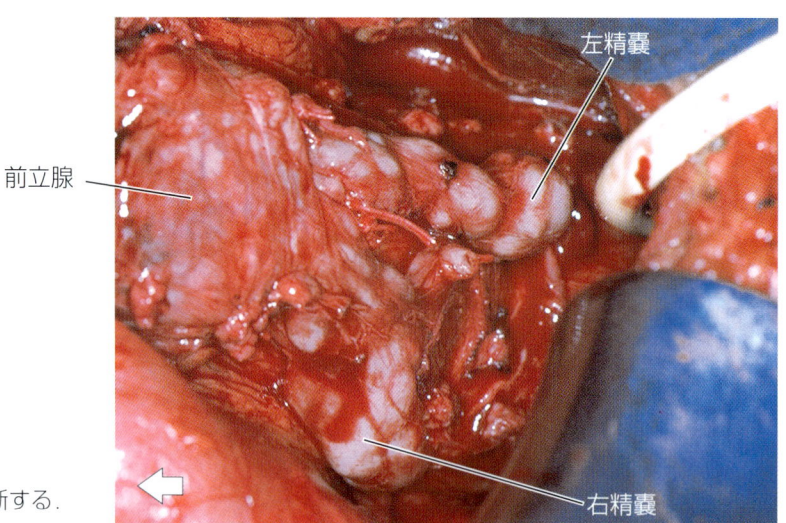

図433 両側の精嚢を切断する．

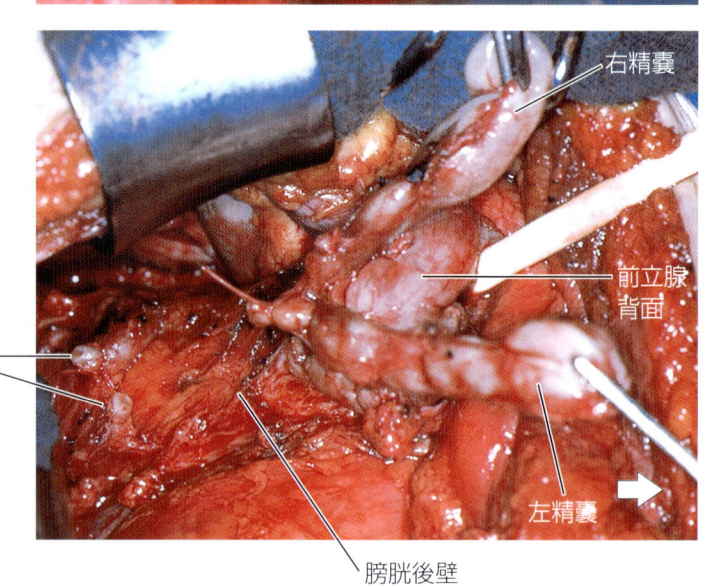

図434 膀胱後壁を少しずつ剥離し，posterior peel 法を行う．

（3）尿道切断および逆行性操作：神経血管束を温存する場合

　バンチング結紮後も，残すべき神経血管束は，まだ前立腺被膜側面，背面に密着している．このため無理には，用手的に前立腺背面と直腸前面を剥離しない．陰茎海綿体神経に続く前立腺神経叢は，この血管束と同様，5時，7時付近に位置する（図435）（文献28）．神経を温存するには，前立腺下半分の筋膜を，前立腺被膜より削ぎ落とすように剥離する必要がある．神経血管束を温存する場合の逆行性尿道切断の手順図を示す（図436）．図409も参照．

図436 神経血管束を温存する場合の，逆行性尿道切断操作の手順図▶
　a)内骨盤筋膜を切開する．この時，前立腺側隙は指で大きく，開けない．
　b)深陰茎背静脈をバンチング結紮し，切断する．両側に神経血管束がある．
　c)前立腺被膜より血管束をメッチェンバウムで直腸側に落とす．
　d)その層で前立腺直腸間隙を鉗子で剥離する．尿道に血管テープをかける．
　e)尿道を切断する．膜様部尿道断端が見える．
　f)デノビエ筋膜を切開し，精管膨大部，精嚢を同定する．
　g)精管，精嚢を切離する．
　h)Posterior peel 法で，前立腺を膀胱より電気メスで切離する．全周性に剥離し，内尿道口に向かう．
　i)膀胱頸部の6時を修復縫合し，粘膜翻転縫合を行う．膀胱尿道吻合する．

7. 前立腺：癌の手術

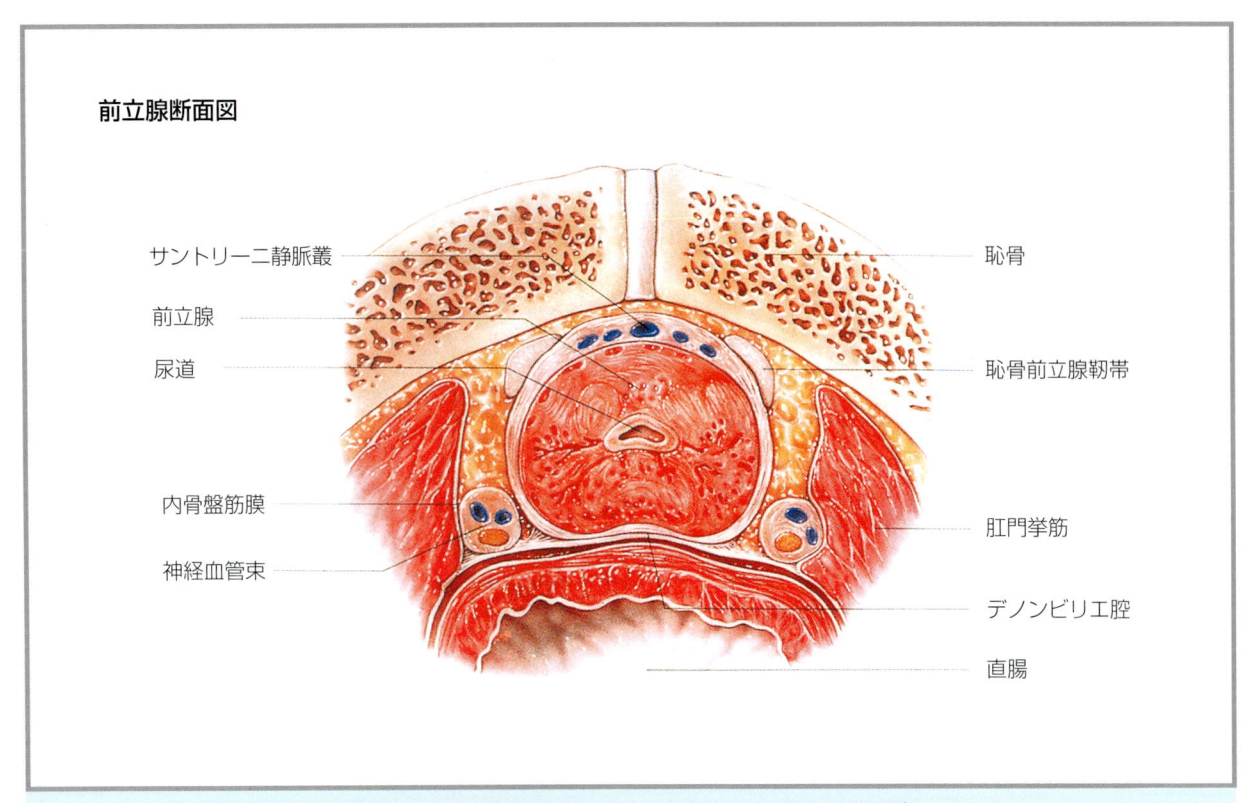

前立腺断面図

図435 前立腺と神経血管束の関係（文献28より引用）．

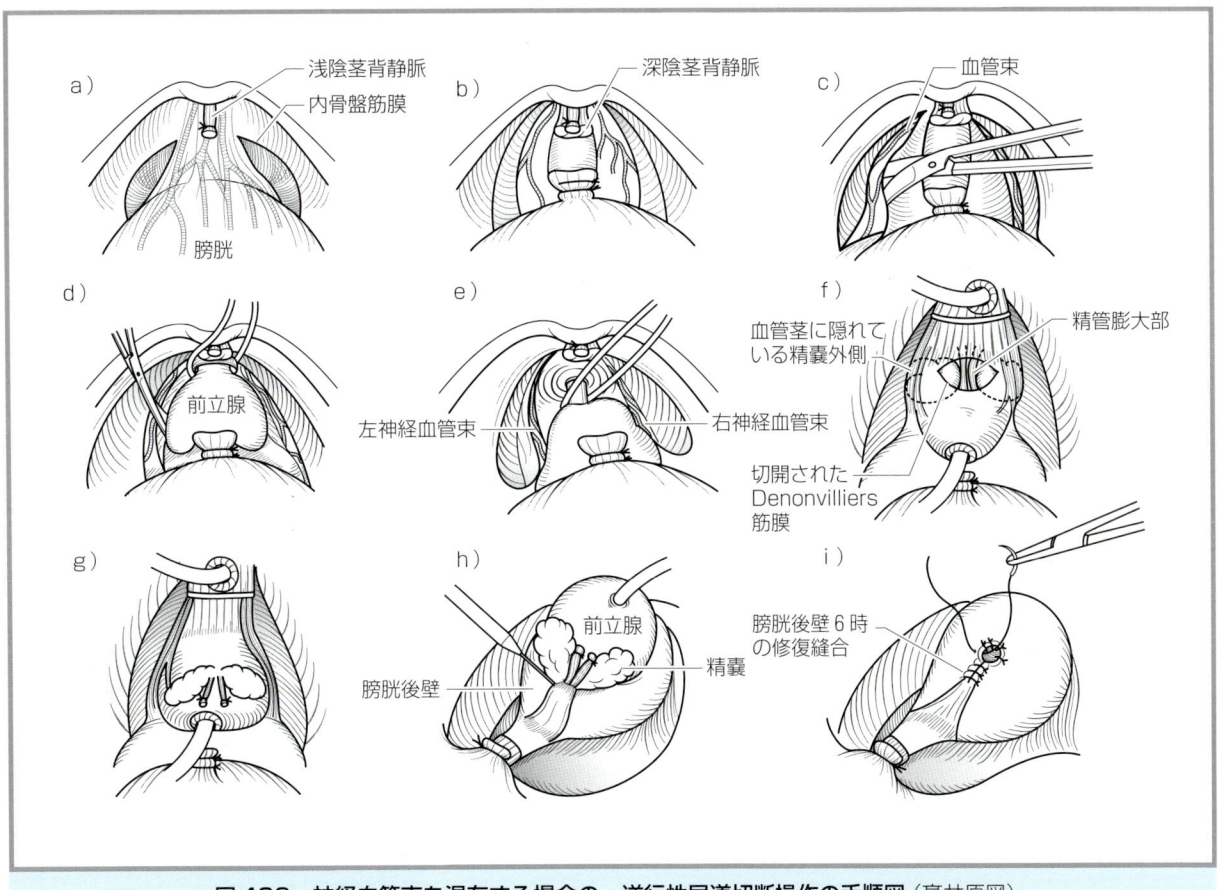

図436 神経血管束を温存する場合の，逆行性尿道切断操作の手順図（髙井原図）

205

各論 IV． 手 術 項 目

　前立腺側面の真ん中の高さで，メッチェンバウムで筋膜の薄膜に切開を入れ，その切開創にメッチェンバウムを入れ，前立腺被膜より外側被膜静脈を剥離する（図437）．血管束が剥離できたら，その剥離した間隙に，示指または強弯ケリー鉗子を挿入し，前立腺背面ギリギリに指，または鉗子を回し，鈍的剥離を進める（図438）．指を背面に向けると深い層に入ってしまう．前立腺を腹側に引き上げるような感じで，間隙に指を進める．これで，前立腺側面下半分に密着していた神経血管束も，直腸前面に落ち温存される．良い層に入ると，左右の間隙が交通でき，血管テープを通すことができる（図439）．この前立腺被膜から被膜静脈を背側に落とす操作をしないと，神経血管束の一部は，前立腺とともに摘除されることとなり，確実な温存手術とは言えなくなる．この時，多少の出血はある．完全に前立腺背面を剥離できない時は，尿道切断後に剥離を行う．

　次いで深陰茎背静脈を，前立腺尖部まで切断する（図414～418）．尿道部では神経血管束は4時，8時と腹側に上がり，なお尿道側方に神経血管束が付いているので，これを剥離する必要がある．尿道と血管束の間に強弯ケリー鉗子を入れ，少しずつ開き剥離する．

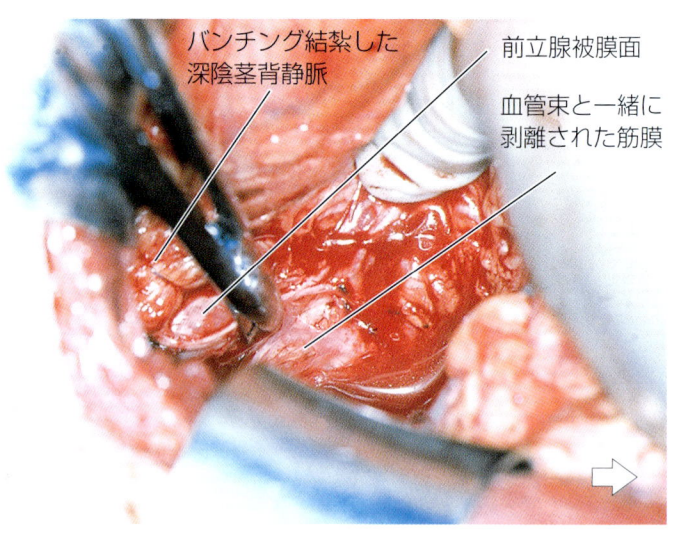

図437 神経血管束を温存する場合は，前立腺側面で筋膜を背側に向かって剥離し，前立腺背面と直腸前面脂肪組織の間を剥離する．前立腺側面で筋膜を切開し，その中にメッチェンバウムを入れる．

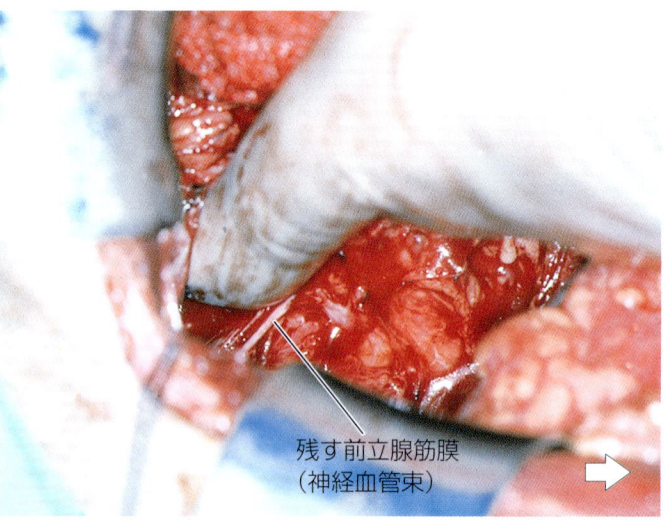

図438 さらにその間隙に示指を挿入し，前立腺背面ギリギリに，くるりと指を回す．背面に指を向けると，深い層に入ってしまう．前立腺そのものを十分に触知し，間隙に指を進める．

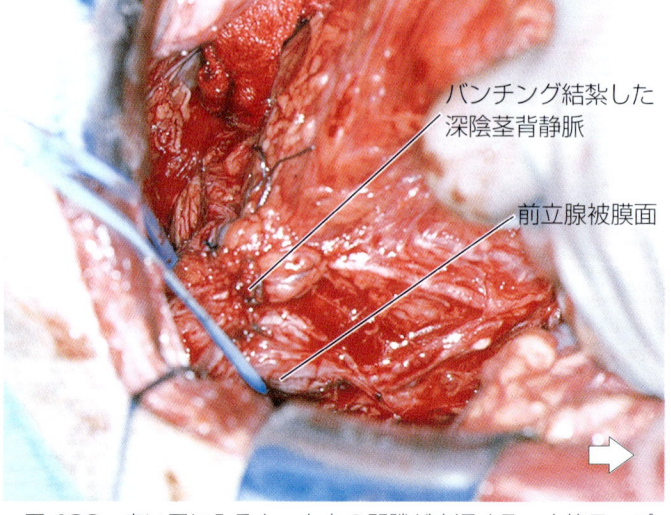

図439 良い層に入ると，左右の間隙が交通する．血管テープを通す．

7. 前立腺：癌の手術

　尿道前壁を切開し，カテーテルを引き上げる（図440）．精丘を確認し尿道後壁を切開し，尿道を切断すると，両側の神経血管束が残っているのが確認できる（図441）．尿道が切断された間隙に強弯ケリー鉗子を入れ，直腸前立腺中隔を鈍的に剥離すると，より確実で安全である．尿道後壁の切断後も，一部直腸壁が前立腺背面に付いているので，乱暴な操作は行わない．直腸前立腺中隔が左右交通していれば，前立腺は一気に上がるが，癒着が強くまだ剥離していない場合は，この時点から剥離を進める．中央部は血管が少なく疎性結合組織なので，強弯ケリー鉗子で正しい層を拡げていく．前立腺背面を引き起こし，直腸前立腺中隔に左示指が入るまでのスペースを作る．これで両側の血管束が，直腸側に残る（図442）．

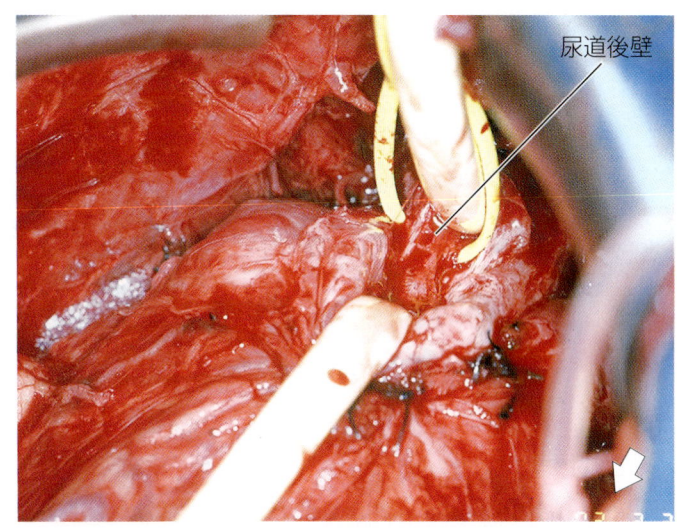

図440　尿道前壁を切開し，カテーテルを引き上げる．血管テープに，まだ尿道後壁が残っている．

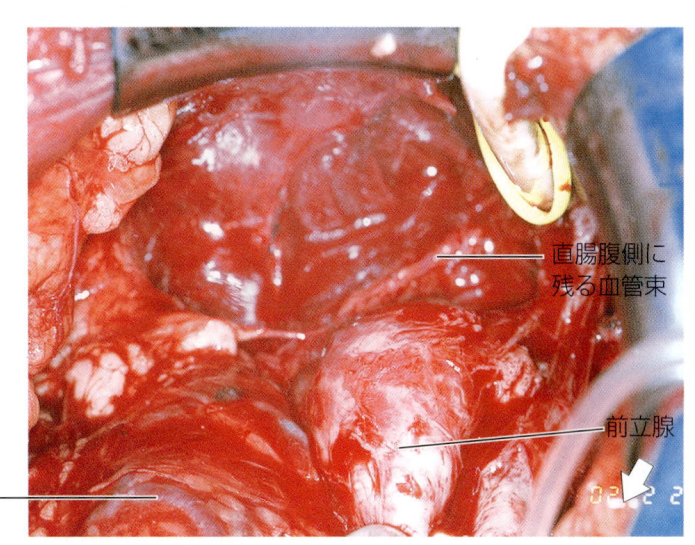

図441　この時点でも，ツッペルまたは強弯ケリー鉗子で，前立腺と血管束の間を剥離すると確実である．

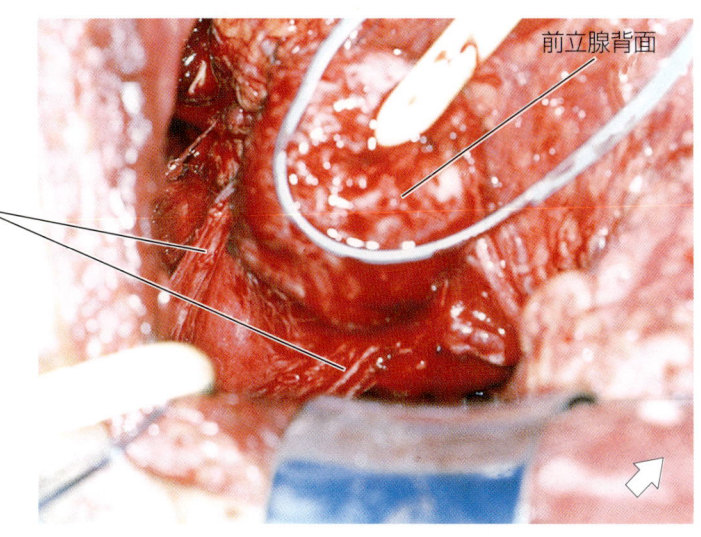

図442　両側の血管束を直腸側に残す．

207

各論 IV. 手 術 項 目

　左示指を，この前立腺背面中央に拡げた間隙に入れ，前立腺を引き上げる．まず右側で逆行性に頭側に向かい，前立腺血管束をメッチェンバウムで，前立腺の側面，背面から落とす．血管束からの出血は，だいたいは無視できる程度だが，明らかな血管からの出血は，出血点をドベイキー鑷子でピンポイントで把持し，電気メスで凝固止血する．必要以上の凝固は，神経血管束まで損傷する．左側でも，同様の操作を行う．操作のポイントである前立腺尖部で，神経血管束を直腸側に落としたら，先ほどの直腸前立腺中隔に挿入した左示指は，さらに楽に逆行性に進めることが出来る．

　頭側のカテーテルを牽引しつつ，左示指を直腸前立腺中隔にさらに頭側に向かって，挿入する．前立腺を引き上げ，前立腺と血管束の間に，強弯ケリー鉗子を二本かけ切断し，2-0バイクリルで結紮する．一回に挟む組織の幅は5mm以下とし，少しずつ進む．特に慣れないうちは，助手が結紮をはずすことがあり，幅を大きく取らない．前立腺中隔が十分に開いたならば，鉗子による挟鉗はせずに，2-0絹糸で結紮してから切断して良い．間隙が狭く，鉗子が一本しか，かからない時は残存側のみとし，摘除側はクーパーで切断後，凝固止血する．左示指による剥離は，指を垂直に立てて剥離すると，直腸に向いてしまいがちになる．指を逆行性に水平から腹側に向け，指の背で直腸を背側に押しやるような動きで剥離する．

　前立腺背面を引き起こし，デノビエ筋膜を直視下としメッチェンバウムで切開する．続いて (2) と同様に（図428〜434），正中で精管膨大部を求め，2-0絹糸で結紮，切断する．精嚢を外側，末梢側に向かって剥離する．まだ一部神経血管束が外側で精嚢を覆い，十分見えないことがある．覆っている神経血管束を温存するため，精嚢ギリギリで強弯ケリー鉗子ですくい，結紮，切断する．次いで，精嚢と膀胱後壁の間を剥離する．精嚢の末梢端が見えたところで，結紮，切断する．神経血管束は，精嚢の外側に接して走っているため，精嚢をぎりぎりに剥離するのが，神経血管束温存のこつである．

　精嚢の剥離がまだ慣れない時で，かつ精嚢への癌の浸潤がない例では，精嚢中央を弱弯ケリー鉗子で挟鉗し，切断し，二分する．そして先に，前立腺側の精嚢中枢側断端を起こす．これで，膀胱後壁がより直視下となる．残った精嚢末梢側を鉗子で把持し，膀胱後壁より電気メスで止血しながら，周囲より剥離する．そして，精嚢末梢端の血管を確実に結紮し，精嚢末梢側を摘除する．精嚢の中枢側，末梢側を二分して摘除するのは，癌の手術としては適当ではないが，Mayo ClinicのLieber先生が，技術がまだ未熟なレジデントに，教えていた方法である．

　これにより，精嚢は膀胱後壁より切離され，前立腺とともに起きてくる．膀胱後壁は，電気メスで十分に止血する（図443）．この視野では尿管は同定できないが，精嚢ギリギリに進めば，尿管を損傷することはまずない．続いて，posterior peel 法を行う．

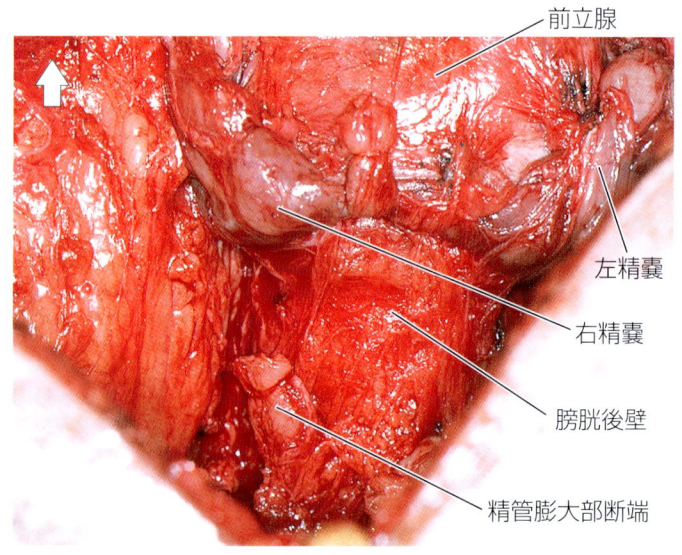

図443　膀胱後壁は，電気メスで十分止血する．膀胱後壁と前立腺の境界を直視下とする．

(4) Posterior peel法

　左手にガーゼを持ち，これで精管，精嚢を頭側に反転し，前立腺を引き起こし，膀胱後壁を直視下とする．前立腺背面の頭側端と膀胱後壁の間を，電気メスで少し切開しては，手で揉み上げるようにして，切離を進める．左手は前立腺をしっかりつかみ，切離する境界を，視野中央に持ってくる．切離ラインは，層が最も見極めやすい所が良く，最初は背面正中から行なうとやりやすい（図444）．肥大症を合併し中葉が突出している例では，膀胱側を切りすぎず，かつ中葉を残さないように切離する（図445）．内尿道口で切断し，前立腺，精嚢を一塊として摘出する（図446）．

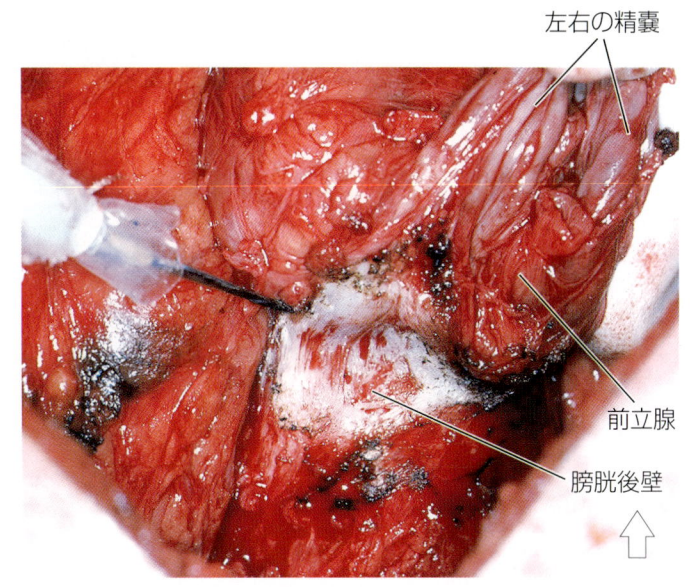

図444 剥離は，層が最も見極めやすい背面正中から行う．

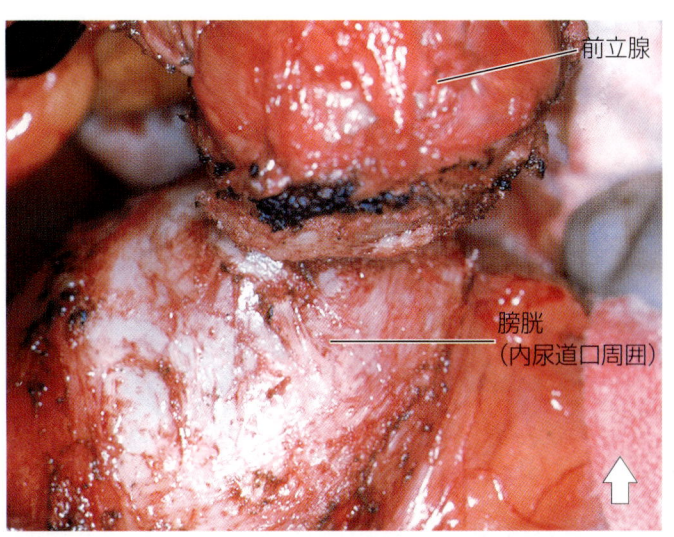

図445 肥大症を合併し中葉が突出している例では，膀胱側を切りすぎず，かつ中葉を残さないように切離する．

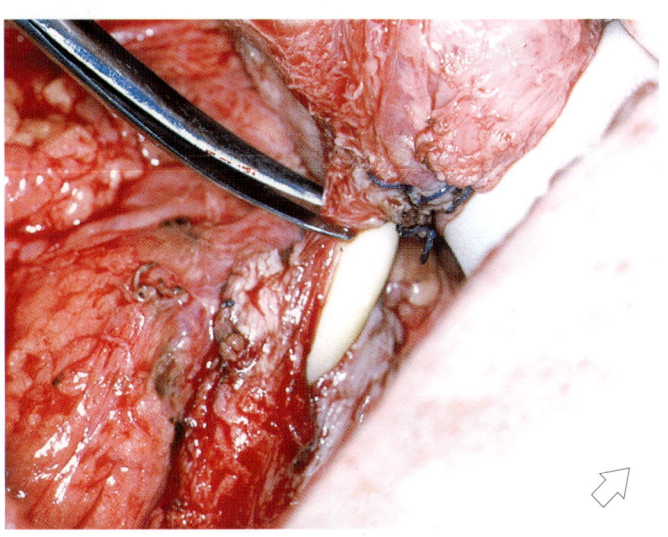

図446 内尿道口で切断し，前立腺，精嚢を一塊として摘出する．

各論 IV. 手術項目

遠景からの写真で,再度説明する.側方でも前立腺と膀胱側壁の間を,電気メスで少し切開しては,手で揉み上げるようにして切離する.切離よりも,まさに"皮をむいていく感じ"である(図447).少し電気メスで切開しては,指でもみあげるという動作を繰り返す.牽引がよく利いていると,自然に境界の層が現れる(図448).

膀胱後壁,側壁の"peel"が終わったら,前面に回り,膀胱頸部にかけてあったバンチング結紮の糸をはずし,電気メスで膀胱,前立腺の境界を切開し,内尿道口を求める(図449).少しずつ切開し,膀胱内に潜り込んでいる前立腺を,引き出すようなつもりで内尿道口を求める(図450).膀胱の12時に,牽引として2-0バイクリルをかけ,助手に牽引させても良い.膀胱筋層の一部が見えたら,あとはハサミで切離し,内尿道口で切断し,前立腺,精嚢を一塊として摘出する(図451).前立腺を摘除後,膀胱粘膜からの出血を,十分に電気メスの"凝固"で止血する(図452).内尿道口を大きく開けた場合は,膀胱内に足長鈎を1本入れ,対側の膀胱粘膜を鑷子で把持し,膀胱内をのぞき,尿管口に損傷が無いことを確認する.さらには,インジゴカルミンを静注し,尿の流出を確かめる.これで,左右の尿管がintactなことを確認する.

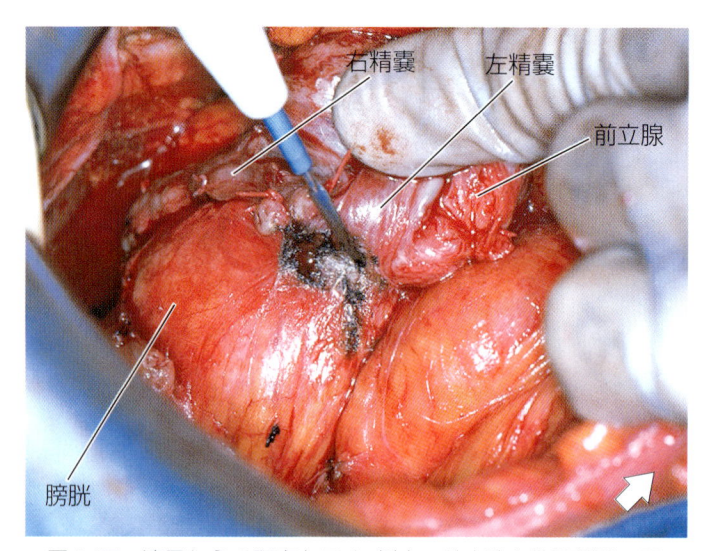

図447 遠景からの写真を示す.側方で前立腺と膀胱側壁の間を剥離する."皮を剥いていく感じ".

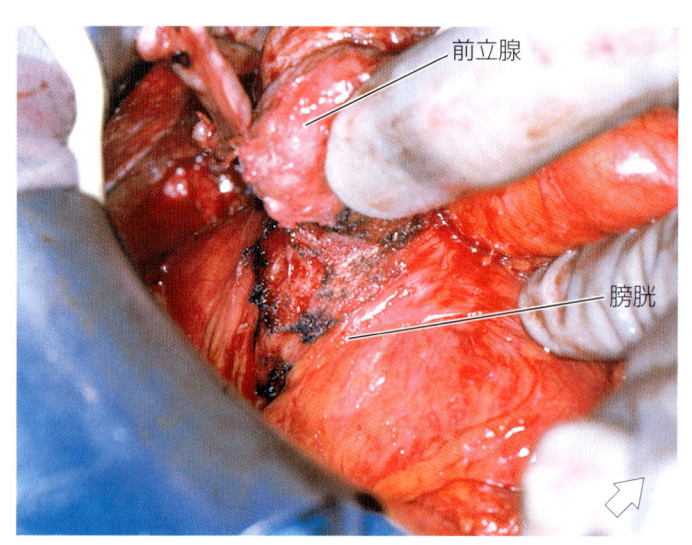

図448 少し電気メスで切開し,指で揉みあげると,自然に境界の層が現れる.

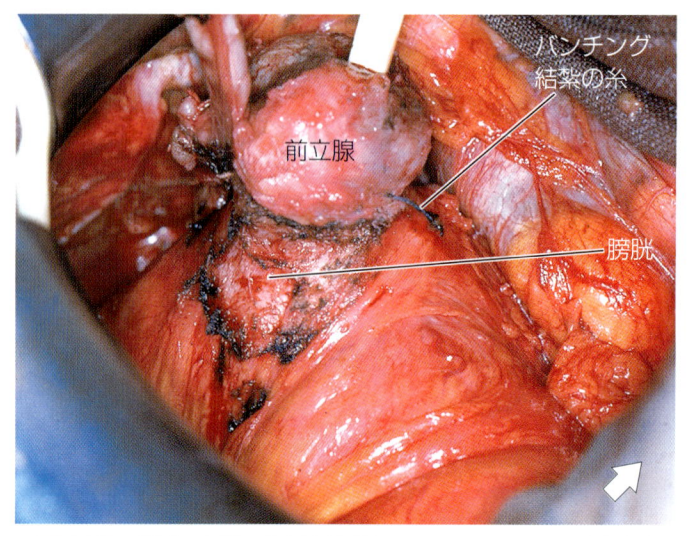

図449 背側,左側,右側と均等に,posterior peel法を行う.

7. 前立腺：癌の手術

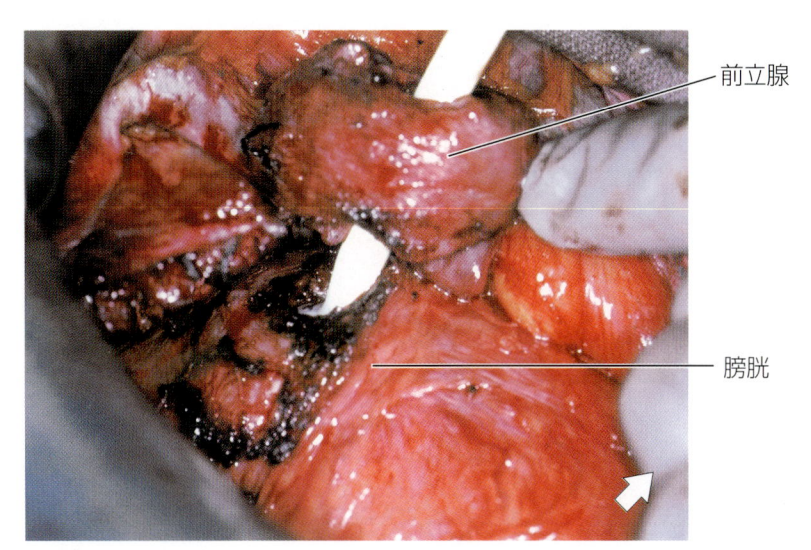

図450 前面に戻り，内尿道口を求め切離する．
― 前立腺
― 膀胱

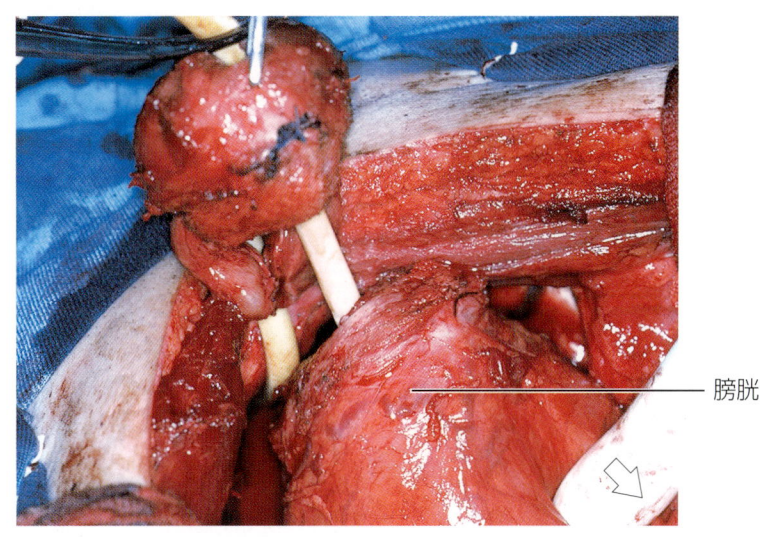

図451 前立腺を膀胱より切離した状態．
― 膀胱

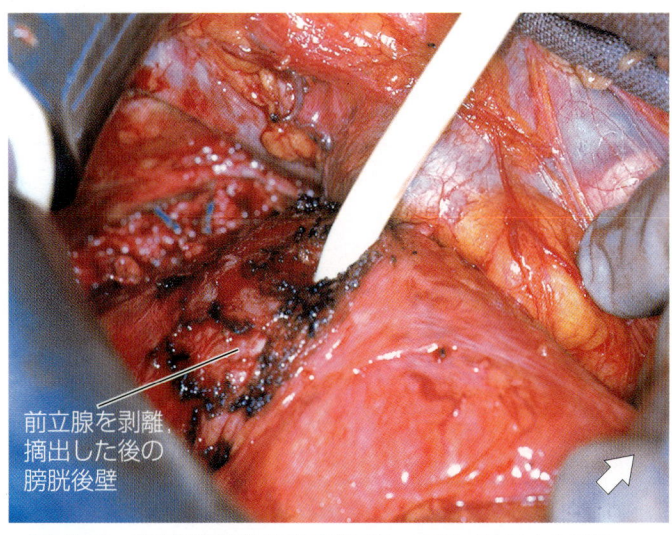

前立腺を剥離摘出した後の膀胱後壁

図452 前立腺摘除後の内尿道口を，電気メスで止血する．

211

各論 IV. 手術項目

　膀胱粘膜は，狭窄防止のため4-0バイオシンで翻転縫合を，3，9，1，11時に行う（図453）．膀胱粘膜は薄くなっているので，バイクリルは強すぎて組織を裂いてしまうので，ここではバイオシンの方が良い．新内尿道口が大きい場合は，膀胱後壁の6時を，3-0バイクリルでテニスラケット型に再形成し，修復する（図453，454）．新内尿道口は，指一本の大きさとし，20Frカテーテルが容易に入るぐらいの大きさにする．以前，TURを受けている症例では，瘢痕化していて将来狭窄を来たしやすいので，これより幾分大きい穴にする．新内尿道口の12時の糸を，牽引用として残し，その他の翻転縫合の糸は切断する．尿道側のカテーテルを抜く．カテーテルで出血が押さえられていることがあるので，もう一度，尿道断端の止血を確認する（図455）．

　その他の血管束，直腸前面などからの出血の有無を確認し，ガーゼカウントをする．尿道を，抗生剤入りの50cc生食液で洗浄しても良い．20Fr金属カテーテルを挿入し，会陰を助手にガーゼつき鉗子で押させ，尿道断端を見やすくする．金属カテーテルが入らない場合は，外尿道口切開を行う．金属カテーテルを上下左右に振って，膜様部尿道が十分残っていることを確認する．

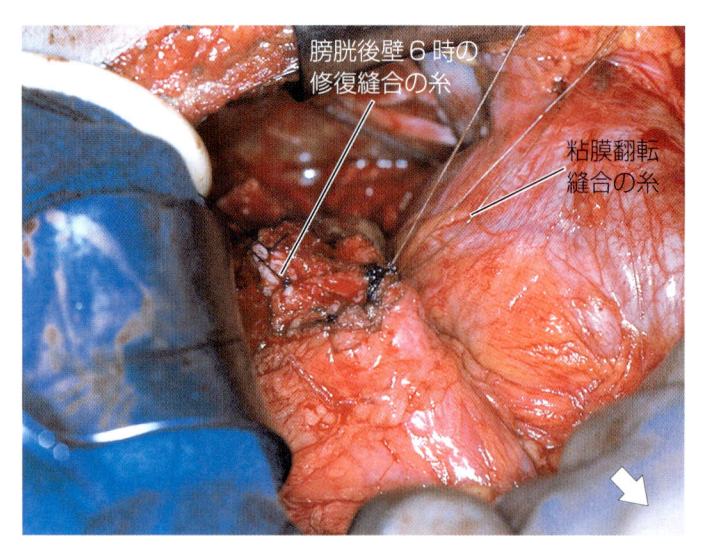

図453 膀胱粘膜は，狭窄防止のため翻転縫合を行う．膀胱後壁6時にも修復縫合を加える．

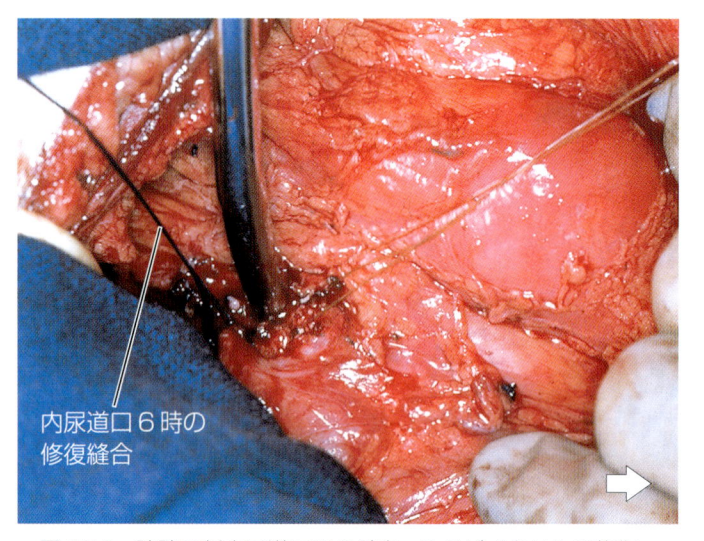

図454 膀胱の新内尿道口の6時を，3-0バイクリルで修復縫合し，補強する．20Fr金属カテーテルが楽に入る大きさにする．

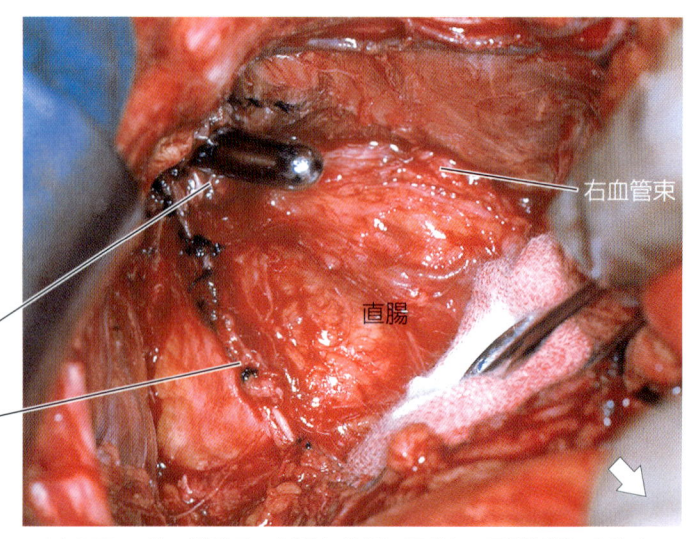

図455 ガーゼ鉗子で直腸を背側に圧排し，尿道断端，血管束の止血をよく確認する．

7. 前立腺：癌の手術

(5) 尿道吻合の運針に問題がない場合

まず膀胱側より糸をかける．尿道に先に糸をかけると，その後の操作の途中で引っ張り上げ，傷つけることがあり，良くない．まず，膀胱の12時に糸をかける．次いで2，10時，および4，8時に2-0バイクリルをかけ，最後に6時に水平にかける．糸をそれぞれ区別するため，曲モスキートペアン，直モスキートペアン，直小児用ケーリーを付ける．以前はバイクリルの代わりにクロミックカットグートを，『より滑らかで，too sharpではなく尿道を傷つけない，かつ十分な強さを持っている』という理由で好む人（Mayo ClinicのRobert P. Myers先生）もいた．最近は狂牛病の影響で，カットグートは使用せず，バイオシンが替わりとなる．

次に尿道側で，内から外へと針をかける．助手にガーゼ鉗子で，会陰部を圧迫させ，尿道断端を見やすくする．順に，尿道の6，4，8時とかけ，ここで30ml用20Fr2way尿道カテーテルを，尿道から膀胱へと挿入し，10ccで膨らます．次に10，2，12時の糸をかける．開創器をはずし，ゆっくりとカテーテルをひきながら，膀胱を骨盤底に密着させる．結紮をする時は，腹壁を鞍状鉤で引き，吻合部を見やすくし，カテーテルを軽く引きながら行なう．糸はつんつんと軽く引っ張り，弛みをとる．会陰部のガーゼ鉗子による圧迫は，そのままさせておく．12，10，8時の糸から結び，2，4，6時と結ぶ．膀胱尿道吻合部を確認する．カテーテルより生食150mlを注入し，漏れのないことを確認し，かつきちんとカテーテルから洗浄や吸引ができることも確認する．

ドレーンとして，20Fr3孔ファイコンカテーテルを，左右から膀胱尿道吻合部の前隙に留置する．2-0バイクリル，または2-0絹糸で筋膜を縫合する．3-0ナイロンで，皮膚を縫合し終了する．

(6) 筆者の膀胱尿道吻合の運針の工夫

筆者（右利き）は，初め，運針を（5）のごとく行っていたが，その後，以下のように変えている．すなわち，運針の方向としては，左側は，尿道側の外→内から膀胱側の内→外がやりやすい．一方，右側は，膀胱側の外→内から尿道側の内→外がやりやすい．まず，左側で2-0バイクリルで，尿道側の7時，9時，11時で，外→内へと針をかける（図456）．金属ブジーは，7時方向を運針するときは，先端を腹側に引き上げるようにすると，尿道の後壁がしっかり視野に入り，かけられる．これらの糸を，それぞれの対応する膀胱側の5時，3時，1時に，内→外へと針をかける（図457）．

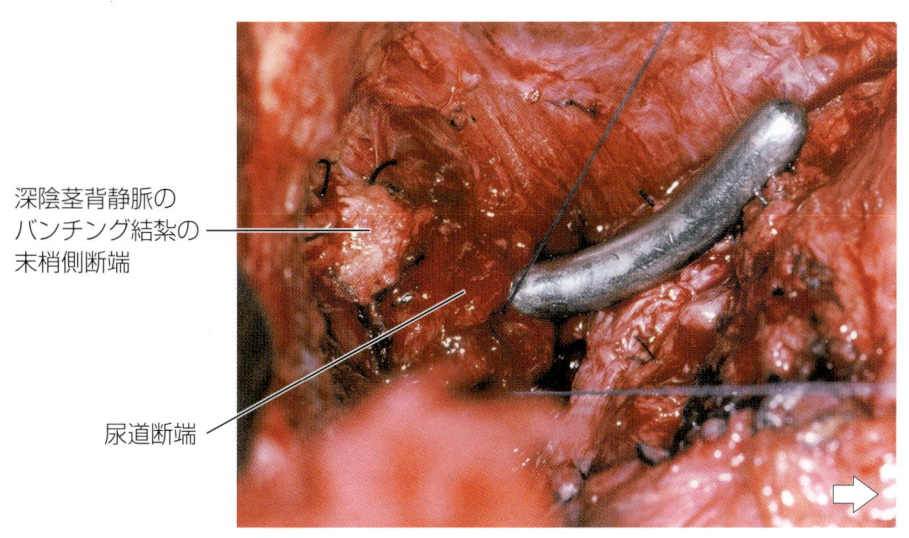

深陰茎背静脈のバンチング結紮の末梢側断端

尿道断端

図456 左側で，尿道側の7時の外→内への針をかける．

各論 IV. 手 術 項 目

ここで，これら三本の糸を曲リスター鉗子ですくい，血管テープでひとまとめにする（図458）．右側では，2-0バイクリルで，膀胱側の7時，9時，11時で，外→内へと針をかける．これらの糸を，それぞれの対応する尿道側の5時，3時，1時に，内→外へと針をかける．尿道側の5時にかける時は，同様に，金属ブジーを腹側に向けると，後壁が良く見える．

それぞれの糸は，曲モスキートペアン（背側の糸），直モスキートペアン（真ん中の糸），曲ペアン（腹側の糸）で留める（図459）．それぞれの糸は，からまないように軽い緊張をかけておく．尿道カテーテルを入れる時は，先の血管テープで左の糸三本を外側に寄せ，カテーテルに絡まないようにして，膀胱内に入れる（図460）．血管テープをはずす．カテーテルのバルーンを10ccで膨らまし，カテーテルを軽く引き，膀胱を尿道に寄せて，順次，背側の糸より結び，膀胱尿道吻合を行う（図461）．6時の糸が，十分にかかっている自信が無い場合は，腹側の12時の糸から先にしっかり吻合する．そして6時の糸を，最後に慎重に寄せるようにして結ぶと良い．

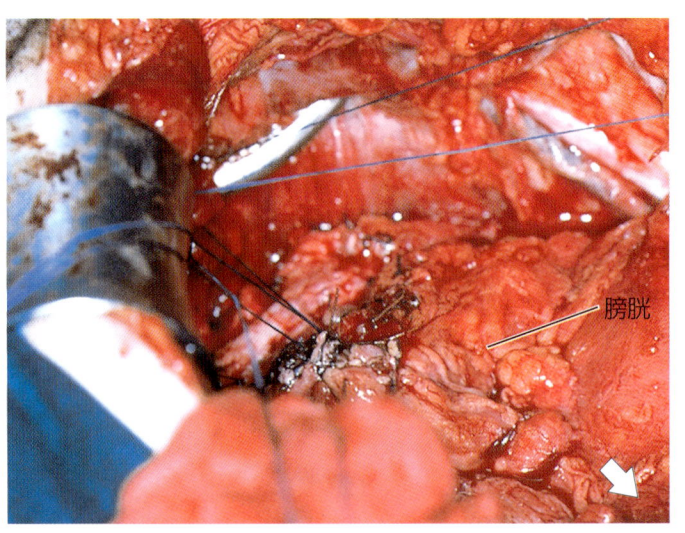

図457　対応する膀胱側の針をかける．左側3本の糸をかけた状態．

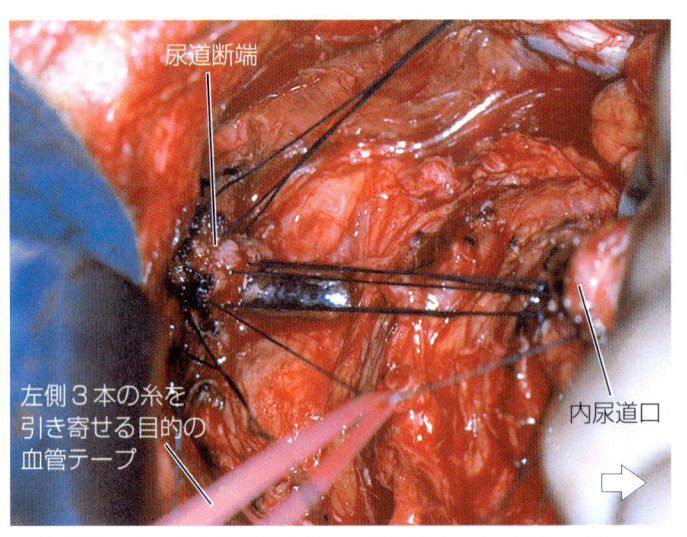

図458　6本のそれぞれの糸を，曲モスキートペアン，直モスキートペアン，曲ペアンで区別する．尿道側を見る．

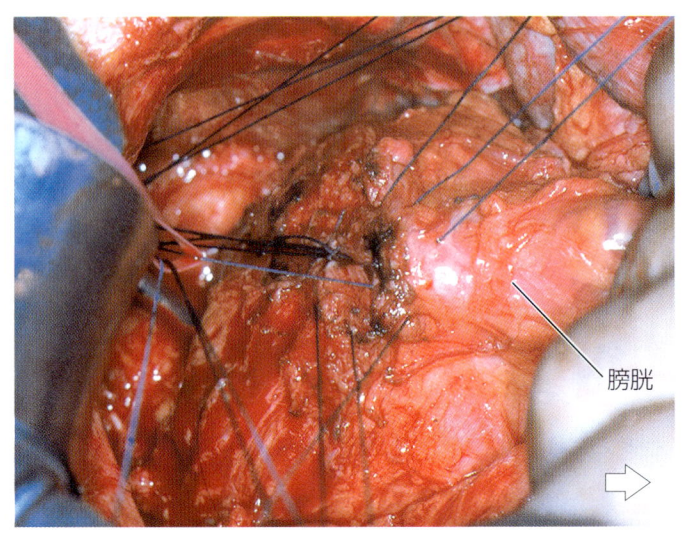

図459　図458の状態を，膀胱側から見る．

7. 前立腺：癌の手術

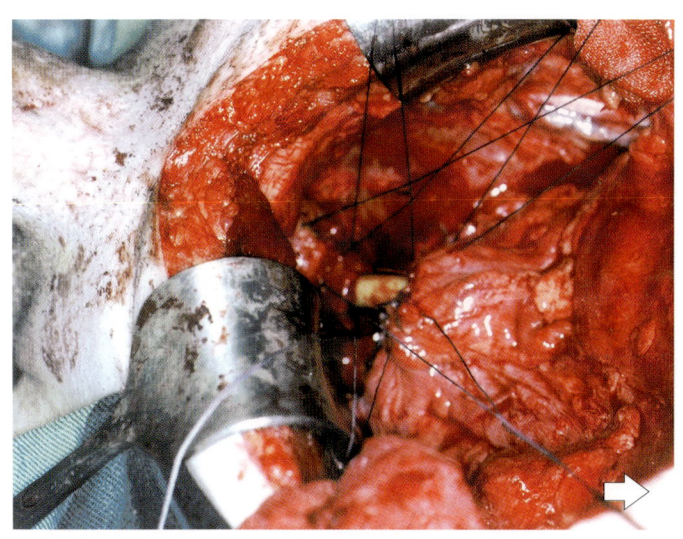

図460 糸が絡まないようにして，金属カテーテルを抜き，バルーンカテーテルを挿入する．

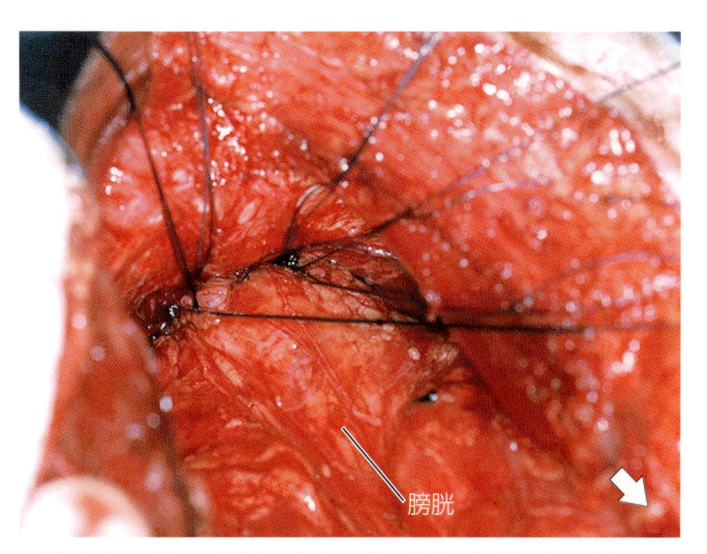

図461 順次，背側の糸より結び，膀胱尿道新吻合を行う．

(7) 最悪の場合の Vest 法

　　尿道断端が，直接吻合ができないほど短い場合は，Vest 法を行う．PDS 糸を，内尿道口付近の膀胱側壁で，膀胱漿膜だけをひろって，一本は3〜5時付近で抜き，もう一本は9〜7時付近で抜き，これを直針につないでまとめる．各々，外膜を二回ひろってかける．尿道側では，直針を尿道そのものにはかけずに，尿道側の3時および9時の，傍尿道周囲組織に刺して，陰嚢下の会陰の皮膚に引き抜く．膀胱を尿道断端に寄せ，会陰部皮膚でガーゼタンポンを枕とし，PDS 糸で縛る．3週間，糸はそのままとする．Mayo Clinic で，一部の医師は，この方法を第一選択の尿道吻合としていた．

　　筆者はこれまで全例に（5），（6）の方法を行っている．

各論 IV. 手 術 項 目

（8）術後レントゲン写真

逆行性恥骨後式根治的前立腺摘除術の，術後の膀胱造影所見を示す．膀胱頸部が恥骨結節の下まで，下垂している（図462）．術後の尿流量測定のデータを示す（図463）．良好な排尿が得られている．

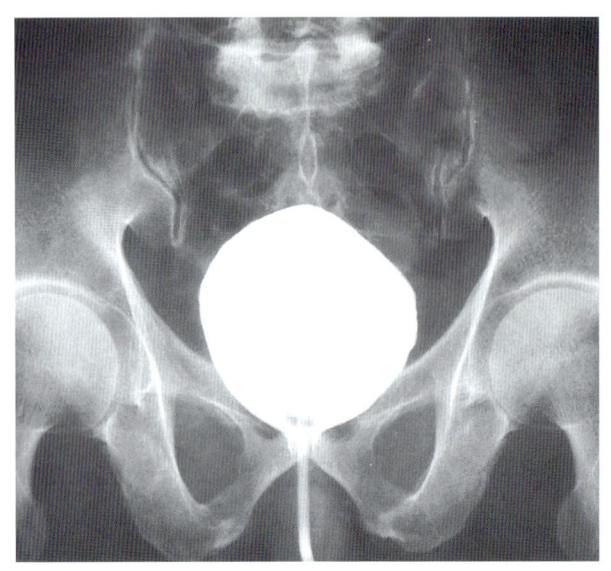

図462 逆行性恥骨後式根治的前立腺摘除術の，術後の膀胱造影像．膀胱頸部が下垂している．

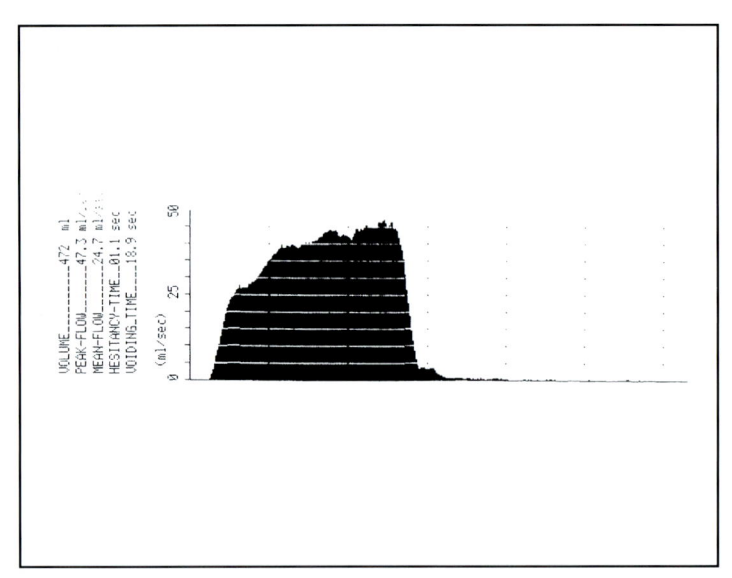

図463 術後の尿流量測定所見．
良好な排尿が得られている．

2）順行性根治的前立腺摘除術について

筆者の第一選択は逆行性術式であり，順行性は10年以上前の例，もしくは直腸癌低位前方切除術後の癒着が強度の例などの特殊例で，逆行性と組み合わせている．今回も典型的な写真は用意できず，オリジナルな記述は十分にはできないので省略した．

3）ま と め

逆行性根治的前立腺摘除術の術前イメージトレーニング

1 ● 十分な開創をするにはどうするのか．
　膀胱前隙（レチウス腔）には，どうたどり着くか．
2 ● 骨盤内リンパ節郭清は，どういう手順で行うか．
　必要な器具は何か．
3 ● 前立腺前面の処理はどうするのか．
　内骨盤筋膜の開け方，バンチング結紮，深陰茎背静脈の切断はどうするのか．
4 ● 尿道の処理はどうするか．
　神経血管束を温存するのか，しないのか．尿道括約筋を守る方法はどうするのか．
5 ● 逆行性の前立腺血管束の処理はどうするのか．
　直腸，デノビエ筋膜はどうするのか．血管束は，どう結紮，切断するのか．
6 ● 精管膨大部，精嚢の処理はどうするのか．
　露出，切断の方法はどうするのか．
7 ● 内尿道口の求め方はどうするのか．
　Posterior peel法は，実際どうなのか．摘除後の内尿道口の形成はどうするのか．
8 ● 膀胱尿道新吻合はどうするのか．
　運針はどうするのか．吻合はどうするのか．
9 ● 閉腹はどうか．
　漏れはないか．ドレーンはどうするのか．

各論 IV. 手 術 項 目

8. 膀胱：良性疾患の手術および膀胱部分切除術

【解　　　剖】（図464，465，466）（文献15）
　膀胱高位切開など表層の手術では，深層の血管解剖はまだ必要ではないが，膀胱部分切除術以上の術式では，十分な深層までの，立体的解剖の理解が必要である．一足飛びに理解できなくても，一症例を常に大事にし，理解を深め，誤解していた部分を修正する．特に，内腸骨血管の分枝の理解が重要である．内腸骨動脈の分枝は，三群に分けられる．
　1）腸管とそれから派生した泌尿生殖器に分布する腸管枝：臍動脈（上膀胱動脈，精管動脈），下膀胱動脈，子宮動脈，中直腸動脈，
　2）骨盤壁ならびに体幹の底部である陰部に分布する体壁枝，
　3）骨盤外の臀部ならびに下肢の付け根に分布する肢枝，

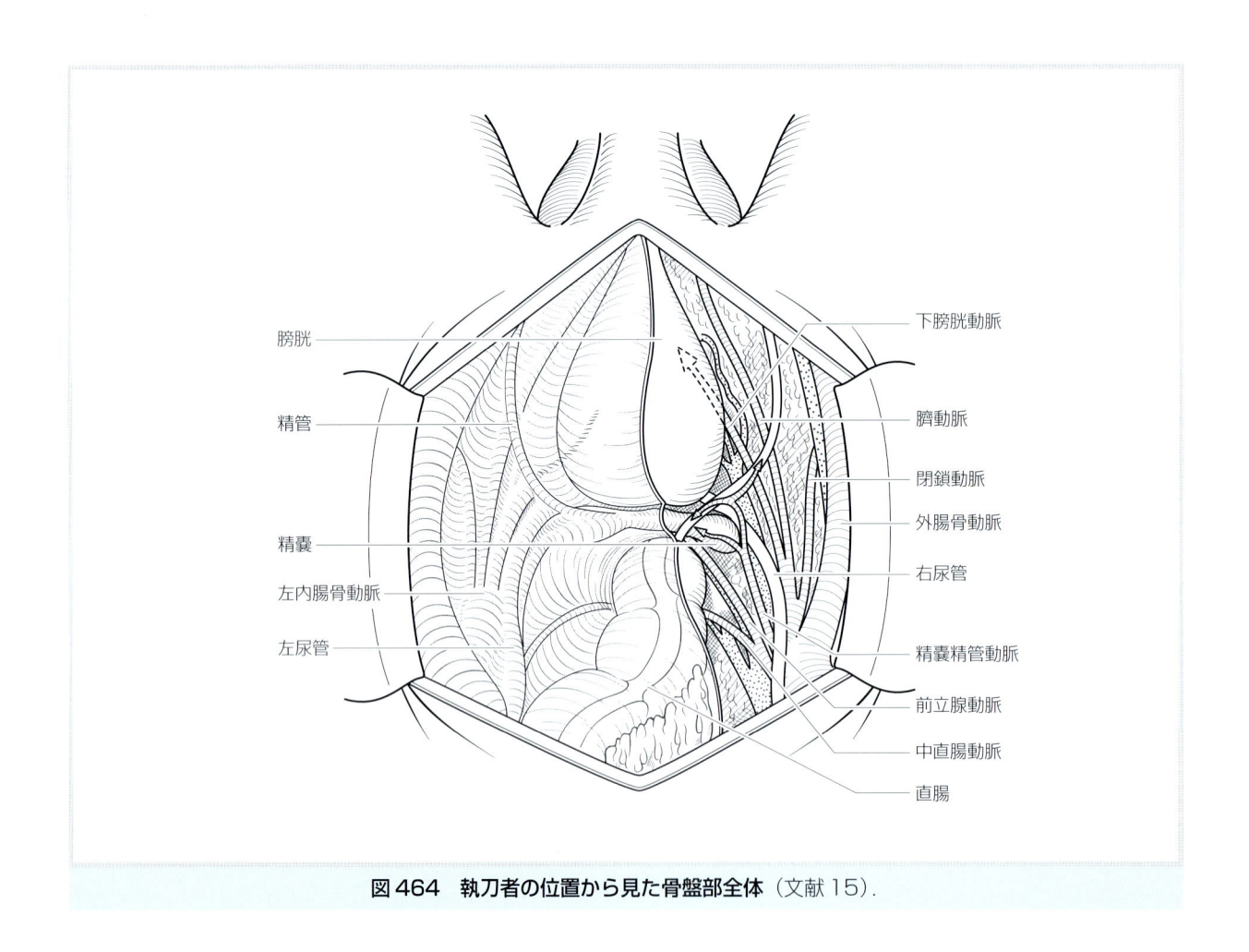

図464　執刀者の位置から見た骨盤部全体（文献15）．

8. 膀胱：良性疾患の手術および膀胱部分切除術

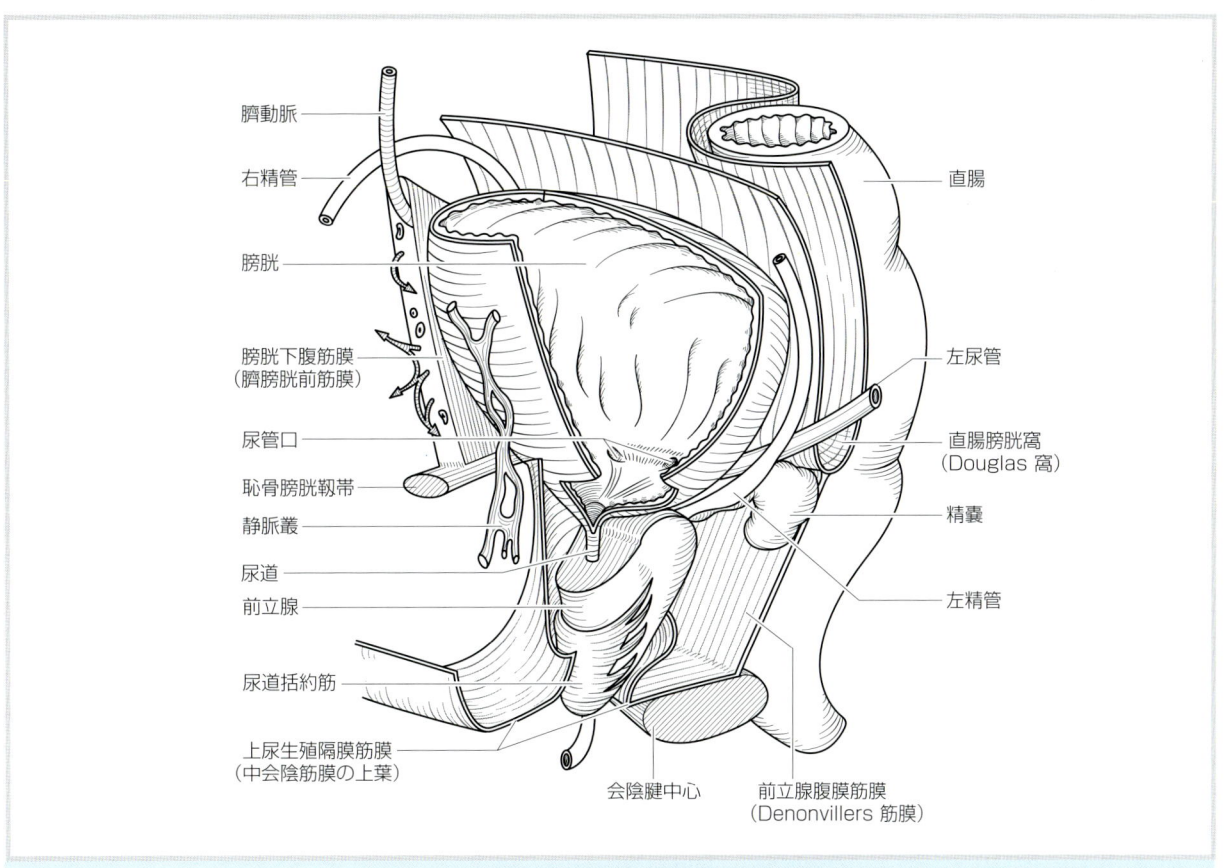

図465 膀胱，前立腺の隣接関係（文献15）.

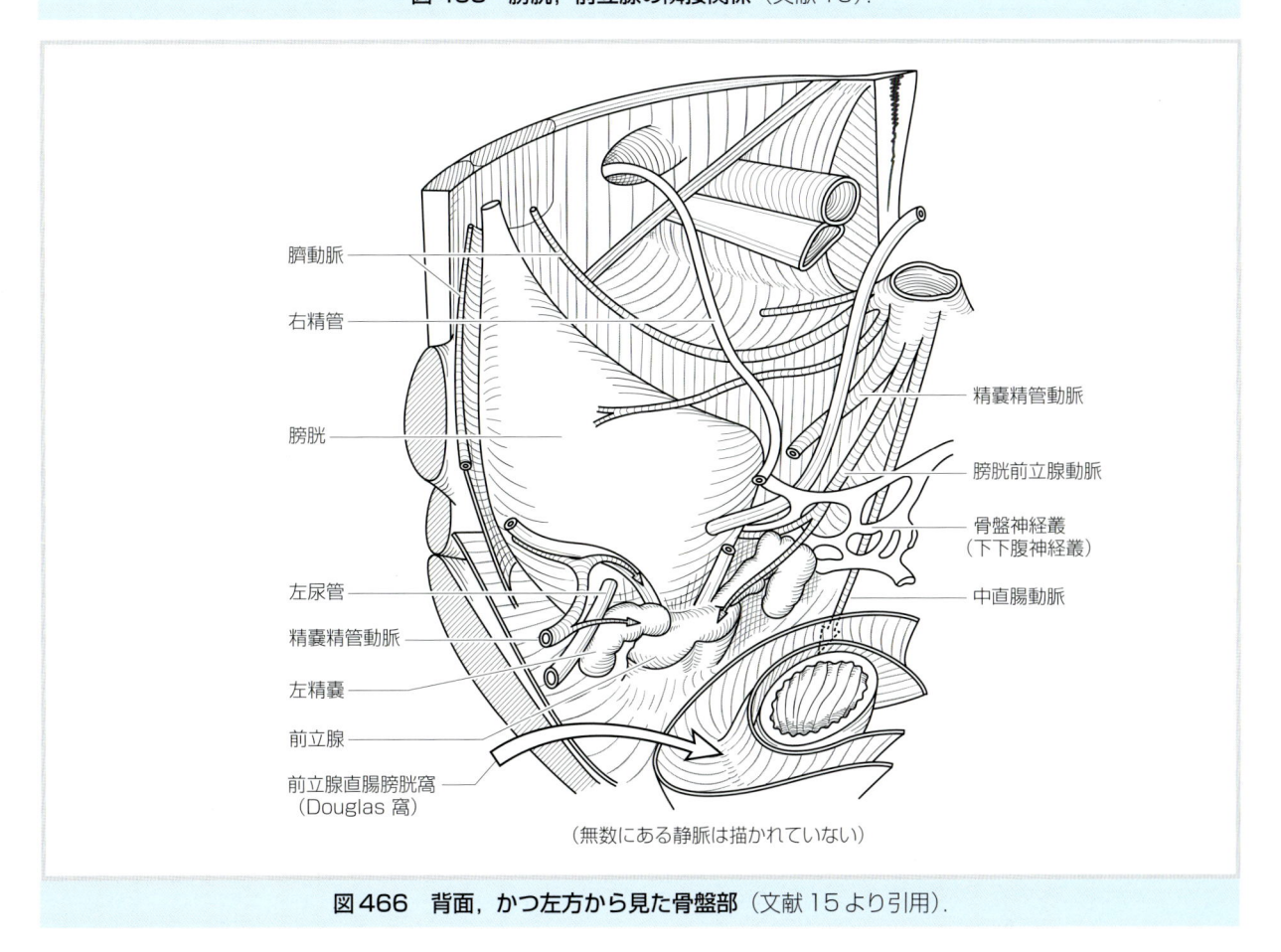

図466 背面，かつ左方から見た骨盤部（文献15より引用）.

各論 IV． 手 術 項 目

　内腸骨動脈の支流は，静脈叢が発達している．特にサントリーニ静脈叢は，恥骨結合と前立腺の間にある恥骨後隙（前立腺前隙）に発達したものである．深陰茎背静脈は，恥骨弓靱帯より左右に分かれて流入する．この静脈叢より，内腸骨静脈へ上下2経路に分かれる．下の経路は，内陰部静脈に連なり，骨盤隔膜（肛門挙筋＋尾骨筋）の下を通り，小坐骨孔，梨状筋下孔を抜けて内腸骨静脈に入る．上の経路は，下部膀胱と前立腺側方の静脈叢（膀胱前立腺静脈叢）に連なり，下膀胱静脈を経て骨盤隔膜の上を走行する．

　内腸骨動脈の臓側枝の血管鞘は，その内容物とともに，外側靱帯と呼ばれる．内腸骨動脈より起こる上膀胱動脈に沿って，内腸骨動静脈と膀胱側縁の間をつなぐ衝立を，形成するのが膀胱下腹筋膜である．膀胱下腹筋膜と内閉鎖筋，肛門挙筋上面の筋膜の間には，膀胱前隙（Retzius腔）がある．デノビエ（Denonvillier筋膜）は，膀胱，精嚢，前立腺（腟）と直腸の間に介在する筋性隔壁で，ダグラス（Douglas）窩の腹膜に密着して始まり，下方に伸びて会陰腱中心に達する．精嚢，前立腺と直腸は，それぞれ固有の筋膜で覆われており，デノビエ筋膜との間には，直腸膀胱中隔が存在する．

　骨盤腔と外陰部は，骨盤隔膜と尿生殖隔膜で仕切られる．骨盤隔膜は，尾骨筋と肛門挙筋よりなる．左右の肛門挙筋の内側縁には，尿生殖裂孔が残される．膀胱への脈管，神経は，膀胱側方靱帯内を走行する．膀胱の動脈は，内腸骨動脈の分枝である上，下膀胱動脈が分布する．

1）膀胱高位切開―膀胱結石摘出術

　現在は，結石破砕機器が有効であり，結石を開腹手術により摘出する機会は少ない．ただし，高齢者，下肢麻痺例などで，大きな結石が多数見られる例では，かえって膀胱高位切開が，迅速で手術侵襲が少ないこともある．

　腰椎麻酔下に，仰臥位で行う．術前に膀胱鏡を行い，結石の数，腫瘍の有無などを確認する．感染尿のことが多いので，尿道カテーテルよりイソジン®生食で，膀胱内を洗浄する．尿道カテーテルより，空気を400mlほど入れ，膀胱を膨らませ位置を確認する．最大の結石が出るだけの膀胱切開ができればよいので，恥骨上一横指から5cmほどの縦切開，または恥骨上三横指上に，長さ5cmのPfannenstiel切開を置く（図467）．筋鈎で皮切端を引いて展開すれば，皮切は小さくて

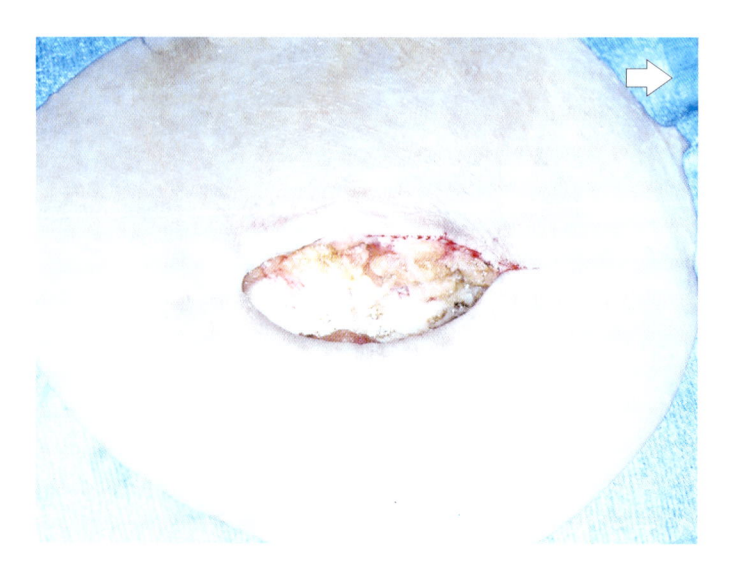

図467　恥骨上1横指から，5cmほどの縦切開を置く．

8. 膀胱：良性疾患の手術および膀胱部分切除術

も，倍の長さ近くまで十分に展開できる（図468）．皮膚切開の後，筋鉤を引き，腹直筋前鞘を十分に展開し，ウエィトラナー開創器をかける．前鞘を縦切開する（図469）．腹直筋の内縁で，膀胱前隙に続く脂肪組織を見つけ，その間にハサミを入れ，腹直筋を正中に圧排し，膀胱前隙に達する（図470）．ウエィトラナー開創器を，腹直筋にかけ直し，十分に膀胱前隙を露出する．膀胱下腹筋膜を切開し，膀胱壁を露出する．膀胱前面の切開に障害となる表層血管を，先に3-0バイクリルで，結紮，切断し，膀胱の高位切開ラインを決める．切開ラインの左右に，2-0絹糸で釣り糸を，膀胱にかける．両側の釣り糸を引き上げた状態で，その間を電気メスで切開する（図471）．

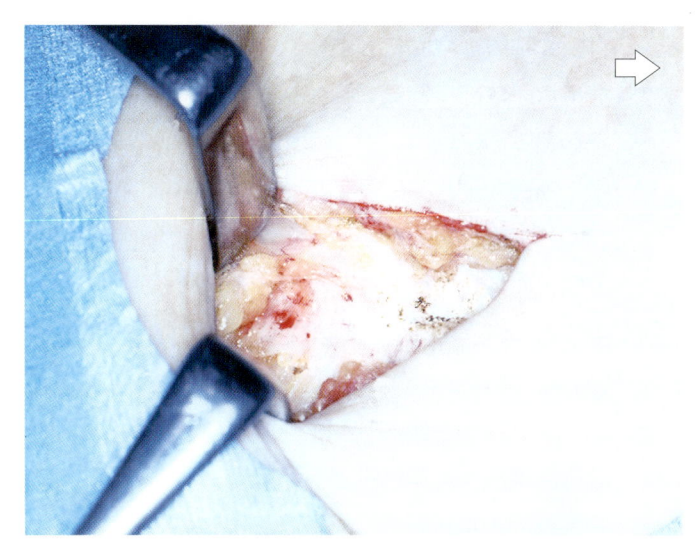

図468　筋鉤で皮膚端を引けば，皮切の倍の長さ近くまで，切開できる．

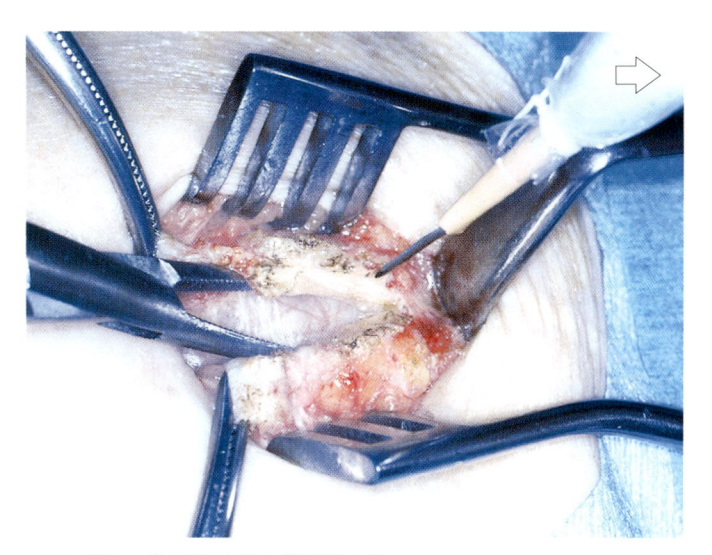

図469　腹直筋前鞘を縦切開する．

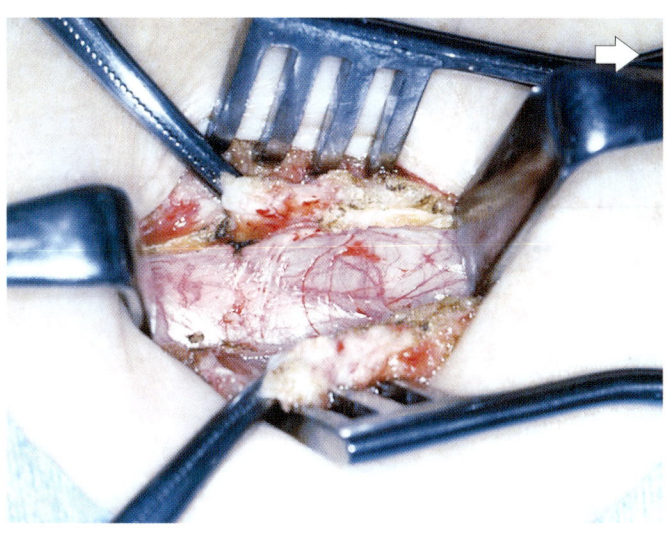

図470　腹直筋を左右に展開し，膀胱前隙に達する．

各論 IV. 手 術 項 目

　膀胱粘膜が見えたら，それを鑷子で把持し，さらに電気メスで切開し，膀胱を開ける（図472）．両側の膀胱粘膜，筋層をアリス鉗子で把持する．粘膜から出血が見られれば，電気メスで凝固止血する．膀胱内の尿を，十分吸引する．結石の場合，摘出できればよいので，膀胱の切開の長さは，せいぜい3〜4cmで十分である．膀胱粘膜，筋層は柔らかく伸展性があるので，それより大きな結石も，鑷子でぐるりぐるりと動かせば出てくる（図473）．ただ5cmを越えるものでは，それが出るまで切開を伸ばさなければいけない．

　結石摘出後，膀胱内に筋鈎を入れ，残石の無いことを確認する．膀胱切開創を，Czerny二層縫合（粘膜縫合＋Lembert縫合）に準じた，内翻二層縫合で修復する．まず，粘膜を3-0バイクリルで連続縫合する．その後，漿膜筋層を3-0バイクリルで結節縫合する（図474）．18Fr バルーンカテーテルを挿入し，膀胱に生食を200ml入れ，漏れのないことを確認する．膀胱前隙にドレーンを置く．腹直筋前鞘を3-0バイクリル，または絹糸で結節縫合する．皮膚を3-0ナイロンで縫合する．

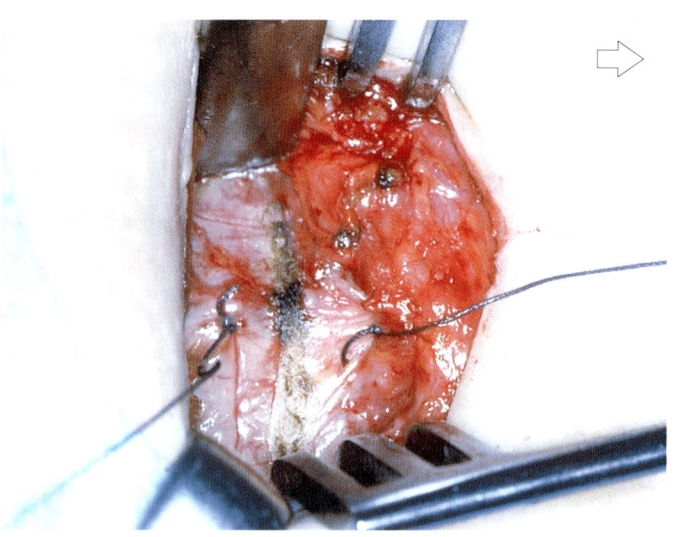

図471　膀胱の高位切開ラインの左右に，釣り糸をかけ，その間を電気メスで切開する．

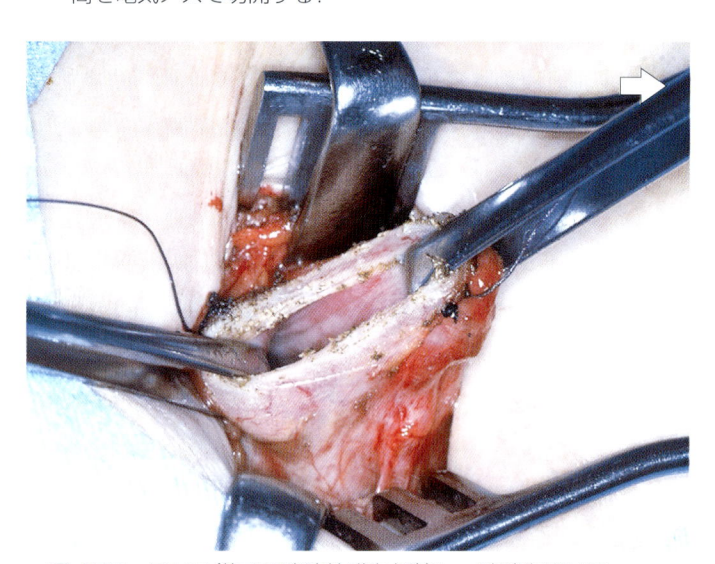

図472　アリス鉗子で膀胱粘膜を把持し，膀胱を開ける．

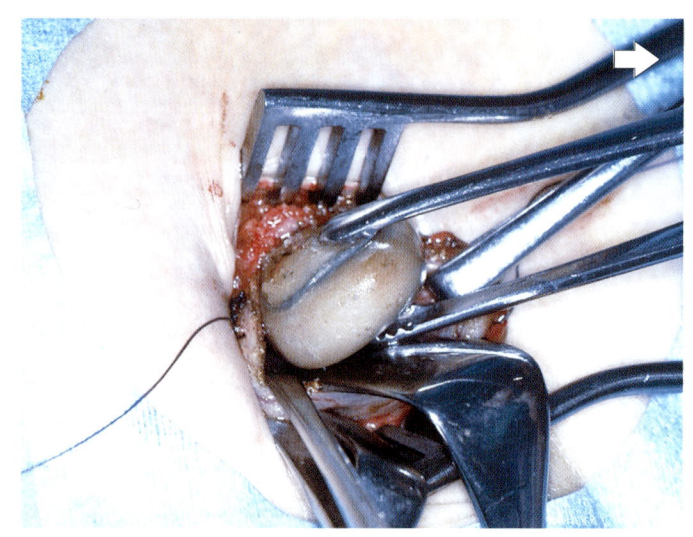

図473　結石を摘出する．

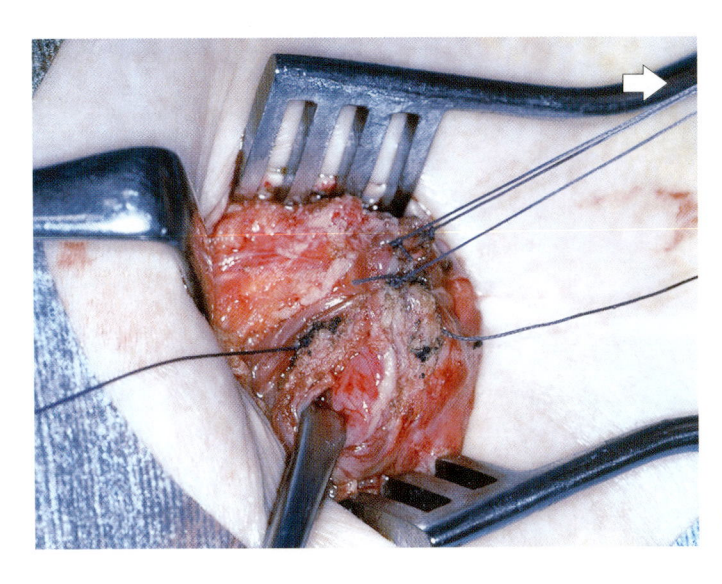

8. 膀胱：良性疾患の手術および膀胱部分切除術

図474　膀胱を二層に縫合する．

2）膀胱部分切除術
（1）骨盤内腫瘍の膀胱浸潤例；膀胱部分切除術＋修復縫合

　　子宮筋腫で，膣式子宮摘除術が施行されている症例．肉眼的血尿で受診し，膀胱鏡で左尿管口近傍に，浸潤性を思わせる非乳頭状広基性腫瘍を認めた（図475）．MRIでは，腫瘍は膀胱後壁に位置し，壁外に進展していると診断された（図476）．TUR生検による病理所見では，悪性像は無いが原発巣は不明で，分類不能な組織であった．このため試験開腹を行った．

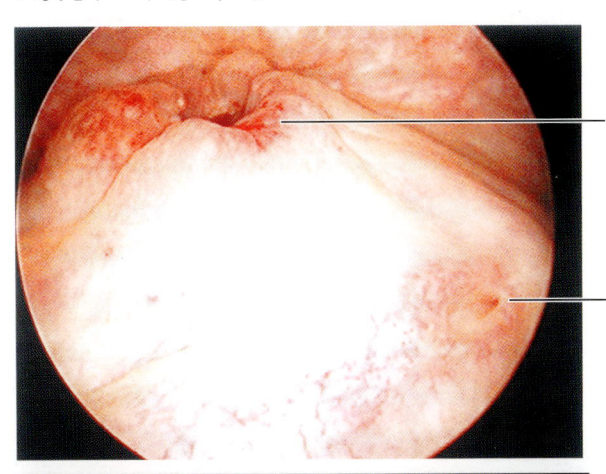

図475　膀胱鏡所見．
　左尿管口近傍まで，腫瘍が及んでいる．

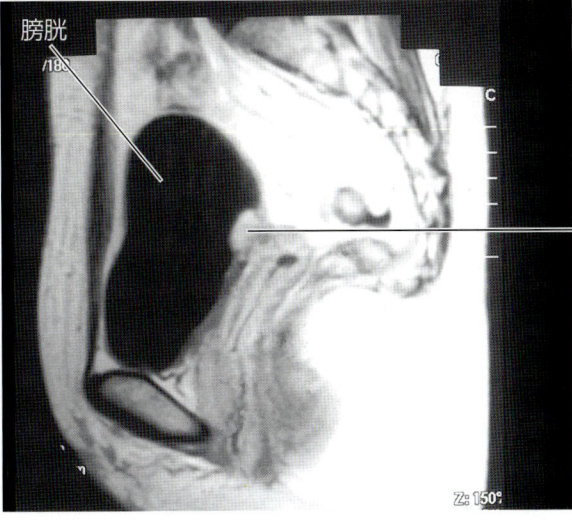

図476　MRIで膀胱腫瘍が壁内を貫通し，腹腔への浸潤が疑われた例．
　TUR生検の病理所見は，悪性所見はないが，原発不明の分類不能腫瘍であった．

223

各論 IV. 手 術 項 目

膀胱内をイソジン®生食で洗浄し，150mlを入れる．恥骨上より臍上約5cmまでの皮膚切開を置く．腹直筋を正中で左右に分け，開創する．腫瘍が膀胱を貫通し，壁外に浸潤しているので，臍付近で腹膜を切開し，まず腹腔内に入る．膀胱背側と直腸腹側，およびその間膜が，全体に癒着していた（図477）．直腸を膀胱背側より，メッチェンバウムで鋭的に剥離する．癒着を剥離後，膀胱左側の腹膜を背側に向かって切開し，直腸左側につなげ腹膜切開を伸ばし，後腹膜腔に入る．同様に，膀胱右側でも腹膜を切開し，これで膀胱の左右に可動性を持たせる．膣式子宮摘除後のため，以前の膀胱子宮窩，および子宮直腸窩であった周辺に癒着が見られ，膀胱背側の正中部は十分に展開できない．膀胱背側と直腸の腹膜最下端の癒着部位の左側に，腫瘍を触知した．しかし，腫瘍は直腸側が主体か，膀胱壁側が主体か，不明であった．腫瘍周囲の索状物を，強弯鉗子で少しずつ剥離，結紮し，腫瘍に近づく．

安全のため，先に左総腸骨動脈近傍で左尿管を同定し，血管テープをかけ，膀胱に向かって剥離する．そして再度，膀胱背側と直腸の間を，さらに剥離する（図478）．腫瘍が，直腸と膀胱のどちらの由来かを確認するため，膀胱を先に開けて，その浸潤範囲を確認する．腫瘍を触診で確認しつつ，切開した膀胱粘膜をバブコック鉗子で把持し，直腸側にカウンタートラクションをかける．膀胱を電気メスで切開し，尿を吸引すると，内腔に腫瘍が見えた（図479）．腫瘍に切り込まないように，腫瘍周囲を切開する．腫瘍は壁外に浸潤

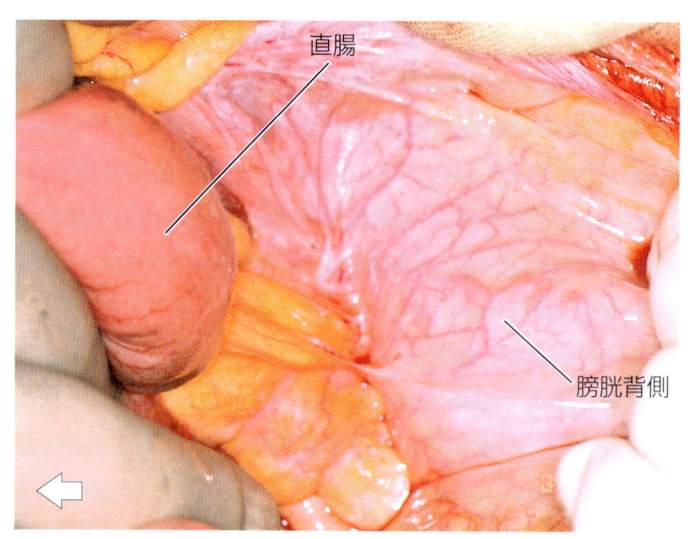

図477 腹腔内腫瘍があったため，最初から腹腔内に入る．開腹所見では，膀胱背側と直腸が癒着していた．この癒着は，目的の腫瘍とは離れ，通常の炎症性癒着であった．両者を剥離する．

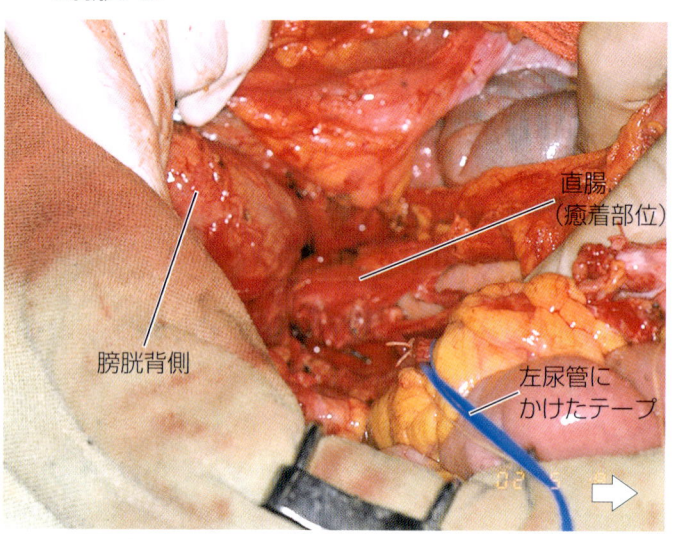

図478 直腸と膀胱背側を，腫瘍の位置が確認できるまで，周囲より剥離する．

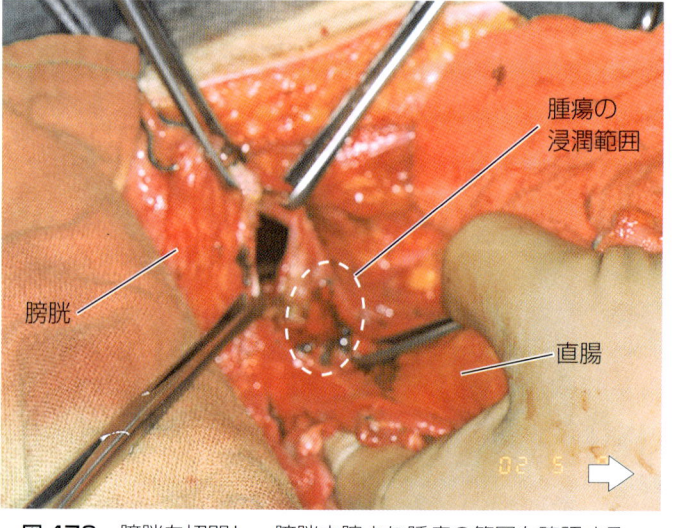

図479 膀胱を切開し，膀胱内腔より腫瘍の範囲を確認する．

8. 膀胱：良性疾患の手術および膀胱部分切除術

し，固く厚いため，この感触を頼りに，左手で触診しながら，周状の切開線を決める．左尿管口よりdouble-Jステントを留置する（図480）．

　腫瘍の周状切開は，まずわかりやすい膀胱内腔の腹側（上側）から切開して良いが，逃げやすい膀胱内腔の背側（下側）を，アリス鉗子でしっかり把持する．すなわち，腹側の一点で，少しずつ内腔より膀胱粘膜，筋層浅層，筋層深層，漿膜と切開する．漿膜に達したら，この点より腫瘍に切り込まないように，膀胱粘膜に周状線をつけ，粘膜から漿膜に向かって切開を進め，膀胱部分切除術を行う（図481）．腫瘍が左尿管口に近いため，これを傷つけないように進める．完全に膀胱粘膜側から漿膜まで切開すると，新たな内腔が見えた．これは直腸内腔ではなく腟内であり，指を挿入して確認する（図482）．一方，直腸は，損傷無く剥離できた．

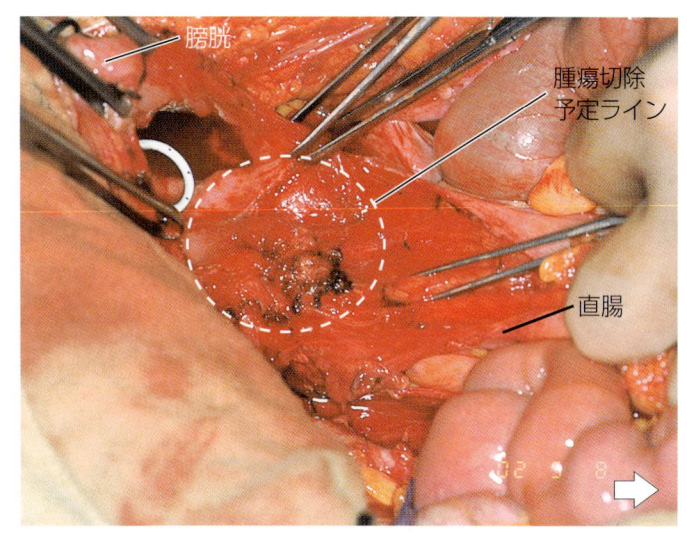

図480 触診で，腫瘍の範囲が左尿管口に近いため，損傷を避けるため，左尿管内にdouble J腎盂尿管ステントを挿入する．

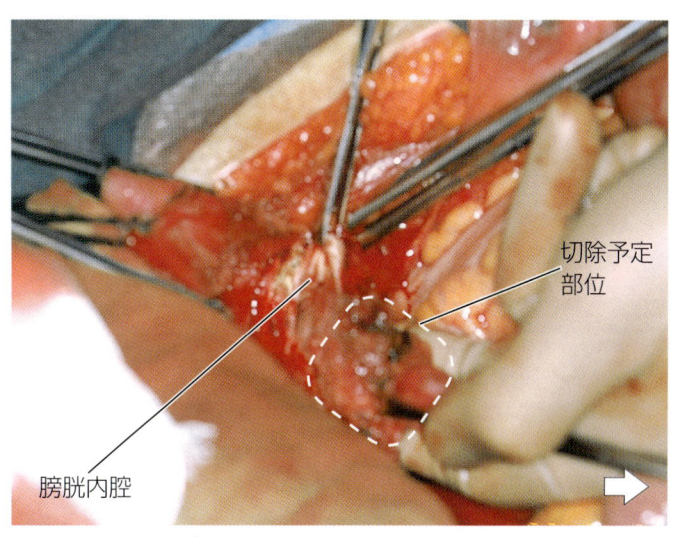

図481 膀胱外の腫瘤とともに，膀胱壁を部分切除する．

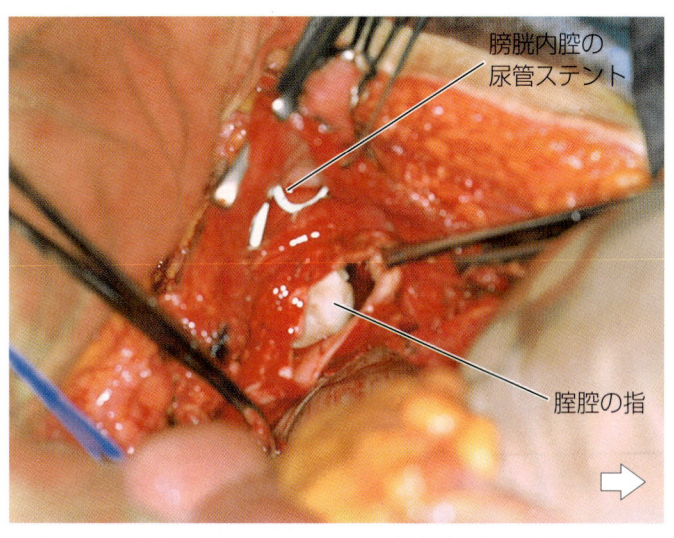

図482 直腸の損傷はないものの，内腔が見えた．腟より指を入れ，これが腟腔であることを確認する．

各論 IV. 手 術 項 目

　摘出標本の一部を，術中迅速病理診断に提出し，"子宮内膜症で悪性像は無い"と，診断された．本例は，既往手術の膣断端に発生した子宮内膜症が腫瘍を形成し，膀胱壁に浸潤したとも思われた．膀胱腫瘍に膣壁を付けて，合併切除する．止血を確認し，膣を2-0バイクリルで横に一層縫合する（図483）．

　膀胱は左尿管口が切除端にかなり近いので，新吻合も考えたが，修復縫合が可能と思われ，左尿管口を巻き込まないように意識しながら，一層の粘膜筋層縫合を行い，次いで二層目の筋層漿膜縫合を行う（図484）．膀胱鏡で，左尿管口が閉塞されていないことを確認し，ステントも確認する．膀胱に20Frバルーンカテーテルを挿入する．100mlほど入れても漏れはなく，インジゴカーミンを使用しても漏れはなかった．腹腔側では，直腸の腹側で膀胱背側に当たるところに大網を当てる．さらに，残っていた腹膜を縫合し，膀胱背側と腸管を離すように，後腹膜腔化する．腹膜外にドレーンを置き，型どおり，閉腹する．

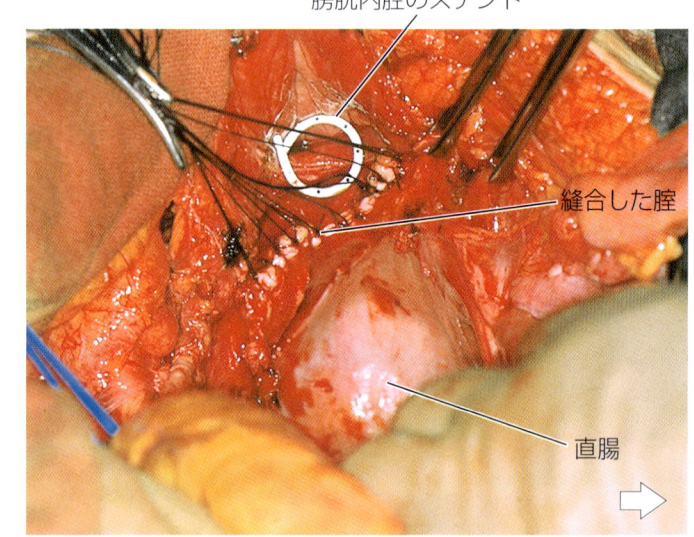

図483 先に膣を，2-0バイクリルで一層の修復縫合する．

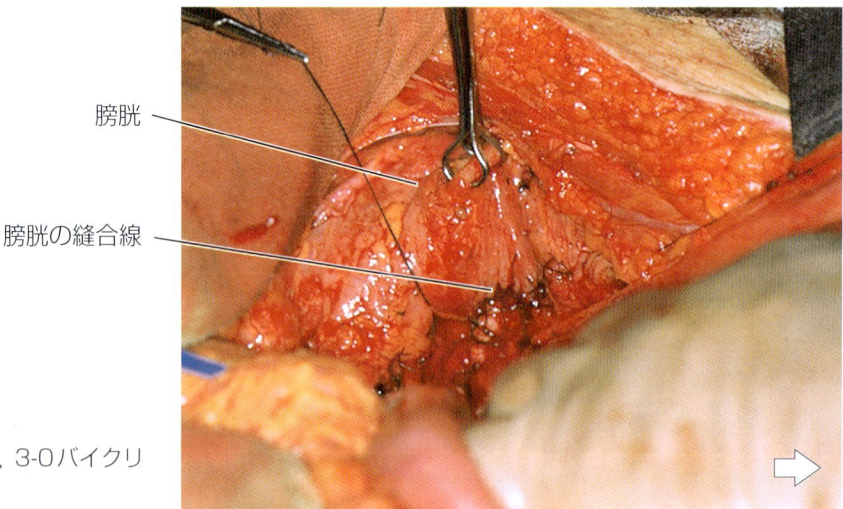

図484 次いで膀胱を，3-0バイクリルで二層に修復縫合する．

（2）子宮癌術後の水腎水尿管症例；膀胱尿管新吻合

　子宮癌手術時の集束結紮により，その後，水腎水尿管症になった再手術例での手技を示す．粘膜下トンネル法の膀胱尿管新吻合の手順を示す（図485）．

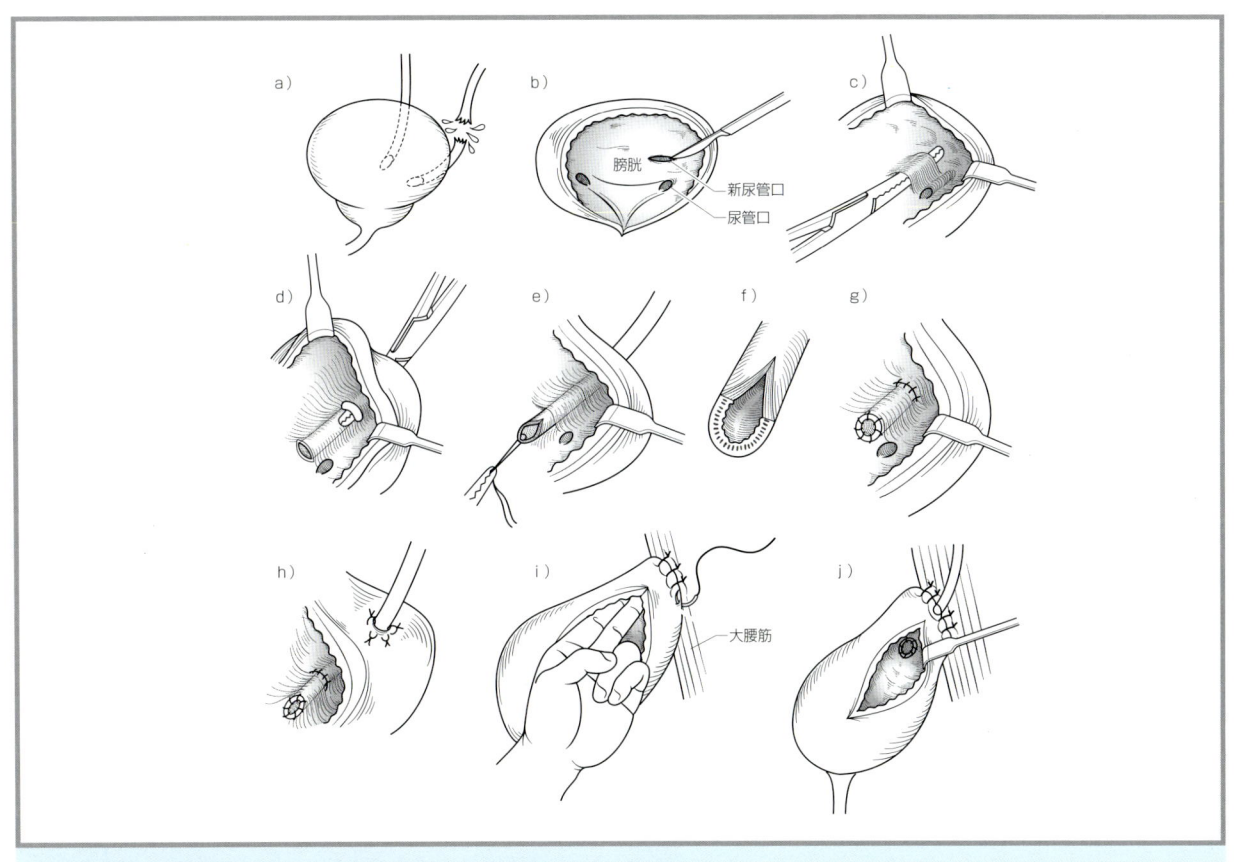

8. 膀胱：良性疾患の手術および膀胱部分切除術

図485 粘膜下トンネル法の手順図（髙井原図）．
a) 尿管損傷にも応用できる．
b) 膀胱を高位切開し，新尿管口にメスで粘膜切開を置く．
c) ケリー鉗子で粘膜下トンネルを作成する．
d) 粘膜下トンネルの中枢側で，膀胱外より穴を貫通させる．
e) 尿管を粘膜下トンネルを通し，新尿管口から引き出す．
f) 尿管を縦切開し，口径を拡げる．
g) 尿管を膀胱粘膜と縫合固定する．
h) 尿管を外側で膀胱漿膜筋層とも縫合固定する．
i) 尿管の長さが短い時は，膀胱を周囲より剥離し，大腰筋筋膜に縫合固定する．Psoas hitch法を使用する．
j) 尿管を緊張なく吻合できたことを確認し，膀胱を閉鎖する．

　まず，腸骨交叉部付近で拡張尿管を同定し，これに血管テープをかける（図486）．尿管を十分に頭側，足側ともに剥離する（図487）．同定できた足側で，尿管を強弯ケリー鉗子で挟鉗し切断する（図488）．足側の尿管断端は3-0無傷針で貫通縫合し，頭側尿管には7Frアトムチューブを挿入する．

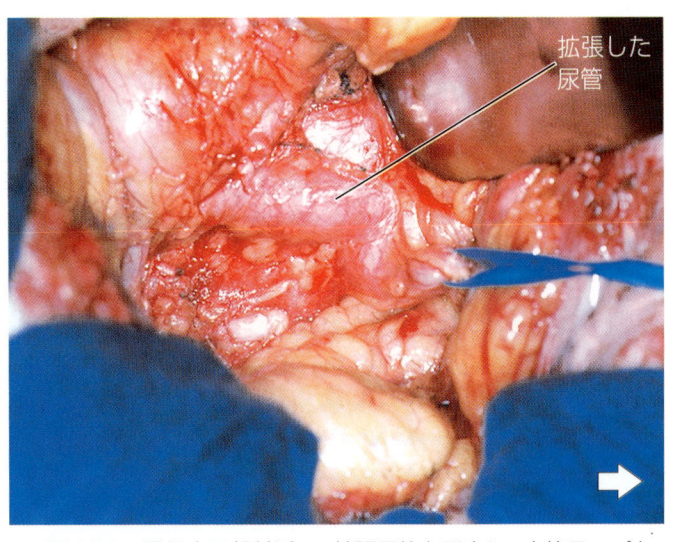

図486 腸骨交叉部付近で，拡張尿管を同定し，血管テープをかける．

各論 IV. 手 術 項 目

　膀胱高位切開を行う（図489）．新尿管口部に尖メスまたは形成用ハサミで1〜2cmの粘膜の横切開を置き，強弯ケリー鉗子またはモスキートケリー鉗子で粘膜トンネルを作製する（図490）．3〜4cmのトンネルができたら対側に鉗子を出す（図491）．ここから鉗子を膀胱内より外に貫通させ，電気メスで穴をあける（図492）．貫通させた穴から弱弯ケリー鉗子を外に出し，尿管に留置してあるアトムチューブの結紮糸を把持し，膀胱内に尿管を引き入れる（図493）．

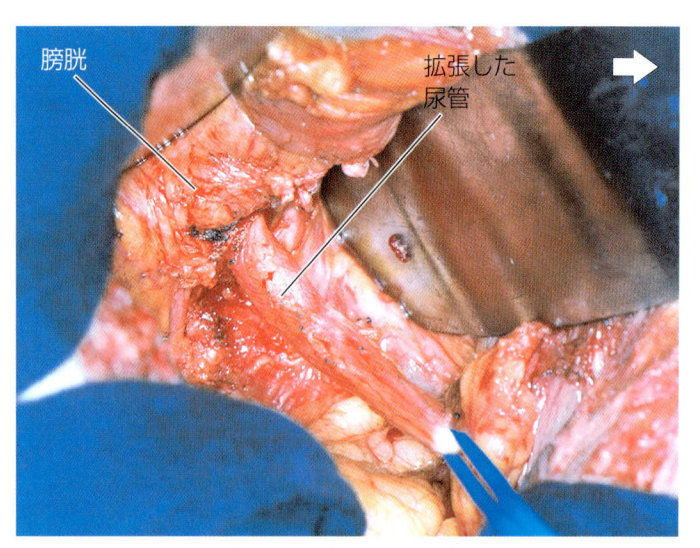

図487 尿管を十分に，頭側，足側で剥離する．

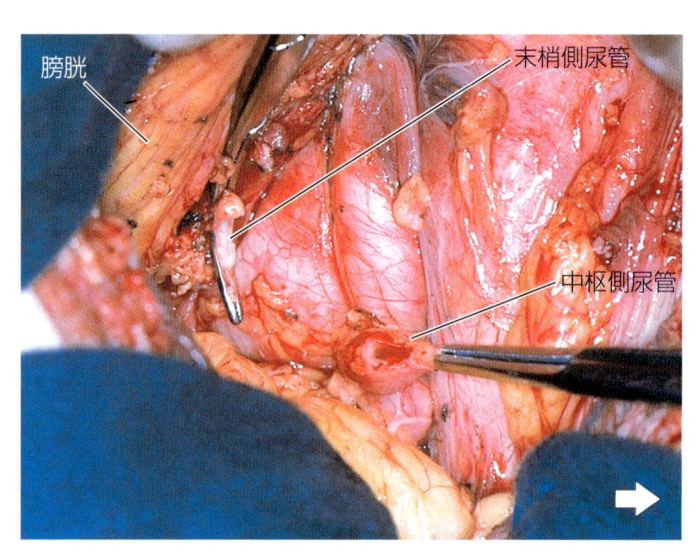

図488 尿管を，強弯ケリー鉗子で挟鉗し，切断する．

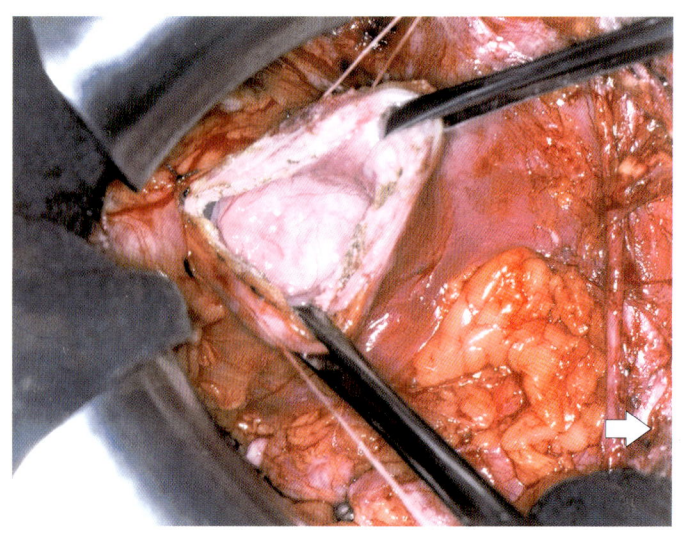

図489 膀胱高位切開を行う．

228

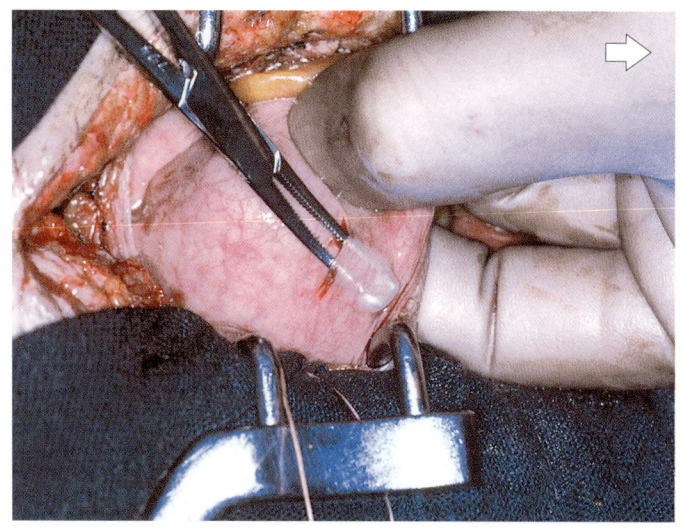

8. 膀胱：良性疾患の手術および膀胱部分切除術

図490 新尿管口部に粘膜横切開を置き，強弯ケリー鉗子で粘膜下トンネルを作製する．

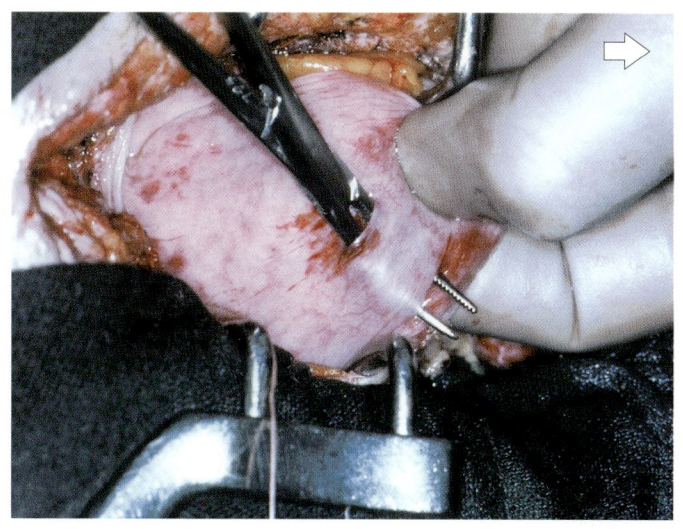

図491 3～4cmの粘膜下トンネルができたら，対側に鉗子を出す．

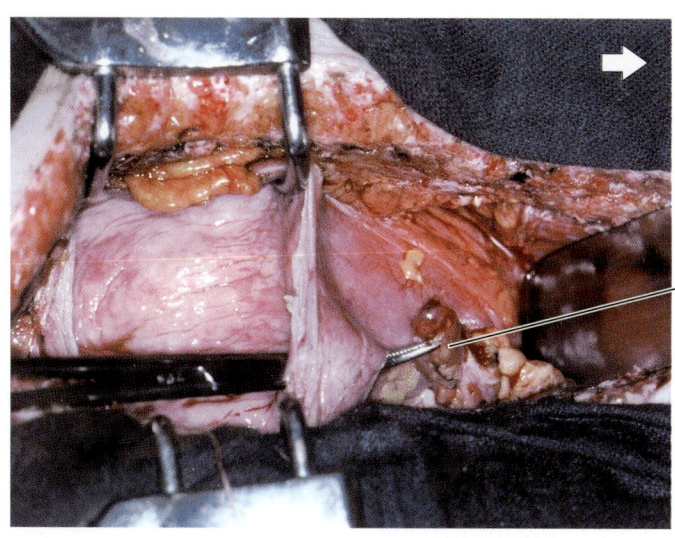

尿管

図492 対側より鉗子を，膀胱内より外に貫通させる．

229

各論 IV． 手 術 項 目

　続いて粘膜トンネル内に尿管を通し，新尿管口に出す（図494）．尿管断端の12時に1cmの縦切開を置き口径を拡げ，3-0バイクリルで膀胱粘膜と尿管を吻合する（図495）．Single Jまたはdouble－J腎盂尿管ステントを腎盂まで挿入し，膀胱粘膜と4-0バイオシンで固定する．Single Jステントの場合は，膀胱から腹壁に出す．Double-Jステントの場合は，膀胱内に遠位端を置き，術後に内視鏡で抜去する．膀胱外で膀胱漿膜筋層と尿管を3-0バイクリルで縫合固定する（図496）．

　膀胱の縫合は3-0バイクリルでCzerny二層縫合（粘膜縫合＋Lembert縫合）を行う．連続粘膜縫合は，4mm間隔で外一内一内一外に粘膜が内翻するように，粘膜と漿膜筋層境界部に刺入して針をかける．その後，漿膜筋層縫合（Lembert縫合）を4～5mm間隔で一層目を覆うようにかける．18または20Frバルーンカテーテルを挿入し，生食150mlを注入し，漏れがないことを確認する．膀胱前隙にドレーンを置き，閉腹する．

　もう一例，下行結腸癌の左尿管浸潤例を示す．左尿管が腸骨交叉部よりやや下で腫瘍内に巻き込まれ，その末梢側は同定不能のため，合併切除した（図497）．膀胱を切開し，粘膜下トンネル法で左尿管を膀胱に新吻合した（図498）．

　この様な手術は，日常臨床では，急に外科や婦人科から依頼されることがあり，日頃より頭に入れておく必要がある．

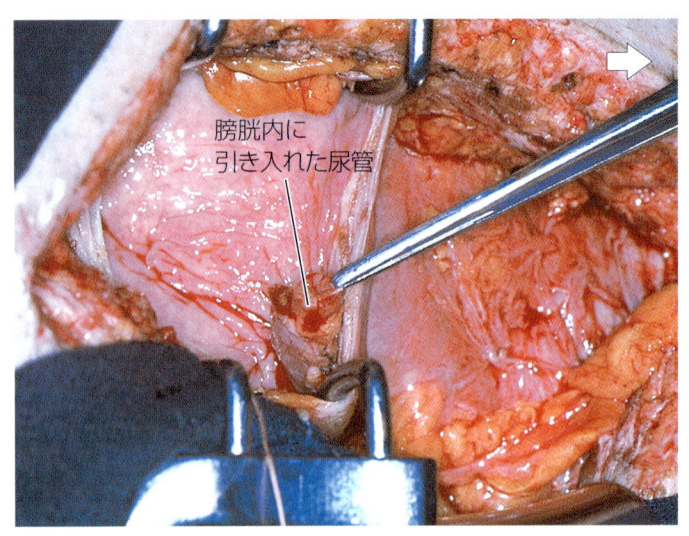

図493　貫通させた穴から，アトムチューブの結紮糸を把持し，膀胱内に尿管を引き入れる．

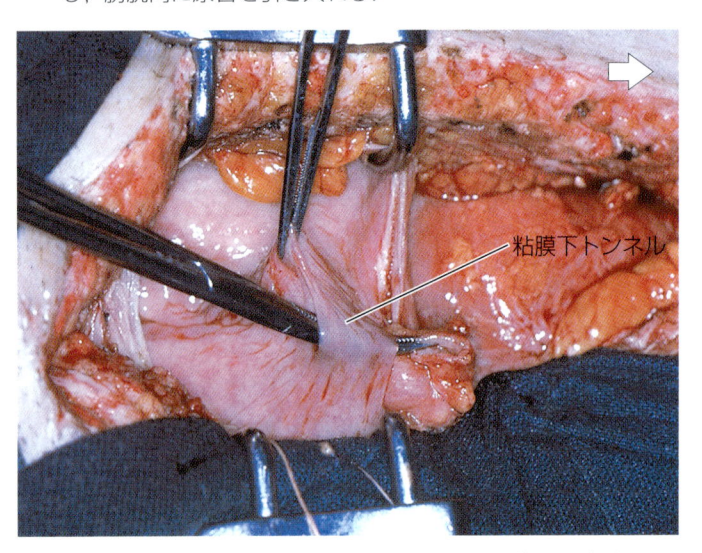

図494　粘膜下トンネル内に尿管を通し，新尿管口に出す．

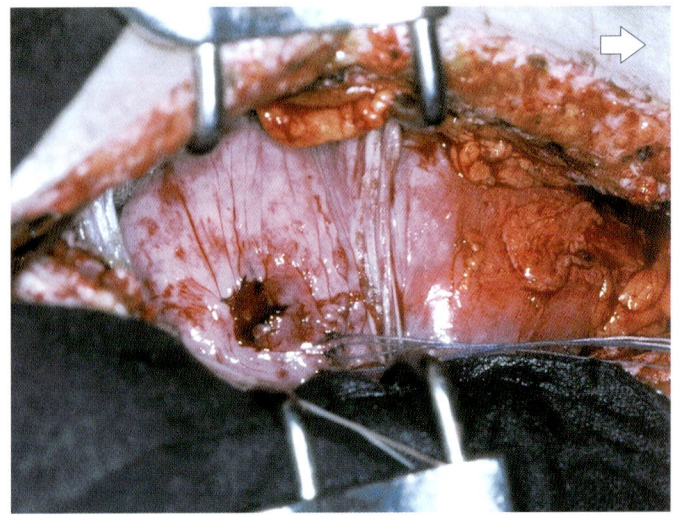

図495　尿管を1cm縦切開し，口径を拡げ，膀胱と吻合する．

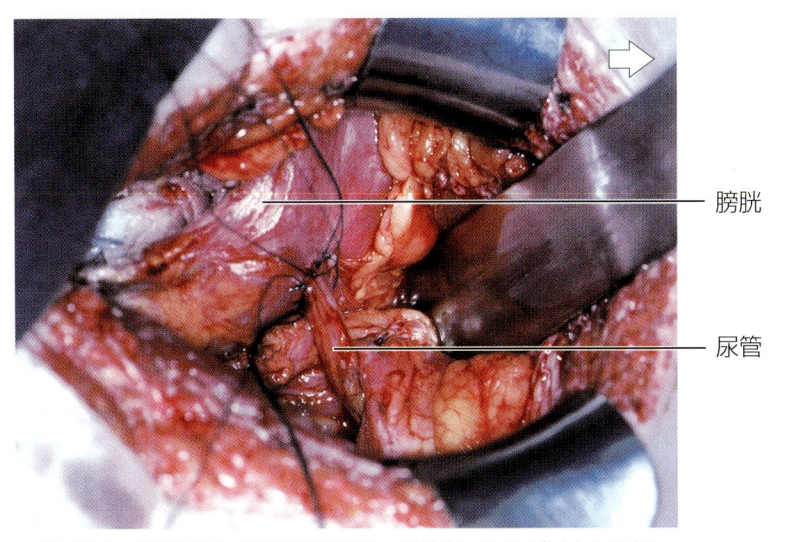

8. 膀胱：良性疾患の手術および膀胱部分切除術

図496 膀胱外で，膀胱漿膜筋層と尿管を，3-0バイクリルで縫合固定する．

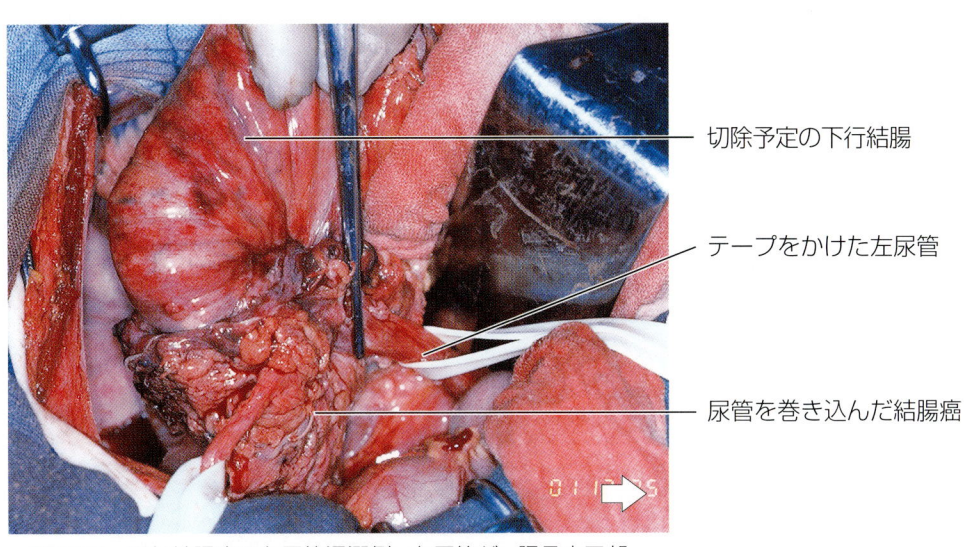

- 膀胱
- 尿管

図497 下行結腸癌の左尿管浸潤例．左尿管が，腸骨交叉部よりやや下で腫瘍内に入り，その末梢側は同定不能のため，合併切除する．

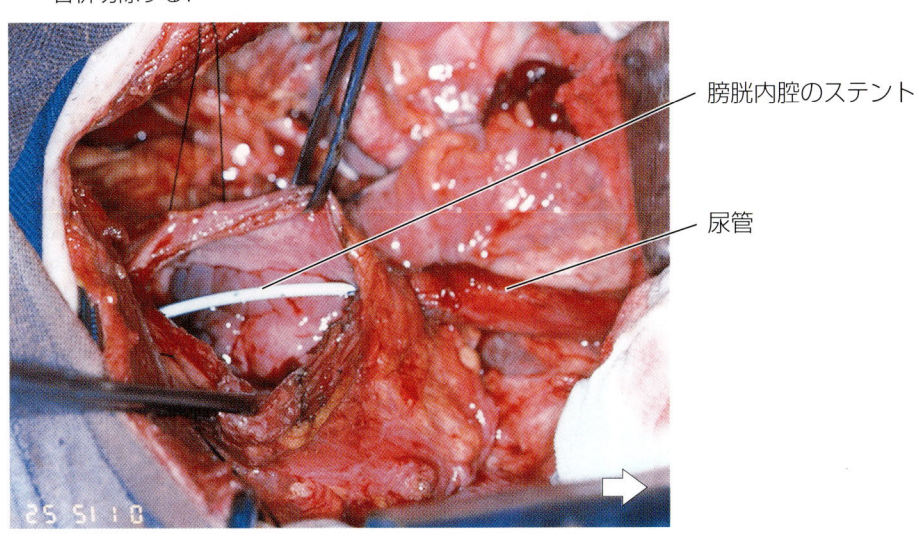

- 切除予定の下行結腸
- テープをかけた左尿管
- 尿管を巻き込んだ結腸癌

図498 膀胱を切開し，粘膜下トンネル法で吻合する．

- 膀胱内腔のステント
- 尿管

231

各論 IV. 手術項目

（3）卵巣癌再発例の膀胱および尿管浸潤例；
膀胱部分切除術＋周囲組織合併切除＋psoas hitch 法

膀胱部分切除術は，内視鏡による完全切除ができにくい，限局性かつ浸潤性でない膀胱癌や，他臓器癌の膀胱浸潤などで行われる．ただし症例は限られている．

本例は，卵巣癌の二つの再発腫瘍が，ともに膀胱に浸潤していた症例（図499）．一つは膀胱腹側に位置し，もう一つは膀胱背側で，左尿管下端近傍に位置していた．尿道カテーテルより，空気を300ml注入する．女性では，カテーテルや尿道周囲より空気が漏れることがあり，その場合は生食を注入する．骨盤高位の仰臥位で，腹部正中切開を行う．膀胱を部分切除する部位が，膀胱腹側（前壁や頂部）なら腹膜外操作でよいが，本例のように背側に位置し，腹腔臓器からの浸潤では，経腹膜的操作で行う方が良い．すでに，腹腔内が展開されている場面とする．

本例の膀胱腹側の腫瘍は，膀胱だけでなく腹直筋にも浸潤していたため，開腹時に，腫瘍に腹直筋の一部を付けて切離した．まず，この腫瘍に膀胱の正常部を約1cmつけて，膀胱部分切除を行う．すなわち，膀胱を腹腔側から観察し，切除範囲を想定する．そして，膀胱前隙を恥骨より剥離し，膀胱側隙も剥離し，膀胱腹側に十分な可動性を持たせる．膀胱腹側の腫瘍を触診し，切除範囲に電気メスの"凝固"で，切開線をつける（図500）．この腫瘍は，膀胱腹側の処理だけで切除できるものであった．切除側，および残す側の膀胱を各々，アリス鉗子で把持し，その間の切開線を電気メスで切開し，膀胱内腔に進入する（図501）．尿を素早く吸引し，膀胱粘膜断端をアリス鉗子で，順次把持する．膀胱壁に対し直角に切開し，腫瘍から最低でも1cm以上離して，切除する．内腔を確認し，残存腫瘍が無いことを確認する．尿の噴出を見て，尿管口の位置を確認する．そのまま切開を続け，腫瘍を摘除する．膀胱粘膜断端の出血を，電気メスで凝固止血する．

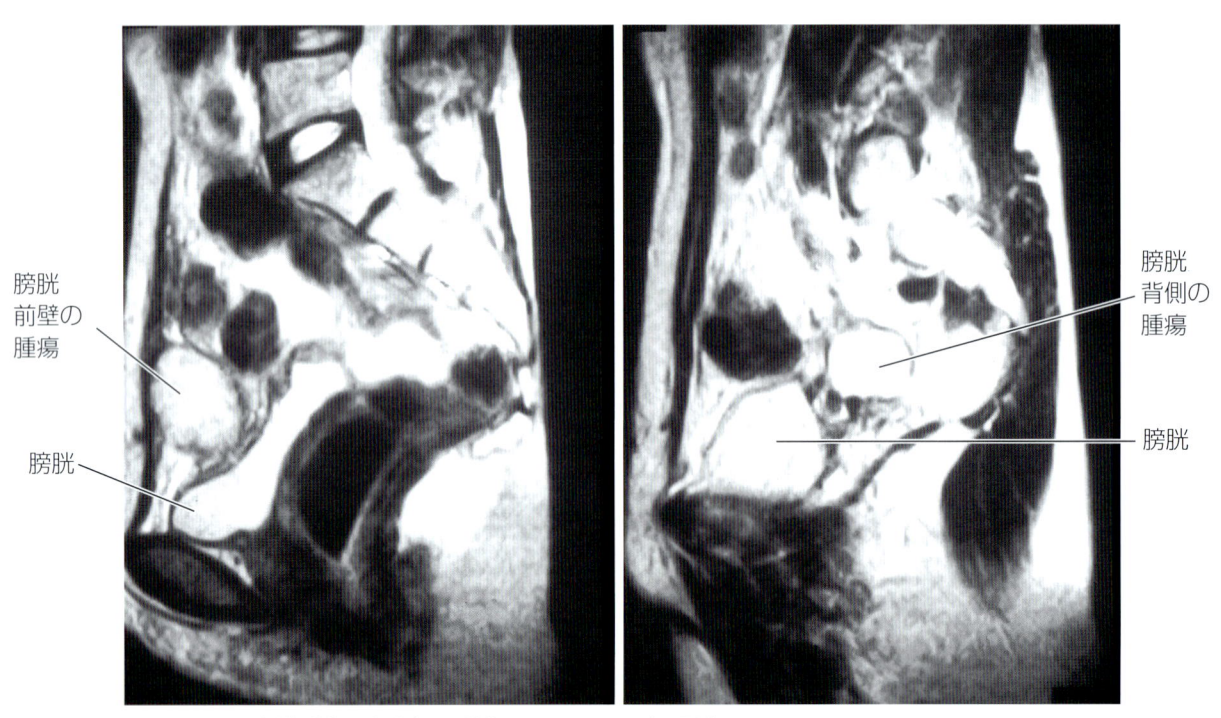

図499 卵巣腫瘍の腹腔内再発例のMRIレントゲン写真．
　一つは膀胱前壁に接し，もう一つは膀胱左背側にある．

8. 膀胱：良性疾患の手術および膀胱部分切除術

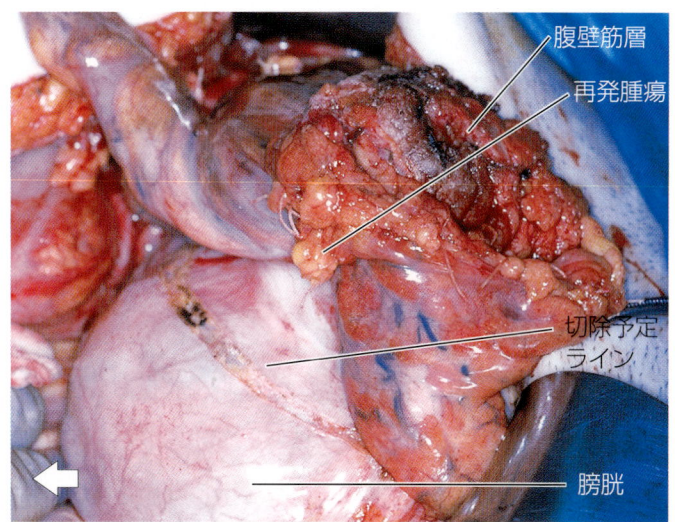

図500 腹壁筋層，および膀胱を含め，浸潤腫瘍から約1cm離して，周囲に電気メスで切除ラインをつける．

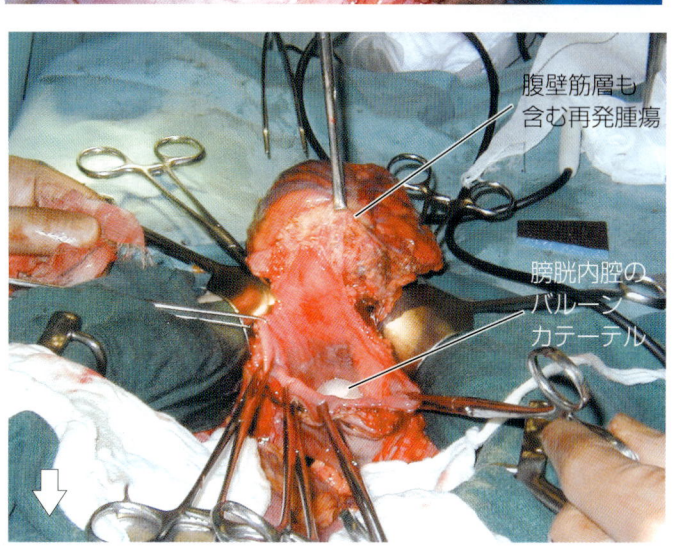

図501 膀胱壁を直角に切開する．内腔から残存腫瘍が無いことを，確認する．

　次に，もう一つの，左尿管下端近傍の腫瘍の切除を行う．まず左尿管を，腸骨血管交叉部で同定し，血管テープをかけ周囲より剥離する．腫瘍は膀胱背側の深部にあるため，それに，あとの膀胱の修復縫合を容易にするため，周囲の腹膜と膀胱背側とは完全に分離する．ただし，腫瘍の直上の腹膜は腫瘍に付ける．十分に膀胱に可動性を持たせるため，切らざるを得ない流入，流出血管は，結紮，切断して良い．しかし，それが何かを，解剖学的に確認しながら行う．あまりに多くの膀胱血管茎を切断した場合，血流が十分でなく縫合不全を起こすこともあり得る．腫瘍が尿管口にかかり合併切除する例では，膀胱尿管新吻合が必要となる．下部尿管も切除し，距離的に新吻合だけでは難しい場合に，Psoas hitch法が併用される．

　本例は，結局，下部尿管と左尿管口を含む膀胱壁を合併切除した．すなわち，左尿管を膀胱外で周囲より剥離し，腫瘍から離れた所で切断する．中枢側尿管に，7Frアトムチューブを留置し固定する．腫瘍を尿管口を含む膀胱壁とともに過不足なく摘除する．上膀胱動脈を切断し，膀胱背側が十分伸びるようにする．短くなった尿管と膀胱のどの部位が，一番無理なく吻合出来るか，膀胱を伸ばしデザインする．膀胱内腔からも確認する．その後，膀胱尿管新吻合を行う．どう工夫しても膀胱に届くのがやっとの例では，逆流防止術は行わず，そのままの単純吻合とする．届かない例で

各論 IV. 手 術 項 目

は，回腸尿管なども考慮に入れるが，今回は省略する．長さが得られた場合は，Paquin法，Politano-Leadbetter法などの粘膜下トンネル法による逆流防止術を加える．

　膀胱端をアリス鉗子で把持し，大腰筋に近づける．十分に届く位置を確認したら，大腰筋とその筋膜も含め2-0バイクリルで，膀胱漿膜筋層と結節縫合を行う（図502）．三～四針かけて，しっかりPsoas hitch法で固定する．この時，陰部大体神経の損傷に注意する．

　開放されている膀胱壁を，緊張なく余裕を持って行えるように，単純な膀胱縫合線を検討し，膀胱を二層縫合し修復する．

　本症例の術後のレントゲン所見を示す（図503）．左尿路は，特に，水腎水尿管症は見られない．膀胱の伸展も良い．

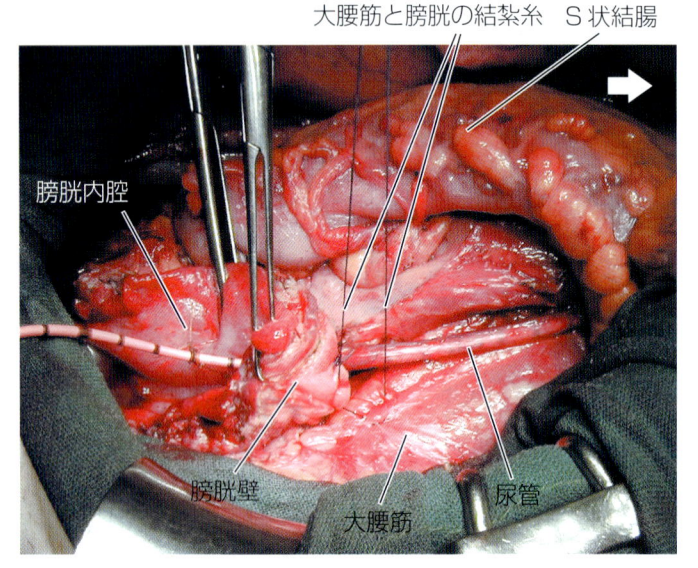

図502　尿管が膀胱に十分届く位置を確認し，大腰筋筋膜と膀胱漿膜筋層に，結節縫合を加える．（Psoas hitch法）

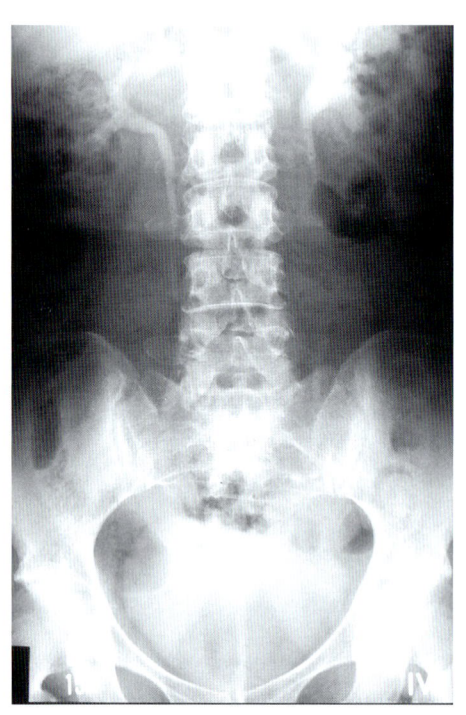

図503　本症例の術後2年のIVP写真．
　膀胱は良く伸展している．左腎も僅かに腎杯の拡張が見える程度である．

9. 膀胱：癌の全摘除術

1）経腹膜外的逆行性根治的膀胱摘除術

手順図を示す（図504）．

本術式は，操作の前半を腹膜外で行っており，腸管が露出して邪魔になることは少なく，人員が2人でも可能であり，マンパワー不足の施設では良い方法と考える．

仰臥位で，骨盤高位(Trendelenburg体位)，軽い開脚位とする．膝の後ろや，踵に，術後の神経損傷をきたさないよう，柔らかい枕を置く．術野をブラッシング消毒する．尿道より20Fr30cc用カテーテルを挿入し，30ccで膨らます．恥骨上から臍上5cmまでの腹部正中切開を置く．前述の腹膜外下腹部正中切開を参照（図102〜116）．すなわち皮膚をメス，皮下組織を電気メスで切離し，腹直筋前鞘に達する．前鞘を切開し，腹直筋を左右に鈍的に剥離し，膀胱前隙に達する．膀胱下腹筋膜を切開し，膀胱側隙を骨盤壁より剥離する．開創器をかける．緊張している腹直筋後鞘を尖メスで切開し，さらに創を拡げる．この段階では，まだ腹膜は切開しない．

骨盤内リンパ節郭清を行う．筆者は，膀胱癌も，基本はlimited pelvic lymphadenectomyである．ただし，総腸骨血管部に腫大リンパ節を触知する場合は，生検し，術中迅速病理診断の結果を待ち，その後の方針を決める．

前述の骨盤内リンパ節郭清を参照（図128〜140）．すなわち，精管を同定し，4〜5cm切除し，腹膜嚢を正中頭側に押し上げる．まず外腸骨静脈を同定し，血管鞘膜を露出し，血管孔，大腿輪に向かって切開する．大腿輪部で，クロケットリンパ節の末梢端を鉗子で挟鉗し，結紮，切断する．外腸骨静脈の下の結合組織を，メッチェンバウムで開け，そこに血管鈎を入れ，外腸骨静脈と肛門挙筋筋膜の間の組織を剥離する．閉鎖神経を同定し，足側よりツッペルでリンパ節組織を，外内腸骨動脈分岐部まで剥離し摘出する．総腸骨血管領域を触診で確認する．ガーゼを閉鎖腔にパッキングする．リンパ節郭清は，リンパ節を意識するよりも，血管，神経を系統的に分離，露出すると，結果的に脂肪組織の中にリンパ節が入ったまま郭清される．腹膜嚢を十分に頭側に圧排する．本例ではまだ尿管は切断していないが，引き続き尿管切断操作（図155〜164）を行っても良い．

前立腺尖部の処理を行うため，前立腺腹側を展開する．前述の膀胱癌，前立腺癌の逆行性共通術式を参照（図165〜208）．すなわち前立腺腹側，内骨盤筋膜上の脂肪を摘除する．浅陰茎背静脈を結紮，切断し，その間を摘除する．骨盤筋膜腱弓を，尖メスで切開する（図505）．恥骨前立腺靭帯も切断する．クーパー（図506），および示指（図507，508）で腱弓の切開創を剥離し，前立腺側隙，および直腸との間隙を剥離する．尿道カテーテルを触知し，尿道前立腺移行部を確認する．できれば左右から，直腸前立腺中隔を剥離する（図509）．本例は，直腸前立腺中隔を完全に交通させ，そこにペンローズドレーンを入れ，示している．深陰茎背静脈を膀胱頸部，前立腺中央，前立腺尖部と，バンチング結紮する（図510）．ウプサラ鉗子を，尿道の上の三角部間隙に貫通させ，深陰茎背静脈を結紮する．深陰茎背静脈を，前立腺筋膜まで電気メスで切断する（図511）．被膜に達したら，クーパーで深陰茎背静脈を前立腺腹側より剥離し，前立腺尖部に向かう．牽引をかけつつ前立腺尖部を起こす．

各論 IV. 手術項目

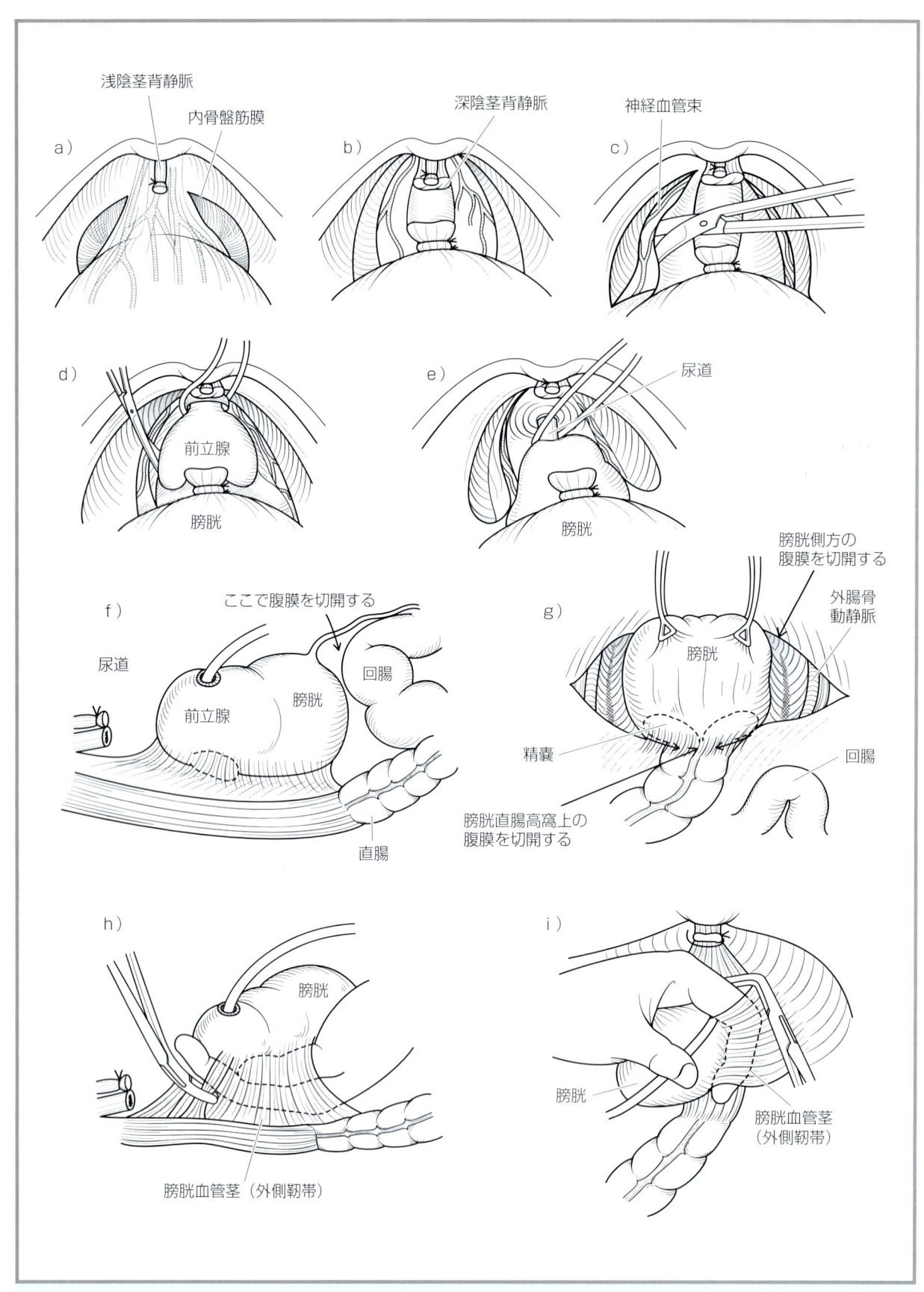

図504 経腹膜外的逆行性根治的膀胱摘除術の手順図（髙井原図）

9. 膀胱：癌の全摘除術

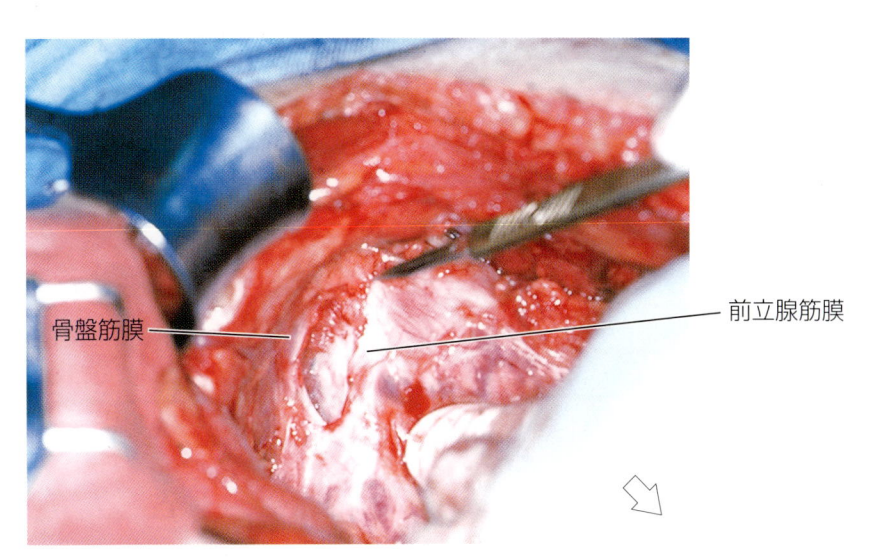

図505 骨盤筋膜腱弓を，尖メスで切開する．

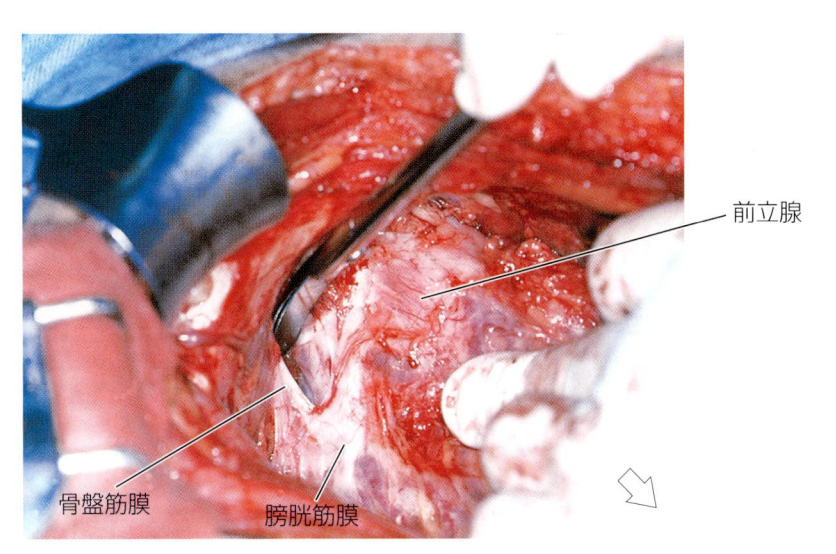

図506 クーパーで，腱弓の切開層を剥離する．

◀**図504** 経腹膜外的逆行性根治的膀胱摘除術の手順図．
　a)内骨盤筋膜を切開する．この時，前立腺側隙は指で大きく，開けない．
　b)深陰茎背静脈をバンチング結紮し，切断する．両側に神経血管束がある．
　c)前立腺被膜より血管束をメッチェンバウムで直腸側に落とす．
　d)その層で前立腺直腸間隙を鉗子で剥離する．尿道に血管テープをかける．
　e)尿道を切断する．膜様部尿道断端が見える．
　f)尿道切断後，腹膜を切開し，腹腔内に入る．
　g)膀胱両側の腹膜，および膀胱直腸窩上の腹膜を切開する．
　h)ダグラス窩より指を挿入し，膀胱直腸中隔を鈍的に剥離し，指を前立腺側に出し，腹腔側と腹膜外の前立腺側を交通させる．
　i)この交通路に末梢側より左手を入れ，膀胱を挙上する．膀胱血管茎を順次，結紮，切断し摘出する．

各論Ⅳ. 手術項目

図507 示指で，腱弓の切開層を剥離する．

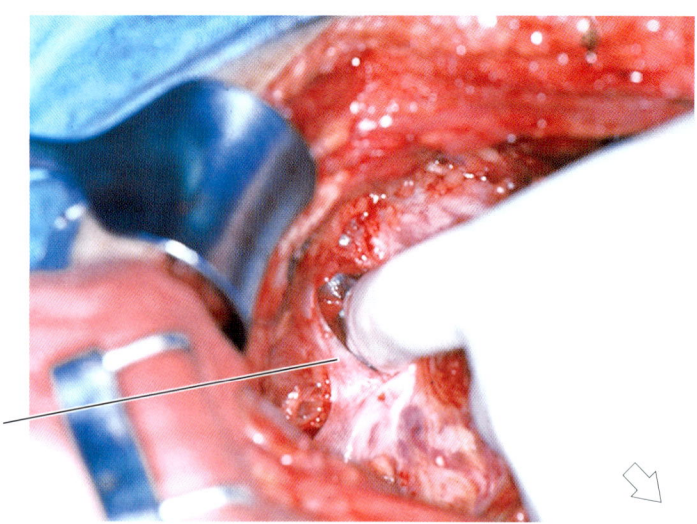

骨盤筋膜

前立腺

膀胱

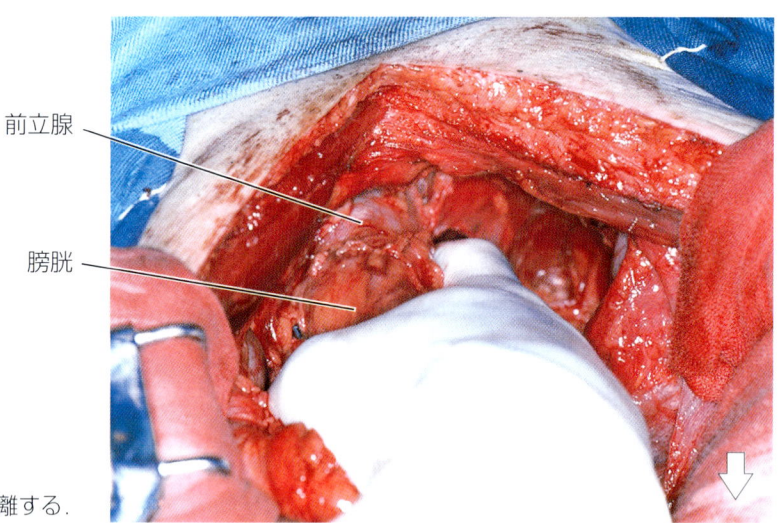

図508 右前立腺側隙でも，指で剥離する．

膀胱

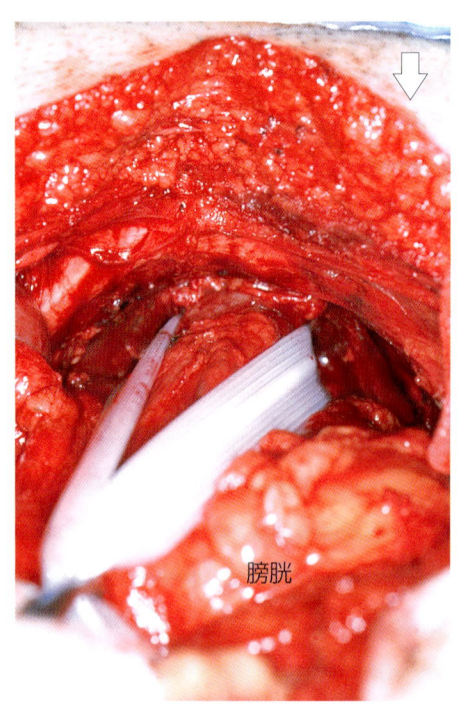

図509 左右から直腸前立腺中隔を剥離し，交通させる．以後の写真では，この中隔にペンローズドレーンを通して示す．この例は，神経血管束を温存していない．

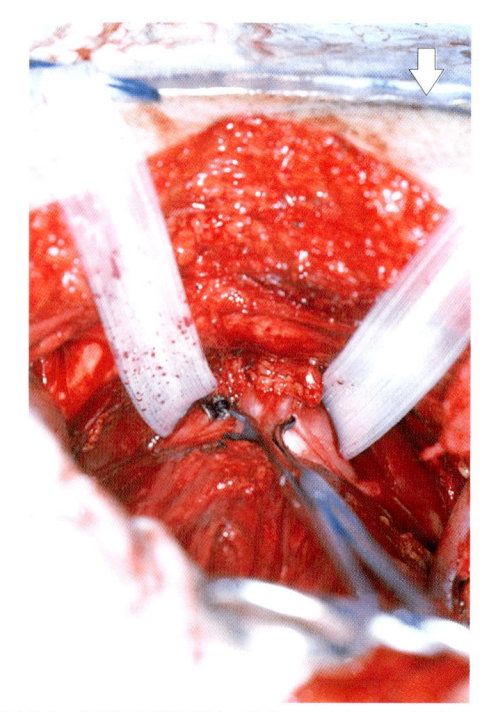

図510 深陰茎背静脈をバブコック鉗子で把持し，膀胱頸部，前立腺中央，前立腺尖部とバンチング結紮する．

9. 膀胱：癌の全摘除術

　前立腺尿道移行部に達したら，尿道と周囲組織を剥離し，強弯ケリー鉗子で尿道をひろい，尿道のみを血管テープで引き上げる（図512）．本例は，神経血管束は温存していないが，温存する場合は，先に神経血管束を含む尿道周囲組織を，前立腺被膜より削ぎ落とすように，直腸側に押しやっておく．以後の操作は同じ．

　尿道のみをテープでひろい，尿道前壁をメッチェンバウムで切開する（図513）．

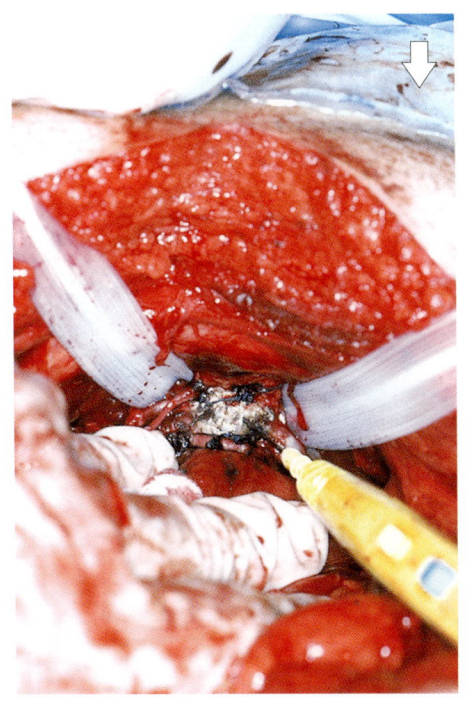

図511 深陰茎背静脈を，前立腺筋膜まで電気メスで切断する．

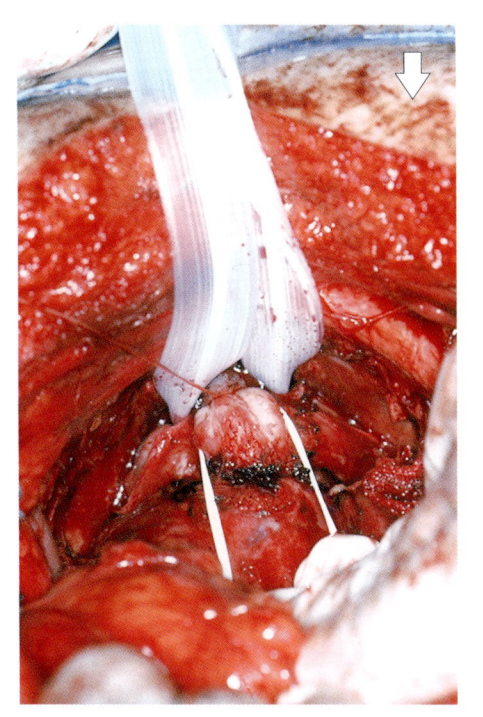

図512 血管テープを背面に回し，尿道のみを血管テープで引き上げる．尿道に糸を回し，カテーテルと結紮する．

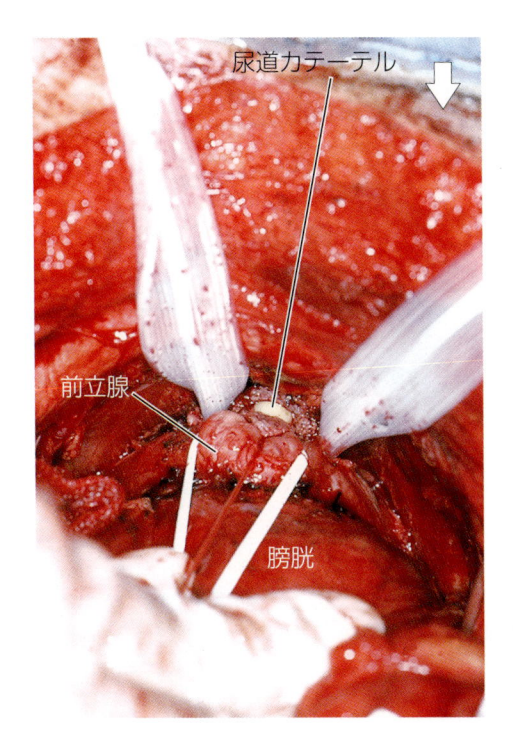

図513 尿道前壁を，メッチェンバウムで切開する．

各論 IV. 手術項目

　尿道内腔より，尿道カテーテルを引き出し（図514），切断する．尿道カテーテル断端を，それぞれ頭側，足側に牽引する（図515）．尿道後壁を切開する．直腸前立腺中隔の正中部の穴より，逆行性に強弯ケリー鉗子またはジェミニ鉗子を入れ，剥離する．なお残っている尿道側方の，内尿道括約筋，直腸尿道筋，神経血管束を，結紮，切断する（図516，517）．頭側の尿道カテーテルを牽引し，前立腺背面を引き上げる（図518）．術中の膀胱尿の漏れを少なくするため，前立腺尖部に，3-0絹糸無傷針でマットレス縫合を置き，カテーテル周囲を絞める．直腸前立腺中隔に入れた左指で，直腸を押し下げ，前立腺血管束を含む靭帯を引き上げ，強弯ケリー鉗子でこの靭帯を挟鉗し，切断，結紮する（図519）．左右を行う．直腸前立腺中隔の正中部は，疎性の結合組織なので，指で押し広げ展開し，前立腺背面を起こし剥離する．この時，真下に入るように指を使うと，直腸の漿膜，筋層に入ってしまうので注意する．間違った層に入ったと思ったらすぐ止めて，改めて確認し，正しい層に入る．

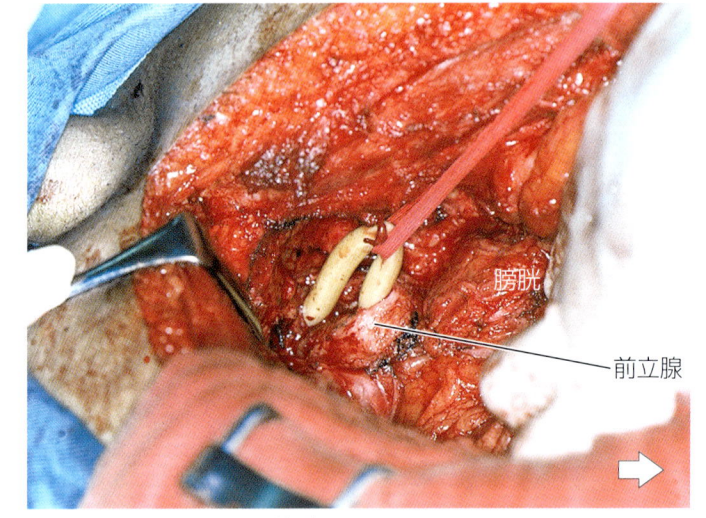

図514 尿道内腔より，尿道カテーテルを引き出す．

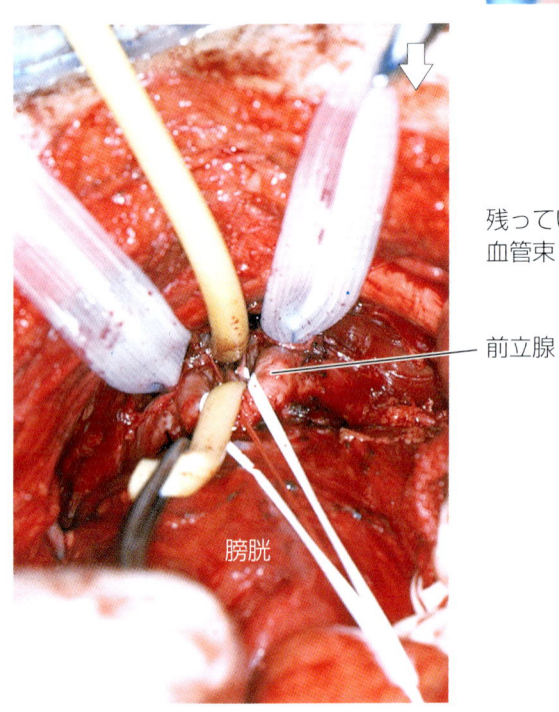

図515 尿道カテーテルを切断し，各々を足側，頭側に牽引する．

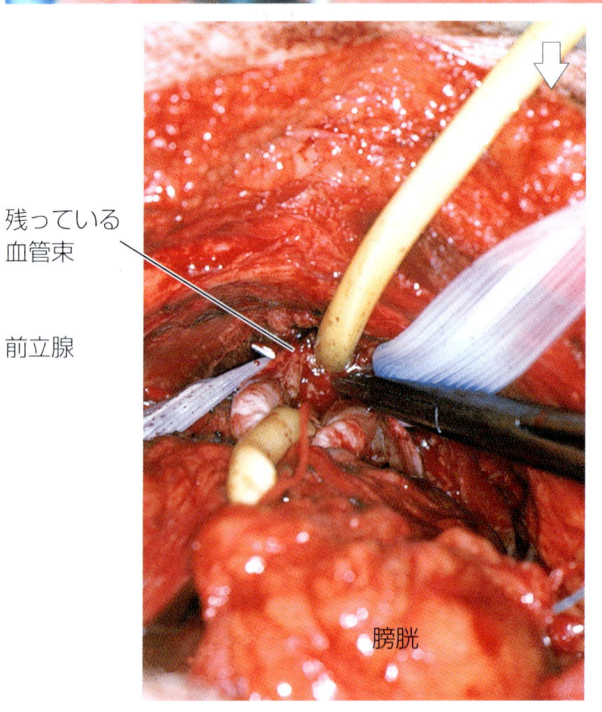

図516 なお残っている側方の直腸尿道筋，神経血管束を結紮，切断する．ペンローズドレーンの腹側に乗っているのが，直腸尿道筋，神経血管束である．

9. 膀胱：癌の全摘除術

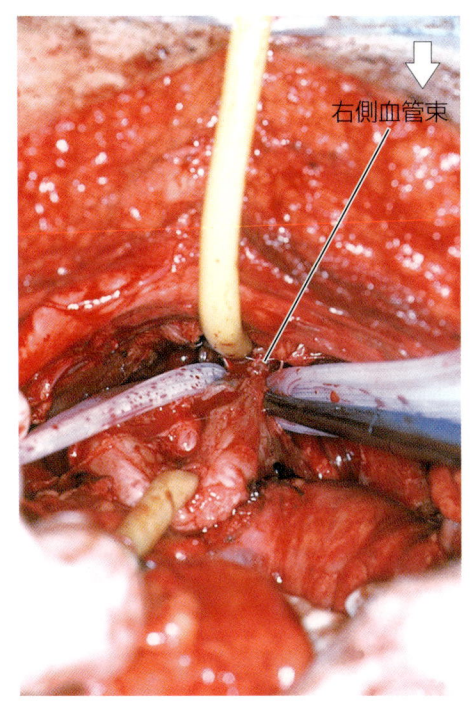

図517 同様に，右側の直腸尿道筋，神経血管束を結紮，切断する．

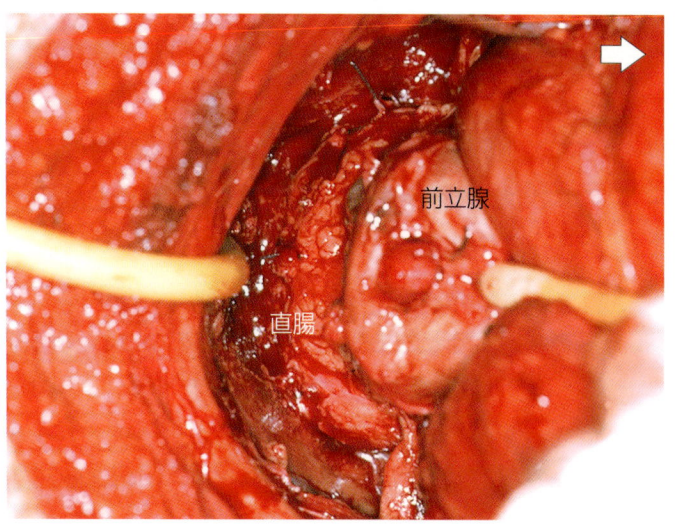

図518 頭側の尿道カテーテルを牽引し，前立腺背面を引き上げる．

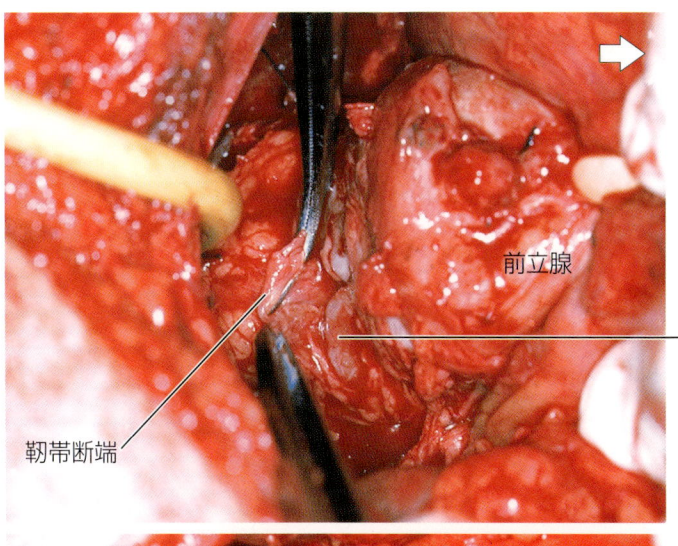

図519 強弯ケリー鉗子で靭帯を挟鉗し，切断，結紮する．

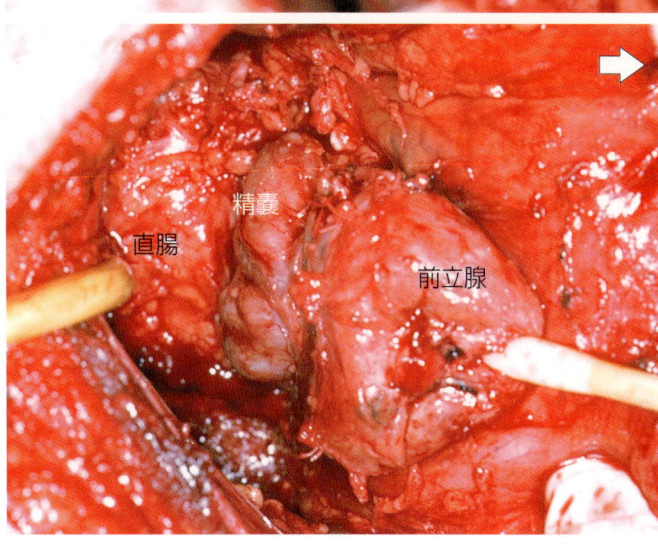

図520 精管膨大部，精嚢を完全に露出する．

241

各論 IV. 手術項目

　前立腺を頭側に牽引しつつ，前立腺筋膜と外側靱帯（膀胱血管束など）との間に強弯ケリー鉗子を入れ，挟鉗し，切断する．尿路再建が新膀胱の場合，残存側は2-0バイクリルで貫通結紮し，切除側は2-0絹糸で結紮する．この操作を左右交互に繰り返し，三〜四回行うと，膀胱血管茎は半分以上処理され，精管，精嚢が見える（図520）．操作に慣れないうちは，外側靱帯を少な目の幅で挟鉗し，結紮，切断する．根治的前立腺摘除術と異なり，膀胱摘除術の場合は，膀胱も一緒に摘除するので，posterior peel法のように，精管と精嚢を膀胱後壁からきっちり剥離する必要はない．すなわち，外側靱帯を結紮，切断し，逆行性にデノビエ筋膜に出会ったら，これを切開，開放し，そのまま進んで腹腔側の膀胱直腸窩につなげれば良い．精管，精嚢は，膀胱後壁に付いたまま，外側靱帯より切断すれば良い．

　ここで尿管の切断操作に移る．前述の尿管切断操作を参照（図155〜164）．腸骨血管交叉部で尿管を同定する．尿管に血管テープをかける．膀胱入口部に向かって，尿管を周囲より剥離する（図521）．膀胱入口部で，上膀胱動脈を切断，結紮する．尿管に強弯ケリー鉗子をかけ切断し，摘除側は3-0絹糸で貫通縫合し，中枢側は7Frアトムチューブを入れ固定する．チューブを皮膚に固定し抜けないようにし，尿流計につなぐ．尿管断端を病理に提出する．尿管を腸骨血管交叉部の頭側まで剥離し，可動性をもたせる．左右を行う（図522）．

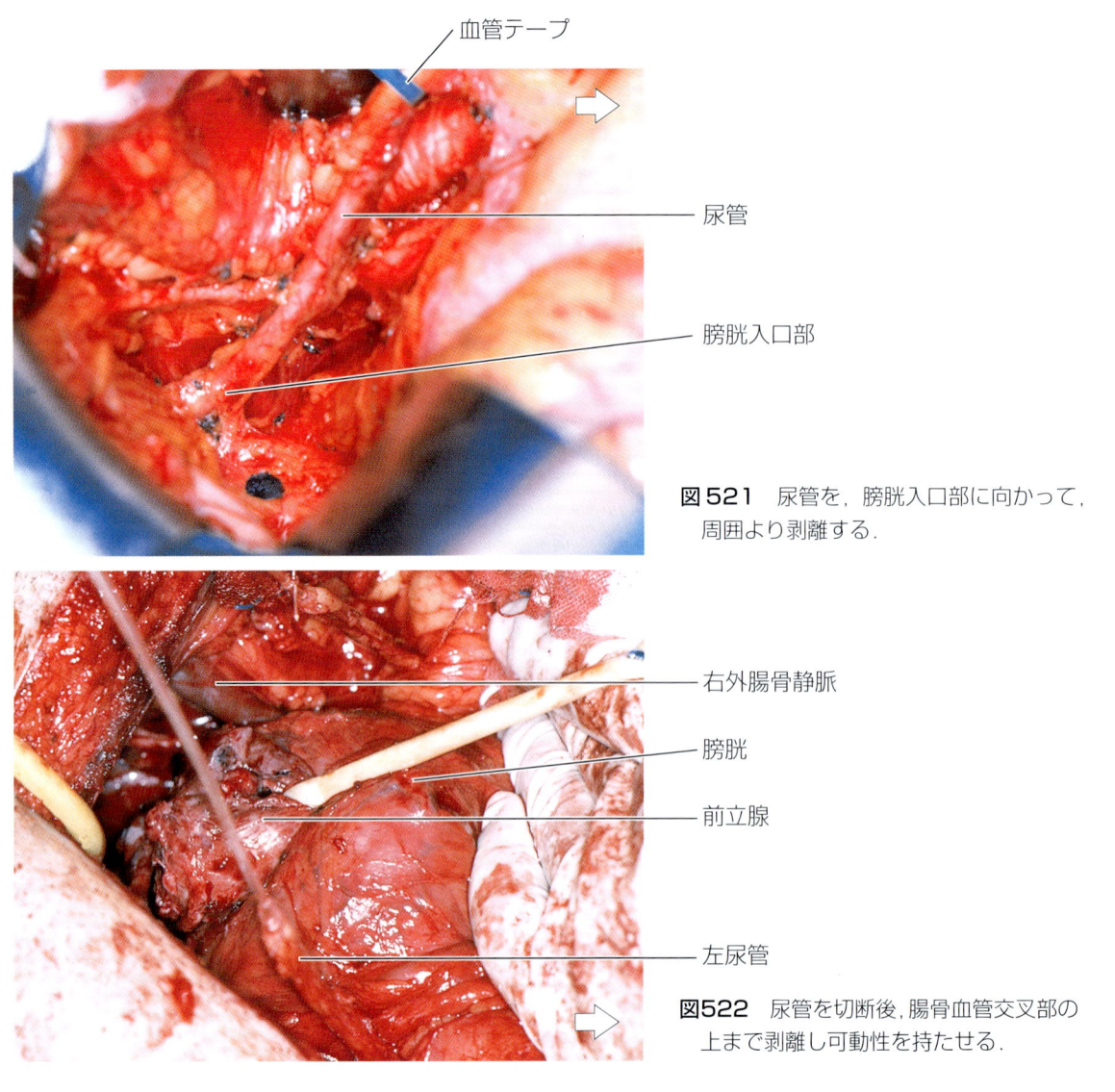

図521 尿管を，膀胱入口部に向かって，周囲より剥離する．

図522 尿管を切断後，腸骨血管交叉部の上まで剥離し可動性を持たせる．

9. 膀胱：癌の全摘除術

　腹膜を切開し，腹腔からの操作に移る．腹膜を正中切開する．足側は膀胱頂部まで切開する（図523）．次いで，膀胱の正中から右外側背面に向かって，電気メスで腹膜を切開し，さらにその切開線を頭側に向かって，外内腸骨動脈分岐部付近まで伸ばし切開する（図524）．左側でも，膀胱左側から背側へ向かって，腹膜を切開する．膀胱直腸窩の最深部より1〜2cm上（腹側）で，腹膜に横切開を置き，左右の外側の腹膜切開線とつなげる．その腹膜切開端を，鑷子またはアリス鉗子で持ち上げ，膀胱と直腸の間を，クーパーで鈍的に剥離し，指が入るスペースを作る（図525）．

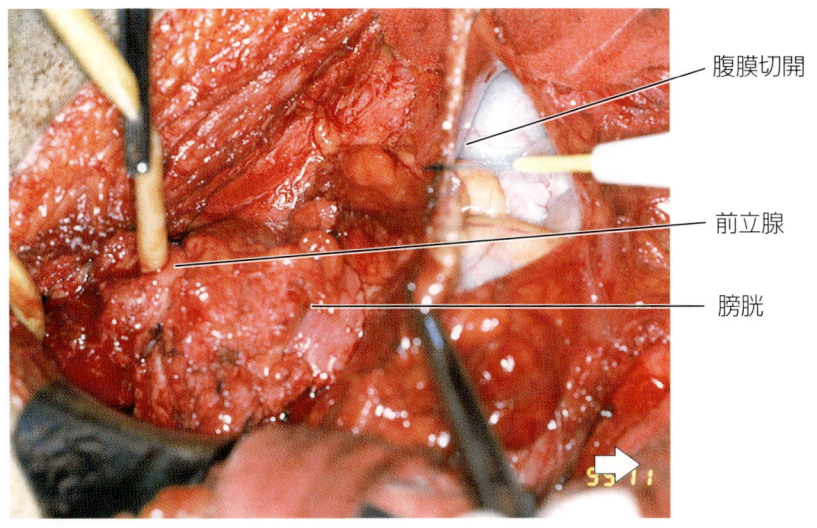

図523　腹膜を切開し，下方は膀胱頂部まで切開する．

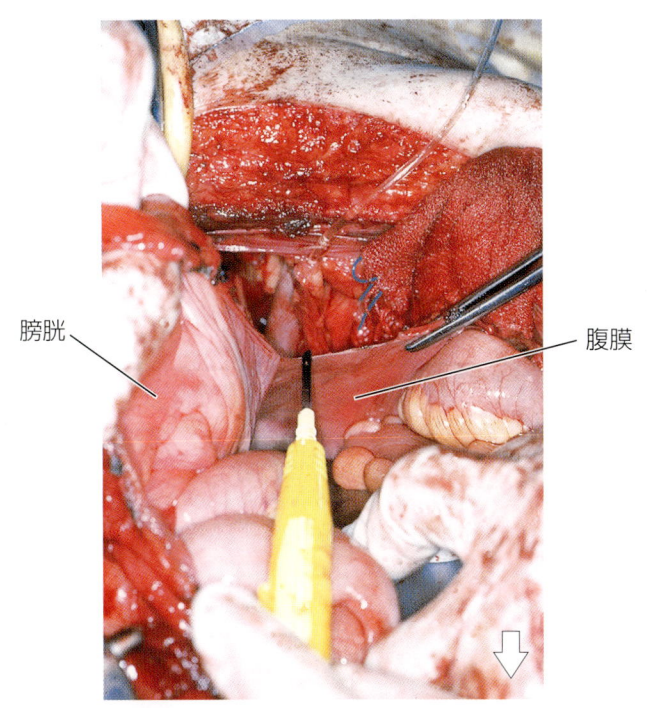

図524　膀胱の正中から外側背面に向かって腹膜を切開し，さらに頭側に向かって外内腸骨動脈分岐部付近まで切開する．

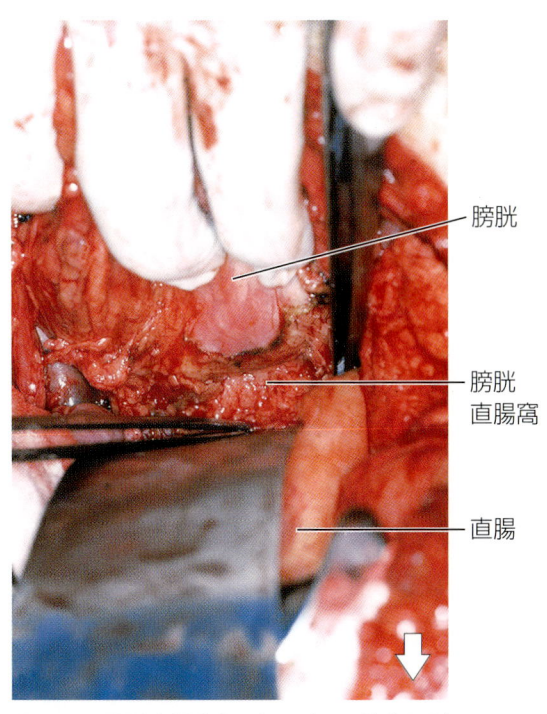

図525　膀胱直腸窩を，クーパーで鈍的に剥離する．

243

各論 Ⅳ. 手 術 項 目

　そのスペースに右示指を入れ，切断された尿道側に向かって鈍的に剥離する（図526）．なお残っているデノビエ筋膜を，指またはクーパーで破り，切断された尿道側からの逆行性剥離層とつなげ，直腸膀胱中隔のトンネルを完成する（図527）．この剥離は直腸を損傷しないように，指先は前立腺側に向ける．ここから指を通し，腹腔側と尿道切断側で交通させ，血管茎を確認する（図528）．

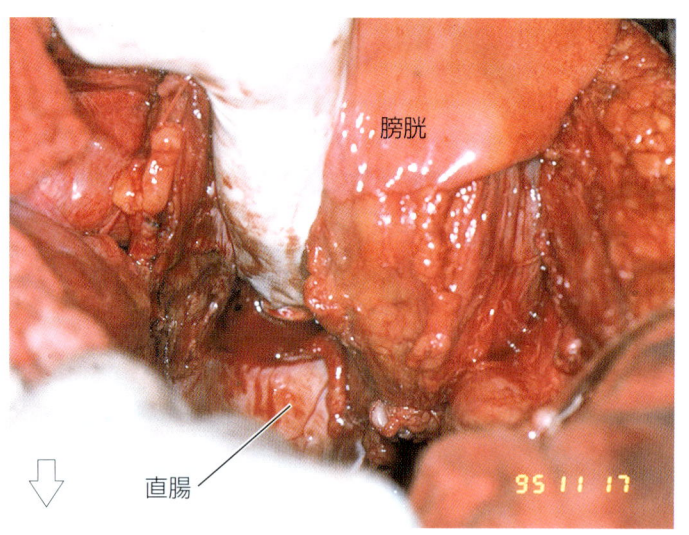

図526 さらにそのスペースに右示指を入れ，鈍的に足側に向かって剥離する．

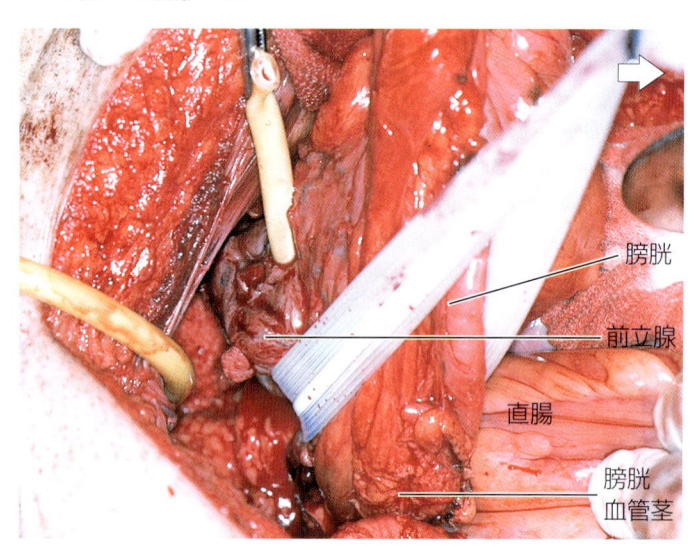

図527 足側からの逆行性剥離層とつなげ，直腸膀胱中隔のトンネルを完成する．トンネルにペンローズドレーンを通している．

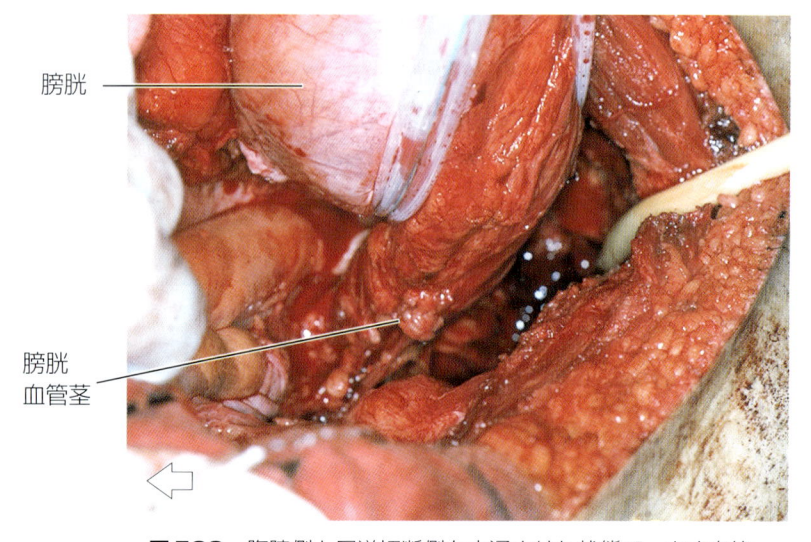

図528 腹腔側と尿道切断側を交通させた状態で，まず血管茎を確認する．

9. 膀胱：癌の全摘除術

外側靭帯（血管茎）は，骨盤底と膀胱，精嚢側面を固定する強靭な膜様構造であり，下膀胱静脈，骨盤神経などを含む．膀胱を引き上げた状態で，左示指と母指で血管茎をはさみ，膀胱と血管茎，および直腸の位置関係を確認する．まず右より約1cmずつ血管茎を強弯ケリー鉗子ではさみ，結紮，切断する．勃起神経を温存する場合は，できるだけ精嚢に沿って切断すれば良い（図529）．先に上の血管茎を処理し，次いでその下の血管茎を切断し，少しずつ進む（図530）．

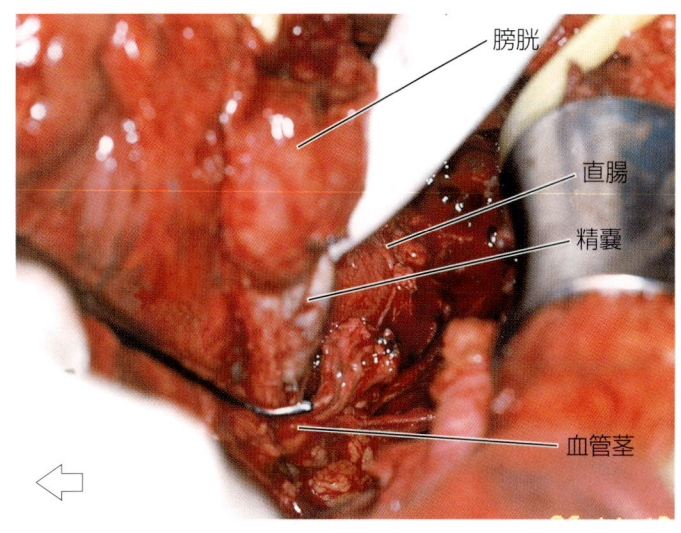

図529 精嚢に沿って，血管茎を結紮，切断する．

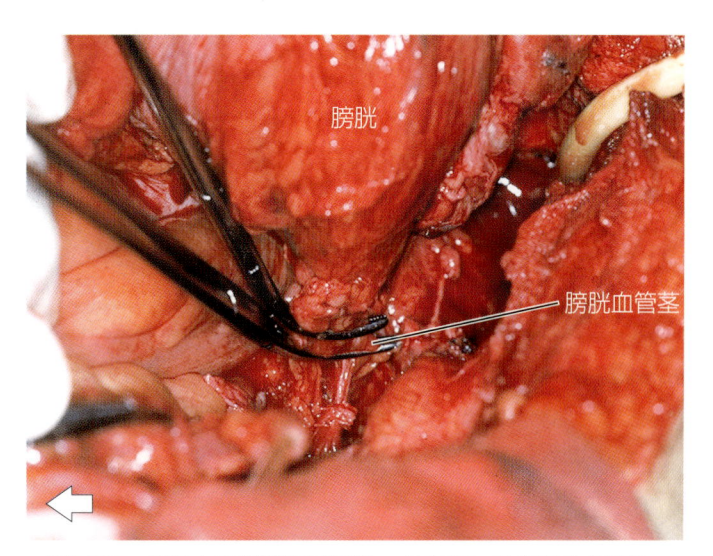

図530 先に上の血管茎を処理し，次いで，その下の血管茎を切断し進む．

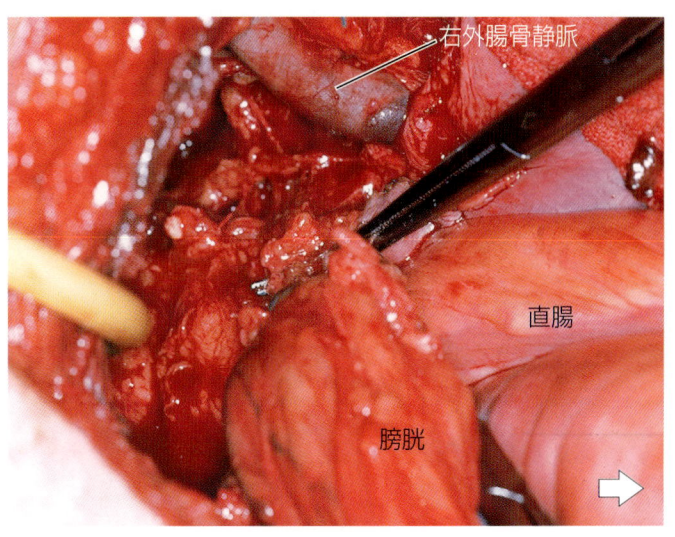

図531 さらに右側血管束を切断する．

各論 IV. 手 術 項 目

　右側が離れると，すでに正中はトンネル作製時に剥離されているので，正中部は何もしなくてもはずれる（図531，532）。残りは左側の血管茎だけとなり，操作が容易となる。しかし容易だからといって，大きく鉗子ではさむと，かえって雑になり出血し，止血縫合を繰り返さなければならないので，やはり少しずつ切断する（図533）。残った左側の血管束を，同様に，強弯ケリー鉗子で挟鉗し，結紮，切断する（図534，535）。これにより，膀胱，前立腺，精嚢，精管，末梢側尿管は，一塊として摘出される（図536）。助手が深部の結紮に慣れていないと，術者は，つい鉗子の挟鉗操作で進んでしまう。しかし，余裕があればもちろん，先に糸で結紮させてから，切断しても良い。

　膀胱摘除後，尿道断端からの出血の有無，骨盤底の出血の有無を確認する。神経血管束からの出血があれば，神経を温存しない場合は，2-0絹糸またはバイクリル糸で結紮し，温存する場合は，電気メスでピンポイントで止血する。尿道断端から出血があれば，尿道に針をかけずに，深陰茎背静脈の断端を，Z字縫合で止血する。尿道を尿路変向に利用しない場合は，尿道も含めてZ字縫合で止血する。それでも止血できない場合は，新しい20Fr尿道カテーテルを挿入し，これを30mlで膨らまし，牽引し，圧迫止血する。

　腹膜外式では，閉腹時，腹膜が残っているので，これを利用して後腹膜腔化する（図537）。

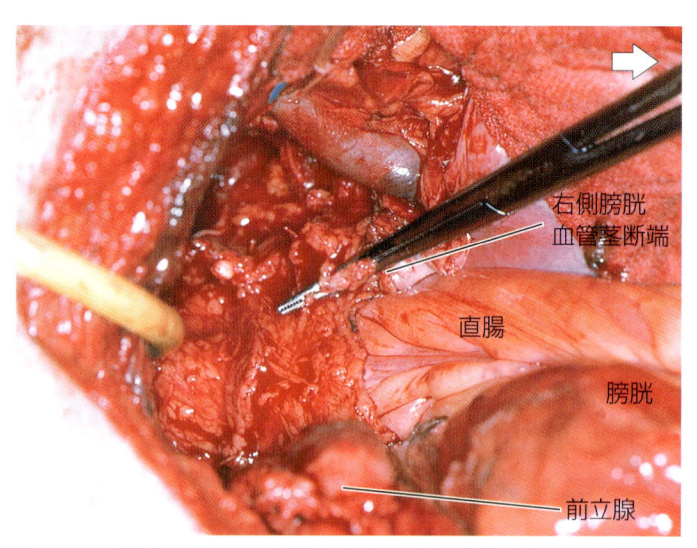

図532　右側が離れると，すでに正中はトンネル作製時に剥離されているので，左側だけ残る．

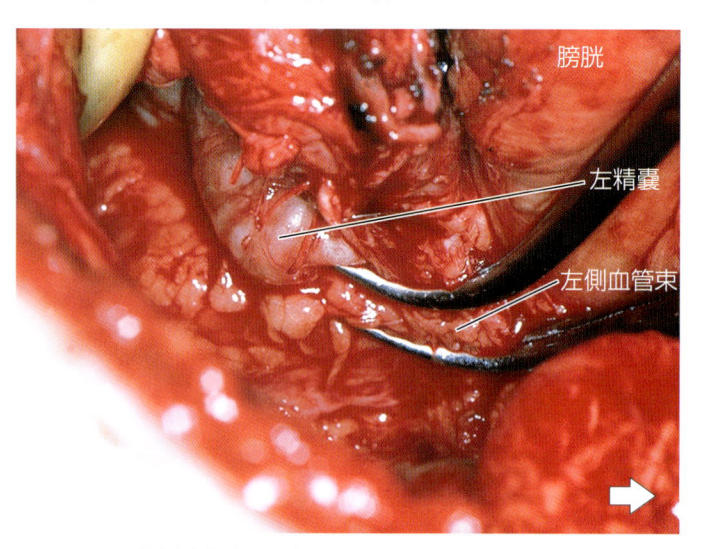

図533　左側血管束も同様に，結紮，切断する．

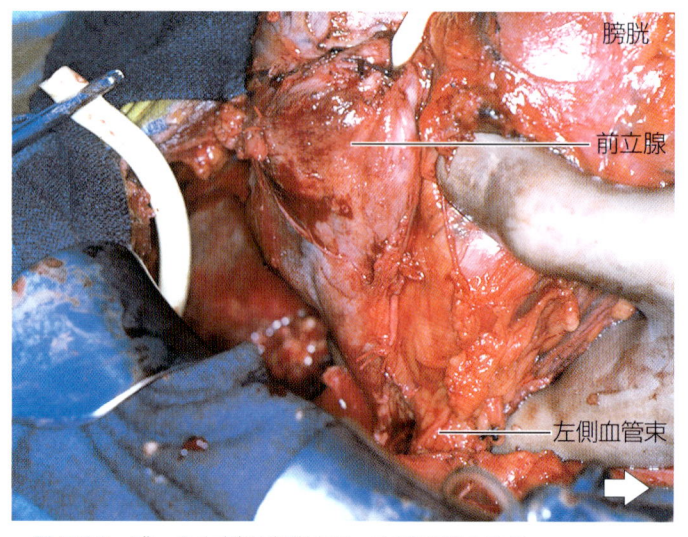

図534　残った左側の血管束を，左手で挙上する．

9. 膀胱：癌の全摘除術

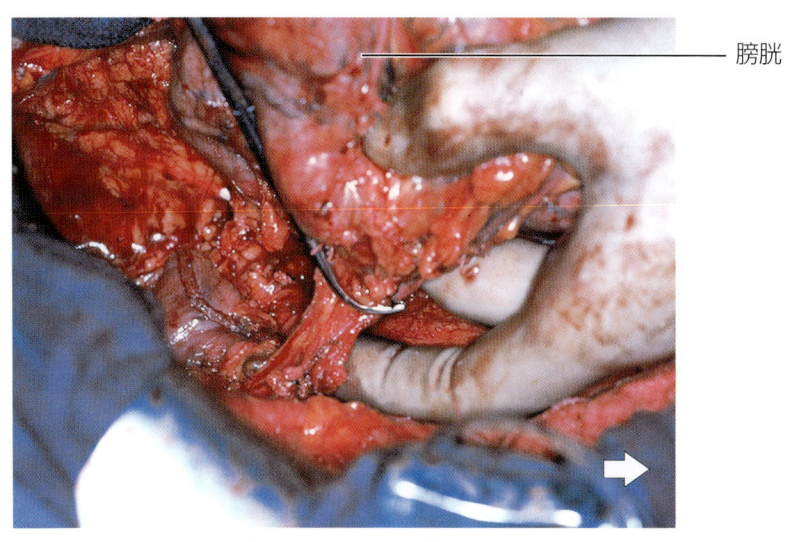

図535　左側血管束を強弯ケリー鉗子で挟鉗し，結紮，切断する．

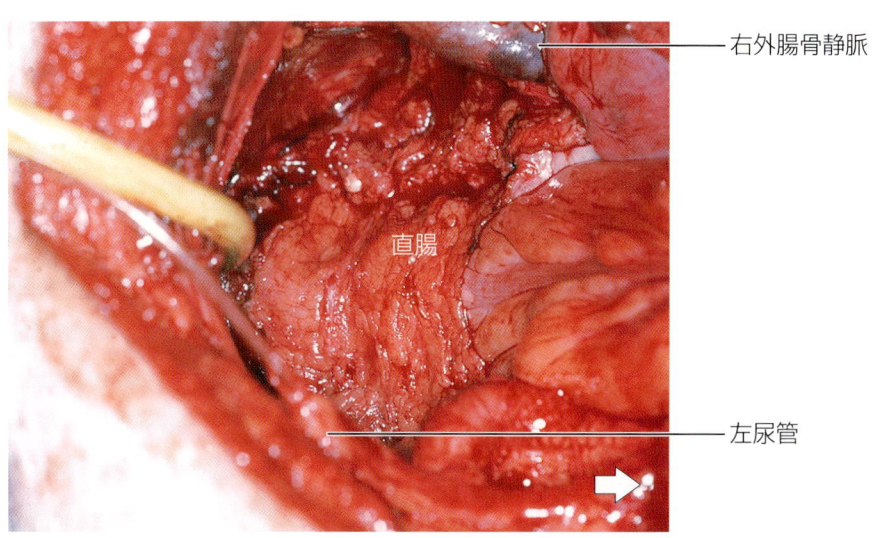

図536　膀胱，前立腺は一塊として摘出される．

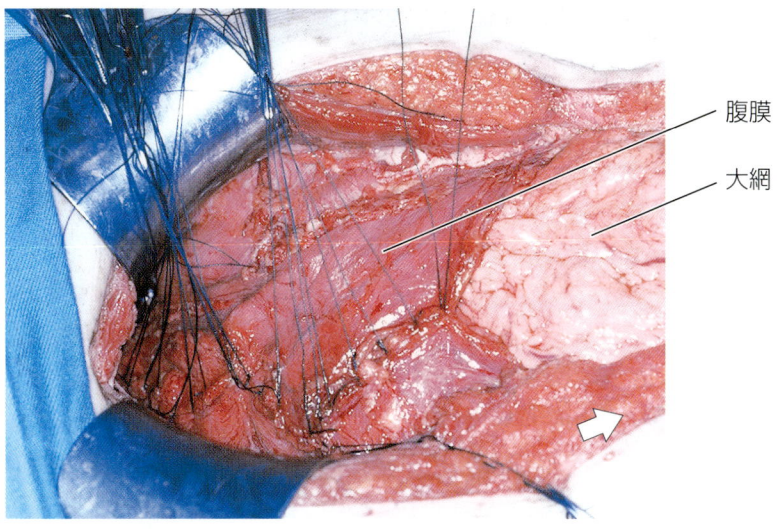

図537　腹膜外式では，腹膜が残っているので，これを利用して後腹膜腔化する．

各論 IV. 手 術 項 目

2）経腹膜的逆行性根治的膀胱摘除術

手順図を示す（図538）．

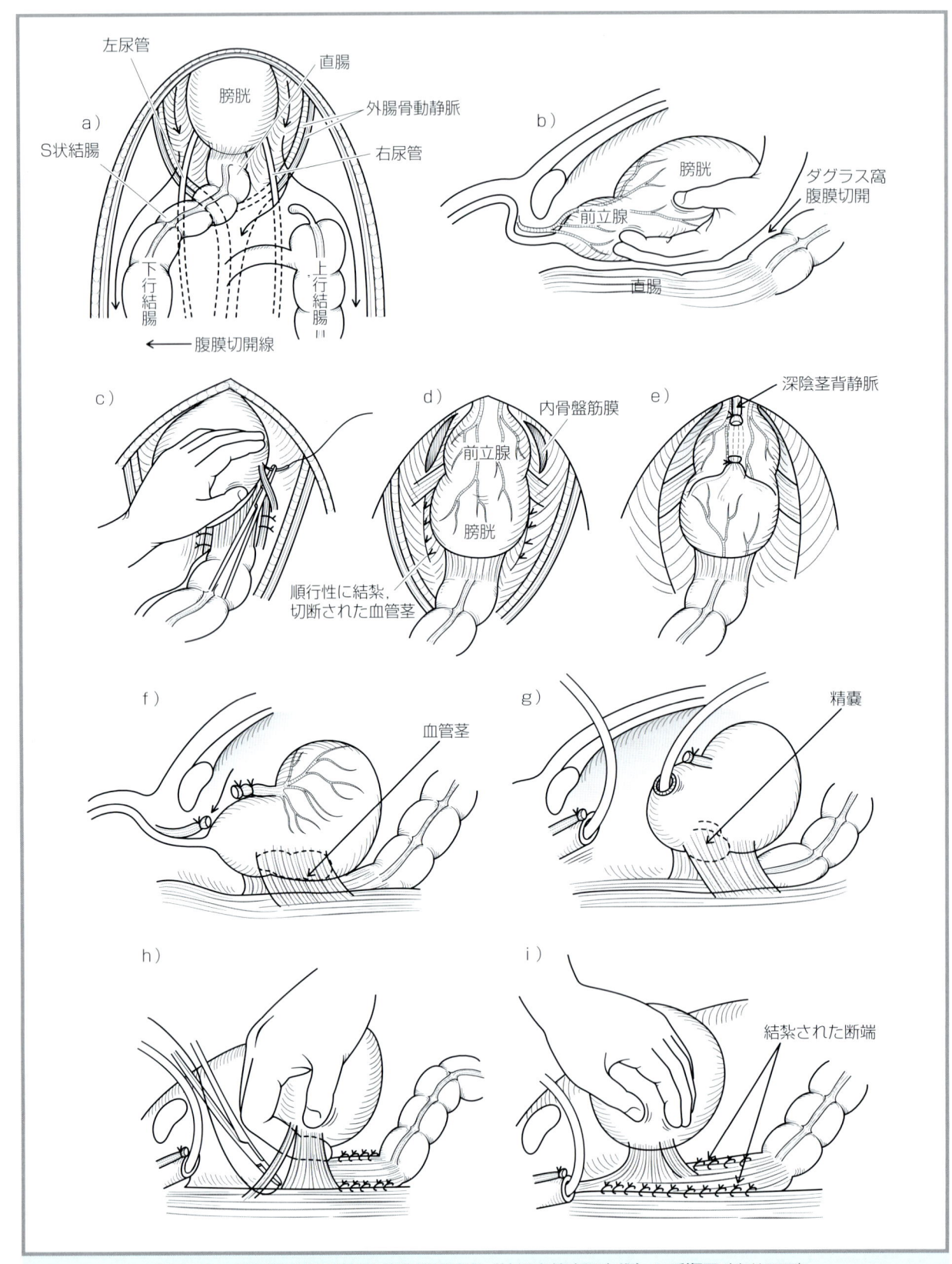

図538 経腹膜的逆行性根治的膀胱摘除術（神経血管束温存術）の手順図（髙井原図）．

9. 膀胱：癌の全摘除術

　概略を述べる．これは切開を経腹膜的に進め，リンパ節郭清，尿管切断を行い，膀胱血管茎の結紮，切断を，途中まで順行性に行う．ある程度，膀胱血管茎を結紮，切断し，膀胱に可動性が得られたら，次いで前立腺腹側の操作に移る．深陰茎背静脈をバンチング結紮し，切断し，尿道を切断する．前立腺部の血管茎を，逆行性に切断し，先の順行性の切断ラインと，合流させるものである．筆者が，通常行う術式である．

　前述の経腹膜的腹部切開を参照（図141〜147）．皮切は，恥骨上から臍上8cmほどの腹部正中切開を行う．皮膚をメス，皮下組織を電気メスで切離し，臍の頭側で筋膜，および腹膜を，鉗子で把持し，切開し，腹腔内に入る．腸管を損傷しないよう，膀胱頂部近傍まで腹膜を切開する．膀胱前隙は，腹膜外操作で展開し，さらに膀胱側隙，閉鎖腔を開ける（図539）．開創器をかける．骨盤内リンパ節郭清は，前述の頁を参照（図133〜140）．すなわち，腹腔からの操作なので，求めやすい総腸骨血管上で腹膜を切開し（図540），

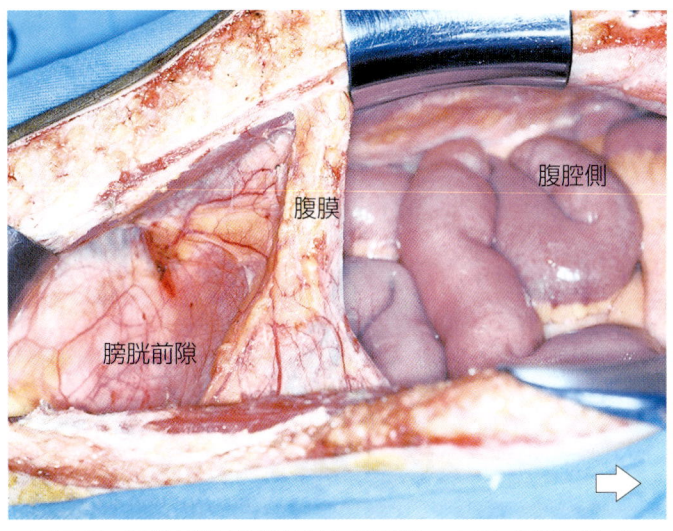

図539　膀胱前隙は腹膜外操作で展開し，さらに膀胱側隙，閉鎖腔を開ける．

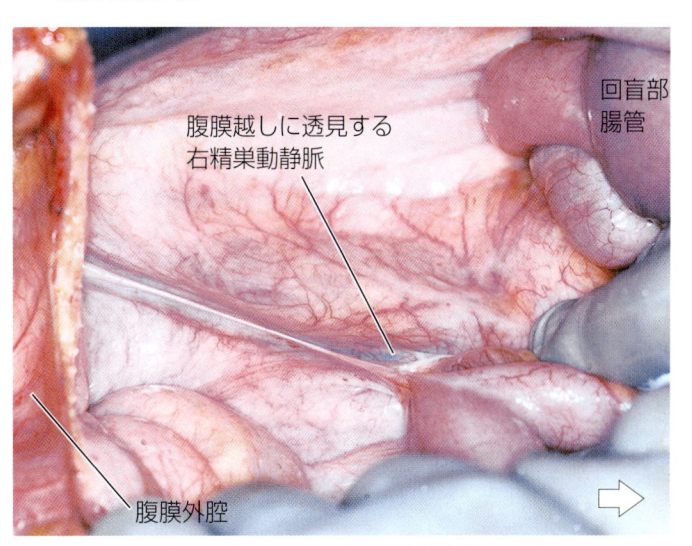

図540　腹腔から求めやすい総腸骨血管上を，広く展開する．

◀**図538**　経腹膜的逆行性根治的膀胱摘除術（神経血管束温存術）の手順図．
a) まず腹腔内に進入し，膀胱両側の腹膜を背側に向かって切開し，後腹膜腔を展開し骨盤内リンパ節郭清を行う．尿管を同定し，結紮，切断する．
b) ダグラス窩の上で腹膜を切開し，そこに示指を挿入し，膀胱直腸中隔を鈍的に剥離する．
c) 膀胱直腸中隔を剥離後，指を入れ，膀胱を挙上しつつ，順行性に膀胱血管茎を結紮，切断する．両側を前立腺尖部に向かって，結紮，切断する．
d) 膀胱に十分な可動性が得られたら，前立腺前面に戻り，根治的前立腺摘除術と同様に，内骨盤筋膜を切開する．
e) 深陰茎背静脈（DDV）をバンチング結紮し，切断する．
f) DDVを前立腺尖部まで削ぐように切離する．
g) 尿道前面を切開し，カテーテルを引き抜き，切断し，各々の断端を引き上げる．
h) 前立腺直腸中隔を逆行性に剥離し，ダグラス窩からの腹腔側からの剥離層とつなげる．
i) 膀胱直腸中隔に手を入れ，膀胱を引き上げ，残る膀胱血管束を結紮，切断する．この時点では，順行性でも，逆行性でも，やりやすい方向から，結紮，切断する．

249

各論 IV. 手　術　項　目

　その切開を，右側では上行結腸外側（図541），および正中では腸間膜根部に向かう切開につなげる．左側では下行結腸外側で，腹膜切開を頭側に伸ばす．

　足側に向かって，総腸骨血管から内腸骨動脈に伸ばし，膀胱側隙の腹膜切開線へとつなげる．これにより，骨盤部では総腸骨血管以下の後腹膜腔が視野に入る．内鼠径輪付近で精管を同定し，結紮，切断する．尿管を腸骨血管交叉部で同定し，弱弯ケリー鉗子ですくい，血管テープをかけ保護する（図542）．尿管切断操作を参照（図155〜164）．先に尿管を，周囲組織から電気メスなどで切離し，膀胱入口部まで追う．交叉する上膀胱動脈は，結紮，切断する．尿管下端で強弯ケリー鉗子を2本かけ，尿管を切断する（図543）．末梢側は，3-0絹糸無傷針で貫通縫合する．中枢側には，7Frアトムチューブを挿入し固定する（図164）．総腸骨動脈から血管鞘を切開し，このラインで血管孔，大腿輪まで進む．大腿輪部で，クロケットリンパ節を鉗子で挟鉗し，結紮，切断する．閉鎖神経を露出し，末梢側より中枢側に向かい，リンパ節郭清を行う（図544）．経腹膜的術式の方が，経腹膜外的術式に比較すると，腹膜が十分開けられるので，腸管は露出されてはいるが，リンパ節郭清は容易である．

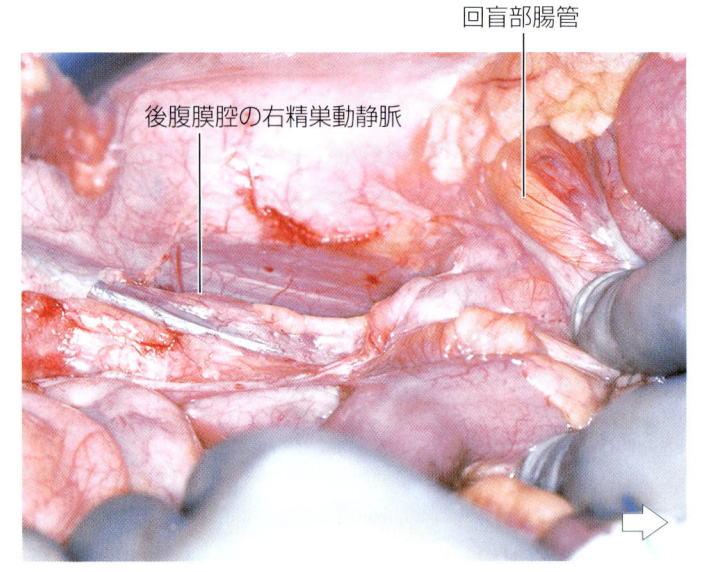

図541　図540の腹膜を切開する．

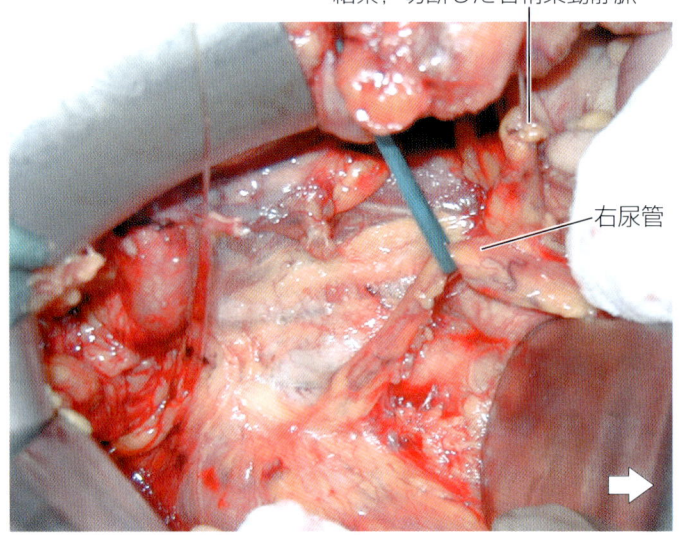

図542　尿管を同定し，血管テープをかける．

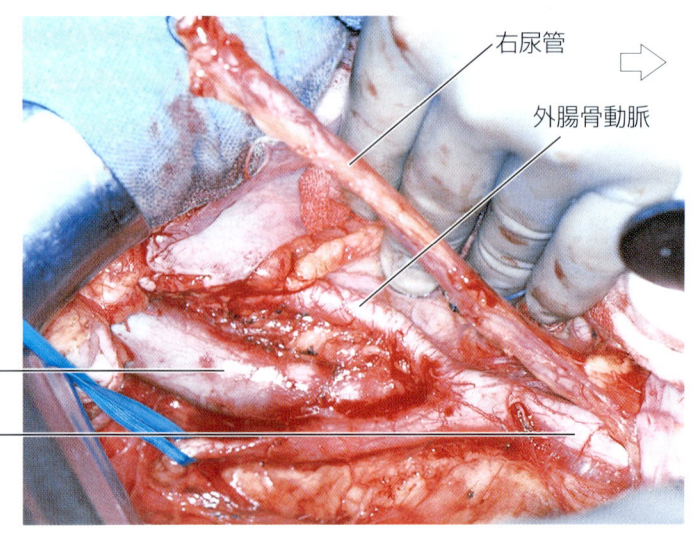

図543　右尿管を十分長く，確保して切断する．内腸骨動脈に血管テープをかける．

9. 膀胱：癌の全摘除術

　次に，膀胱後壁（背側）と直腸を分ける操作に移る（図545）．膀胱直腸窩（ダグラス窩）の最深部より約1 cm上方で，腹膜反転部に横切開を入れ（図546，547），腹膜切開端を鑷子で把持し，少しハサミで剥離し（図548），指を入れ鈍的に剥離する（図549）．摘除する膀胱を，腹膜ごとがっちりとペアンで把持し，引き上げ，さらに骨盤鈎で，膀胱直腸窩が良く見えるようにする．膀胱および糸をつけた精管，および尿管断端を挙上しながら，デノビエ筋膜をハサミで破り，直腸膀胱中隔を膀胱背側に沿い，足側に向かって手指で鈍的に剥離する．この中隔に指を入れ膀胱を引き上げ，膀胱血管茎（外側靭帯）を，結紮，切断する（図550）．ここまでは，通常の順行性操作と同じである．しかし順行性操作は，膀胱背側が持ち上がる程度で，止めておく．

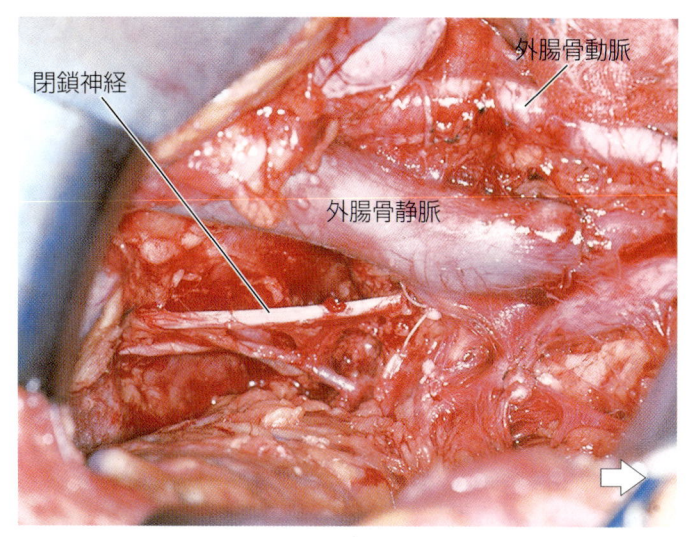

図544 総腸骨血管分岐部以下の，リンパ節郭清を行う．閉鎖神経，閉鎖動静脈は温存する．

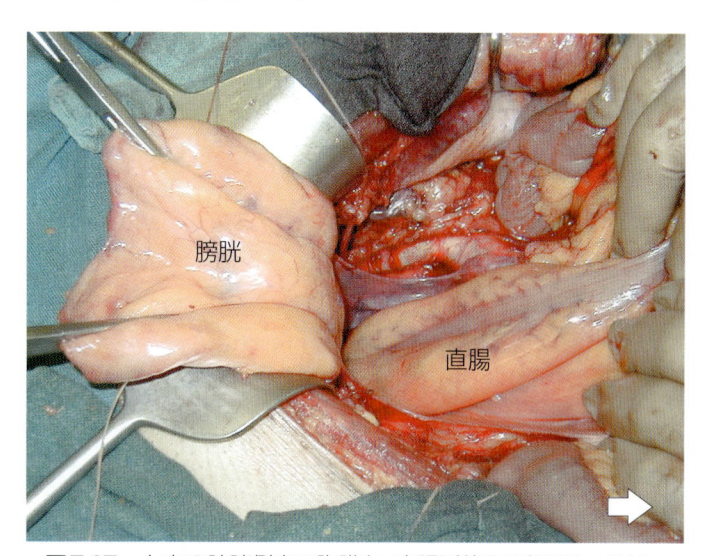

図545 左右の膀胱側方の腹膜を，直腸近傍まで切開し，S状結腸を頭側に引く．

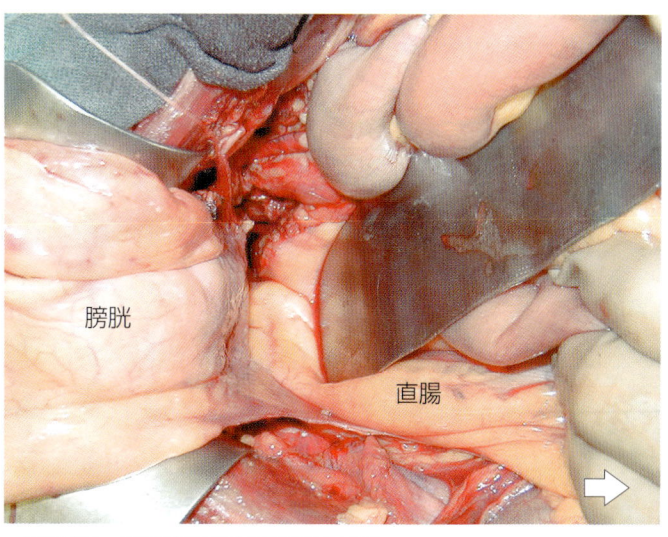

図546 膀胱直腸窩を直視下とする．

各論 IV. 手 術 項 目

　この操作の途中で，腹側に戻って逆行性操作を行う．前述の膀胱癌，前立腺癌の逆行性共通術式を参照（図165〜207）．要約すると，前立腺腹側，内骨盤筋膜上の脂肪を摘除する．浅陰茎背静脈を結紮，切断する．恥骨前立腺靭帯も切断する．骨盤筋膜腱弓を尖メス，クーパーおよび示指で切開し，剥離し，前立腺側隙及び直腸との間隙を剥離する．尿道カテーテルを触知し，尿道前立腺移行部を確認する．できれば左右から，前立腺直腸中隔を剥離し交通させる．深陰茎背静脈を，膀胱頸部，前立腺中央，前立腺尖部とバンチング結紮する（図551）．さらにウプサラ鉗子を，尿道の上の三角部間隙に貫通させ，深陰茎背静脈を結紮する．深陰茎背静脈を，電気メス，クーパーで切断し（図552），前立腺尖部まで，深陰茎背静脈を前立腺腹側より剥離する．

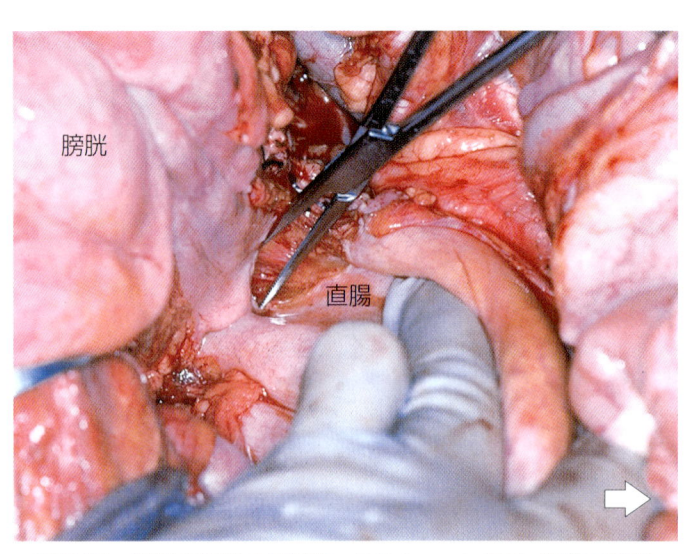

図547 膀胱直腸窩の最底部より約1cm上方で，腹膜反転部に横切開を入れる．膀胱直腸窩の腹膜を，強弯ケリー鉗子ですくい，切開する．

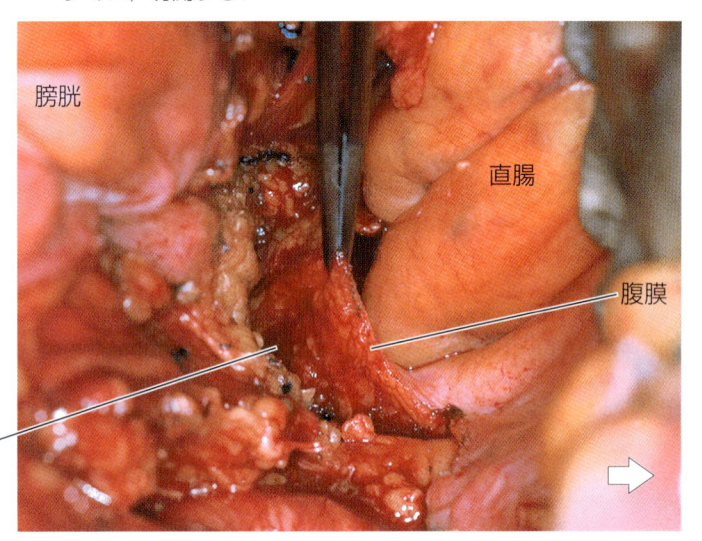

図548 膀胱直腸窩の腹膜切開端を把持し，クーパーで十分に剥離する．

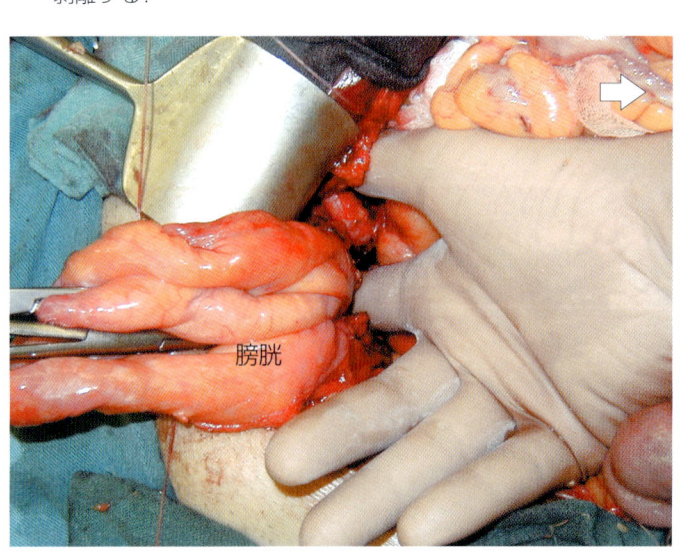

図549 膀胱直腸窩に指を入れ，鈍的に剥離する．

9. 膀胱：癌の全摘除術

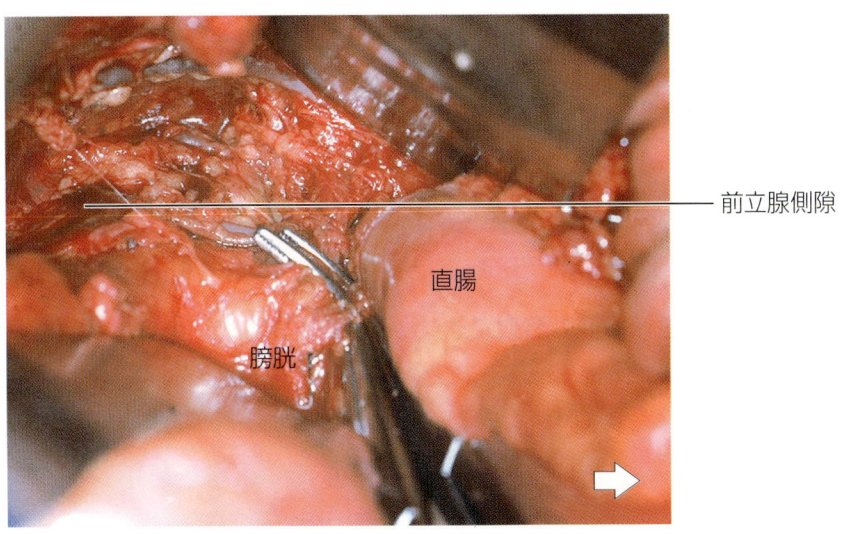

図550 膀胱直腸窩の中隔に指を入れ，膀胱を引き上げ，順行性に膀胱血管茎を，途中まで結紮，切断する．

前立腺側隙
直腸
膀胱

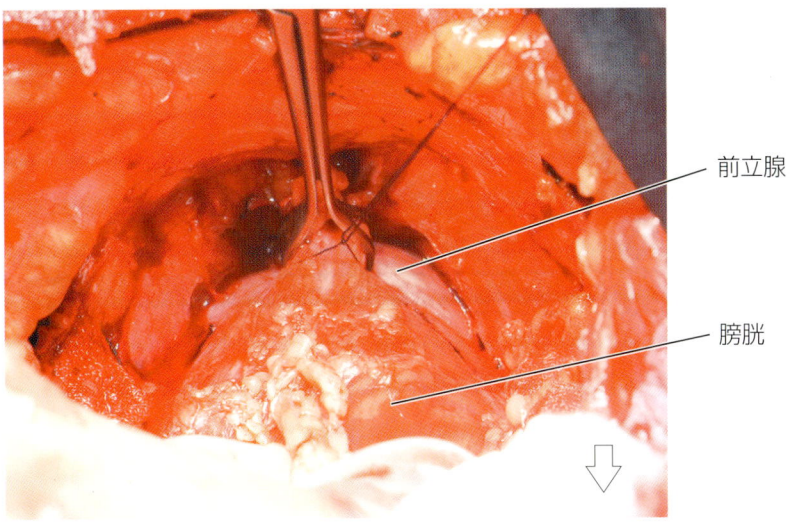

図551 型どおり，深陰茎背静脈をバンチング結紮する．

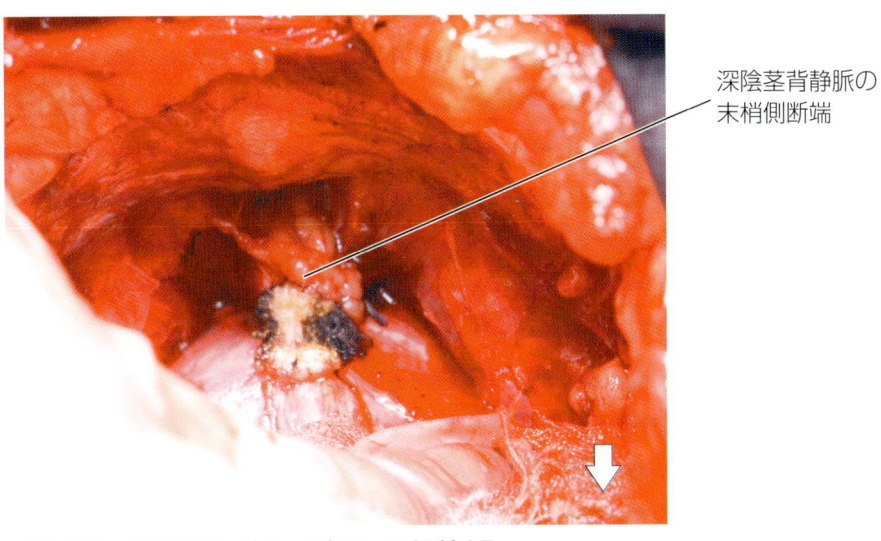

前立腺
膀胱

図552 深陰茎背静脈を，電気メスで切断する．

深陰茎背静脈の
末梢側断端

各論 IV. 手術項目

　牽引をかけつつ，前立腺尖部を起こす（図553）．強弯ケリー鉗子で，尿道と周囲組織を剥離し，尿道に血管テープを回し引き上げる（図554）．尿道前壁を，メッチェンバウムで切開する．尿道内腔より，尿道カテーテルを引き出し，切断する．尿道カテーテル断端を，それぞれ頭側，足側に牽引する（図555）．尿道後壁を切開する（図556）．逆行性に尿道を切断後，頭側の尿道カテーテルを牽引し，前立腺背面を引き上げる（図557）．前立腺尖部は，3-0絹糸無傷針のマットレス縫合で締める．左示指の背で直腸を押し下げ，前立腺血管茎を引き上げ，強弯ケリー鉗子またはジェミニ鉗子で二重に挟み，逆行性に切断し結紮する．

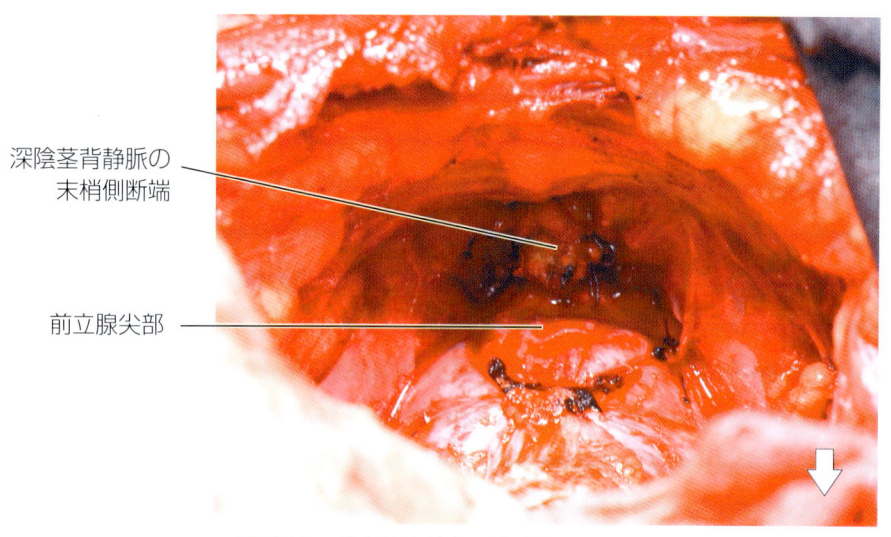

図553　前立腺尖部まで達する．

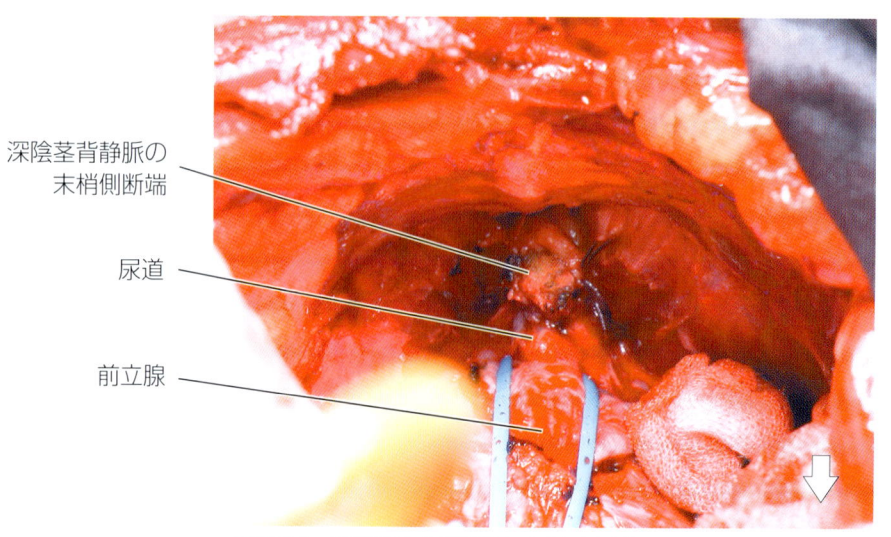

図554　尿道のみに血管テープをかける．

9. 膀胱：癌の全摘除術

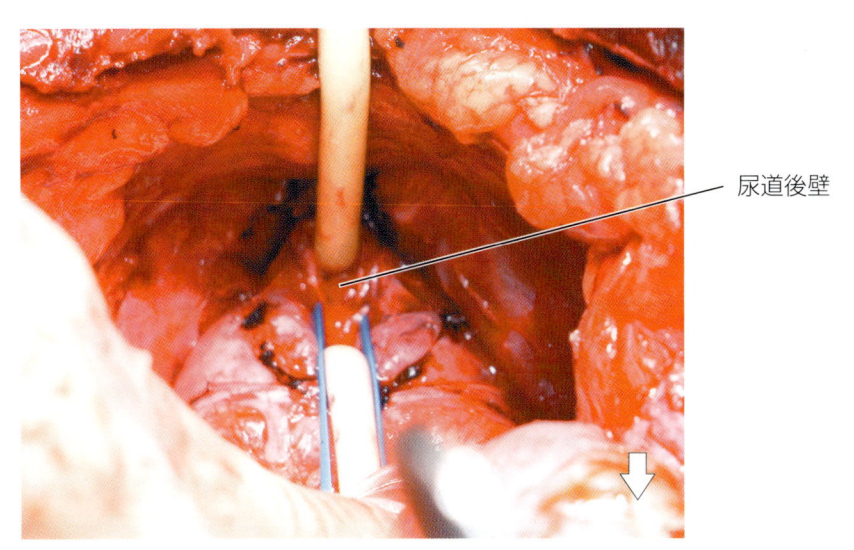

図555 尿道前壁を切開し，尿道を確認する．

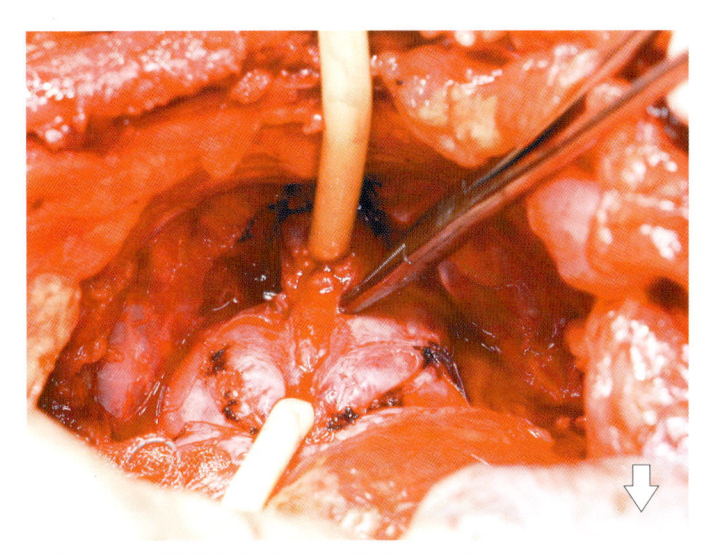

尿道後壁

図556 尿道後壁をジェミニ鉗子ですくう．

右側血管束
左側血管束

前立腺背面

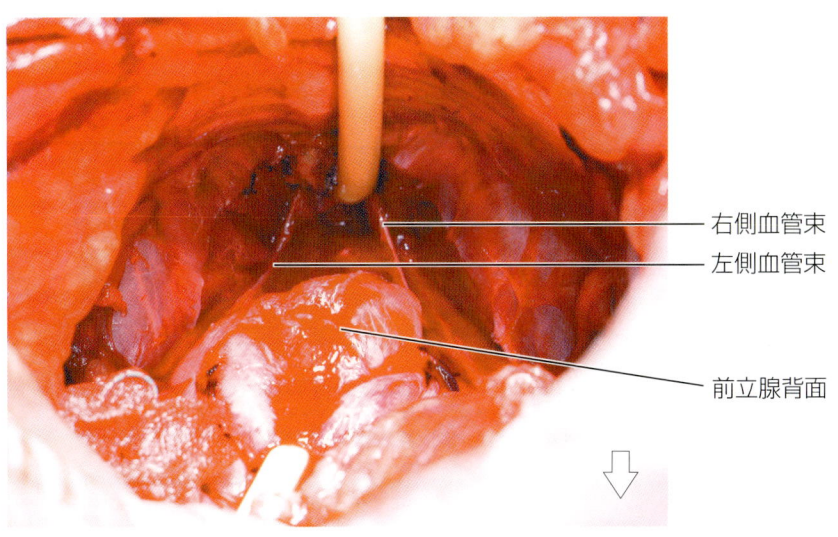

図557 尿道後壁を切断し，前立腺背面に達する．両側に神経血管束が残っている．

各論 IV. 手　術　項　目

　逆行性に進み，なお残るデノビエ筋膜を触知したら，これを切開し，精嚢，精管を同定する．さらに逆行性にその層で，用手的に直腸膀胱中隔の剥離を進め，前立腺背面を起こし，先の腹腔側の膀胱直腸窩からの穴と，完全に交通させる（図558，559）．基本は，結紮，切断の順であるが，この付近は狭く，結紮する指を入れるのに十分なスペースは開かず，助手に結紮させても，ハサミで糸を切るほどの幅を作れないことが多い（図560）．そのため，鉗子を通してスペースを作り，鉗子2本で挟鉗し，切断し，結紮した方が良い（図561）．助手の結紮が不確実な場合は，3-0，または2-0絹糸無傷針で，貫通縫合して結紮しても良い．左右を行う．これで膀胱は，このトンネルに左手を入れれば持ち上げられる（図562）．

　膀胱を引き上げた状態で，右側の膀胱血管茎を約1cmずつ，ジェミニ鉗子で二重にはさみ，結紮，切断する．先に上の血管茎を処理し，次いでその下の血管茎を切断し，少しずつ進む．右側が離れると，一気に膀胱の右側，正中部がはずれる（図563）．

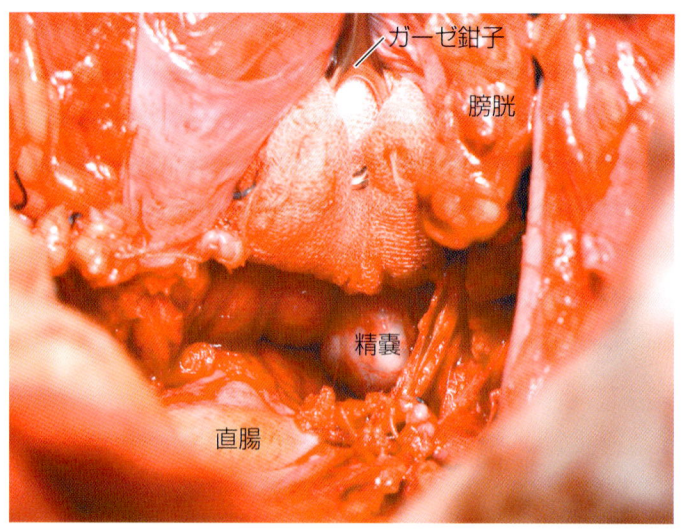

図558　順行性に戻って，もう一度膀胱直腸窩を，さらに鈍的に剥離する．

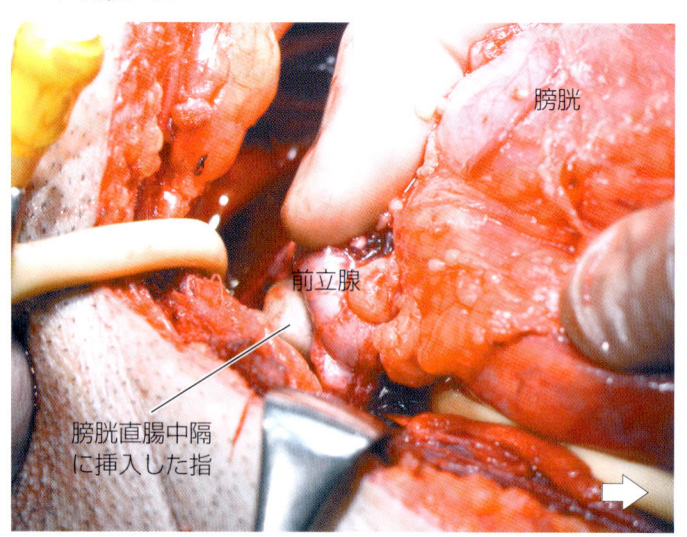

図559　尿道切断側と膀胱直腸窩のラインを交通させ，膀胱直腸中隔に指を挿入し，膀胱前立腺を引き上げる．

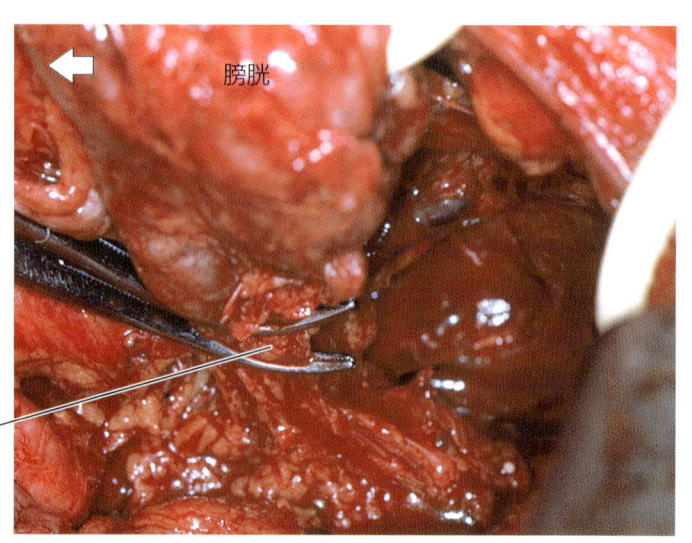

図560　逆行性に前立腺血管茎を引き上げ，鉗子を通してスペースを作り，鉗子二本で挟鉗する．特に精嚢は注意し，近傍で切断する．

9. 膀胱：癌の全摘除術

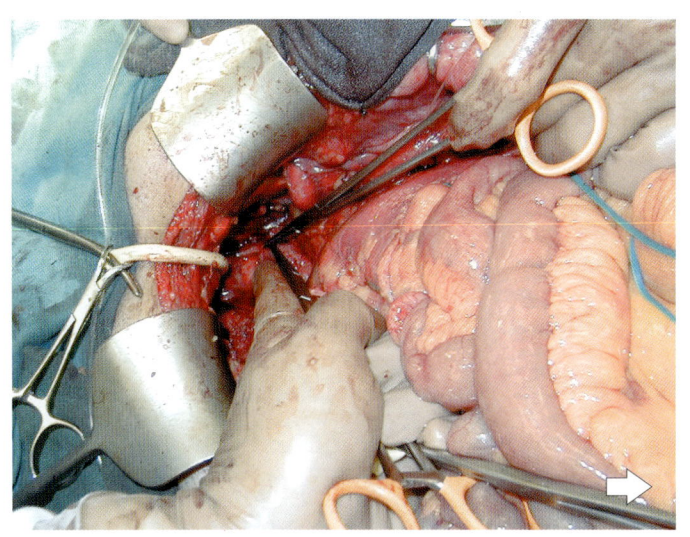

図561 図560の遠景．両側の血管茎を順次，鉗子で挟鉗し，結紮，切断する．

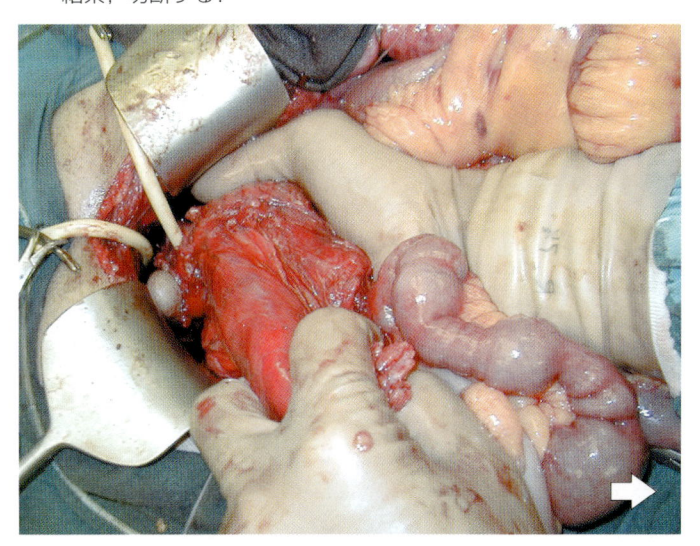

図562 十分に膀胱前立腺を引き上げる．

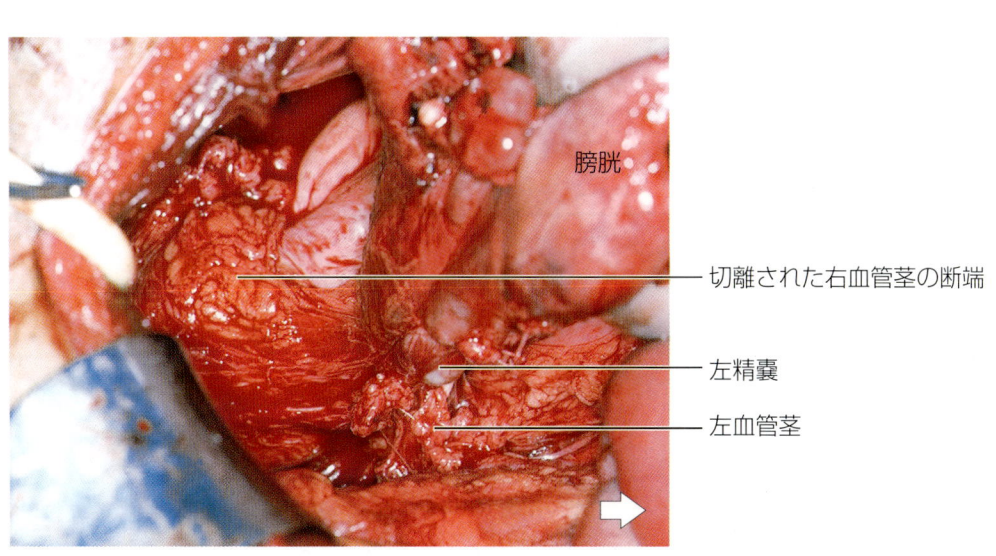

膀胱
切離された右血管茎の断端
左精嚢
左血管茎

図563 右側が離れると，一気に膀胱の右側，正中部がはずれる．

257

各論 IV. 手 術 項 目

　残った左側の血管茎を,同様に,ジェミニ鉗子で,結紮,切断する(図564).これで膀胱は摘出される(図565).この例では,神経血管束を温存している(図566).骨盤底の出血の有無を確認する.

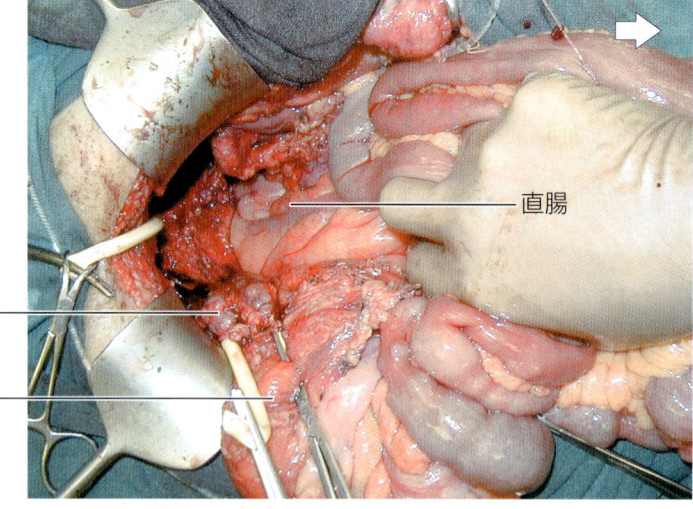

図564　残る左側の血管茎を,結紮,切断する.

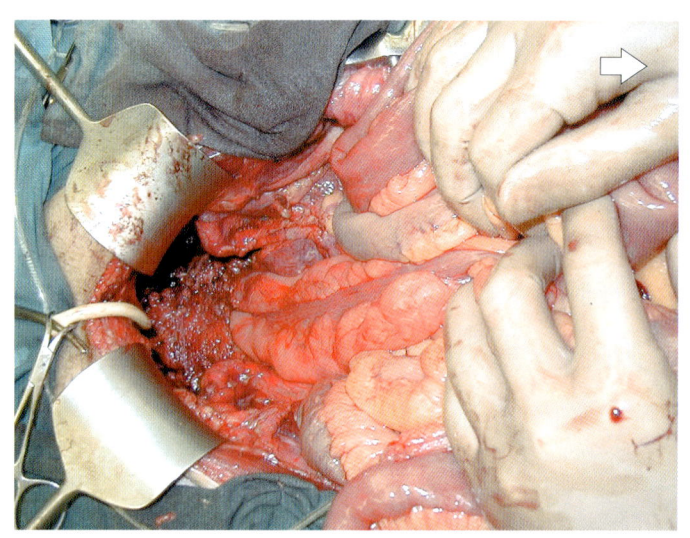

図565　これで膀胱は摘出される.

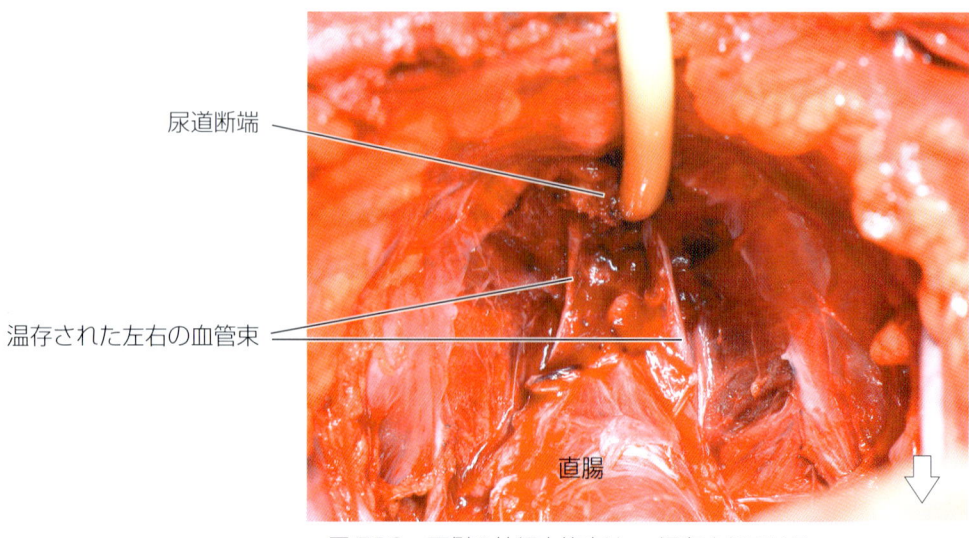

図566　両側の神経血管束は,温存されている.

3）経腹膜的順行性根治的膀胱摘除術

本術式の切断ライン，およびその手順図を示す（図567）（文献29）．

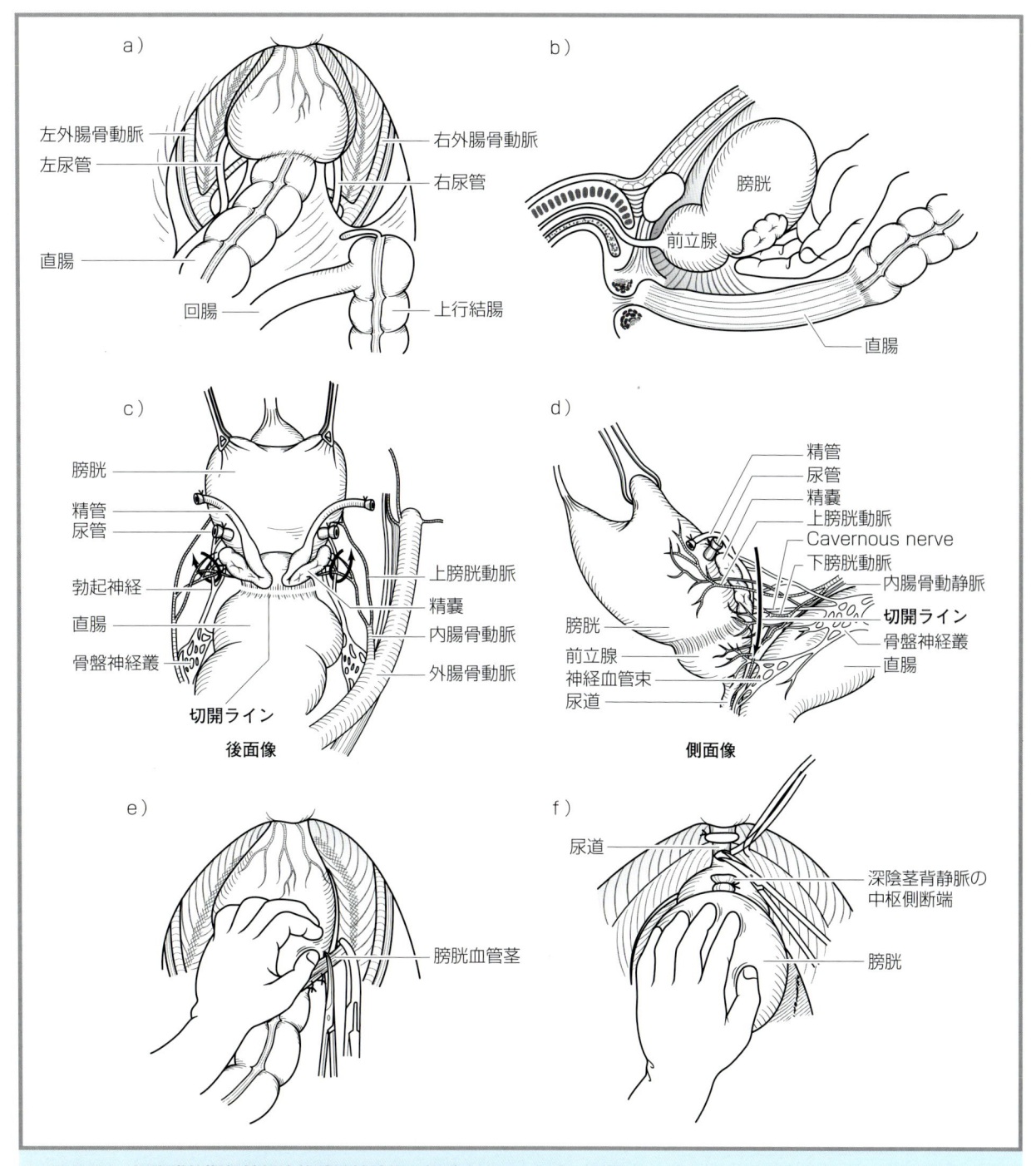

図567 経腹膜的順行性根治的膀胱摘除術の切除ライン，および手順図（文献29より引用，合成）（髙井原図）．
a)腹腔内に入り，膀胱両側の腹膜を切開し，後腹膜腔に入り，骨盤内リンパ節郭清を行う．
b)ダグラス窩上の腹膜を切開し，膀胱直腸中隔を鈍的に剥離する．
c)さらに進み，精嚢を同定し，前立腺背面に達する．後面像．（文献29より引用）
d)cの操作の側面像．（文献29より引用）
e)まず順行性に右側の膀胱血管茎を結紮，切断する．次いで，左側の膀胱血管茎も結紮，切断する．
f)腹側に戻り，深陰茎背静脈を結紮，切断し，尿道を切断し，膀胱前立腺を摘出する．

各論 IV. 手術項目

　逆行性根治的前立腺摘除術手技が登場するまでは，膀胱摘除術も逆行性術式ではなく，この経腹膜的順行性術式を標準術式としていた．現在は，深陰茎背静脈の処理，尿道切断の容易さ，および確実性から，膀胱摘除術も，2）の経腹膜的逆行性根治的膀胱摘除術を勧める．新膀胱を作成する場合は，特にそうである．ただ，一期的に尿道摘除術も行う場合は，この術式が良い．

　皮切は，恥骨上から臍上約8cmまでの，経腹膜的腹部正中切開とする．腹腔の展開，尿管切断，リンパ節郭清は，別頁の経腹膜的腹部切開（図141～148），骨盤内リンパ節郭清（図133～140），尿管切断操作（図155～164）を，または2）を参照してもらい，これらは終了している場面とする．

　すでに膀胱両側の腹膜は，膀胱直腸窩近傍まで切開されている．膀胱直腸窩の最深部より，約1cm上方の腹膜翻転部で，腹膜に横切開を行う．これを膀胱外側の切開ラインにつなげる．鑷子で腹膜切開端を把持し，クーパーで剥離し，さらに指を足側に向かって入れ，膀胱を腹側に，直腸を背側に押し下げるよう，鈍的に剥離する．支持糸をつけた両側精管を指標に，その背側に指を入れ鈍的に剥離すると，デノビエ筋膜に達する．正しい層に入り，腫瘍の浸潤がなければ，比較的スムースに前立腺背面から尖部まで剥離できる．

　この直腸膀胱中隔と，側方の膀胱血管茎の間に手指を入れ，まず右血管茎を鉗子で挾鉗し，切断する（図568）．残存側は2-0絹糸で貫通縫合し（図569），摘除側は2-0絹糸で結紮する．でたらめに大きくつかむと，外側の閉鎖神経や，周囲の切断の必要がない血管まで巻き込むので，指の間にきっちりと，血管茎をはさんでいることを確認する．これを順行性に，末梢に向かって左右を進め（図570），前立腺底部に達する．

　次いで，骨盤筋膜腱弓に緊張をかけ，尖メスで切開し，前立腺側隙を示指で剥離する（図571）．さらに直腸前立腺中隔を剥離する．深陰茎背静脈にバンチング結紮を行い（図572），これを切断する．これで尿道周囲まで，順行性に剥離できる．

　尿道は摘除せず，ここで尿道を切断する場合は，4）の(a)に続く．膀胱尿道を一塊として摘除する場合は，4）のb)に続く．

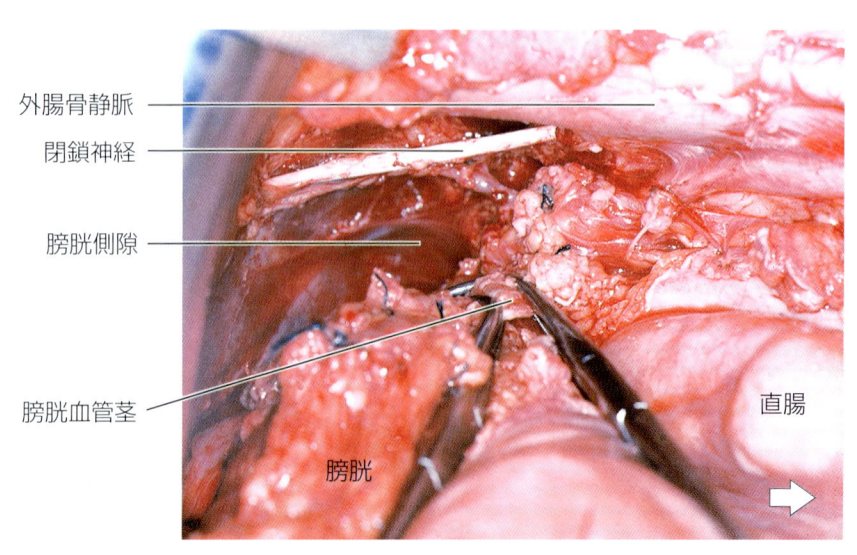

図568　右側の膀胱血管茎を，鉗子で挾鉗する．

9. 膀胱：癌の全摘除術

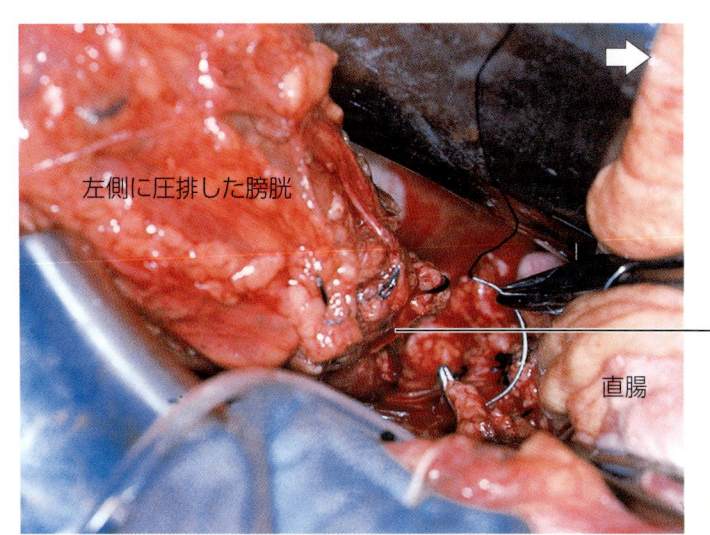

左側に圧排した膀胱

摘除側の血管茎

直腸

図569 右膀胱血管茎を，貫通縫合する．

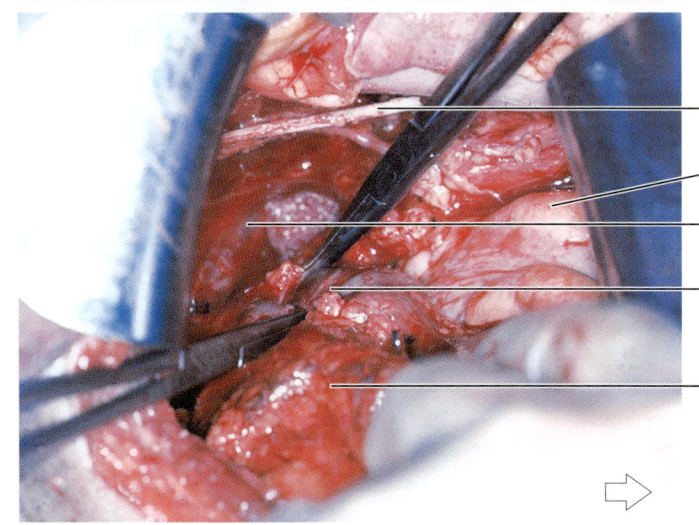

閉鎖神経
直腸
膀胱側隙
膀胱頸部の血管茎
膀胱

図570 順行性に，さらに足側に向かって，左右膀胱血管束を切断する．

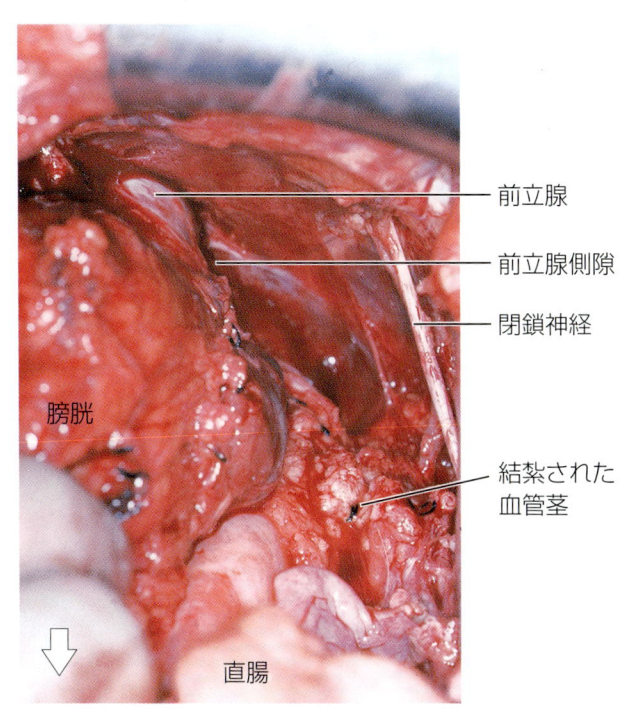

前立腺
前立腺側隙
閉鎖神経
膀胱
結紮された血管茎
直腸

図571 順行性操作で，前立腺尖部に達する．

前立腺側隙
切断された深陰茎背静脈

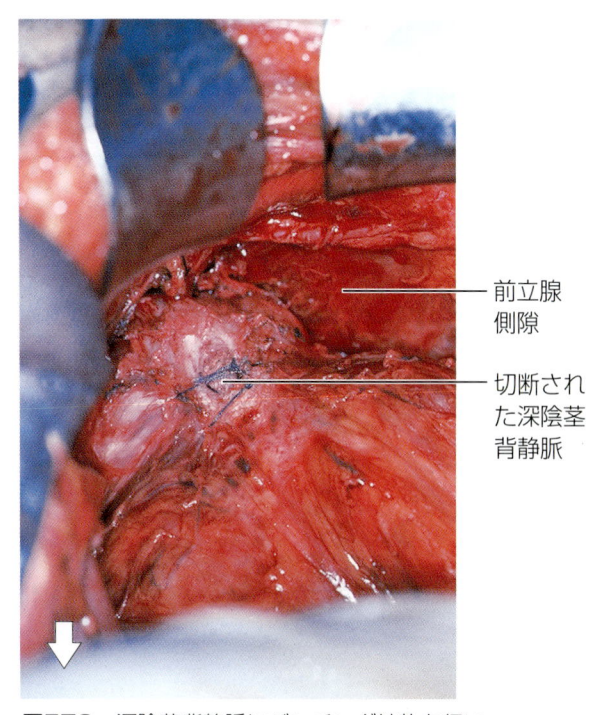

図572 深陰茎背静脈にバンチング結紮を行い，これを切断する．

261

各論 IV. 手 術 項 目

4）尿道の操作

（1）尿道を摘除しない場合

　引き続き，根治的前立腺摘除術と同様に，前立腺尖部に向かって深陰茎背静脈を剥離し，尿道を求める．尿道前壁を切開し，カテーテルを引き抜く．尿道後壁を切断し，膀胱を摘出する．血管茎がまだ残っていれば，鉗子で挟鉗し，結紮，切断する．尿道断端は，尿路再建術に利用する．利用しない場合は，2-0絹糸で結紮，またはZ字縫合し，閉鎖する．

（2）尿道を膀胱とともに一塊として摘除する場合

　[解　　剖]（図573，574，575）（文献26，30）

　陰茎は，背側の2本の陰茎海綿体と，尿道を包む1本の尿道海綿体から成る．陰茎海綿体は，膠原繊維から成る丈夫な白膜で包まれる．尿道海綿体の白膜は薄く，多量の平滑筋を含む．左右の陰茎海綿体は，海綿体中隔で分けられる．陰茎腹側の尿道溝は，深くくぼんで尿道海綿体を包む．尿道海綿体は，尿道溝に存在し，陰茎海綿体と堅く癒合している．近位端では膨らみ，尿道球部となり，尿生殖隔膜の下面に固着している．遠位端は，亀頭海綿体と癒合する．

　陰茎の動脈は，1）陰茎背皮動脈（筋膜より浅部），2）陰茎背動脈（筋膜と白膜の間），3）陰茎深動脈（陰茎海綿体），4）尿道動脈と尿道球動脈（尿道海綿体）がある．1）は，外陰部動脈，他は内陰部動脈から分枝する．

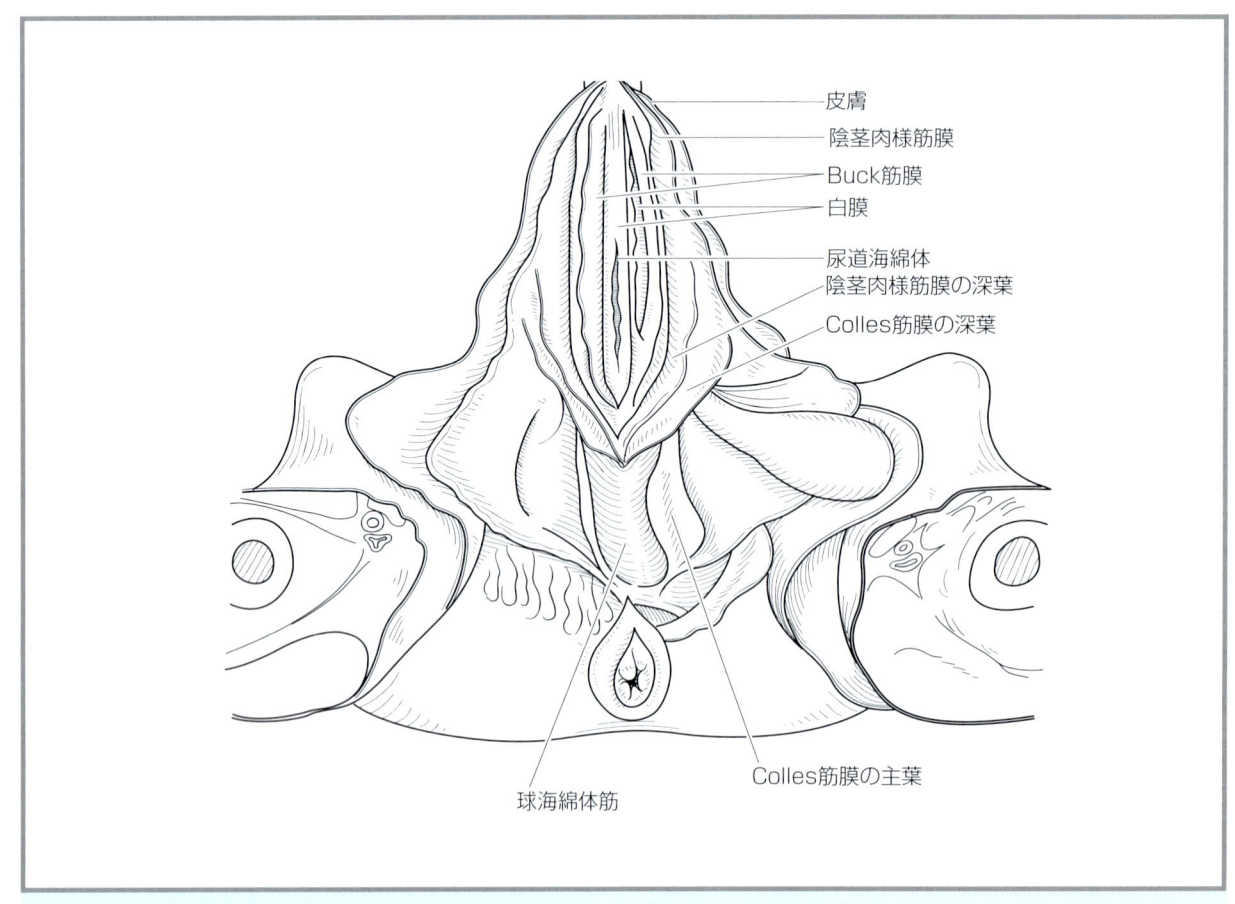

図573　Buck筋膜の陰茎根部における，会陰部からの解剖図（文献30より引用）．

9. 膀胱：癌の全摘除術

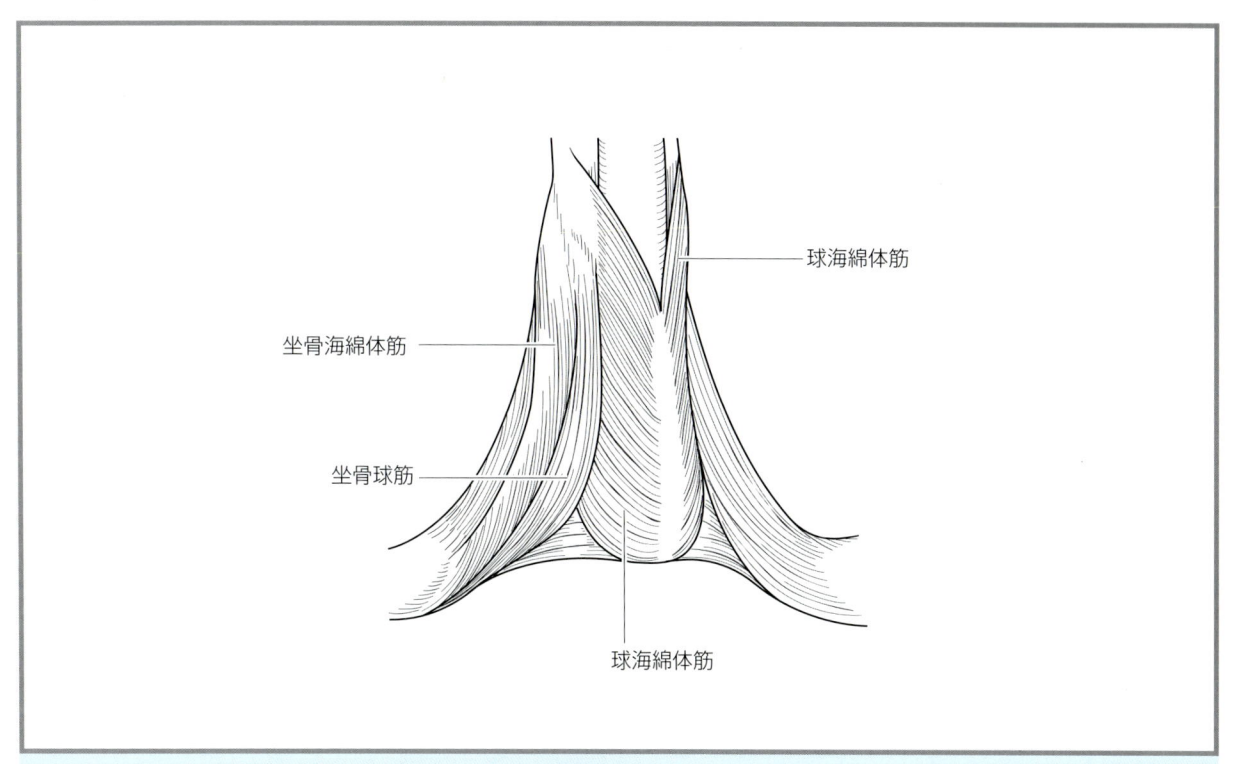

図574 陰茎の海綿体筋（文献30より引用）．

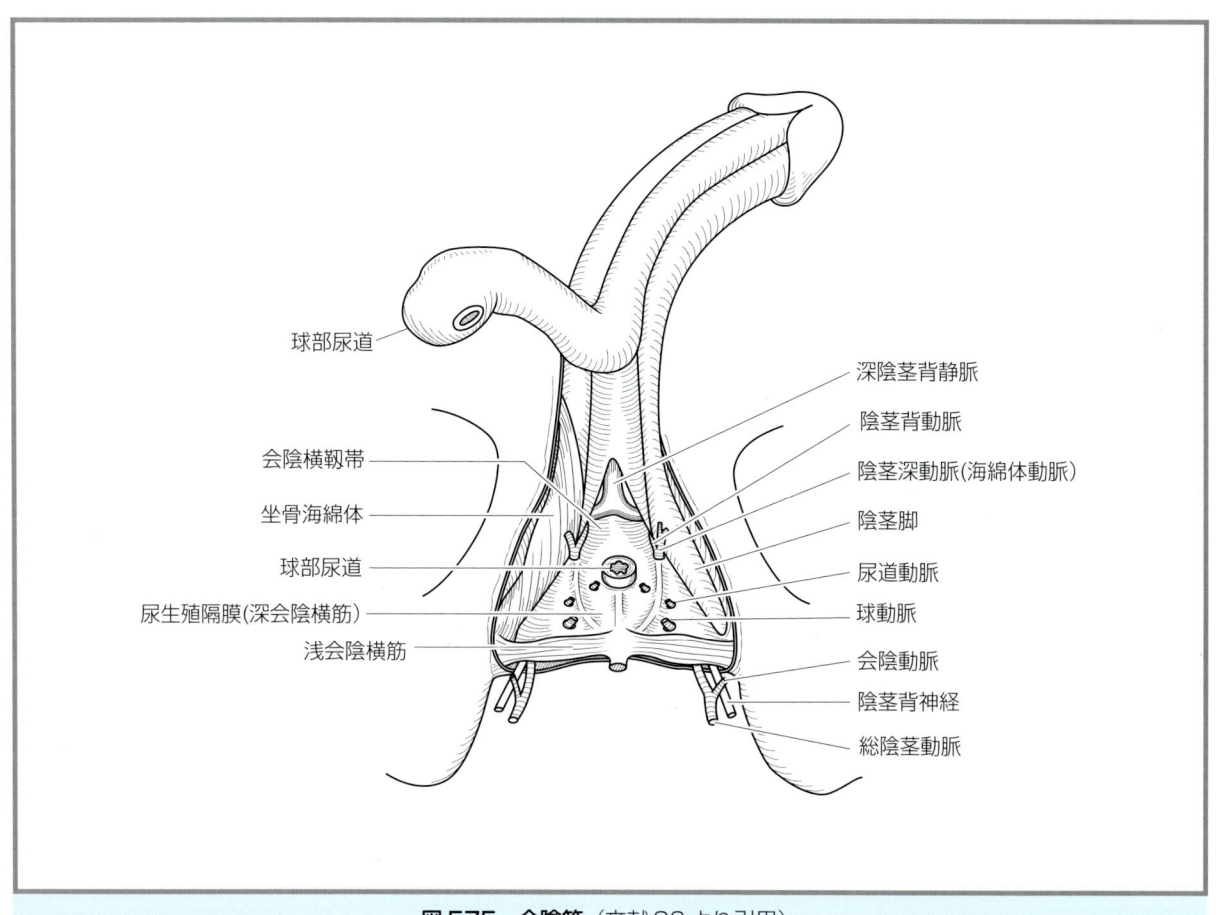

図575 会陰筋（文献26より引用）．

263

各論 IV. 手術項目

陰茎海綿体から陰茎深静脈となり，サントリーニ静脈叢に入る．

男子尿道は，前立腺部，膜様部，海綿体部に分かれる．前立腺部尿道は，前立腺を貫く部で，内腔は前立腺で取り囲まれている．前立腺直下の尿生殖隔膜を通過するのが，膜様部尿道である．約1cmと短く，輪状の横紋筋である外尿道括約筋で取り囲まれている．海綿体部尿道は，尿道海綿体および亀頭海綿体の中を通過し，尿道の大部分を占める．海綿体部尿道は，さらに尿道球に囲まれる球部尿道と，それ以外の振子部尿道に区別される．

膀胱尿道摘除術を2チームで行う場合は，術者が前立腺尖部を操作する頃に，他の術者が尿道摘除に取りかかる．同一メンバーのみで行う場合は，尿道が生殖隔膜を通過する付近までを，十分に腹腔側から剥離しておく．体位は砕石位で，尿道カテーテルを触知し，尿道の位置を確認する．

手順図を示す（図576）．

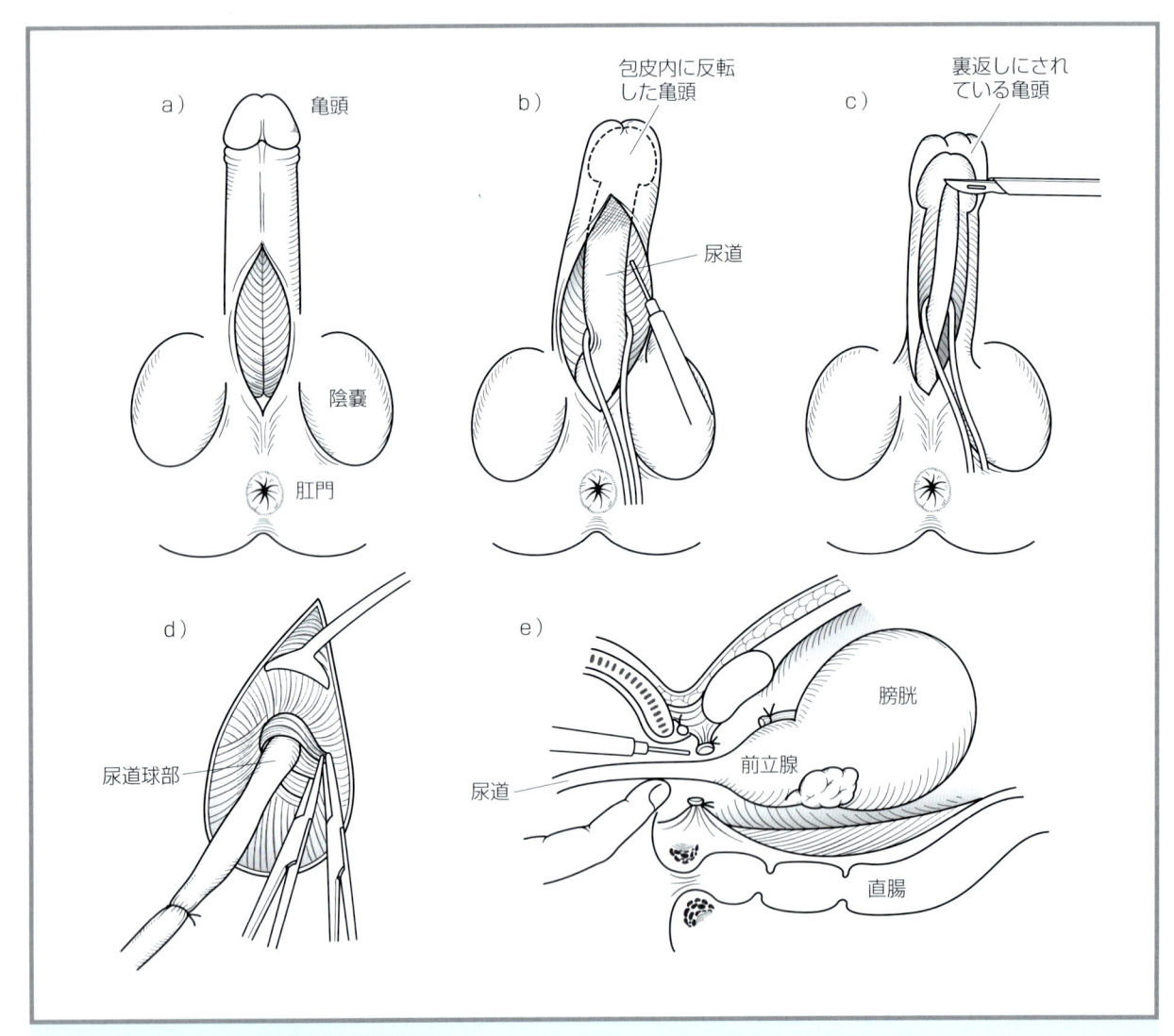

図576 尿道摘除術の手順図（髙井原図）．
a) 陰茎陰囊正中部に約8cmの縦切開を置く．
b) 尿道を同定し，3号ネラトンをかけ把持する．
c) 亀頭を反転させ，外尿道口部を裏返しにし，周状に切開する．尿道に外尿道口をつけて末梢側を切断する．
d) 球部および膜様部尿道を膀胱側に向かって剥離する．尿道動脈を結紮，切断する．
e) 尿道の剥離層を腹腔内につなげ，膀胱尿道を一塊として摘出する．

9. 膀胱：癌の全摘除術

会陰皮膚の陰茎陰嚢の正中に，約8cmの縦切開を置く（図577）．下向きのＴ切開でも良い（図578）．尿道カテーテルを触知しながら，正中部で皮下組織を切開する（図579）．

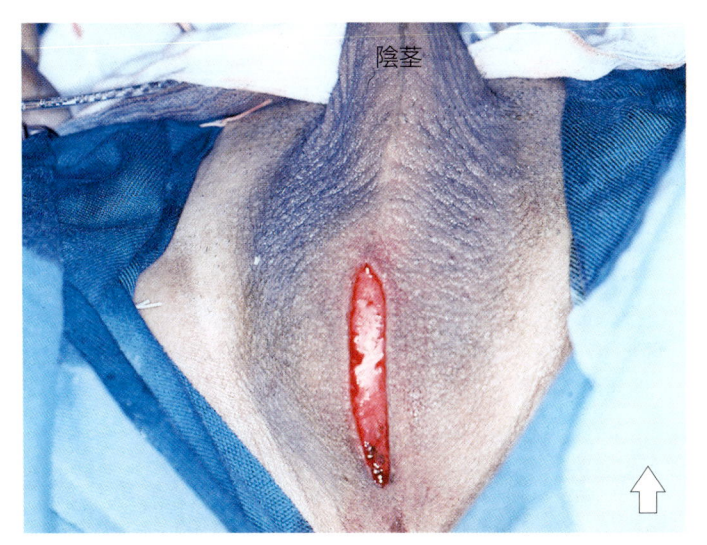

図577　会陰皮膚の陰茎陰嚢正中に，約8cmの縦切開を置く．

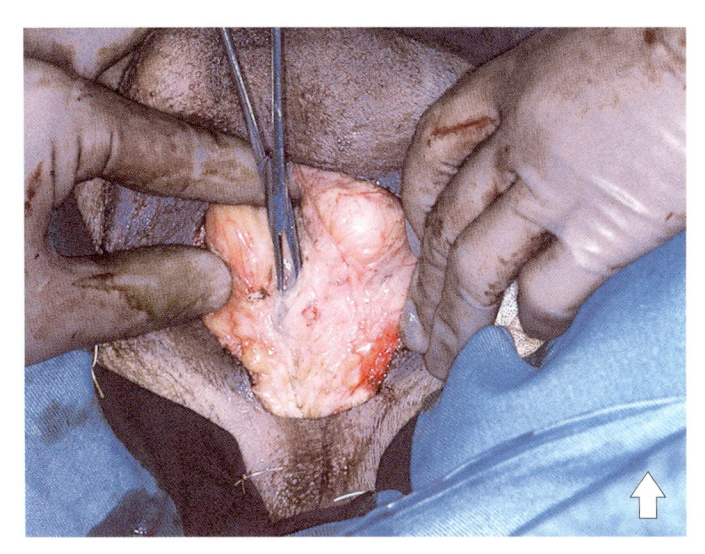

図578　下向きのＴ切開でも良い．

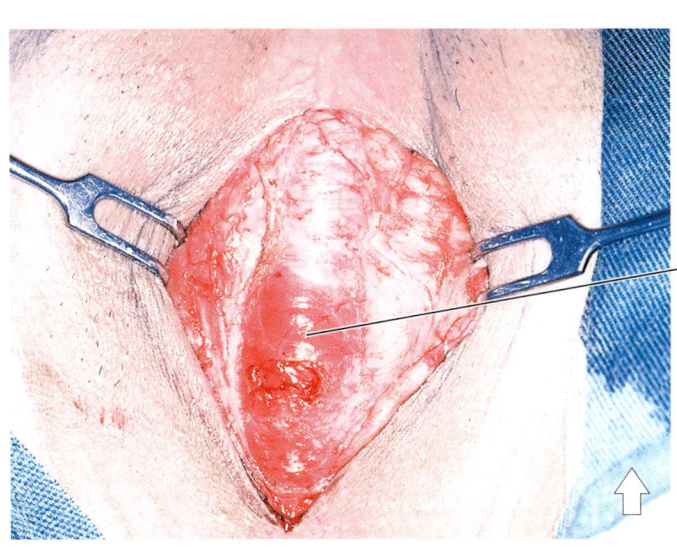

図579　尿道カテーテルを触知しながら，正中部で皮下組織を切開する．

球海綿体筋

各論 IV. 手 術 項 目

　球海綿体筋の正中にカテーテルを求め，球海綿体筋を縦に切開すると，球海綿体筋に被われた管状の球部尿道が現れる（図580）．周囲を電気メスで剥離し，尿道を白膜から剥離する．尿道を周状に剥離し，尿道をすくえたら，これに3号ネラトンをかける（図581）．ネラトンを牽引すると，尿道と尿道海綿体白膜と陰茎海綿体白膜との境界が解る．この白膜の境界は，繊維組織で固く癒着しており，ハサミでの切開，鋭的剥離が必要である．引きすぎると尿道に裂け目が入るので，あまり緊張をかけずに，メッチェンバウムまたは電気メスで剥離する．亀頭に向かって尿道を，ハサミまたは電気メスで剥離し，海綿体部尿道（振子部，亀頭部）の剥離を行う（図582）．出血が見られれば，電気メスで止血凝固する．亀頭を反転させ，外尿道口を裏返しにし，陰茎を会陰部切開創から脱転させる（図583）．舟状窩のみでなく，外尿道口も含めて周状に切除する（図584，585）．亀頭の反転を元に戻し，尿道末梢端をカテーテルごと，2-0絹糸で結紮する．

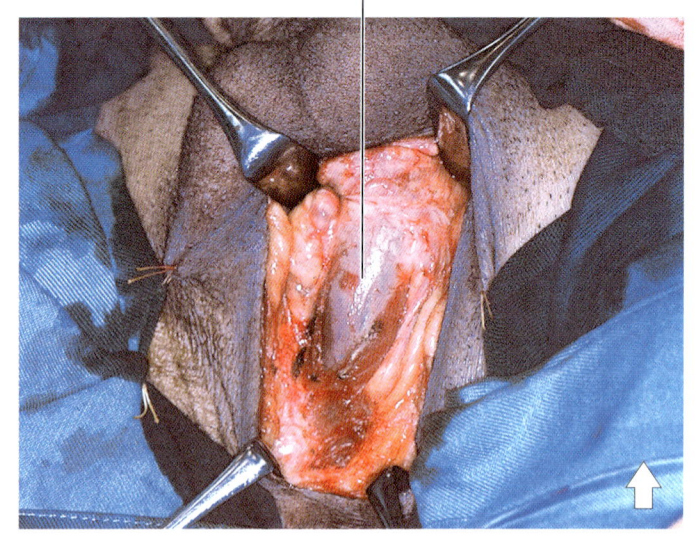

図580　球海綿体筋を縦に切開すると，球海綿体筋に被われた管状の球部尿道が現れる．

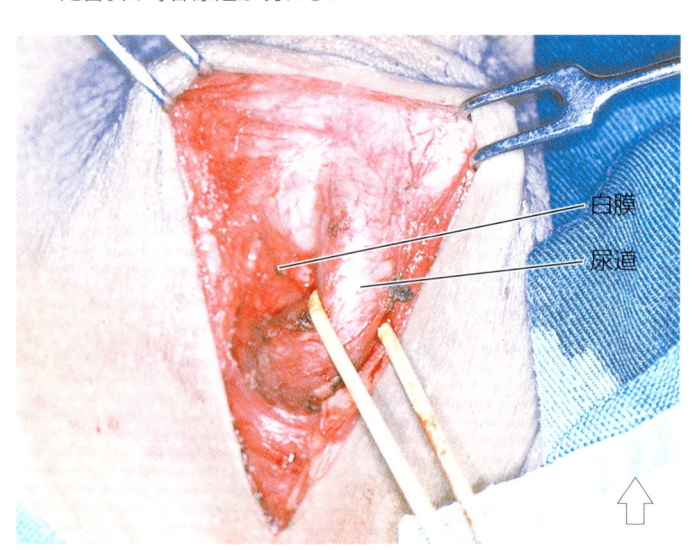

図581　尿道を周状に剥離し，尿道をすくい，これに3号ネラトンをかける．

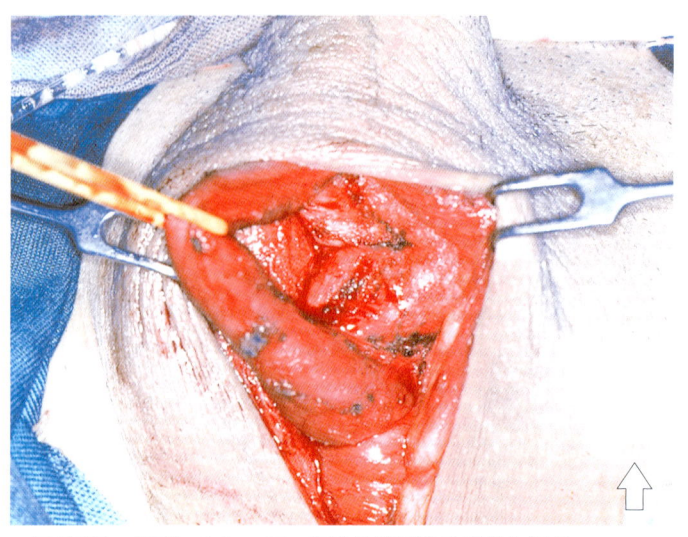

図582　亀頭に向かって，海綿体部尿道の剥離を行う．

9．膀胱：癌の全摘除術

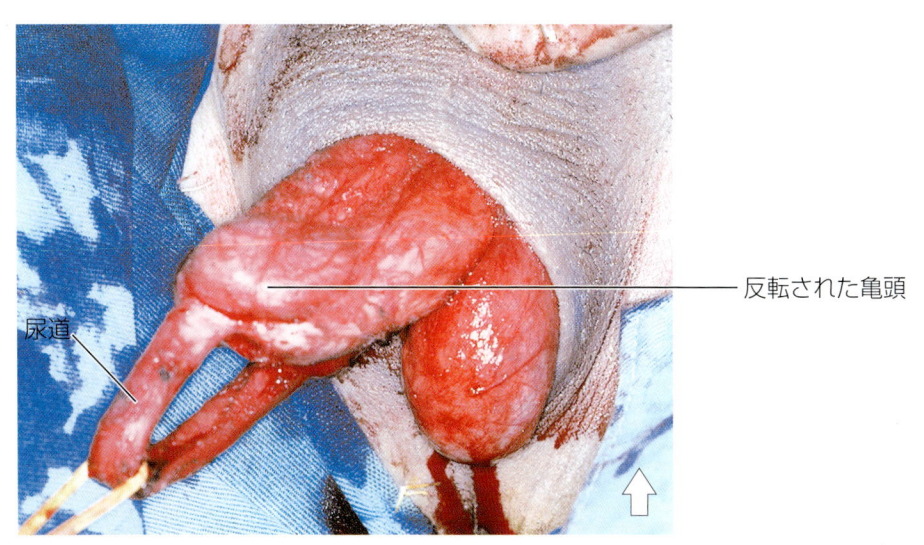

図583　亀頭を反転させ，外尿道口を裏返しにし，陰茎を会陰部切開創から脱転させる．

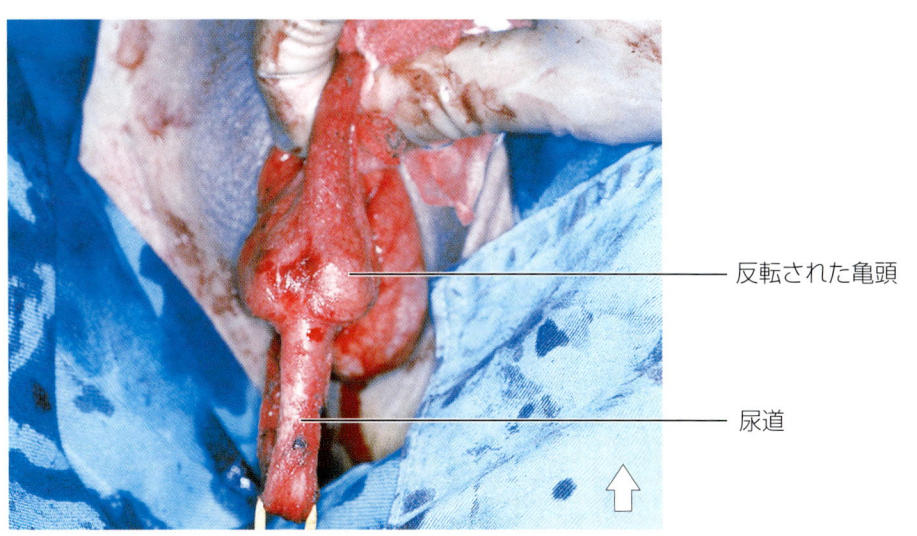

— 反転された亀頭
尿道

図584　舟状窩近傍まで剥離する．

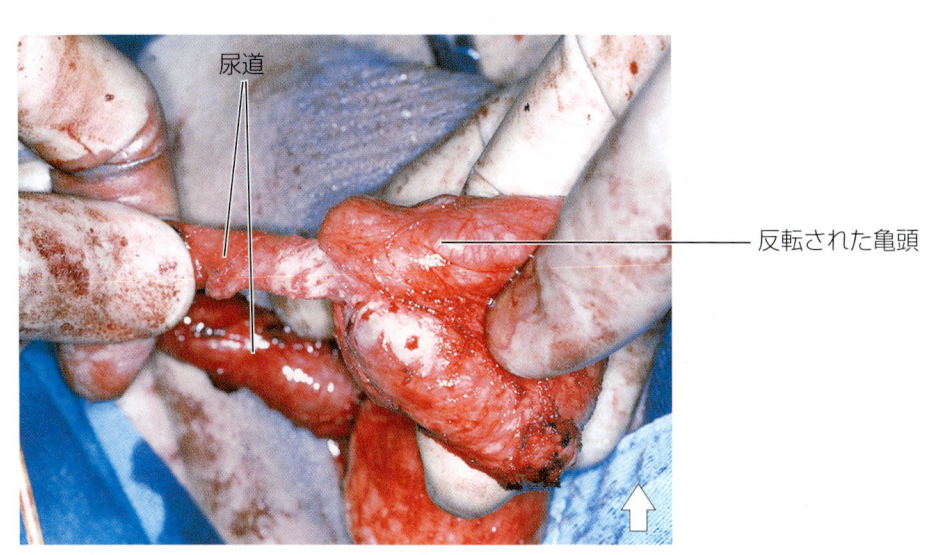

— 反転された亀頭
— 尿道

図585　外尿道口も含めて，周状に切除する．

尿道
— 反転された亀頭

267

各論 IV. 手　術　項　目

　今度は尿道カテーテルを支持として，球部および膜様部尿道を，膀胱側に向かって剥離する（図586）．陰茎海綿体白膜から尿道を剥離し，12時では陰茎脚と分ける（図587）．さらに球海綿体の肛門側正中の中央腱（会陰腱中心）を，結紮，切断する（図588）．12時より3時，9時と，膜様部尿道の側隙を剥離する（図589，590）．

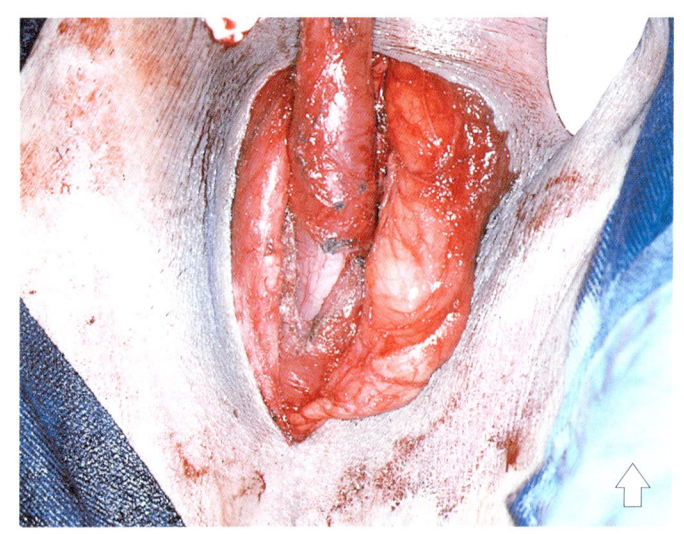

図586　尿道カテーテルを支持として，球部および膜様部尿道を，膀胱側に向かって剥離する．

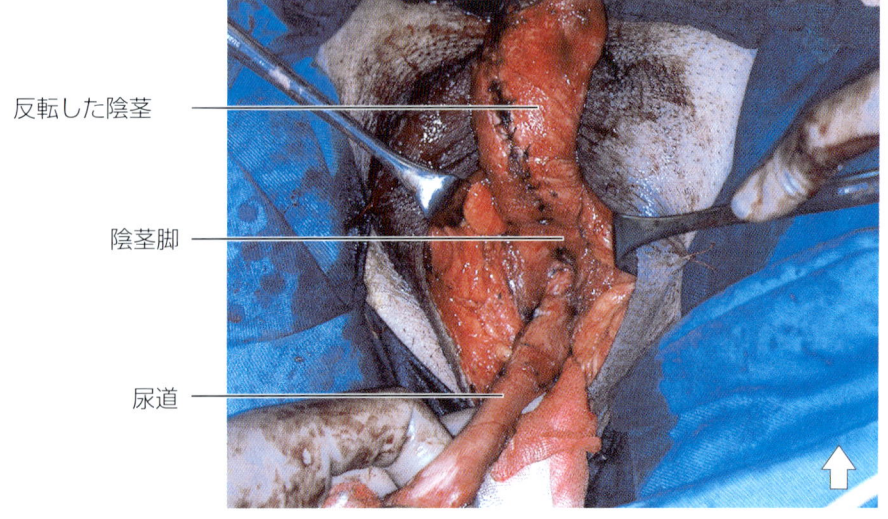

反転した陰茎
陰茎脚
尿道

図587　陰茎海綿体白膜から尿道を剥離し，12時では陰茎脚と分ける．

9. 膀胱：癌の全摘除術

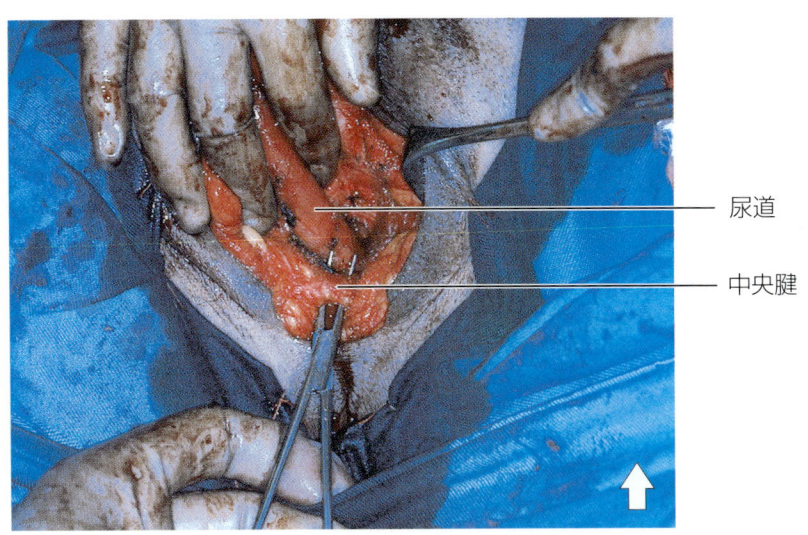

図588 球海綿体筋の肛門側正中の中央腱（会陰腱中心）を，結紮，切断する．

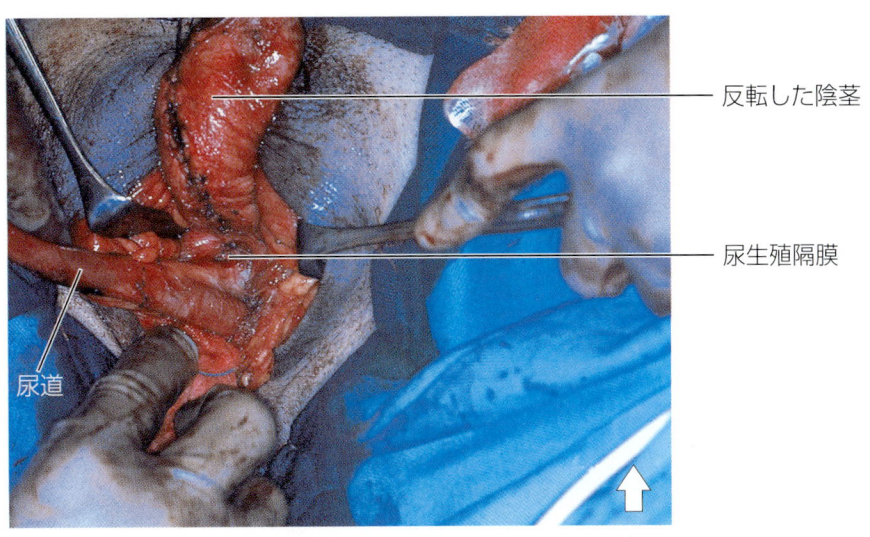

図589 筋鈎で，尿道と周囲組織との間を拡げ，尿道球部を尿生殖隔膜より剥離する．3時で膜様部尿道の側隙を剥離する．

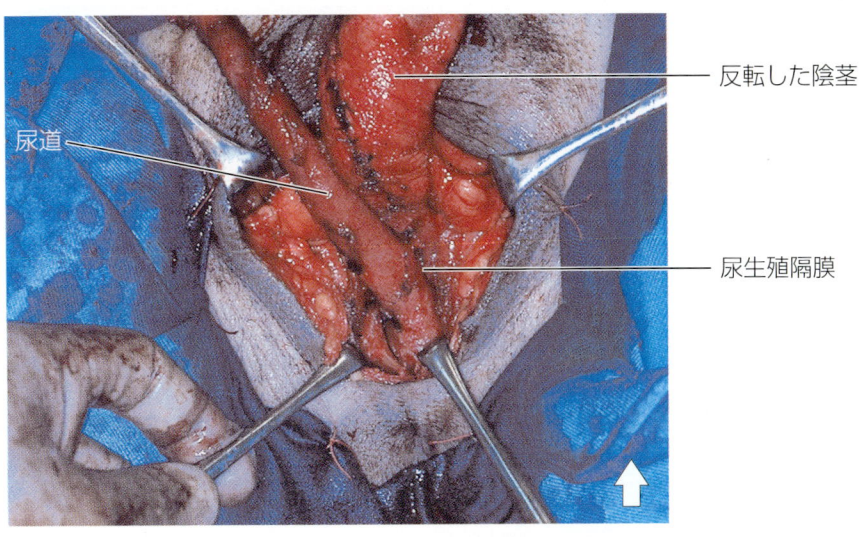

図590 尿道の6時を剥離し，全周に尿生殖隔膜を確認する．

各論 IV. 手術項目

筋鈎で尿道と周囲組織との間を広げ，尿道球部を尿生殖隔膜より剥離する．見える血管は，鉗子で把持し，結紮する．4時，8時付近には尿道動脈があり，同定できればこれを鉗子で挟鉗し，結紮する．できずに出血させた場合は，筋層を3-0絹糸無傷針でZ字縫合する．

腹腔側からの陰茎背静脈の切断，内骨盤筋膜の切開が十分で，この層で周状に尿道周囲を剥離してあれば，12時で会陰横靱帯を破れば腹腔とつながる（図591，592）．一方，尿道の6時で，腹腔側および会陰側より残存組織の厚さを確認し，尿生殖隔膜を鉗子で鈍的，またはハサミで鋭的に破れば，完全に腹腔とつながる．膀胱尿道が，一塊として摘除できる（図593）．会陰側と腹腔側に，長ケリー鉗子を通し，残存側を挟鉗し，これに結紮糸を回し，周囲組織を結紮しても良い．これで，肛門挙筋側からの出血を結紮，止血できる．会陰創に，ファイコンペンローズドレーン（小）を置き，会陰横筋，球海綿体筋を3-0バイクリルで縫合する．外尿道口より，ペンローズドレーンを挿入する．陰茎肉様膜を3-0バイクリルで縫合する．皮膚を3-0ナイロンで縫合する．

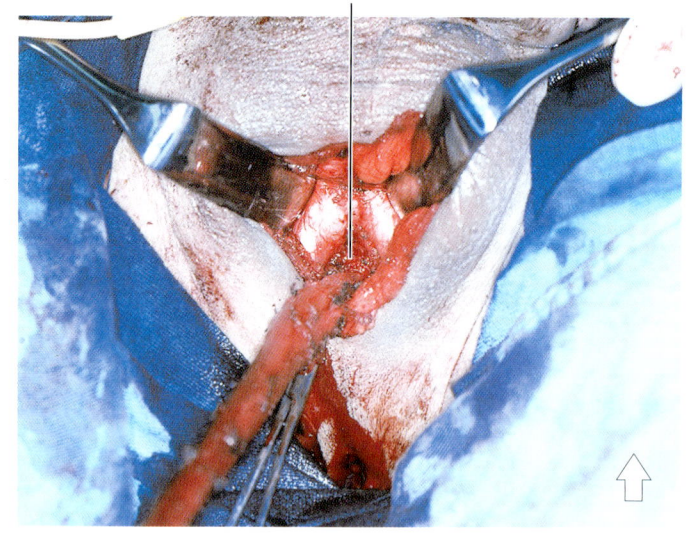

図591 周状に尿道周囲を剥離する．

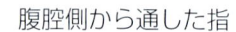

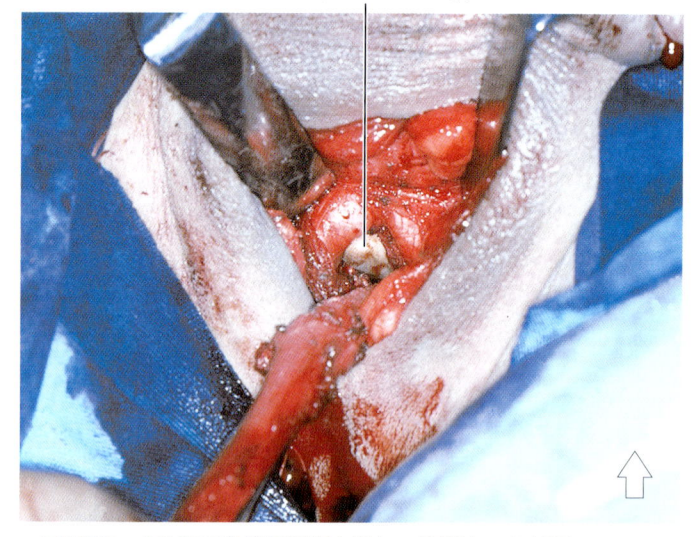

図592 12時で会陰横靱帯を破り，腹腔とつなげる．

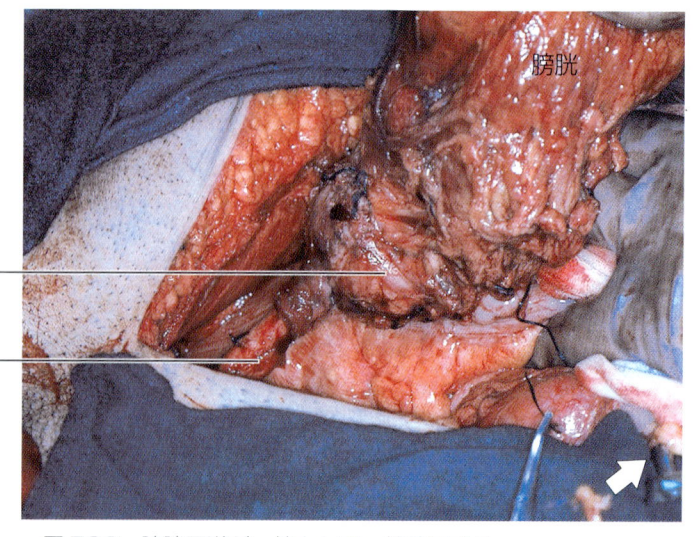

図593 膀胱尿道が一塊として，摘除できる．

9．膀胱：癌の全摘除術

5）根治的膀胱摘除術；女子例

内腸骨動脈分枝と，尿管，膀胱，女子性器との関係を示す（図594）（文献31）．女子性器と靱帯を示す（図595）．

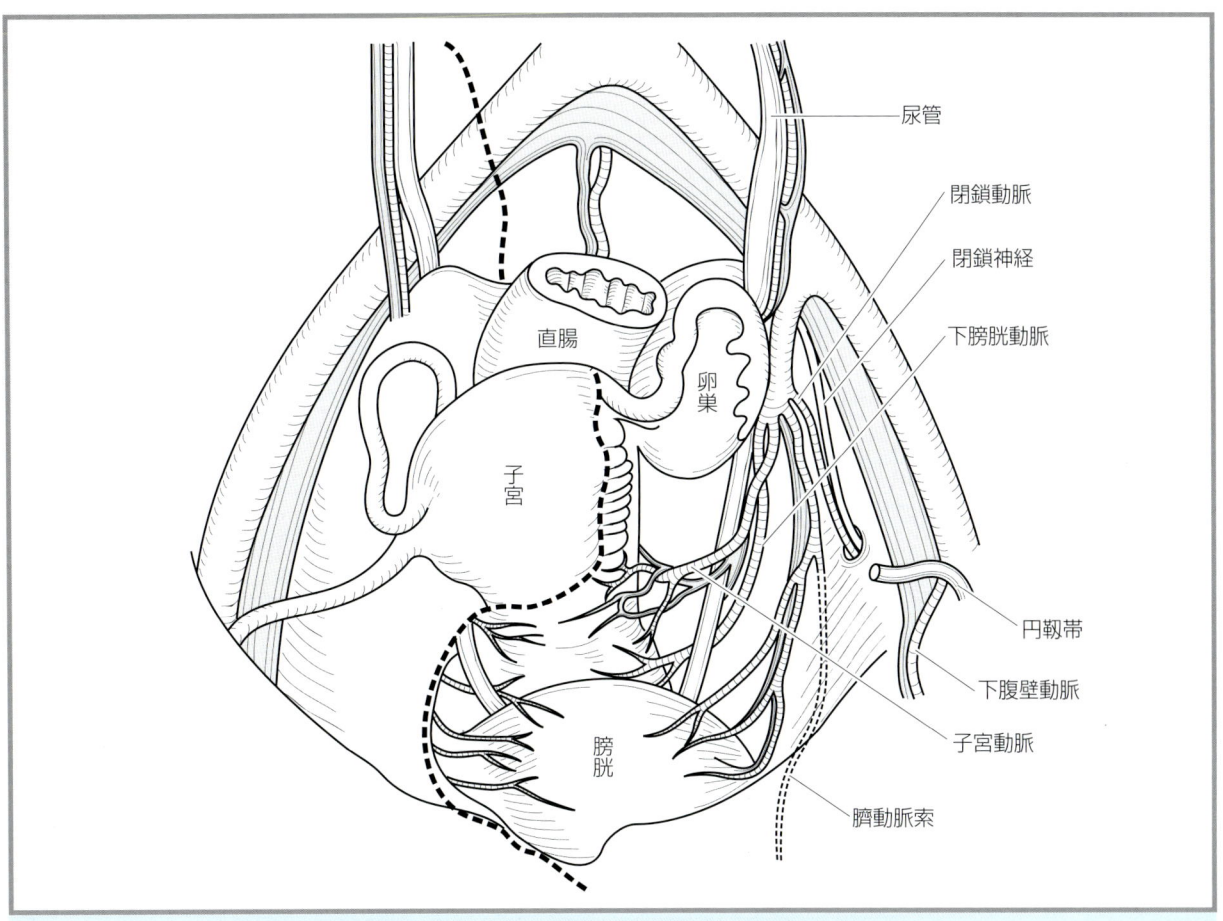

図594 内腸骨動脈分枝と尿管，膀胱，女子性器との関係（文献31より引用）．

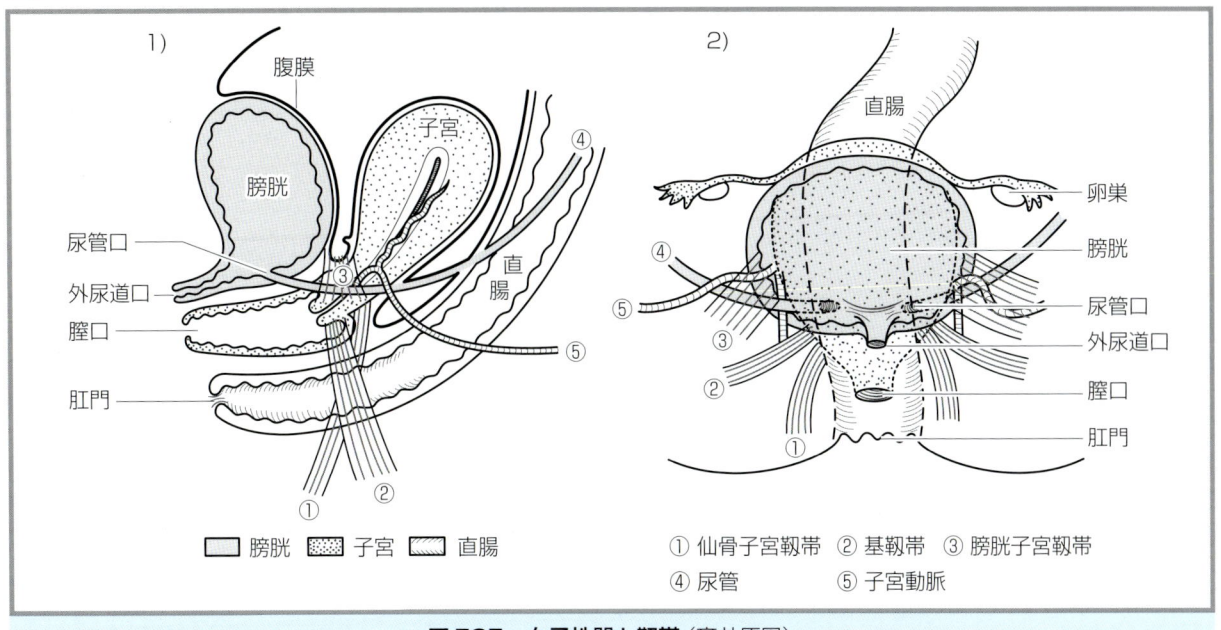

図595 女子性器と靱帯（髙井原図）．

① 仙骨子宮靱帯　② 基靱帯　③ 膀胱子宮靱帯
④ 尿管　　　　　⑤ 子宮動脈

271

各論 IV. 手術項目

女子の根治的膀胱摘除術の手順図を示す（図596）．

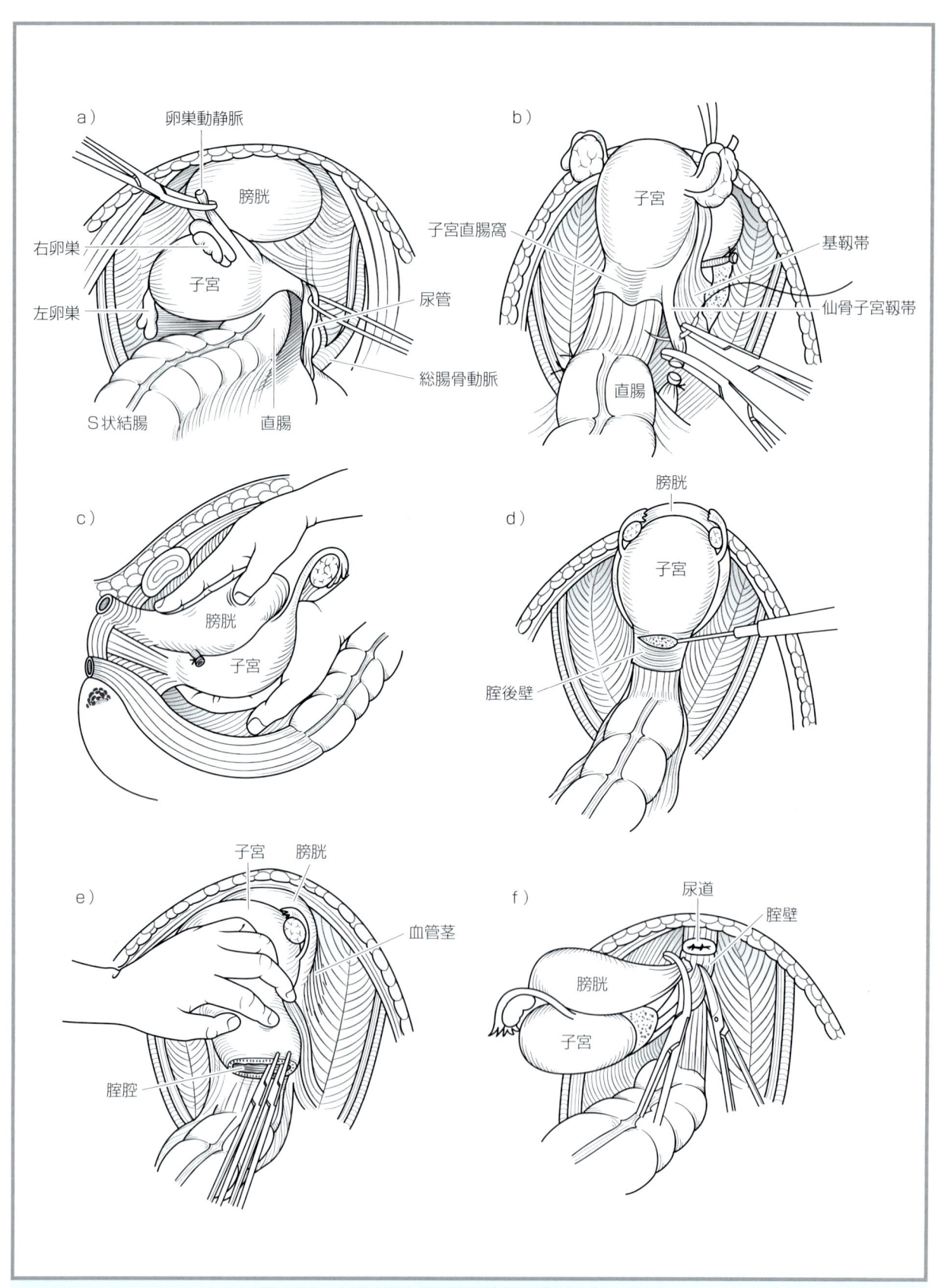

図596 女子の根治的膀胱摘除術の手順図（髙井原図）．

9. 膀胱：癌の全摘除術

　基本的には子宮，卵巣を合併切除する．膣洗浄後に，ヨードホルムガーゼ五枚をつないで，膣につめる．皮切は，恥骨上から臍上8cmまでの，経腹膜的腹部正中切開とする．同様に，開創手順，尿管切断，リンパ節郭清は，前述の別頁を参照してもらい，これらは終了している場面とする（図141〜148，133〜140，155〜164）．

　ただし，女子例では，別頁の経腹膜的腹部切開に加え，以下が注意点となる．膀胱横の右腹膜（子宮広間膜）から切開を始める（図597）．円靱帯（子宮円索）を同定し，弱弯ケリー鉗子で剥離し，2-0絹糸で結紮，切断する．子宮を子宮鉗子で把持し引き上げ，さらに腹膜を背面に向かい切開する．そして，後腹膜腔を剥離，展開する．この時，臍動脈を同定できたら，結紮，切断する．さらに広間膜の切開を頭側に伸ばし，総腸骨血管の高さで，骨盤漏斗靱帯（卵巣提索，卵巣動静脈）を同定し，2-0絹糸で貫通結紮し，切断する．卵巣動静脈は，時に蔓状静脈叢になっているので，止血に十分注意する．

　続いて，上行結腸外側で腹膜を頭側に向かって切開し，正中でも小腸腸間膜根部に沿って，腹膜を頭側に向けて切開する．左側も同じく，円靱帯を結紮，切断し，骨盤漏斗靱帯を結紮，切断し，S状結腸外側で十分に，腹膜を頭側に切開する．

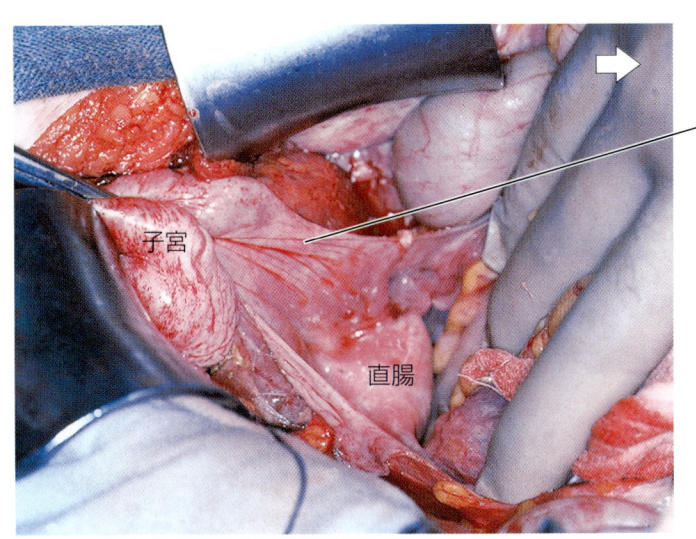

図597 子宮広間膜を確認する．

◀**図596　女子の根治的膀胱摘除術の手順図．**
　a)腹腔内に入り，円靱帯を結紮，切断し，卵巣動静脈を結紮，切断し，尿管を同定する．
　b)基靱帯を結紮，切断し，次いで仙骨子宮靱帯を結紮，切断する．膣直腸靱帯も切離する．
　c)子宮背側を指で膣に向かって鈍的に剥離する．腹側でも膀胱前面を剥離する．
　d)膣を電気メスで切開し，膣腔を開放する．
　e)膣腔内に指を入れ，膀胱を引き上げ，膀胱血管茎を結紮，切断し，尿道側に向かう．
　f)尿道だけとなったら，尿道を切断する．尿道背側に残る膣壁を切離し，摘出する．

273

各論 IV. 手 術 項 目

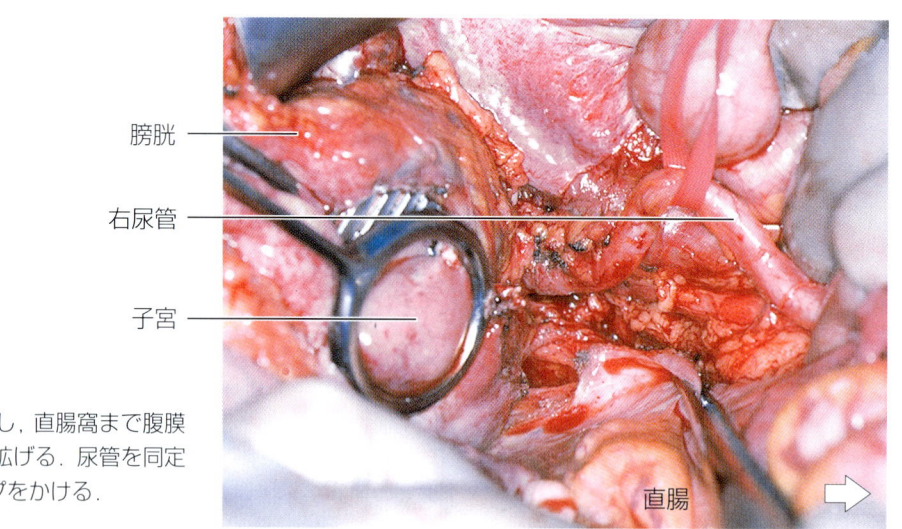

図598 膀胱子宮を把持し，直腸窩まで腹膜を切開し，後腹膜腔を拡げる．尿管を同定し，剥離し，血管テープをかける．

　尿管切断操作で，男子の手技に追加する注意点は，膀胱入口部に膀胱子宮靱帯があることである．まず右尿管を，総腸骨血管交叉部で同定し，周囲組織をつけて愛護的に剥離し，血管テープで保持する（図598）．または，ネラトンカテーテル，または尿管鉤で保持する．尿管を膀胱側に向かって剥離し，膀胱入口部まで周囲より剥離する．基靱帯の一部を切断し，いわゆる膀胱子宮靱帯の前層（腹側）と，後層（背側）が作る尿管トンネルに達する．尿管腹側，および尿管背側にある膀胱子宮靱帯の各組織を，鉗子で挟鉗し，2-0絹糸で結紮，切断する．この切断操作を二回ほど行うと，膀胱入口部に達する．尿管下端を，強弯ケリー鉗子で挟鉗し，切断し，膀胱断端側は3-0無傷針で貫通結紮する．尿管中枢側は，断端を迅速病理診断に提出し，7Frアトムチューブを挿入し，尿流計につなげる．尿管と卵巣提索を，一緒に総腸骨分岐部まで剥離する．

　同様に，左側の操作を行う．子宮広間膜を切開し，卵巣提索を貫通縫合し，切断する．左尿管を同定しテープで保持し周囲より剥離し，基靱帯，尿管トンネルを切断し，膀胱入口部まで剥離する．断端を迅速病理に提出する．下行結腸の外側まで腹膜を切開し，左尿管を総腸骨分岐部まで剥離する．

　次いで，骨盤内リンパ節郭清を行う．これは男子例とほぼ同じで良い．基靱帯の切断などは以下に示す．

（1）根治手術で膀胱，子宮とともに，尿道まで摘除する場合

　次いで膀胱摘除操作に移る．

　尿管切断操作で，S状結腸間膜と子宮背面は，ある程度剥離されている．

　膀胱外側で，骨盤壁に向かう上殿動脈を同定し，続いてその分枝より末梢で，子宮動脈を確認する．子宮動脈を二重結紮し切断し，中枢側には，3-0絹糸無傷針の貫通結紮を加える（図599）．上殿動脈分岐部以下で，内腸骨動脈を二重結紮し，中枢側断端に3-0絹糸無傷針の貫通結紮を加える．基靱帯を明瞭にするため，まずやりやすい膀胱側隙を，ツッペルで鈍的に広げる．次に，直腸側隙を鈍的に広げる．基靱帯の下方は，結合組織，神経組織が中心で，ここを鈍的に分けトンネルをつなげる．基靱帯を前脚，後脚に分け，それぞれを強弯ケリー鉗子で挟鉗し，2-0絹糸無傷針で貫通結紮する．二重結紮し，切断する．これで膀胱，子宮は，骨盤側よりかなり離断される．次に，左側も同様に行う．

9．膀胱：癌の全摘除術

　子宮直腸窩（Cal de sac，ダグラス窩）からの剥離を行う．残っている子宮広間膜を切開し，子宮を子宮鉗子でがっちりと保持する．子宮直腸窩より1cm上で，腹膜を横に切開し，左右の腹膜切開線をつなげる．仙骨子宮靭帯上の腹膜も切開する．外側に張る仙骨子宮靭帯を，強弯ケリー鉗子で挟鉗し，3-0絹糸無傷針で貫通縫合し，切断する（図600）．仙骨子宮靭帯内には，太い血管は通常ないので，電気メスの切離でも良い．切断後，子宮直腸窩より指を挿入し，子宮直腸間隙を鈍的に広げる．子宮を引き上げると，膣直腸靭帯が見える．続いて膣直腸靭帯を，同様に強弯ケリー鉗子で挟鉗し，3-0絹糸無傷針で貫通縫合し，切断する．この操作を繰り返すと，子宮頸部に達する．膣内のガーゼが判るまで，子宮背面を展開する．

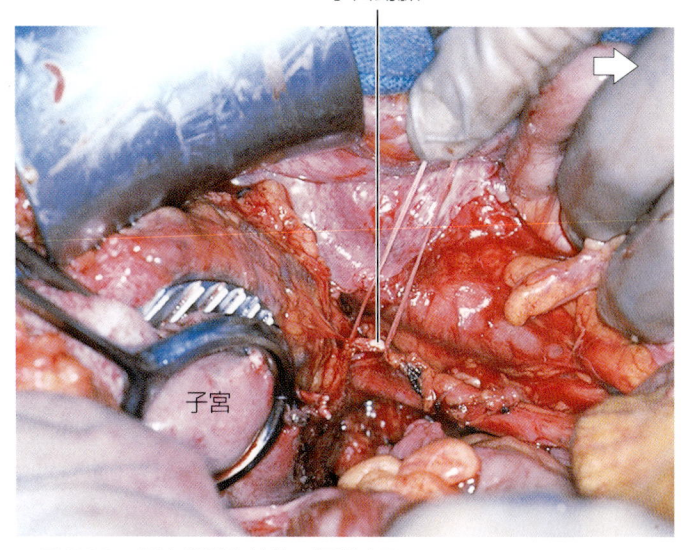

図599　子宮動脈を結紮，切断する．

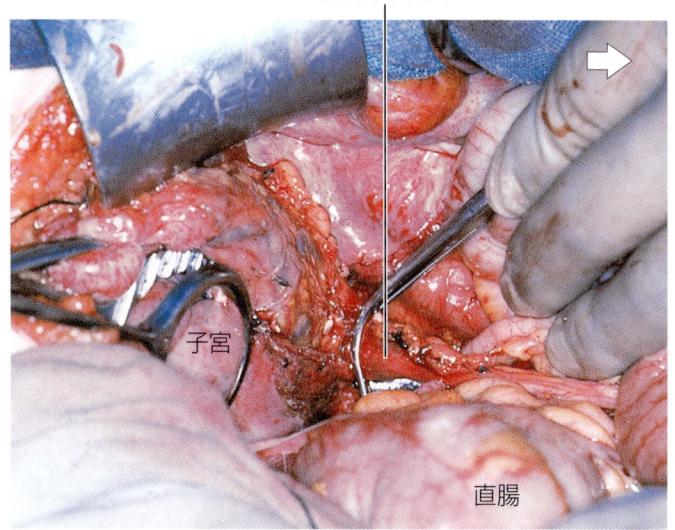

図600　仙骨子宮靭帯を結紮，切断する．

各論 IV. 手 術 項 目

　いったん膀胱前面に戻り，男子と同様に，膀胱前の結合組織を剥離し，浅陰核背静脈を結紮，切断する（図601）．膀胱前隙を骨盤より剥離し，内骨盤筋膜を露出する．男子と同様に，内骨盤筋膜をメスで切開し，用手的に骨盤底筋群より尿道の側隙を剥離し，尿道が，会陰の皮膚だけで付いているぐらいまでに剥離する．尿道の上に鉗子を通し，サントリーニ静脈叢（深陰核背静脈）を3-0絹糸で結紮，切断する．
　再度，膀胱背側に戻る．パックしてあった腟のヨードホルムガーゼを指標に，子宮頸部周囲を，指またはクーパーで剥離する．腟のガーゼを目標に，腟を電気メスで横切開する．腟を開けたら，ガーゼはいったん抜き，腟内をイソジン®で消毒する．腟腔より強弯ケリー鉗子を入れ（図602），腟前壁を二重に挟鉗し，少しずつ順行性に結紮，切断する（図603）．摘除側は，2-0絹糸で貫通縫合，残存側は，2-0バイクリルで貫通縫合し，切断する．この操作の途中で順次，膀胱静脈，下膀胱動脈，骨盤神経も切断される．正しく膀胱頸部に向かっているか，繰り返し確認する（図604）．出血が見られる場合は，適宜，2-0バイクリルまたは絹糸のＺ字縫合で止血する．左側も同様に行い，頭側から足側に向かって，左右均等に切断し進む（図605）．これで膀胱頸部と腟前壁のみで，ぶら下がるまでにする（図606）．

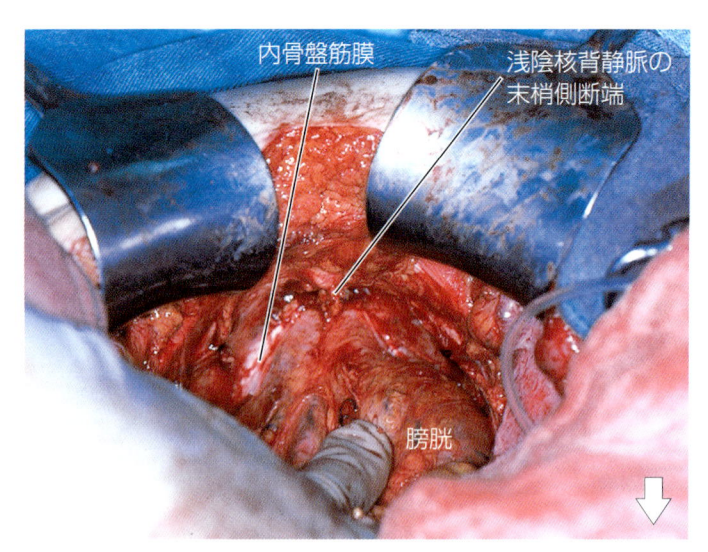

図601　逆行性操作に戻り，膀胱前面に達する．浅陰核背静脈を結紮，切断する．

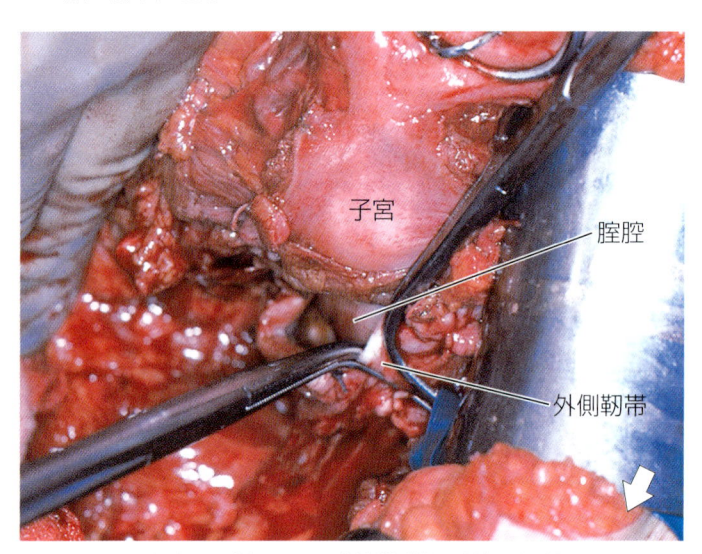

図602　腟腔より鉗子を入れ外側靱帯を結紮，切断する．

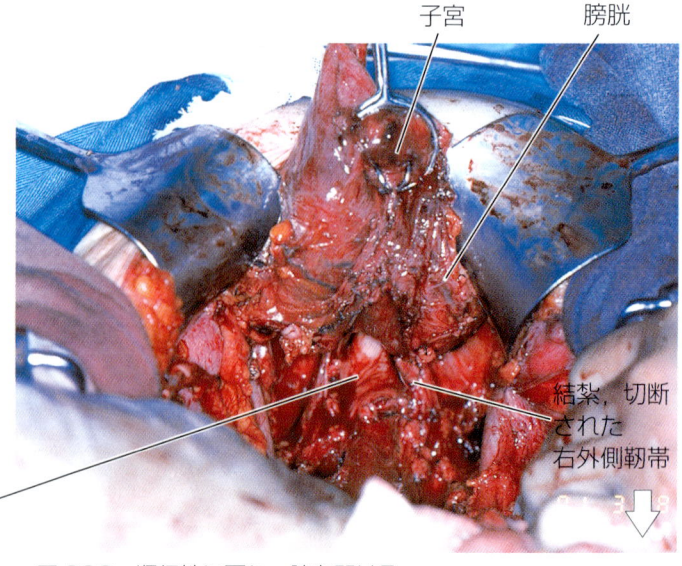

図603　順行性に戻り，腟を開ける．

9. 膀胱：癌の全摘除術

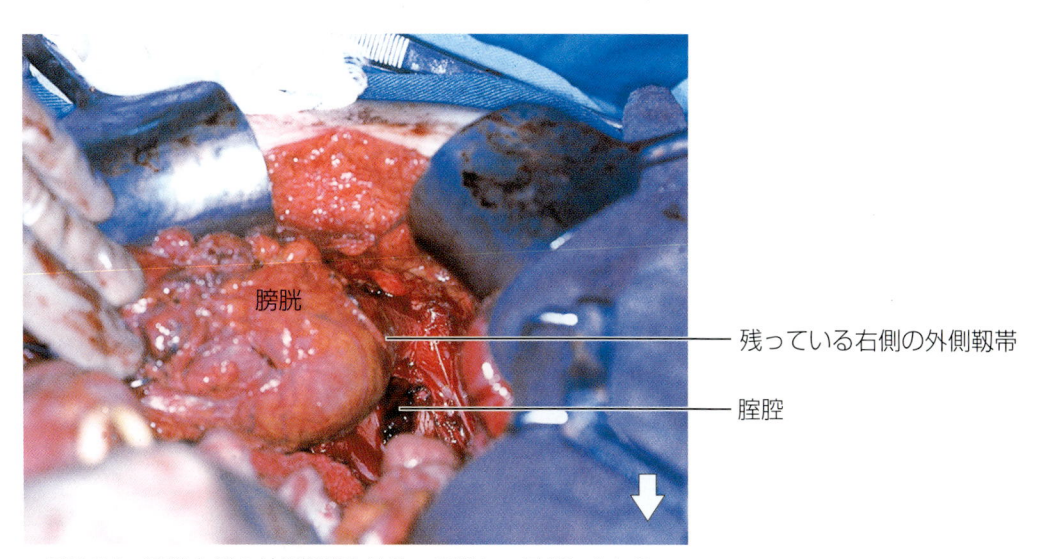

図604 膀胱右側の外側靭帯を結紮，切断し，足側に向かう．

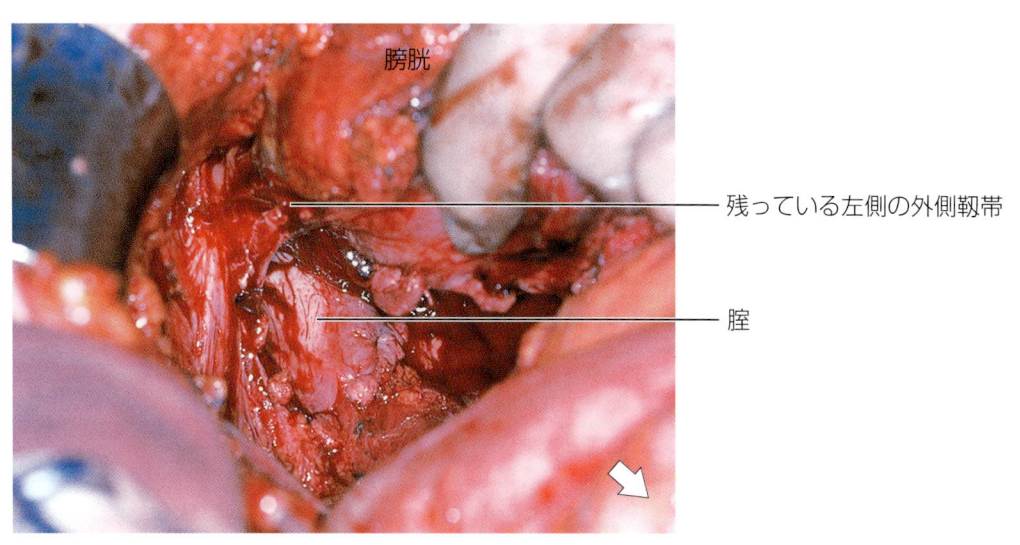

図605 膀胱左側も尿道のみとなる．

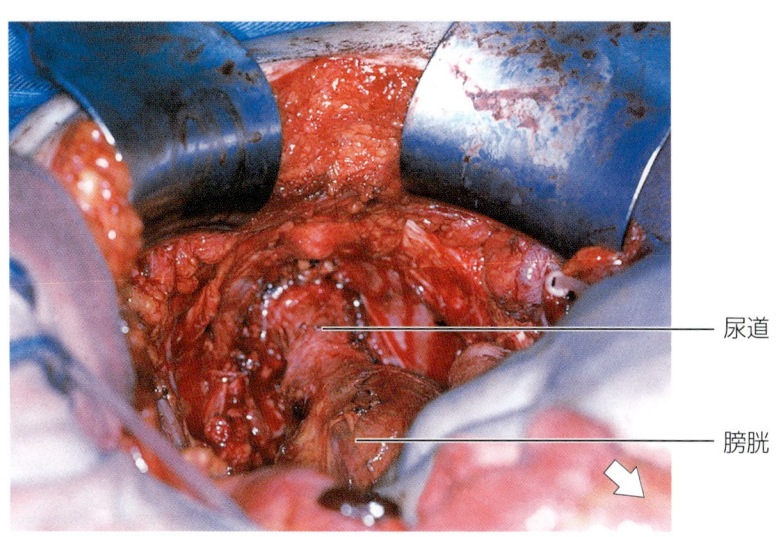

図606 両側の外側靭帯を結紮，切断し，膀胱前面でも膀胱が尿道だけでつながっている程度まで，剥離する．

277

各論 IV. 手 術 項 目

　会陰に回る．大陰唇を絹糸で，大腿内側皮膚に固定する．外尿道口の回りを，メスでまず腹側と側方を，円周状に切開する（図607）．深さ1cmぐらいまで開ける．外尿道口の背側は，楔形に切開して，腟前壁も一部つけるようにする．丸いままだと，尿道の下をあけてしまうことがある．続いて，外尿道口周囲をモスキート鉗子で，腹腔に向かって剥離する（図608）．この外尿道口側からの剥離層を，腹腔側の層につなげる．外尿道口は針糸をかけ，尿道カテーテルと結紮し，閉鎖する．カテーテルの末梢側をペアンで把持し，バルーンが縮まないようにし，カテーテル末梢側を切断する．膀胱尿道を一塊として，腹腔側にカテーテルごと引き抜き，摘除する（図609）．

　外陰部側の閉創は，まず外尿道口の跡を，3-0バイクリルで縫合閉鎖する．腟前壁は奥の腹腔側に引き込まれているので，会陰側から見える腟前壁に針をかけ，会陰側に引きながら3-0バイクリルで縫合する．会陰側から縫合できない部分は，腹腔側から腟を縫合閉鎖する．術後，不潔になりやすいので，会陰側からはドレーンは入れない．子宮のあった骨盤底は，特に後腹膜腔化せず，そのまま骨盤底にドレーンを置き閉腹する．

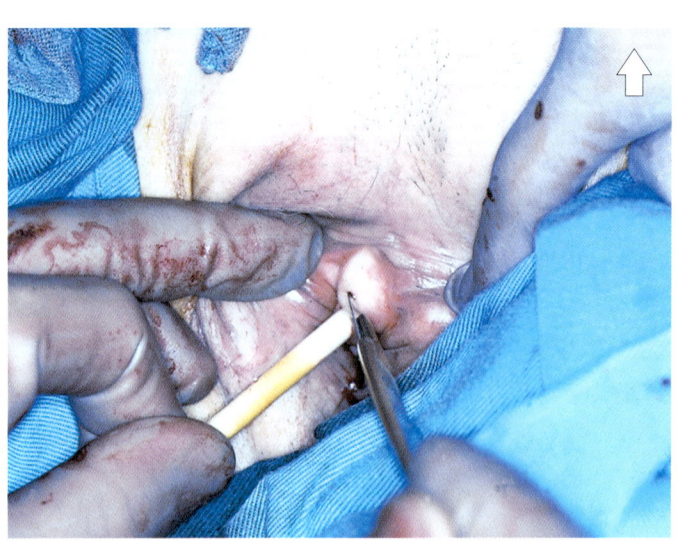

図607　会陰側より，外尿道口周囲をメスで切開する．

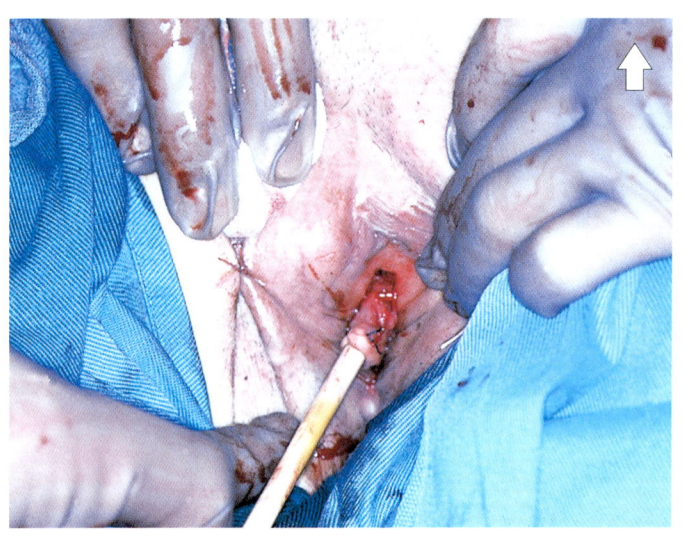

図608　尿道周囲をモスキート鉗子で剥離し，腹腔側に向かって剥離する．

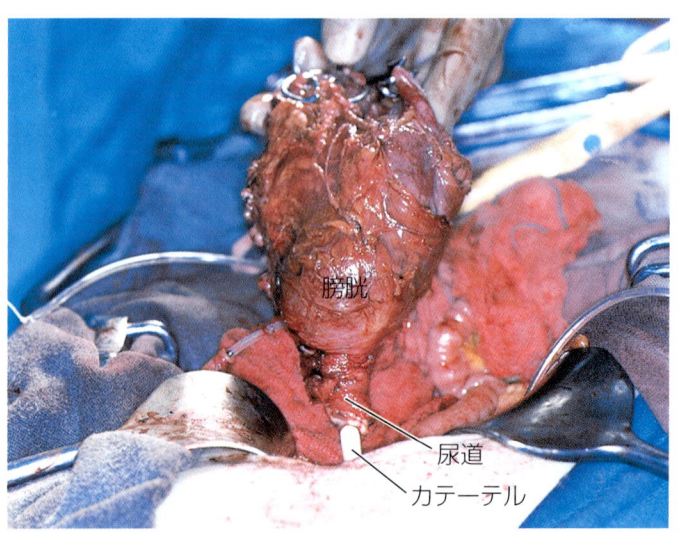

図609　これで膀胱尿道を，一塊として摘除する．

(2) 尿路変向が新膀胱のため，尿道を残す場合

女子で，新膀胱のため尿道を残す場合の，切断ラインを示す（図610）.

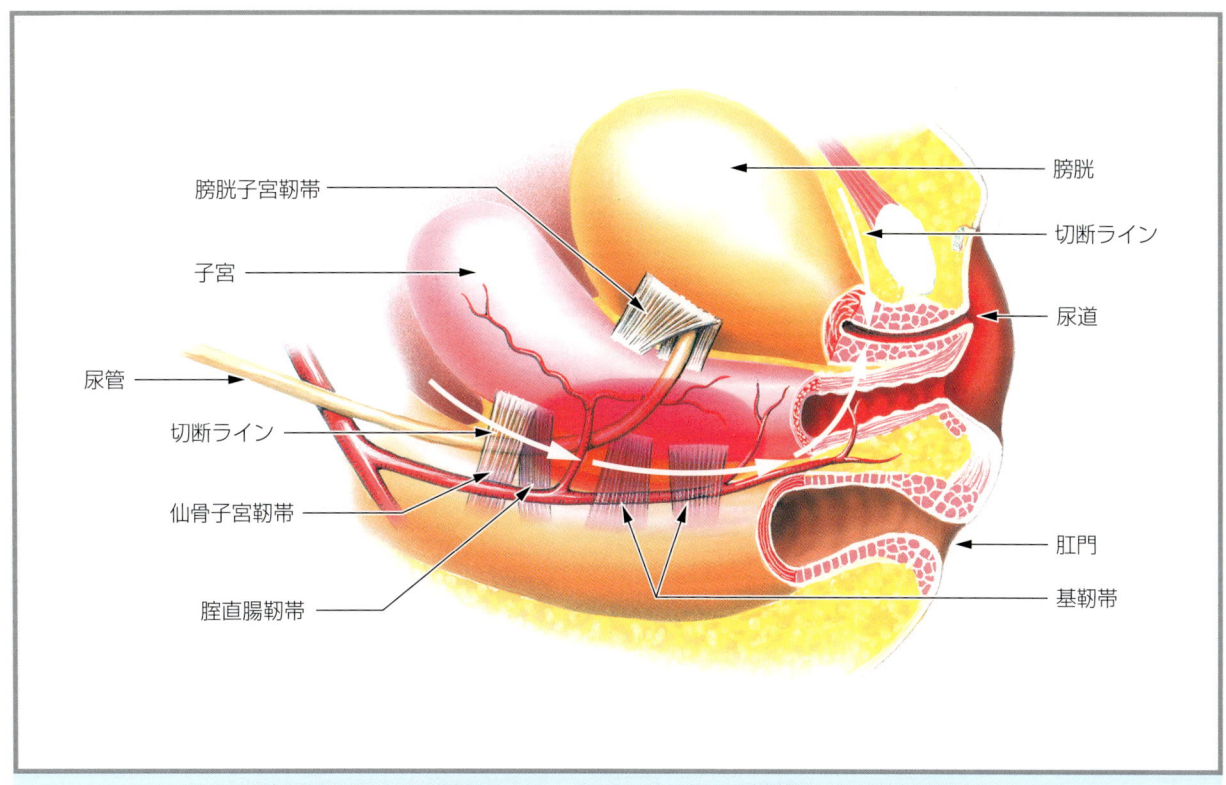

図610　女子で新膀胱のため，尿道を残す場合の切断ライン（髙井原図）．

　本例は肥満で，かつ多発性肝嚢胞のため（図611），上腹部切開を加えると肝血流を悪化させる可能性があり，また閉創が難しいと思われた．このため，腹部正中切開でなく，Phannenstiel 切開と，恥骨と臍を結ぶ線の中間までの，下腹部正中切開の十字型とした（図612）．正中で腹直筋を左右に分ける（図613）．膀胱側隙を腹膜外に展開し，膀胱前面の腹膜を露出する（図614）．膀

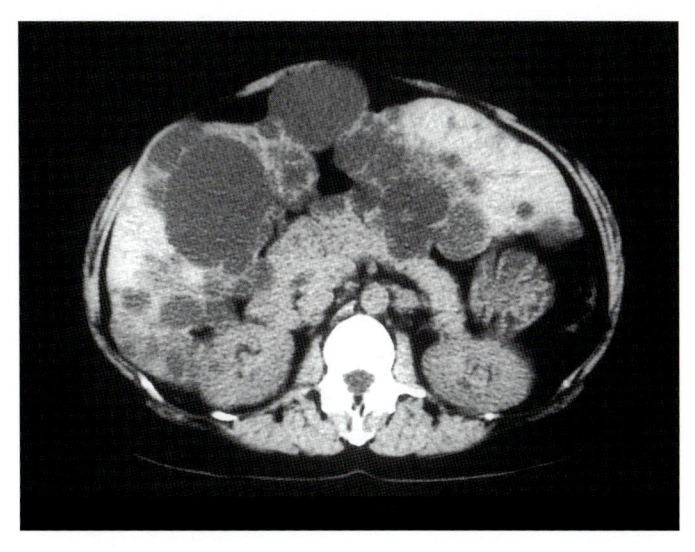

図611　肝嚢胞合併例の浸潤性膀胱腫瘍例のCT.
　本例は大きな肝嚢胞が多数腹壁まで達しており，臍付近まで及んでいた．腹部正中切開では展開，閉創に問題があり，肝血流の維持にも問題があると予想された．

各論 IV. 手術項目

胱側隙で円靱帯を同定し，これを貫通縫合し，切断する（図615）．さらに膀胱側隙を展開し，外内腸骨動脈を確認する（図616）．しかし腹膜外での観察だけでは不十分なので，腹膜を切開し，腹腔内に入る（図617）．腹膜を，膀胱側方から背側にさらに切開する．皮弁を2-0絹糸で止め，頭側に釣り上げ鉤をかけ，左右とも牽引し，視野を展開する．多発性肝嚢胞が確認できた（図618）．

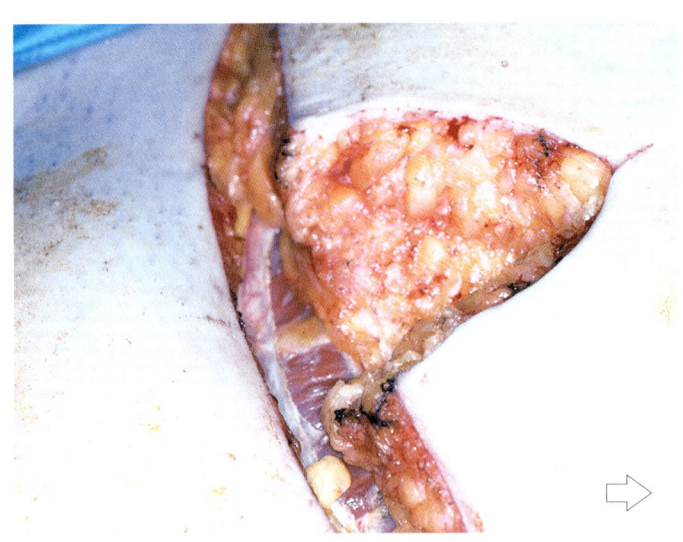

図612 膀胱全摘女子例．
肥満例のため，Phannenstiel切開と縦切開で行う．

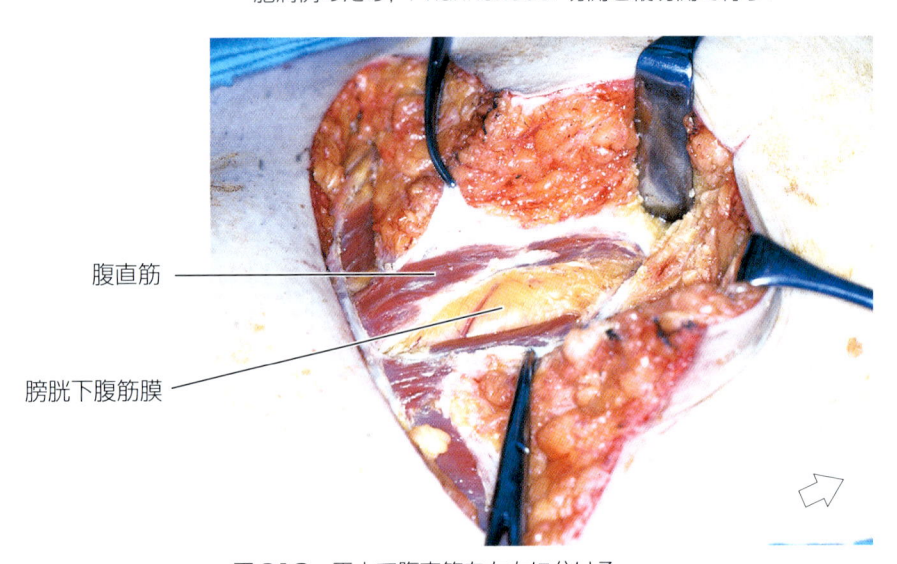

図613 正中で腹直筋を左右に分ける．
腹直筋
膀胱下腹筋膜

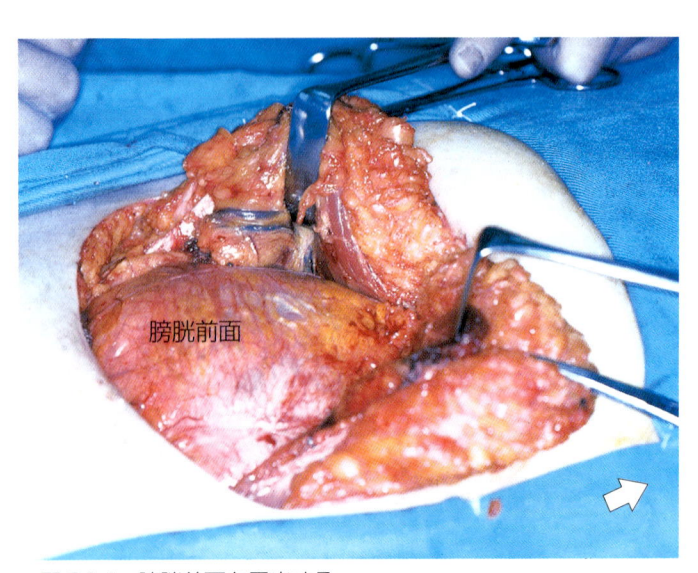

図614 膀胱前面を露出する．
膀胱前面

280

9. 膀胱：癌の全摘除術

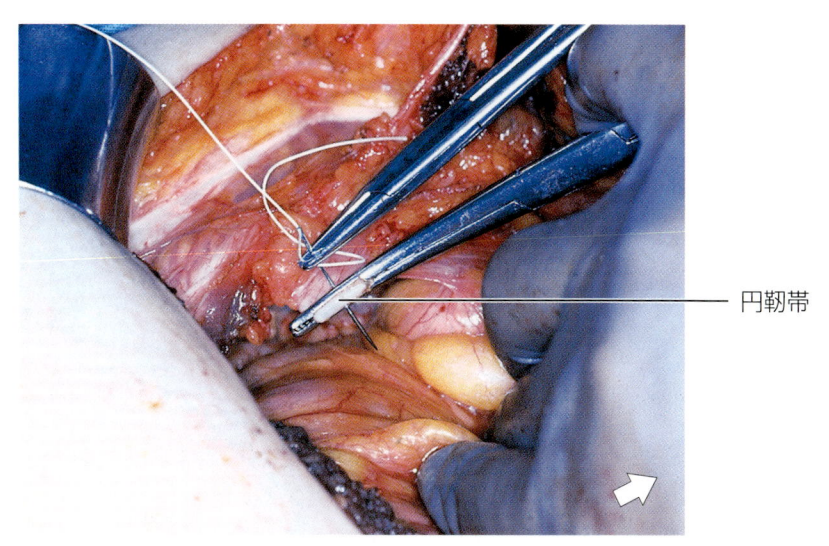

図615 円靭帯を同定し，貫通縫合する．
― 円靭帯

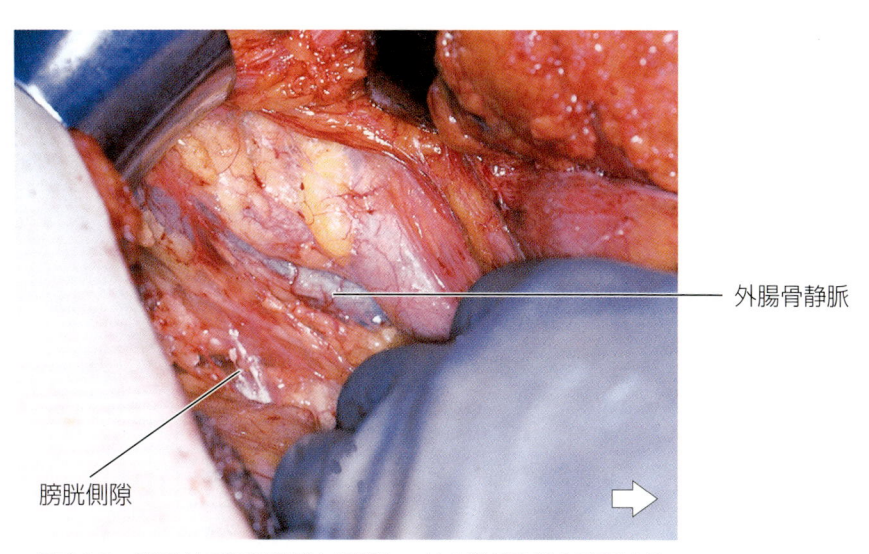

図616 腹膜外で膀胱側隙を展開し，外内腸骨動脈を確認する．
― 外腸骨静脈
膀胱側隙

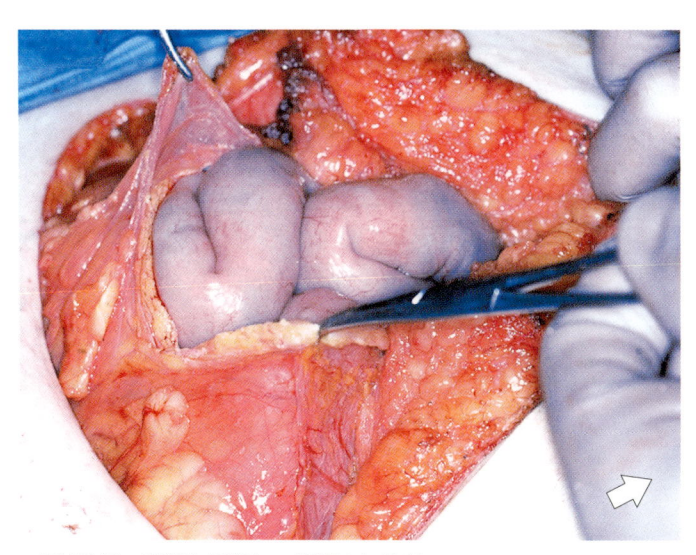

図617 腹膜を切開し，腹腔内に入る．

各論 IV. 手 術 項 目

　症例は，46歳と若年のため，右卵巣は温存する（図619）．子宮と卵巣の間で，子宮広間膜を切開する．右卵管を結紮，切断する．回盲部をまわり，上行結腸外側まで腹膜切開をする．骨盤漏斗靭帯を同定し，これを貫通縫合し，尿管と一緒にする．

　後腹膜腔で右尿管を同定し，鉗子ですくい，血管テープをかける（図620）．尿管は，尿管皮膚瘻例ほど長く確保しなくても良いが，十分な長さを得る（図621）．右尿管を結紮，切断する．末梢側は，3-0絹糸無傷針で貫通縫合し，中枢側断端を病理に提出する．右中枢側尿管にアトムチューブを挿入し，尿流計につなげる．子宮動脈を内腸骨動脈から同定し，切断するのに安全な長さを剥離し，これを結紮，切断する（図622）．子宮動脈の中枢側は，二重結紮するのが良い．膀胱摘除術時に障害となる内腸骨動脈の分枝（臍動脈索など）は，その都度，結紮，切断する（図623）．

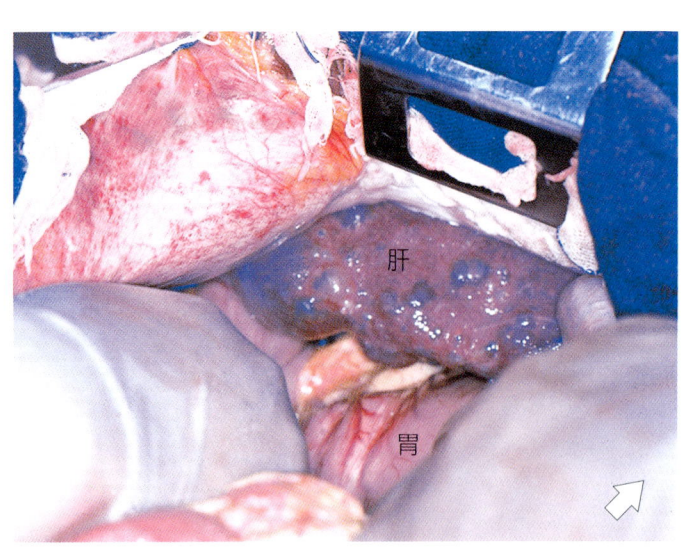

図618 頭側に釣り上げ鈎をかける．多発性肝嚢胞を認める．このため上腹部切開は行わなかった．

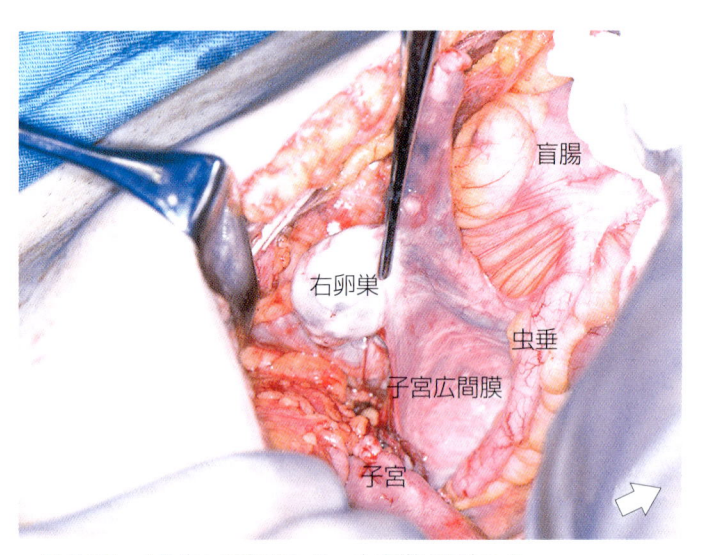

図619 46歳と若年のため，右卵巣は温存した．

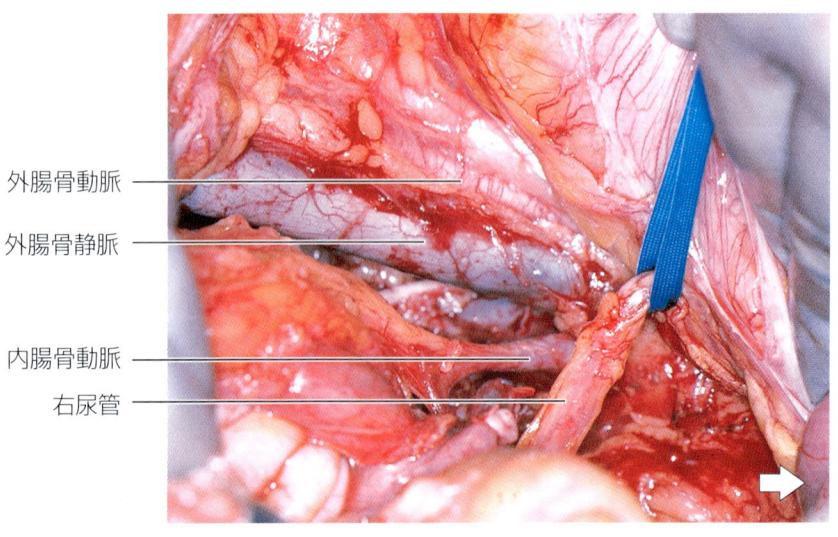

図620 右尿管を同定し，血管テープをかける．

9. 膀胱：癌の全摘除術

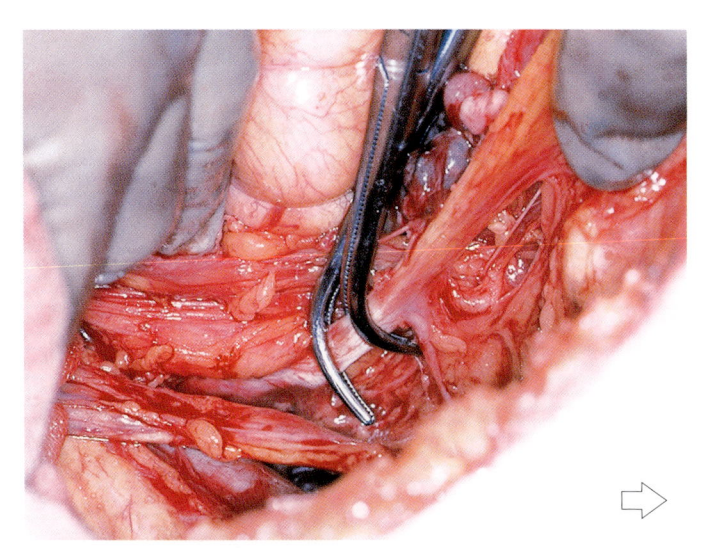

図621 右尿管を鉗子で挟鉗し，結紮，切断する．

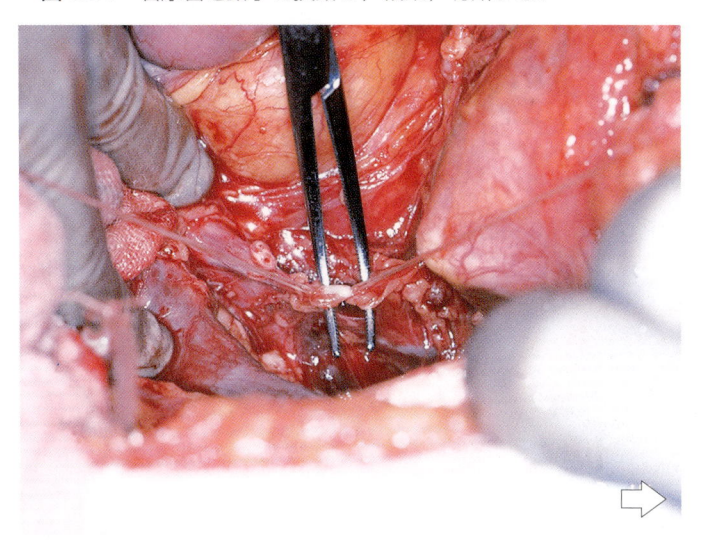

図622 右子宮動脈を結紮，切断する．

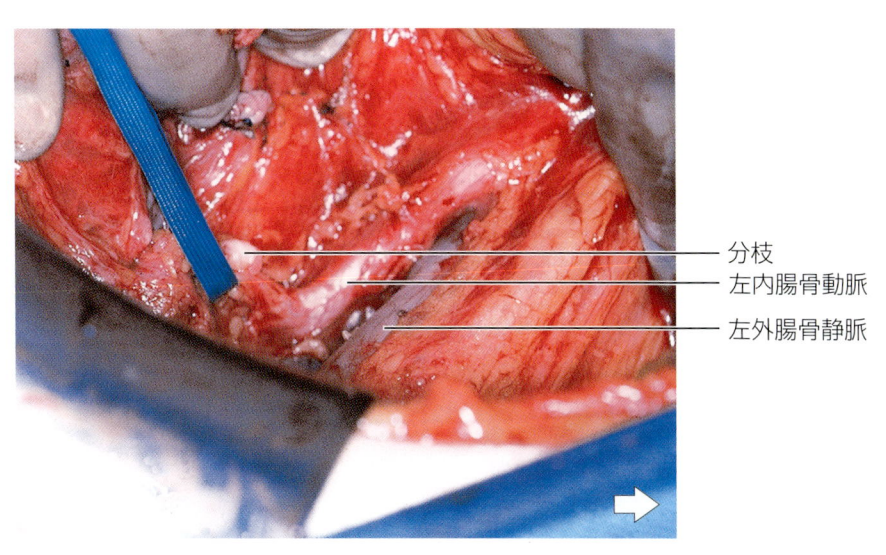

分枝
左内腸骨動脈
左外腸骨静脈

図623 左内腸骨動脈の分枝を結紮，切断する．

283

各論 IV. 手 術 項 目

本例は，腫瘍が存在する左側は，卵巣を摘除するラインで子宮広間膜を切開し，骨盤漏斗靱帯を結紮，切断する（図624）．後腹膜腔で左尿管を同定し，血管テープをかける．続いて型どおり，骨盤内リンパ節郭清を行う．

この時点で，さらに膀胱側方の子宮広間膜を，十分に切開する（図625）．それにより基靱帯が明らかになる（図626）．

基靱帯の前後を，慎重にツッペルで剥離すると，より明瞭になる．基靱帯を2つに分け，後脚をまず，結紮，切断する（図627）．次いで基靱帯の前脚を結紮，切断する（図628）．これで残るは，膀胱により近い血管茎のみとなる．

腟内に入れたガーゼを触知し，子宮頸部を確認する．背側に向かって，仙骨子宮靱帯を結紮，切断する（図629）．これで子宮，膀胱の背側は，かなり引き上げることができる．さらに子宮直腸窩上の腹膜を横切開し，子宮直腸間隙を鈍的に展開する．側方で緊張し残っている仙骨子宮靱帯を切断し，さらに腟直腸靱帯を切断する．

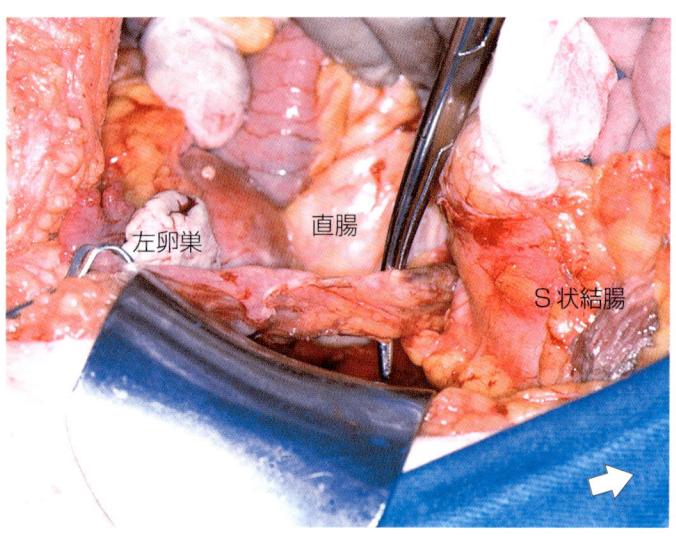

図624 左骨盤漏斗靱帯を示す．

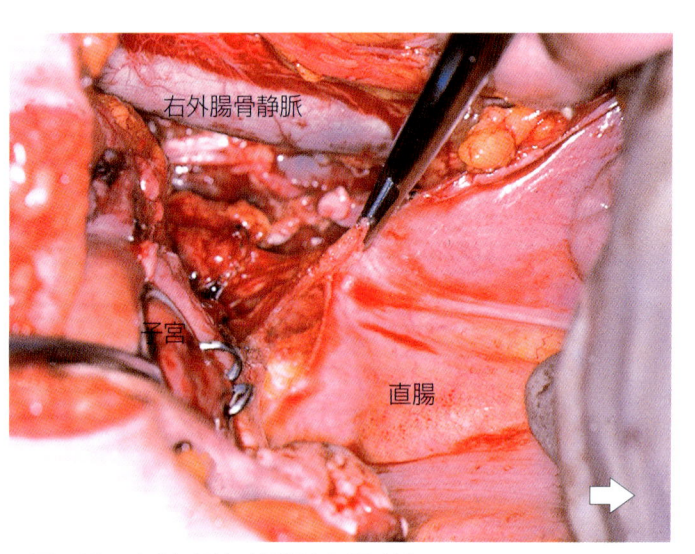

図625 さらに子宮広間膜を切開する．

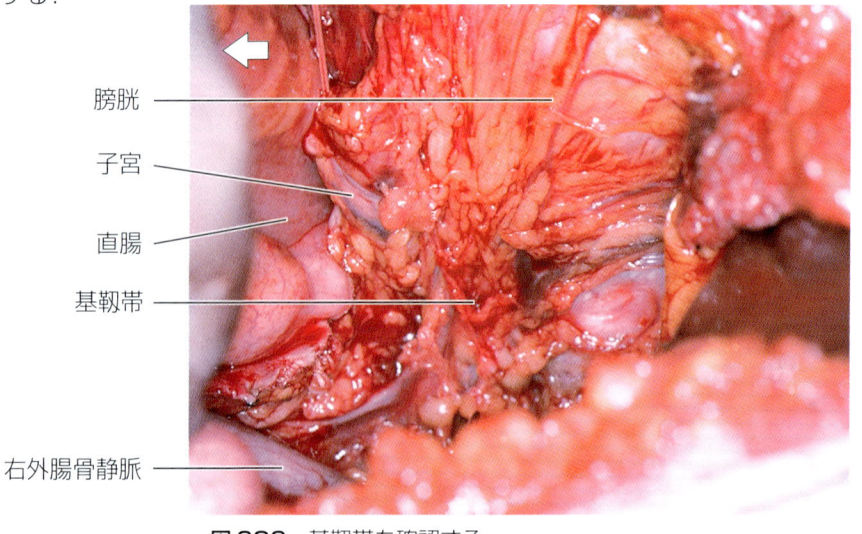

図626 基靱帯を確認する．

9. 膀胱：癌の全摘除術

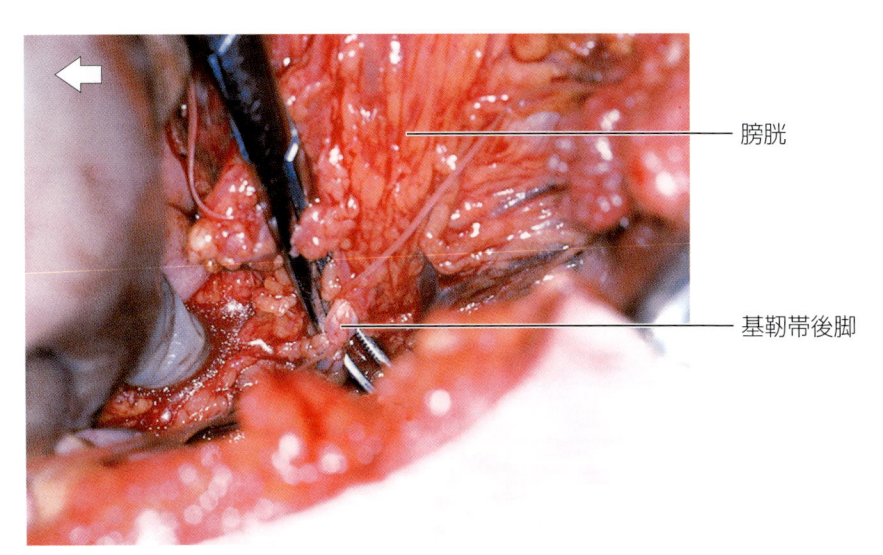

図627 基靱帯の後脚を結紮，切断する．

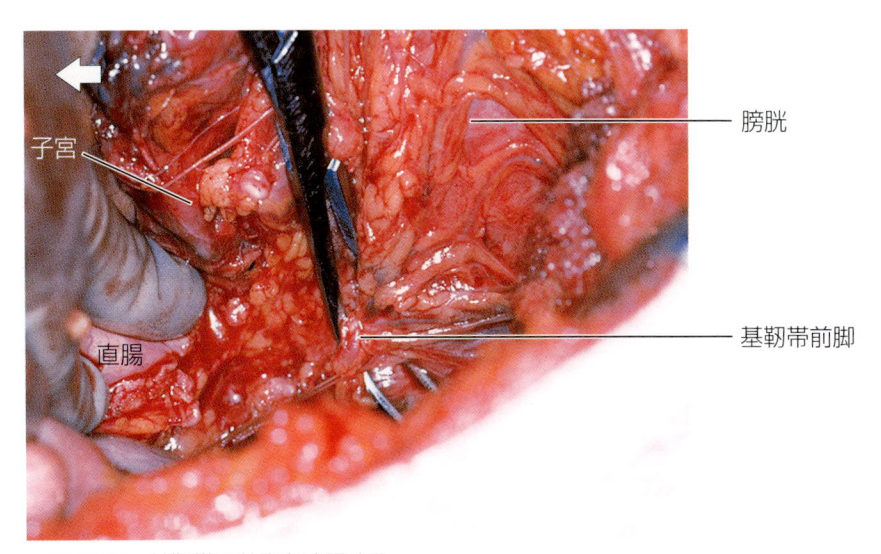

図628 基靱帯の前脚を確認する．

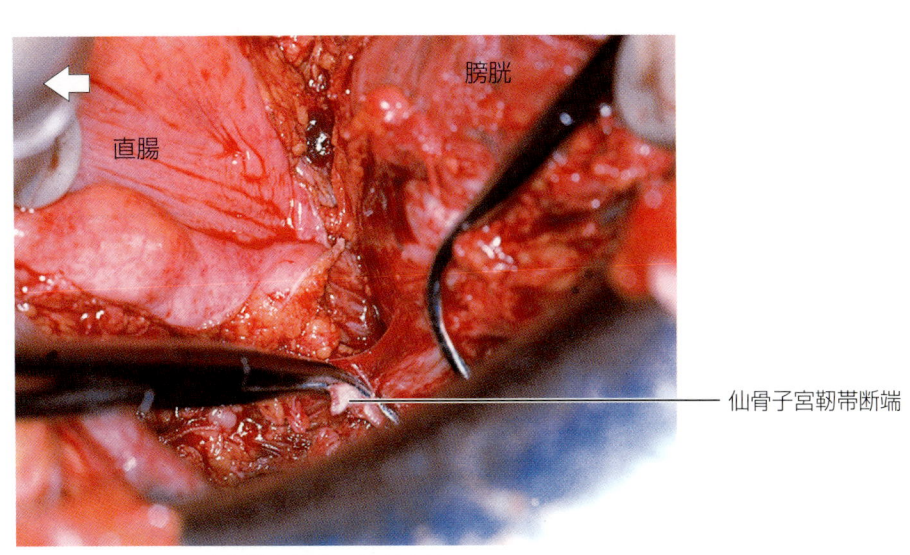

図629 仙骨子宮靱帯を結紮，切断する．

各論 IV. 手術項目

　膀胱腹側に回り，内骨盤筋膜上の脂肪を摘除する．新膀胱造設術予定のため，内骨盤筋膜そのものは切開しない．浅陰核背静脈を結紮切断する（図630）．尿道カテーテルを触知し，尿道左右の結合組織をツッペルで圧排し，剥離する．尿道側隙を剥離し，そこに鉗子をいれ背側に向かい，さらに尿道側隙を展開し，尿道を鉗子ですくい血管テープをかける（図631）．

　もう一度，腹腔側に戻り，子宮背側で腟のガーゼを指標として（図632），腟を電気メスで切開する（図633）．ガーゼを抜き，腟内腔を消毒する．腟腹側（前壁）を膀胱背側に付けるようにして，頭側から足側に向かって膀胱背側と腟前壁の間で，外側靱帯を鉗子で挟鉗し，結紮，切断する（図634）．膀胱頸部近くまで左右の外側靱帯を結紮，切断する（図635）．

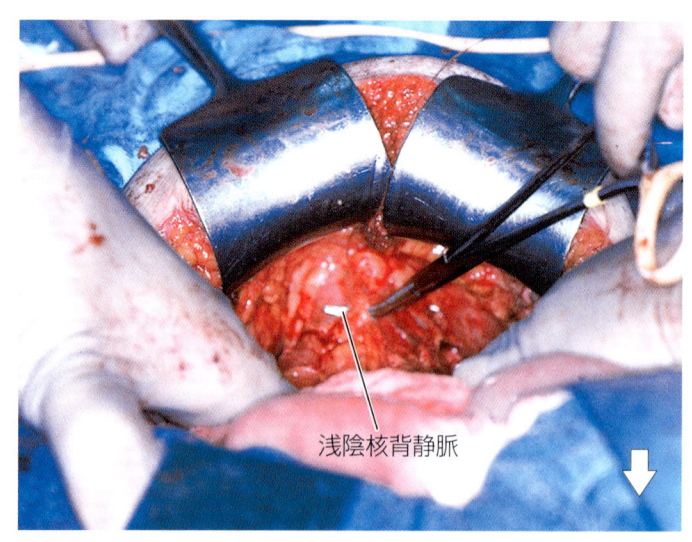

図630 逆行性に膀胱前面に達し，浅陰核背静脈を結紮，切断する．

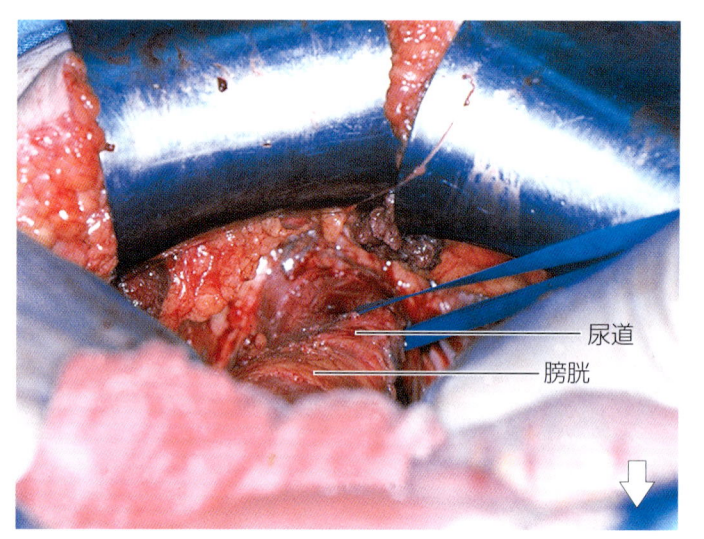

図631 尿道カテーテルを指示として，尿道に血管テープをかける．

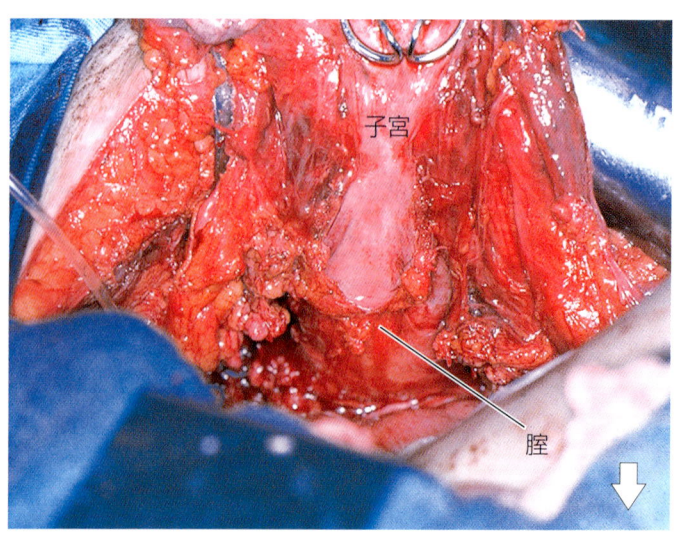

図632 順行性に腟を確認する．

9. 膀胱：癌の全摘除術

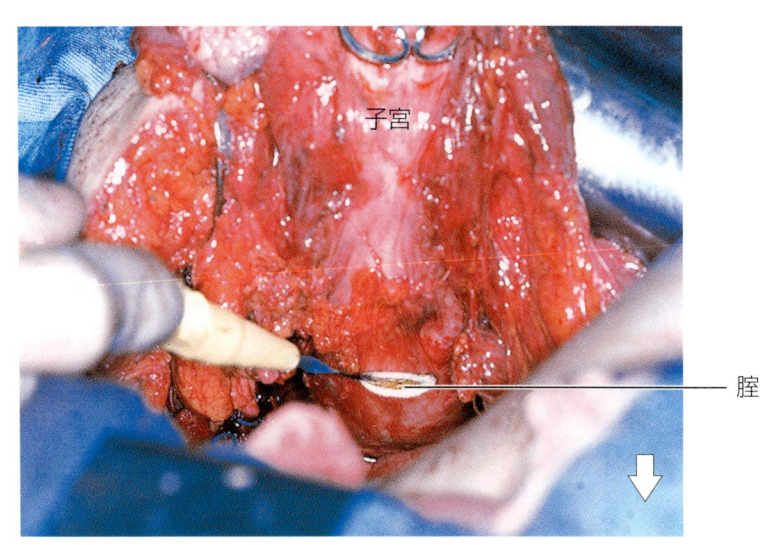

図633 腟後壁を切開する．
— 子宮
— 腟

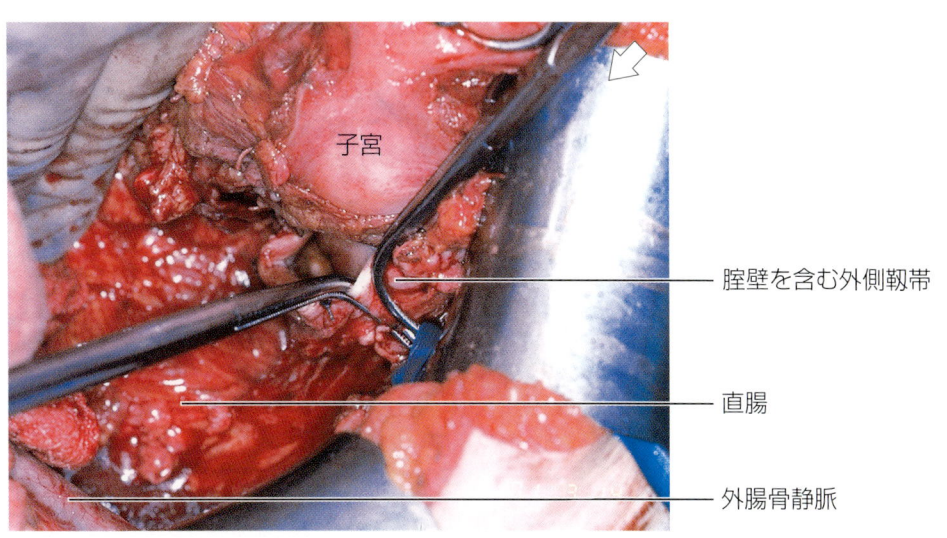

図634 腟壁を鉗子で挟鉗し，足側に向かう．
— 子宮
— 腟壁を含む外側靱帯
— 直腸
— 外腸骨静脈

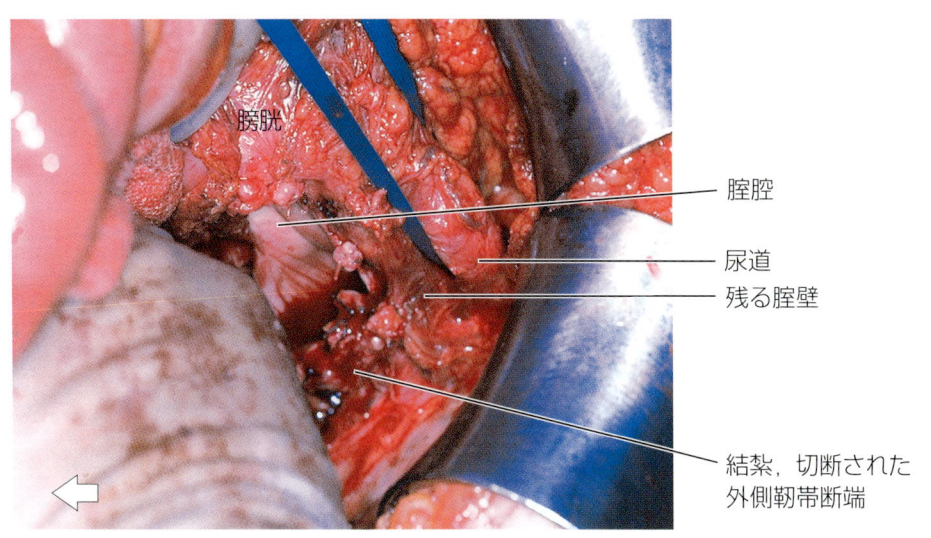

図635 腟と尿道だけでつながっているまでとする．
— 膀胱
— 腟腔
— 尿道
— 残る腟壁
— 結紮，切断された外側靱帯断端

287

各論 IV. 手 術 項 目

　残る膣壁を膀胱と一緒に引き上げるよう，血管テープを膣にもかける（図636，637）．

　膀胱腹側に戻り，尿道を確認し，尿道前壁をメッチェンバウムで切開する（図638）．尿道カテーテルを確認する．尿道後壁を切断する．これで尿道にかけていた血管テープがはずれる．さらに背側に残る膣壁を切断し（図639），膀胱を子宮とともに摘除する（図640）．尿道断端を確認する．摘除標本で，腫瘍が切断端より離れていることを確認する．膣を2-0バイクリルで，横に結節縫合で閉鎖する（図641）．再度，骨盤底の止血を確認する．

　次いで新膀胱造設術に移る．

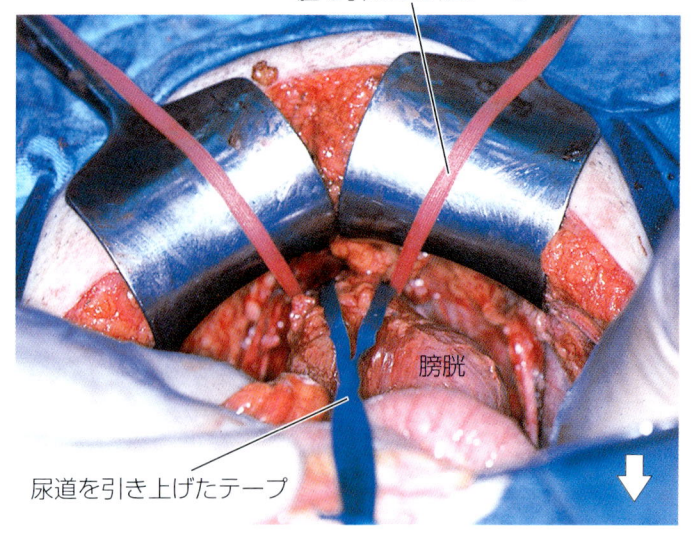

図636 膣と尿道に血管テープをかける．

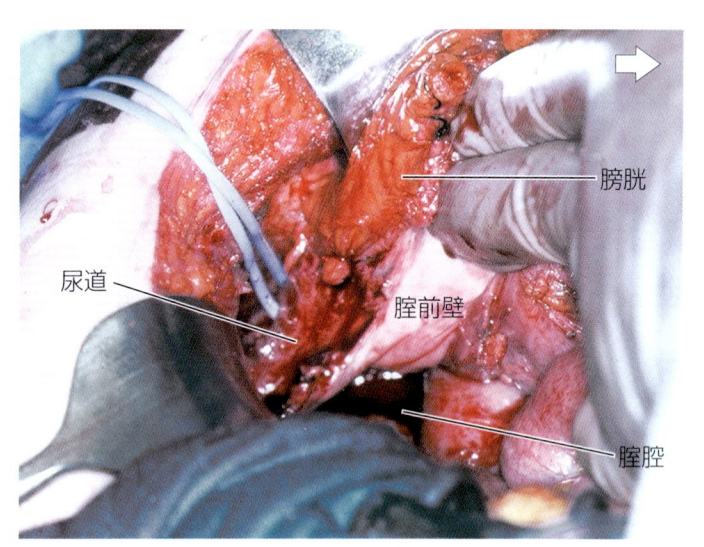

図637 背側からも，膣前壁と尿道の関係を確認する．

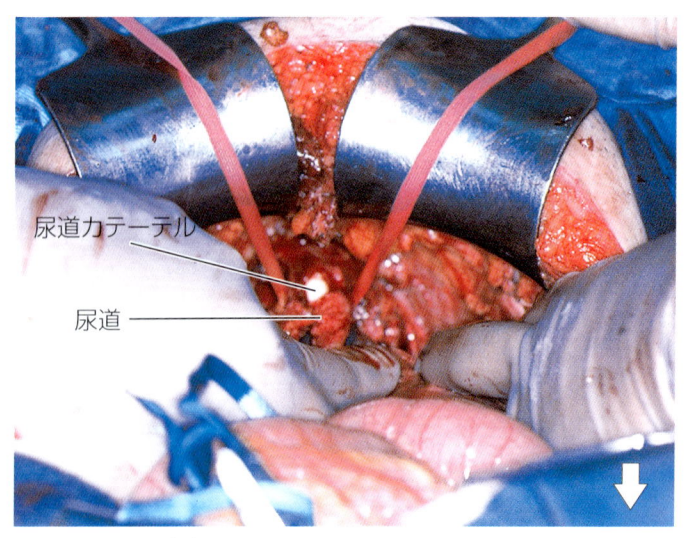

図638 尿道前壁を切開する．

9. 膀胱：癌の全摘除術

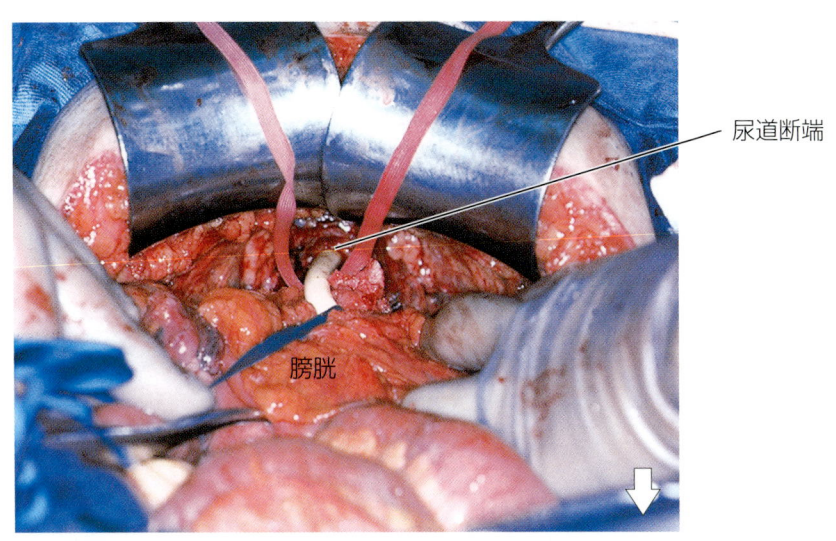

図639 尿道カテーテルを引き抜き，続いて腟前壁も切開する．

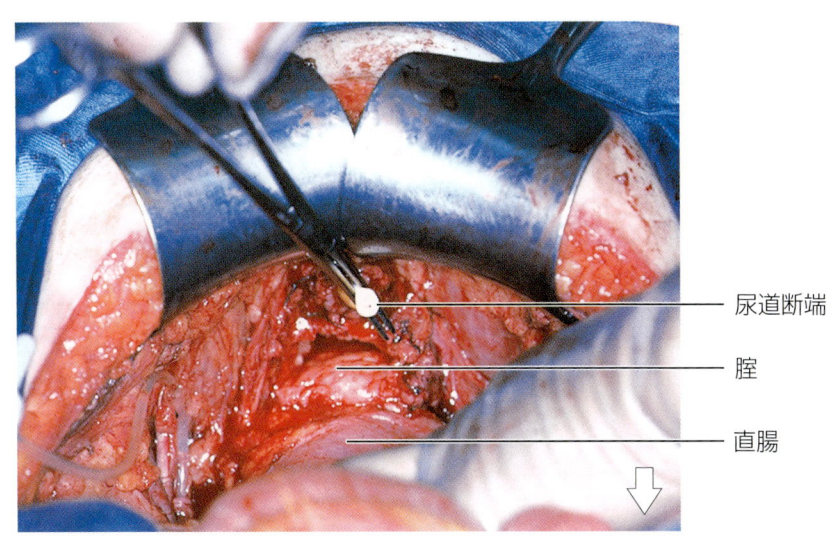

図640 残る腟壁を切断し，膀胱を摘除する．尿道断端を観察する．

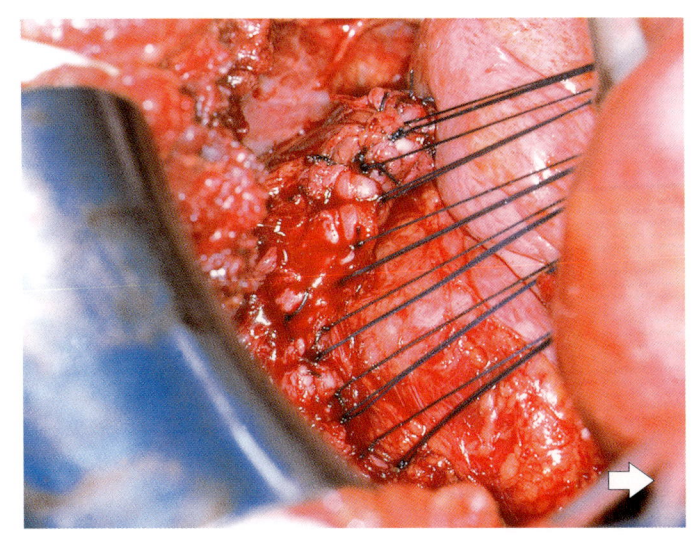

図641 腟を縫合する．

6）ま と め

根治的膀胱摘除術の術前イメージトレーニング

1 ● 経腹膜的，または経腹膜外のアプローチか．
    a）経腹膜的なら開腹操作は，どうするのか．腹膜切開ラインは，どうするのか．
    b）経腹膜外なら膀胱前隙の展開は，どうするのか．膀胱背側と腹膜の剥離は，どうするのか．
2 ● 骨盤内リンパ節郭清は，どういう手順で行うのか．
    必要な器具は何か．精管の切断や尿管の剥離・切断操作は，どうするのか．
3 ● 膀胱摘除操作は，男子の場合，逆行性か順行性か．
    a）逆行性なら，前立腺腹側の処理は，どうするのか．
    内骨盤筋膜の開け方，バンチング結紮，深陰茎背静脈の切断は，どうするのか．尿道の切断は，どうするのか．逆行性の前立腺部の血管束の処理は，どうするのか．
    逆行性に膀胱直腸窩に達し，腹膜を開けて処理するのか．
    膀胱血管束の切断処理は，どうするのか．
    b）順行性なら，どう膀胱直腸窩を開放し，直腸膀胱中隔を剥離するのか．
    膀胱血管束の操作は，どうするのか．デノビエ筋膜の開放，精嚢の剥離は，どうするのか．尿道近傍での処理はどうするのか．内骨盤筋膜，深陰茎背静脈は，どうするのか．尿道の切断は，どうするのか．
4 ● 尿道を一塊にして摘除する場合は，どうするのか．
5 ● 神経血管束を温存するのか，しないのか．
6 ● 膀胱摘除の操作は，女子の場合，どうするのか．
    a）子宮広間膜，骨盤漏斗靭帯，子宮動脈は，どうするのか．
    b）子宮を合併切除するのか．
    c）基靭帯，仙骨子宮靭帯，膣直腸靭帯は，どうするのか．
    d）膣はどう開放するのか．
    e）外側靭帯はどう切断するのか．
    f）尿道までを摘除する場合は，どうするのか．
    g）尿道を残す場合は，どうするのか．
7 ● 膀胱摘除後の止血が不十分の場合は，どうするのか．
    尿道断端はどうか．直腸壁の損傷はないか．
8 ● 尿路変向または尿路再建は，どうするのか．
9 ● 閉腹時の操作は，どうするのか．スプリントカテーテル，ドレーンの類はどうするのか．

10. 尿　　管

【解　　剖】（図642）（文献32）

　尿管は性腺（精索または卵巣）動静脈を伴走する形で，腎筋膜に連続する結合組織に包まれ，後腹膜腔を下降し骨盤腔へ達する．骨盤入口部を境に，それより腎側の腹部（腰部）尿管と，膀胱側の骨盤部尿管に区別される．腰部尿管は，大腰筋外側面に乗り，骨盤部尿管に移行する．骨盤部尿管は，約15cmと全体の約半分に相当し，総腸骨動脈の分岐部でその腹側を通り，内腸骨動脈の腹側に沿って下降し，膀胱の背側，外側から膀胱内を貫く壁内部尿管となる．

　男子では，尿管下端部の腹側で精管と交叉する．女子では，子宮広間膜の基部で尿管が基靭帯を貫通する．この部は子宮の静脈叢に囲まれ，尿管の腹側を子宮動脈，背側を子宮静脈が交叉する．両側尿管は，子宮頸部から約1.5cm離れて走行する．

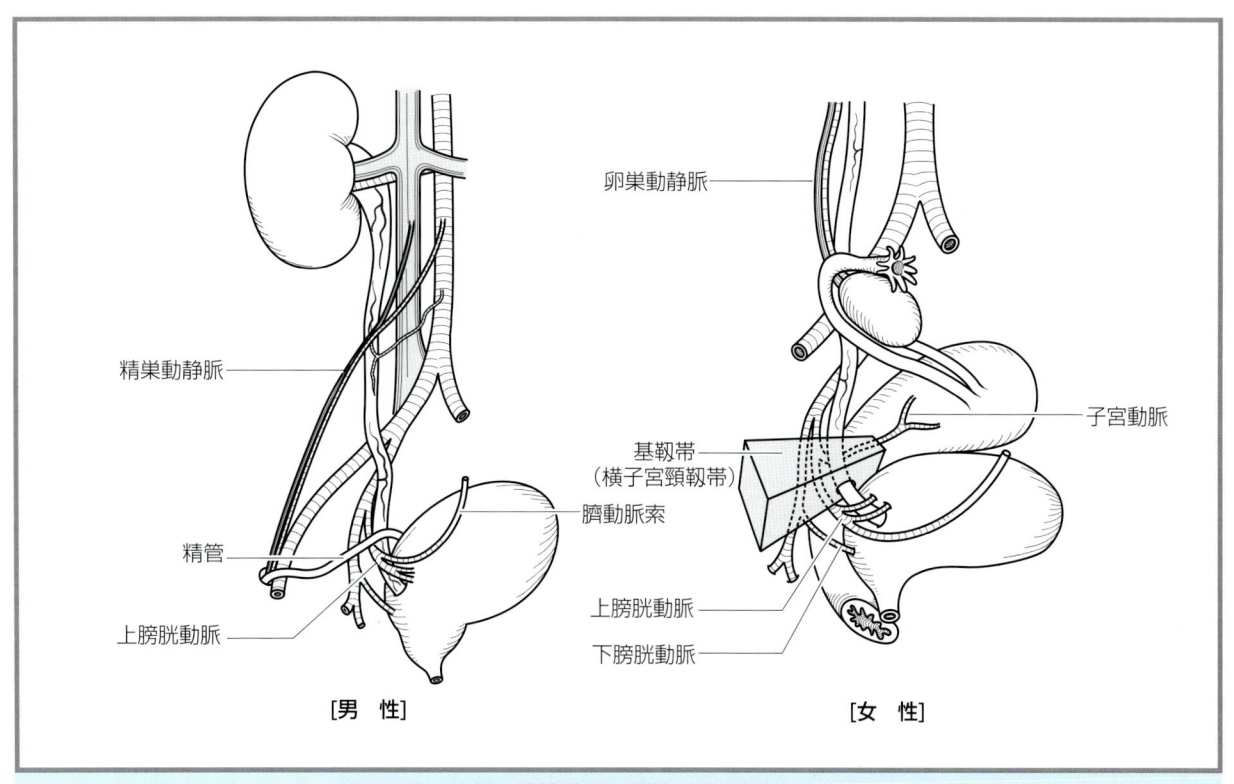

図642　尿管と隣接臓器の関係（文献32より引用）．

1) 膀胱尿管移行部狭窄による巨大水尿管例

　巨大尿管のプリケーション（Plication）法の手順図を示す（図643）．小児や女子の場合は，Pfannenstiel切開による到達法が一般的である．尿管を長くプリケーションしたい場合は，下腹部正中切開の方が容易である．

　本例は，成人女子で左膀胱入口部の狭窄により，左水腎水尿管症になった例．Pfannenstiel切開で，型どおり膀胱前隙に達する（図117～123）．円靭帯を弱弯ケリー鉗子ですくい，2-0絹糸で

各論 Ⅳ. 手術項目

結紮, 切断する. 患側の膀胱側隙を, 用手的に骨盤壁より剥離し, 軟べらで腹膜嚢を頭側正中に圧排し, 総腸骨血管交叉部を求める. 弓状線より頭側では腹直筋後鞘を切開し, 十分に後腹膜腔を展開する. 拡張した水尿管を同定し, 鉗子ですくい, 血管テープをかける (図644). 足側に向かって尿管を, 周囲より剥離する (図645). この時, 尿管が腹膜嚢に密着し同定しがたいことがあり, 総腸骨血管交叉部で判らない時は, 膀胱近傍の方がより囊状に拡張していて見つけやすい.

女子では, 膀胱入口部まで尿管を確実に追い求めるには, 膀胱子宮靱帯, 基靱帯が障害となり, これらの一部の切断が必要である. 尿管に沿って靱帯を強弯ケリー鉗子ですくい (図646), これを3-0絹糸で結紮, 切断し, 尿管を露出する (図647). 多くは, 膀胱近傍付近で病変が瘢痕化し, 周囲組織が尿管にまとわりつき, 尿管と結合組織の層の同定が難しい. このため膀胱外からの同定は, ここでいったん止め, 先に膀胱を開け内腔より確認する. 膀胱高位切開のラインに当たる表在血管を, 3-0バイクリルで止血縫合する. 2-0絹糸の釣り糸を2本, 膀胱にかけ, その間を電気メスで切開し, 膀胱を開ける (図648). 膀胱粘膜からの出血は, 電気メスで止める.

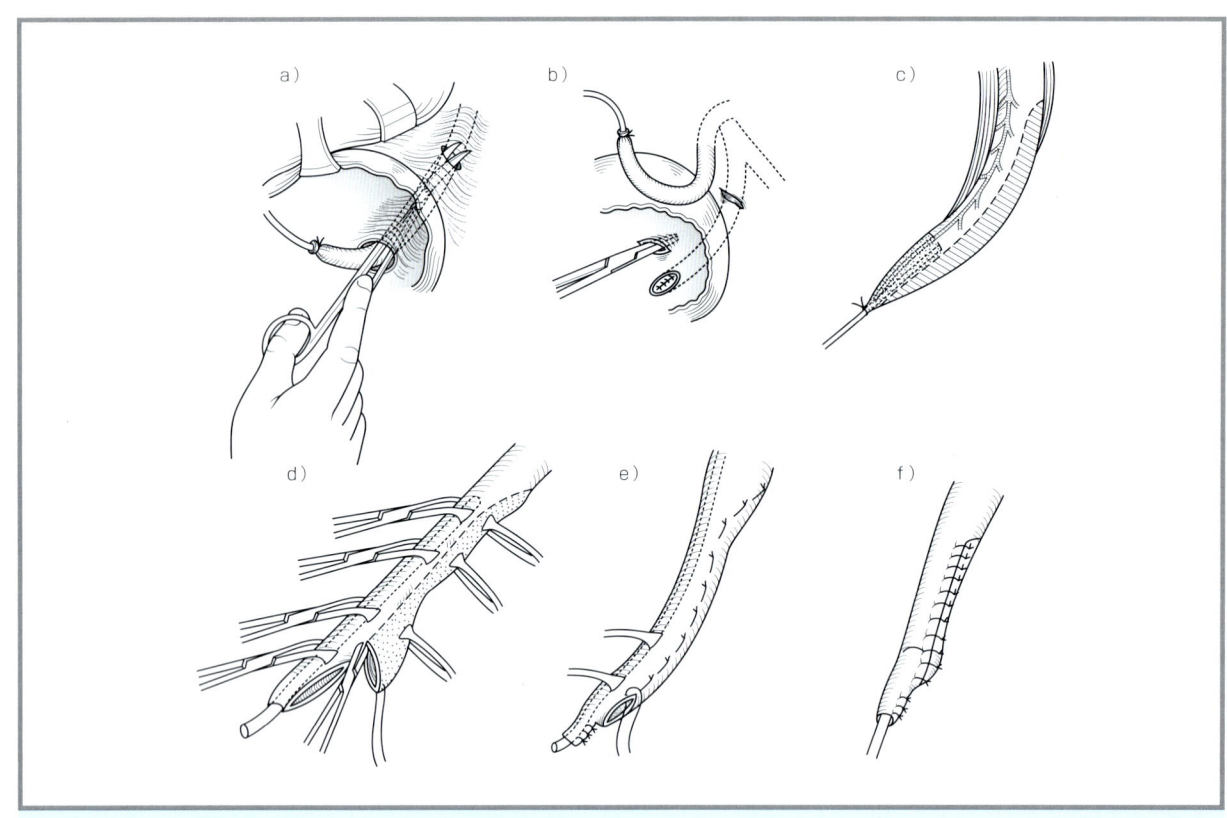

図643 巨大尿管のプリケーション法の手順図 (髙井原図).
a) 尿管内に7Frアトムチューブを挿入し, これを支持に尿管を尿管口部より周状に膀胱壁より剥離する. 膀胱外に向かって剥離を進め, 尿管を外に引き抜く.
b) 旧尿管口部を閉鎖縫合する. 新たに粘膜下トンネル法で膀胱尿管新吻合を行う. 図485を参照.
c) 膀胱尿管新吻合を行う前に, 尿管を再形成する. 巨大尿管の膀胱壁内を通過する部分は, 正常の太さに切除, 形成する. それより中枢側尿管は, 折り畳み法を行うために, 正常の太さのラインにバイクリルで結節縫合の糸をかけ, デザインする.
d) または, 中枢側尿管も余剰部分を切除して再形成しても良い.
e) 折り畳み法ではc)に続き, 尿管外から内腔のアトムチューブをバブコック鉗子で把持し, 形成の幅を決定する. 折り畳む部分にバイクリルで結節縫合を加える.
f) 余剰部分を折り畳むように縫合する.

10. 尿　管

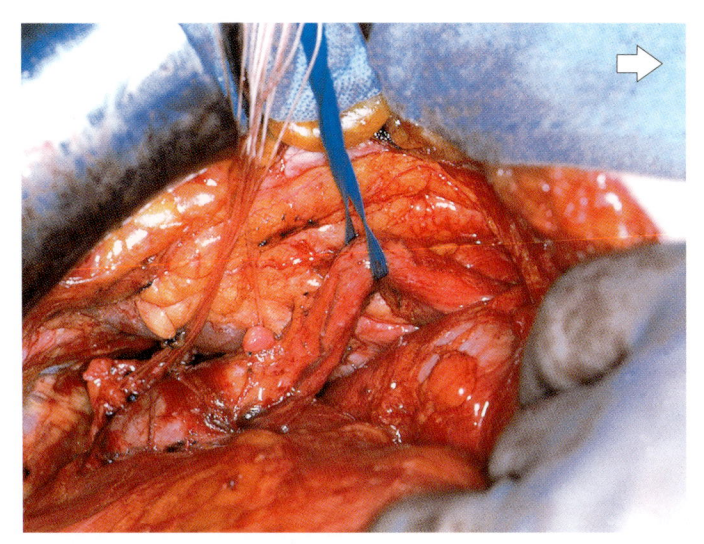

図644 拡張した水尿管を同定し，鉗子で拾い，血管テープをかける．

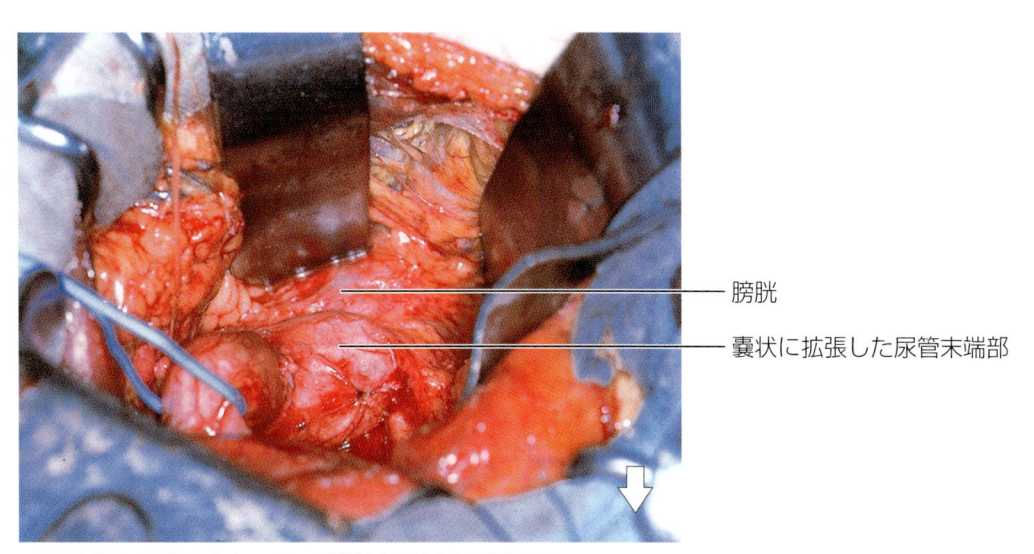

図645 足側に向かって，尿管を周囲より剥離する．

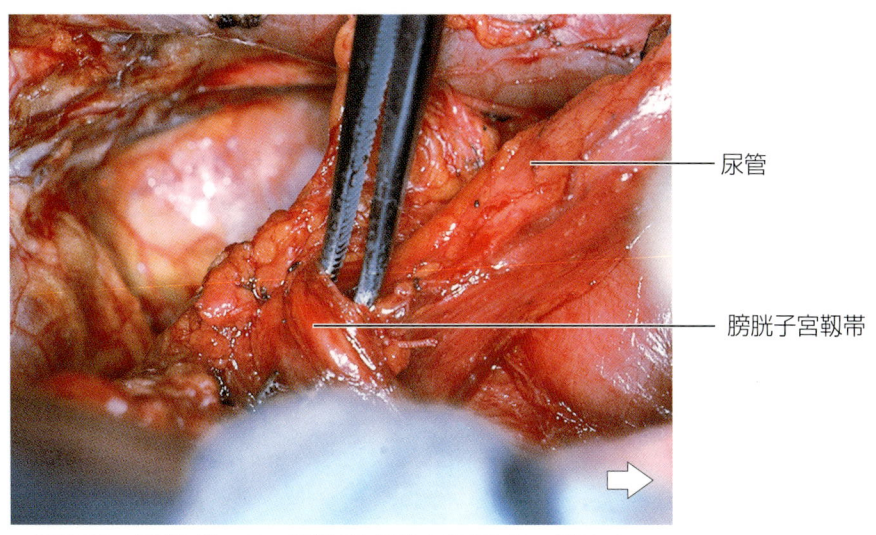

- 膀胱
- 嚢状に拡張した尿管末端部

図646 尿管に沿って，膀胱子宮靱帯を強弯ケリー鉗子ですくう．

- 尿管
- 膀胱子宮靱帯

各論 IV. 手術項目

　膀胱壁は愛護的に扱い，粘膜の浮腫を防ぐ．尿管口を同定し，これに7Frスプリントカテーテルを入れる（図649）．しかし入らないことの方が多い．尿管口近傍で，三角部の線維筋組織に糸をかけ，釣り糸とする．釣り糸を持ち上げると，尿管口が浅く持ち上がる．尿管口の周囲をメスで切開し，モスキート鉗子で鈍的に，尿管を周囲の膀胱筋層から剥離する（図650）．

　膀胱内腔側と外側より，まだ剥離されていない尿管部分を指で挟み，その厚さを確認する．もう一度膀胱外からも，尿管の剥離を進める（図651）．膀胱内腔，または外からの剥離が筋層を完全に貫通すると，尿管は急に可動性を増し，膀胱外に引き抜くことができる．尿管の血行を保つため，尿管壁すれすれに剥離を進めず，むしろ周囲組織を尿管につけて剥離する．尿管が貫通していた膀胱壁裂孔を，外側より4-0バイクリルで縫合，閉鎖する（図652）．尿管端を良く観察し，伸展を欠く病的尿管部位は捨て，正常部で切断する．得られた尿管が十分な長さの場合は，粘膜下トンネル法で新吻合とする（図485〜498）．

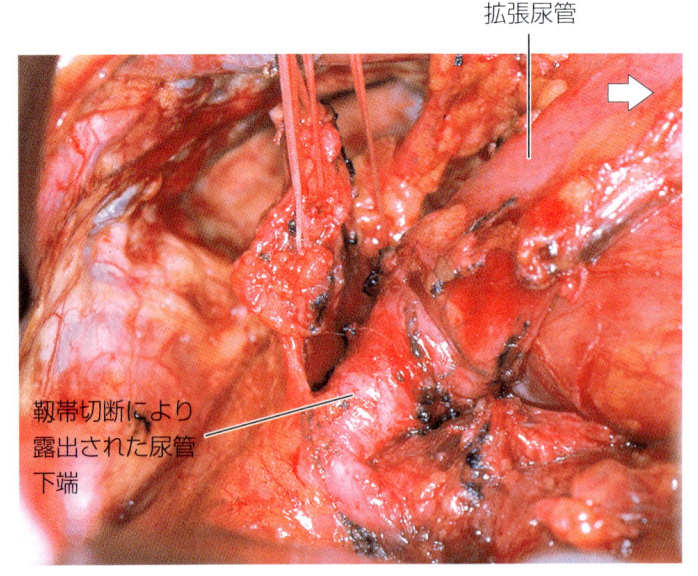

図647　膀胱子宮靱帯を切断し，尿管を露出する．

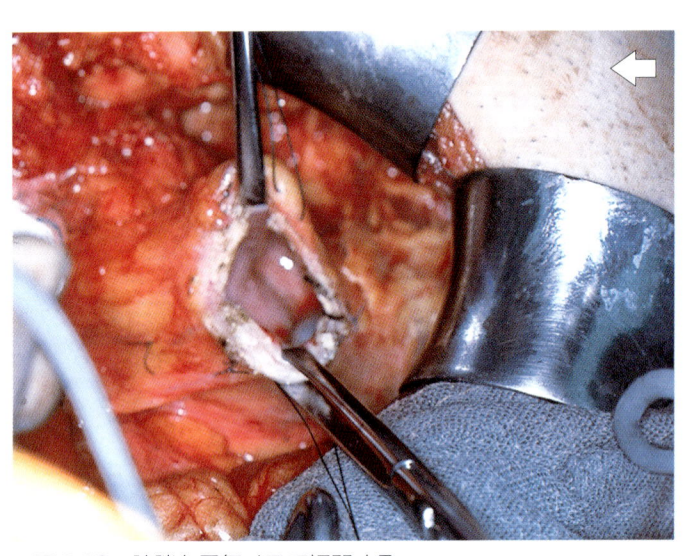

図648　膀胱を電気メスで切開する．

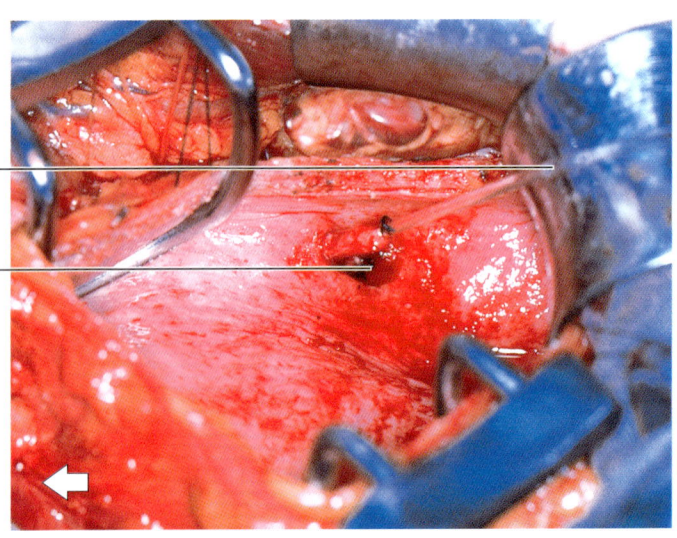

図649　尿管口を同定し，これに7Frスプリントカテーテルを入れる．

10. 尿　　管

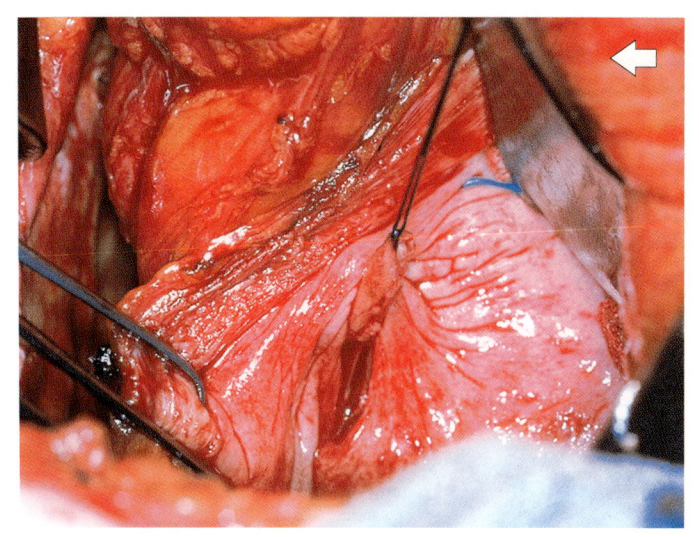

図650　尿管口の周囲をメスで切開し，モスキート鉗子で鈍的に，尿管を周囲の膀胱筋層から剥離する．

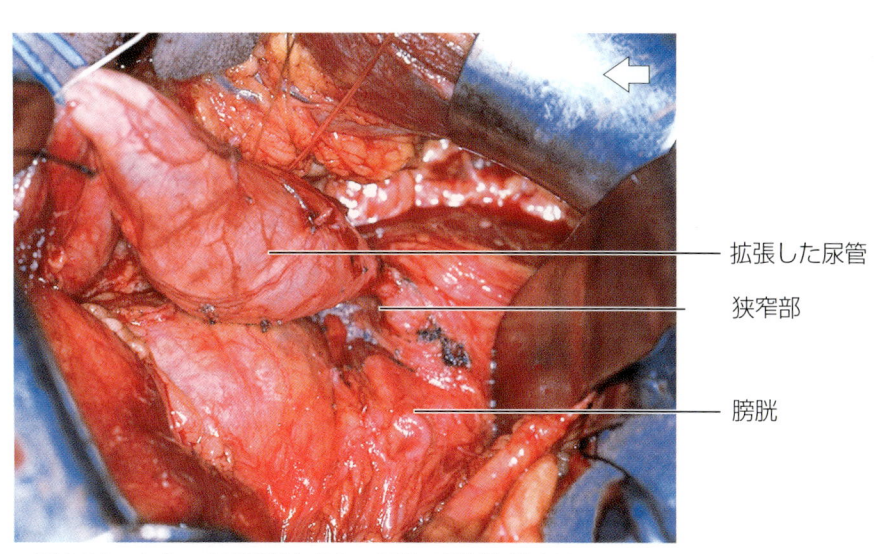

拡張した尿管
狭窄部
膀胱

図651　もう一度膀胱外からも，尿管の剥離を進める．

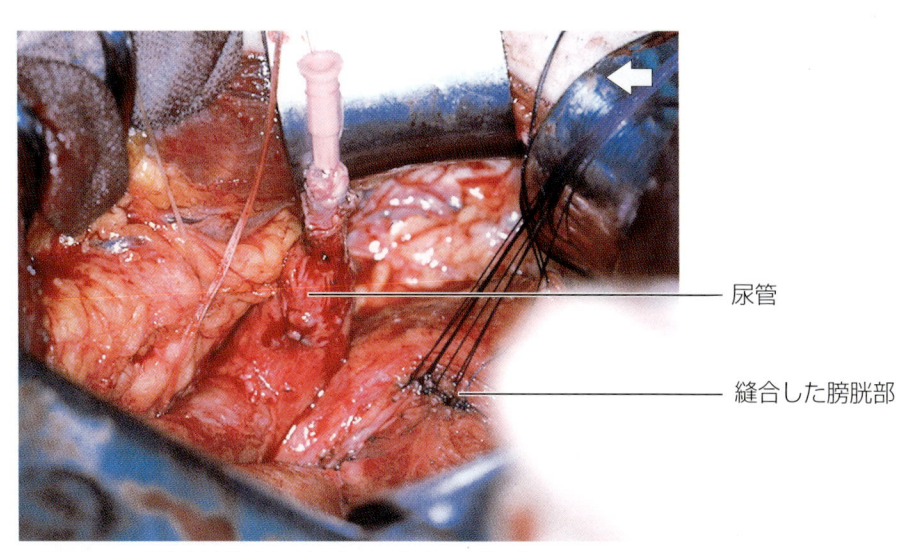

尿管
縫合した膀胱部

図652　尿管を膀胱より引き抜き，本来の尿管が貫通していた膀胱壁裂孔を縫合，閉鎖する．

各論 IV. 手 術 項 目

　拡張した巨大尿管を，逆流防止術により膀胱に再吻合する際には，尿管の縫縮が必要である．尿管縫縮には，尿管壁を切除する方法(tailoring)と，尿管壁の一部を折り畳んで被せる方法(folding)がある．筆者は後者を好む．

　再建する尿管の太さは，7Frスプリントカテーテルが，軽い抵抗感はあるが楽に動くくらいに，プリケーションする．尿管上に見える血管伴行枝は，損傷しないように注意する．膀胱と新吻合する末梢から4cmほどの尿管は，尿管外側を切除し，尿管内側を残し，3-0バイクリルで修復縫合し(図653)，正常の太さにする(図654)．プリケーションする尿管末梢端に，3-0バイクリルで横縫合を置き，閉鎖する(図655)．それより中枢側尿管に，数個のバブコック鉗子をプリケーションを行う部位の頭側端までかけ，求める尿管の太さの目印とする．

　修正する尿管の幅を決め，そのラインで3-0バイクリルで，末梢から頭側まで一列縫合する(図656, 657)．この一列縫合より外側の尿管を，内側の尿管にカバーをかけるように被い，その端を4-0バイクリルで結節縫合し，尿管折り畳み法を行う(図658)．

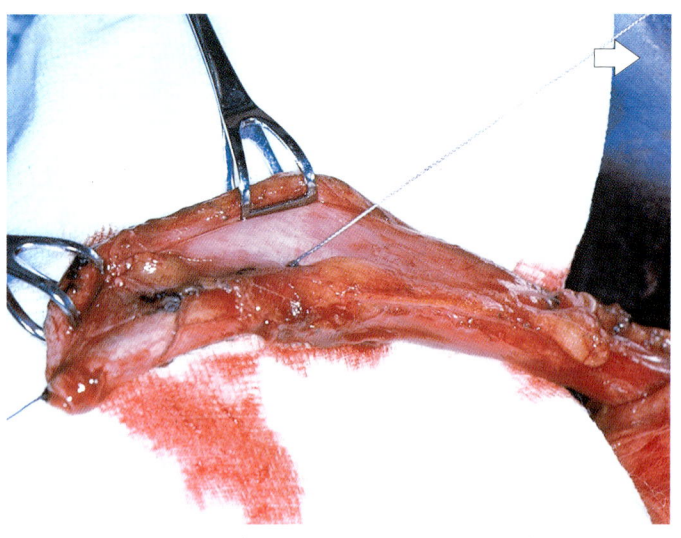

図653　膀胱と新吻合する末梢尿管は，外側を切除し，尿管内側を残し，修復縫合する．

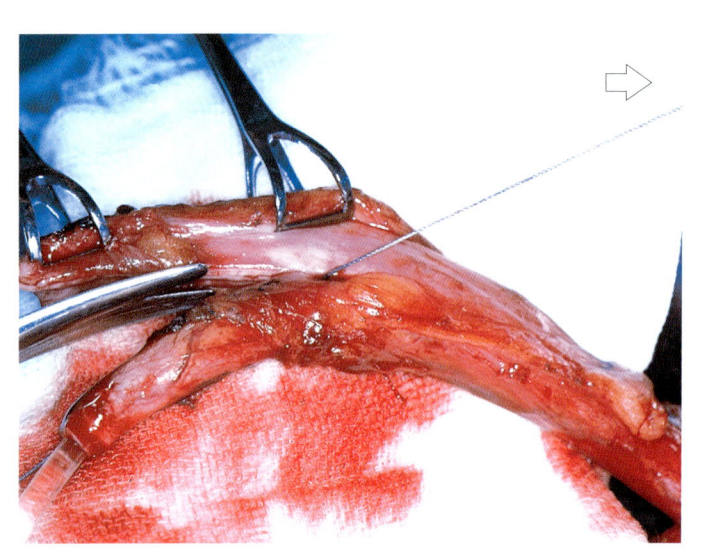

図654　図653の操作により，正常の太さにする．

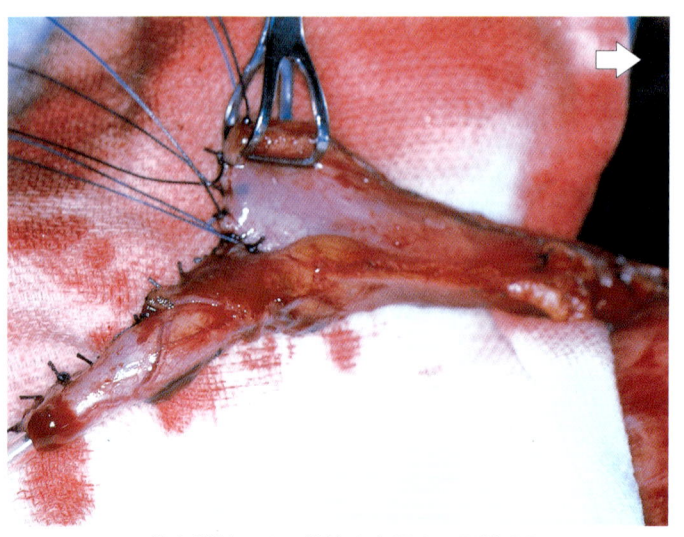

図655　尿管末梢端には，横縫合を置き，閉鎖する．

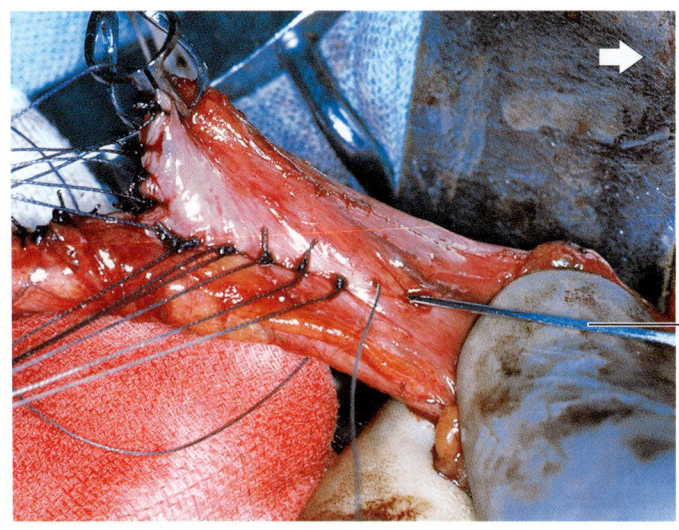

10. 尿　　管

図656　修正する尿管の幅を決め，そのラインで4-0バイクリルで，末梢から頭側まで一列縫合する．

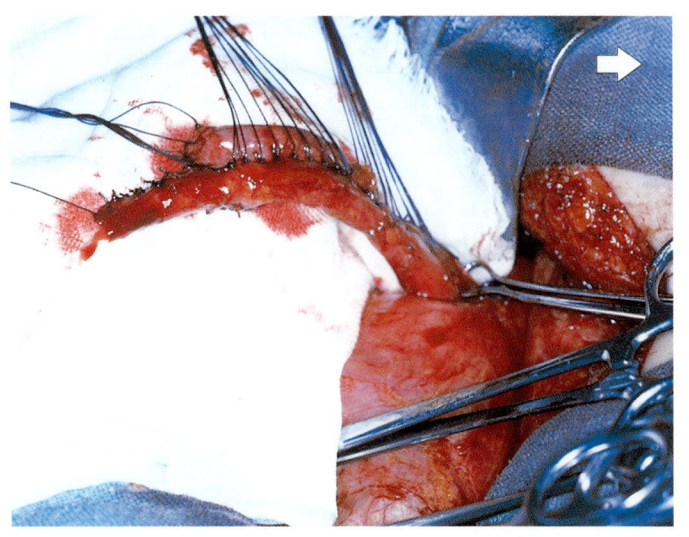

直針を使用

図657　尿管を総腸骨血管交叉部付近まで，修正縫合する．

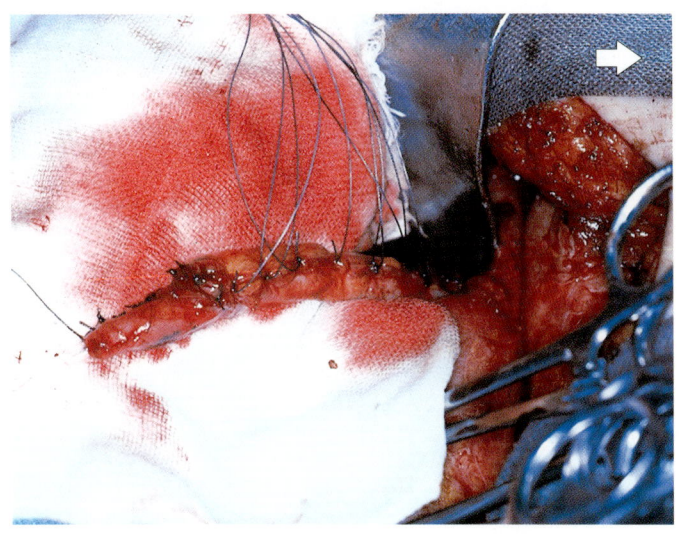

図658　この一列縫合より外側の尿管を，残す側にカバーをかけるように被い，尿管折り畳み法を行う．

297

各論 IV. 手 術 項 目

　筆者の好む粘膜下トンネル法は，Paquin法か，Politano-Leadbetter変法である（図485〜498）．開創器を膀胱内腔に挿入し，左右に拡げ，ガーゼを一〜二枚膀胱頂部に当て，頂部側を腸べらで頭側に引く．トンネル予定部位の粘膜下に，あらかじめ生食水を少量注入する．新尿管口の粘膜をメスで1cmほど横切開し，モスキート鉗子を入れ，剥離し，粘膜下に尿管径の三〜四倍程度，3〜4cmのトンネルを作る．十分にゆとりのある広さを剥離する．トンネルの中枢端で穴を開け，そこから膀胱外に弱弯ケリー鉗子を出し，電気メスで膀胱漿膜に穴を開ける．その中枢側の穴から，再建した尿管の端の糸を持って，尿管を膀胱内腔に完全に引き入れる．次いで末梢側の新尿管口から，モスキート鉗子を入れ，尿管の糸を引き，尿管をトンネル内をくぐらせる．尿管端を縦に5mmほど縦切開し，膀胱粘膜と尿管を4-0バイクリルで縫合固定する．尿管を引き入れた中枢側の粘膜切開部を，4-0バイクリルで縫合閉鎖する．膀胱外で尿管と膀胱漿膜を，4-0バイクリルで結節縫合し固定する．7Fr- double J 腎盂尿管ステントを留置する．これは後日，内視鏡下に抜去する．膀胱を2-0バイクリルで，型どおり二層縫合する．

　術前後のレントゲン所見を示す（図659，660）．水尿管症が改善されている．

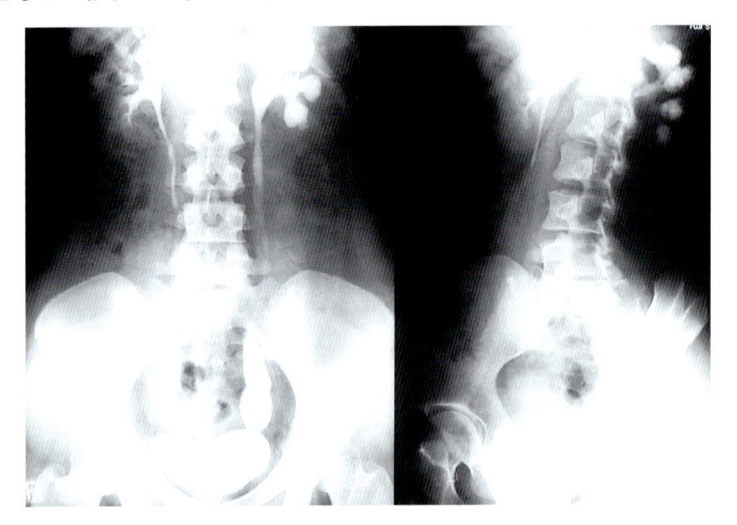

図659　左膀胱尿管移行部狭窄による水尿管症の，術前レントゲン写真．
左は正面像，右は斜位像．

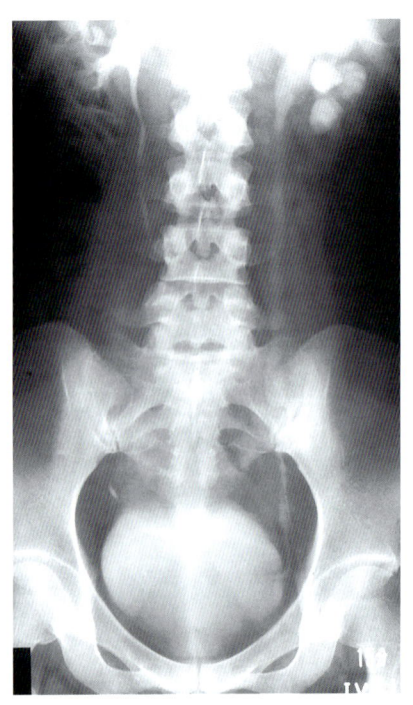

図660　左膀胱尿管移行部狭窄による水尿管症の，術後レントゲン写真．

2) 下大静脈後尿管例：尿管端端吻合

　手順図を示す（図661）．左側臥位とし，右第12肋骨下の腰部斜切開で展開する（図82〜101）．下大静脈の背面を通る右尿管を認める（図662）．下大静脈の背面より，頭側と足側の尿管を剥離し，それぞれにネラトン3号をかける（図663）．

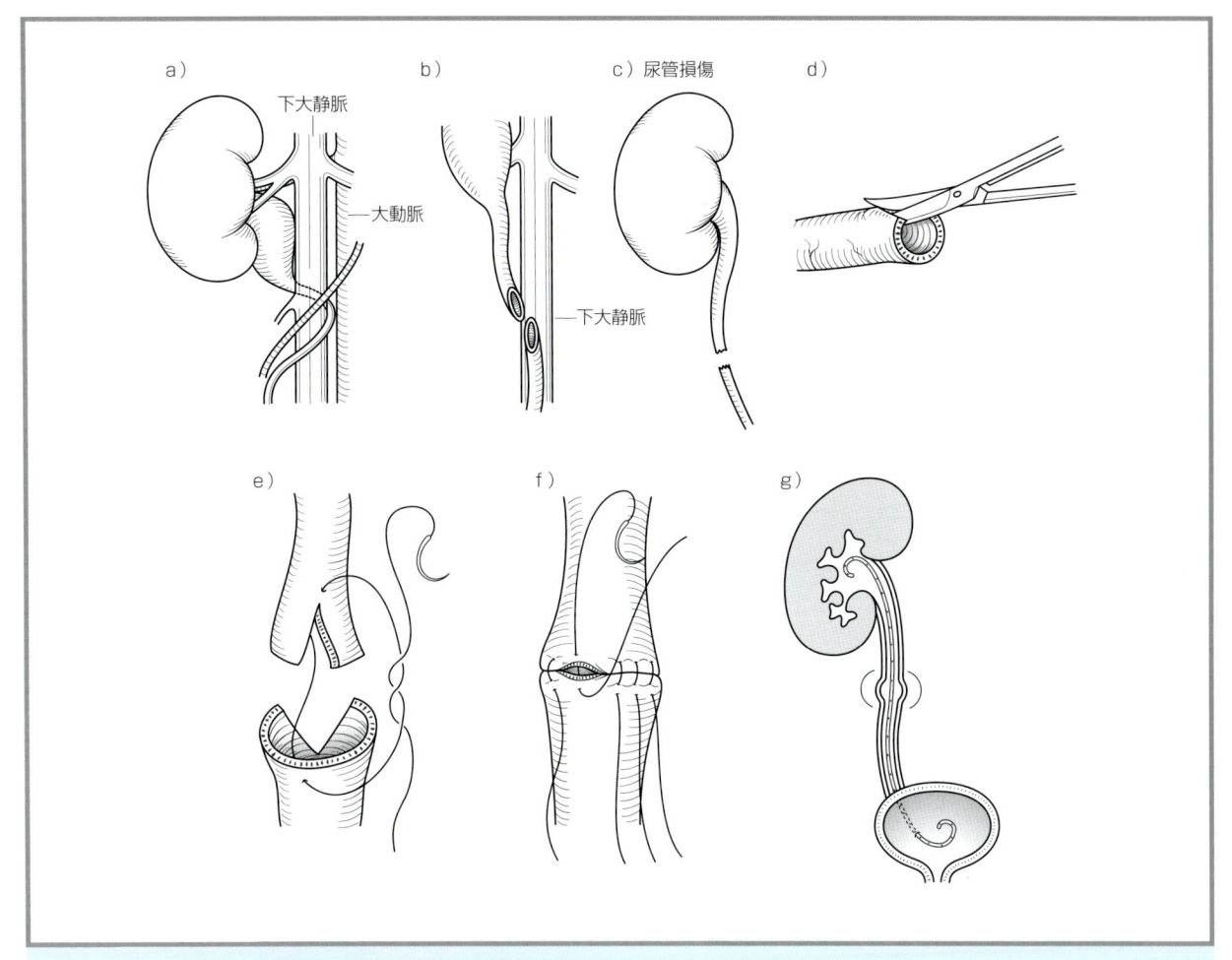

図661　尿管の端端吻合の手順図（髙井原図）．
　a)下大静脈後尿管の模式図．
　b)下大静脈背側より尿管を剥離し，切断し，腹側に引き出す．狭窄部があればそれを切除する．なければ，尿管を縦切開し口径を拡げ，端端吻合する．
　c)尿管損傷の場合も同様である．
　d)尿管を縦切開し，尿管口径を大きくする．
　e)尿管に捻れがなく，大きな口径を維持するように吻合する．
　f)尿管内にdouble Jステントを留置し，ステントが見えなくなるように吻合する．
　g)尿管端端吻合が終了した模式図．

各論 IV. 手術項目

　本例は，大静脈の切断による修復術は採らず，右尿管を切断しての再建法を選んだ．足側の尿管にかけたネラトンを引き上げ，メッチェンバウムで尿管を切断する（図664）．下大静脈背面の尿管を，周囲より剥離し引き出す．尿管の中枢断端は細く，狭窄が疑われた（図665）．中枢側尿管は，屈曲蛇行もしていたため，これを修正すべく周囲より剥離し，引き延ばす（図666）．

　そして尿管の蠕動を観察すると，狭窄のため尿がジェット状に噴出した（図667）．大静脈の背面にあった狭窄部を切除し，しばらく観察すると，尿流が十分な太さで見られた．さらに，拡張していた中枢側尿管は急速に細くなり，ほぼ正常の太さになった．このため，特に腎盂形成術は加えず，尿管の端端吻合とした．ネラトン3号を膀胱側に挿入し，狭窄がないことを確認する（図668）．

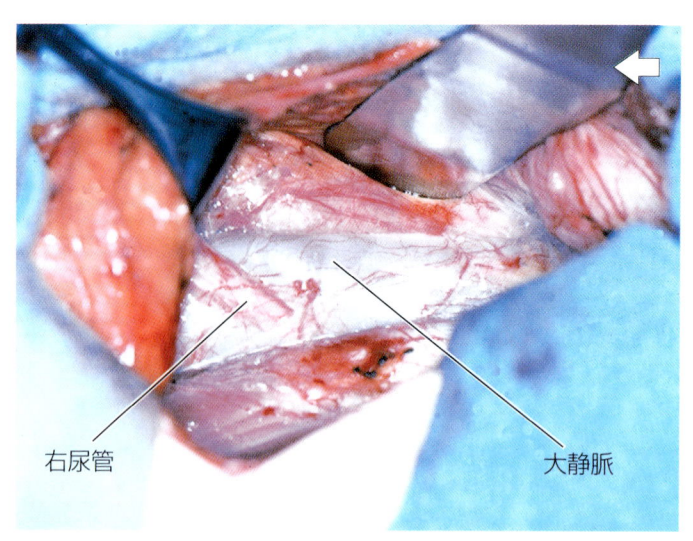

図662　下大静脈の背面を通る右尿管を認める．

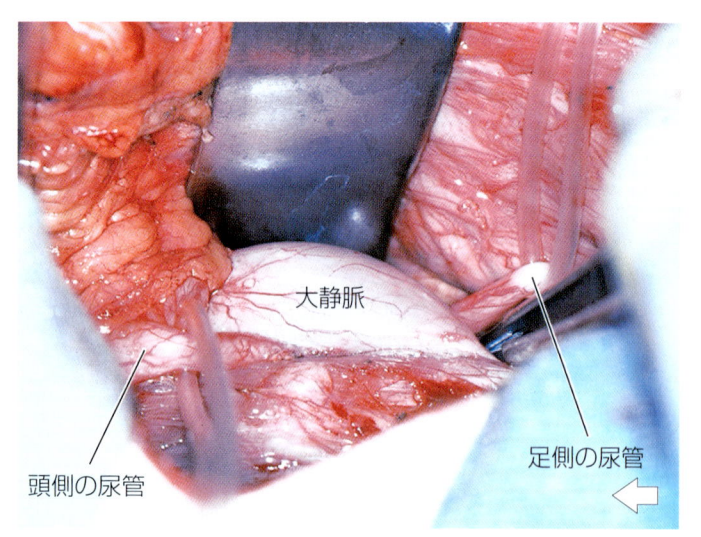

図663　下大静脈の背面より，頭側と足側の尿管を周囲より剥離し，それぞれネラトン3号をかける．

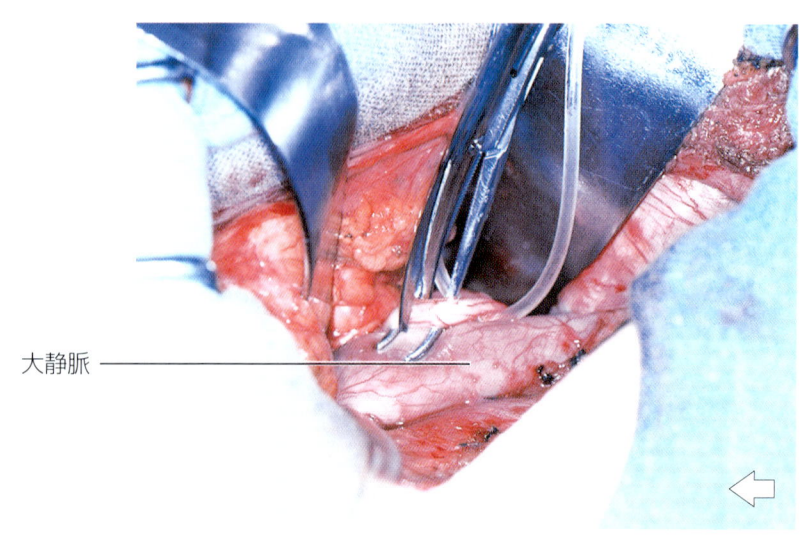

図664　足側の尿管にかけたネラトンの上で，メッチェンバウムで尿管を切断する．

10. 尿　　管

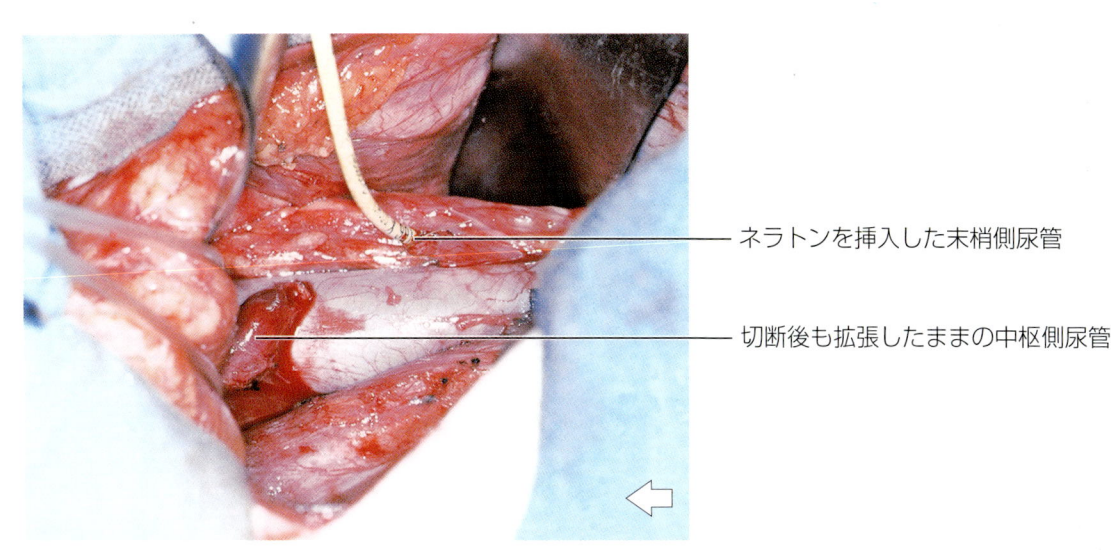

図665　下大静脈背面の尿管は，狭窄が疑われた．

- ネラトンを挿入した末梢側尿管
- 切断後も拡張したままの中枢側尿管

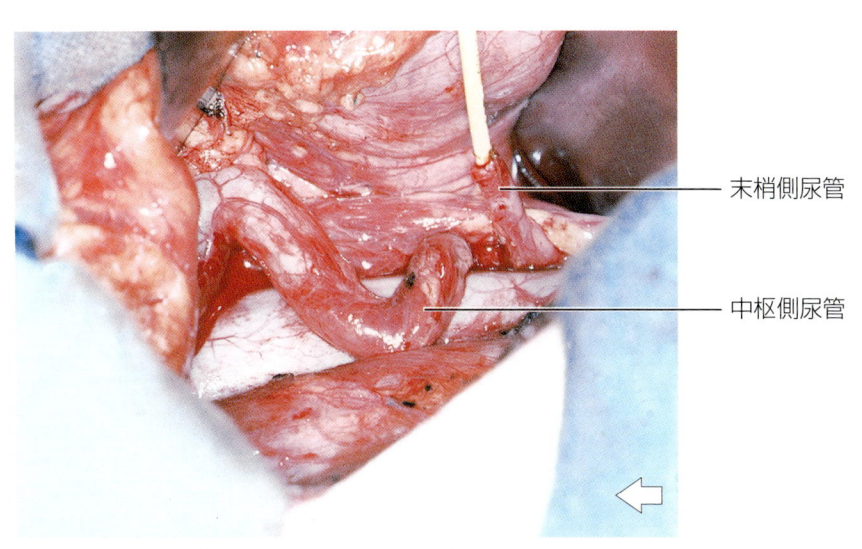

図666　中枢側尿管が屈曲蛇行しているため，尿管を周囲より剥離し，引き延ばす．

- 末梢側尿管
- 中枢側尿管

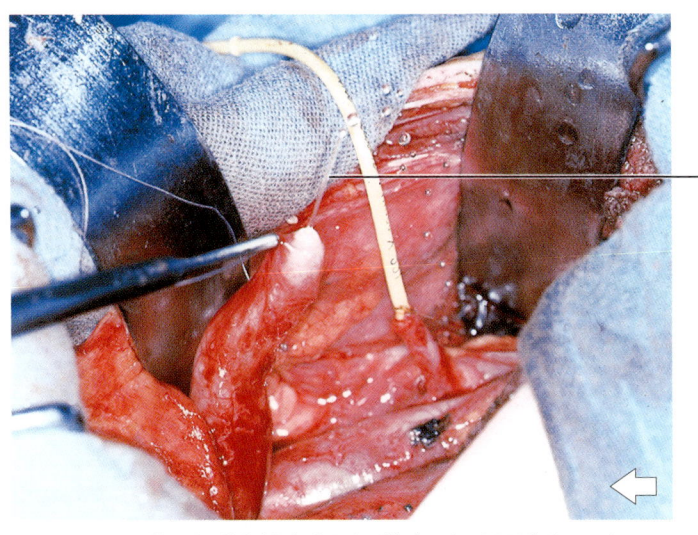

図667　尿管の蠕動を観察すると，狭窄のため尿がジェット状に噴出した．

- ジェット状に噴出した尿

各論 IV. 手術項目

　両側の断端を1cm縦切開し，口径を拡げる．互いの吻合口が，向き合うように注意する．両側尿管に3-0バイクリルを，針を付けたまま，一針ずつかけておく．7 Fr double-J 腎盂尿管ステントを，先に腎盂側に留置し，続いて膀胱側に挿入する．膀胱側に挿入する時は，柔らかいラジオフォーカスのガイドワイヤーを，通しておくのが安全である．軟性膀胱鏡で，ステントの端が膀胱内でとぐろを巻き，尿管内に正しく留置されたことを確認する（図669）．両側尿管にかけてあった3-0バイクリルを，それぞれの対応する側に針をかけ，吻合する（図670）．順次，3-0バイクリルで尿管漿膜筋層をかけ，吻合する．ステントを留置してあるので，あまり密に縫わなくても良い．かえって狭窄を起こす可能性もある．尿管に緊張がなく，捻れも余分な屈曲もないことを確認する（図671）．後腹膜腔にドレーンを置き，閉腹する．

　術前後のレントゲン所見を示す（図672，673）．右水腎症は改善されている．

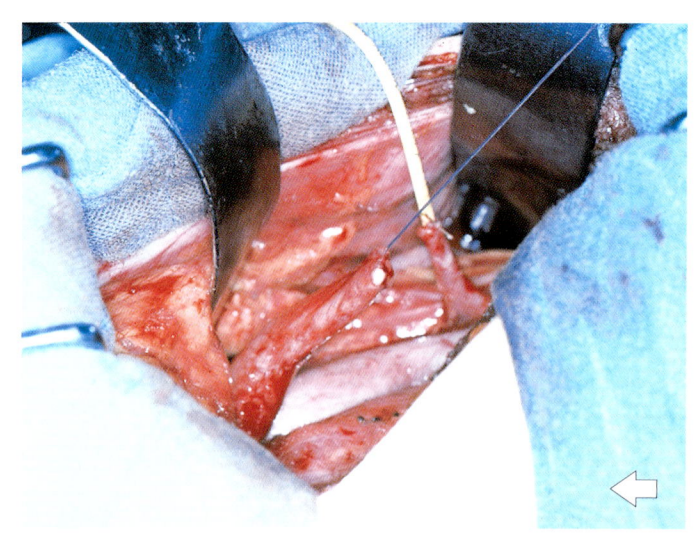

図668 中枢側に釣り糸をかけ，末梢側は3Fr ネラトンを膀胱まで挿入し，狭窄が無いことを確認する．

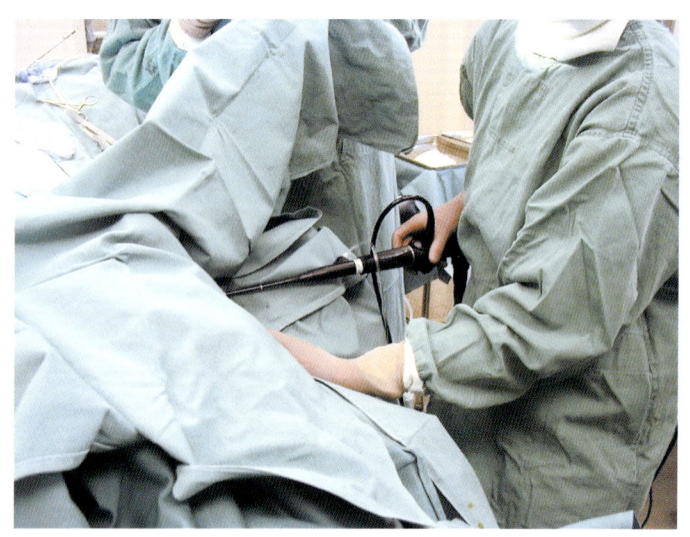

図669 7Fr double-J 腎盂尿管ステントを留置し，軟性膀胱鏡で端が膀胱内に正しく留置されたことを確認する．

末梢側尿管
中枢側尿管

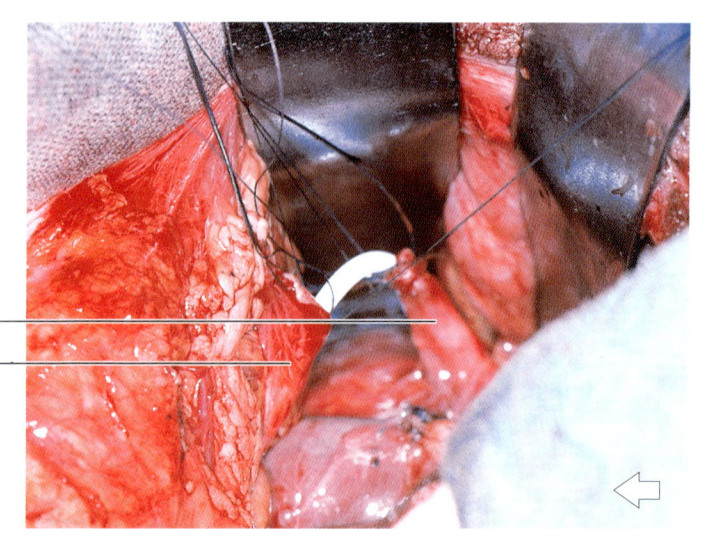

図670 Double-J 腎盂尿管ステントを挿入し，両側尿管端を3-0バイクリルで吻合する．

10. 尿　　管

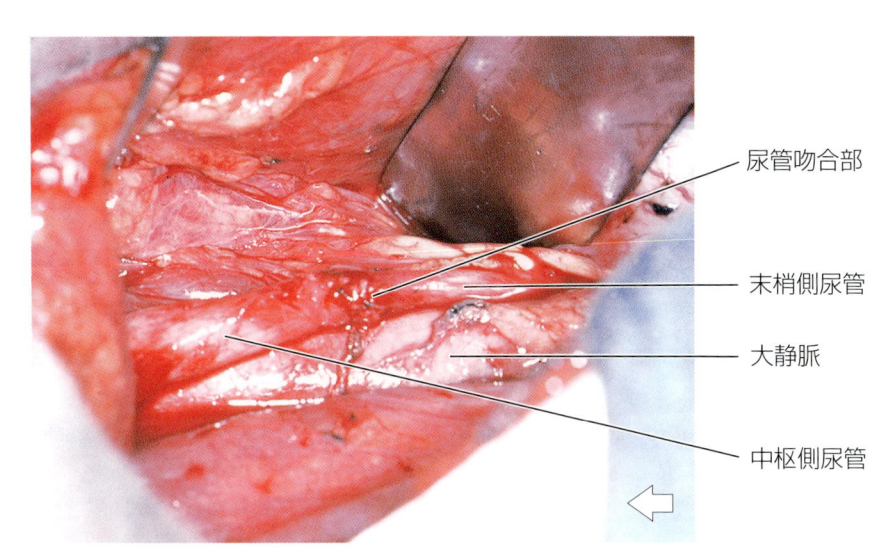

図671　尿管に緊張が無く，ねじれも余分な屈曲も無いことを確認する．

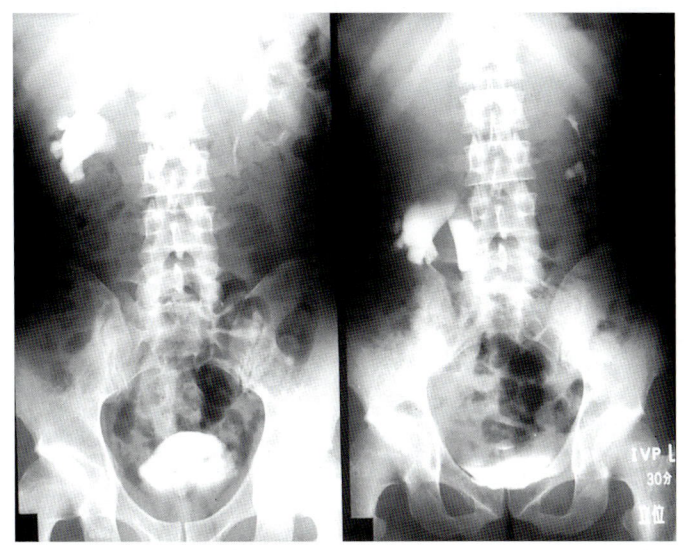

- 尿管吻合部
- 末梢側尿管
- 大静脈
- 中枢側尿管

図672　下大静脈後尿管例の，術前レントゲン写真．
左は15分像，右は30分の立位像．

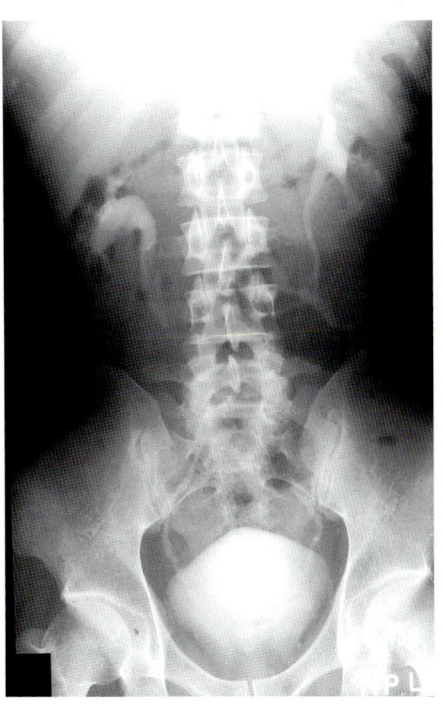

図673　下大静脈後尿管例の，術後レントゲン写真．

303

各論 IV. 手術項目

3）体外衝撃波結石破砕術無効の左尿管結石例；
Gil-Vernet 法による尿管切石術

今は尿管切石術は，歴史上のものになった感がある．しかし，尿管に直達する技術は，他の手術にも応用でき，各種の方法を知らなければならない．本例は体重100kg以上の肥満例で，長く水腎症があり，体外衝撃波結石破砕術（以下 ESWL）を二回行うも，全く破砕されなかった．30歳代と若年であり，腎機能の維持のため，開放手術に踏み切った．腰部斜切開ではなく，より侵襲が少ないと言われる Gil-Vernet 法で行った．

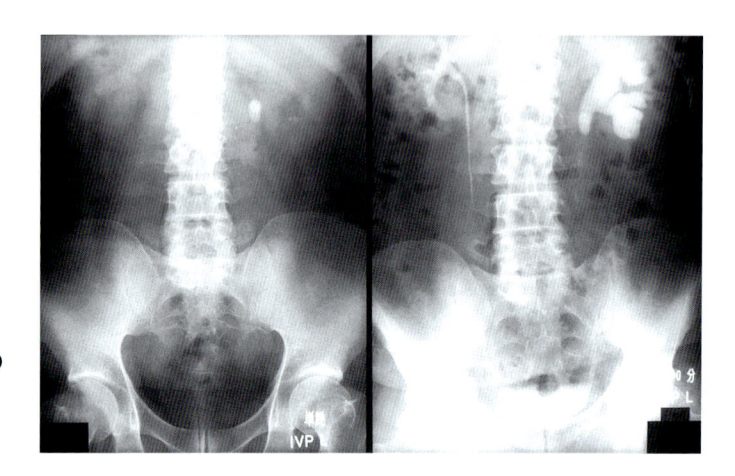

図674 左尿管結石，左水腎症のレントゲン写真．
　左は KUB，右は IVP30 分像．

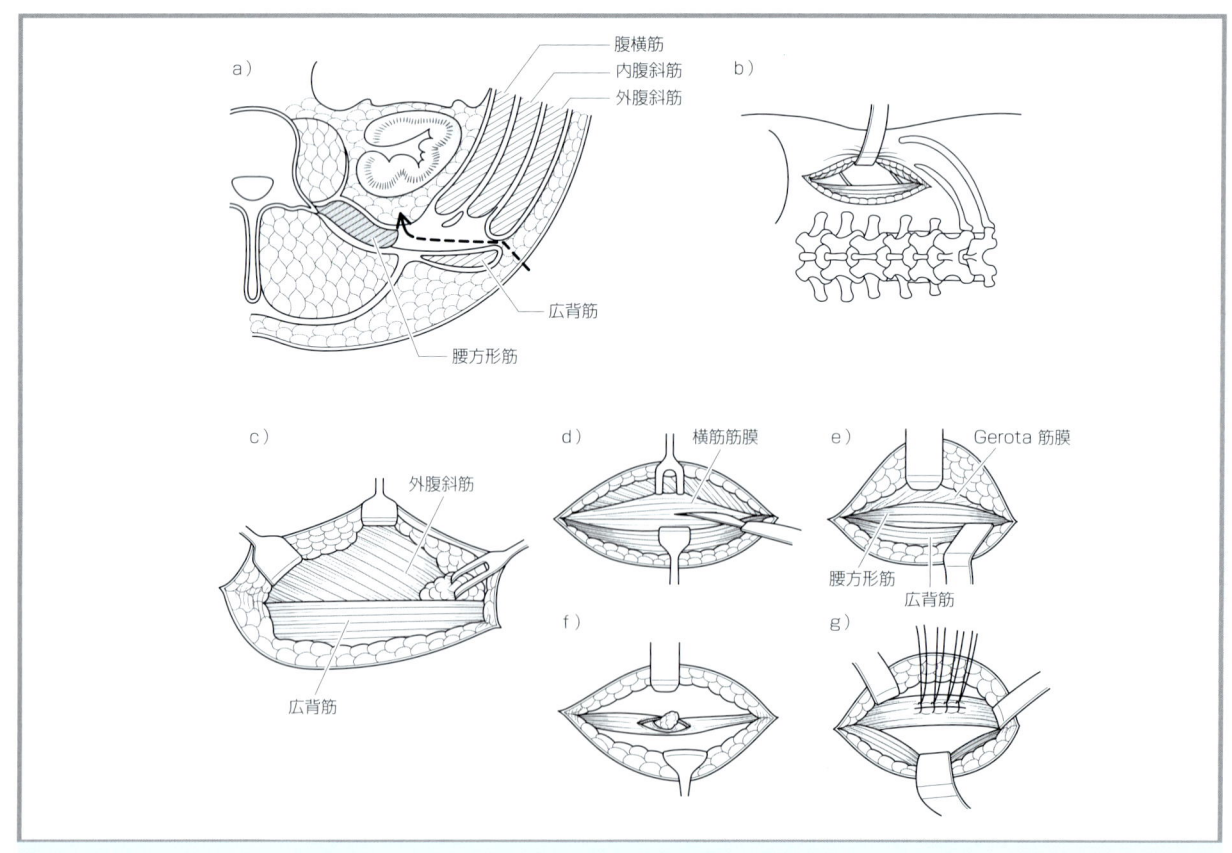

図675 Gil-Vernet 法の，尿管結石切石術の手順図（髙井原図）

304

10. 尿　　管

　術前のIVP像を示す．約2.5×2cm大の左尿管結石が，第3腰椎上縁の左に見られ，それより中枢側に左水腎症を認めた（図674）．Gil-Vernet法による，左尿管結石切石術の手順図を示す（図675）（文献33を参考にし，追加）．

　手術台を折り曲げ，腎部を挙上させる．椎体中央線，固有背筋左外縁，腸骨，左第12肋骨に，目印の線を書く（図676）．本例は，典型的なGil-Vernet法の背面垂直切開よりも，Lurz法のごとく，固有背筋左外縁のやや上で，10cmの斜切開を置く（図677）．皮膚，皮下組織を切開し，腰

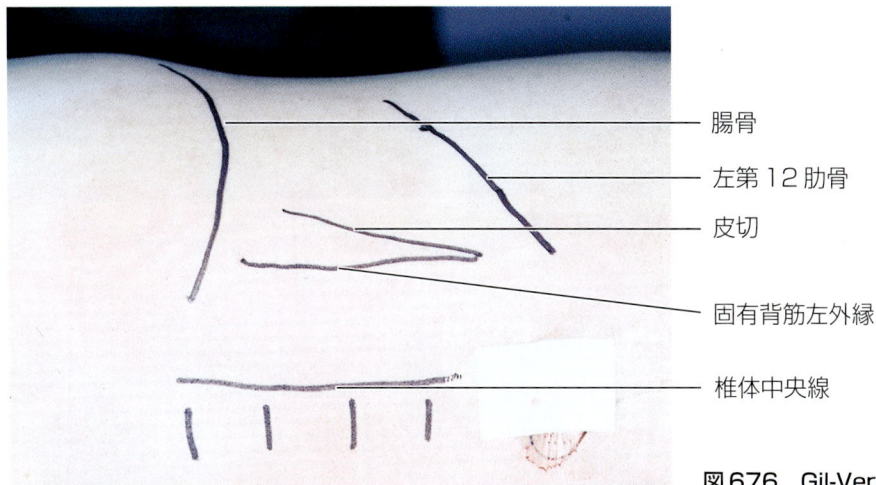

図676　Gil-Vernet法の，尿管切石術の皮切．

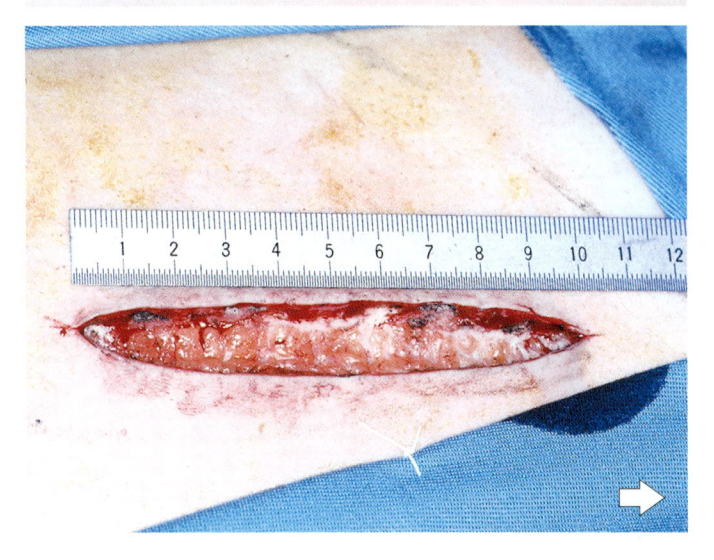

図677　皮膚切開の長さ．

◀図675　Gil-Vernet法の，尿管結石切石術の手順図（文献33を参考，追加）．
　a)Gil-Vernet法の到達経路．
　b)皮切を置く．狭い視野なので，筋鈎で上手く創を展開する．
　c)まず外腹斜筋に到達する．この筋膜を切開する．
　d)さらに展開を進め，横筋筋膜を切開する．
　e)次にGerota筋膜に達するので，これを切開し腎盂，または尿管を探す．
　f)尿管を同定できたら，触診で結石の位置を確認し，その直上をメスで切開し切石術を行う．
　g)結石を摘出後，残石がないことを確認し，ステントを留置し，修復縫合を行う．ステントを留置しない場合は，尿管に狭窄を起こさないよう尿管漿膜を縫合する．

各論 IV. 手 術 項 目

背筋筋膜後葉に達する（図678）．ケリーで後葉をすくい，切開する（図679）．後葉の切開端をケリーで引き上げ，露出された固有背筋の左外縁を求め（図680，681），ガーゼで鈍的に固有背筋を椎体側に引き，腰背筋筋膜前葉に達する（図682）．前葉を尖メスで切開し（図683），ジェミニ鉗子ですくい，さらに切開を進める（図684）．前葉の切開端をケリーで引き上げ，腰方形筋をガーゼで鈍的に圧排し，固有背筋を椎体側に引き，腹横筋膜に達する．この筋膜を十分に露出し，Gerota 筋膜も同定する（図685，686）．Gerota 筋膜を頭側，足側に切開し（図687），まず左腎を確認する．

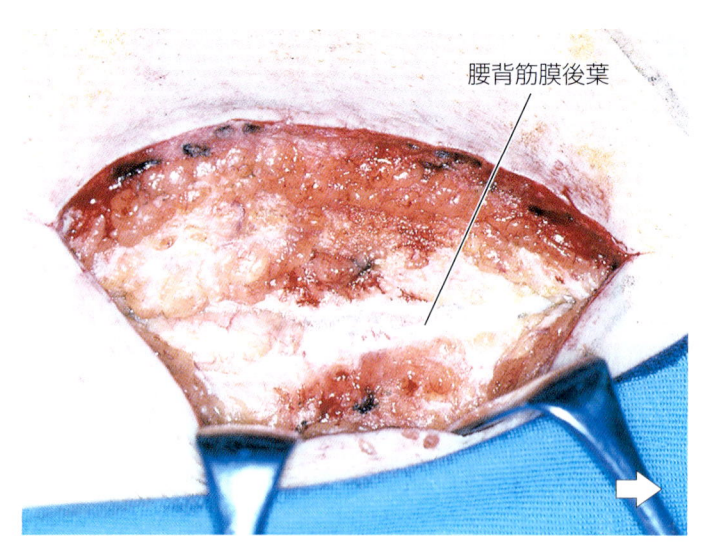

図678 腰背筋膜の後葉に達する．

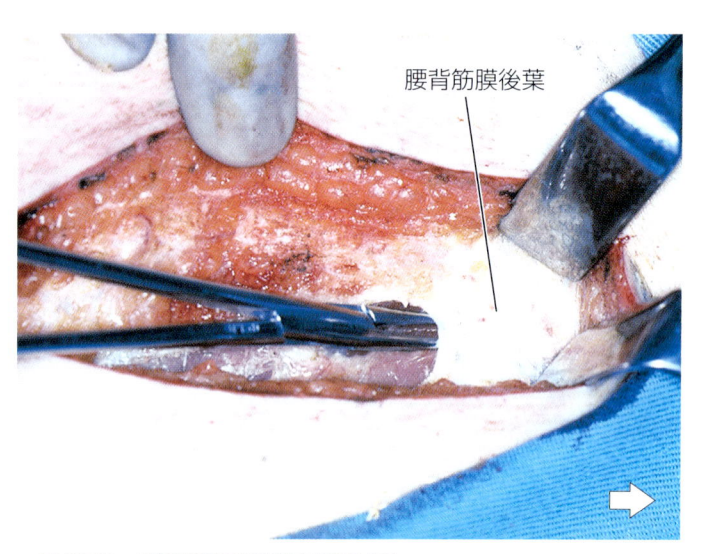

図679 腰背筋膜の後葉を切開する．

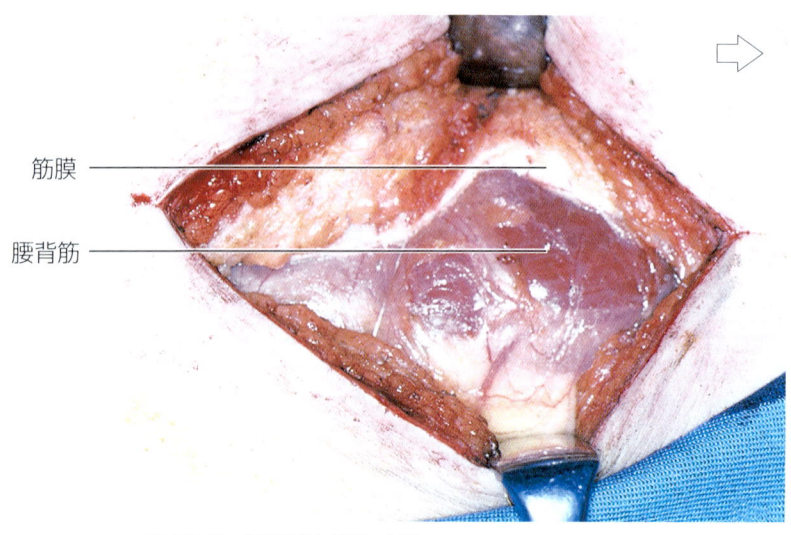

図680 腰背筋を露出する．

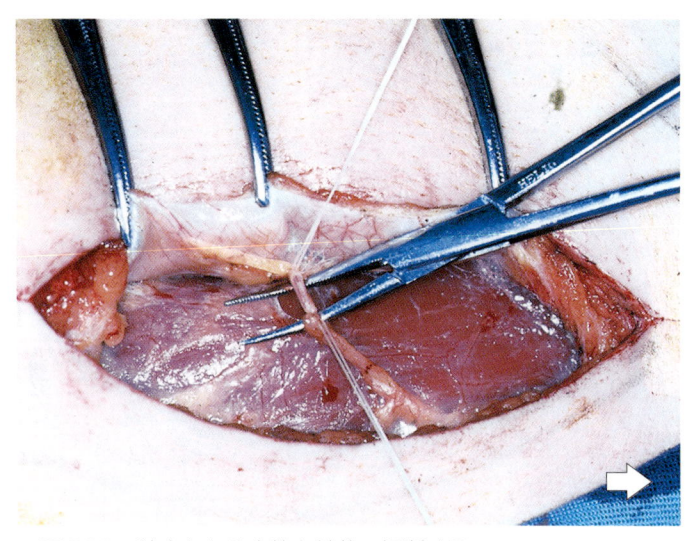

10. 尿　　管

図681　障害となる血管を結紮，切断する．

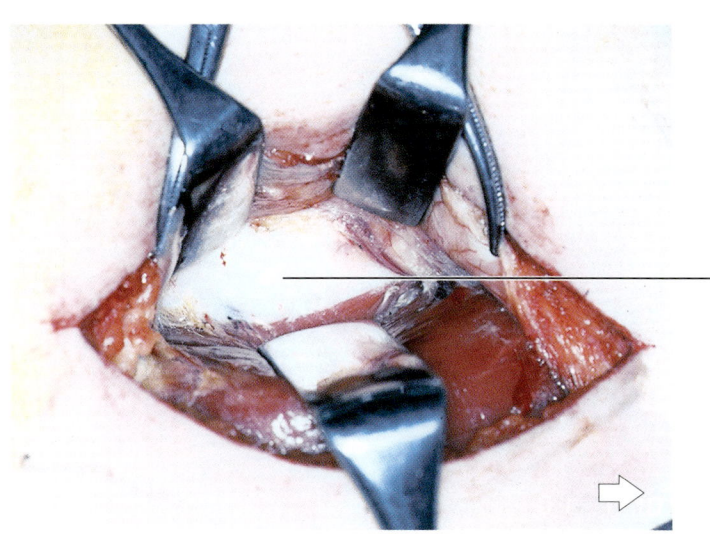

図682　腰背筋膜の前葉に達する．

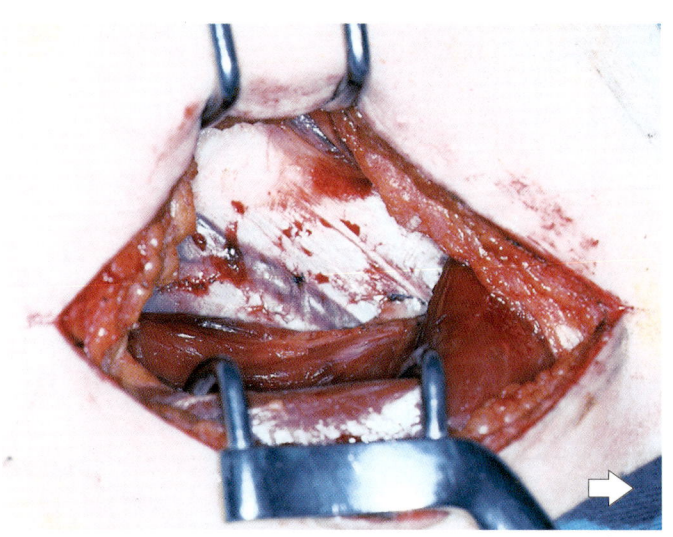

腰背筋膜前葉

図683　さらに筋膜前葉を露出する．

307

各論 IV. 手 術 項 目

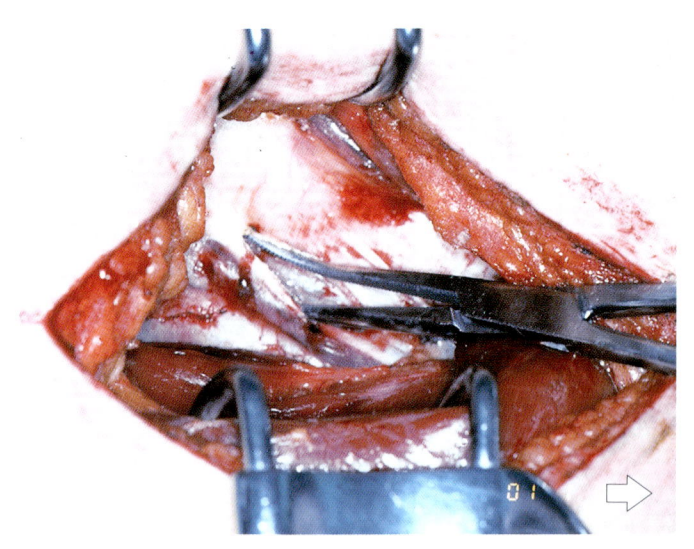

図684 腰背筋膜の前葉を切開する．

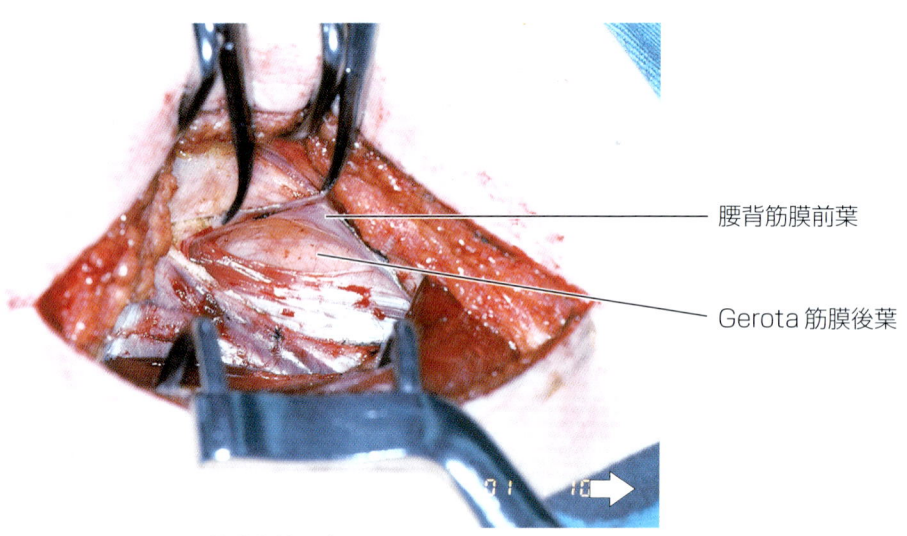

図685 Gerota 筋膜後葉に達する．
- 腰背筋膜前葉
- Gerota 筋膜後葉

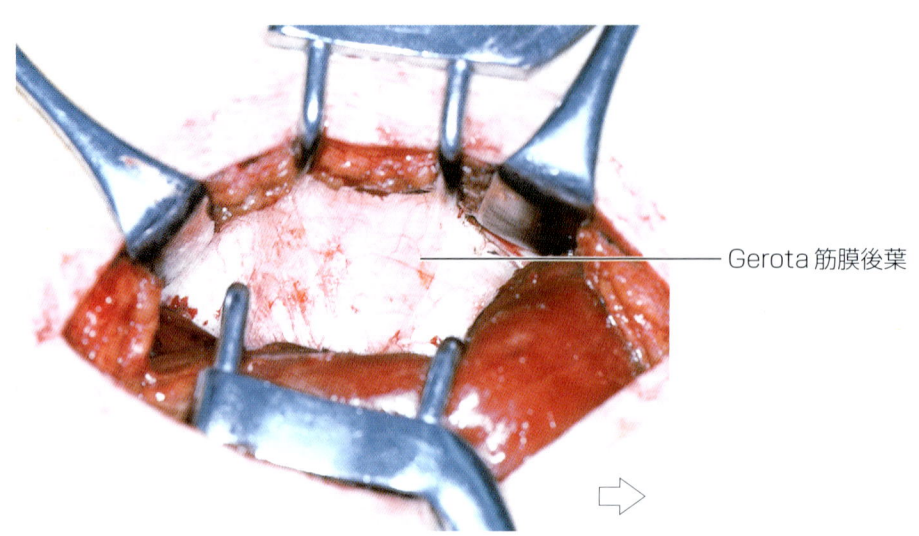

図686 Gerota 筋膜後葉を十分に開く．
- Gerota 筋膜後葉

10. 尿　　管

　結石の位置が左腎下極に当たるので，その付近のGerota筋膜を切開し，左尿管を探す．約4年前より水腎症が存在し，ESWLも施行しているため，周囲は炎症所見が強く，腎盂尿管とも炎症組織，脂肪組織で覆われ，同定が難しかった．順次，脂肪組織を摘除し，左腎下極を露出する（図688）．左腎盂を確認するも，腎盂にも脂肪がべったり付き，いわゆる正常の白色の腎盂尿管は見えない．ツッペルや，ジェミニ鉗子で脂肪を摘除，または切開し，尿管への到達を試みる．視野も深く，結局，指は届かず，ステント，結石は触診では確認できないまま，外観より拡張が見られ結石嵌頓部位と思われる頭側，足側に，4-0バイクリルをかける（図689）．その間で，尖メスで尿管を切開する（図690）．ここが，ほぼ結石の直上であった．

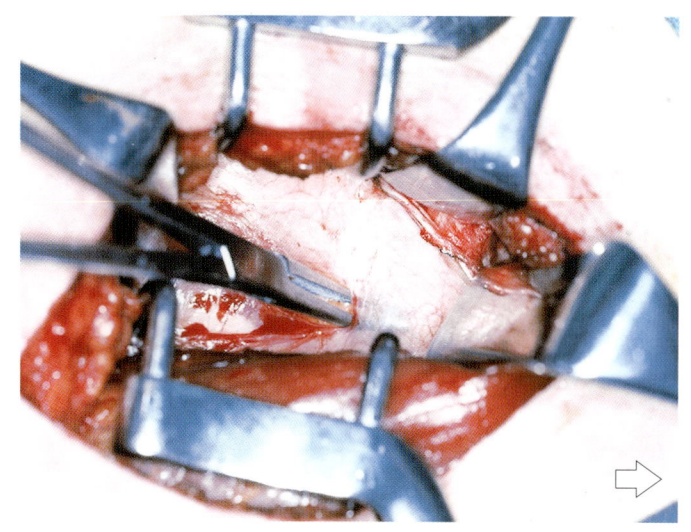

図687　Gerota筋膜を切開する．

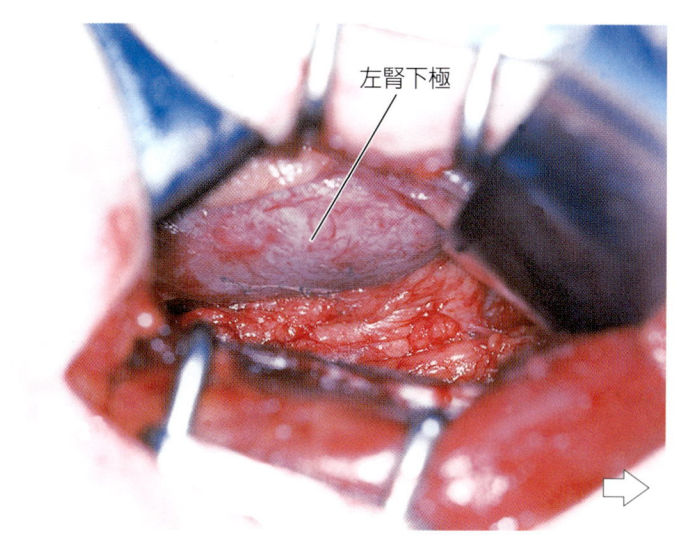

図688　左腎下極を確認する．

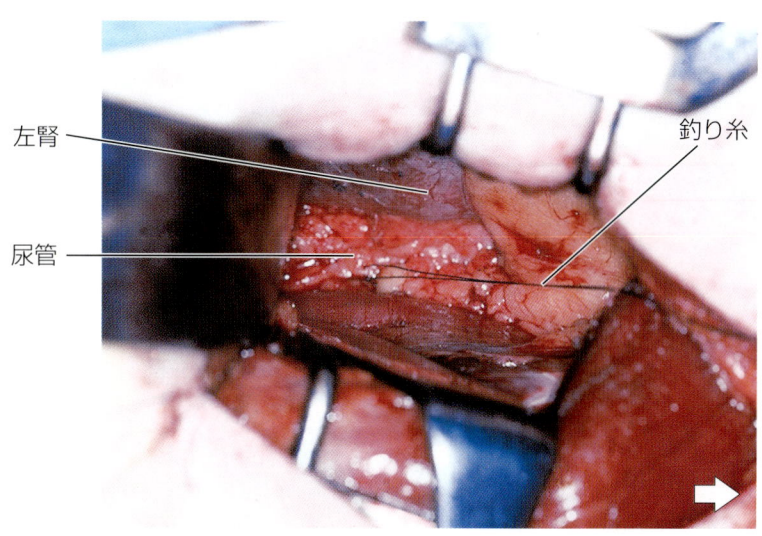

図689　左尿管を同定する．4-0バイクリルの釣り糸をかける．

309

各論 IV. 手　術　項　目

　切開を4cmほどに伸ばし，結石を摘除する（図691）．尿が勢い良く噴出した．内腔の尿管粘膜は，暗赤色で浮腫状に肥厚していた．尿管内にネラトン3号を挿入し，生食で腎盂側を十分洗浄する．膀胱側にもネラトンを挿入し，狭窄がないことを確認する．4-0バイクリルで尿管を4針縫合し，修復する（図692）．インジゴカルミンを静注しても漏れはない．20Frファイコンドレーンを置く．固有背筋の前葉および後葉を，3-0バイクリルで縫合する．皮膚を3-0ナイロンまたは絹糸で縫合する（図693）．

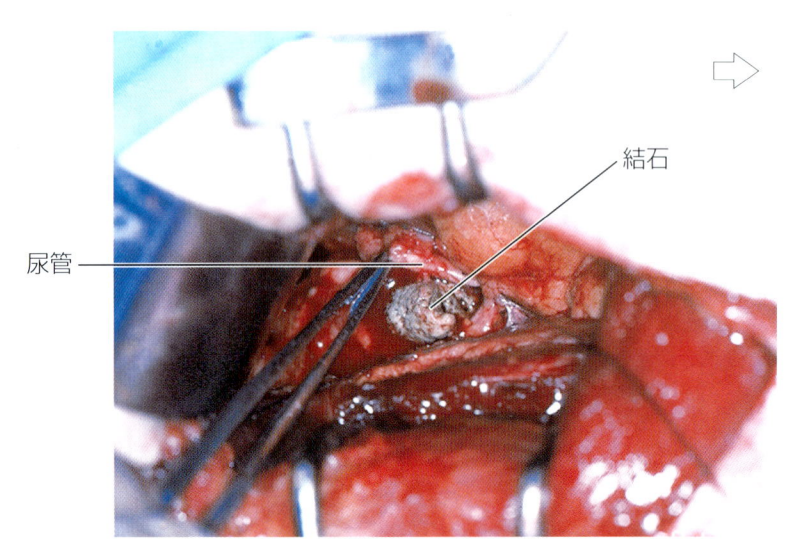

図690　尿管切石術を行う．結石が見える．

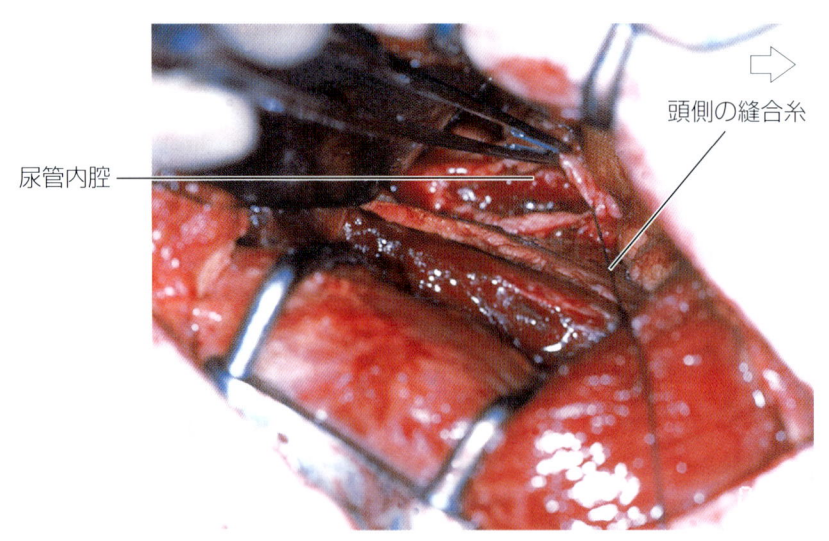

図691　尿管内腔を確認する．尿管を3-0バイクリルで縫合する．

10. 尿　　管

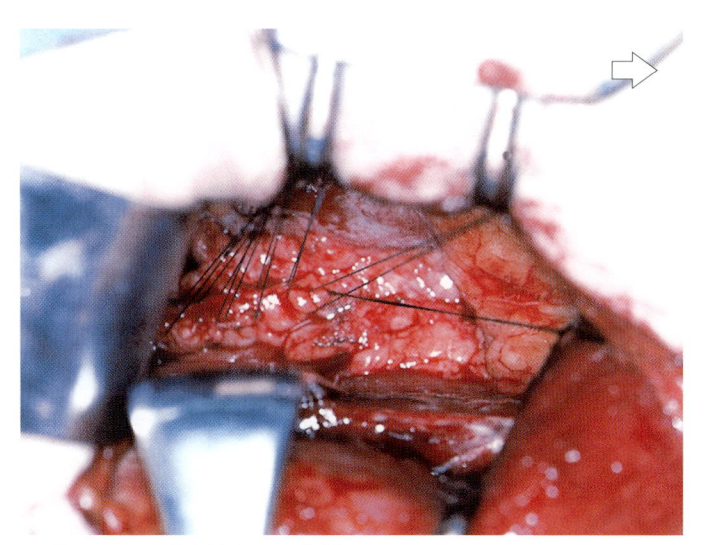

図692　尿管を縫合した状態.

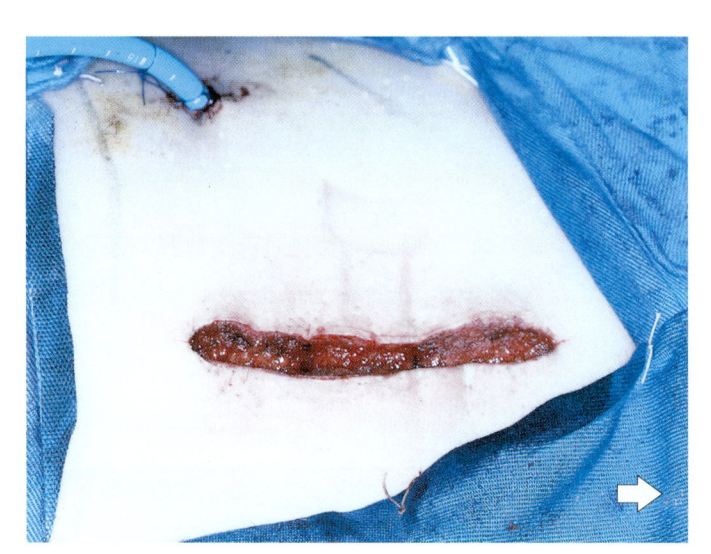

図693　皮膚を縫合する.

311

各論 IV. 手 術 項 目

11. 腎盂・尿管および腎；経腰式腹膜外腎尿管手術

　腎盂・尿管手術（主に癌に対する腎尿管摘除術），および腎に対する手術（主に癌に対する腎摘除術）は，周辺解剖学はほぼ重複し，下部尿管を摘除するかどうかが異なるだけである．このため前著と異なり，今回は，解剖は両者に共通なものとしてまとめて示す．そして，手術の到達経路を経腰式と経腹膜式に分けて，代表的な疾患の手術手技を述べる．また，左右では各々，指標となる解剖が異なるので，両者を区別して記述する．腎盂尿管移行部狭窄症など，腎盂に達する手術は，写真が用意できなかったので，省略した．

　超音波機器が整備されていなかった時代に，直腸癌・子宮癌などの骨盤内腫瘍による尿管閉塞の腎後性腎不全で，開放手術により腎瘻造設術を行うことがあった．今はほとんど皆無である．このような全身状態が悪く，腹腔内の癒着が予想される患者では，腰部斜切開による経腰式腹膜外到達法は優れたものである．かつての尿管切石術，腎盂切石術，腎切石術など各種結石手術を経験している世代は問題ないが，最近の世代は，腰部斜切開の十分な手術感覚を持っていないと危惧する．腰部斜切開は，泌尿器科医には必修の技術であり，当時の手技，工夫は，今でも我々の頭の中を明確にする記述がふんだんにある．折りを見て，症例はなくとも，その時代の手術書を読むことを勧める．

　もう一方の，幅広い応用の利く経腹膜的到達法は，周囲の肝，膵，脾，結腸など，さらにそれぞれの間膜・靭帯との関係を理解する必要がある．単に泌尿器科の経験だけでは，危ない時がある．日頃より積極的に消化器外科の知識，技術を学び，身につけるべきである．周囲臓器への浸潤があり，自信が無い症例では，外科医に応援を依頼する．しかし，いつまでも応援を受けていたら，情けない．確実に技術を習得したら，自らが全てやるべきである．

　経胸腹的アプローチは，広い手術野が得られるが，筆者は，下大静脈腫瘍塞栓例など特殊例以外は，あえて胸腔を開けなくても，シェブロン切開か，L型切開で，必要な視野が大きく得られることと，やはり胸腔を開けるのは侵襲が大きくなり，肺合併症の危険性もより高いと考え，採用していない．

　腎癌のリンパ節郭清は，原則は，T1N0以下なら患側の大血管側のみとする．T2〜3，または，N(+)は，右は傍大静脈，および大静脈〜大動脈間を，左は傍大動脈，および大静脈〜大動脈間を，上腸間膜動脈分岐部以下から大動脈分岐部まで行っている．

　骨盤部尿管のリンパ節郭清は，患側を前立腺癌と同様の骨盤内リンパ節郭清を行っている．

【解 剖 図】（文献9，34，35）

　腎盂・尿管，および腎の手術に関係する腎被膜，腎盂，尿管の動脈分布を示す（図642，694）．腎被膜動脈には，上（下副腎動脈や腎動脈から出る），中（腎動脈，その他から），下（性腺動脈から）腎被膜動脈がある．上下がアーケードを作り，これに穿通動脈が吻合する．腎盂には，腎動脈から分岐する腎盂動脈が分布する．尿管には，上，中，下尿管動脈があり，それぞれ腎動脈，性腺動脈，内または総腸骨動脈から分岐する．性腺動脈は，腎動脈の下の高さで左右に出て，下行の途中で数本の尿管枝を出す．下腸間膜動脈は，第3腰椎の高さで大動脈の腹側から出る．上腸間膜動

11. 腎盂・尿管および腎；経腰式腹膜外腎尿管手術

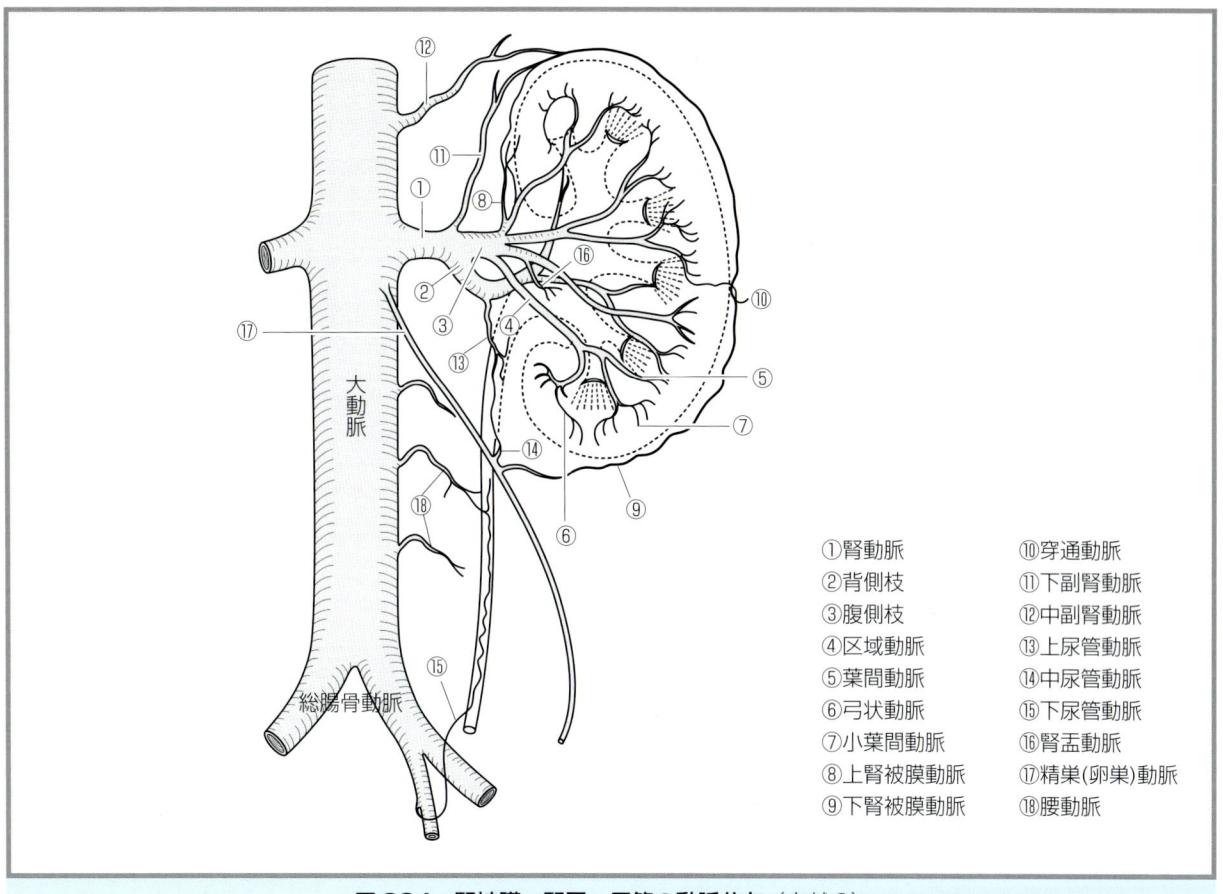

①腎動脈
②背側枝
③腹側枝
④区域動脈
⑤葉間動脈
⑥弓状動脈
⑦小葉間動脈
⑧上腎被膜動脈
⑨下腎被膜動脈
⑩穿通動脈
⑪下副腎動脈
⑫中副腎動脈
⑬上尿管動脈
⑭中尿管動脈
⑮下尿管動脈
⑯腎盂動脈
⑰精巣(卵巣)動脈
⑱腰動脈

図694　腎被膜，腎盂，尿管の動脈分布（文献9）．

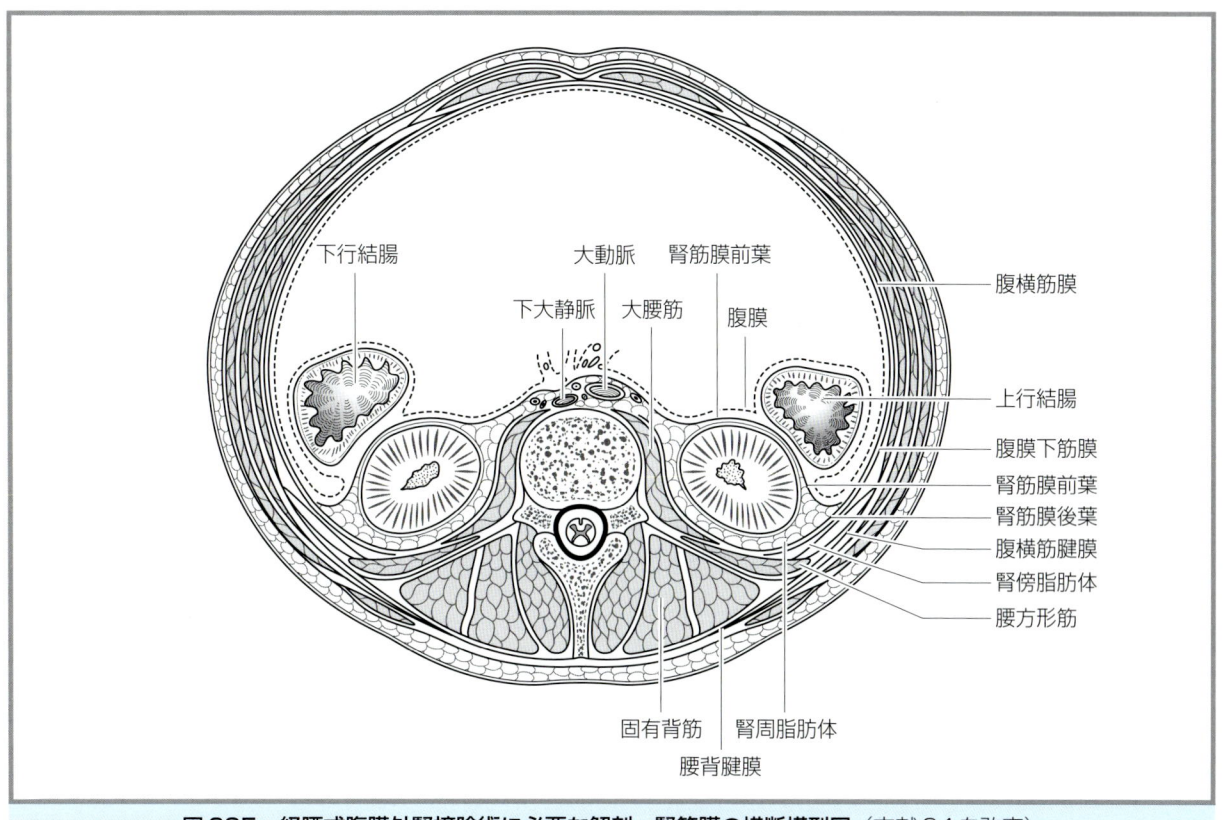

図695　経腰式腹膜外腎摘除術に必要な解剖．腎筋膜の横断模型図（文献34を改変）．

313

各論 IV. 手術項目

脈からの分枝と交通しているので結紮しても，まず問題はない．

経腰式腹膜外腎摘除術に必要な解剖を，腎筋膜の横断模型から示す（図695）．

左側の経腰式腹膜外腎摘除術のアプローチを示す（図696）．背側を十分に直視下とし，胸膜に

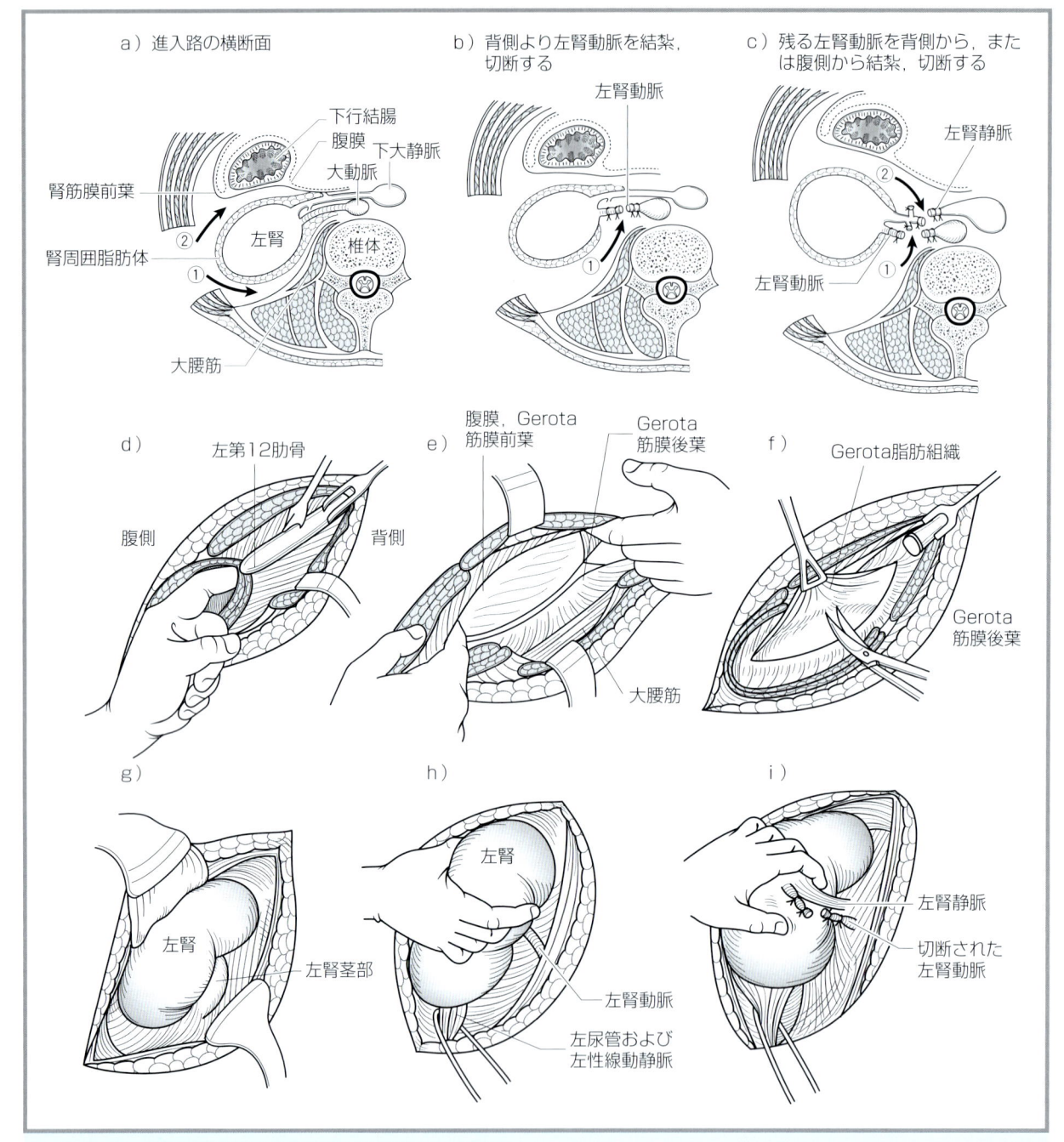

図696 経腰式腹膜外左腎摘除術の手順図（髙井原図）．
a)本手術の進入路の横断図．①は背側からの進入路，②は腹側からの進入路．
b)背側より進入し，左腎動脈を結紮，切断する．
c)背側で左腎静脈を同定し，結紮，切断する．または，腹側に回り，左腎静脈を結紮，切断しても良い．
d)以下に手術操作の模式図を示す．肋骨を切除し，左後腹膜腔を展開する．
e)背側で大腰筋より，Gerota筋膜後葉を全体に剥離する．
f)Gerota筋膜後葉を切開し，Gerota脂肪組織に包まれた左腎を求める．頭側，足側と十分に展開する．
g)大動脈を触診し，左腎茎部を求める．
h)左腎下極も剥離し，左尿管を同定する．左腎茎部の剥離を進め，左腎動脈を同定する．
i)左腎動脈を結紮，切断し，次いで左腎静脈を同定する．後は，周囲組織より丹念に切離する．

314

11. 腎盂・尿管および腎；経腰式腹膜外腎尿管手術

注意する．目指すは，<u>左腎動脈</u>，<u>大動脈</u>である．

右側の経腰式腹膜外腎摘除術のアプローチを示す（図697）．同様に，背側を十分に直視下とし，胸膜に注意する．目指すは，<u>右腎動脈</u>，<u>大静脈</u>である．<u>腎筋膜（Gerota筋膜）</u>は，腎表面の固有被

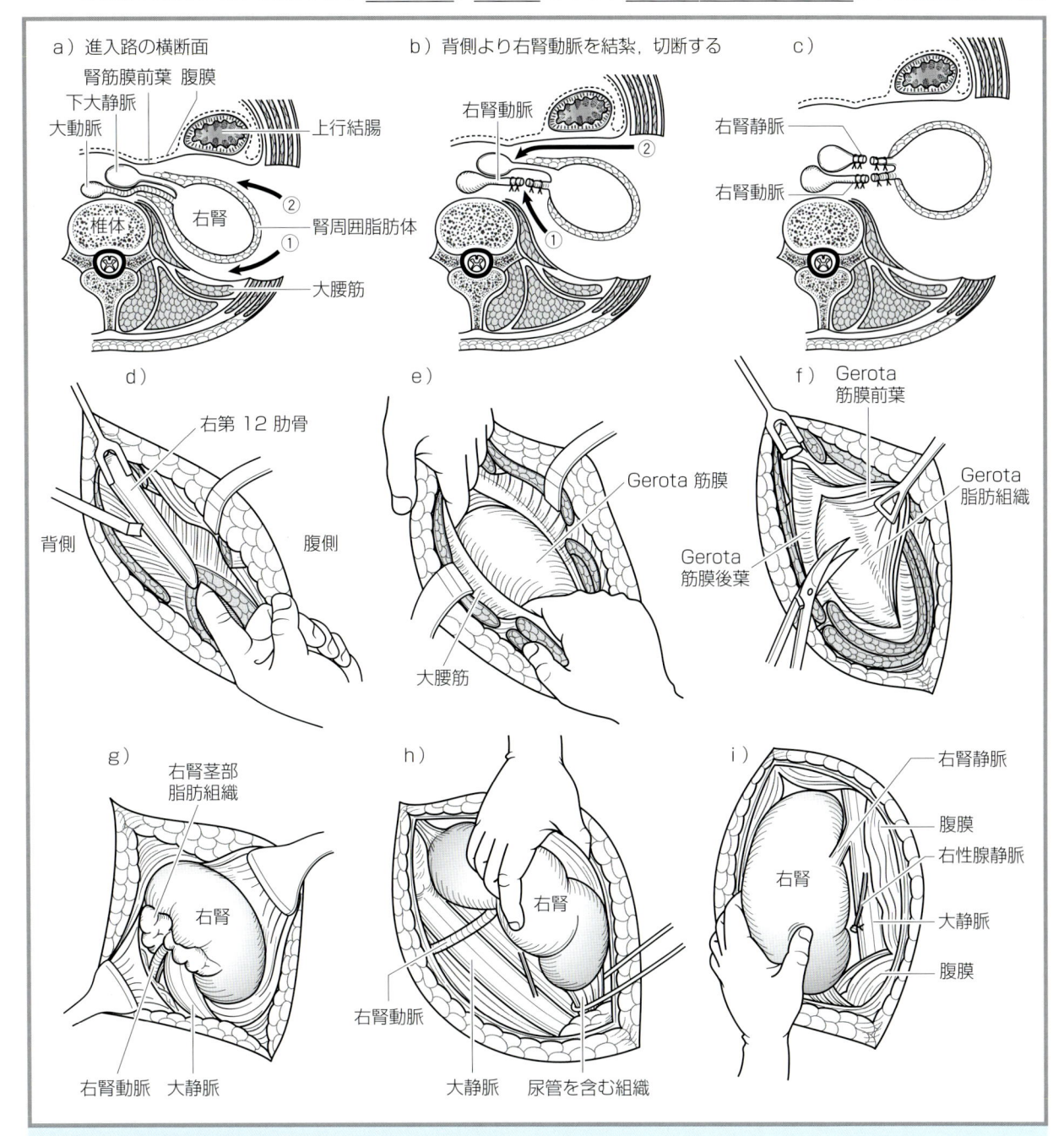

図697 経腰式腹膜外右腎摘除術の手順図（髙井原図）．
a) 本手術の進入路の横断図．①は背側からの進入路，②は腹側からの進入路．
b) 背側より進入し，右腎動脈を結紮，切断する．そのまま，背側で右腎静脈が同定できれば，そこで結紮，切断するが，右腎静脈は短いので，安全のため腹側より右腎静脈を同定しても良い．
c) 腹側で右腎静脈を結紮，切断する．
d) 以下に手術操作の模式図を示す．肋骨を切除し，右後腹膜腔を展開する．
e) 背側で大腰筋より，Gerota筋膜後葉を全体に剥離する．
f) Gerota筋膜後葉を切開し，Gerota脂肪組織に包まれた右腎を求める．頭側，足側と十分に展開する．
g) 大静脈を同定し，これを頭側に向かって剥離し，右腎茎部を求める．
h) 大静脈を横断する右腎動脈を同定し，これを結紮，切断する．
i) 右腎静脈が背側からとらえにくい場合は，腹側で右腎静脈を同定し，結紮，切断する．

315

各論 IV. 手術項目

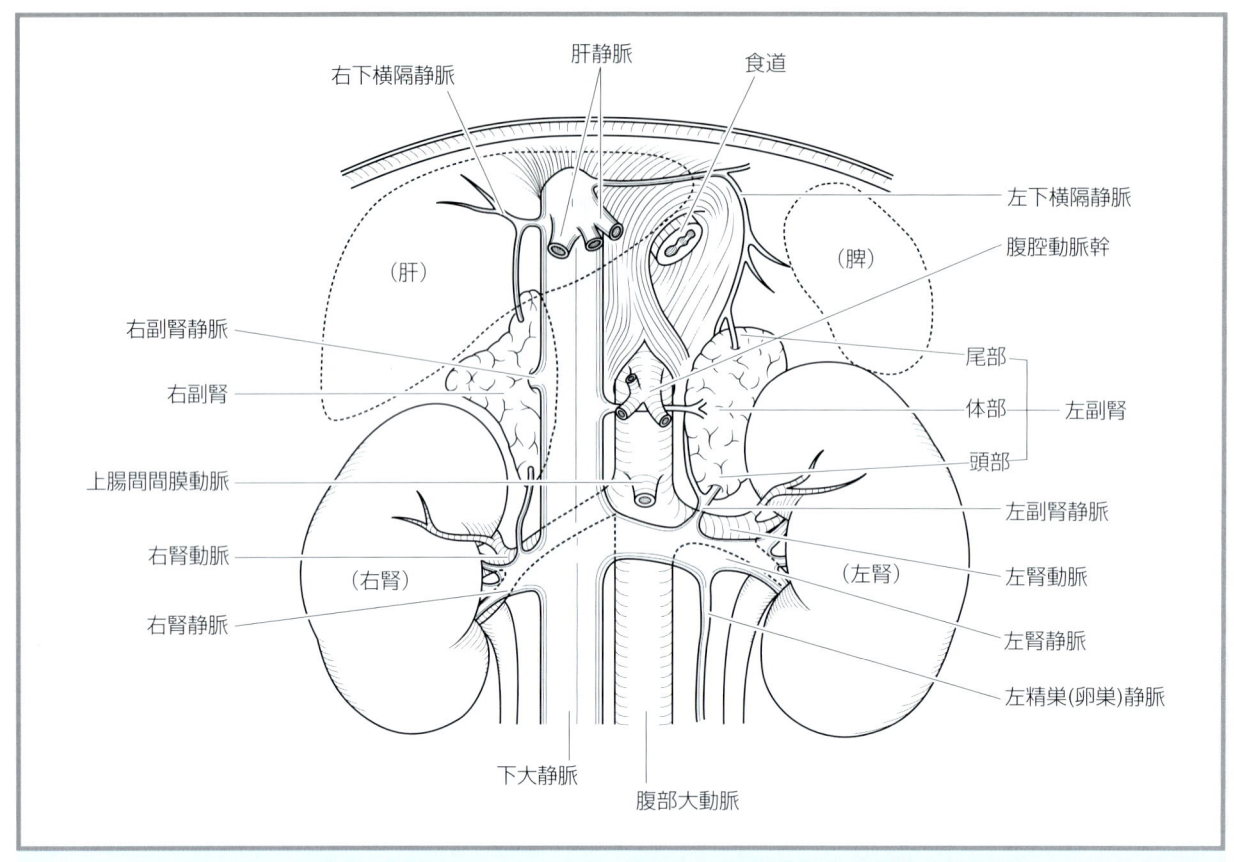

図698 経腹膜式腎摘除術に必要な解剖．腎臓および副腎周囲の解剖図（文献35）．

膜の外側を包む腎周囲脂肪体をさらに被覆し，腹側は腎筋膜前葉，背側は腎筋膜後葉となる．前葉は腹膜と接し，後葉は脂肪織を挟んで腹横筋筋膜と接する．尿管や大動脈，下大静脈も，この前後の筋膜の間に位置する．腎筋膜は副腎も包む．腎と副腎の間には，腎副腎間繊維中隔がある．腎筋膜の前後両葉は，副腎頭側で一葉となり，横隔膜下に達する．腹腔鏡下手術では，腎筋膜後葉を外側円錐筋膜と見るが，本書はこれまで通りの記述とする．

　経腹膜的腎摘除術に必要な解剖を示す．注意すべき点は，特に，頭側の腎部と副腎周囲の解剖である（図698）．左側の経腹膜的腎摘除術のアプローチを示す（図699）．目指すは，左腎静脈，左性腺静脈，左副腎静脈，腰静脈，それに左腎動脈である．

　右側の経腹膜的腎摘除術のアプローチを示す（図700）．目指すは，大静脈，右腎動脈，右腎静脈などである．

　左腎腹側に，膵尾部，脾と左結腸曲があり，右腎腹側に，右結腸曲と十二指腸下行部がある．副腎は，腎の頭側正中に斜めに接する．左副腎は，横隔膜左脚を隔てて胸部大動脈の左腹側に位置する．右副腎は，下大静脈の右縁背面に一部が潜り込む．腎の上縁は，第11〜12胸椎の高さ，下縁は，第3腰椎の高さで，腎の背面頭側の約1/3は，横隔膜に接する．第12肋骨は，斜めに下降しほぼ全例で腎と交叉するが，第11肋骨と交叉する例は少ない．肋骨と肋間筋の内側面を被覆する胸膜が，横隔膜の上面に反転する線は，胸膜腔の下縁を示す．

　腰肋靭帯は，第12肋骨と第1，2腰椎をつなぐ．腰方形筋は，第12肋骨と腸骨稜をつなぐ．癒合筋膜（fusion fascia, Toldt's fascia）と腎筋膜との剥離を，認識すべきである．癒合筋膜は，結腸間膜と後壁腹膜のように，対面する2つの漿膜が癒合し，結合組織の薄板と化したものである．

11. 腎盂・尿管および腎；経腰式腹膜外腎尿管手術

　腎茎は，左は腎と大動脈の間，右は腎と下大静脈の間の区間であり，腹側の腎静脈，背側の腎動脈を構成の主体とし，これにリンパ管，リンパ節や自律神経がまとわりついて形成される．最も背側には腎盂が位置し，尿管が下方に伸びる．

　腎動脈の分枝は，第1〜2腰椎の高さで，右の方がやや高い．左腎動脈は，左腎静脈の真後ろで，大動脈より分枝する．右腎動脈は，下大静脈と右腎静脈の背側を通る．右腎動脈起始部は，左腎静脈流入部の背側にあり，下大静脈の後ろを通り，斜めに腎門部に入る．腎部分切除で処理するのは，葉間動脈と弓状動脈である．

　左腎静脈は，腹部大動脈と左腎動脈の前を通過する．左腎静脈は，末梢からは，まず足側から左性腺静脈が流入する（図699）．背側から腰静脈が流入し，これを介して左腎静脈は半奇静脈，上

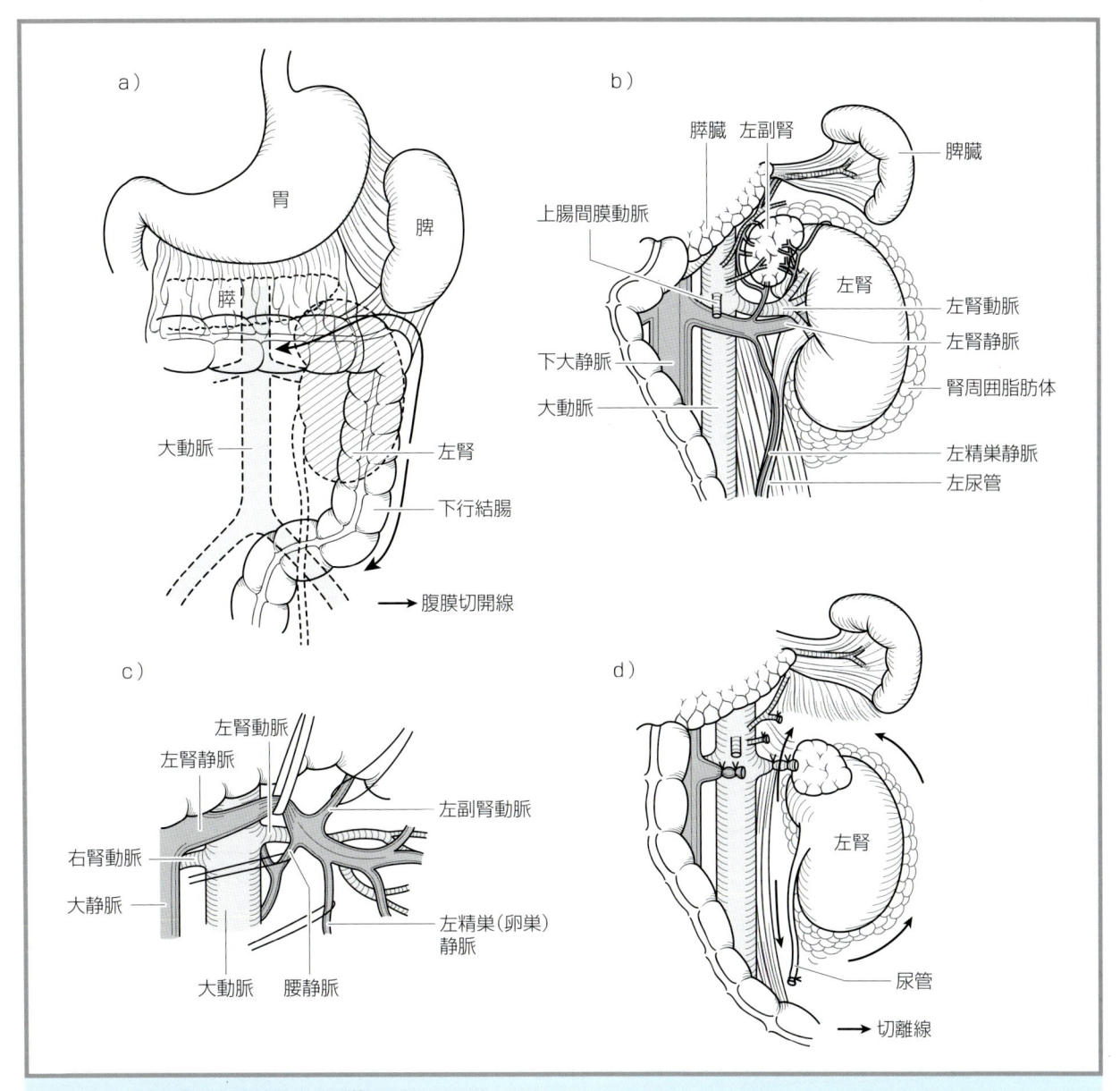

図699　経腹膜式左腎摘除術の手順図（髙井原図）．
a) 下行結腸外側で腹膜を切開する．次に脾腎ヒダ，胃横行結腸間膜の左側を一部結紮，切断する．
b) 下行結腸背側と左腎腹側の間を剥離し，左腎全体をあらわしたイメージ像．
c) 左腎動脈，および左腎静脈とその分枝，大動脈，大静脈などとの関係を示す拡大図．（文献36より引用）
d) 左腎血管をそれぞれ結紮，切断後，左腎下極，背側，外側，内側，頭側と順次，結紮，切断し，左腎を摘出する．

各論 IV. 手術項目

行腰静脈と交通する．左腎静脈が大動脈を乗り越える手前で，頭側から左副腎静脈が流入する．左副腎静脈流入部より中枢側で，左腎静脈は一本となり，大動脈の腹側を通過し，下大静脈に合流する．

一方，右腎静脈は，左腎静脈に比べ長さが短く，途中に大きな流入血管がない．右側で必須の，Kocherの授動操作を示す（図700）．この操作を行い，十二指腸下行脚を剥離し，正中に圧排すれば，右腎茎部に達し，大静脈，右腎静脈が同定できる．

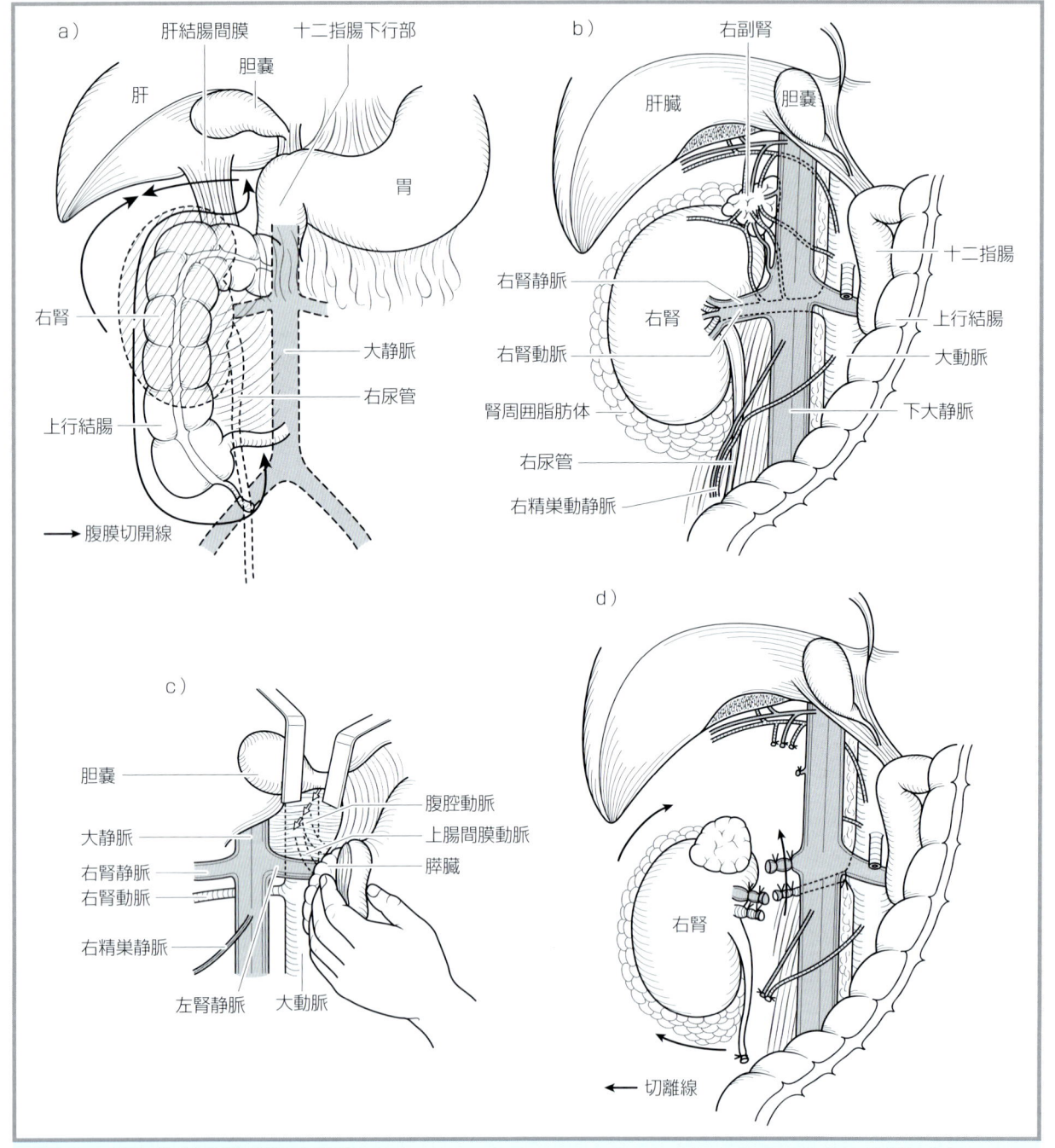

図700 経腹膜式右腎摘除術の手順図（髙井原図）．
a) 上行結腸外側で腹膜を切開する．次に十二指腸外側で頭側に向かって腹膜を切開し，Kocherの授動を行う．
b) 上行結腸を正中に圧排し，上行結腸背側と右腎腹側の間を剥離し，右腎全体をあらわしたイメージ像．
c) 右腎を摘出する際に，注意する血管を示す拡大図．大静脈，右腎静脈および左腎静脈，大動脈などとの関係を示す．
（文献37より引用）
d) 右腎血管をそれぞれ結紮，切断後，右腎下極，背側，外側，内側，頭側と順次，結紮，切断し，右腎を摘出する．

A）経腰式腹膜外腎摘除術の概要を述べる．

KUB, IVPで患側腎の高さを確認し，立位で腎がどこまで下降するかも検討する．その結果により，第11肋骨切除，第11～12肋間切開，第12肋骨切除，第12肋骨下の腰部斜切開で肋骨は切除しないなどの，術式を検討する．肋骨の長さを測定する．術前の血管撮影があれば，腎動脈の起始部の高さ，走行，本数などを確認する．

癌の手術では，まず血管を遮断することが唱えられている．ただし，初心者は，まずは安全，確実な操作に心がけ，症例により先に腎茎部を攻めても良い．または，先に腎周囲を剥離し，最後に腎血管を処理しても良い．腎血管の処理方法も，左右で各々異なる．

例えば左側では，

（1）大腰筋に沿って背側より左腎茎部に達し，左腎動脈を同定し，これを結紮，切断する．続いて左腎動脈の腹側に存在する左腎静脈を同定し，結紮，切断する方法，

（2）（1）と同じく，大腰筋に沿って左腎茎部に達し，左腎動脈を同定し，これを結紮，切断する．しかし，その後は，背側からの操作は止めて，腹側に回り，腹膜と左腎筋膜前面を剥離し，腹側から左腎茎部を目指し，左腎静脈を同定し，これを結紮，切断する方法がある．

筆者は，初期は（2）の方法で行っていた．最近は，より皮切を短くしているため，腹側の展開が十分にできない．このため，背側より左腎動脈，左腎静脈とも結紮，切断する（1）の方法を採っている．

右側では，

（1）大腰筋に沿って背側より大静脈を同定し，右腎茎部に達する．大静脈を横切り右腎にはいる右腎動脈を同定する．これを結紮，切断する．さらにその腹側で，大静脈に流入する右腎静脈を同定し，これを結紮，切断する方法，

（2）（1）と同じく，大腰筋に沿って背側より大静脈を同定し，腎茎部に達する．大静脈を横切って右腎にはいる右腎動脈を同定する．これを結紮，切断する．いったん，背側からの操作を止めて，腹側に向かい，腹膜と右腎筋膜との間を剥離し，大静脈を求める．その頭側で，右腎静脈起始部を確認し，そこで結紮，切断する方法がある．

右腎静脈は短いので，背側からのアプローチが難しい場合は，（2）の方法を行っても良い．

以下に症例を示す．

各論 IV. 手 術 項 目

1) 左半腎摘除術 + 左尿管全摘除術

　左完全重複腎盂尿管に合併した，左上腎所属異所開口尿管例の模式図（図701）と，レントゲン写真を示す（図702）．この手術の手順図を示す（図703）．

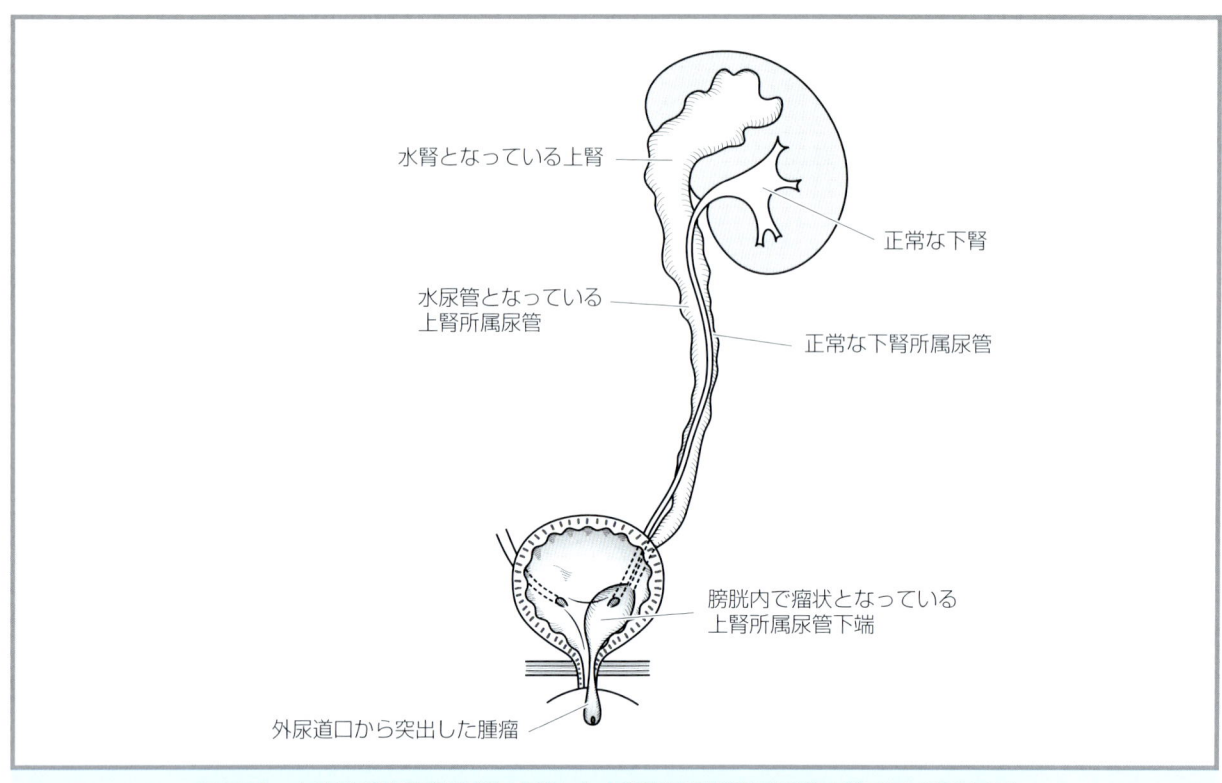

図701　左完全重複腎盂尿管に合併した上腎所属異所開口尿管の模式図（髙井原図）．

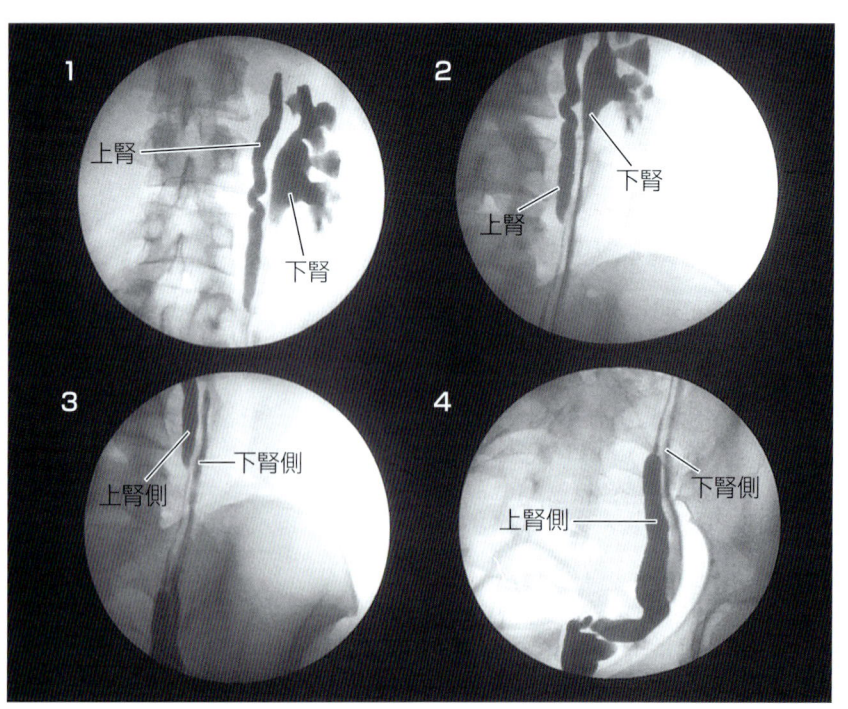

図702　左完全重複腎盂尿管に合併した上腎所属異所開口尿管の上腎，下腎のそれぞれの逆行性腎盂尿管造影
　1から順に上部尿路より，4の下部尿路を示す．

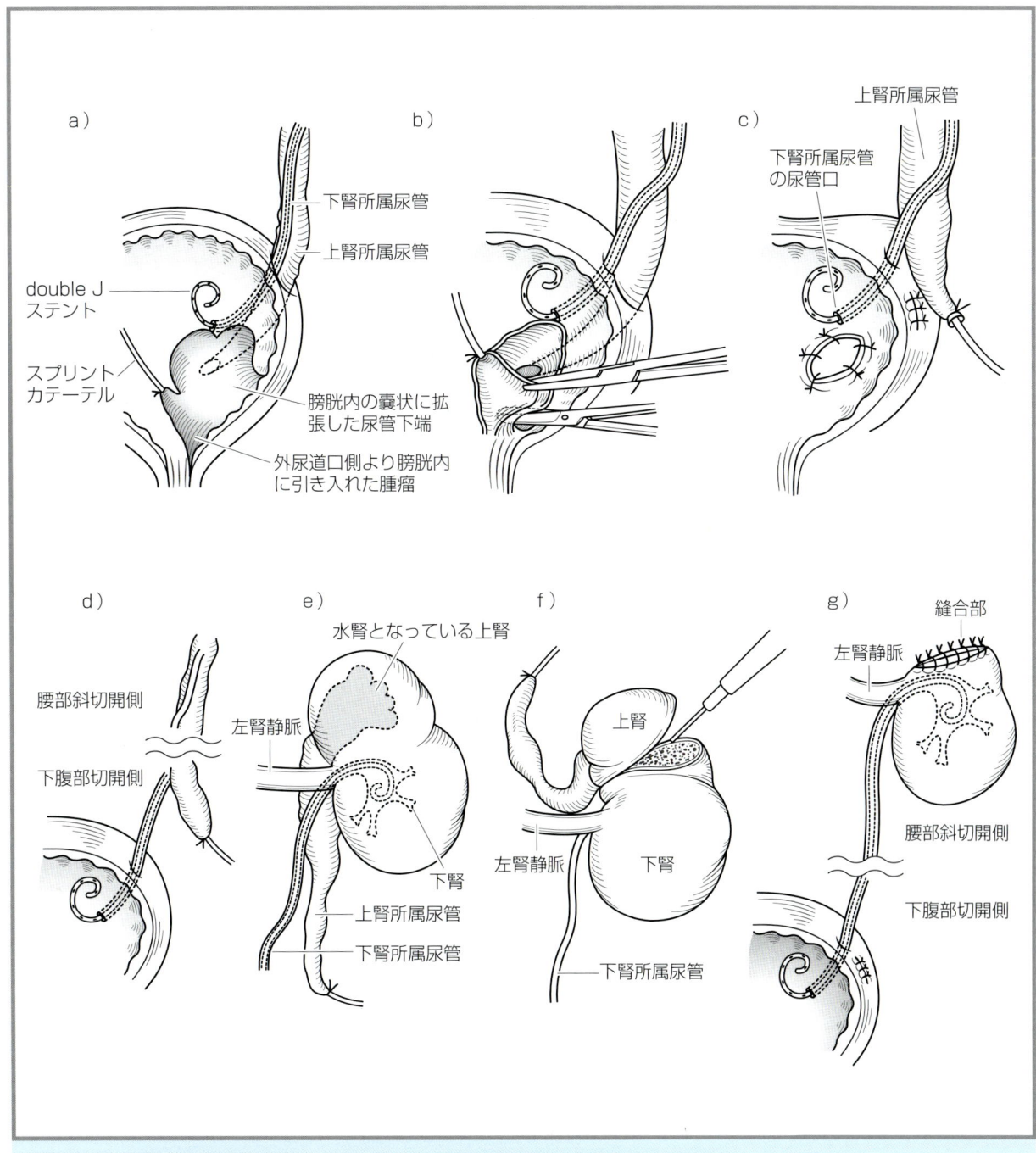

11. 腎盂・尿管および腎；経腰式腹膜外腎尿管手術

図703　左完全重複腎盂尿管の上腎摘除および尿管全摘除術の手順図（髙井原図）．
a)まず膀胱高位切開を行う．正常の位置にある下腎所属尿管口に，double Jステントを留置する．スプリントカテーテルが入った外尿道口腫瘤を膀胱内に引き入れる．
b)外尿道口腫瘤と尿管瘤様に膨隆した部分を，下腎所属尿管を損傷しないように周囲より剥離する．
c)末梢側を切離した上腎所属尿管を膀胱外に向かって膀胱壁より剥離し，外に引き抜く．その膀胱壁欠損部は修復縫合する．上腎所属尿管を頭側に向かって，この視野で可能な限り剥離する．
d)膀胱を閉鎖縫合し，いったん閉腹する．
e)左腰部斜切開で左腎を露出する．図696を参照．骨盤側で左上腎所属尿管を見つけ，視野に引き上げる．さらに左上腎所属尿管を腎盂に向かって剥離する．この際，double Jステントが入っている左下腎所属尿管も指標となる．
f)切除予定の左上腎を，周囲より切離する．電気メスで切除ラインを付け，左上腎を切除する．
g)切除断端を腎実質縫合で閉鎖縫合する．

各論 IV. 手 術 項 目

始めは砕石位とする．外尿道口より腫瘤が突出している（図704）．鑷子で把持すると，この腫瘤は引き出される．膀胱鏡で，この腫瘤が膀胱内に連続していることを確認する．この腫瘤より，尿管カテーテルを挿入し，逆行性腎盂尿管造影を行い，左完全重複腎盂尿管の上半腎側と診断する．しかし，内視鏡下では尿管カテーテルは十分には上行せず，上半腎側にはこの時点ではステントは留置できなかった．一方，下半腎尿管にステント挿入を試みるも，上半腎尿管の膀胱入口部が膨隆し，下半腎の尿管口を変位させ，同定できず，挿入できなかった．

今回は，腰部斜切開による左半腎摘除術よりも，先に膀胱側から尿管へのアプローチを行う．

恥骨上3cmの所に，phannnenstiel 切開を，左右の腹直筋外縁まで置く（図705）（図117～123も参照）．型どおり，筋膜を横切開し，腹直筋を同定する．腹直筋を正中で左右に分け，膀胱下腹筋膜を切開し，膀胱前隙に達する．子宮円索を切断し，膀胱左側隙を展開する．周辺に軽度の癒着があり，この時点では，重複尿管は同定できず．

先に膀胱に2-0絹糸で釣り糸をかけ，表在血管を3-0バイクリルで止血縫合し，膀胱高位切開を置く．膀胱切開端をアリス鉗子で把持し，膀胱内に開創器を入れ展開する．下半腎の尿管口は，ほぼ正常の位置にあるが，上半腎の膀胱壁内尿管は，異常に膨隆し，そのまま尿道につながり，さらに外尿道口腫瘤となっていた（図706）．

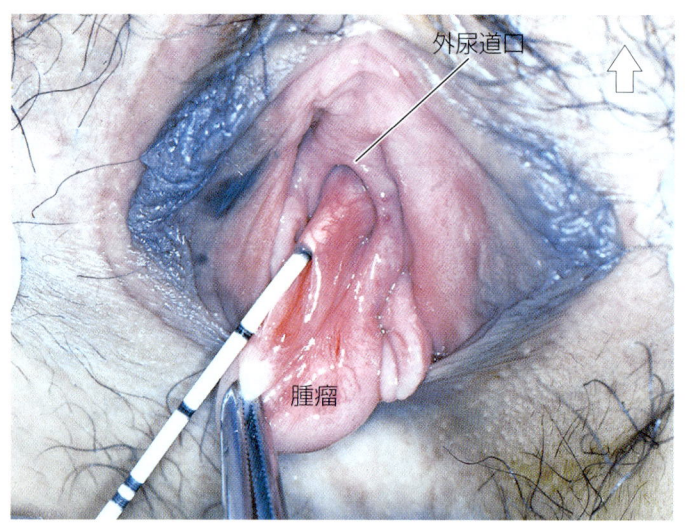

図704 外尿道口より腫瘤が，突出している．鑷子で把持すると，腫瘤は引き出される．膀胱鏡でも腫瘤を確認する．この腫瘤に尿管カテーテルを挿入し造影を行い，左完全重複腎盂尿管と診断する．

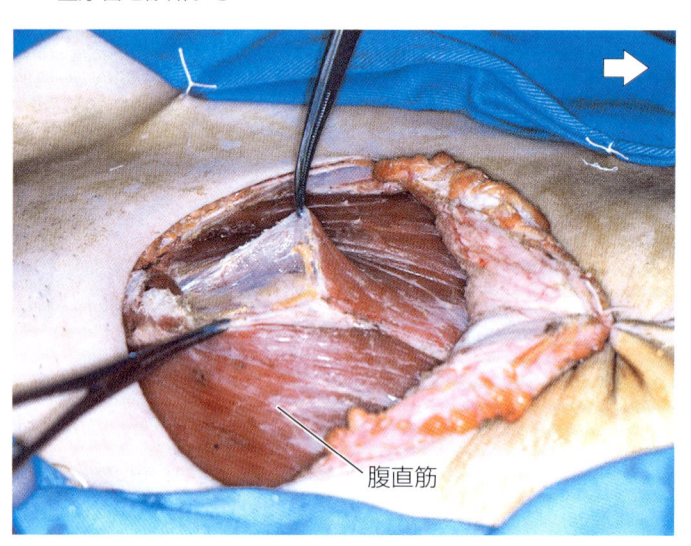

図705 Phannenstiel 切開を行い，皮弁を固定し，腹直筋を左右に分ける．

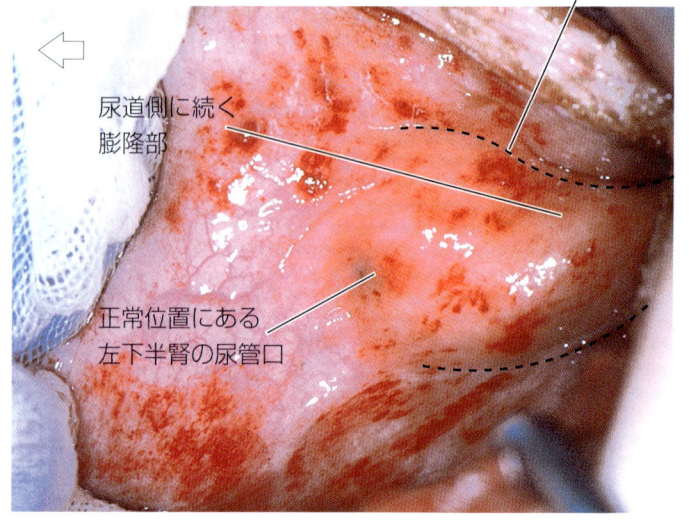

図706 膀胱を高位切開し，内腔より左尿管口の膨隆を認める．

322

11. 腎盂・尿管および腎；経腰式腹膜外腎尿管手術

　まず，残す側の下半腎の尿管口を同定し，ここから6Fr double-J 腎盂尿管ステントを，腎盂まで挿入する．その後，膀胱外でこのステントを指標として，左尿管を同定し，腹膜より剥離する．左重複尿管は，共通の鞘に包まれており（図707），一緒に剥離し，血管テープで牽引する．左尿管の頭側，足側を剥離後，下半腎尿管に入っているステントを指標に，上半腎尿管を剥離し，別の血管テープで保持する．二本の尿管を，できるだけ膀胱近傍まで剥離する（図708, 709）．左尿管の周辺の靭帯（膀胱子宮靭帯の一部）を切除する．

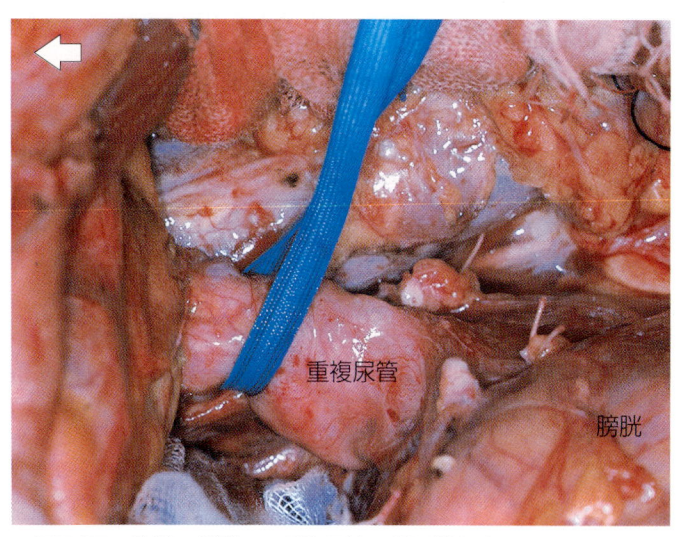

図707 膀胱の側隙で，重複尿管の共通鞘を確認する．上腎所属尿管には尿管カテーテルが挿入されているので，これを触診で確認する．

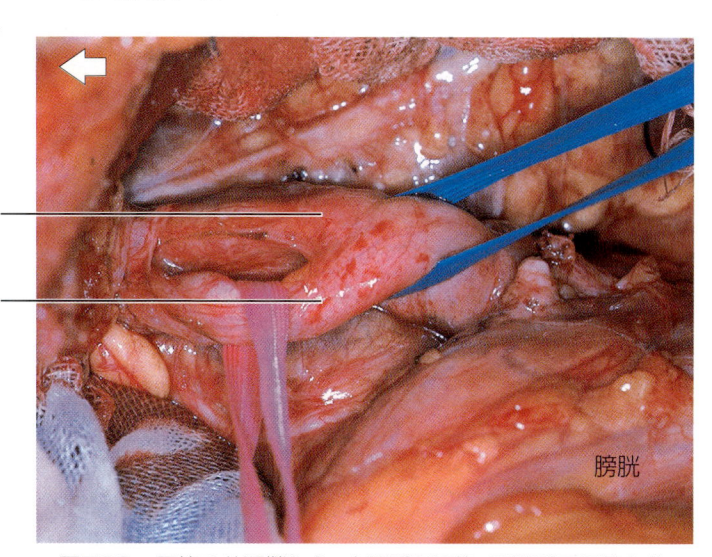

図708 尿管の共通鞘から，上腎所属尿管，下腎所属尿管を分離する．

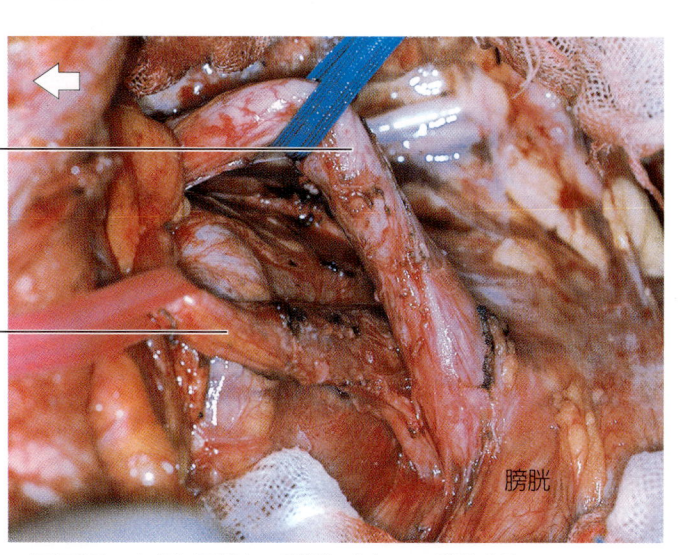

図709 さらに尿管を，頭側に向かって剥離する．

各論 IV. 手術項目

次いで会陰側に回り，外尿道口から突出している腫瘤に7Frアトムチューブを入れ，絹糸で腫瘤と固定する．外尿道口から腫瘤を周状に切開し，切離し，チューブを膀胱内に押し込むと（図710），外尿道口の腫瘤は膀胱内に入る（図711）．この膀胱内に引き入れた腫瘤を，膀胱周囲粘膜より剥離する（図712）．

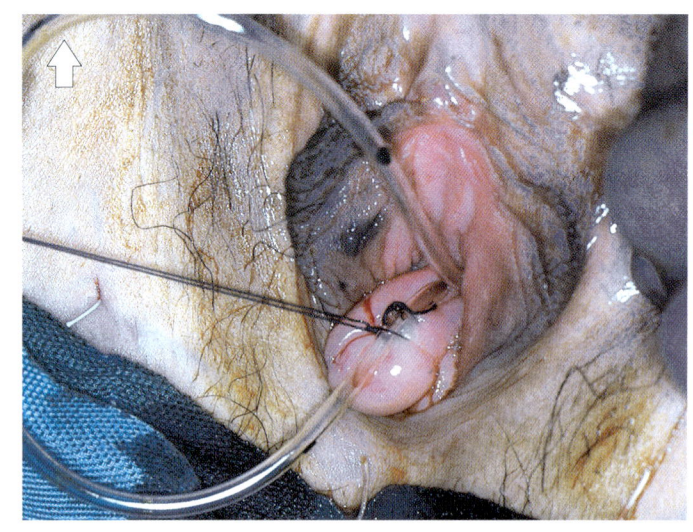

図710 外尿道口にスプリントカテーテルを結び，これを膀胱に押し込む．

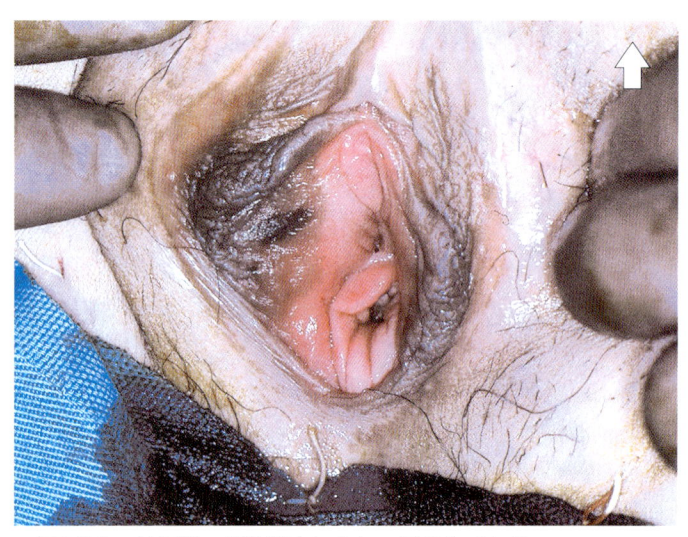

図711 外尿道口が膀胱内に入り，見えなくなる．

外尿道口腫瘤
アトムチューブ
膀胱粘膜
腎盂尿管ステント

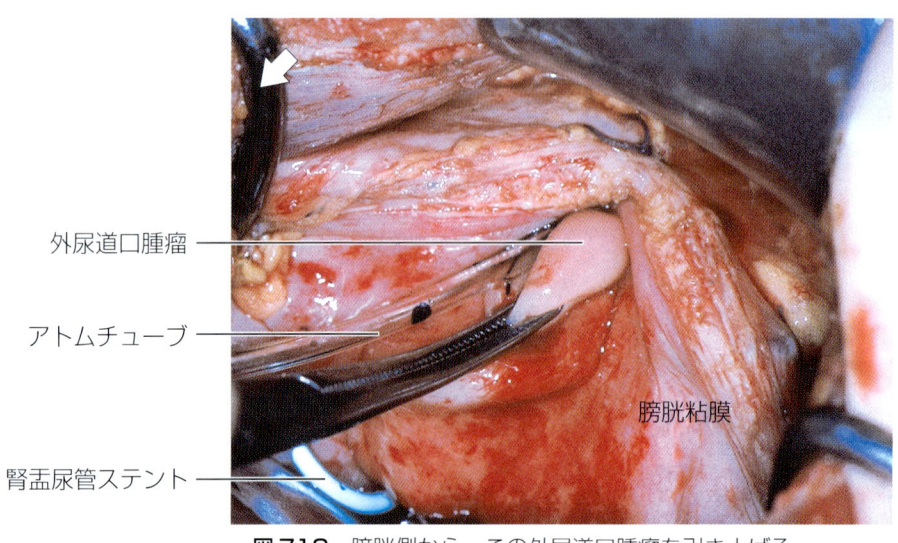

図712 膀胱側から，この外尿道口腫瘤を引き上げる．

11. 腎盂・尿管および腎：経腰式腹膜外腎尿管手術

この上半腎につながる膀胱壁内の膨隆部は，レントゲン写真からもわかるように（図702），尿管口狭窄のため大きな尿管憩室のような形を取っていた．この狭窄部より末梢の外尿道口腫瘤を膀胱の粘膜とともに切除し，下半腎の尿管口を損傷していないことを確認する（図713）．

一方，膀胱外で上半腎尿管を，できるだけ膀胱ギリギリまで追い，膀胱壁内より引き抜き切断する（図714）．上半腎尿管の頭側に，改めてアトムチューブを挿入し固定する．上半腎尿管を切断した跡の膀胱壁を，3-0バイクリルで二層縫合し閉鎖する．さらに高位切開した膀胱壁を二層に修復縫合する（図715）．上半腎尿管を，頭側に向かって重複尿管の共通鞘から剥離し，下半腎尿管から分ける．さらに上半腎尿管と下半腎尿管を頭側に向かって剥離し，分離する．すなわち，このphannenrtiel切開の術野で届く限り，左腸骨上から左側腹部に向かって鈍的に剥離する．大腰筋を目印に剥離する．末梢で切断されている上半腎尿管を，左側腹部の後腹膜腔に押し込む．いったん下腹部を閉創する．16Frファイコンドレーンを，左膀胱側隙に挿入する．腹直筋を3-0バイクリルで縫合する．5-0マクソンで皮膚を埋没縫合する．

体位を左腎摘位（右側臥位）とする．

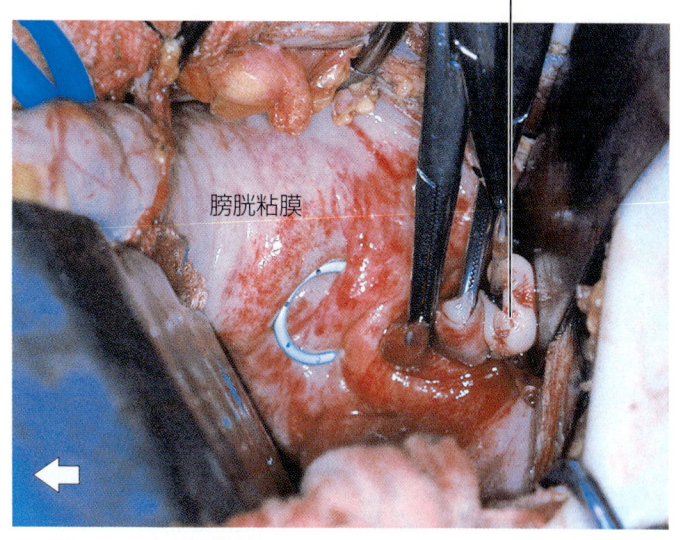

図713 膀胱の異常腫瘤（上腎所属異所開口尿管）を周囲より摘除する．下腎所属尿管には，double-Jステントを挿入してある．

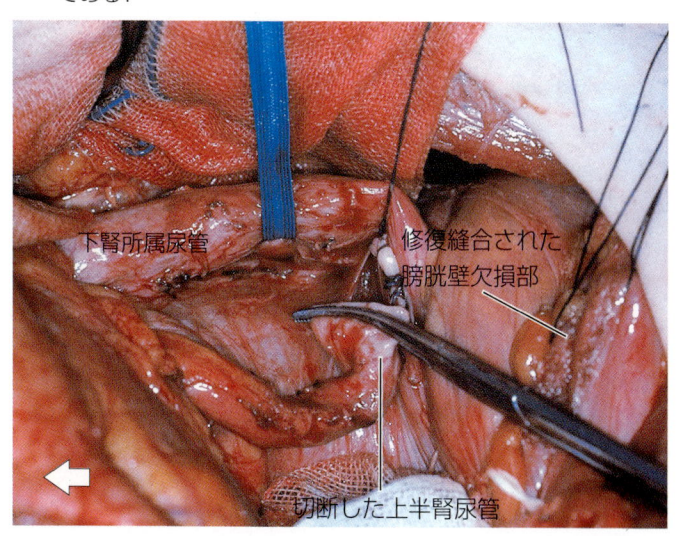

図714 膀胱外から異常腫瘤を，膀胱内腔から膀胱外に引き抜き，切断する．尿管を抜いた膀胱壁欠損部を，修復縫合する．

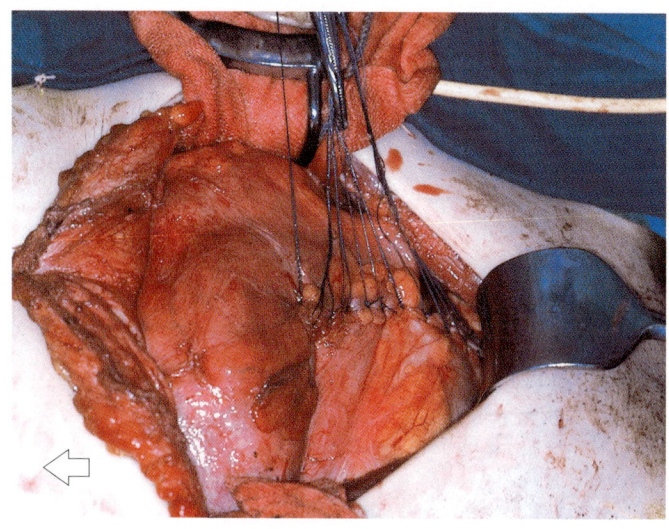

図715 膀胱を二層に修復縫合する．

各論 IV. 手　術　項　目

第12肋骨上5cmからの，腰部斜切開とする（図716）．型どおり，第12肋骨を切除し（図717），外・内腹斜筋を切開し，腹横筋筋膜を切開し，後腹膜腔にはいる．腹側で腹膜から腎筋膜前葉を剥離する．Gerota筋膜を十分に切開し，左腎を同定し，露出する（図718）．左腎門部を確認する．上半腎尿管に挿入されているアトムチューブを同定し，足側より上半腎尿管の末梢端を引き上げる（図719）．それより頭側の尿管は，まだ重複尿管の共通鞘となっている．アトムチューブを指示として，下半腎尿管〜下半腎の腎盂，および上半腎尿管〜上半腎の腎盂を剥離し，区別する（図720）．下半腎側の腎盂は通常の位置に存在し，上半腎側の腎盂はさらに頭側に続いていた．左腎盂の前で左腎静脈を同定する．触診で左腎上極に柔らかい部分があり，これが水腎部分と判断した．周辺に細静脈があり，これを結紮，切断し，左腎上極を周囲組織より完全に切離する．左腎静脈に血管テープをかけ（図721），この背側を通して，すでに切離されている上半腎尿管を逆行性にくぐらせ，左腎上極側に引き出す（図722）．

これで切除すべき左腎上極〜上半腎

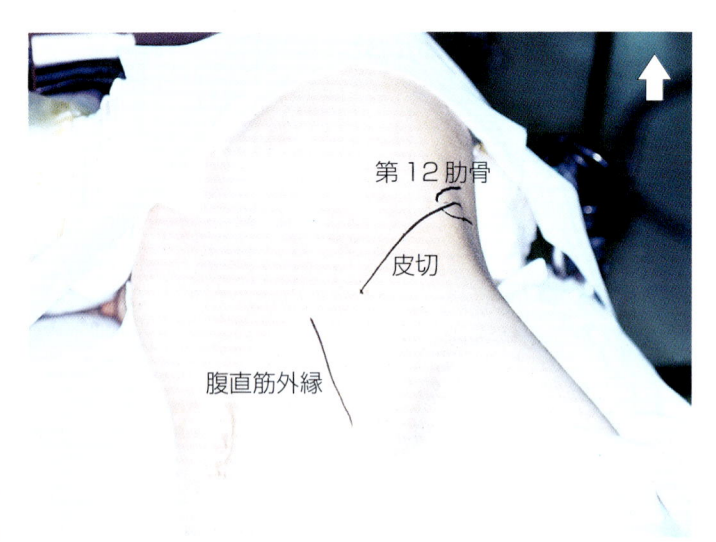

図716 腰部斜切開の皮切．
上腎上極まで切除するため，背側に皮切を伸ばす．

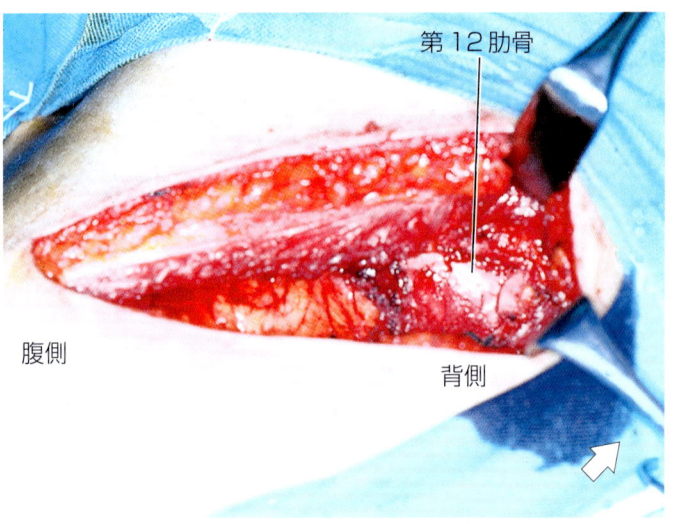

図717 型どおりに，第12肋骨下部を切除する．

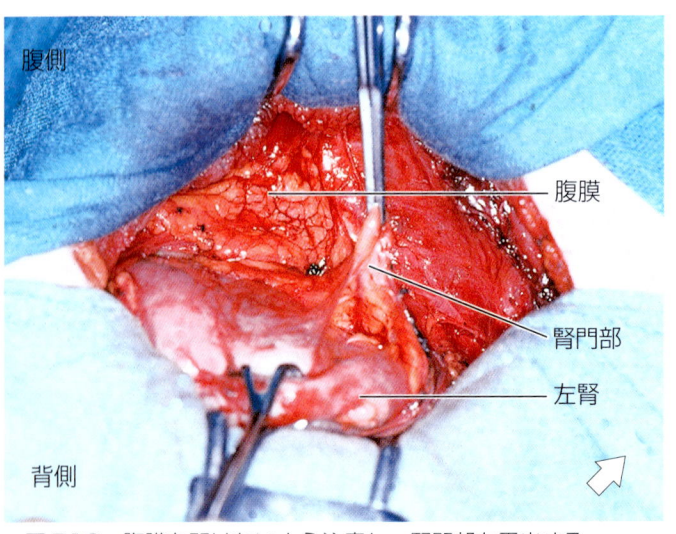

図718 腹膜を開けないよう注意し，腎門部を露出する．

326

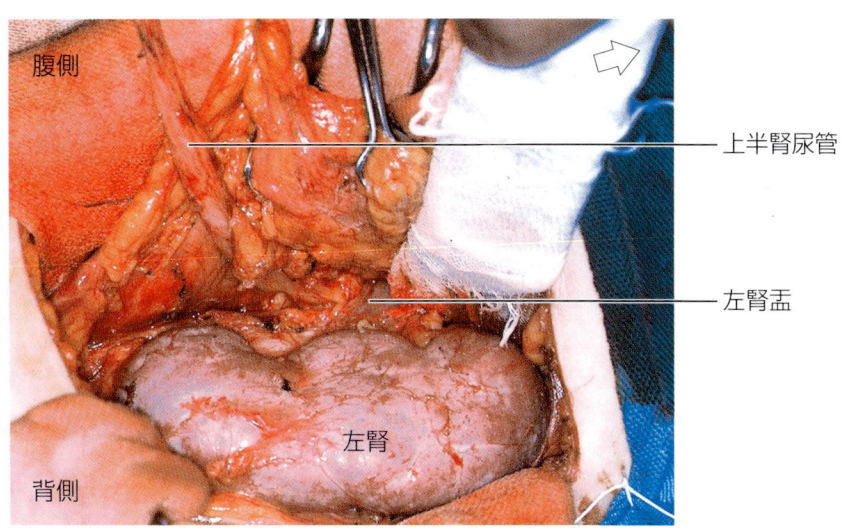

11. 腎盂・尿管および腎；経腰式腹膜外腎尿管手術

図719 左腎を周囲より剥離する．足側から頭側に押し込んであった左尿管を引き出し，これを指示とし，左腎盂付近を露出する．

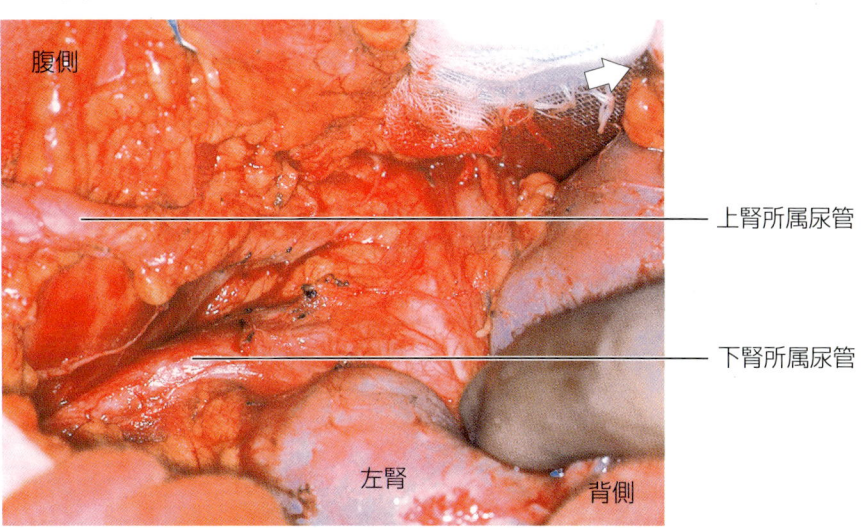

図720 腎盂でも二つの尿管を下腎所属尿管（残す側），上腎所属尿管（摘除側）とに分ける．摘除する尿管を指示とし，左腎上極の水腎症となっている腎部を，周囲から剥離する．

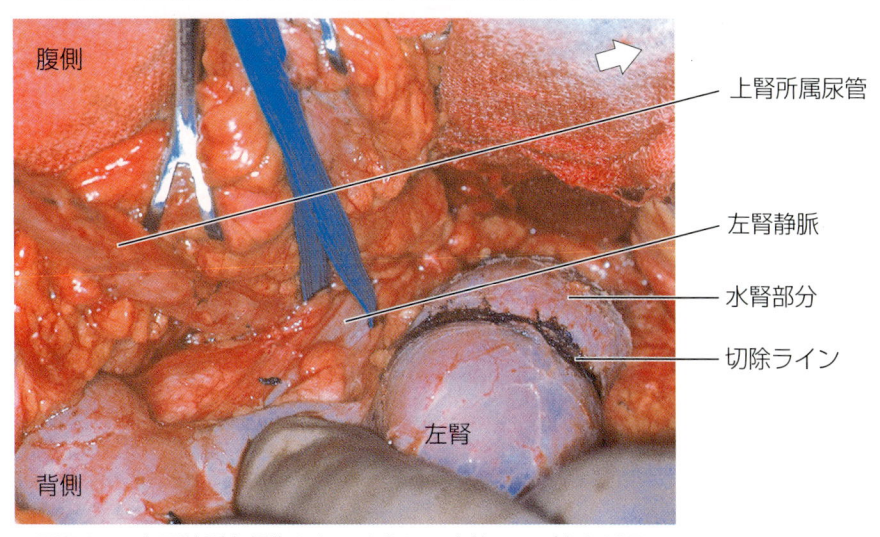

図721 左腎静脈を損傷しないように，血管テープをかける．切除する上腎部を，十分に明らかにする．

各論 IV. 手術項目

尿管を完全に視野にいれることができる．左腎実質に電気メスで切除ラインを付ける（図723）．出血は十分コントロールできると思われたので，左腎動静脈を阻血しないまま，左腎を指で圧迫しつつ，左半腎切除を行い，摘出する（図724）．腎盂が開いたので，3-0バイクリルで縫合，閉鎖する．さらに，左腎実質を，3-0バイクリルで一層縫合する．左腎とGerota筋膜を，3-0バイクリルで固定し縫合する．後腹膜腔に，16Frファイコンドレーンを置く．筋層は型どおり，肋骨部は一層，腹部側は二層で，2-0バイクリルで縫合する．

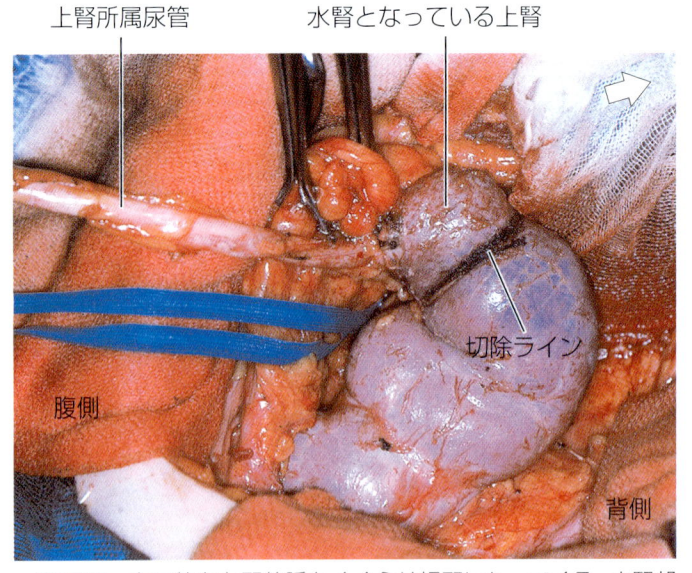

図722 左尿管を左腎静脈をくぐらせ視野にもってくる．水腎部分に切除ラインを電気メスで付ける．

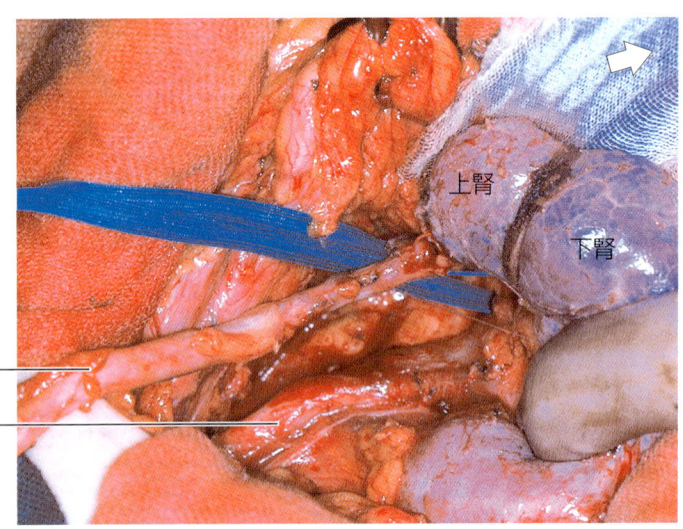

図723 切除すべき左上腎を周囲より十分に剥離する．

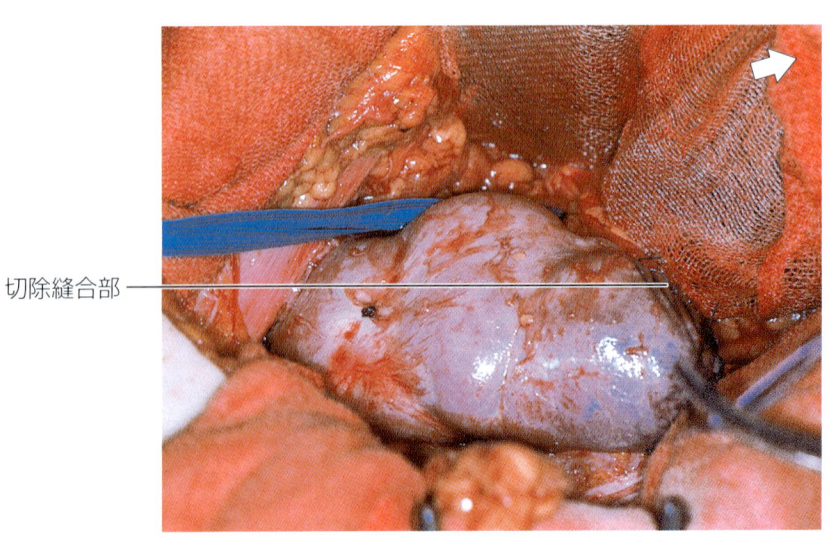

図724 上腎部分切除後，2-0バイクリルで適宜，止血縫合する．

11. 腎盂・尿管および腎；経腰式腹膜外腎尿管手術

　もう一例，別な症例を示す．この例は水腎症の程度が強かったため，切除前に操作しやすいように，注射針で水腎部分の内溶液を吸引し，虚脱させ，縮小させる．切除予定部を鉗子で把持し，周囲を十分に剥離する（図725）．腎実質に電気メスで切断ラインを付ける（図726）．電気メスで切除を行う（図727）．血管を結紮，切断する（図728）．腎実質を2-0バイクリルで止血縫合する（図729）．

　切断面が広く，腎皮膜で覆うことができないため，切断面にGerota脂肪組織を縫合固定する．その後，型通りに閉創し，皮膚は埋没縫合とする．

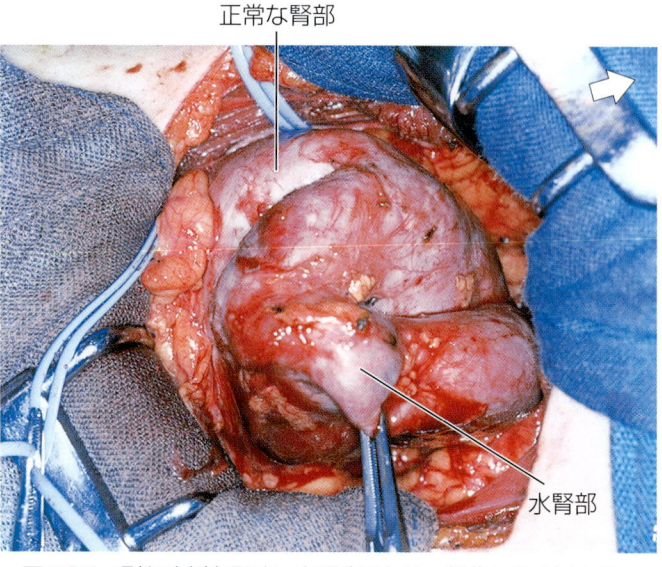

図725 別な症例を示す．水腎症のため，操作しやすいように注射針で内溶液を吸引し，縮小させる．把持鉗子で切除する上腎部を把持し，周囲を十分に確認する．

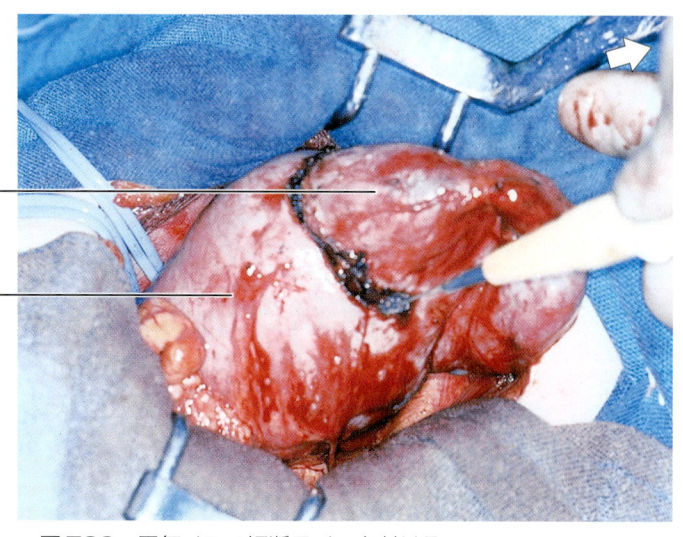

図726 電気メスで切断ラインを付ける．

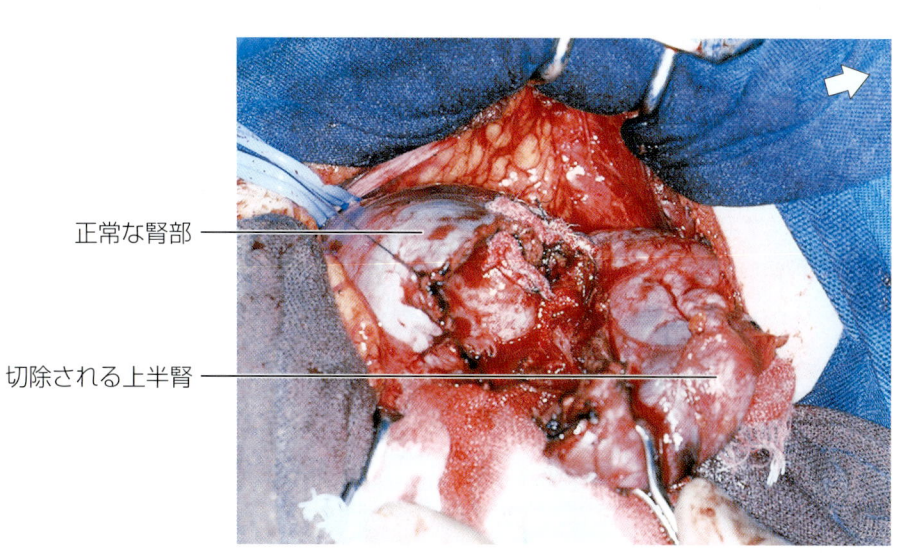

図727 電気メスで切除を行う．

各論 IV．手術項目

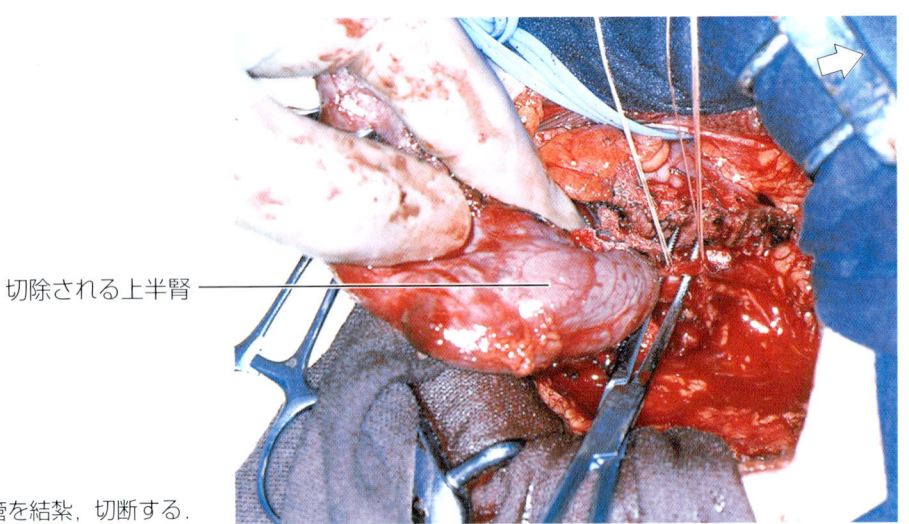

図728　切除側の血管を結紮，切断する．

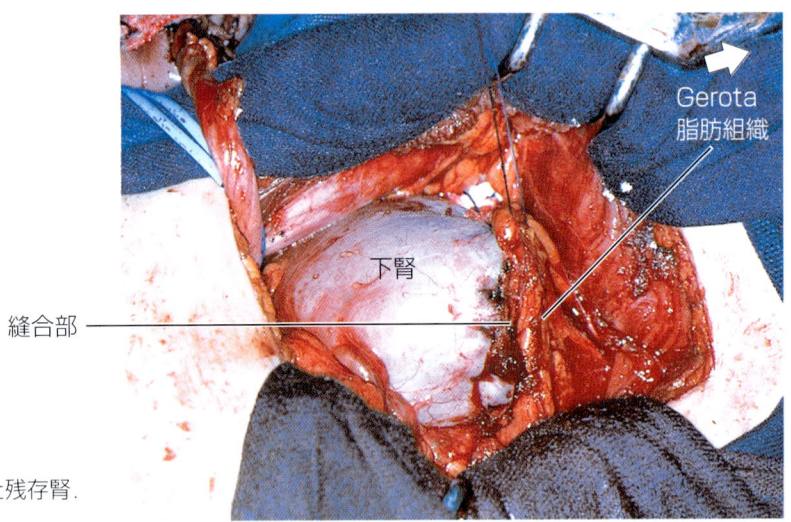

図729　腎実質縫合された残存腎．

2）左腎盂癌の経腰式腹膜外根治的左腎尿管摘除術

　ここでは，根治的左腎尿管摘除術の左腎摘除術の記述までを行い，下部尿管の摘除術の手技は，5）の項目に示す．腎尿管摘除術では，膀胱部分切除の際に，膀胱が開くこともあるので，膀胱洗浄を行う．

　皮切をマーキングする．側臥位と仰臥位では，立体的イメージが異なることを頭に入れる．腎盂尿管癌は，腫瘍の位置，大きさにより，少しずつ手技が異なる．腎盂癌ならば，根治的腎摘除術＋尿管摘除＋膀胱部分切除術となり，下部尿管癌ならば，副腎を残す腎摘除術＋尿管摘除術＋膀胱部分切除術＋患側の骨盤内リンパ節郭清などが考えられる．症例により，術式を十分に検討する．

　右側臥位．前述の腰部腹膜外斜切開を参照（図82～101）．腎部を挙上して固定し，左第12肋骨上から腹部に向かい，約8cmの腰部斜切開を置く．皮膚，皮下組織を切離し，肋骨，および外腹斜筋膜に達する．筋鈎で皮膚を引けば，十分に腹直筋まで達するので，皮膚を腹直筋外縁まで切らなくても良い．肋骨切除を参照（83～97）．広背筋および外腹斜筋膜に達する．腹側では外腹斜筋，内腹斜筋を同定し，切断する．腹横筋は，まだ切らない．背側で広背筋，下後鋸筋を切開し，肋骨を触知する（図730）．骨膜を原則通り，"上は上から，下は下から"の言葉に従い，上縁では肋骨起始部から末梢側に向かってラスパトリウムで剥離し，下縁では末梢側から起始部に向かって剥

11. 腎盂・尿管および腎；経腰式腹膜外腎尿管手術

離する．エレバトリウムを肋骨の下に挿入し，肋骨の裏を十分に剥離する．エレバトリウムをドワイヤンに変え，肋骨起始部，末梢側に動かし，肋骨床を剥離する．肋骨穿刀で肋骨を切除する（図731）．肋骨断端をリュエルで噛み，ヤスリで滑らかにする．肋骨床を切断後，その下の内胸筋膜，横隔膜，胸膜の境界を各々見極め（図732），横隔膜外側脚を切断し，腰部三角部を展開し後腹膜腔に入り，胸膜を頭側に逃がす．Gerota筋膜に包まれた腎を，腰方形筋，腸腰筋から剥離する．腹側でGerota筋膜と腹膜の間を剥離する（図733）．

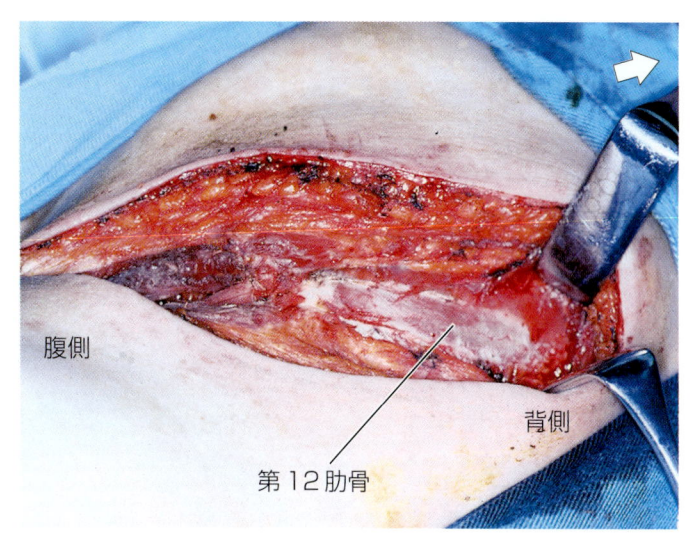

図730 左の腰部斜切開．先に肋骨中枢側を剥離する．

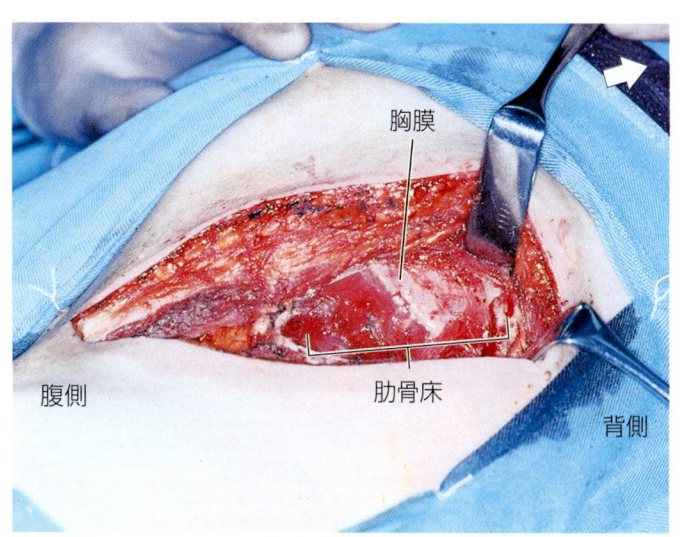

図731 肋骨を切除する．

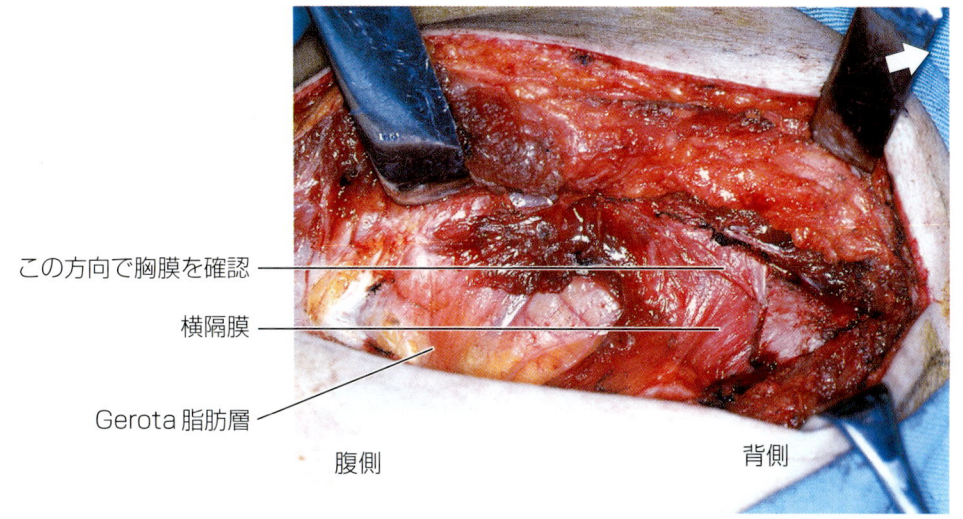

図732 肋骨床を切断後，その下の内胸筋膜，横隔膜，胸膜の境界を，おのおの見極める．

331

各論 IV. 手 術 項 目

　もう一つの肋骨切除法は，なるべく皮切を短くするため，皮切を腹側に伸ばさない時に行う．肋骨先端から腹側皮切端の距離が短いため，腹側から従来のように腹横筋も十分に切開し，Gerota脂肪層を直視下に出す幅が得られない．

　この時の方法は，まず第12肋骨を露出し，先端周囲を電気メスで切離する．肋骨先端の腹横筋筋膜を切開する（図734）．後腹膜腔の脂肪を確認する．その開放した空隙に指を入れ，後腹膜腔を剥離する（図735）．肋骨裏側を後腹膜腔より剥離し，のぞき込み，胸膜も頭側に逃げたことを確認する．

　次に肋骨切除に移り，エレバトリウムやドワイアンで肋骨を剥離する（図736）．肋骨を切除し，Gerota筋膜後葉を切開する（図737）．開創器がかけられるように，頭側で腹膜とGerota脂肪層の間を剥離する（図738）．さらに十分に頭側で，脾，膵の位置をイメージしながら剥離する（図739）．Gerota脂肪層の膜をバブコック鉗子で把持し，腎を足側に引くと，頭側の剥離が容易になる（図740）．頭側のやや外側で，横隔膜からも剥離する（図741）．これで安全に開創器がかかる．

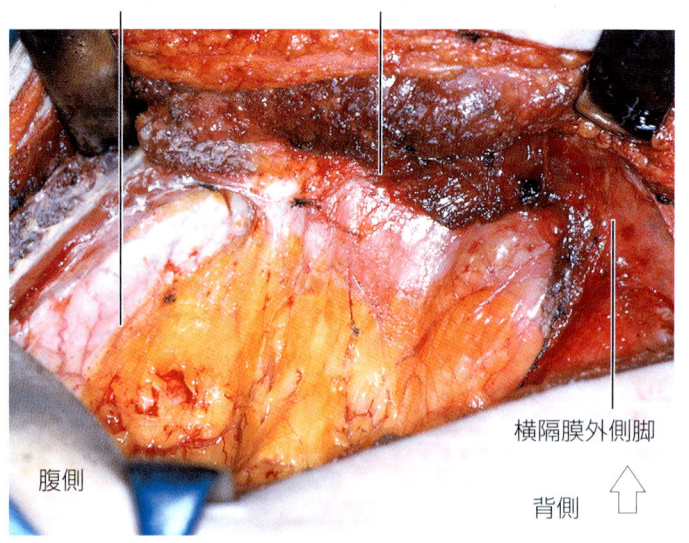

図733 腹側に回り，腹膜とGerota筋膜前葉の折り返し部分を同定し，開創器がかけられる余裕を持たせる．

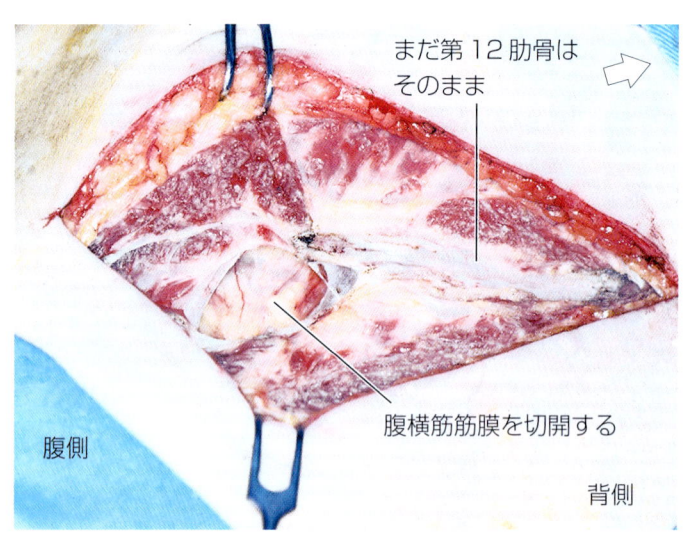

図734 肋骨先端の腹横筋筋膜を切開する．

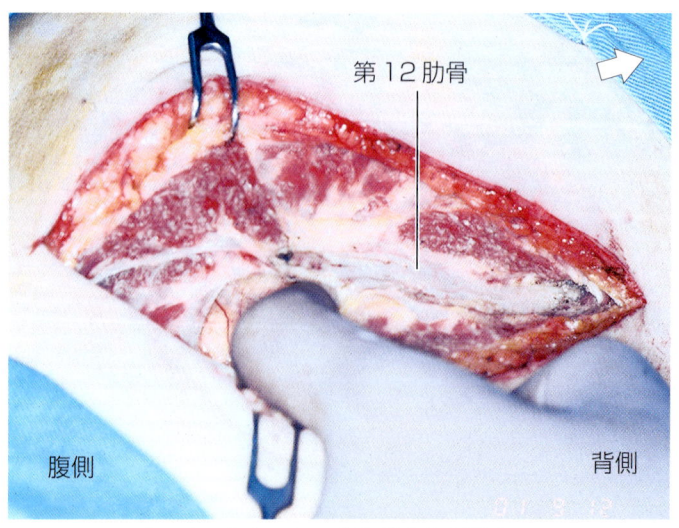

図735 その穴に指を入れ，後腹膜腔を剥離する．

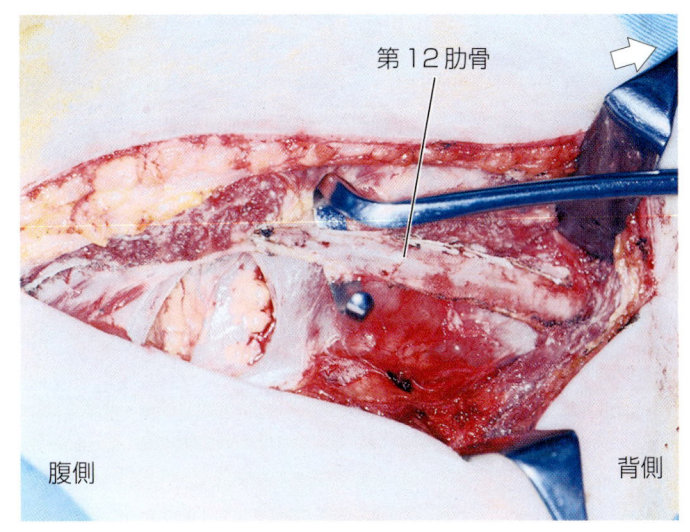

11. 腎盂・尿管および腎；経腰式腹膜外腎尿管手術

図 736 肋骨をドワイアンで剥離する．

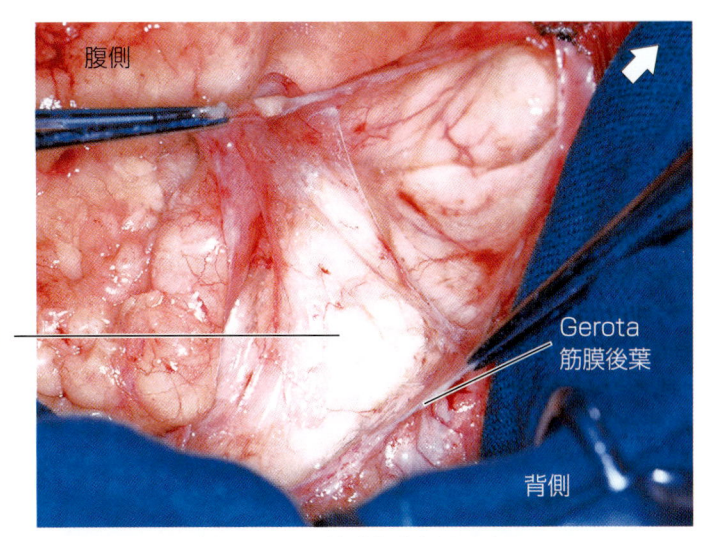

図 737 背側で Gerota 筋膜後葉を切開する．

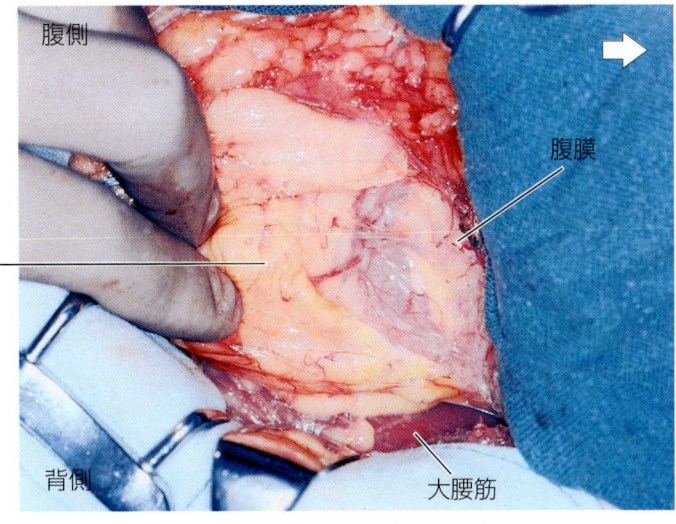

図 738 頭側に向かって腹膜を剥離する．

333

各論 IV． 手　術　項　目

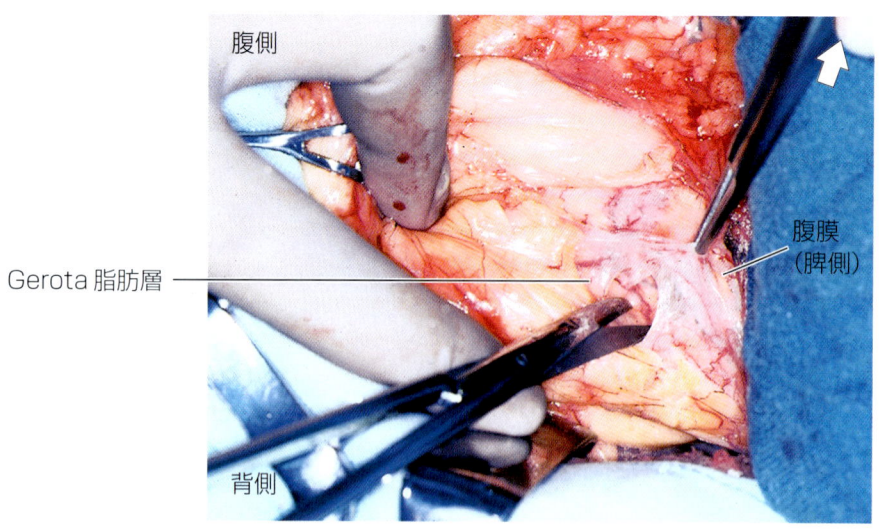

図739　さらに頭側を鋏で剥離する．

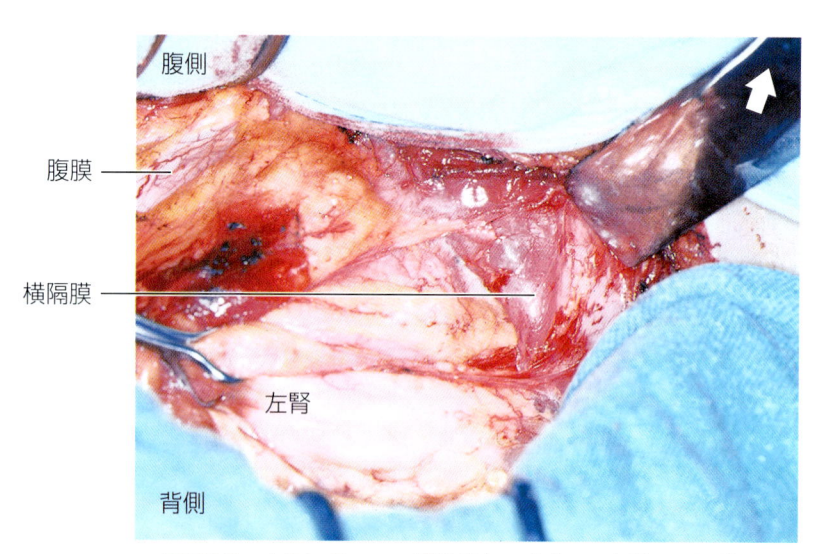

図740　さらにGerota脂肪膜を，バブコック鉗子で把持し，頭側を剥離する．

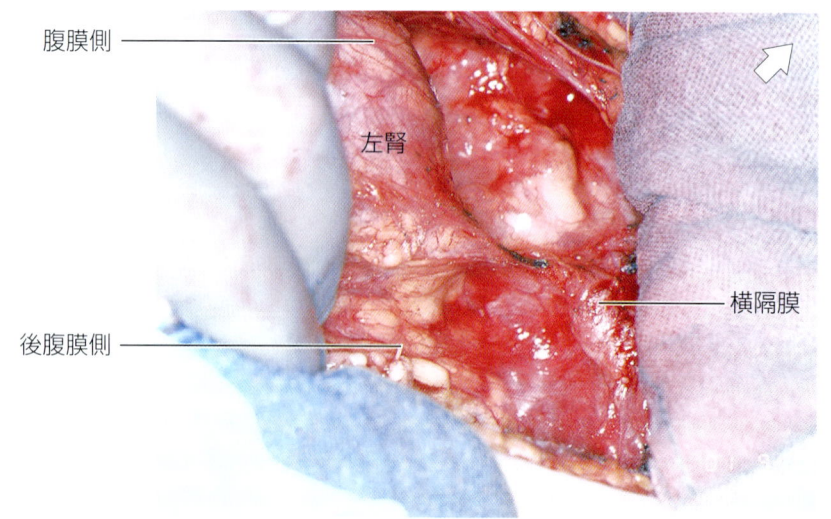

図741　Gerota筋膜を，頭側で横隔膜より剥離する．

11. 腎盂・尿管および腎；経腰式腹膜外腎尿管手術

背側では，Gerota筋膜後葉を大腰筋より剥離する（図742）．背側に進みすぎると，椎体に向かい大動脈の背側に回り，左腎動脈の同定に手間取ることがある．左腎動脈が同定しにくい場合は，まず大動脈を触診で確認する．脂肪が少ない例は，正中に向かい，かつ，左腎を腹側に圧排すると，左腎茎部に達する．肥満例は，腎茎部周囲も脂肪組織で被われ，脂肪組織を取らないと腎茎部が見つからない．大動脈を触診で同定し，それから分枝するはずの左腎動脈を触知し，同定する．腎茎部にはリンパ管が集まっているので，その周囲組織をツッペルで剥離するか，強弯ケリー鉗子で組織をすくい，電気メスで切離するか，3-0絹糸で結紮，切断する．白くつるっとした光沢のある左腎動脈を同定する（図743）．左腎動脈の中枢側，末梢側をツッペルで剥離する．強弯ケリー鉗子を左腎動脈の後ろに回し，周囲を十分に剥離し，4〜5cmの長さを露出する（図744）．左腎動脈の中枢側を1-0絹糸で一回結紮し，末梢側は1-0絹糸で二回結紮する．中枢側と末梢側の糸の間に，3-0無傷針で一回貫通縫合を加え，切断する（図745）．

左腎動脈を切断後，さらに背側から周囲を剥離し，正中，腹側に位置する左腎静脈を求める．左腎静脈に血管テープをかける（図746）．左腎静脈も動脈と同様に，中枢側を1-0絹糸で一回結紮し，もう一回は3-0無傷針で貫通縫合し，末梢側を1-0絹糸で二回結紮する．これで左腎血管の処理が終わる．

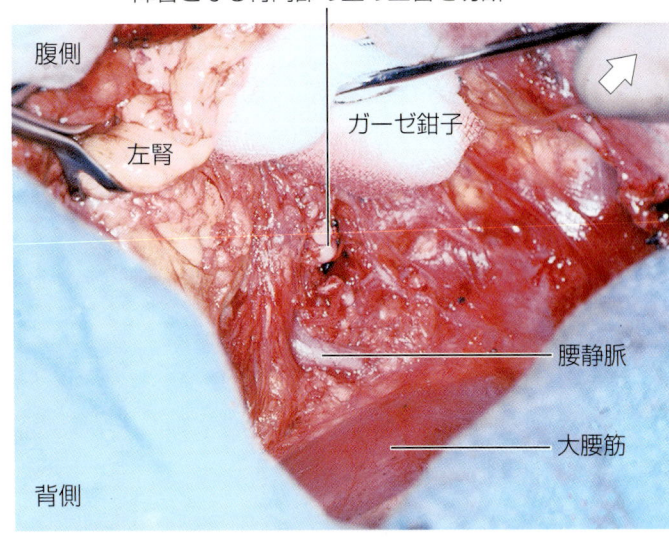

図742 大腰筋より剥離する．腎茎部で血管を探す．

図743 左腎動脈を同定する．

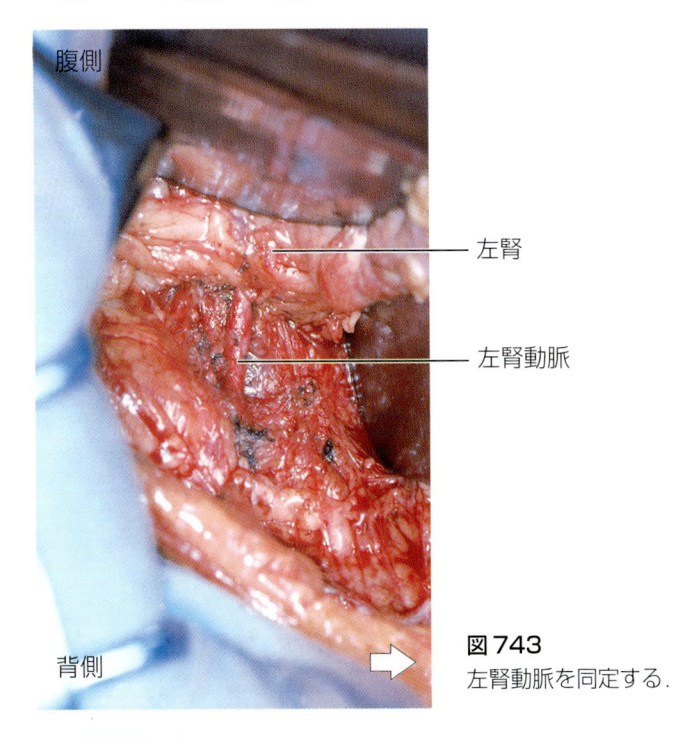

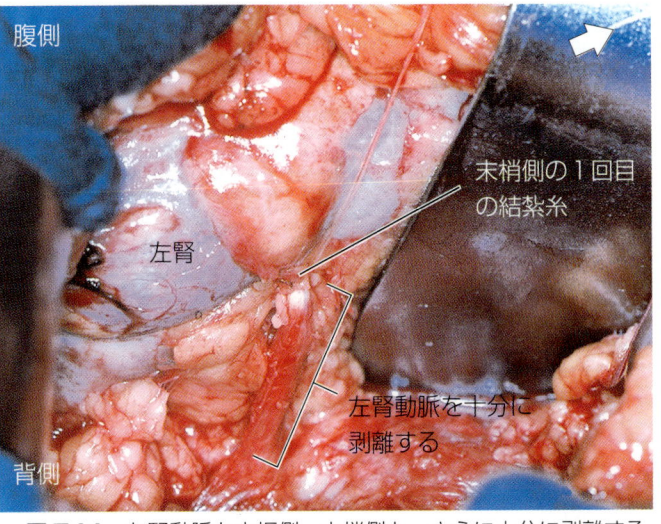

図744 左腎動脈を中枢側，末梢側と，さらに十分に剥離する．

各論 IV. 手 術 項 目

　左腎動脈を切断後，左腎静脈が背側からは同定しがたい場合は，腹側に戻り，腹膜とGerota筋膜の折り返し部分を同定する（図747）．すなわち，Gerota筋膜と腹膜の間にある癒合筋膜（Told筋膜）の間に入り，腹側正中に進み，左腎を腹膜から剥離する（図748）．癒着がある場合は，Gerota筋膜前葉を切開し，腎脂肪被膜の層で剥離する．Gerota筋膜の前葉と後葉が収束する左腎下極で，左尿管を同定し，強弯ケリー鉗子ですくい，血管テープをかける．さらに腹側，背側の両方から剥離を行い，腹側の左腎門部へ剥離を進める．途中で左性腺静脈を同定し，これを結紮，切断する．暗赤色の左腎静脈を同定し，中枢側に剥離を進め，左副腎静脈も同定し，これを3-0絹糸で結紮，切断する．左腎静脈を中枢側，末梢側とも2-0絹糸で二回ずつ結紮し，その間を切断する．これで左腎動静脈が処理される．

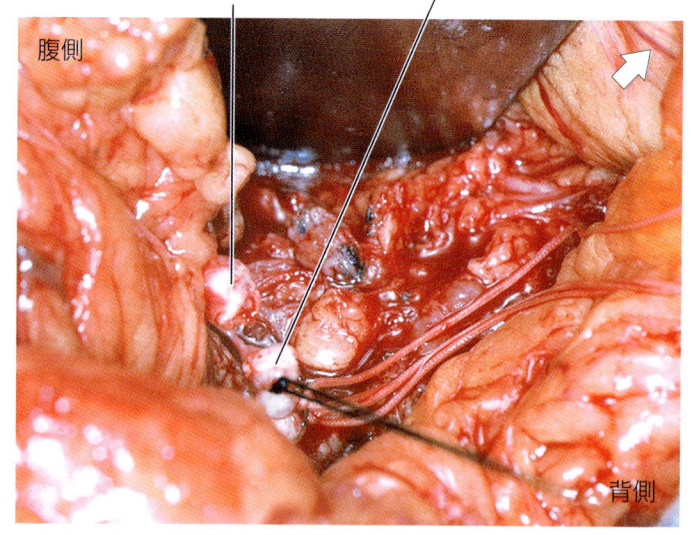

図745 左腎動脈の中枢側を1-0絹糸で一回結紮し，一回貫通縫合する．末梢側は1-0絹糸で二回結紮する．

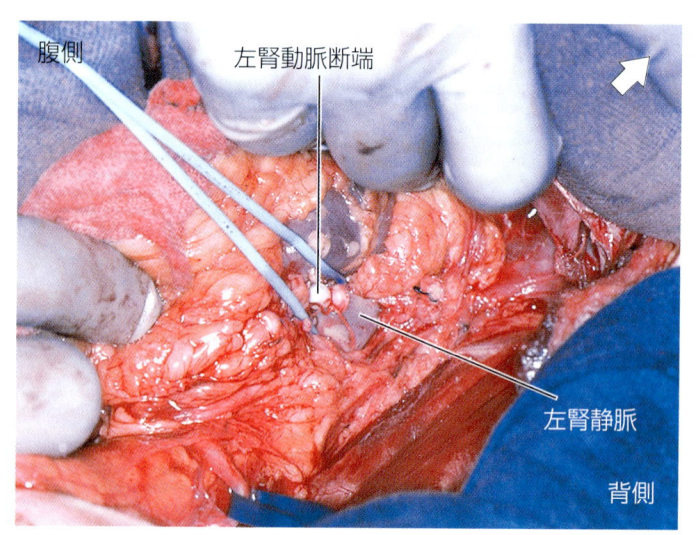

図746 左腎動脈を切断後，さらに周囲を剥離し，腹側に位置する左腎静脈を求める．左腎静脈に血管テープをかける．

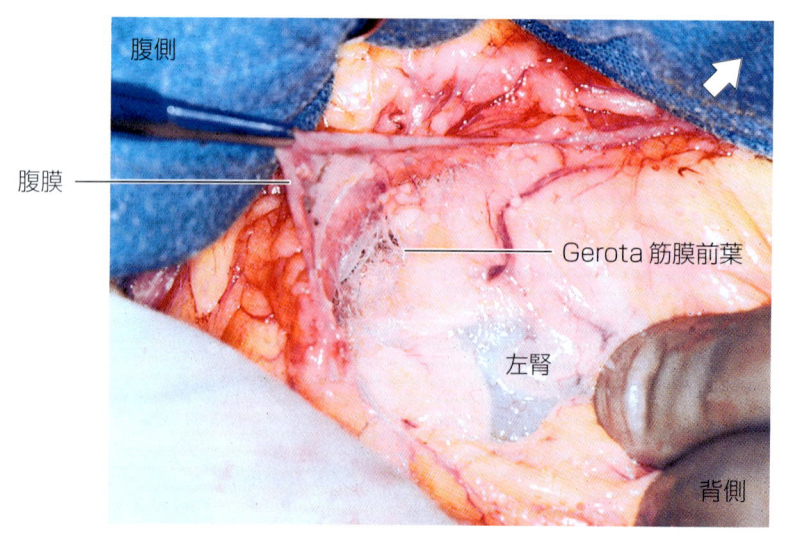

図747 正中側でも，Gerota筋膜前葉と腹膜の間を剥離する．

11. 腎盂・尿管および腎；経腰式腹膜外腎尿管手術

　左腎動静脈を切断後，左腎背面を用手的に鈍的に，大腰筋筋膜より剥離し，足側に引き下げる．手の牽引で十分に左腎が下がらない時は，Gerota筋膜を肺鉗子またはリンパ節鉗子で保持し引き下げる．頭側の腹膜と左腎を剥離する（図749）．左側の注意点の一つは，腹膜に包まれた脾が近接しているので，これを損傷しないように直視下で剥離する（図750）．

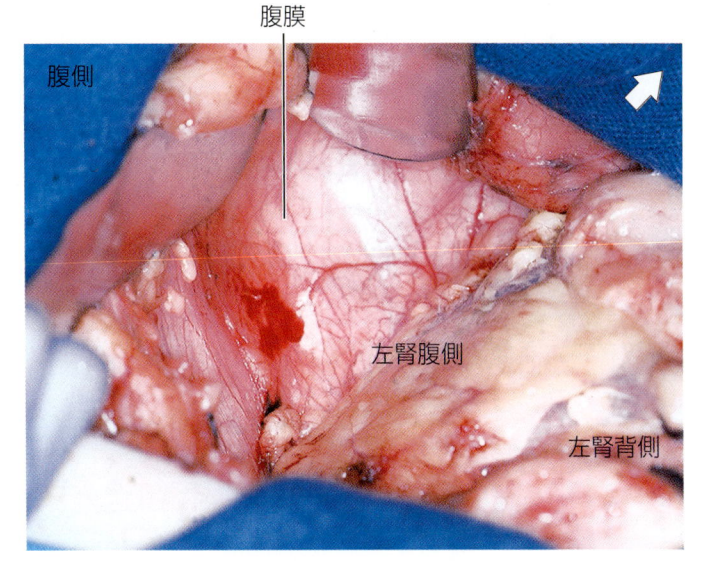

図748 左腎と腹膜の間を，さらに剥離する．

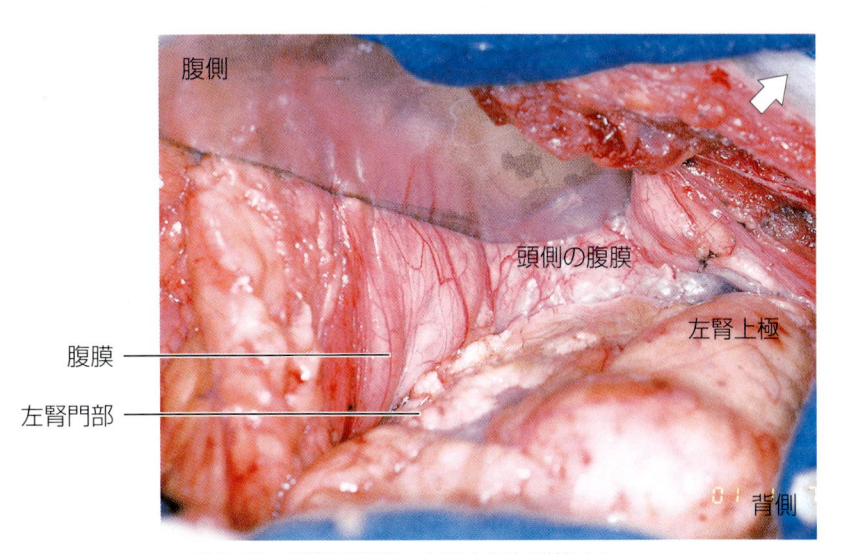

図749 頭側の腹膜と左腎上極を剥離する．

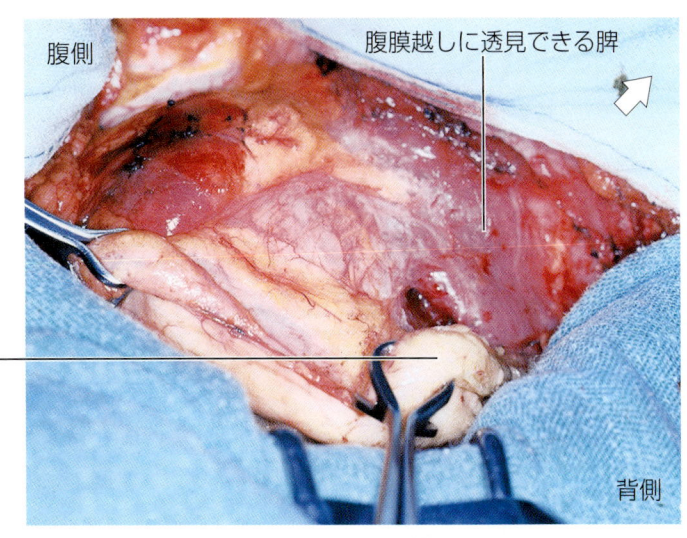

図750 左腎の頭側と脾外側との剥離を行う

各論 IV. 手術項目

腹側正中では，すでに処理されている腎茎部から大動脈壁に沿って上行し，大動脈を確認しつつ，左副腎との間の結合組織を強弯ケリー鉗子ですくい，3-0絹糸で結紮，切断する（図751）．左腎を引き下げた状態で，左副腎の足側端が見えたら（図752），結合組織を強弯ケリー鉗子ですくい，3-0絹糸で結紮，切断する（図753）．

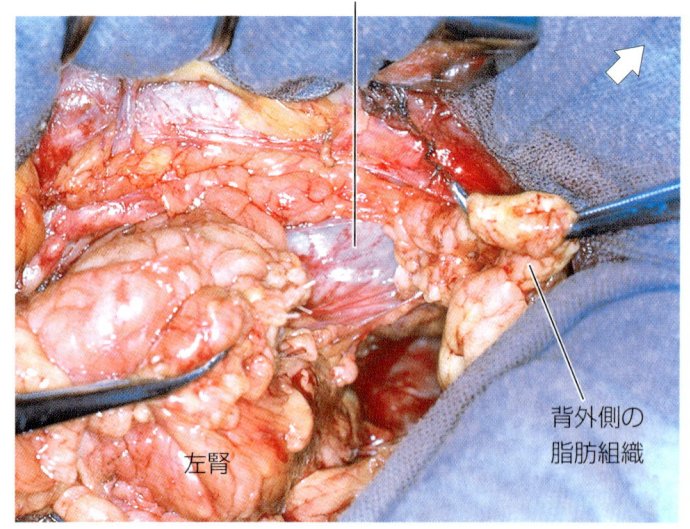

図751 左腎上極と左副腎との間を結紮，切断する．この例は副腎を残す．

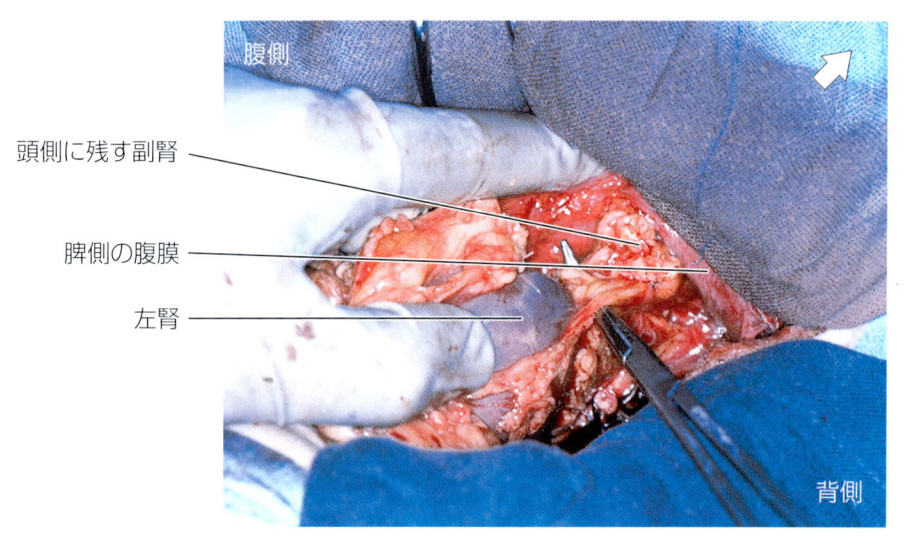

図752 さらに進んで結合組織を鉗子で挟鉗し，結紮，切断する．

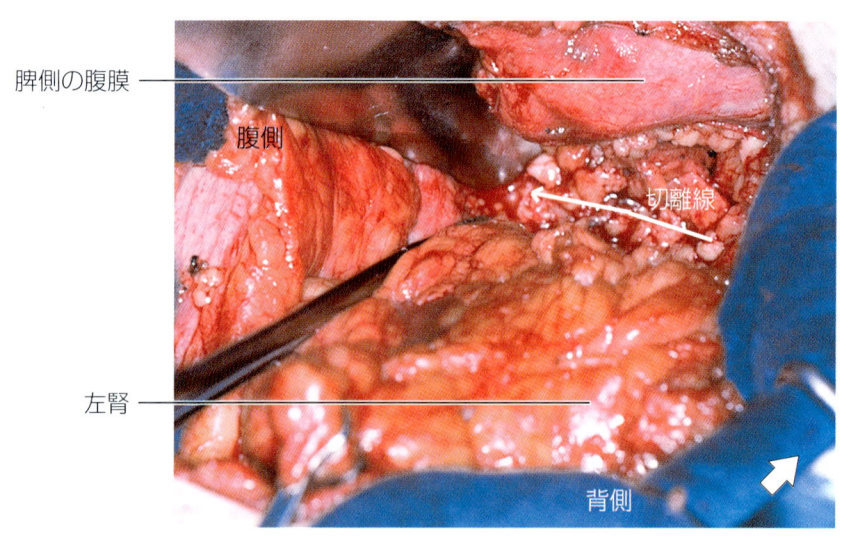

図753 副腎部との結合組織を剥離する．

11. 腎盂・尿管および腎；経腰式腹膜外腎尿管手術

　左腎外側の剥離ラインからも，強弯ケリー鉗子ですくい，結紮，切断を繰り返し，外側と正中からの切断ラインを完全に交通させる（図754）．すなわち，まず切断ラインの浅い層で，強弯ケリー鉗子を脂肪組織の間に通し，3-0絹糸で結紮，切断する．この時，左手を左腎の背面に入れ持ち上げる．すると左副腎頭側の結合組織の切断ラインも持ち上がり，自分の左手を指標に鉗子が通りやすい．この時に，まだ左腎静脈を確実に同定していない場合は，頭側を切離してきたこの時点で，左腎静脈は視野に入ってくるので，ここで同定して結紮，切断してもよい（図755）．さらに，外側あるいは正中を，背側に向かって進め，左腎をGerota筋膜に包んだまま，創外に出るまで完全に切離する．左尿管を，腸骨交叉部付近まで周囲より剥離する（図756）．

　以後は尿管摘除に移る．鞍状鈎で足側の皮切を引き，骨盤腔をのぞき，用手的もしくはガーゼ鉗子で左の膀胱側隙を十分に剥離し，スペースを作る．左腎を紐付きガーゼで包み，骨盤内に作ったスペースに押し込む．

　左腎摘後の後腹膜腔を確認し，必要な症例では，さらにリンパ節郭清を行う．通常，患側の傍大動脈リンパ節は，Gerota筋膜に包まれた左腎とともに一緒に摘除されてしまい，追加摘除するものはない．大動脈と大静脈間のリンパ節郭清を行う場合は，その操作を追加する．上腸間膜動脈と左腎動脈の間のリンパ節も，左副腎摘除がされている場合は，ほとんど一緒に摘除されている．

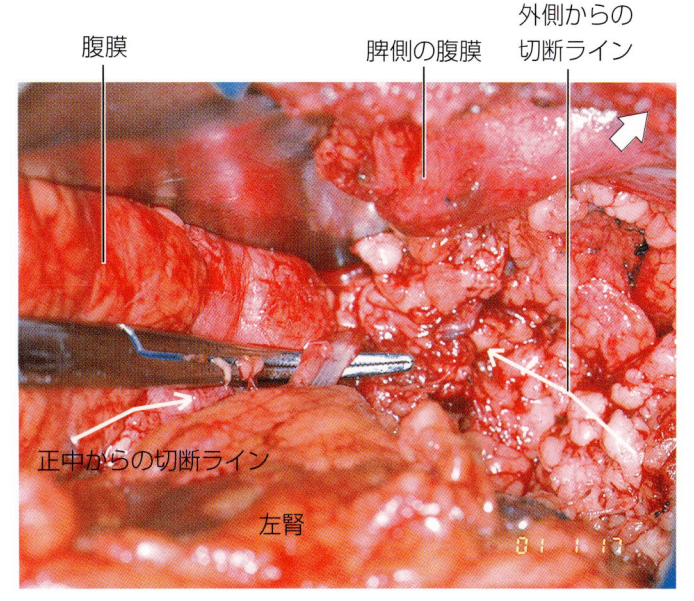

図754 途中の細い血管も結紮，切断する．

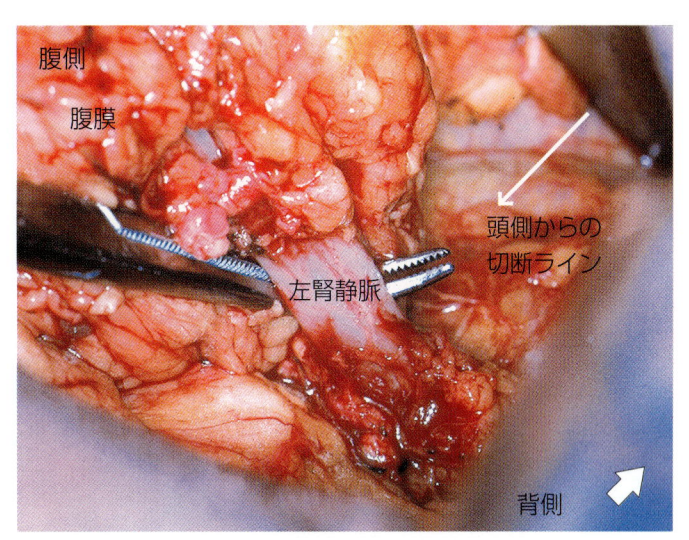

図755 左腎茎部で左腎静脈を結紮，切断できなかった例では，この時点で頭側から足側に処理してくると，左腎静脈が見える．これを鉗子ですくい，結紮，切断する．

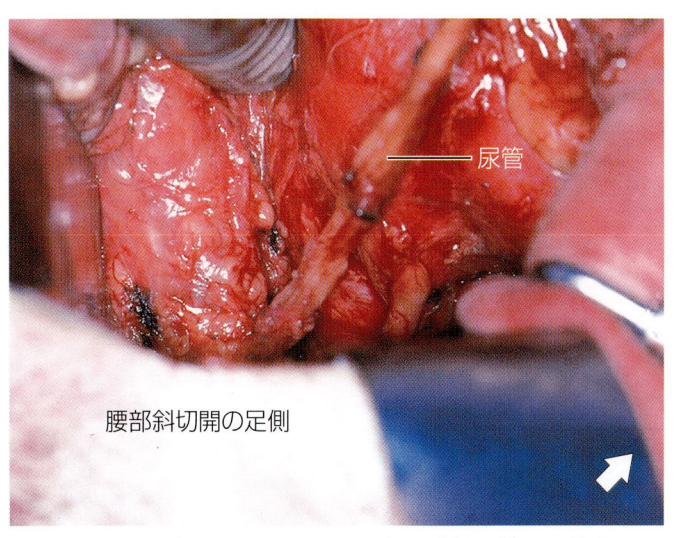

図756 同一創で尿管を，できるだけ足側まで追っておく．

各論 IV. 手 術 項 目

　腰部斜切開は，ここで閉創する．止血を確認し，左腎床部にドレーンを置く．肋骨切除部は，肋骨床と筋層を，2-0絹糸で一層縫合する．腹側は，腹横筋と内腹斜筋，およびその筋膜を2-0絹糸で縫合し，続いて外腹斜筋，およびその筋膜を縫合する二層縫合とする．内腹斜筋は引き込まれているので，落とさないように十分注意する．皮下組織は肥満体の場合は，3-0絹糸で縫合し，そうでなければ縫合しない．皮膚を3-0ナイロンで縫合する．若い女性などの理由があれば，皮下組織も縫合した後に，5-0マクソン糸にて埋没縫合する．

3) 右下部尿管癌の，経腰式腹膜外根治的右腎尿管摘除術（膀胱部分切除術を含む）

　本症例は下部尿管癌であり，副腎は残す．リンパ節郭清は，大動脈分岐部より頭側は行わず，患側の骨盤内リンパ節郭清とする．創を開くまでは，左側と同じ腰部斜切開操作を行う（図757）．痩せた例では，鈍的剥離で大静脈に到達できるが，肥満例は，Gerota筋膜をハサミでしっかり切開し，拡げた方が良い（図758）．大腰筋，腰方形筋より鈍的にGerota筋膜後葉を，電気メス，メッチェンバウムなどで剥離し（図759），背側より大静脈を求める（図760）．右腎を正中，腹側に圧排し，大静脈の血管鞘を切開し，頭側，足側に伸ばし露出する．大静脈を横断する右腎動脈を求める（図761）．右性腺静脈を確認する．

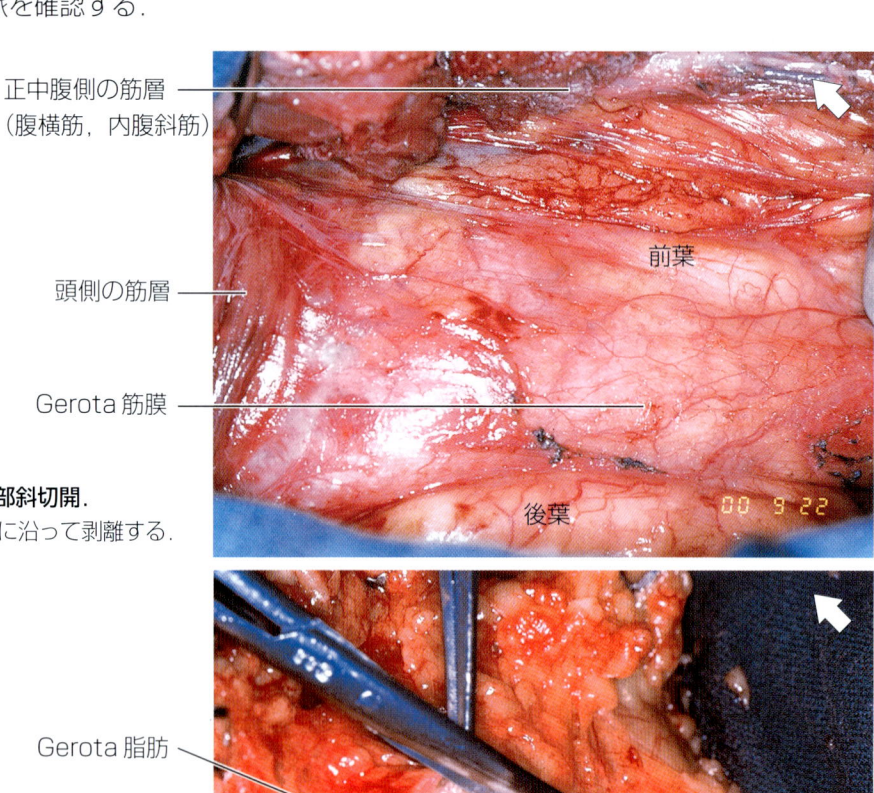

図757　右腰部斜切開．
　Gerota筋膜に沿って剥離する．

図758　痩せた例は，鈍的剥離で大静脈に到達できるが，肥満例は，Gerota筋膜をハサミでしっかり切開し，拡げた方が早い．

340

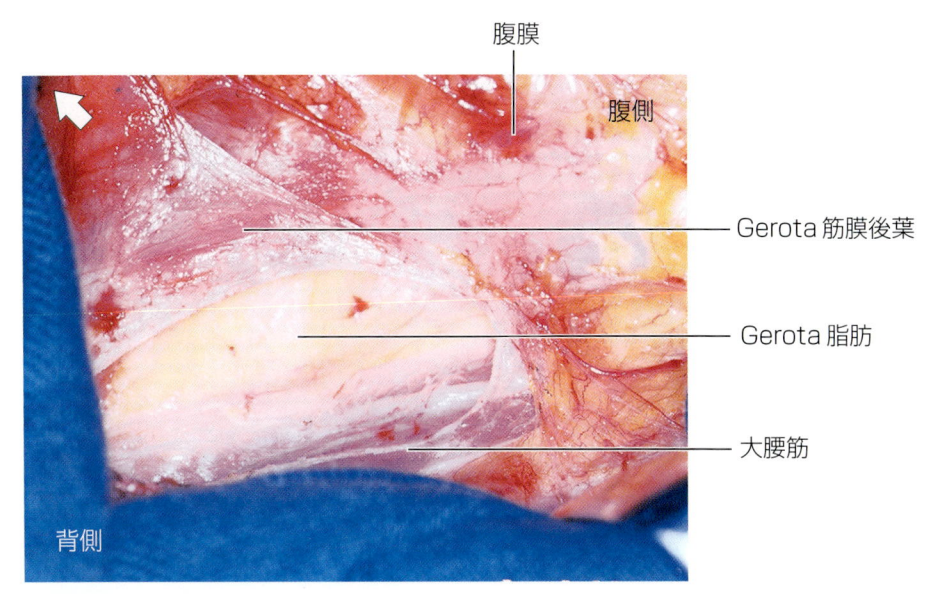

11. 腎盂・尿管および腎；経腰式腹膜外腎尿管手術

図759 大腰筋を求める．

(ラベル: 腹膜、腹側、Gerota筋膜後葉、Gerota脂肪、大腰筋、背側)

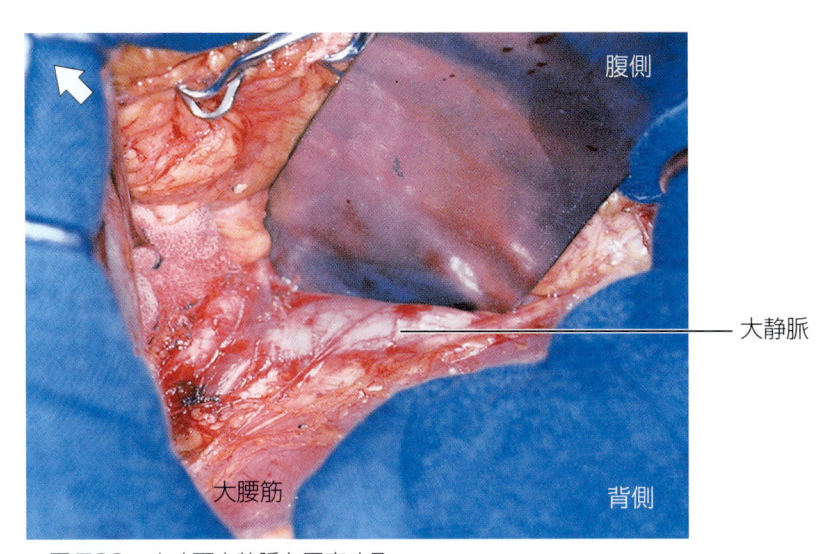

図760 まず下大静脈を同定する．

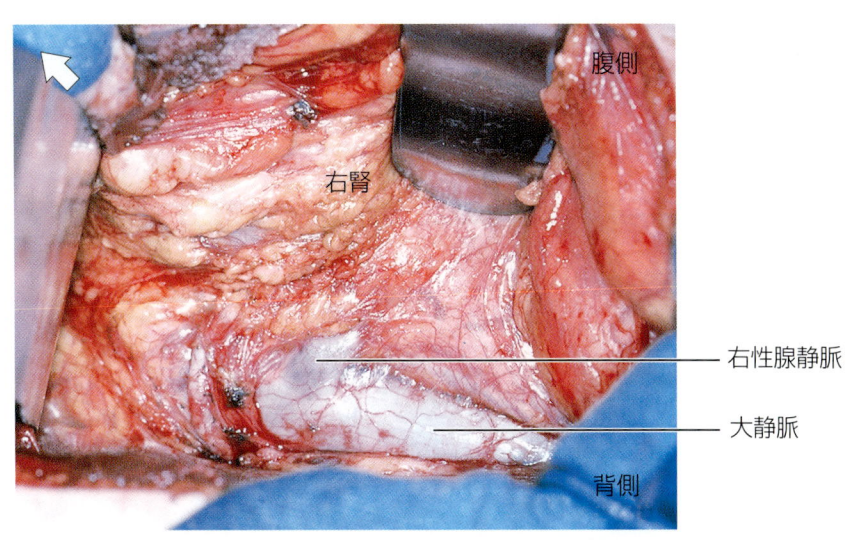

(ラベル: 腹側、大静脈、大腰筋、背側)

図761 右腎を正中に圧排し，大静脈を頭側，足側に十分剥離する．大静脈を頭側，足側に十分に剥離し，大静脈を横断する右腎動脈との関係を確認する．右性腺静脈が確認できる．

(ラベル: 腹側、右腎、右性腺静脈、大静脈、背側)

各論 IV. 手 術 項 目

右腎動脈を強弯ケリー鉗子ですくい，十分な長さを剥離し，中枢側，末梢側と結紮し，切断する（図762）．中枢側，末梢側とも二回結紮し，切断する（図763）．この例では，右性腺静脈も切断する．右腎動脈，右性腺静脈を切断した状態を示す（図764）．右腎動脈が分岐している場合は，分枝をそれぞれ，中枢側，末梢側とも二回結紮し，切断する（図765）．右腎茎部に，右腎静脈の大静脈流入部が見える．右腎茎部をさらに正中，腹側に引き上げ，その後方に隠れている右腎静脈を同定し，十分な長さを剥離し，結紮，切断する（図766）．

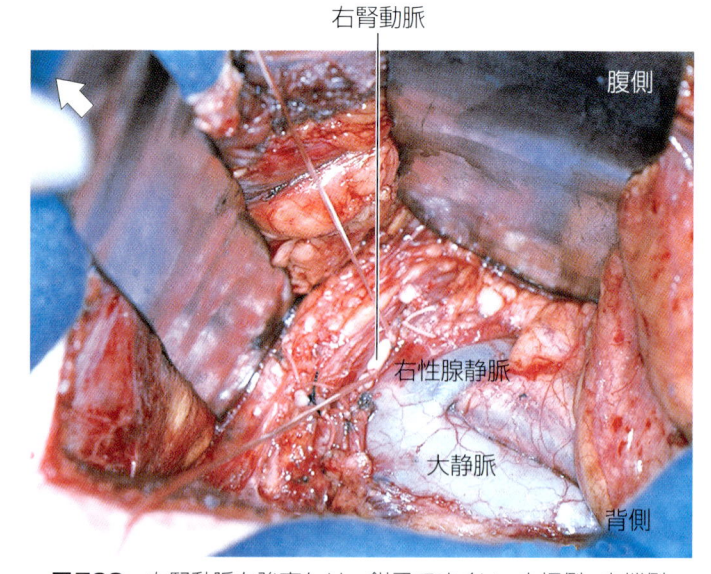

図762 右腎動脈を強弯ケリー鉗子ですくい，中枢側，末梢側と結紮し，切断する．

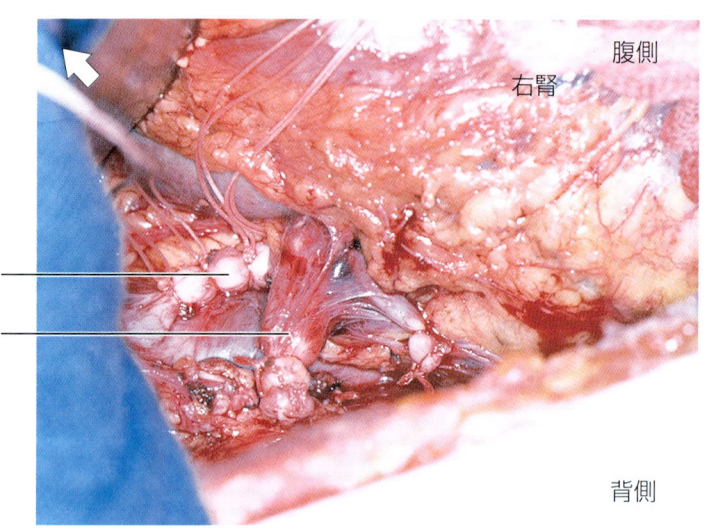

図763 右腎動脈を中枢側，末梢側とも二回結紮し，切断する．この例では右性腺静脈も切断した．

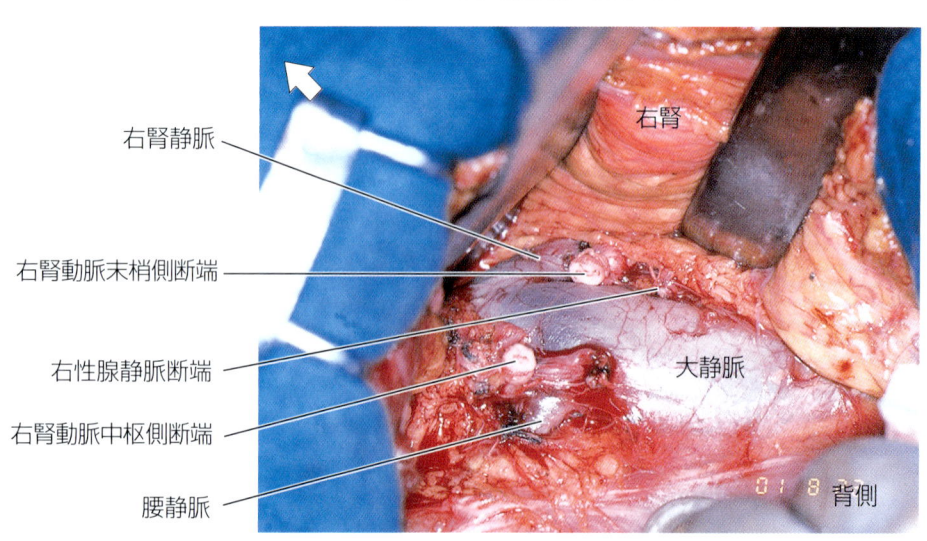

図764 右腎動脈，右性腺静脈を切断した状態．腎茎部に右腎静脈流入部が見える．

11. 腎盂・尿管および腎；経腰式腹膜外腎尿管手術

創の長さを十分に長く取れば，多くの操作は可能であるが，できるだけ皮切を短くしようとすると，いろいろな工夫が必要となる．特に肥満例で周囲の脂肪組織が多く，容易に腎に可動性が得られない場合は，背側だけでなく，腹側からも腎周囲を剝離する必要がある．

一例を示す．背側から剝離層が十分にわからない時は，先に腹側でも腹膜囊を被うTold癒合筋膜とGerota筋膜前葉との間に入り，腹側正中に向かって剝離を進める．結腸間膜を傷つけないようGerota筋膜の上にある薄膜（前葉）を切開し，その前葉をTold筋膜（腹膜囊）側につける層で剝離を進め，大静脈を目指す．Gerota筋膜の前葉と後葉が合流する右腎下極で，右尿管を同定し鉗子ですくい，右尿管に血管テープをかけ直す（図767）．

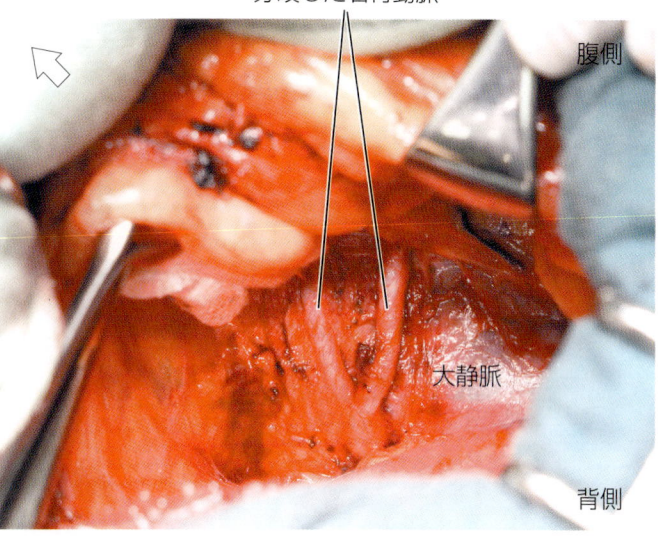

図765 右腎動脈が分岐している場合は，それぞれを中枢側，末梢側とも二回結紮し，切断する．

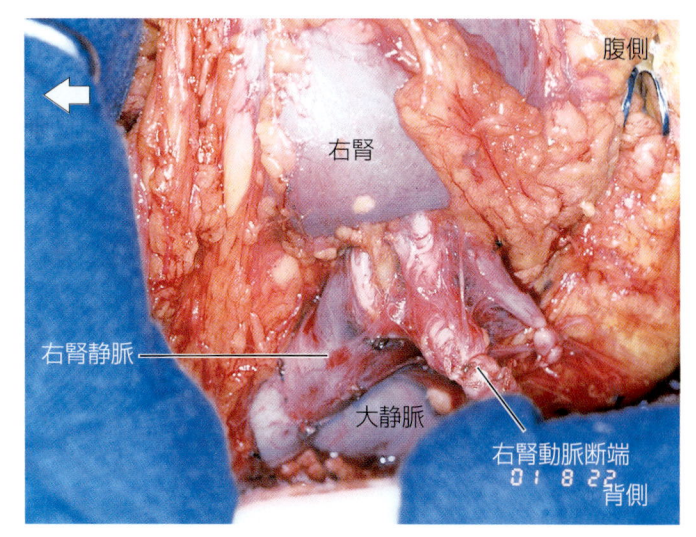

図766 右腎茎部を腹側に引き上げ，右腎静脈を同定し，これを結紮，切断する．

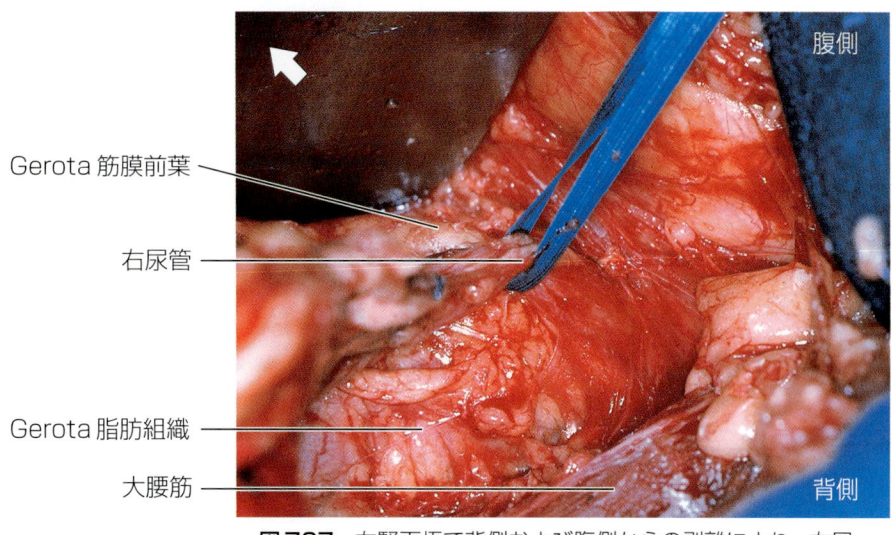

図767 右腎下極で背側および腹側からの剝離により，右尿管をとらえ，血管テープをかける．

各論 IV. 手　術　項　目

　この右尿管を指示として，その正中背側で大静脈を求める．大静脈を求めたら，右腎を正中側に圧排し，大静脈をひろく剥離していくと，右性腺静脈，腰静脈が見え，さらに頭側に進むと右腎動脈を同定できる（図768）．続いて右腎動脈を強弯ケリー鉗子ですくい，2-0絹糸で中枢側，末梢側と二重結紮し，切断する（図769）．右腎静脈は短いため，安全のため腹側からの操作を進め，大静脈流入部で右腎静脈を同定する（図770）．ここで2-0絹糸で中枢側，末梢側と二重結紮し，切断する．これで右腎血管は処理される．

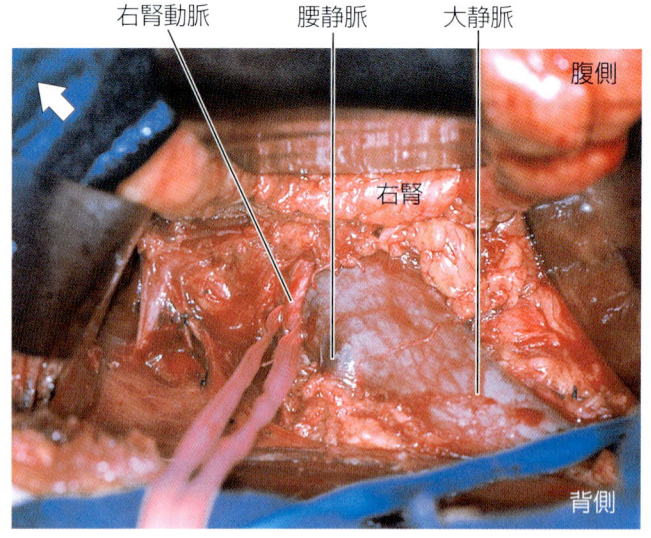

図768　肥満例で，大静脈を十分に露出しなければ，右腎動脈を確認できなかった例．

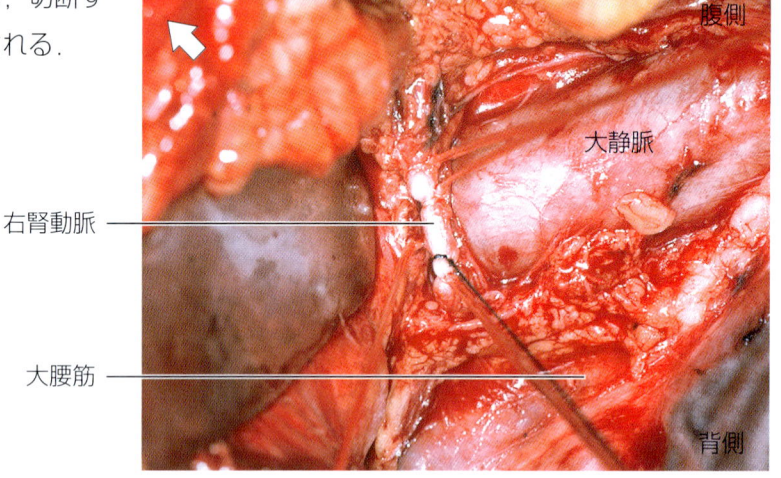

図769　右腎動脈を型のごとく，中枢側，末梢側をそれぞれ二回結紮する．

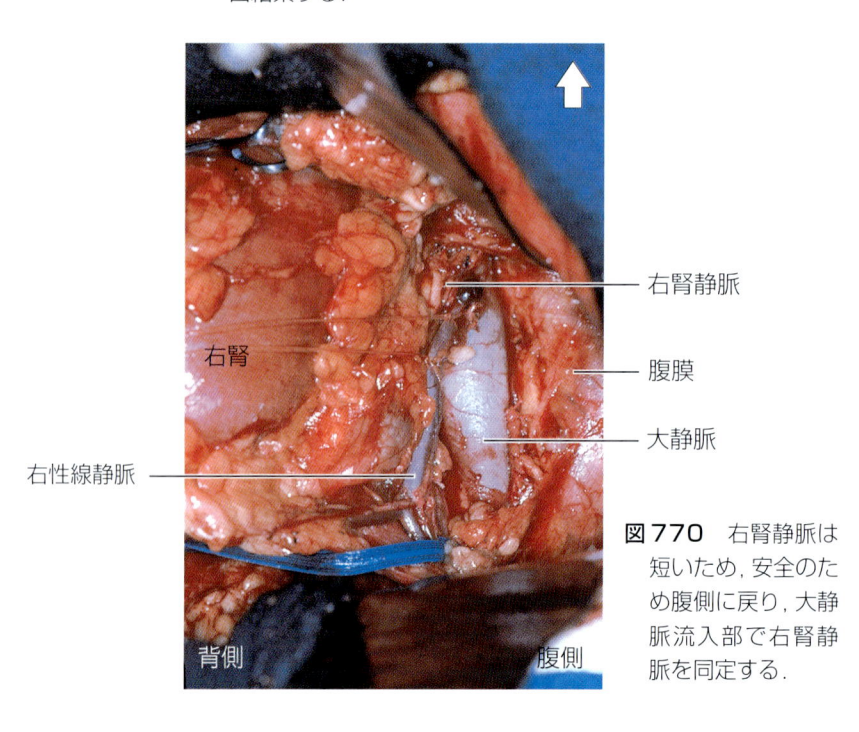

図770　右腎静脈は短いため，安全のため腹側に戻り，大静脈流入部で右腎静脈を同定する．

11. 腎盂・尿管および腎；経腰式腹膜外腎尿管手術

　右腎動脈を切断後，右腎背面を大腰筋より剥離し，頭側では横隔膜より剥離する（図771）．今回は副腎を残すため，副腎腎間繊維中隔に入り，脂肪組織をケリー鉗子ですくい，3-0絹糸で結紮，切断する．頭側正中に向かい，さらに結紮，切断を繰り返し，右腎を切離する．右副腎部の止血を確認する．右尿管を腰部斜切開創から届く範囲で，できるだけ足側まで追って剥離する．

　この層で用手的に右骨盤腔，膀胱右側隙を，腹膜外操作で鈍的に剥離する．右腎をこの剥離した空隙に，押し込めるぐらいまで剥離する．右腎を紐つきガーゼで巻き，紐を先に骨盤内に押し込み，続いて右腎を押し込む．右腎床に20Fr ファイコンドレーンを置く（図772）．腰部斜切開創を閉創し，ガーゼを当てる（図773）．

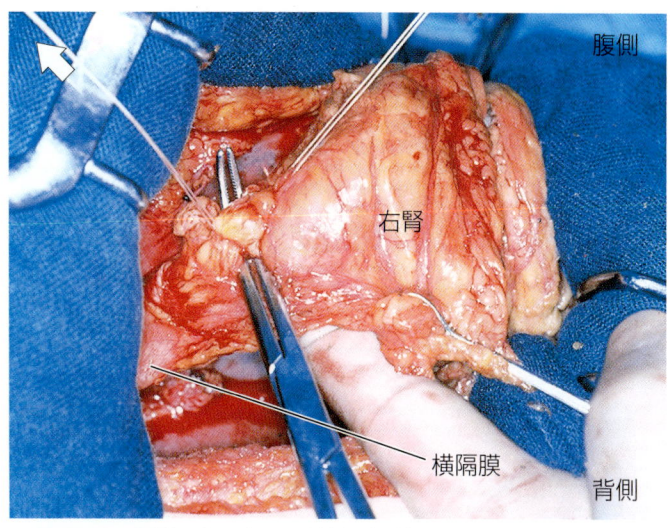

図771　頭側正中に向かい結紮，切断を繰り返し，腹膜より右腎を剥離する．

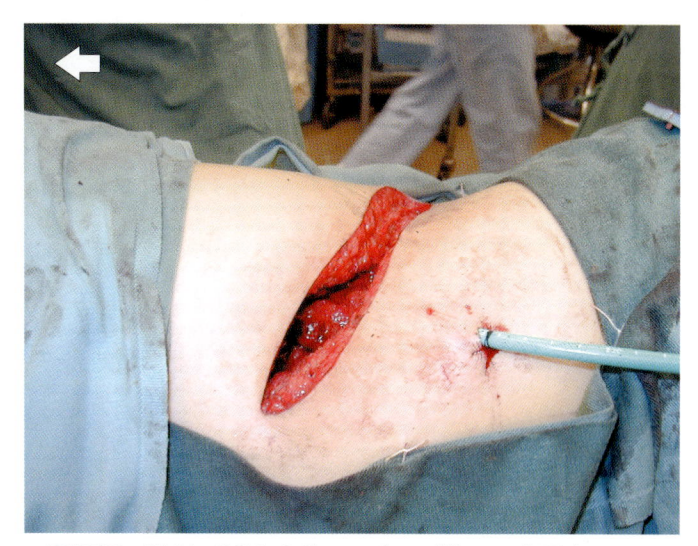

図772　腎床に20Fr 3孔ファイコンドレーンを置く．

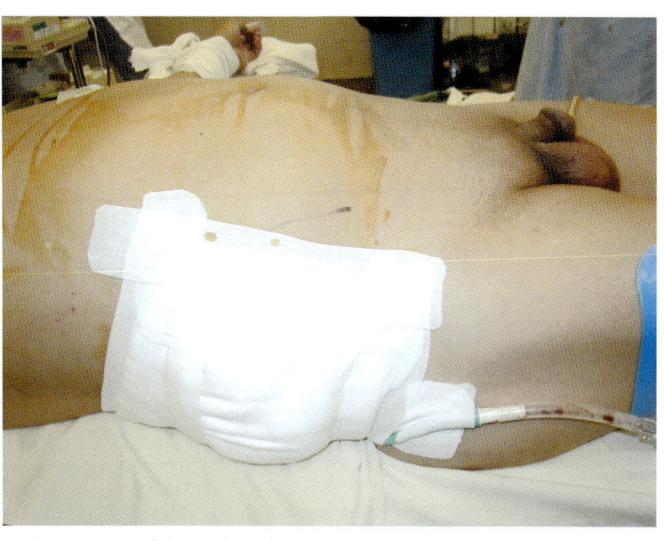

図773　閉創し，ガーゼを当てる．右腎は紐付きガーゼに包まれ，骨盤内に押し込まれている．このため右下腹部が，やや膨隆している．

各論 IV．手 術 項 目

4）痩せた症例の，経腰式腹膜外根治的右腎摘除術
（尿管を摘除しない場合）

　もう一例，見やすく，説明しやすい痩せた例（右腎癌）を提示する．写真の方向が，その都度変わっているので矢印に注意．

　型どおり，右第12肋骨上で，腰部斜切開を置く（図774）．まず背側で，Gerota 筋膜後葉と大腰筋の間を剥離する．この剥離操作は，用手的に，または軟べらを使用し，強い力ではなく，徐々に拡げる．腹側でも，腹横筋と腹膜の間を剥離し，創を拡げる（図775）．肋骨切除をした頭側も，横隔膜，胸膜，腹膜を確認しつつ，大腰筋よりGerota 筋膜を剥離する（図776）．足側でも，Gerota 筋膜と大腰筋を剥離し，右腎下極を起こす（図777）．これらの鈍的剥離で，右腎は十分に起きてくる．網目状の結合組織は，あまり出血は見られないので，クーパーで切離する（図778）．開創器をかける．

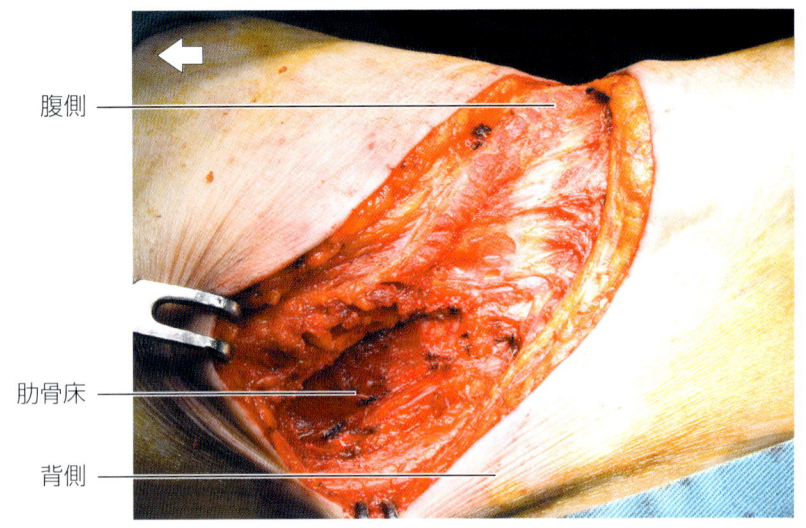

図774　痩せた症例の腰部斜切開例を示す．型どおり，肋骨を切除する．

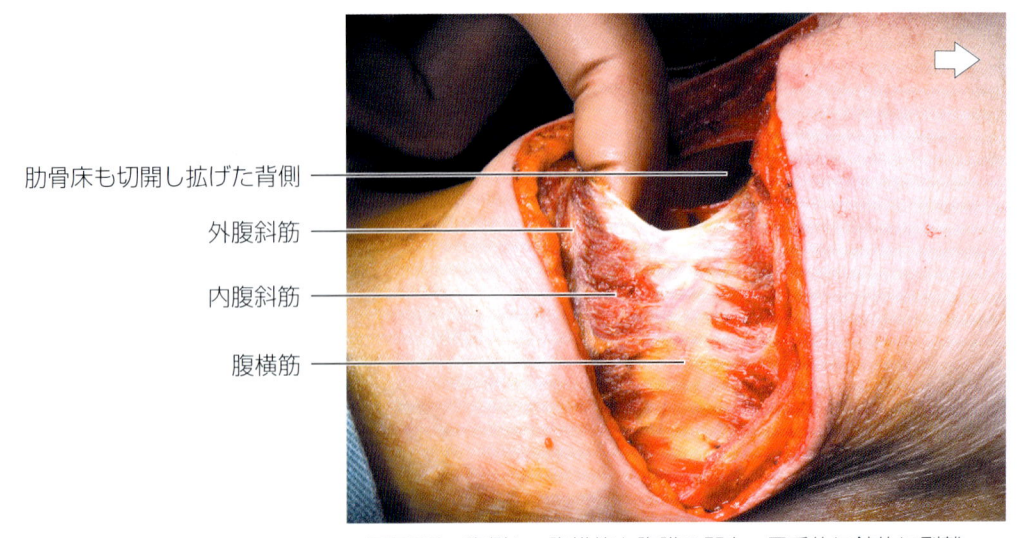

図775　腹側も，腹横筋と腹膜の間を，用手的に鈍的に剥離し，創を拡げる．

11. 腎盂・尿管および腎；経腰式腹膜外腎尿管手術

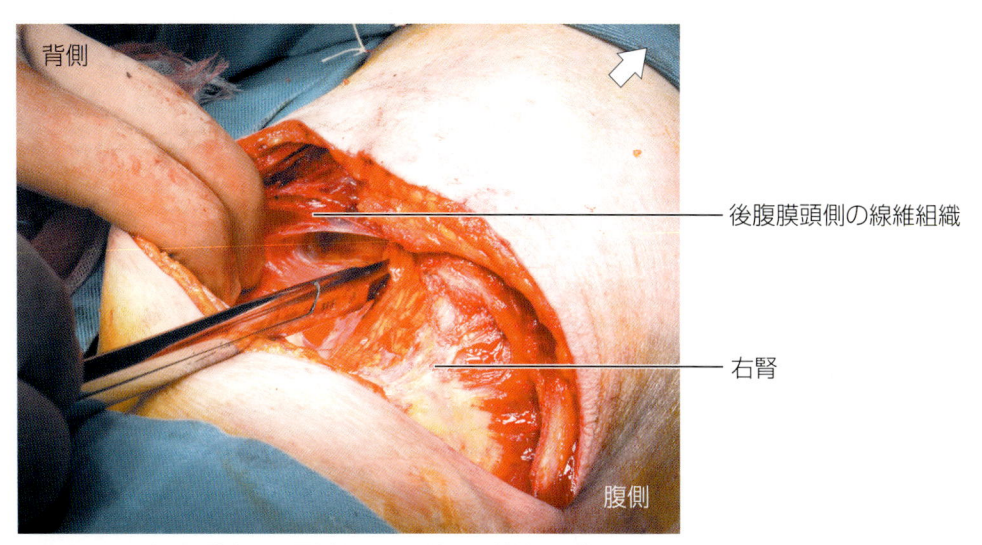

図776 肋骨切除をした頭側を，大腰筋より鈍的に剥離する．

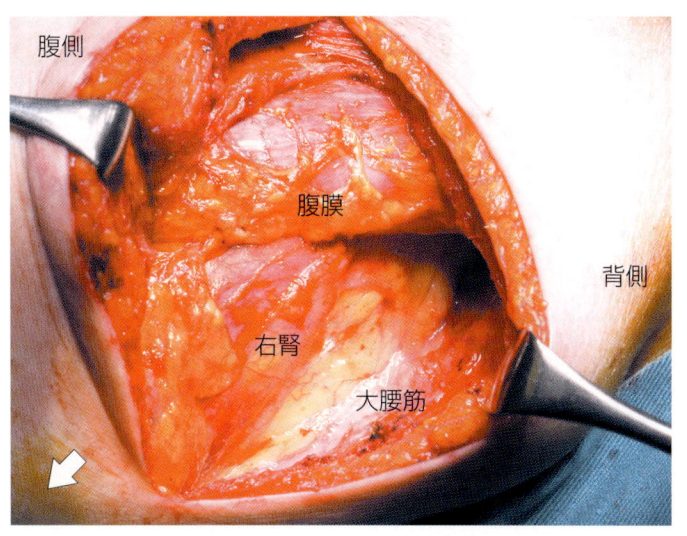

図777 同様に足側でも，大腰筋より右腎を剥離する．

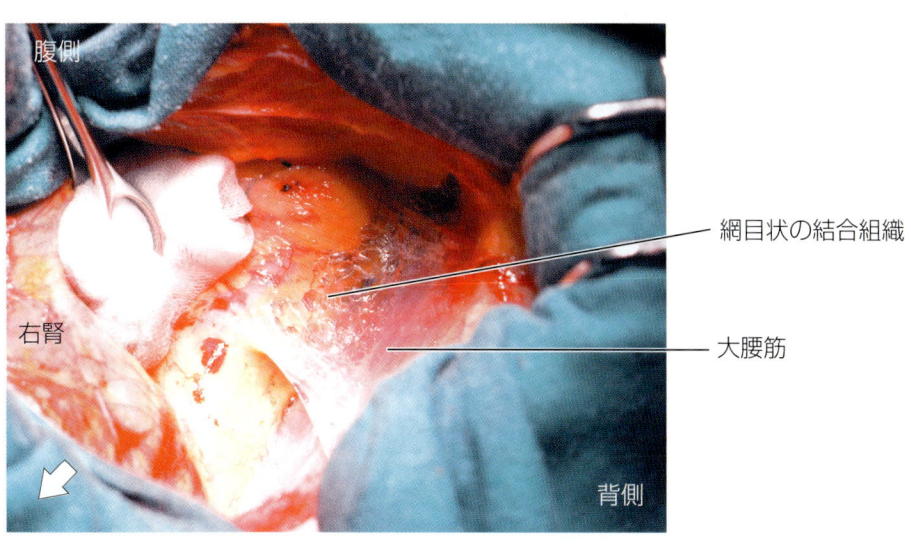

図778 鈍的剥離で十分に，右腎が起きてくる．網目状の結合組織は，まず出血は見られないのでクーパーで切離する．

各論 IV. 手術項目

　大静脈，および右腎茎部を求めるため，さらに背側に剥離を進める（図779）．大静脈を同定し，右腎下極で右尿管を同定し，右尿管に血管テープをかける（図780）．右腎茎部で，大静脈を横断する右腎動脈を同定する（図781）．右腎動脈を中枢側，および末梢側と，十分に結紮できるだけの距離を剥離する．右腎動脈を中枢側を二回（一回は貫通縫合），末梢側を二回，それぞれ結紮する（図782）．右腎動脈を切断後，右腎静脈の大静脈流入部を確認する（図783）．右腎静脈の結紮に十分な長さを剥離し，中枢側，末梢側と二回ずつ結紮し，切断する．これで右腎血管の処理が終わる．

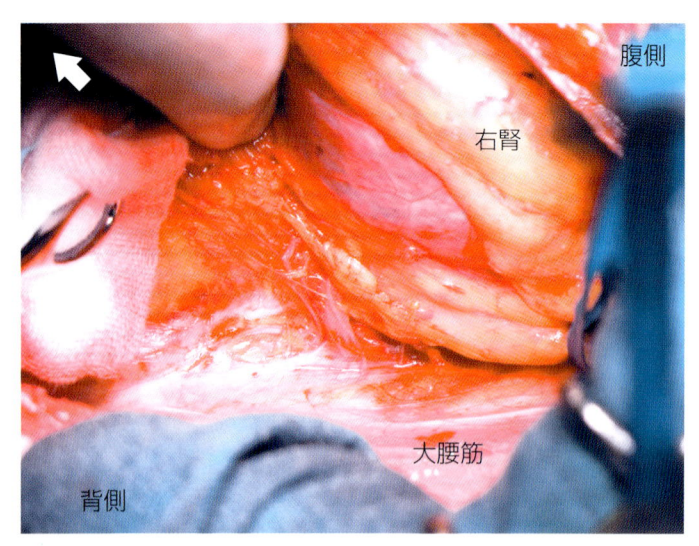

図779　さらに背側に剥離を進める．

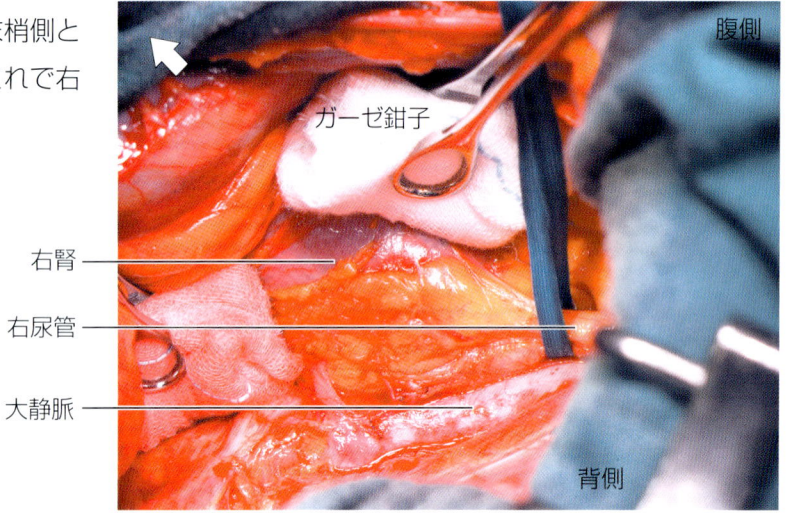

図780　大静脈を同定し，右腎下極で右尿管に，血管テープをかける．

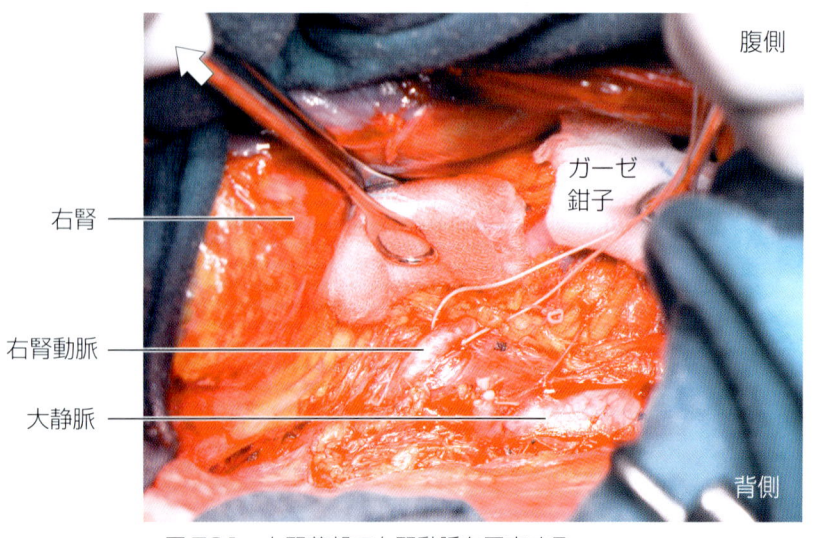

図781　右腎茎部で右腎動脈を同定する．

348

11. 腎盂・尿管および腎；経腰式腹膜外腎尿管手術

連続しての尿管摘除が不要で，腎摘除術だけの場合は，この後は，右腎下極を起こし，背側を遊離する方がやりやすいので，足側の剥離を進める．右尿管をできるだけ末梢まで剥離する．ここで右尿管を結紮，切断する（図784）．すなわち，右尿管をケリー鉗子で挟鉗し，末梢側は3-0絹糸無傷針で貫通縫合する．中枢側は2-0絹糸で結紮する．

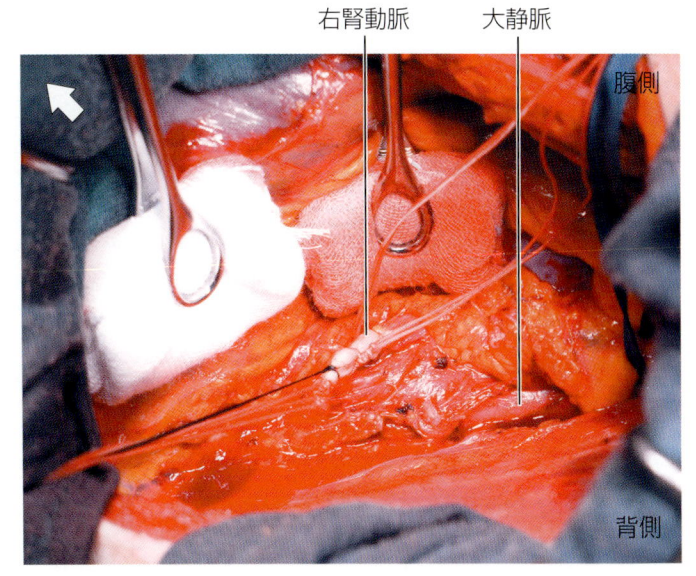

図782 右腎動脈を1-0絹糸で中枢側二回（一回は貫通縫合），末梢側二回と結紮する．

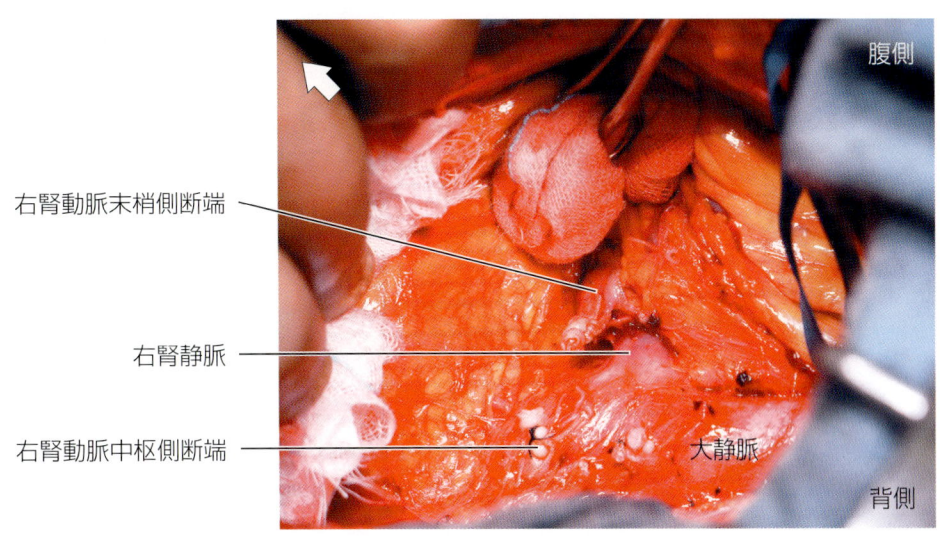

図783 右腎動脈を切断後，右腎静脈流入部を確認する．

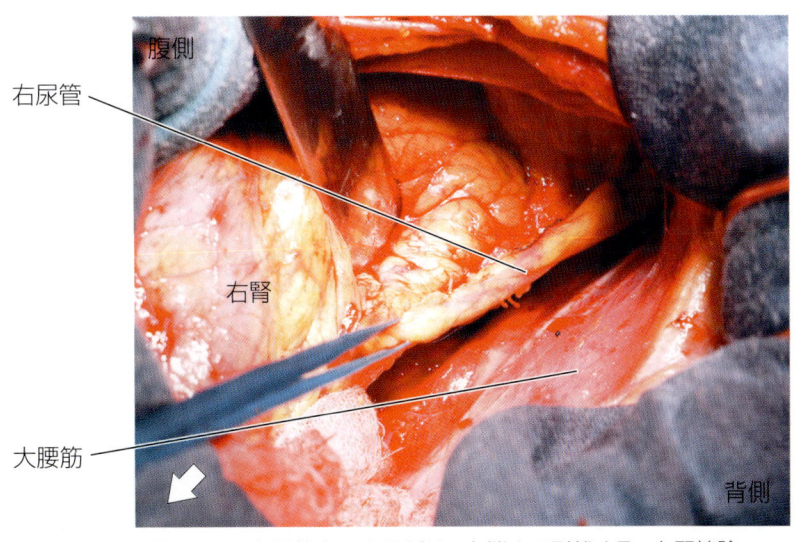

図784 右尿管をできるだけ，末梢まで剥離する．右腎摘除術の場合は，ここで右尿管を結紮，切断する．

各論 IV. 手 術 項 目

　右腎背側，右腎下極を鈍的に剥離する（図785）．さらにGerota筋膜をバブコック鉗子で把持し，右腎を引き上げ，腹側，背側，下極を切離する（図786）．右腎下極を完全に切離し，頭側に向かい，まだ切離されていない正中側に進む（図787）．最後に残る頭側と腹膜との間を結紮，切断する（図788）．右腎摘出後の後腹膜腔を観察し，止血を確認する（図789）．本例の腎摘除術の最終的な皮切の長さは，筆者の手拳の幅をやや超える程度であった（図16）．

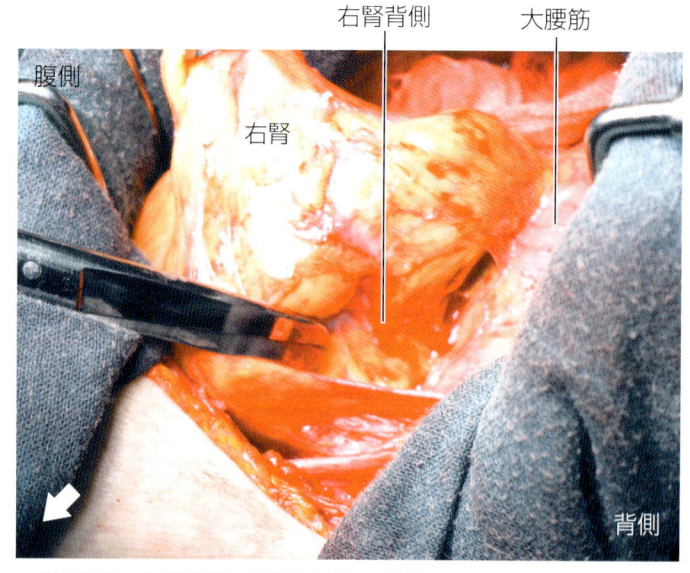

図785 右腎背側，下極を鈍的に剥離する．

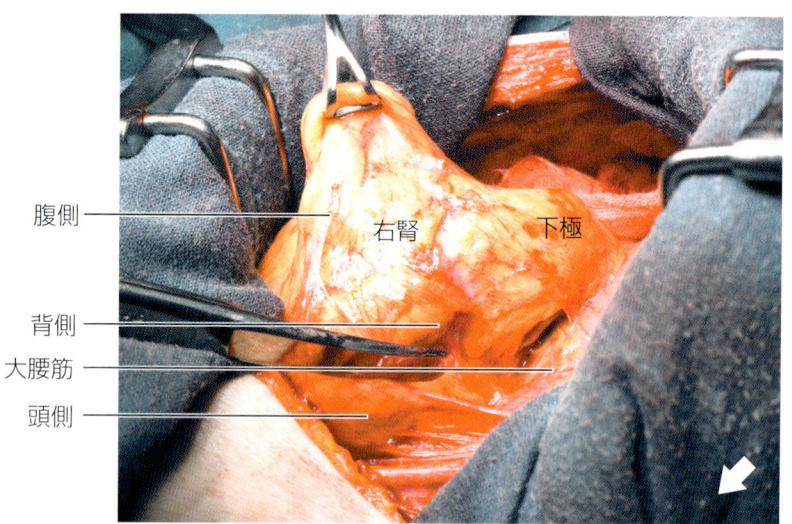

図786 Gerota筋膜をバブコック鉗子で把持し，引き上げ，腹側，背側，下極を遊離する．

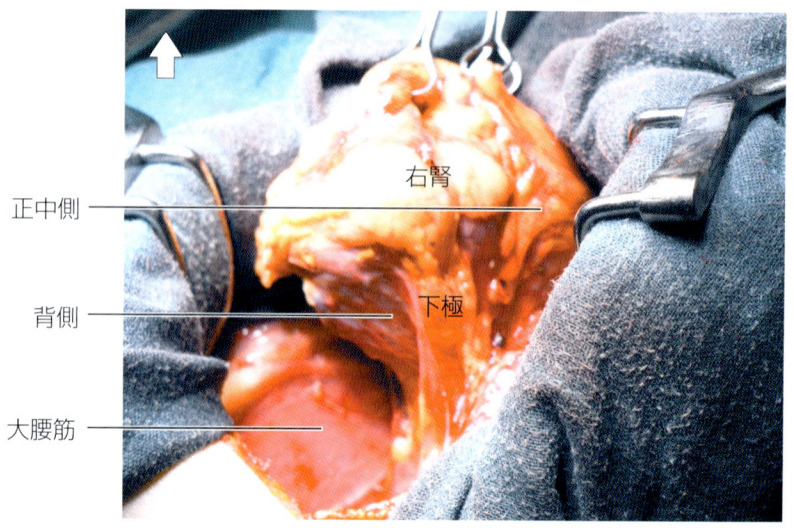

図787 右腎下極を完全に切離し，頭側に向かい，まだ切離されていない正中側に進む．

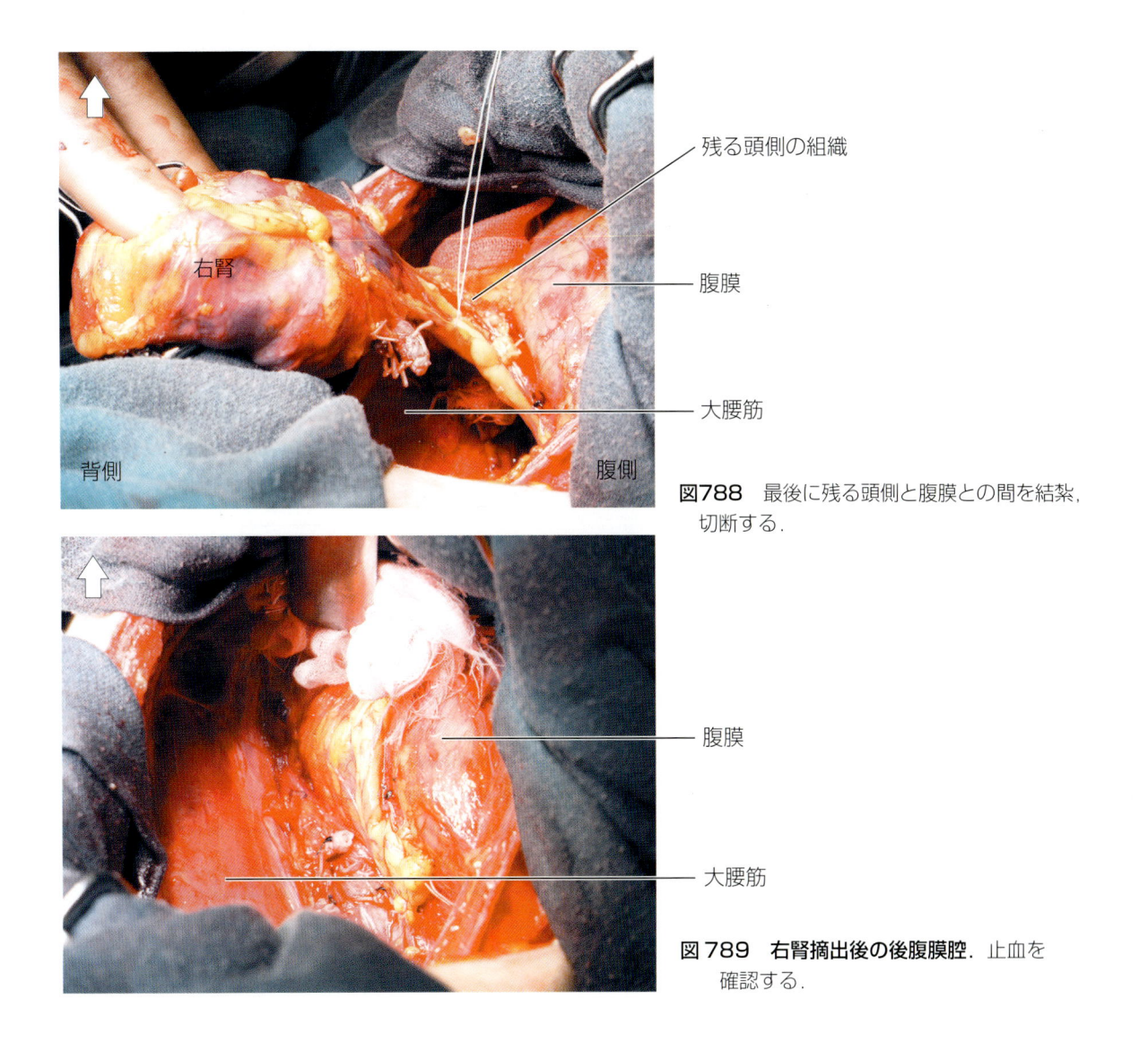

11. 腎盂・尿管および腎；経腰式腹膜外腎尿管手術

図788 最後に残る頭側と腹膜との間を結紮，切断する．

図789 右腎摘出後の後腹膜腔．止血を確認する．

5）右尿管癌の根治的腎尿管摘除術の腎摘除術の後の操作； 腹膜外尿管摘除術＋膀胱部分切除術

　これは，3）の症例の続きである．手順図を示す（図790）．腎摘除後は，尿管摘除の操作であり，尿管を腎とともに一塊として摘出するため，膀胱まで追う．筆者は尿管を切断し，先に腎摘除術だけを行う方法は採らない．

　その方法は，以下の二つの方法がある．すなわち，連続の創とする場合は，そのまま腰部斜切開をGibson切開，傍腹直筋切開などに続ける．または，いったん，腰部斜切開の創を閉じ，改めて下腹部正中切開を加える．その場合は，腰部斜切開を閉創する前に，腎を骨盤内に押し込むため，筋鉤で総腸骨血管以下の骨盤部，膀胱側隙に空隙を作る．尿管も見える範囲は，周囲より剥離しておく．腎を紐付き布でくるみ，拡げた骨盤の空隙に押し込む．腎床にドレーンを置き，腰部斜切開は閉創する．筆者は通常，腰部斜切開の創を閉じ，改めて下腹部正中切開を加える後者の方法を採る．

　下腹部正中切開（図102～116）で行う筆者の方法を示す．体位を仰臥位に戻す．消毒をし直し，布をかけ直す．皮膚，皮下組織を切離し，腹直筋前鞘を切開し，腹直筋を鈍的に左右に分ける．これで膀胱前隙に達する．膀胱を左手で正中に圧排し，助手が軟べらで患側の膀胱側隙を，膀胱側，

各論 IV. 手術項目

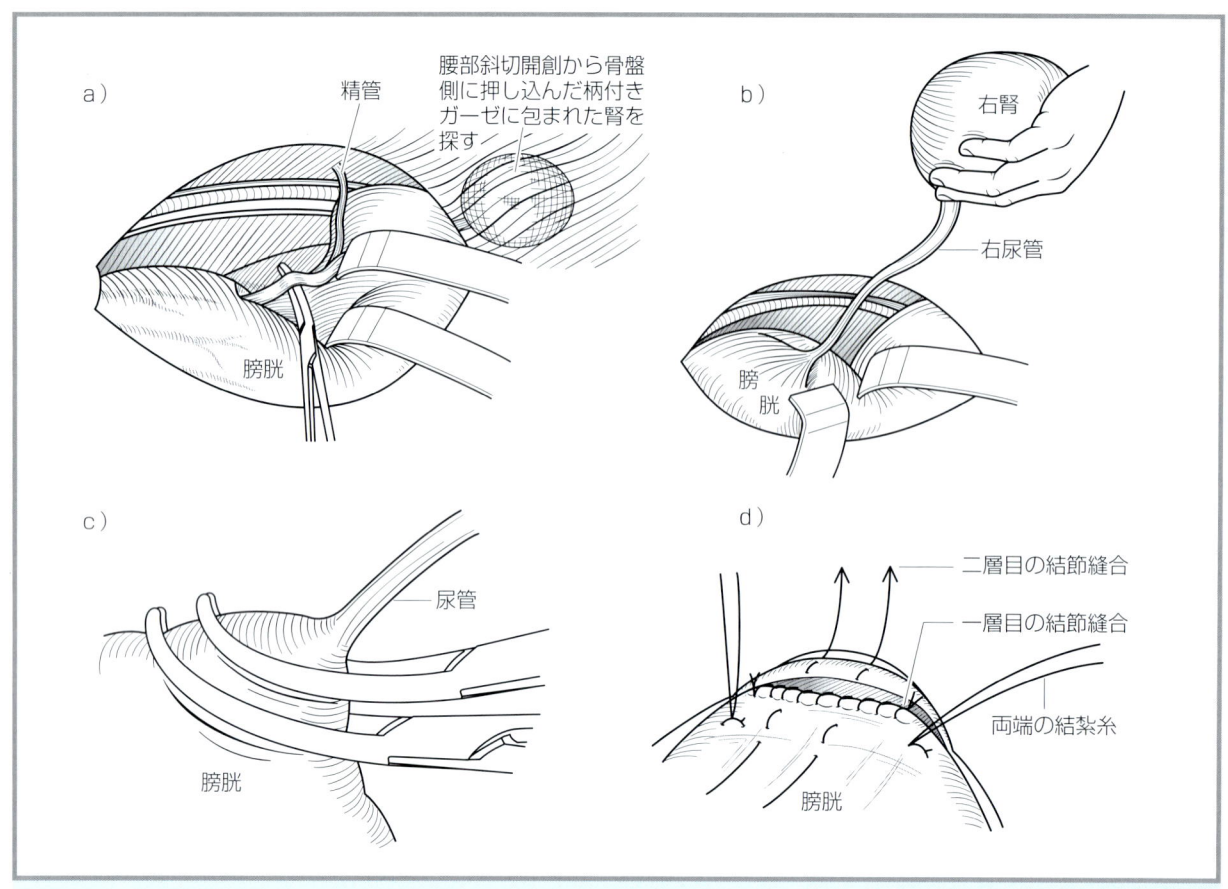

図790 下部尿管摘除術＋膀胱部分切除術の手順図（髙井原図）．
a) 腹膜外操作で腹膜に乗っている尿管を同定する．腰部斜切開創から骨盤内に押し込んだ腎を探す．尿管を指示として，頭側に向かって後腹膜腔を剥離し，腎を見つける．
b) 紐付き布で包まれた腎を見つけたら，紐を引き寄せ，腎を創外に出す．尿管を膀胱に向かって剥離する．
c) 膀胱尿管移行部を尿管口周囲の膀胱壁も合併切除できるように，十分に剥離する．膀胱壁に曲リスター鉗子を二本かけ，この間で切除する．
d) 膀胱切除部の両端に3-0バイクリルで釣り糸をかけ，一層目を連続縫合で閉鎖する．二層目は結節縫合で閉鎖する．

骨盤側を八の字型に引き，後腹膜腔を展開する．これで総腸骨血管，外・内腸骨血管，膀胱尿管移行部が拡がる．腹膜が弓状線以下まで降りてきているので，骨盤壁より腹膜嚢を剥離する．正中頭側に，腹膜嚢を圧排する．障害となる精管および精巣血管（女子は円靭帯）は，内鼠径輪の手前で切断する（図791）．これでさらに，腸骨血管交叉部付近を拡げ，総腸骨動脈を指標として剥離し，腹膜嚢を正中頭側に圧排する．

展開した患側の膀胱側隙を，先の腰部斜切開創で開けておいた頭側からの

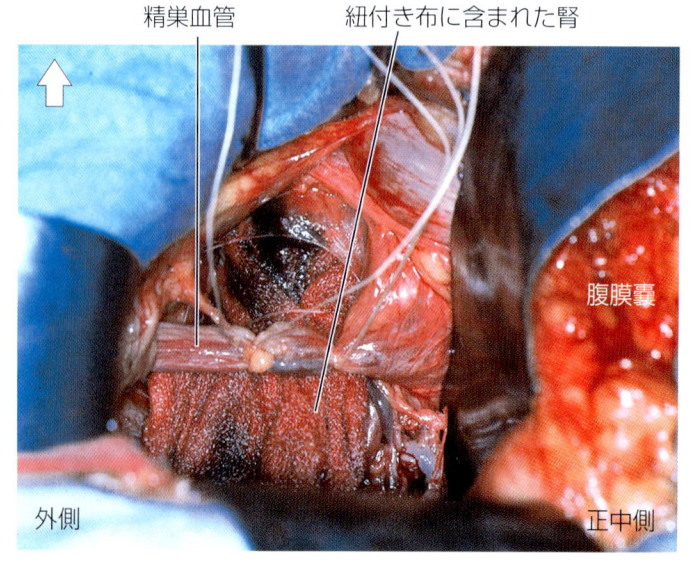

図791 精管および精巣血管（女性は円靭帯）は内鼠径輪の手前で切断する．

11. 腎盂・尿管および腎；経腰式腹膜外腎尿管手術

腔隙とつなげる．紐付き布で包んだ腎を見つけ，その紐を足側に手繰り寄せ，創外に引き出す（図792，793，794）．腎を保持しつつ，下部尿管を膀胱入口部まで追う（図795）．助手が，二つの軟べらを八の字型に拡げて，膀胱および直腸を圧排する．

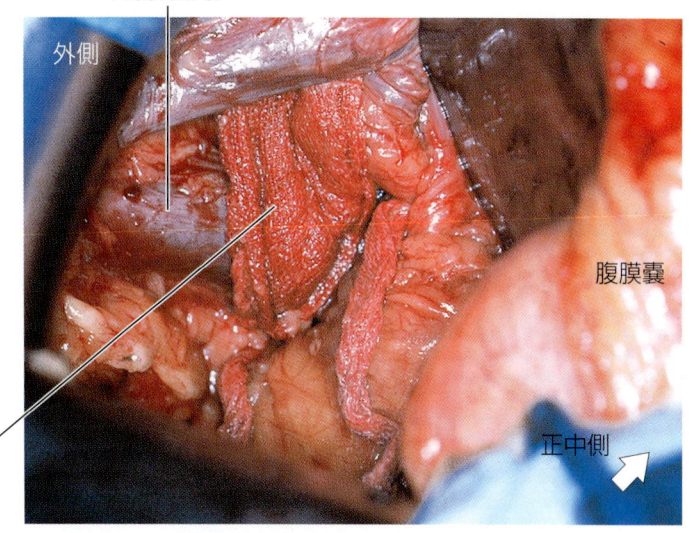

図792 先の腰部斜切開創で開けておいたスペースとつなげる．

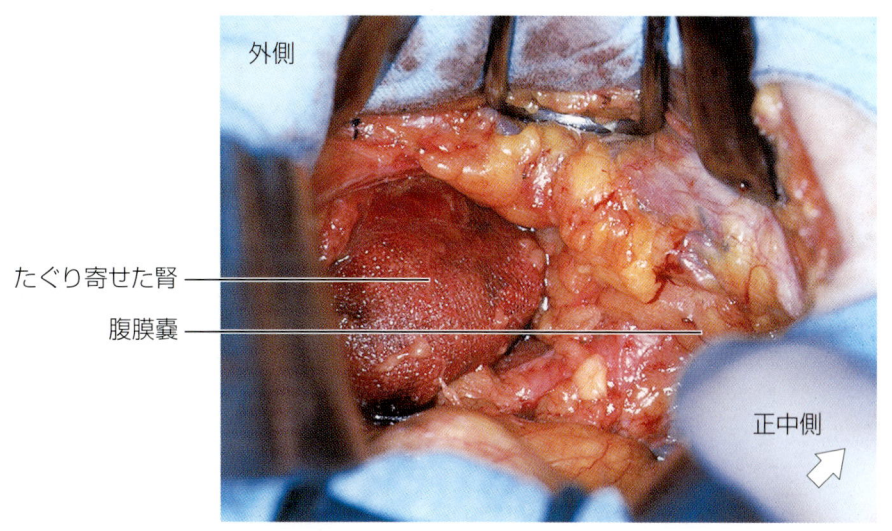

図793 紐付き布で包み込んだ腎臓を，その付いている紐を手繰り寄せる．

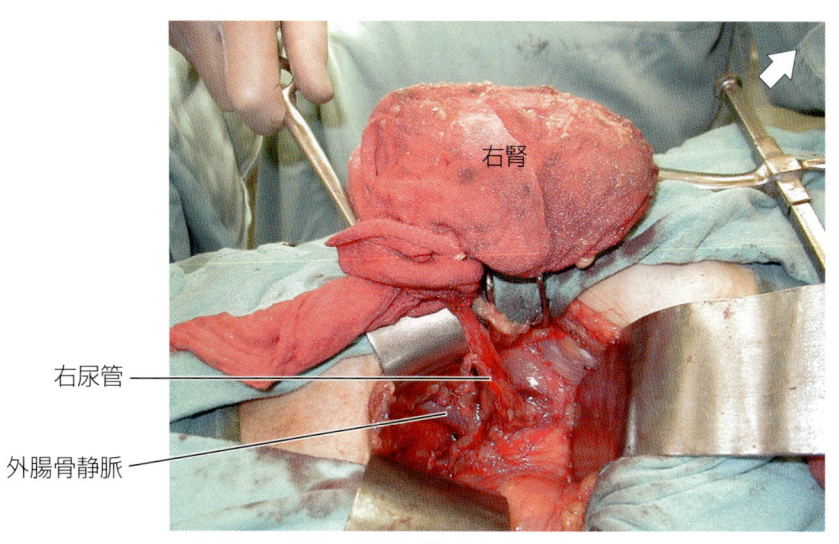

図794 腎臓，尿管を創外に引き出す．

353

各論 IV. 手術項目

　尿管と交叉する上膀胱動脈を同定し，これを強弯ケリー鉗子で挟鉗し，結紮し，切断する．尿管が膀胱に入る部位を，周状に十分に剥離する．膀胱がテント状に持ち上がってくるが，それでも十分に尿管口周囲組織を切離しないと，尿管だけ切断されることがある（図796）．尿管下端の腫瘍では，さらに慎重に剥離し，膀胱筋層が見えるまで剥離する（図797）．通常は，膀胱を開けないように，尿管口を含む膀胱組織側に，二本大きな強弯鉗子をかけ（図798），その間で切断し（図799），腎尿管を一塊にして，摘出する．摘除標本の切断面を確認する．強弯鉗子で保持されている膀胱壁を，3-0バイクリルの全層連続縫合で修復する（図800）．尿管口部は膀胱背側の深部にあり，針をかけにくい．縫合する部位の両端に，3-0バイクリルで結節縫合を置き，釣り糸としても良い．

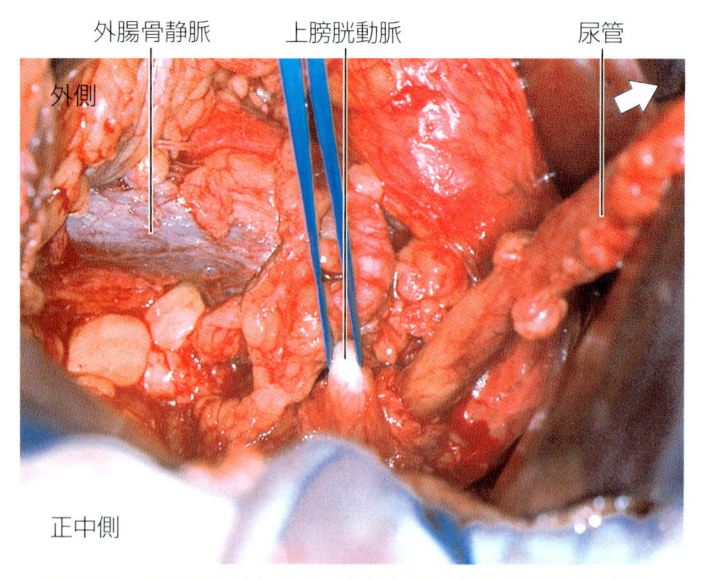

図795 腎臓を保持しつつ，下部尿管を膀胱入口部まで追う．上膀胱動脈に血管テープをかけ同定する．

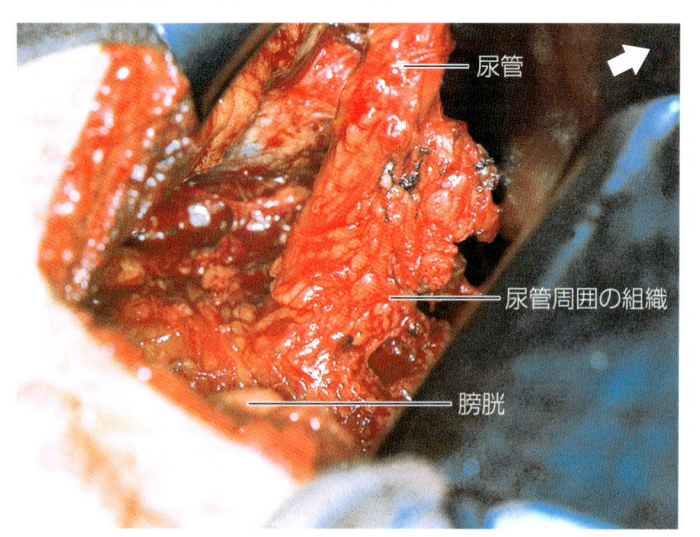

図796 右尿管口周囲も剥離し，筋層まで持ち上げる．

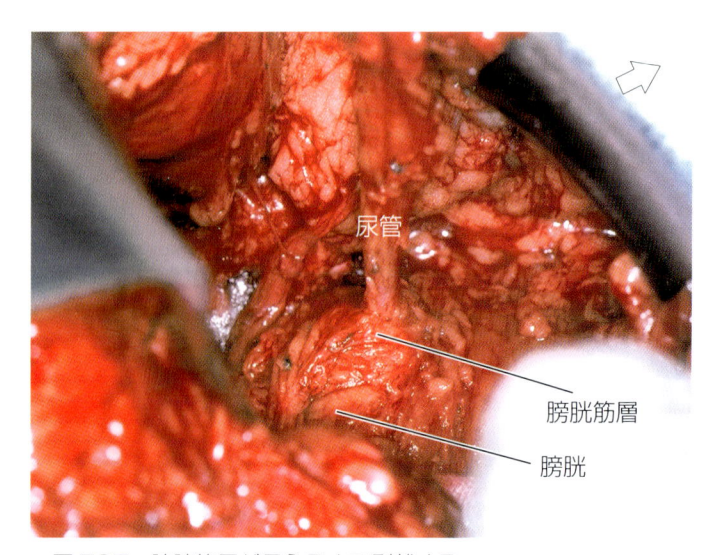

図797 膀胱筋層が見えるまで剥離する．

354

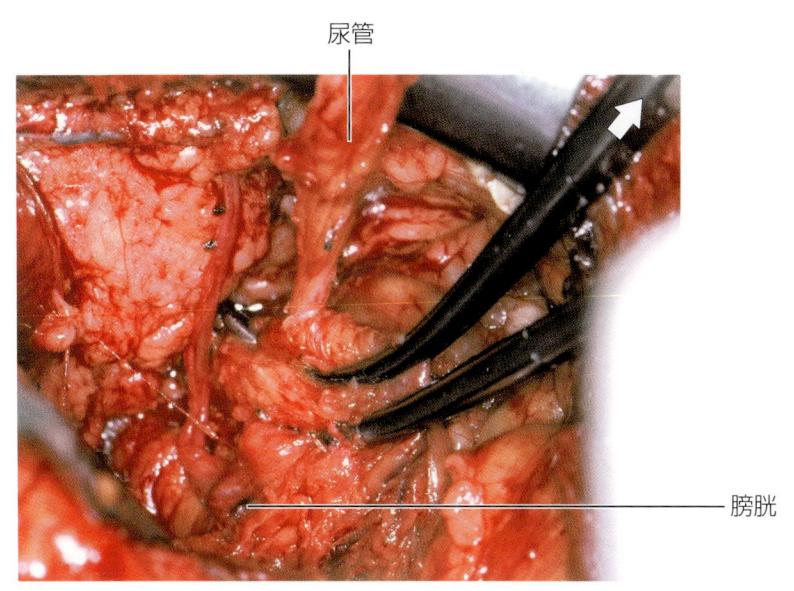

11. 腎盂・尿管および腎；経腰式腹膜外腎尿管手術

図798 尿管口を含む膀胱組織側に，二本大きな強弯鉗子をかける．

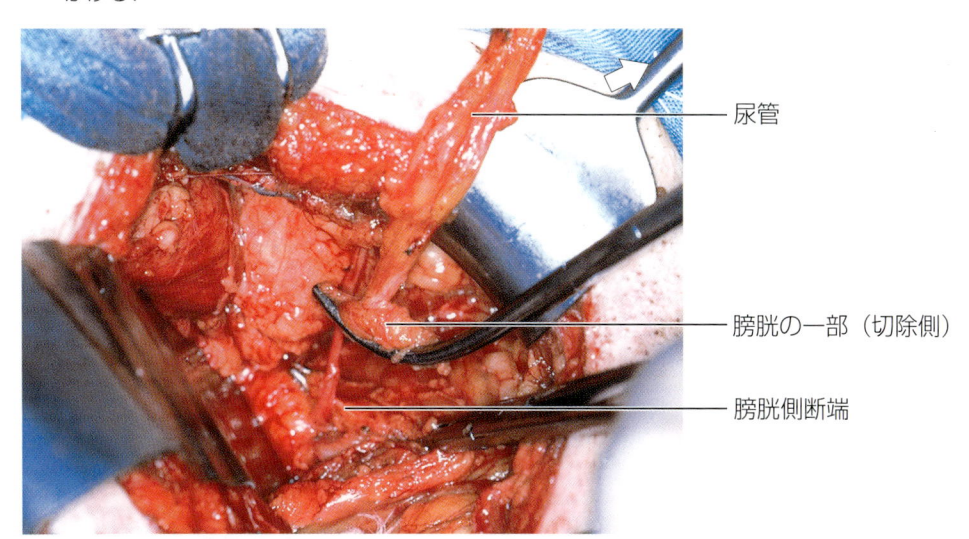

図799 その間で切断し，腎尿管を一塊にて摘出する．

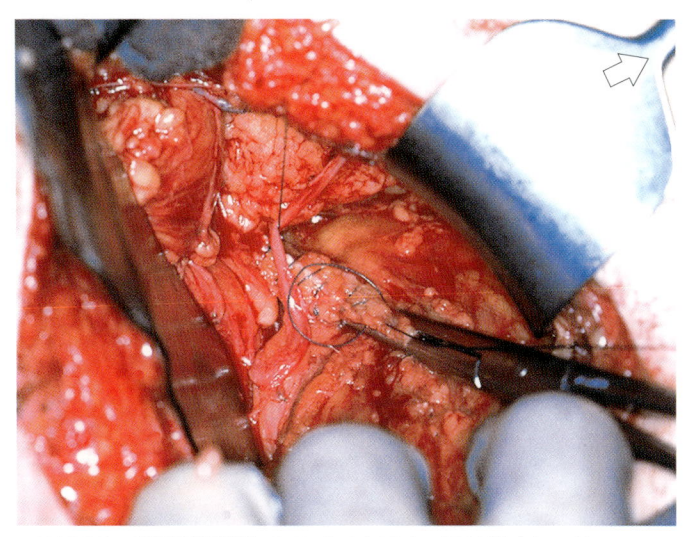

図800 膀胱側断端を3-0バイクリルで連続縫合し，その上に漿膜筋層の結節縫合を加える．

355

各論 IV. 手 術 項 目

　一層目の縫合が終了したら，強弯鉗子を外し，二層目に3-0バイクリルの結節縫合を加える．尿管下端に強弯鉗子が十分かけられない場合や，尿管口より腫瘍が膀胱内に突出している例では，尿管口部の左，右，頭側，足側に2-0バイクリルをかけ，いったん膀胱を切開する．膀胱内腔より，尿管口の範囲を確認しつつ，切除する．この場合は，膀胱が開き，尿が術野に流れる．先にかけてあった2-0バイクリルを使い，切除部を閉鎖縫合する．さらにその上に，二層目の結節縫合を加える．膀胱内に18Fr尿道カテーテルを挿入する．膀胱に生食150mlを注入し，漏れの無いことを確認する．止血を確認する．ドレーンを膀胱前隙に置く．型通り，腹直筋筋膜を縫合し，皮膚を縫合する．

　腎尿管全摘除術の標本写真を示す（図801）．下腹部正中切開の皮切は，視野の展開を十分に行えば，恥骨から臍までの半分の長さで十分である（図802）．

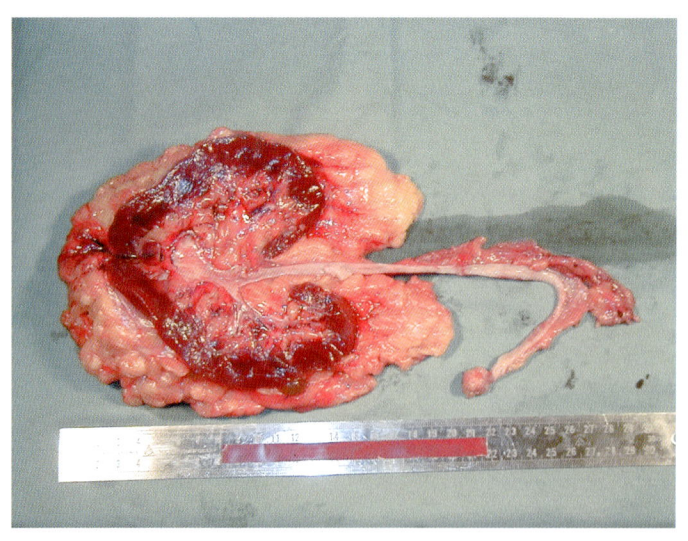

図801　腎盂尿管腫瘍の全摘標本．

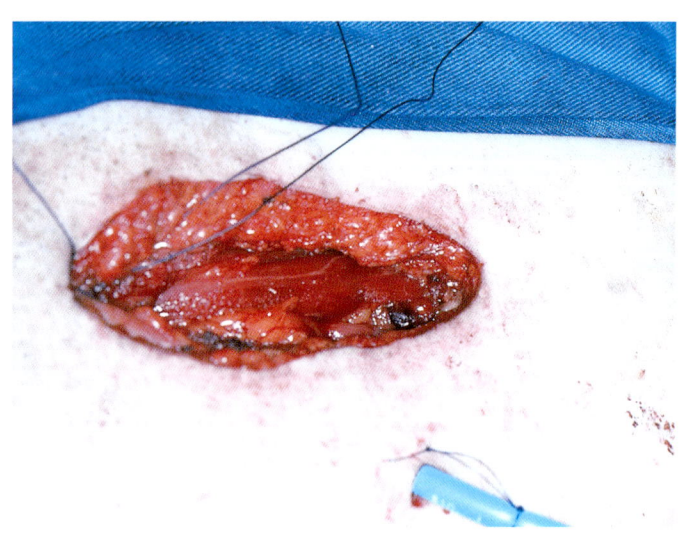

図802　視野の展開を十分行えば，皮切は恥骨から臍を結ぶ線の半分の長さで可能である．

6）右腎腫瘍（血管筋脂肪腫例）の経腰式右腎部分切除術

　手順図を示す（図803）．本例は，痩せた女性で，腫瘍の上にほとんど脂肪が無かった．また術後の病理診断は，血管筋脂肪腫であった．

　左側臥位，右腎部を挙上して固定し，右第12肋骨上で腰部斜切開を置く．皮膚，皮下組織を切離し，肋骨，および外腹斜筋膜に達する．肋骨切除や，外・内腹斜筋，腹横筋の切断は，前述を参照（図82～101）．

　肋骨を切除後，肋骨床を切断し，Gerota筋膜後葉を，大腰筋より剥離する．腹側でも，腹膜とGerota筋膜前葉の間を剥離する．これで右腎に可動性を持たせ，開創器をかける．腹膜を開けないように，Gerota筋膜を背側で切開し，Gerotaの脂肪組織に包まれた腎を露出する．レントゲン所見より，腫瘍が存在するはずの位置を，脂肪組織越しに触診する．先に右腎下極で尿管を同定し，強弯ケリー鉗子ですくい血管テープをかける．

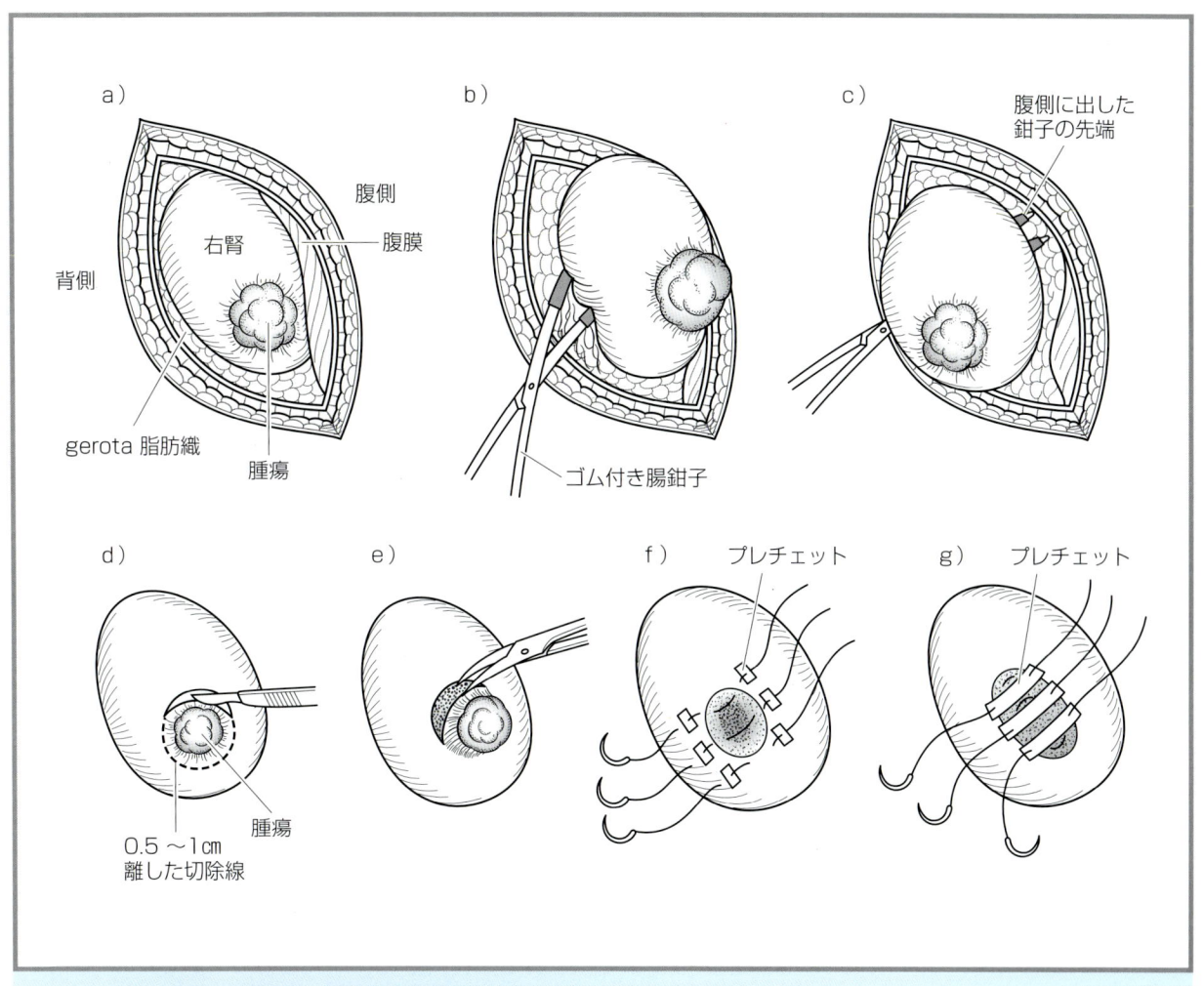

11. 腎盂・尿管および腎；経腰式腹膜外腎尿管手術

図803 右腎部分切除術の手順図（髙井原図）．
a) 腰部斜切開で進入し，Gerota 筋膜を切開し，腫瘍の位置を確認する．
b) 腎動静脈をゴム付き腸鉗子で挟めるように，腎茎部を剥離する．
c) ゴム付き腸鉗子が，周囲組織を挟んでいないことを，背側，腹側で確認する．
d) 腫瘍より 0.5～1cm 離して切除ラインを付ける．
e) 腫瘍を傷つけないように，メッチェンバウムで切離する．
f) 腎切除端の両側に，プレチェットを付けて腎実質縫合する．
g) または，プレチェットが縫合線の真上に来るように，縫合しても良い．

　腫瘍が腎上極に位置する場合以外は，腎上極は副腎の高さまでは剥離しない．右腎下極を腹側，背側ともに周囲より全体に剥離し，左手で腎を引き下げ，保持し，かつ十分に動かせるようにする．右腎茎部は，背側で右腎動脈，腹側で右腎静脈を視認したら，それ以上は無理に剥離しない．
　腎を阻血する際の腎動静脈の操作には，1) 腎動脈，腎静脈を完全に露出，分離し，ブルドック鉗子をそれぞれにかけて阻血する方法，または 2) 腎動脈，腎静脈に血管テープをかけ，それをネラトンの内腔に通し，絞り上げ阻血する方法がある．しかし，筆者は，3) ゴム付き腸鉗子で，腎動静脈を一緒に圧迫して阻血する方法を採るので，腎茎部の脂肪は，むしろ腎動静脈の適当なクッションとして，そのままとしている．

各論 IV. 手術項目

　非腫瘍部の腎被膜を出し，腫瘍上の脂肪はつけたまま，腫瘍の周囲を周状に，腎被膜から剥離する．求める腫瘍の境界が確認できたら，そこから5mm～1cmほど離した部位を切除ラインとする．腎固有被膜のみを周状に切開し，続いて電気メスの"凝固"で，腎実質に印を付けておく（図804，805）．

　右腎茎部のすぐ足側で，腎の腹側と背側を交通させる道を，鉗子，ツッペル，指などをゆっくり動かして作る．次いで，右腎茎部のすぐ頭側で，同様に，腹側から背側に曲リスター鉗子を通し，鉗子の先をツッペルで分けると，完全に交通できる．これで，右腎動静脈を含む腎茎部が，指で挟めるまでに剥離できる．

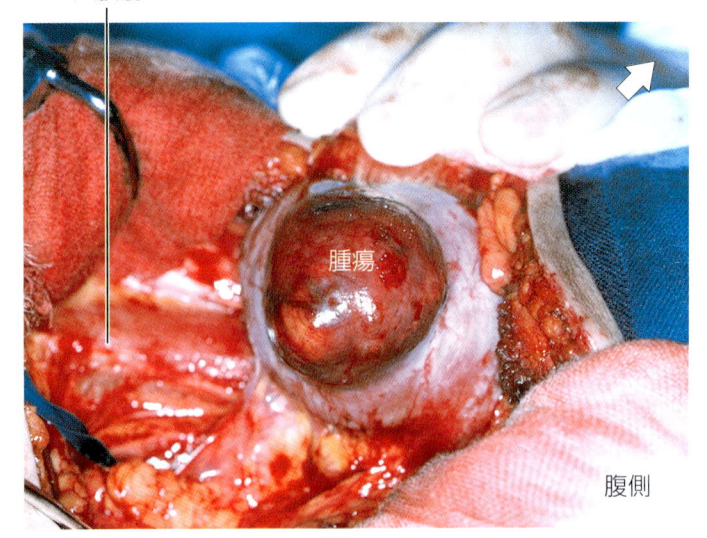

図804 病理所見は，右腎血管筋脂肪腫であった例．求める腫瘍の境界を確認する．

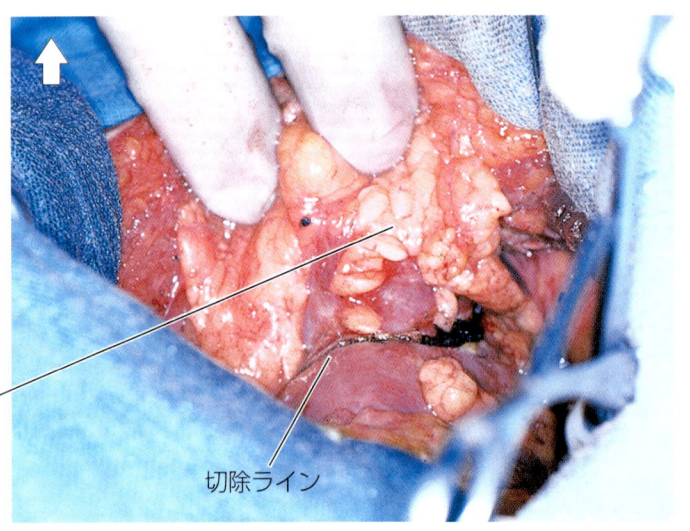

図805 別の腎細胞癌症例を示す．通常は，腫瘍の上の脂肪組織はつけたままとする．腫瘍から1cm離した部位を切除ラインとし，腫瘍の回りに電気メスで周状に印を付ける．

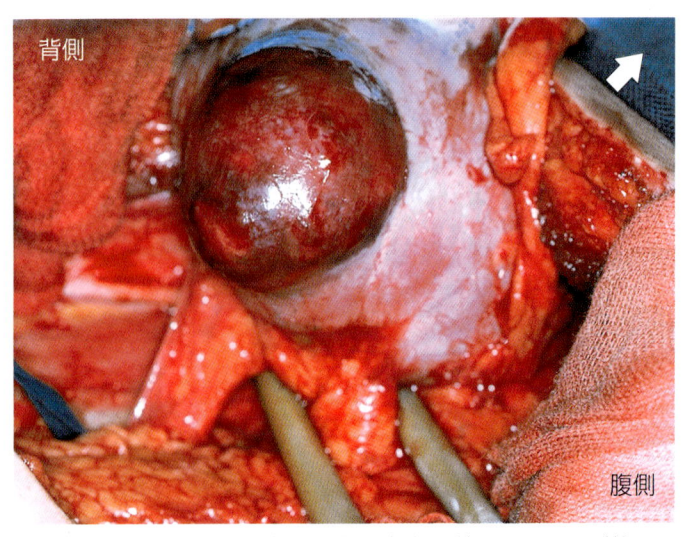

図806 右腎動静脈を含む腎茎部が，指で挟めるまでに剥離する．ゴム付き腸鉗子を，右腎茎部にかける準備をする．

11. 腎盂・尿管および腎；経腰式腹膜外腎尿管手術

　ゴム付き腸鉗子を，右腎茎部にかける準備をする（図806）．すなわち腎茎部の頭側，足側に開けた穴に，ゴム付き腸鉗子の各々の脚を，確実に挿入する．右腎周囲にタオルを置き，砕いた氷を周囲にまき，右腎全体を冷やすこともある．プレチェットを端につけた2-0バイクリルを用意する．ゴム付き腸鉗子が，周囲組織を挟んでいないことを確認し，腸鉗子を締め，阻血時間を計る．先の切除ラインに沿って，腎部分切除を行う．メスで腎実質を切離する．助手は出血を手早く吸引し，術者の進行を助ける（図807）．腫瘍そのものを，切り込まないように注意する（図808）．切除が進んだら，ガーゼで腫瘍側を保持し，切断ラインにカウンタートラクションをかけ，より切除し易くする（図809）．腫瘍を傷つけること無く，摘出する．見える血管は，3-0バイクリルでZ字縫合で止血する．

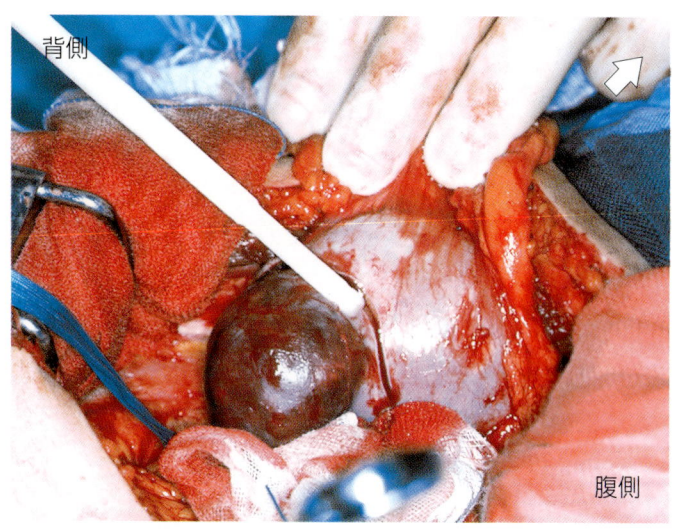

図807 腫瘍より1cm離して，メスで部分切除を行う．助手は出血を手早く吸引し，術者の進行を助ける．

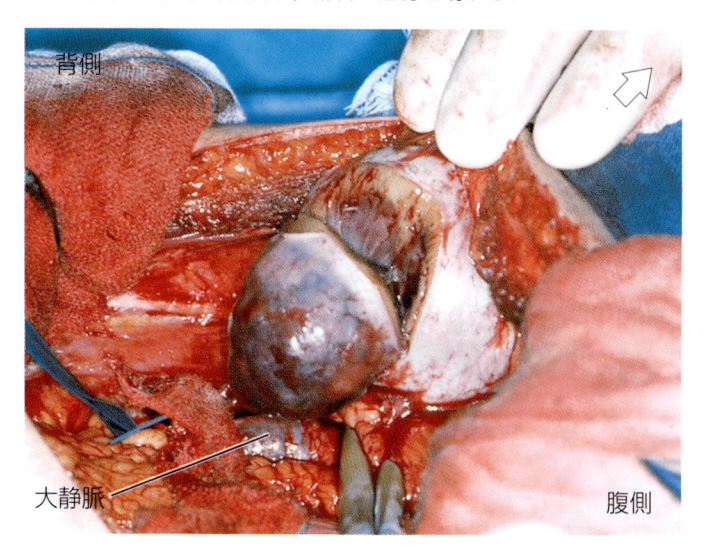

図808 腫瘍そのものを，切り込まないように注意する．

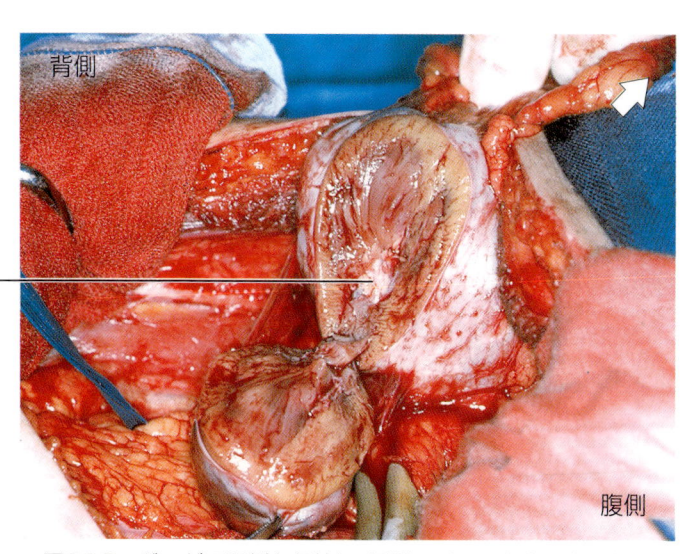

図809 ガーゼで腎側を保持し，切断ラインにカウンタートラクションをかけ，より切離し易くする．

各論 IV. 手 術 項 目

　腎盂を開けた場合は，これを3-0バイクリルで連続縫合し，閉鎖する（図810）．用意して置いたプレチェット付き2-0バイクリル糸で，腎実質一層縫合のマットレス縫合を行う（図811）．足りなければ，その間に適宜，結節縫合を追加する（図812）．ゴム付き腸鉗子を外す（図813）．ほとんど出血がないことを確認する（図814）．阻血終了時間を確認する．ドレーンを後腹膜腔に置く．筋層を二層縫合する．皮膚を縫合する．

　本例の術前，術後の，CT写真を示す（図815）．

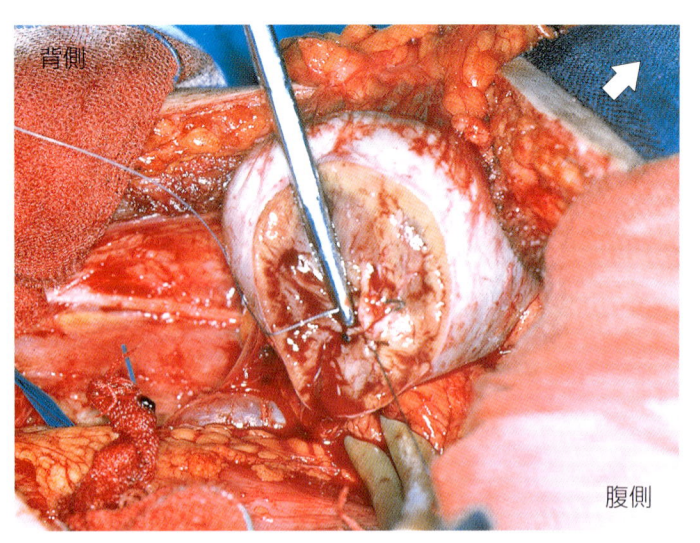

図810 腎盂を開けた場合は，これを3-0バイクリルで縫合し，閉鎖する．

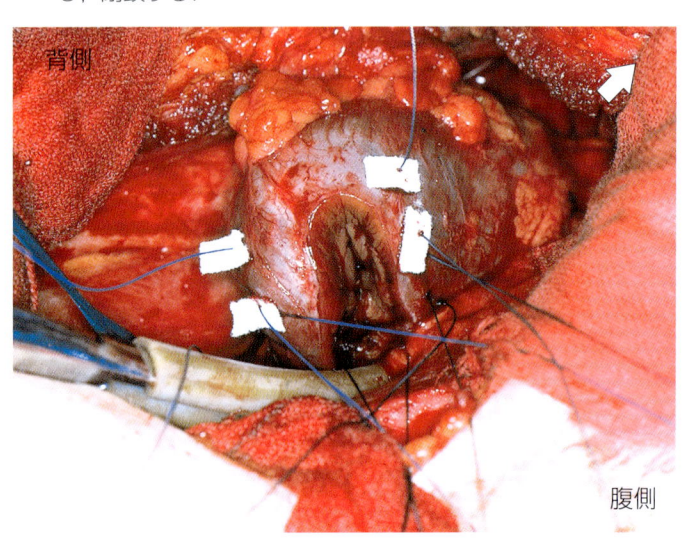

図811 プレチェット付き2-0バイクリル糸で，腎実質一層縫合のマットレス縫合を行う．

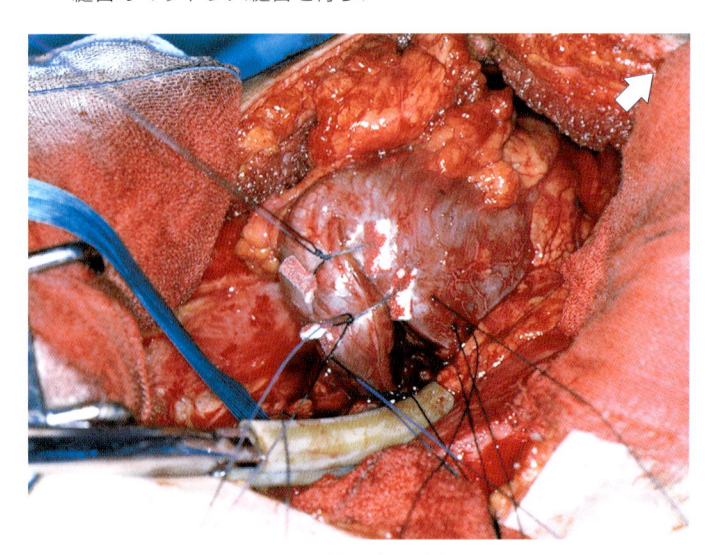

図812 その間に適宜，結節縫合を追加する．

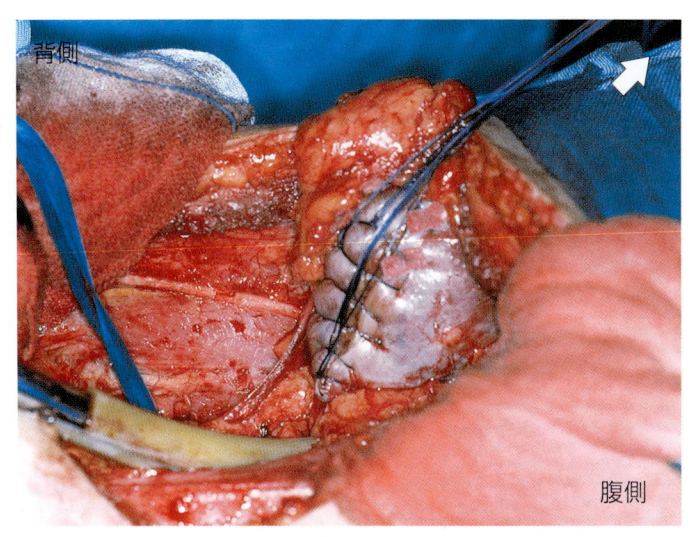

11. 腎盂・尿管および腎；経腰式腹膜外腎尿管手術

図813　ゴム付き腸鉗子を外す．

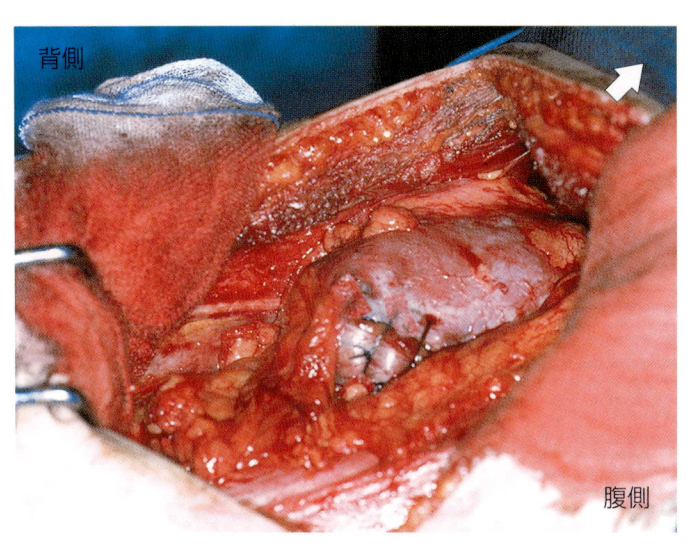

図814　ほとんど出血がないことを確認する．

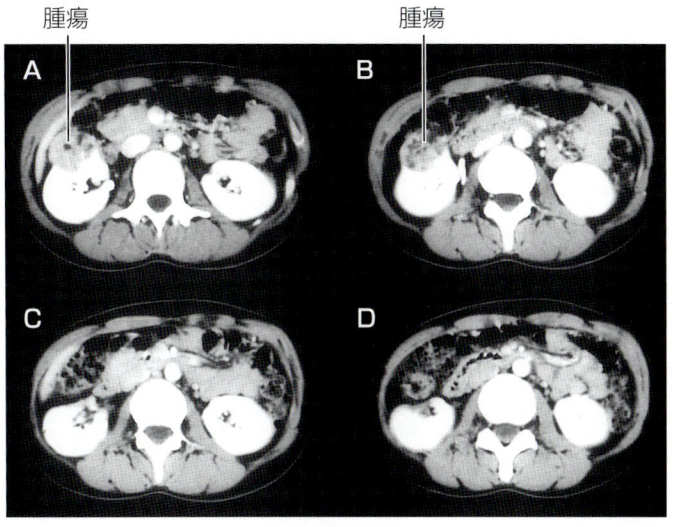

図815　本右腎部分切除例の術前（A, B），および術後（C, D）のCT所見．

7）まとめ

ここでひとまず，経腰式腹膜外の根治的腎尿管摘除術，および腎摘除術をまとめる．

経腰式腹膜外摘除術の術前イメージトレーニング

1. ● 根治的腎尿管摘除術で，腰部斜切開＋下腹部正中切開の経腹膜外的アプローチを選択する理由は何か．
   腹部正中切開の経腹膜的アプローチを選択する場合の理由も，頭に入れる．
   同様に，根治的腎摘除術では，どうか．
2. ● 肋骨切除はどうするのか．その方法はどうするのか．肋骨切除をしない場合は，どう違うのか．
   Gerota 筋膜の処理はどうするのか．腎血管にたどり着くまでの，周囲の剥離はどうするのか．
3. ● 病変はどこにあり，リンパ節郭清はどの範囲を行うのか．
   副腎は残すのか，腎と一緒に摘除するのか．
4. ● 患側が，左右の違いによる周囲の重要臓器を認識しているのか．
5. ● 腎動脈を背側からどのように同定するのか．左側なら大動脈を触知し，左腎動脈を求めるのか．右側なら大静脈を同定して，右腎動脈を同定するのか．
6. ● 腎静脈をどのように同定し，結紮，切断するのか．左側なら左腎動脈を切断後，そのまま背側から求め処理するのか．腹側から攻めて左腎静脈を求めるのか．
   右側なら右腎動脈を切断後，そのまま背側から求め処理するのか．腹側から攻めて右腎静脈を求めるのか．
7. ● 尿管の同定，処理はどうするのか．
8. ● 腎血管処理後の，腎周囲の剥離はどうするのか．背面はどうするのか．上極はどうするのか．
9. ● 腎摘除後の止血は十分か．
10. ● 尿管を引き続き摘除する場合は，下部尿管の剥離はどうするのか．
    a）腰部斜切開から連続する創を，下腹部まで伸ばすのか．腰部斜切開をいったん閉創して，下腹部正中切開を行うのか．
    切開後の下部尿管へのアプローチはどうするのか．
    b）経腹膜的正中切開の場合は，どう下部尿管を剥離するのか．
11. ● 尿管の膀胱入口部での剥離は，どうするのか．
    十分に尿管口周囲の膀胱組織を含めて切除できるのか．
    膀胱の修復縫合はどうするのか．
12. ● 閉腹はどうするのか．
    漏れはないか．ドレーンはどうするのか．

12. 腎盂・尿管および腎：経腹膜的腎尿管手術

次に腎および腎尿管に対する経腹膜的到達法による腎尿管手術を示す．解剖は，11. の項目を参照．

今後は腎摘除術は，腹腔鏡下手術が主体となろう．ESWLに取って代わられた尿路結石手術のように，開放性腎摘除術の症例数は減っていくと思われる．しかし，開放手術が皆無となるわけではない．現時点では，まだ腹腔鏡下手術が導入されていない施設もある．導入されている施設でも，大きな腫瘍や困難が見込まれる例では，開放手術も選択される．若手は，開放性腎摘除術の少ないチャンスを常に見つけ，執刀医が誰であっても見学し，技術を高めるように学ばなければならない．開放手術もその技術を高めれば，腹腔鏡下手術＋ハンドアシスト法などよりは，ずっと良い経過をたどると思われる．

1）経腹膜的腎摘除術の開創

筆者は，経腹膜的手術の多くはシェブロン（Chevron）切開を行う．痩せた例なら，患側は前腋窩線より，対側は剣状突起下をやや越えるまでの肋骨弓に沿う弓状切開で十分である．肥満例や大きな腫瘍では，第12肋骨先端を越え，中または後腋窩線まで十分に切開することもある．剣状突起より5cm下を通る横切開とする（図6，71～76）．

正中切開（図48～50，66～70）の利点は，最も容易に腹腔内に進入でき，左右どちらでも行え，両側に同時に操作を加えることも可能なことであるである．

L字，または逆L型切開（図77～80）は，副腎，腎上極の大きな腫瘍でも，視野が良好である．皮弁を頭側に固定し，大きな術野が得られ，腎下極の腫瘍も筋鈎を十分に引けば，大動脈分岐部まで視野に入り，リンパ節郭清も広く可能である．

体位は，患側を挙上させた半側臥位とし，手術台を軽いJack knife位に屈曲する．患側の上肢は，やや挙上させて反対側に向けて固定する．剣状突起から臍までの上腹部が挙上されるよう，背

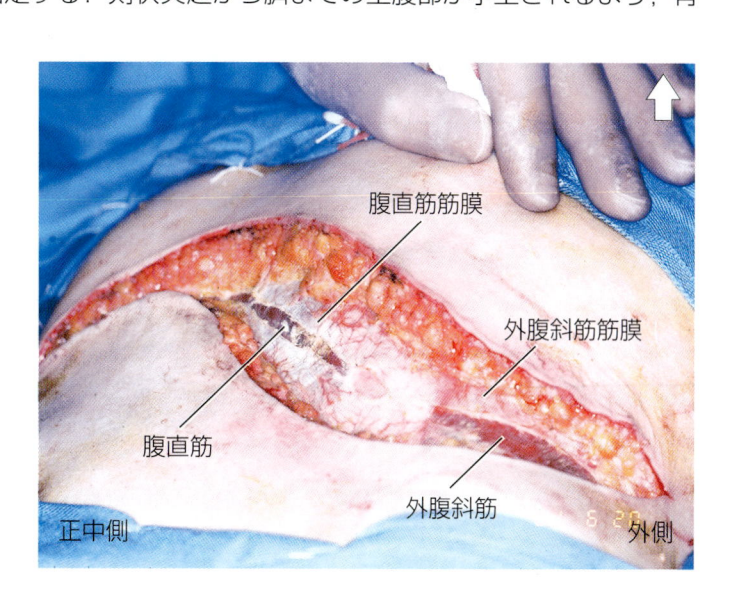

図816　左Chevron 切開例．
　　　筋層を露出する．

各論 IV. 手術項目

中に腰枕を入れる．皮膚をマーキングした後，皮膚はメス，皮下組織は電気メスで切開する（図816）．腹直筋筋膜前鞘を確認後，前鞘を電気メスの"切開"で切離する．腹直筋を電気メスの"凝固"で切断する（図817）．腹直筋の外側では，外腹斜筋，内腹斜筋，腹横筋を電気メスの"凝固"で切断する（図818）．腹直筋筋膜後鞘をメスで切開し，腹膜前の脂肪組織および腹膜を，鉗子または鑷子で把持する．ハサミ，または電気メスで腹膜を切開し，腹腔に空気を入れ腸管を下に落とす（図819）．腹膜鉗子，またはペアン鉗子で腹膜端を把持し，腹腔に指，または左手全体を入れ腹壁を持ち上げ，腸管を損傷しないように，腹膜を電気メスで切開する（図820）．頭側で肝円索が付着し，十分に剣状突起部の切開を生かせない時は，これを2-0絹糸で結紮し，切断する．肝鎌状間膜を，電気メスで必要なだけ切離する．

開創器をかけ，術野を展開し，肝表面の触診，リンパ節転移の有無などを確認する．釣り上げ鈎も有用である．無ければ鞍状鈎を肋骨弓下にかけ，鞍状鈎にガーゼを結び，手術台の頭側に固定した金属棒に縛り，牽引する．

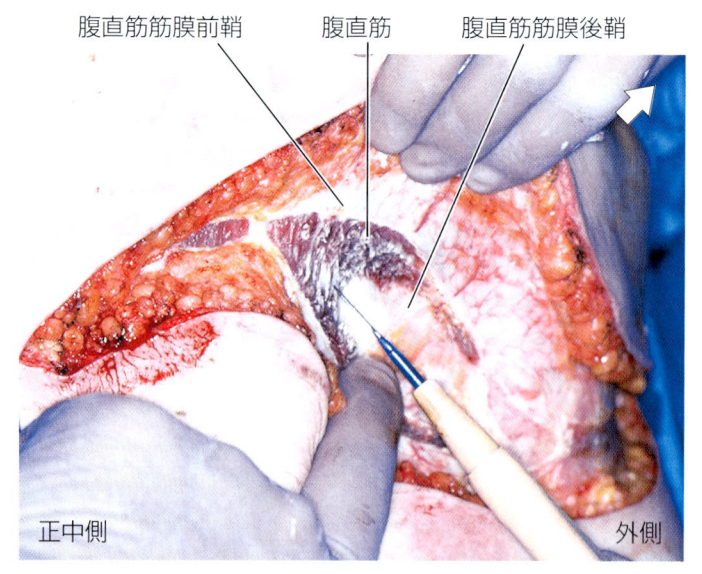

図817 筋層を切断する．

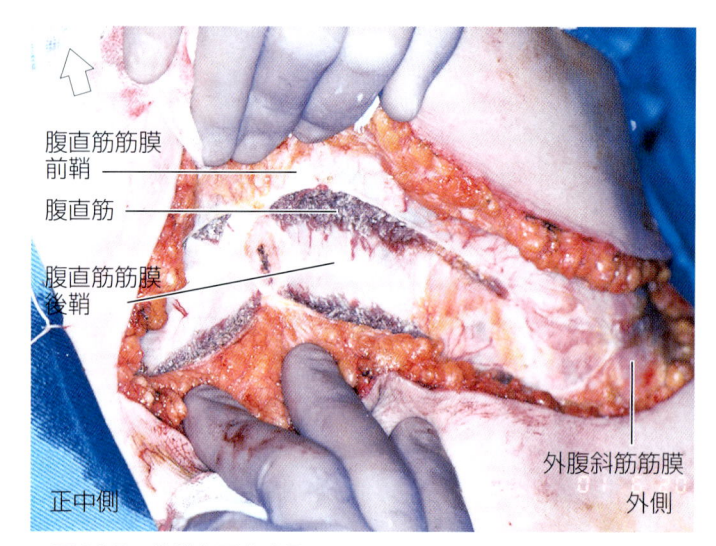

図818 筋膜を同定する．

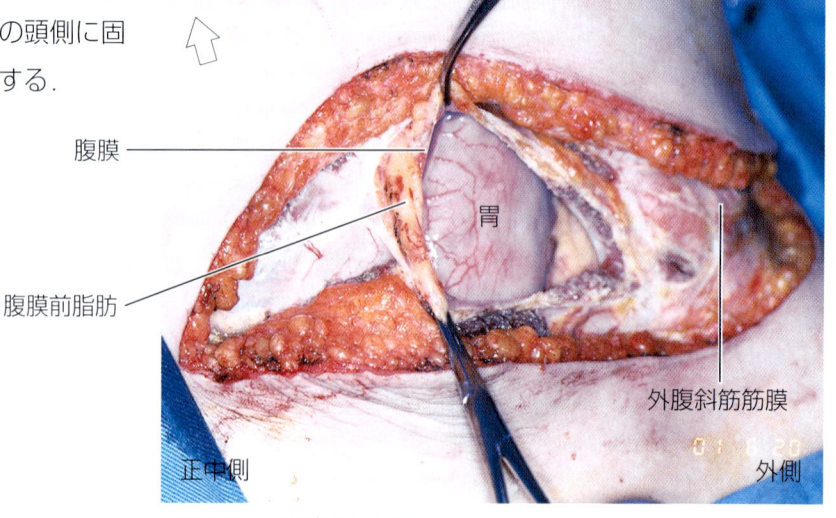

図819 腹腔内に入る．

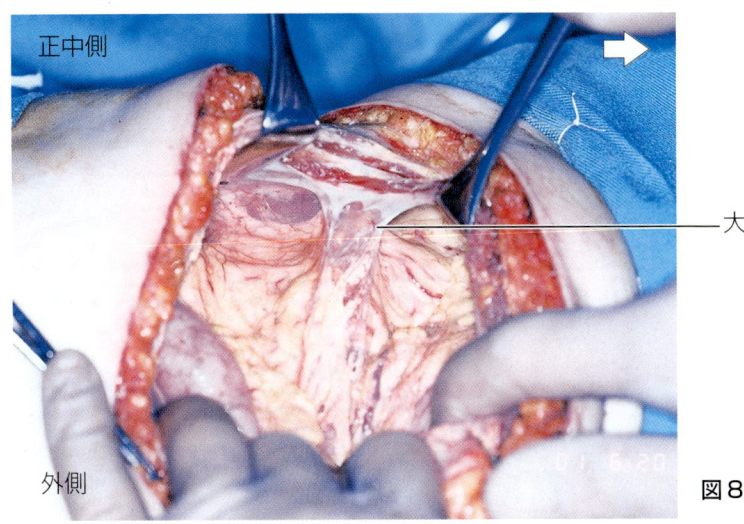

12. 腎盂・尿管および腎；経腹膜的腎尿管手術

図820 大網の癒着を見る．

2）左腎細胞癌の経腹膜的根治的左腎摘除術

開創手技に続く．左腎腹側に位置する腸管を広く授動するため，下行結腸と外側腹壁との間の癒着をすべて剥離し，下行結腸外側のTold線に沿って，傍結腸壁側腹膜切開を電気メスで行う（図821，822）．脾結腸曲が背側に落ち込んでいて，展開を邪魔することも多いので，先に脾結腸靱

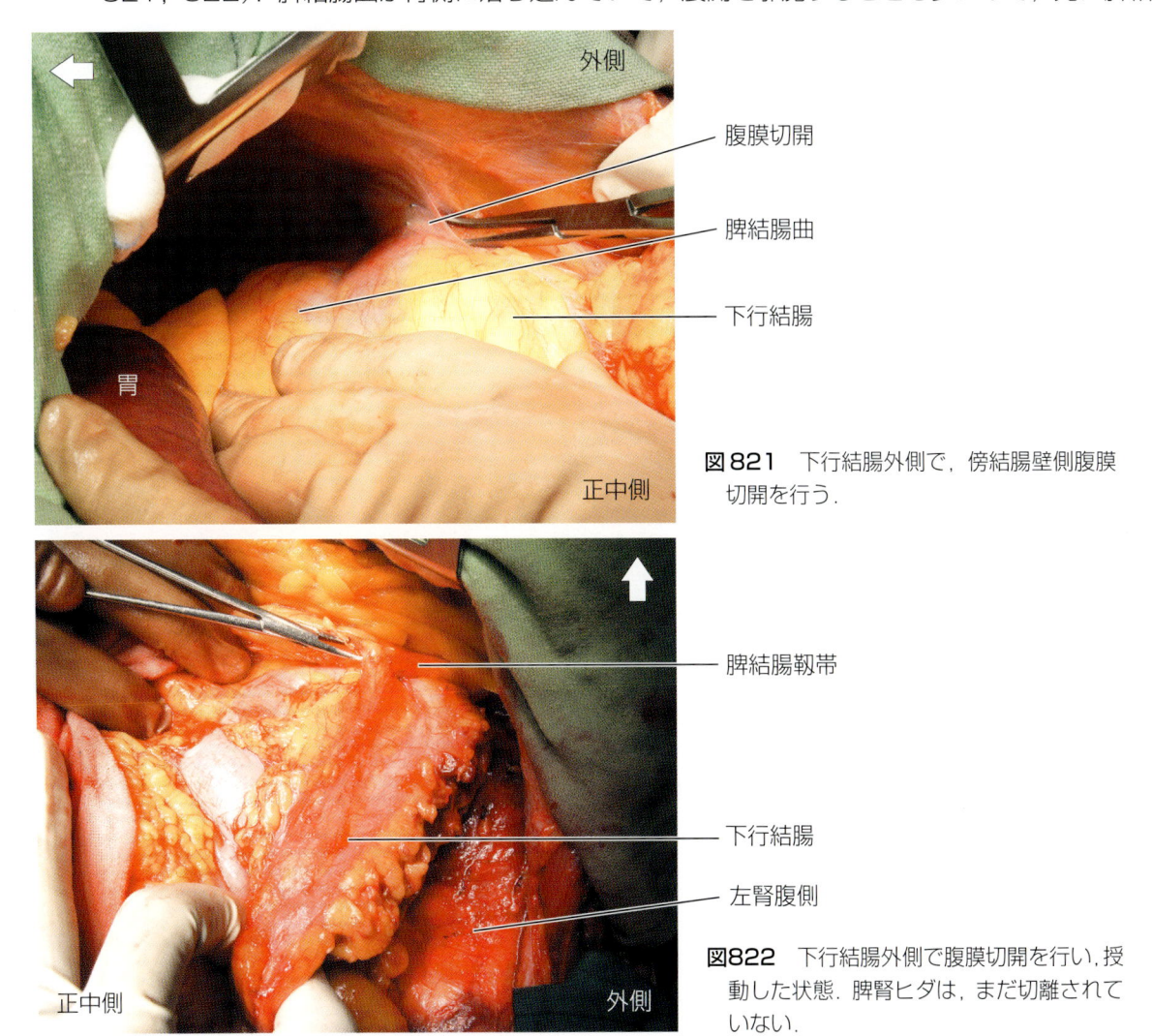

図821 下行結腸外側で，傍結腸壁側腹膜切開を行う．

図822 下行結腸外側で腹膜切開を行い，授動した状態．脾腎ヒダは，まだ切離されていない．

365

各論 IV. 手 術 項 目

帯,脾腎ひだを強弯ケリー鉗子ですくい,3-0絹糸で結紮,切断し,下行結腸を正中に圧排する(図823,824).緊張を取らないまま,結腸および結腸間膜を引きすぎて,脾を傷つけないように,特に注意する.左腎の頭側の露出が十分でない場合は,横行結腸も大網から外し,さらに胃結腸間膜を切離し,後腹膜腔に入る(図825).Gerota筋膜に包まれた左腎を触知する.Ｇｅｒｏｔａ筋膜前葉と膵背側の腹膜(Told筋膜)を剥離し,膵を頭側に圧排する(図826).

腹腔鏡下手術では,脾と横隔膜の間を頭側まで十分に切離し,脾と膵を正中に脱転すれば,腎頭側が安全に操作できるとしている.開腹手術の場合も,腎上極に突出する腫瘍の場合は,直視下に脾腎ヒダを切離し,脾の外側,頭側に向かい,横隔膜との間を切離することもある.

下行結腸および横行結腸をさらに正中に圧排し,結腸間膜の背面のTold筋膜とGerota筋膜前葉の間を剥離し,まず見つけやすい左腎静脈を目指して左腎茎部に進む(図８２７,８２８,８２９).

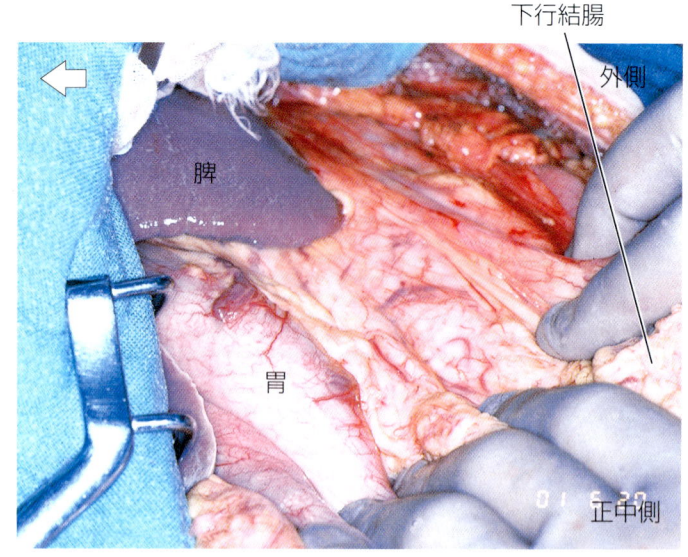

図823 脾,腎の位置を確認する.

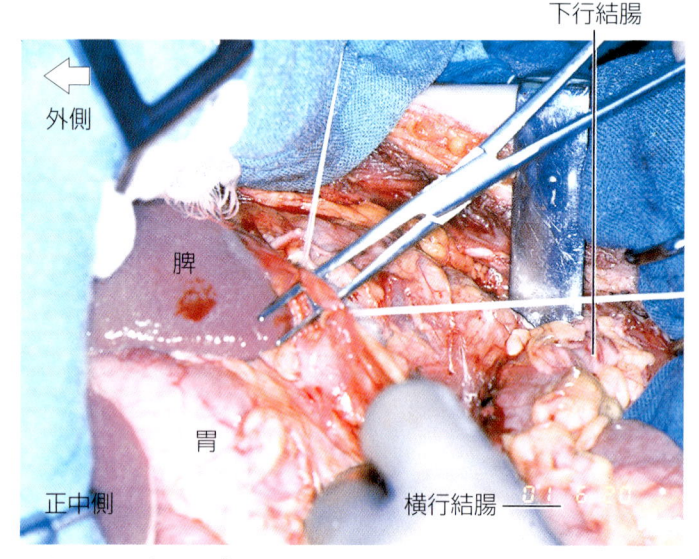

図824 脾腎ヒダを結紮,切断する.

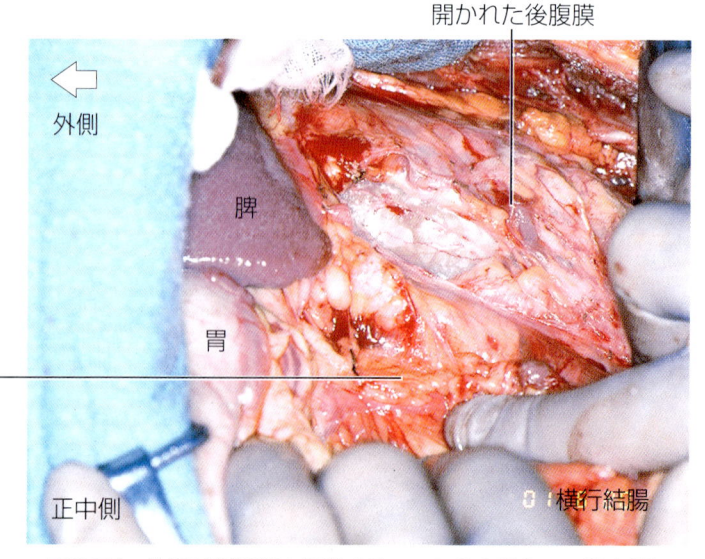

図825 横行結腸間膜を切離する.これらの操作で,脾を頭側に逃がす.

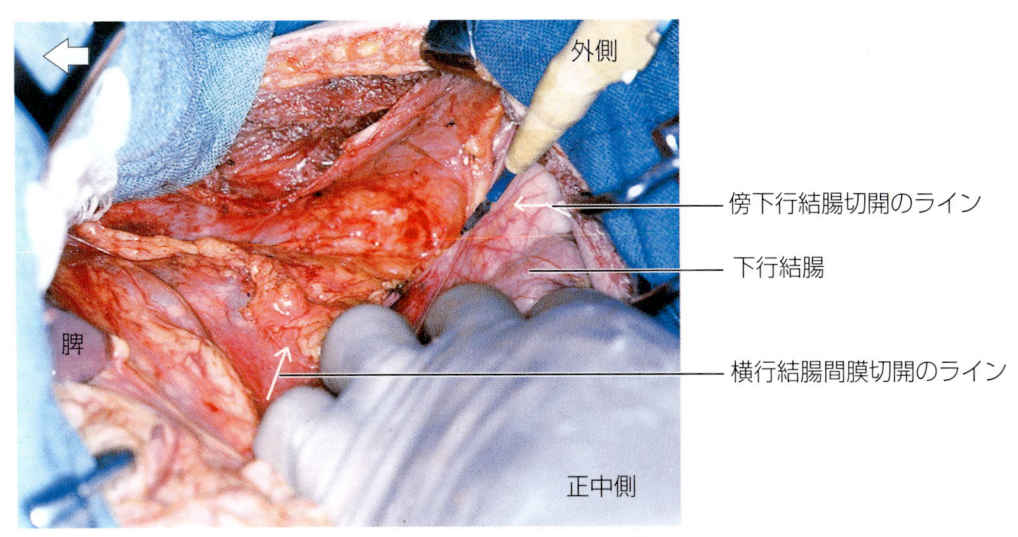

12. 腎盂・尿管および腎；経腹膜的腎尿管手術

図826 横行結腸間膜の切開線と，先の下行結腸間膜の切開線をつなげる．

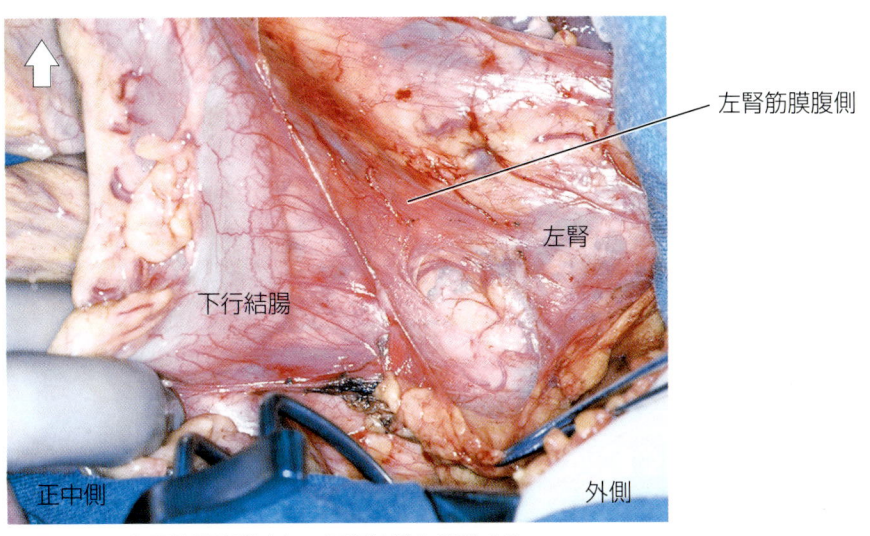

（ラベル：傍下行結腸切開のライン／下行結腸／横行結腸間膜切開のライン／脾／正中側／外側）

図827 左腎筋膜腹側より，下行結腸を剥離する．

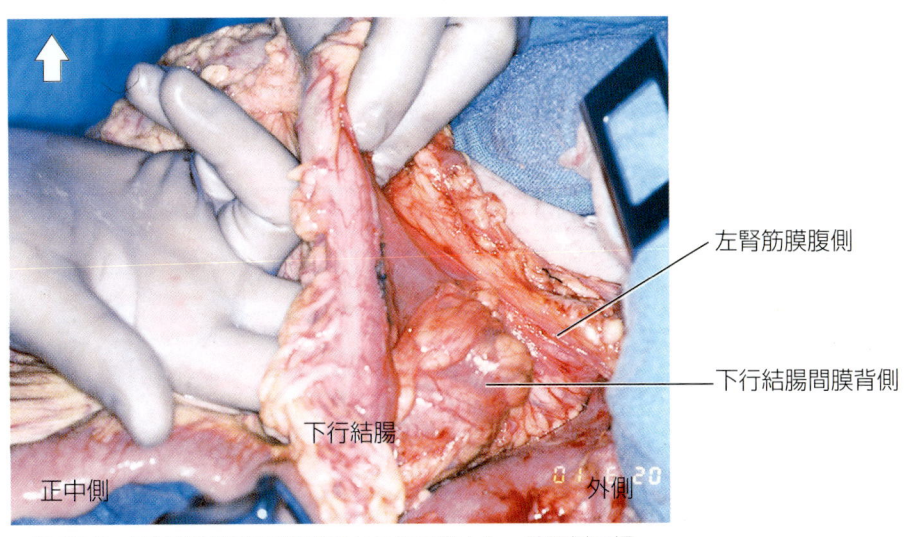

（ラベル：左腎筋膜腹側／左腎／下行結腸／正中側／外側）

図828 下行結腸間膜を腹腔側から指で挙上し，結腸側に損傷がないことを確認する．

（ラベル：左腎筋膜腹側／下行結腸間膜背側／下行結腸／正中側／外側）

各論 IV. 手術項目

　大動脈を触知し，その近傍で左腎茎部の組織を切離し，左腎静脈を中枢側，末梢側ともに同定する（図830）．さらに小腸腸間膜基部を剥離し，十二指腸まで露出すれば，完全に左腎静脈の大静脈流入部まで直視下となる（図831）．先に大静脈を同定し，左腎静脈を中枢側より末梢側に向かって，左副腎静脈，腰静脈，左性腺静脈と同定しつつ，完全に露出しても良い（図832）．筋鈎や軟べらを優しく使いながら，腹膜を頭側に圧排すると，膵背面が見えるので，これを損傷しないよう注意する．

　左腎静脈の血管鞘をメッチェンバウムで切開し，慎重に剥離する．その層で，左腎静脈を中枢側，末梢側と剥離する．左腎静脈に入る左副腎静脈，腰静脈，左性腺静脈を，それぞれ先に切離する．すなわち，強弯ケリー鉗子を背側に回し，すくい，3-0絹糸で結紮し，切断する．左腎被膜上を走る静脈も障害となれば，3-0絹糸で結紮，切断する．左腎静脈の下にも強弯ケリー鉗子を回し，血管テープをかけ，左腎静脈を腹側に引き上げる（図833，834）．

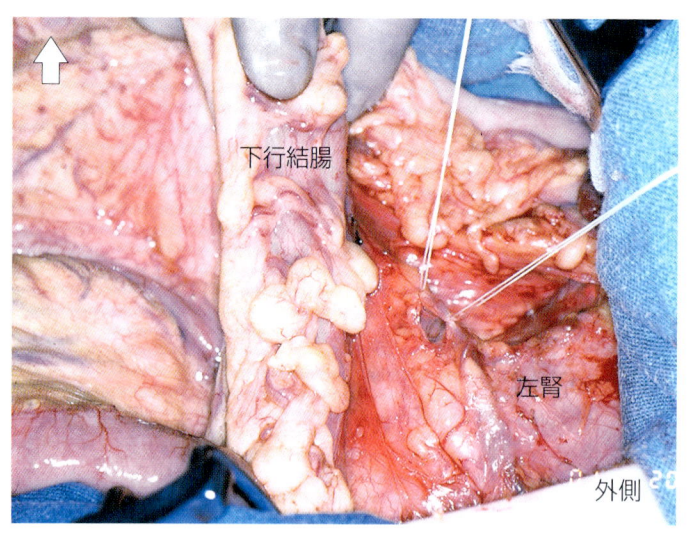

図829　左腎茎部，左腎静脈の上を横断する血管を，結紮，切断する．

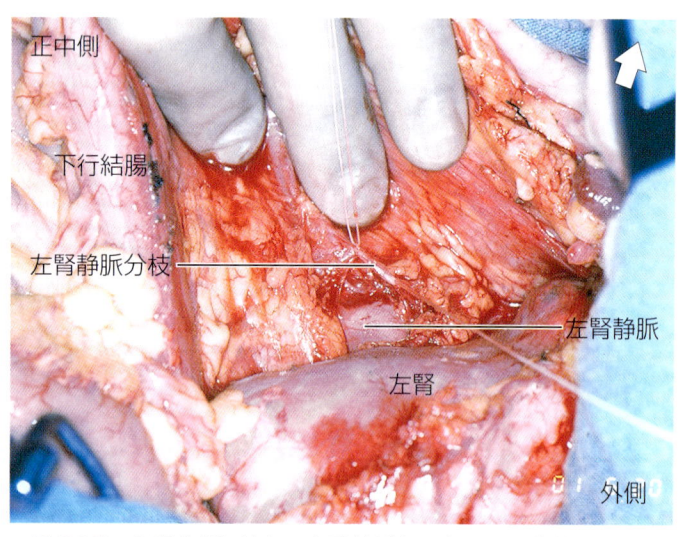

図830　左腎茎部に達し，左腎静脈を同定する．分枝を結紮，切断し，剥離を進める．

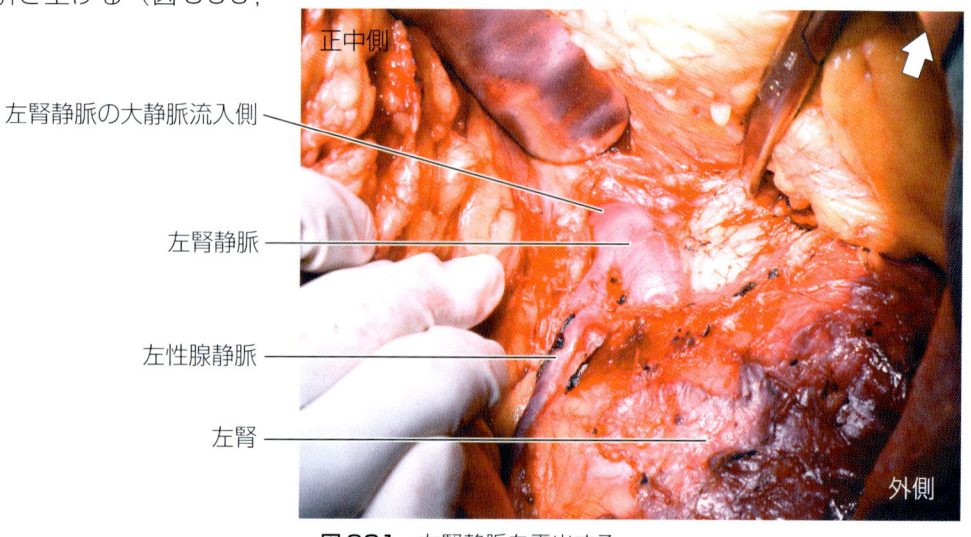

図831　左腎静脈を露出する．

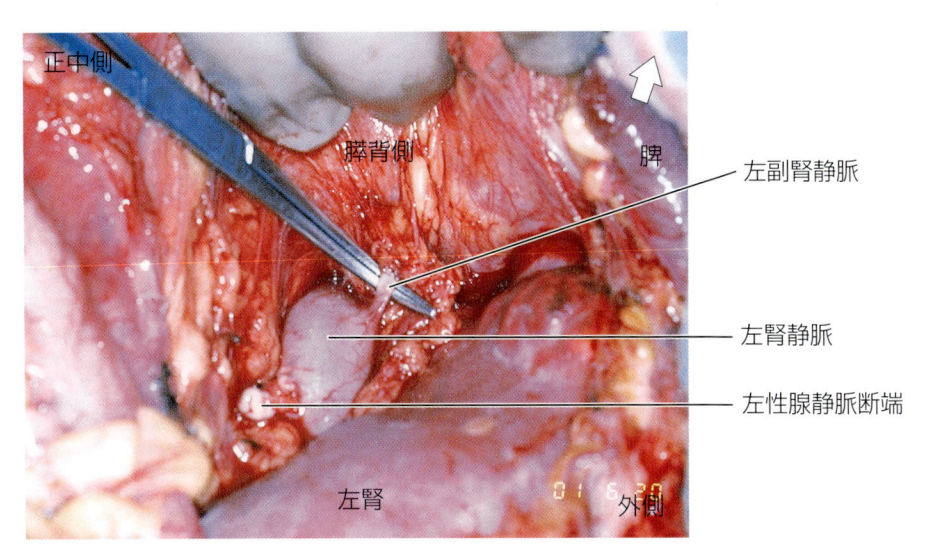

12. 腎盂・尿管および腎；経腹膜的腎尿管手術

図832 左副腎静脈を同定する．

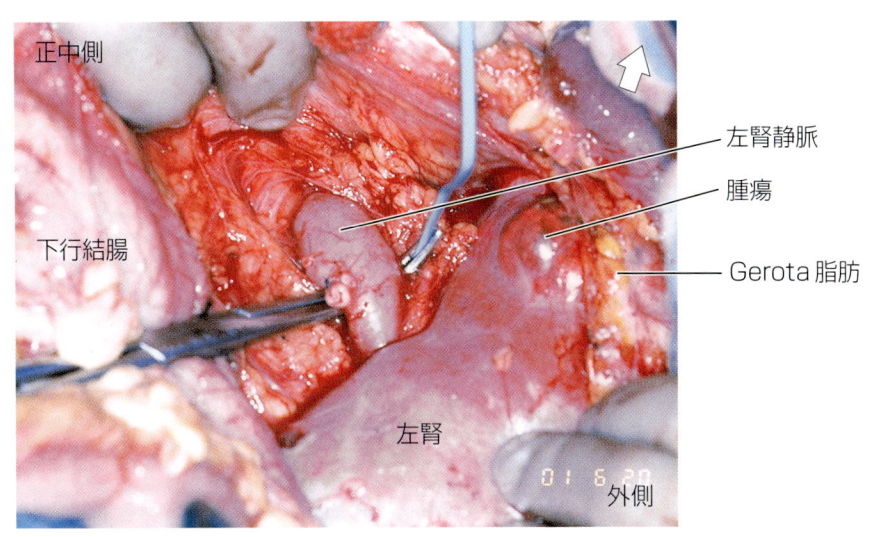

図833 左腎静脈を血管テープですくう．

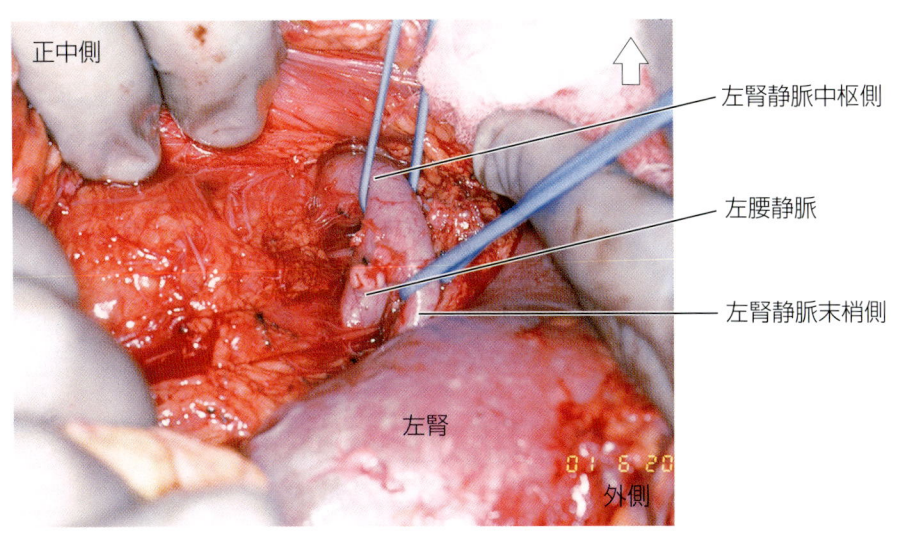

図834 左腰静脈を同定する．

各論 IV. 手 術 項 目

　左腎静脈の背側で，ツッペル，または強弯ケリー鉗子で結合組織を分け，左腎動脈を同定し，鉗子ですくい，1号絹糸で結紮する（図835）．左腎動脈の末梢側も，1号絹糸で二回結紮する．もう一度，左腎動脈の中枢側に，3-0無傷針で貫通縫合を加え，この糸と末梢側の糸の間で切断する（図836）．見つけた左腎動脈が細すぎたり，位置がどうしても納得できない時は，他の場所に本幹があると考え，探し直す．術前の動脈撮影で血管の数が判っていれば，再度確認する．次いで左腎静脈を中枢側，末梢側とも1号絹糸で二回結紮し，切断する（図837）．

　左腎背面を鈍的に大腰筋より剥離し，左腎下極を剥離する．正中も大動脈，および椎体から剥離し，足側に向かう．背側からの剥離と正中側からの剥離を背面でつなげると，その腹側の組織には，左尿管，左性腺静脈および周囲脂肪組織の束が保持できる．この脂肪組織を順次切離し，左尿管を同定する（図838，839）．左尿管を，この創で届く範囲で，できるだけ長く摘除する．左尿管を腸骨交叉部付近まで剥離し，2-0絹糸で結紮，切断する．次いで性腺静脈もここで再度切離し，左腎の足側を完全に切離する（図840）．

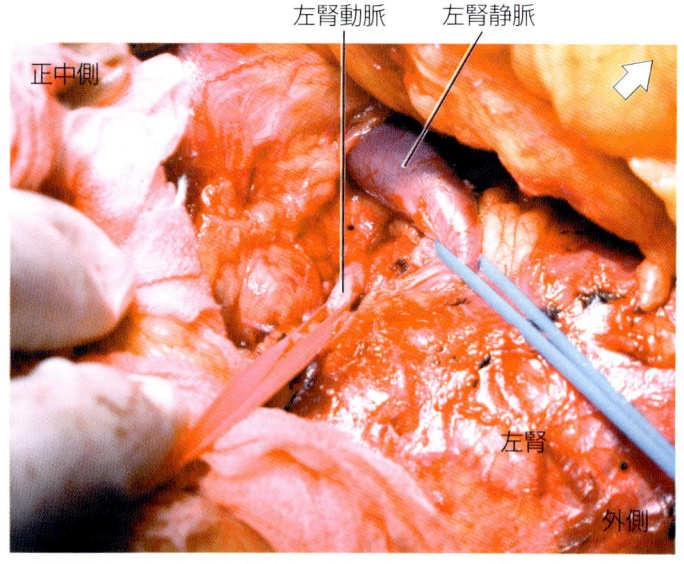

図835 左腎動脈を同定し，切断する．この例は，左腎静脈の足側で左腎動脈をとらえた．

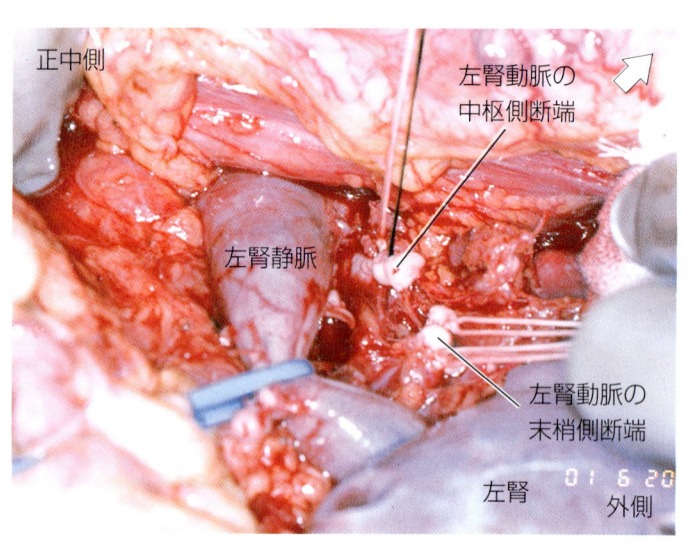

図836 この例は，左腎静脈の頭側で左腎静脈をとらえ，結紮，切断した．

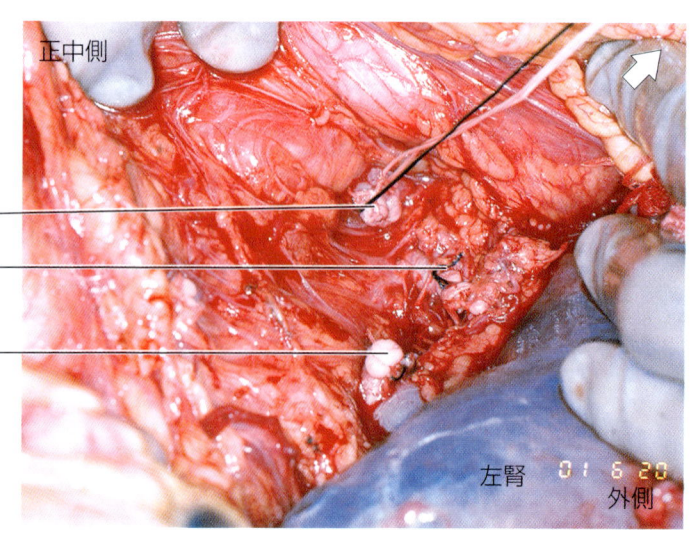

図837 続いて左腎静脈を，結紮，切断する．

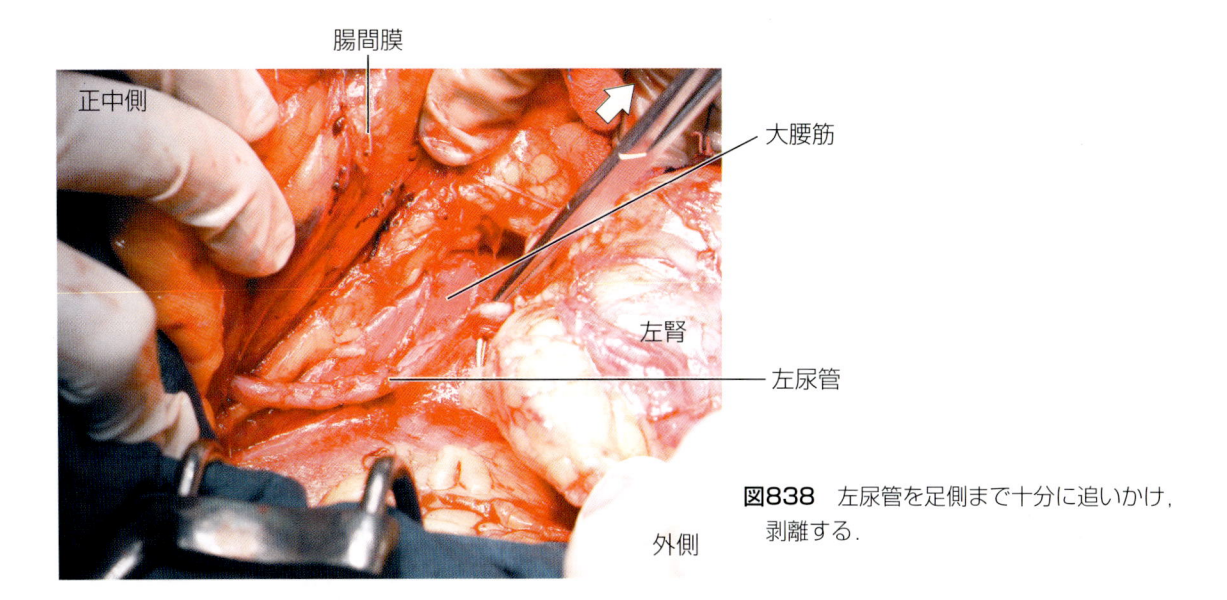

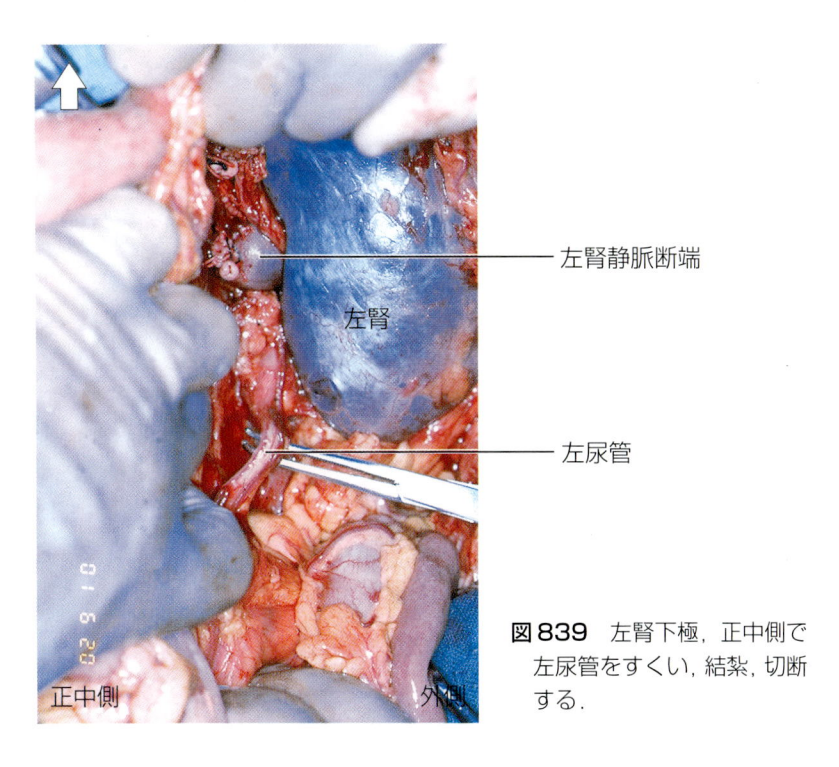

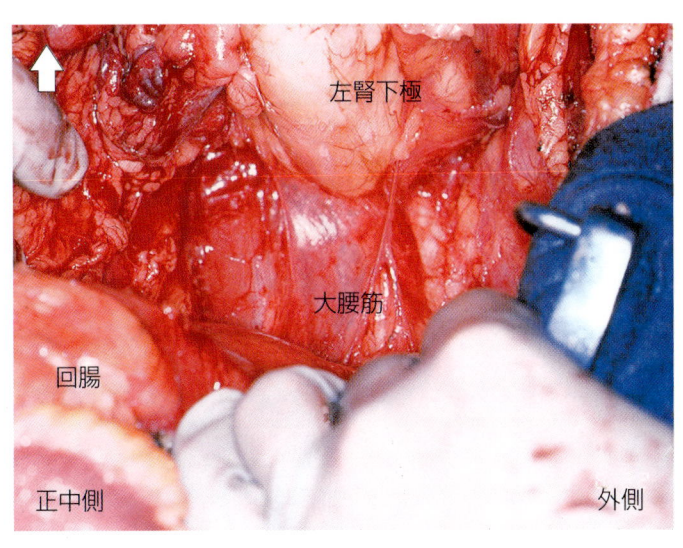

12. 腎盂・尿管および腎：経腹膜的腎尿管手術

図838 左尿管を足側まで十分に追いかけ，剥離する．

(腸間膜，正中側，大腰筋，左腎，左尿管，外側)

図839 左腎下極，正中側で左尿管をすくい，結紮，切断する．

(左腎静脈断端，左腎，左尿管，正中側，外側)

図840 左腎下極の背面を，鈍的に剥離する．

(左腎下極，大腰筋，回腸，正中側，外側)

各論 IV. 手術項目

　これで一気に左腎背面を起こし，頭側に向かってケリー鉗子で大動脈に沿って結紮，切断を行い，すでに切離されている左腎茎部を経て，左副腎部正中に向かう．大動脈に沿って，結合組織をできるだけ強弯ケリー鉗子ですくい，3-0絹糸で結紮する（図841）．左副腎を同定し，大動脈壁より剥離する．これで正中側が，だいたい切離できる（図842）．

　次いで今度は，外側の横隔膜側から，Gerota脂肪組織に包まれた左腎の頭側と横隔膜との間を，正中に向かって3-0絹糸で結紮，切断する（図843）．左腎背面に左手を入れ，左腎を足側に引き下げ，Gerota脂肪組織の頭側端と横隔膜下組織の間にケリー鉗子を入れて挟鉗し，3-0絹糸で結紮，

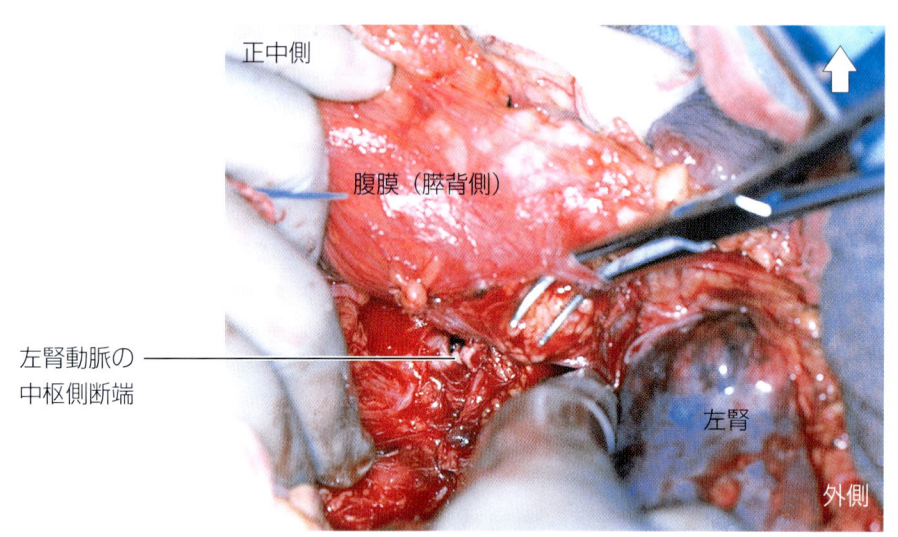

図841　左腎上極を結紮，切断する．

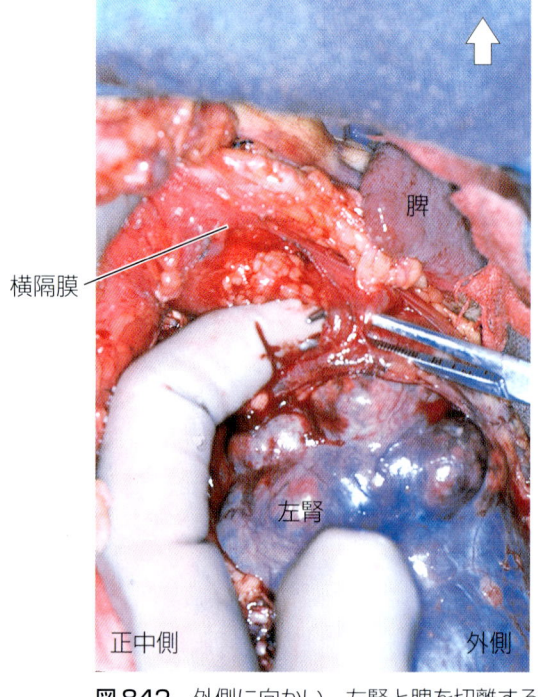

図842　外側に向かい，左腎と脾を切離する．

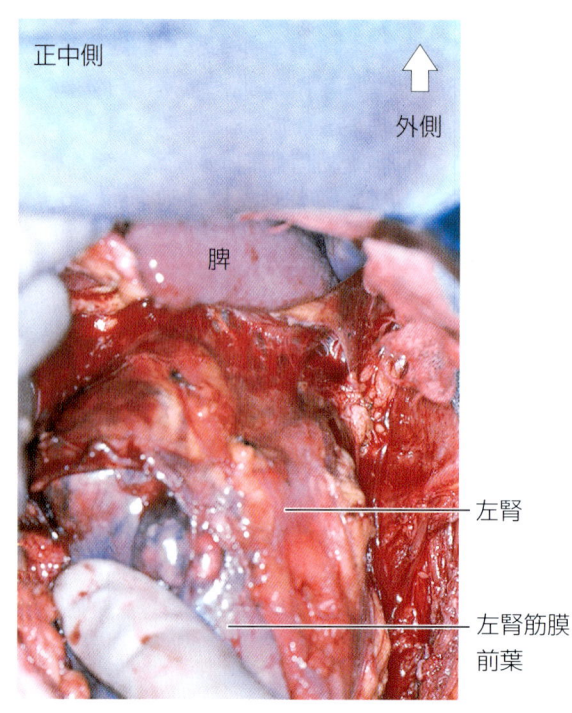

図843　左腎と脾の間の，残っている部分．

12. 腎盂・尿管および腎；経腹膜的腎尿管手術

切断する（図844）．この操作を進めていくと，左腎の背面に完全に手が入り，左腎を引き下げることができ，見にくく深い副腎部も術野の中央に下げることができる（図845）．横隔膜も安全に同定できる．外側と正中からの結紮，切断が進み，最終的に副腎の頭側だけの組織となったら，副腎の頭側にケリー鉗子をかけ，副腎を含めて左腎を摘出する．

　副腎を残す場合は，左腎の上極を確認するため，Gerota筋膜を開け，腎副腎間繊維中隔のラインで横断して，副腎を残す．すなわち，副腎の足側の脂肪組織にケリー鉗子を入れ，3-0絹糸で結紮，切断し，左腎を摘除する．

　左腎静脈をトライツ靭帯の左横で腹膜を切開し，同定する方法がある（図846）．

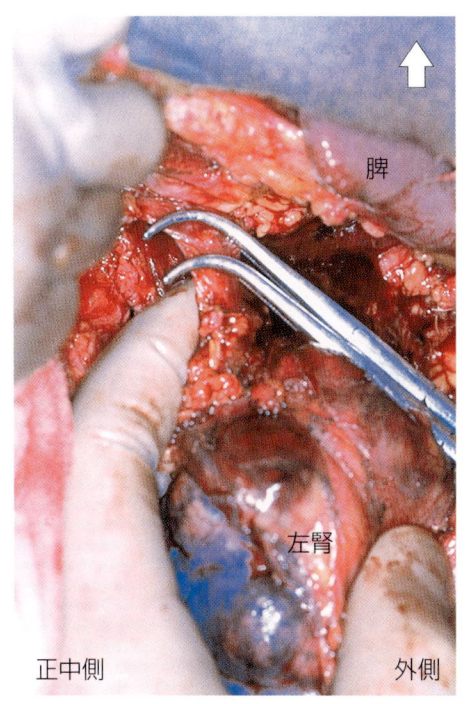

図844　左腎茎部頭側を，さらに切離する．

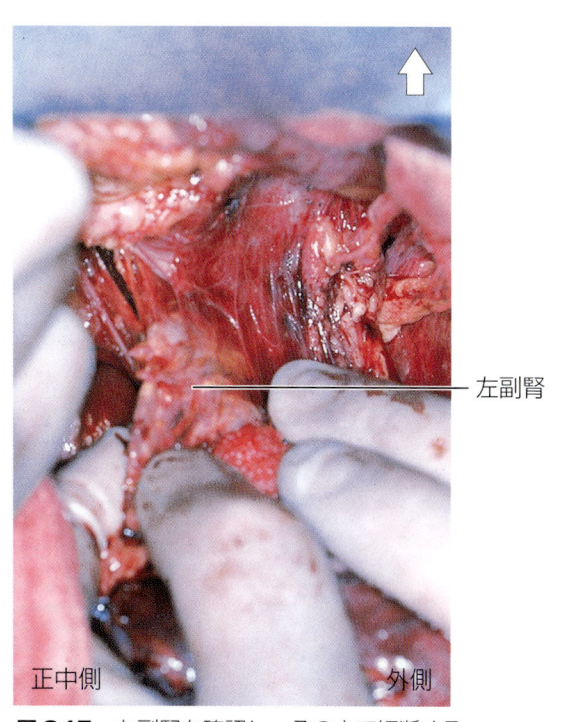

図845　左副腎を確認し，その上で切断する．

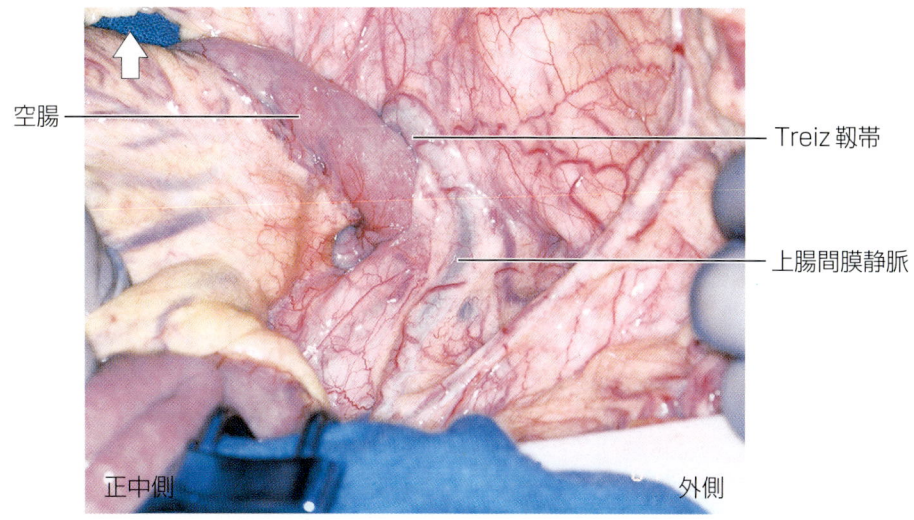

図846　Treitz靭帯を確認する．上腸間膜静脈を見る．

各論 Ⅳ. 手術項目

　後腹膜腔に入ると，ほぼ左腎静脈の直上なので，慎重に剥離を進めれば（図847），すぐに左腎静脈が見える（図848）．次いで周囲の副腎静脈などを確認する（図849）．続いて左腎動脈を求める（図850）．さらに傍結腸腹膜切開を行い，腎周囲を剥離する．前述のごとく，左腎筋膜と結腸の間の剥離を進める．すでに腎動静脈は結紮，切断されているので，腎周囲を順次結紮，切断すれば摘出できる．

　症例により必要があれば，大動脈と大静脈の間のリンパ節郭清を追加する（図126，127）．最後に，止血を確認する．ドレーンを置き，型のごとく閉腹する．

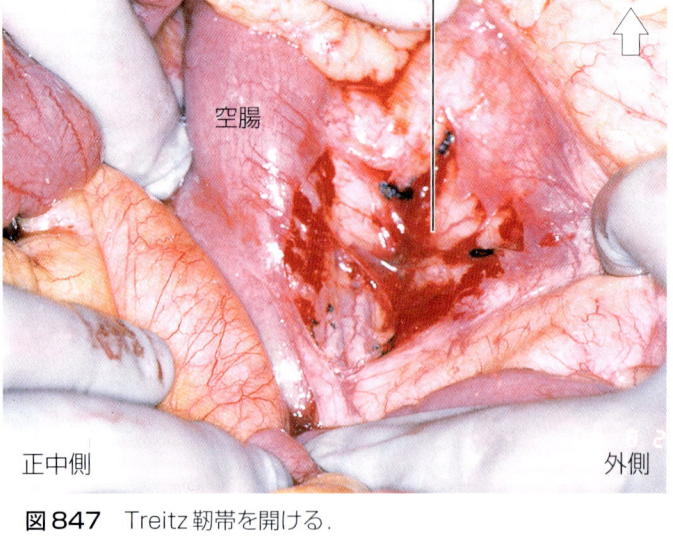

図847 Treitz 靱帯を開ける．

図848 左腎静脈，左精巣静脈を露出する．

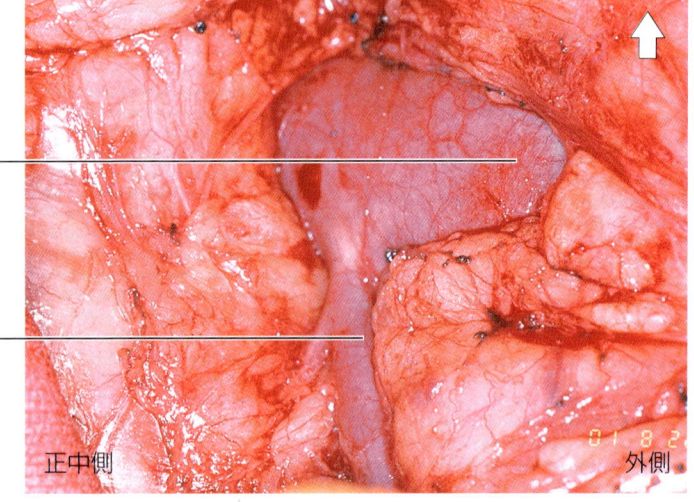

図849 左副腎静脈を露出し，左腎動脈を探る．

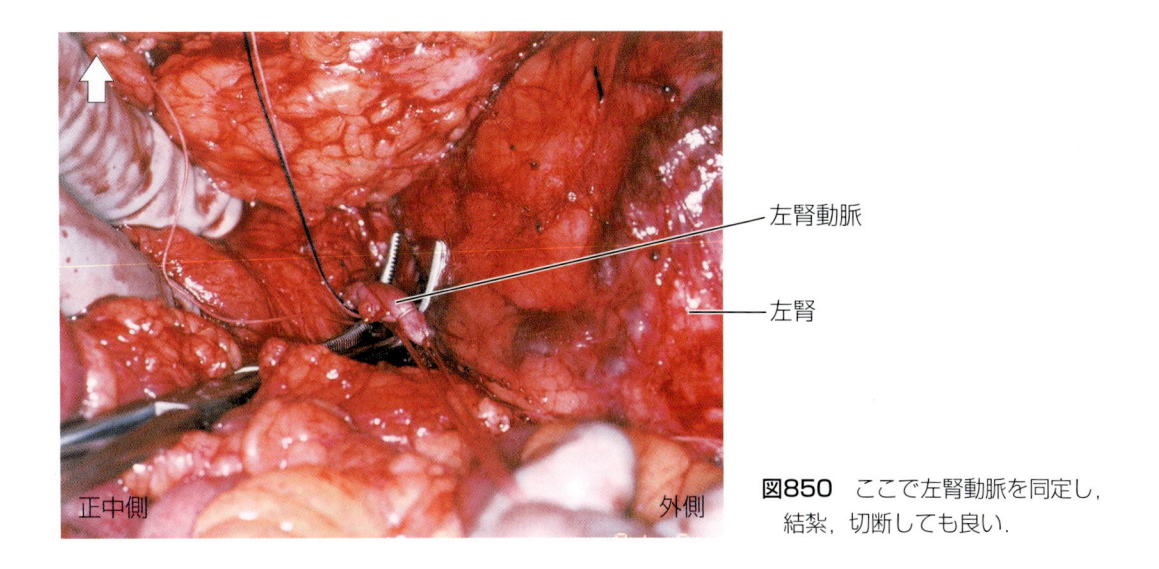

図850 ここで左腎動脈を同定し，結紮，切断しても良い．

3）右腎細胞癌の経腹膜的根治的右腎摘除術

　開創手技に続く．上行結腸の外側で，電気メスで血管が粗なTold線に沿って，傍結腸腹膜切開を行う．腎筋膜前面との間を剥離し，上行結腸を正中に圧排する（図851）．さらに腸管を全体に授動するため，回盲部でも外側から正中に向かい，腹膜を電気メスで切開し，回盲部腸管を後腹膜腔より剥離し起こす（図852，853）．助手に鑷子で腹膜の切開端を持たせ，カウンタートラクションを効かせ，順次切開を進める．この時，往々にして，自信のつき始めた助手では，気を利かせ過ぎてトラクションが強いことがある．助手に手術の進行速度を指示しながら，ガーゼで結腸を持たせ，結腸間膜背面のToldt筋膜と，腎腹側のGerota筋膜前葉の間を剥離する（図854）．網目様の結合組織のみで血管がない場合は，メッチェンバウムで鋭的に剥離する．細い血管が見られた場

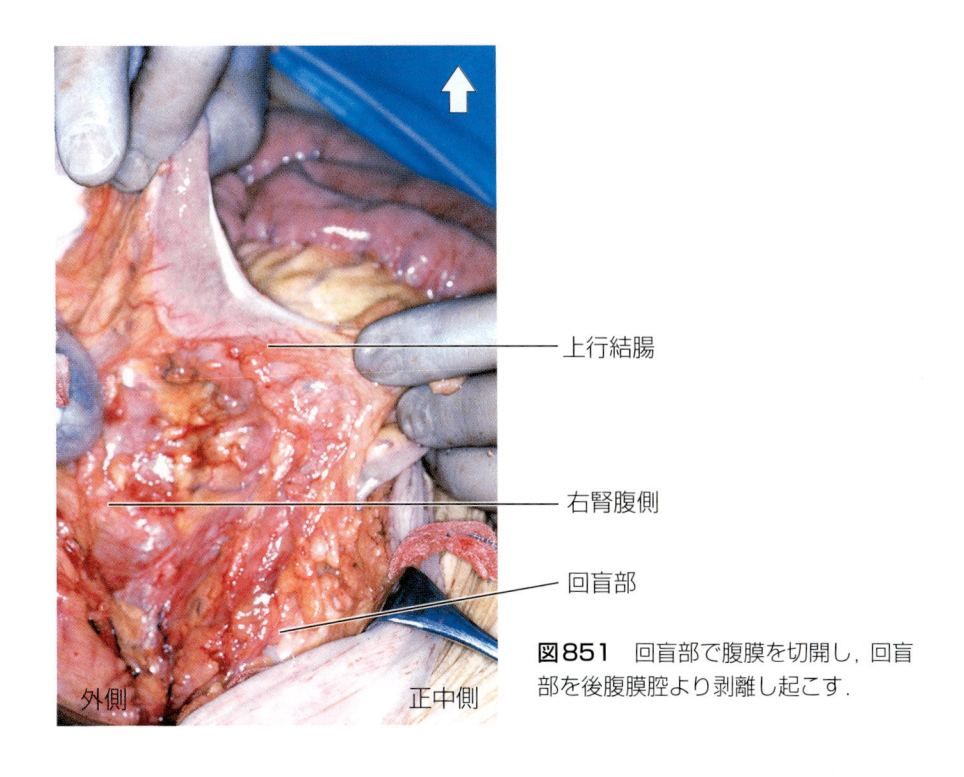

図851 回盲部で腹膜を切開し，回盲部を後腹膜腔より剥離し起こす．

各論 IV. 手術項目

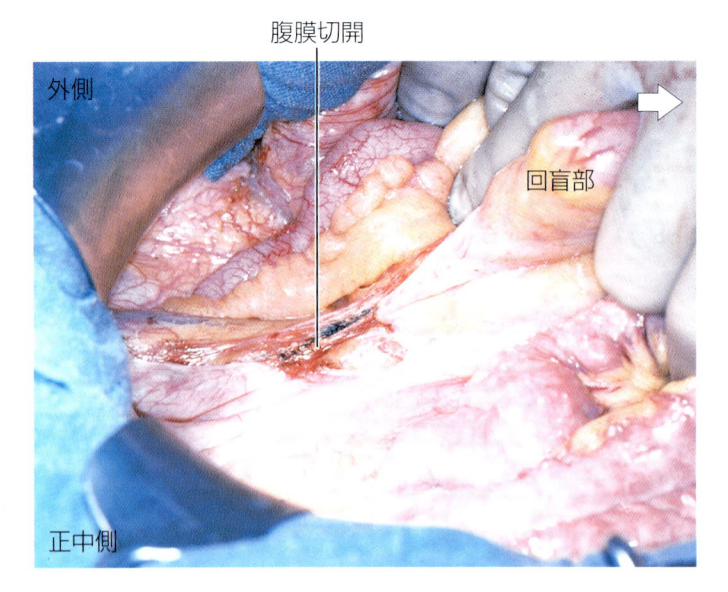

図852 頭側に回盲部を引き上げ，展開する．上行結腸を頭側正中に圧排する．

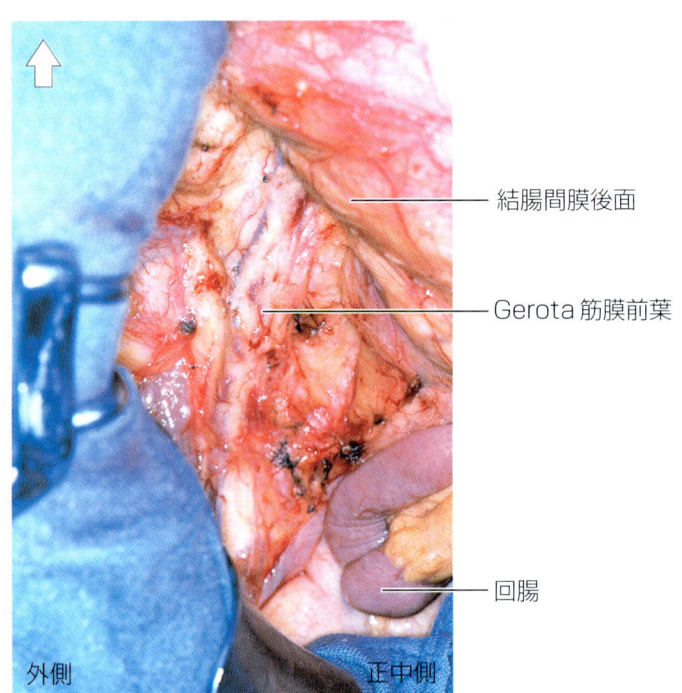

図853 結腸を把持し，結腸間膜後面のTold筋膜と，Gerota筋膜前葉の間を剥離する．肥満例では，その境界が判りにくい時がある．結腸間膜を傷つけないように，ややGerota筋膜に近い間隔で進むのが安全．

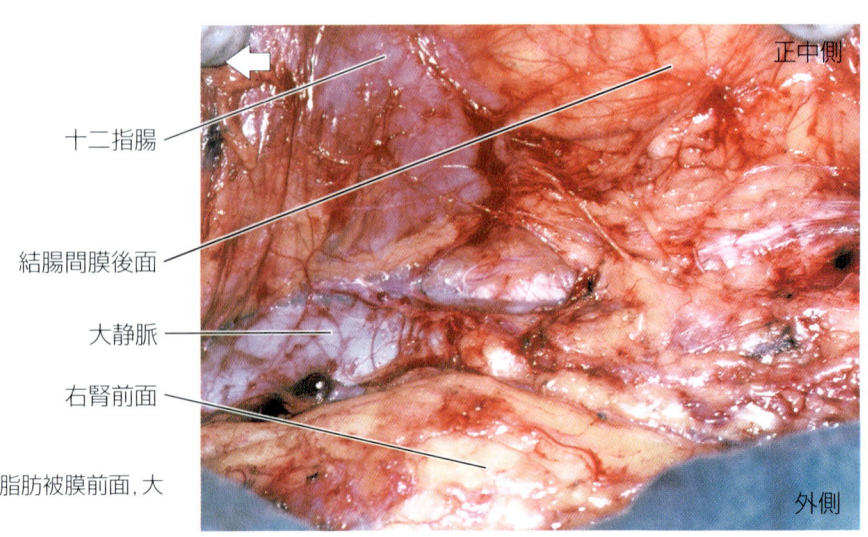

図854 剥離を進め，腎脂肪被膜前面，大静脈を露出する．

376

12. 腎盂・尿管および腎；経腹膜的腎尿管手術

合は，電気メスで凝固する．上行結腸を正中に圧排し，大静脈を同定する．頭側に進み，さらに肝結腸曲，十二指腸下行脚右側との間で腹膜を切開し，腎腹側と結腸癒合筋膜の間を剥離する．

十二指腸下行脚外側とGerota筋膜前葉を，メッチェンバウムで慎重に剥離し，Kocherの授動を行い，胃，十二指腸を内側に十分に圧排する（図855）．視野が不良の場合は，ウインスロー孔（Winslow）まで切離を加え，十二指腸および膵を頭側正中側に移動させる．肝十二指腸靭帯は，正中頭側へ押しやり，門脈を損傷しないように注意する．

肥満例や周辺に癒着が見られる例では，さらに大網を横行結腸から疎血行層で剥離し，十二指腸結腸靭帯，および胃結腸靭帯を結腸帯近くで切開すると，右結腸曲を広範囲に動かすことが出来る．これらの操作は全て必要なわけではなく，各症例のやり易さにより，適宜，組み合わせる（図856，857，858，859）．痩せた腎下垂例では，上行結腸外側の腹膜切開だけで，腎が全て視野にはいることもあれば，肥満例，腹膜癒着例では上記の操作を全て行い，それでやっと右腎の上極が見える例もある．

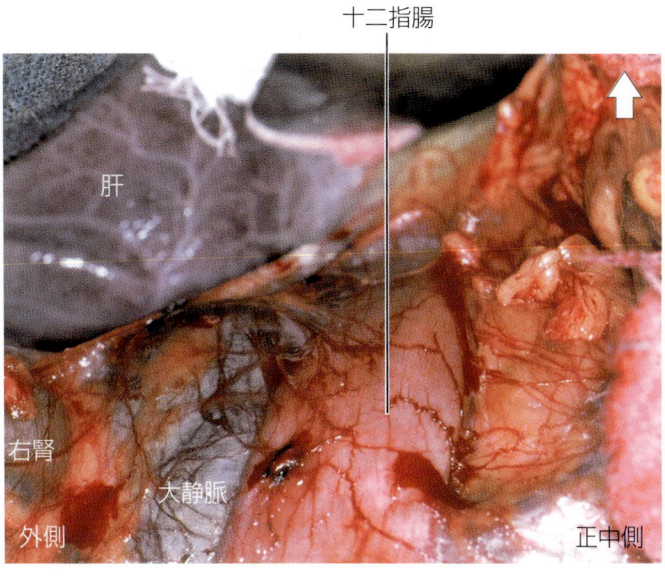

図855 さらに頭側でKocherの授動を行い，胃，十二指腸を内側に圧排する．

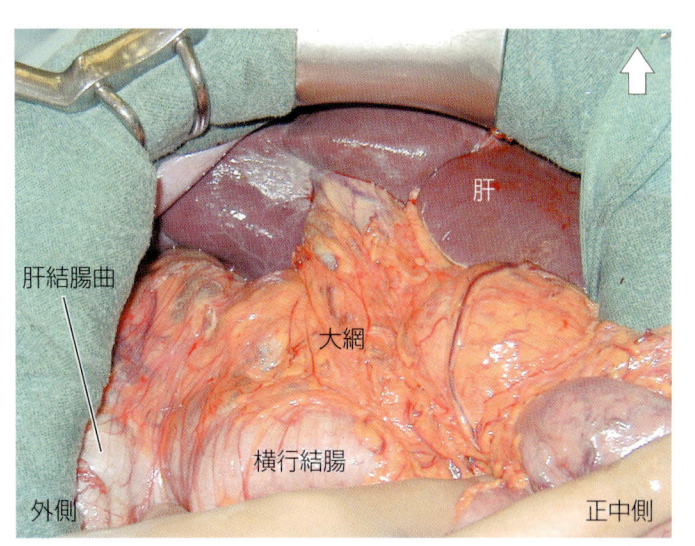

図856 別な症例を示す．大網が肝床に癒着している．

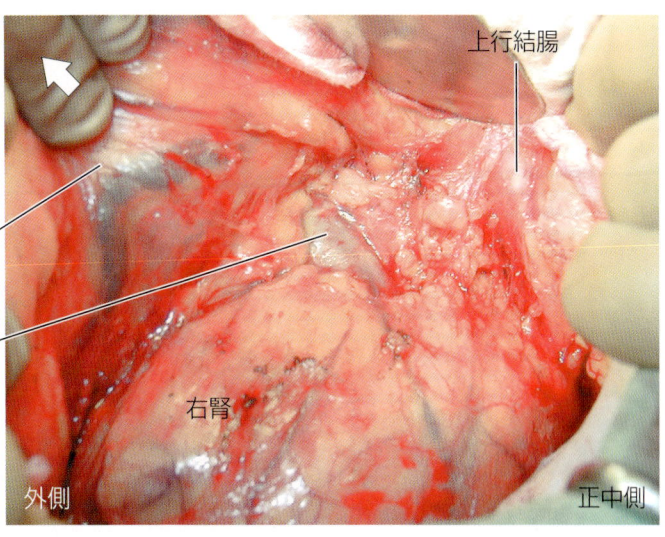

図857 上行結腸外側で腹膜を切開し，Kocherの授動も行い，上行結腸，横行結腸を正中に圧排する．

各論 IV. 手 術 項 目

　上行結腸を正中に圧排後，右側で目指すのは暗紫色の大静脈である．大静脈の血管鞘を切開し，下大静脈全体を露出する．静脈壁を恐がって完全に露出せず，上に漿膜が付いたままだといつまでもやりにくく，かえって層を間違え，結腸間膜に入り込むことがあり，余分な結紮，切断が必要となる．大静脈に還流する性腺静脈を同定する（図860）．これは，見つけた時点でケリー鉗子ですくい，3-0絹糸で結紮，切断するのが良い．そのまま置いておくと，他の操作の力が加わり，途中で裂け，出血することがある．性腺静脈は，末梢側で他の流入・流出路があるので，無理に温存する必要はない．

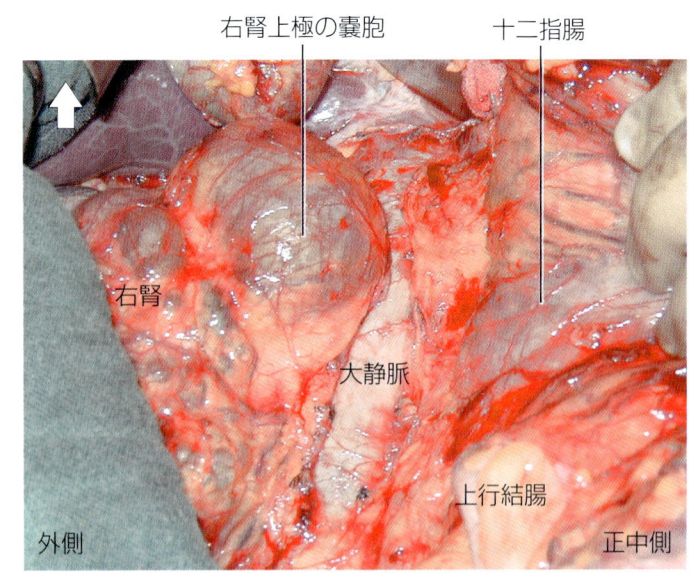

図858 十二指腸を正中に圧排し，下大静脈を全体に露出する．右腎上極には大きな腎嚢胞が見られる．

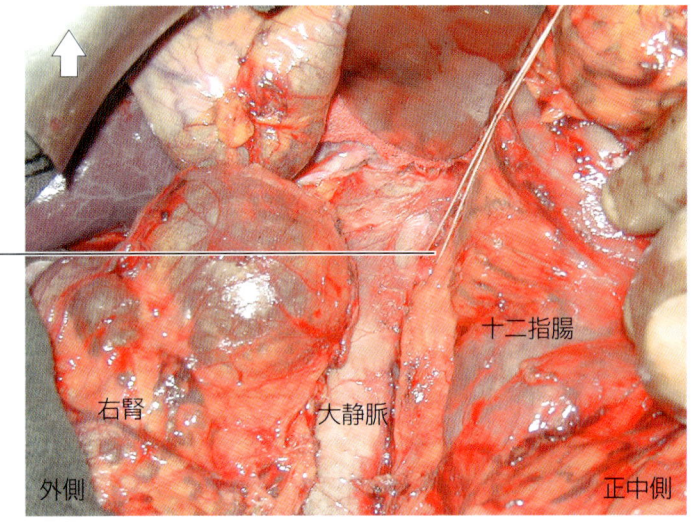

図859 下大静脈の左，左腎静脈の下で，右腎動脈を捉える．

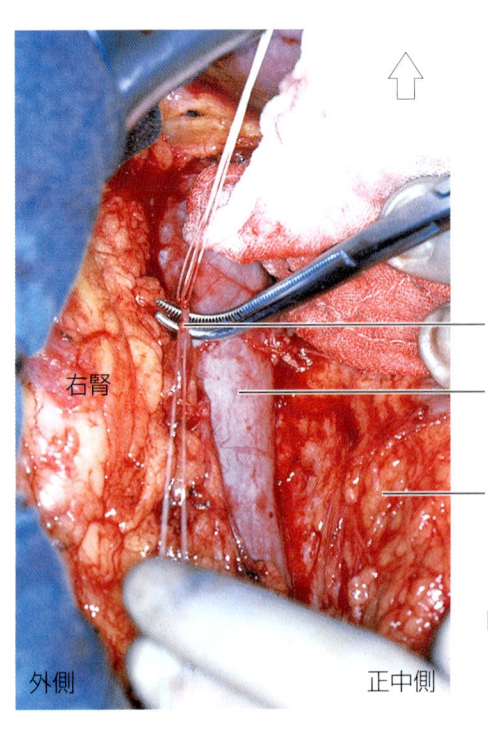

図860 上行結腸を正中に圧排し，大静脈を同定する．大静脈に還流する性腺静脈を，同定，結紮する．

12. 腎盂・尿管および腎；経腹膜的腎尿管手術

　右腎静脈を同定し，周囲より剥離する（図861）．この段階では，右腎静脈の位置を確認するだけでよく，無理に背側を剥離しない．ここで出血させると，まだ右腎動脈をとらえていないので，厄介である．左腎静脈の起始部も，十分に露出する（図862）．次いで，大動脈を同定する．下大静脈と大動脈の間，そして左腎静脈の下で右腎動脈を探す．大静脈と大動脈の二つの大血管の層は，高さが違うことを理解する．大動脈の方が，深い背側にある．まず触診で大動脈を確認し，その右側で結合組織を背側に向かって剥離し，右腎動脈を求める．結合組織を弱弯ケリー鉗子か，ツッペルで剥離し，穴を開け，鉗子で挟鉗し，3-0絹糸で結紮，切断する．これでも視野が開かず見つけにくい場合は，左腎静脈を強弯ケリー鉗子ですくい，血管テープをかける．さらに大静脈に血管鈎をかけ，これらを頭側や，右方に牽引し，右腎動脈を探す．

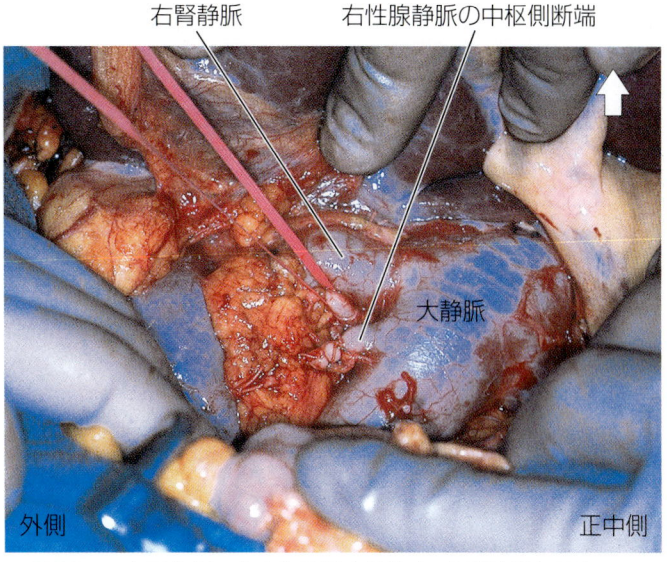

図861 右腎茎部の高さを確認するため，右腎静脈を同定し，周囲より剥離する．

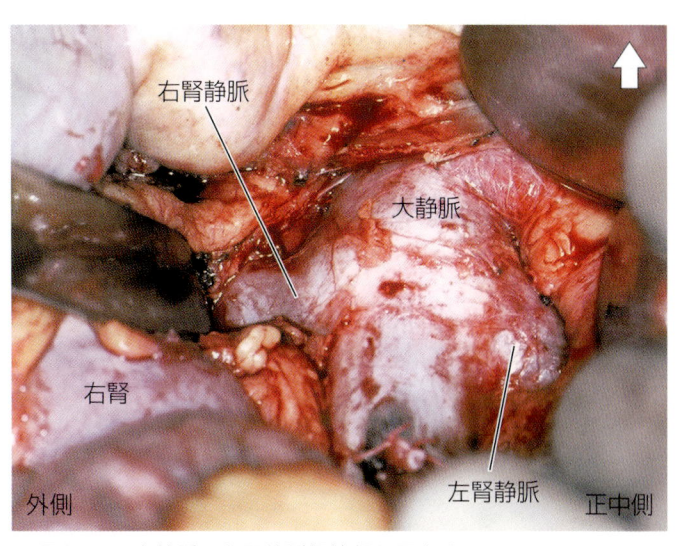

図862 大静脈，左腎静脈起始部も露出する．

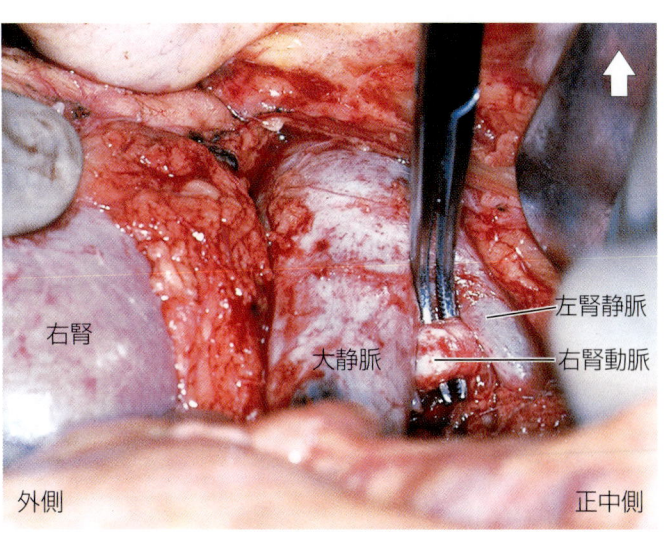

図863 下大静脈と大動脈の間で，右腎動脈を同定する．

各論 IV. 手術項目

　白く特徴のある右腎動脈を見つけたら（図863），その周囲を強弯ケリー鉗子で剥離し，鉗子をその背面に回し，1-0絹糸でしっかり結紮する（図864）．これで右腎動脈が遮断される．ここで右腎動脈を切断する操作を続けても良いが，この視野は狭いので，次の右腎静脈切断の手順に移る．また右腎動脈がこの部位でどうしても同定できない時は，大静脈の右側で，右腎動脈を同定する方針に変える（図865）．この場合は，右腎動脈は大動脈の起始部より足側に向かっているので，右腎静脈の足側で探す．

　右腎動脈の結紮後，右腎静脈を切断する．まず切断する前に，右腎静脈に腫瘍塞栓がないことを，触診で確認する．また右腎静脈の背面には，腰静脈の枝が流入する場合があり，慎重に強弯ケリー鉗子を右腎静脈の背面に回し，右腎静脈の中枢側と末梢側を，それぞれ1-0絹糸で二回結紮し，切断する（図866）．中枢側に結紮する余裕がない場合は，右腎静脈の大静脈流入部の大静脈壁に，サチンスキー鉗子をかける．右腎静脈を切断後，4-0プロリンで大静脈壁を連続縫合する．これで右腎茎部は見やすくなる．次に右腎動脈を大静脈の右側で，改めて同定する（図867）．この場合，右腎動脈は枝分かれし，二～三本になっていることがあるので，その場合はそれぞれを結紮，切断する．中枢側，末梢側をそれぞれ1-0絹糸で二回結紮し，切断する（図868）．

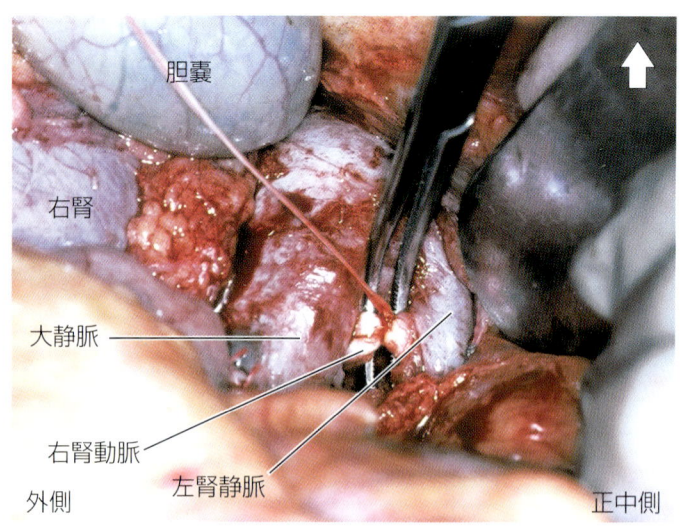

図864 図863に続いて，右腎動脈の周囲を強弯ケリー鉗子で剥離し，鉗子を背面に回し，右腎動脈を1-0絹糸で結紮する．

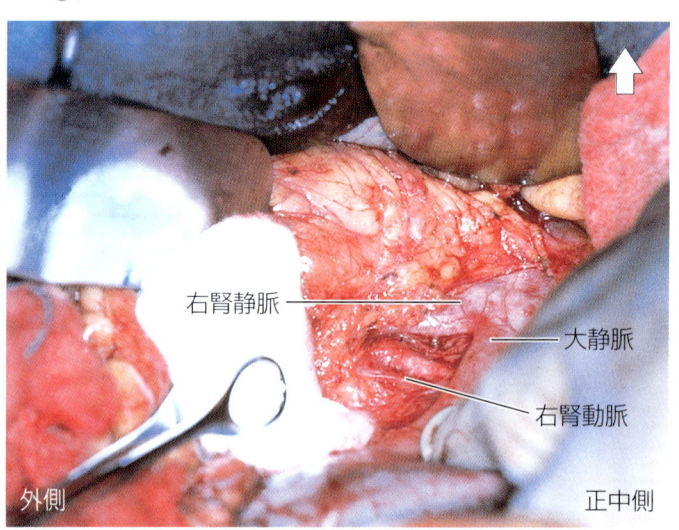

図865 右腎動脈が，下大静脈－大動脈間で同定できない時は，下大静脈の右側で右腎動脈を同定する．

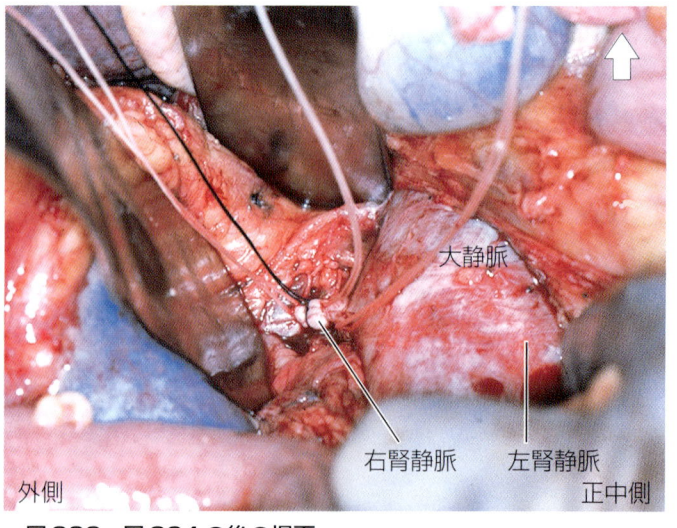

図866 図864の後の場面．
　右腎動脈を結紮した後，右腎動脈を切断する前に，操作しやすいように，右腎静脈の中枢側と末梢側を，それぞれ1-0絹糸で二回結紮後，右腎静脈を切断する．

12. 腎盂・尿管および腎；経腹膜的腎尿管手術

　次いで下大静脈に沿って，残っている結合組織を足側に向かって結紮，切断し，右腎下極から大動脈分岐部までを剥離する．これで大静脈の右側，および椎体には，ほとんどリンパ節組織は無くなる．右腎下極を背側，および正中から用手的に剥離し，引っかかる索状物は，3-0絹糸で結紮，切断する．ここで右性腺静脈，右尿管を同定する．右性腺静脈を改めて3-0絹糸で結紮，切断する．右尿管を骨盤腔内まで剥離し，腸骨交叉部付近で2-0絹糸で結紮，切断する．右腎背面に左手を挿入し，右腎を足側に引き下げる．これで右腎頭側を見やすくし，頭側に向かって下大静脈と右腎正中側を剥離する．結合組織はできるだけ，強弯ケリー鉗子ですくい，3-0絹糸で結紮，切断する．右腎茎部を越えて頭側に向かい，右副腎を同定し，十分に大静脈壁より剥離する．これで正中側が，だいたい切離できる．

　右腎背面にさらに深く左手を入れ，右腎を正中側，および足側に引き下げる．外側で大腰筋筋膜とGerota筋膜後葉の間を，肝に向かって剥離する（図869）．足側から頭側に向かって剥離し，右腎を十分に足側に引いて，右腎と肝の間を直視下とする．軟べらで肝を頭側に圧排し，肝床を直視下にし，右腎上極で肝下面の外側から正中に向かって，腹膜切開を置く（図870）．

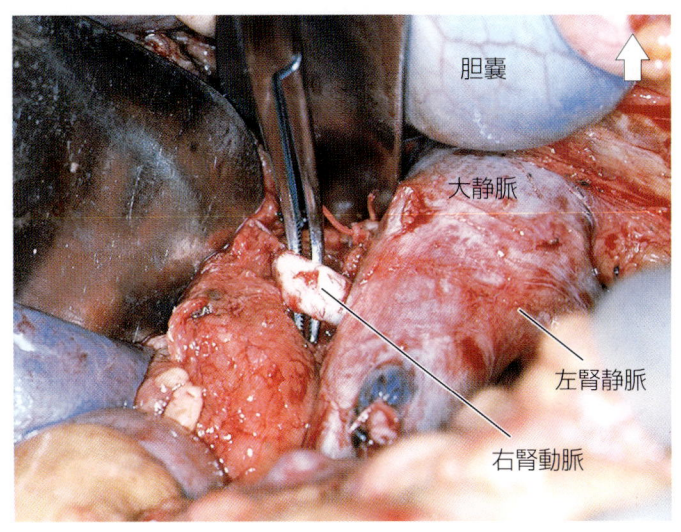

図867　これで十分に右腎動脈を，下大静脈の右側で長く剥離する．

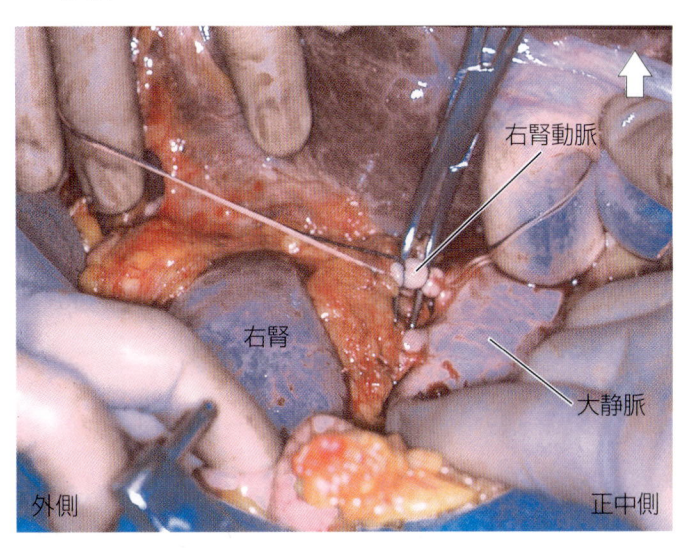

図868　右腎動脈を型どおり，中枢側，末梢側ともに二回結紮する．

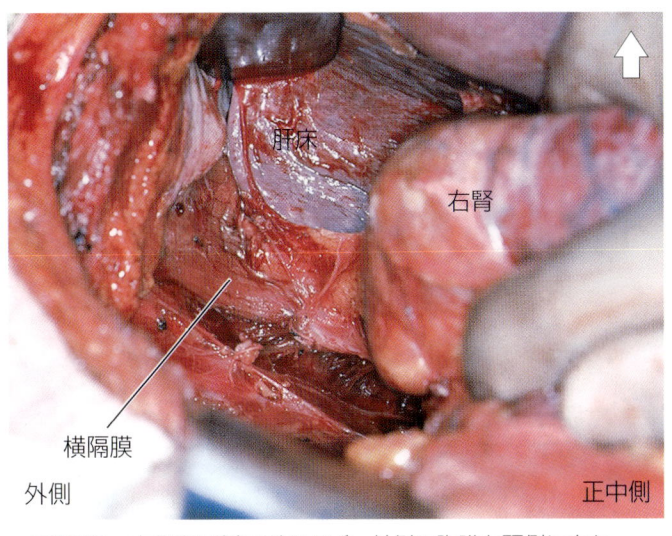

図869　右腎を足側に引き下げ，外側の腹膜を頭側に向かって切開し，肝に達する．

各論 IV. 手 術 項 目

　次いで逆方向に，正中から外側に向かって，肝腎靱帯を横断する腹膜の横切開を置く（図871）．先の外側からの腹膜切開と，この横切開をつなげ，肝下面で完全に腹膜を開ける（図872）．これで肝への過剰な牽引の力は加わらなくなる．

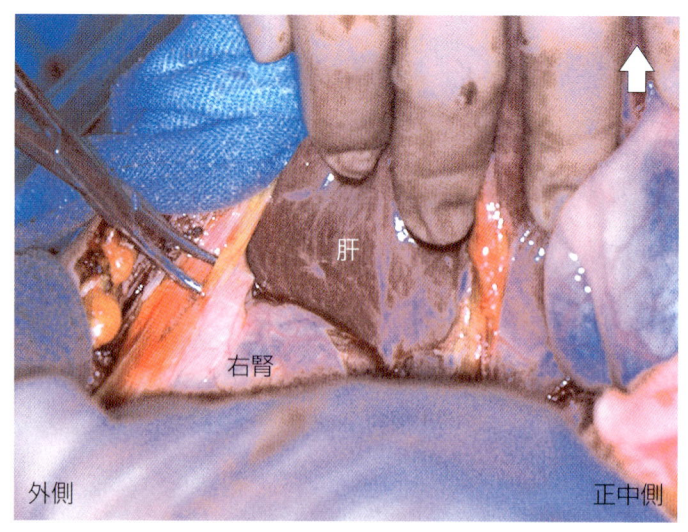

図870　右腎上極で，肝下面の外側で，腹膜切開を置く．

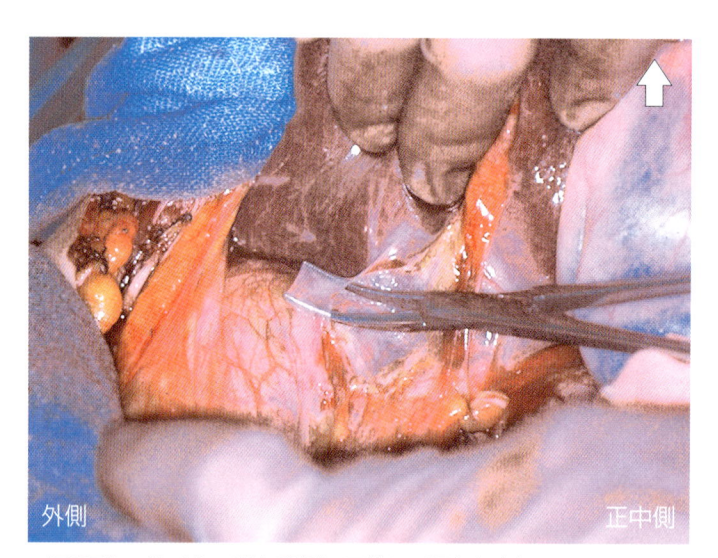

図871　軟べらで肝を頭側に圧排し，肝床を直視下にする．正中から外側に向かって，肝腎靱帯を横断する腹膜の横切開を置く．

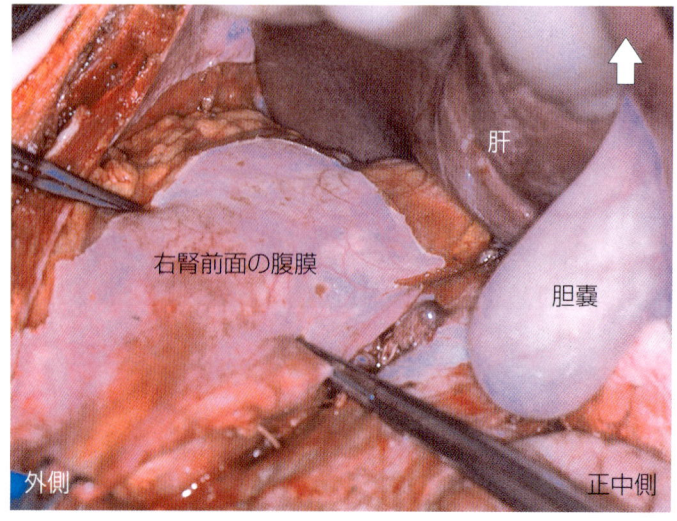

図872　先の外側からの腹膜切開と，この横切開をつなげ，肝下面および外側で，完全に腹膜を開ける．

12. 腎盂・尿管および腎；経腹膜的腎尿管手術

　肝下面で，Gerota筋膜頭側端と横隔膜下組織の間にケリー鉗子を入れて挟鉗し，3-0絹糸で結紮，切断する（図873）．これで右腎の背面に完全に手が入り，右腎を"in my hand"として引き下げることができる（図874）．見にくく深い右副腎部も術野の中央に下げることができる（図875）．横隔膜も同定できる．外側と正中からの結紮，切断が進み，最終的に右副腎の上だけの組織となったら，右副腎の上にケリー鉗子をかけ，右副腎を含めて右腎を摘出する（図876）．

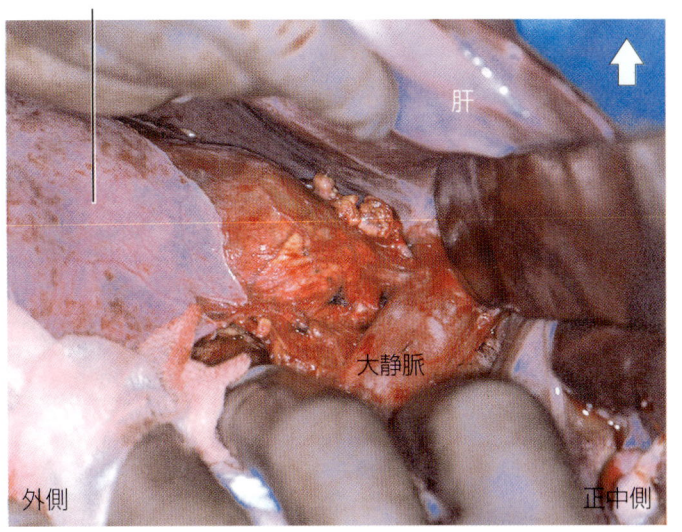

図873 肝下面で腎頭側を，背面に向かって剥離する．

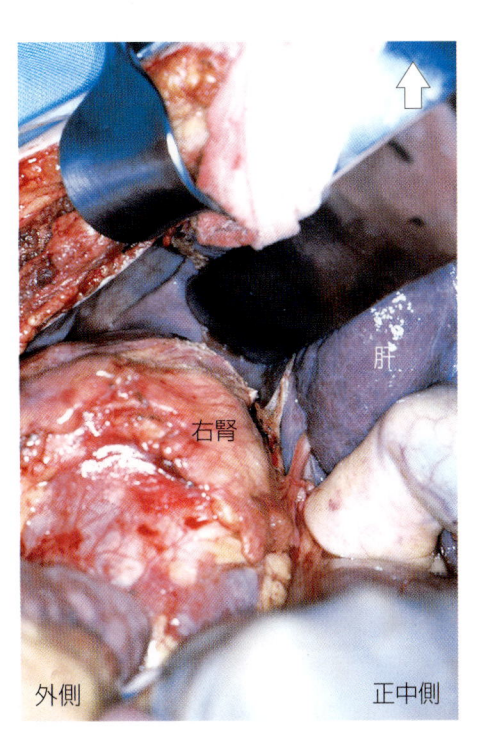

図874 さらに背側に入り，右腎上極を明らかにする．右腎上極に腫瘍が存在する場合，この部位が腫大しており，結紮，切断を繰り返さないと，安全に切離できない．

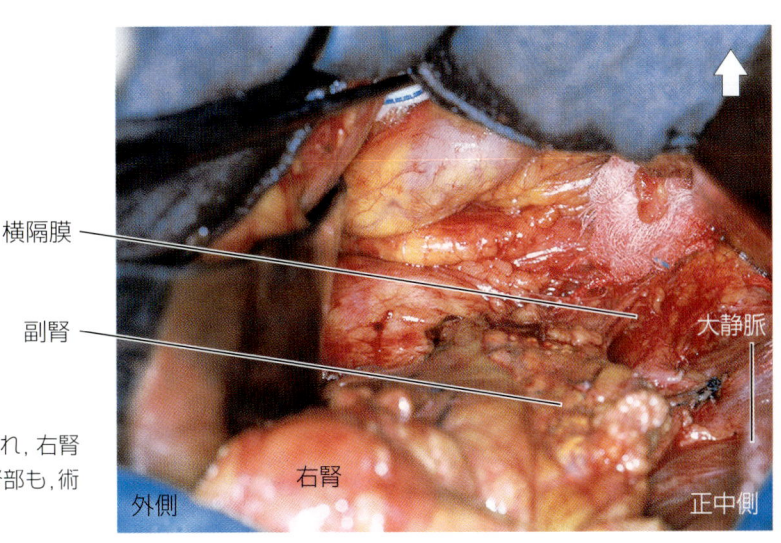

図875 右腎の背面に完全に手を入れ，右腎を引き下げる．見にくく深い右副腎部も，術野の中央に下げることができる．

各論 IV. 手術項目

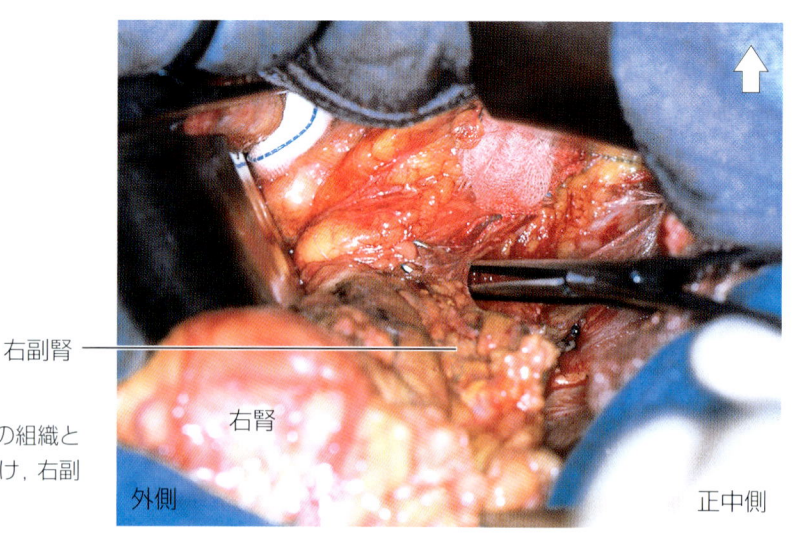

図876 最終的に右副腎の上だけの組織となったら，右副腎の上に鉗子をかけ，右副腎を含めて右腎を摘出する．

症例により必要があれば，大静脈と大動脈の間のリンパ節郭清を追加する．止血を確認する．ドレーンを置き，型のごとく閉腹する．

肝臓の被膜が裂けた場合，まず電気メスを押し当て，十分に焦がすように止血する．この凝固でも止血できない時は，オキシセル綿を当てた上に，3-0絹糸無傷針で被膜の奨膜を厚くかけるか，プレチェットをかけてZ字縫合する．シート状フィブリン接着剤 Tacho Comb を使用しても良い．

下大静脈壁が避けることがある．その場合は，出血部位を左示指で押さえ，止血操作を行う．静脈損傷部位が鑷子で把持できる場合は，まず血管縫合糸でZ字縫合を行ってみる．出血量が大量で止血に時間がかかる場合は，出血部位を左指で押さえたまま，先に右腎静脈背側の右腎動脈を同定し，これをケリー鉗子ですくい，二重結紮し，血流を遮断する．右腎静脈を強弯ケリー鉗子ですくい，二重結紮し切断するか，右腎静脈の大静脈流入部にサチンスキー鉗子をかけ，右腎静脈を切断する．右腎静脈による緊張が取れたところで，大静脈の損傷部位を確認する．血管縫合など止血操作を行った後，さらに出血がないことを確認する．

今回は，下大静脈腫瘍塞栓例は除いた．

4）馬蹄鉄腎に発生した右腎盂癌の経腹膜的根治的右腎尿管摘除術（正中切開）

手順図を示す（図877）．

腸管を露出しないことから腎盂尿管癌の基本術式としては経腰式が望ましいが，リンパ節郭清を十分行うことを予定している場合や，本例のような場合は，腹部正中切開で経腹膜的に行っても良い．

仰臥位で，上腹部が持ち上がるように，背中に枕を入れる．剣状突起下より恥骨上5 cmまでの腹部正中切開とする．腎摘除術の正中切開の足側の切開が伸びた皮切であり，視野は十分である．経腹膜式腎摘除術と同様に，腹腔内に入る．前述の開腹操作を参照（図48〜50，66〜70）．

上記の右腎細胞癌の根治的腎摘除術と同様に，回盲部で腹膜を切開し，正中（腸間膜根）側にも腹膜切開を伸ばし，回盲部腸管をフリーにする．ついでその腹膜切開を上行結腸外側に延ばし，上行結腸から横行結腸〜十二指腸右側と進み，Kocherの授動を行い，十二指腸を正中に圧排する．胆

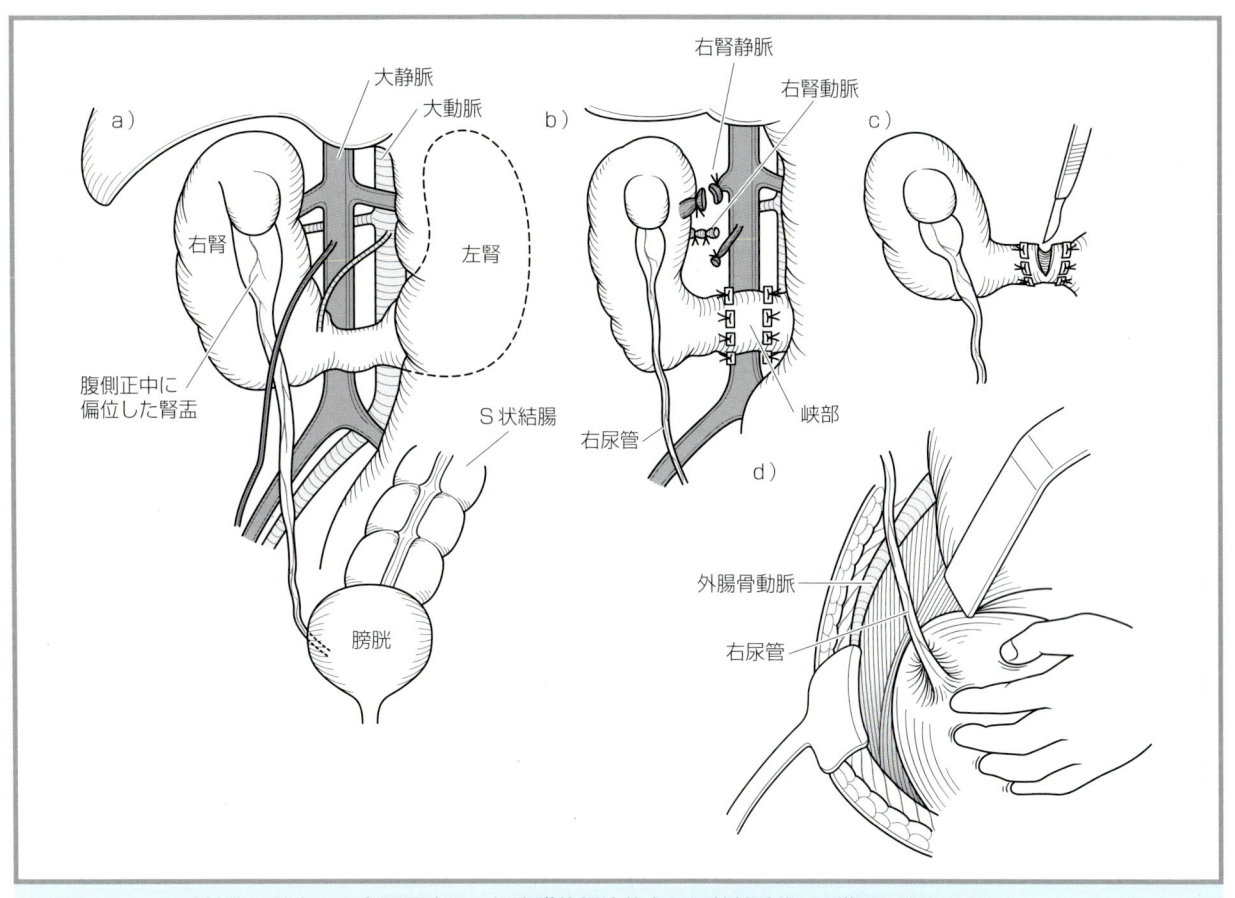

12. 腎盂・尿管および腎；経腹膜的腎尿管手術

図877　馬蹄鉄腎に発生した右腎盂癌の，経腹膜的根治的右腎尿管摘除術の手順図（髙井原図）．
a)経腹膜的操作で上行結腸を正中に圧排し，右腎，尿管を全体に露出したイメージ像．
b)右腎動静脈をそれぞれ結紮，切断する．峡部の切断予定部位に，プレチェットでマットレス縫合を左右にかける．
c)その左右のマットレス縫合の間で，峡部を切断する．
d)図790と同様に尿管を下端まで追いかけ，膀胱壁と合併切除する．

嚢血管および門脈を同定する．カウンタートラクションをかけつつ，Gerota筋膜前葉とToldt筋膜の間を電気メス，またはメッチェンバウムで切離する．上行結腸全体を正中に押しやり，大静脈を同定，露出する．

足側でも，十分に上行結腸，回盲部腸管を後腹膜腔から剥離し，馬蹄鉄腎の峡部を同定する（図878）．右尿管は峡部を乗り越えている．同じく，峡部を乗り越える右精巣静脈を結紮，切断する．大静脈の血管鞘を頭側，足側に十分に切開し，右腎静脈および峡部から，大静脈に直接流入する異常静脈などを同定する．

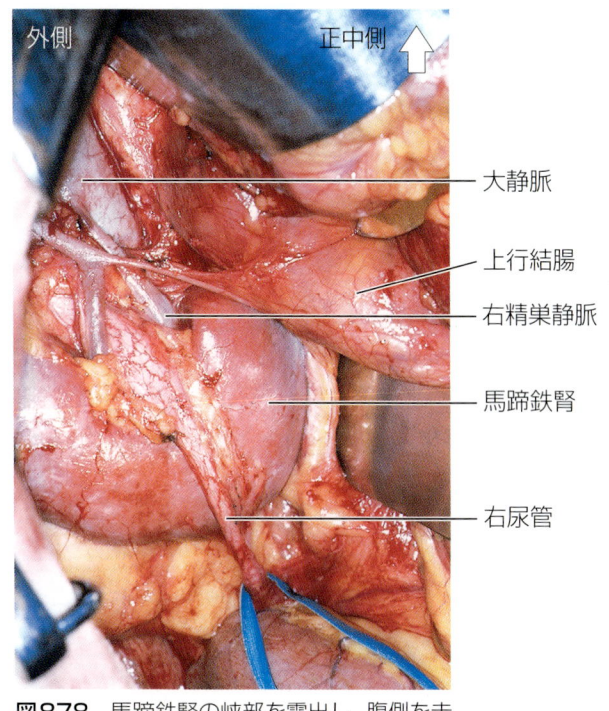

図878　馬蹄鉄腎の峡部を露出し，腹側を走行する右尿管を同定する．

各論Ⅳ. 手術項目

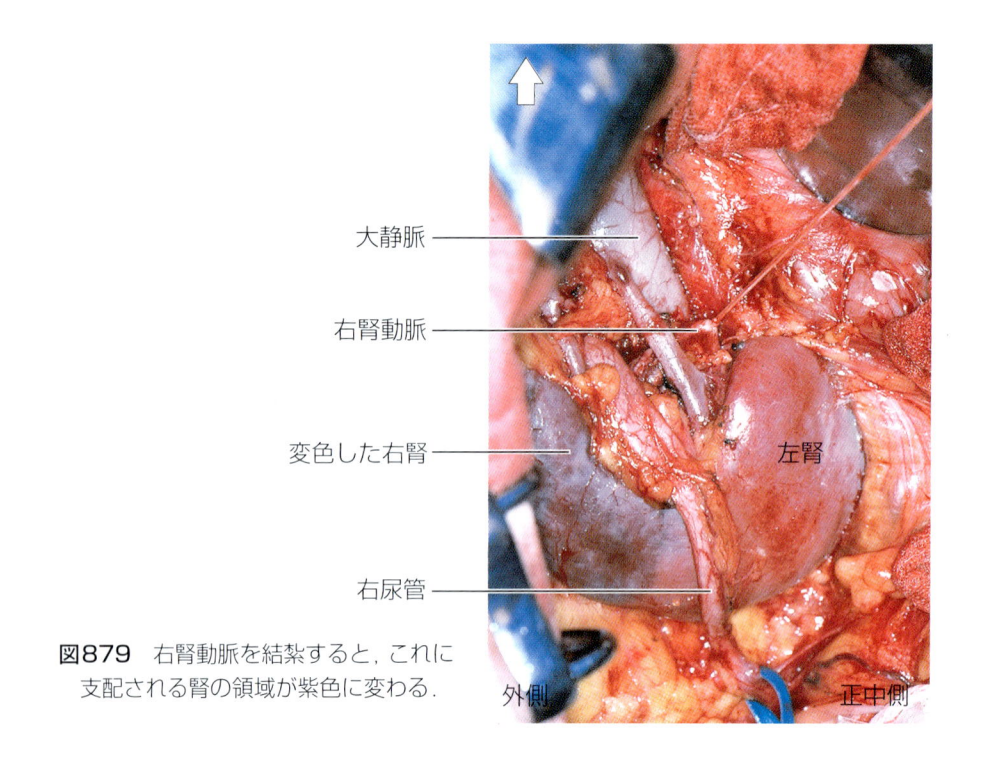

図879 右腎動脈を結紮すると，これに支配される腎の領域が紫色に変わる．

　腎摘除術と同様に，大静脈と大動脈の間を，強弯ケリー鉗子で剥離するか，またはメッチェンバウム，電気メスで切離し，右腎動脈を同定する．右腎動脈を強弯ケリー鉗子ですくい，1号絹糸で二回結紮する．これにより右腎動脈で支配される腎実質部が，峡部の正中よりも右側で紫色に変わるのを見る（図879）．

　次に操作しやすいように，先に右腎静脈を大静脈流入部で，中枢側は二回，末梢側は一回2-0絹糸で結紮し，切断する．静脈の分枝を認める場合は，これも鉗子ですくい，3-0絹糸で結紮，切断する．大静脈の右側で，右腎動脈を同定し直し，強弯ケリー鉗子ですくい，中枢側を1号絹糸で一回結紮し，末梢側を1号絹糸で二回結紮し，切断する．右腎背面を用手的に鈍的に剥離し，右腎を左手で持ち上げながら，ハサミで大腰筋筋膜より剥離する．右副腎は残すため，右腎上極の脂肪層（腎副腎間繊維中隔）を外側より鉗子ですくい，2-0絹糸で結紮，切断し，切除線を決める．正中側で右腎茎部より頭側を，大静脈壁を露出しながら，結合組織を順次鉗子ですくい，電気メスで切離，または3-0絹糸で結紮，切断する．この正中からの右腎周囲の切断ラインと，先の外側からの切断ラインをつなげ，馬蹄鉄腎の右側を完全にフリーにする．これで右腎の大半は起きる．

　さらに，大動脈分岐部付近で峡部の背面を剥離し，右腎および峡部を大静脈，大動脈腹側より起こす．左尿管も損傷しないように同定するが，特に全体を剥離する必要はない．峡部実質の変色したラインより，1cmほど左側の正常部を切断ラインとし，3-0バイクリルの直針で，マットレス縫合になるように，一列縫合を置く（図880）．切断ラインの残存側の腹側，背側の腎被膜にプレチェット（テフロンフェルト）を当て，バイクリル糸を締める時に，腎実質が裂けるのを防ぐ．これを四針行い，腎の横の端にもそれぞれプレチェットを当て，止血縫合を加える．切断ラインの摘除側は，2-0絹糸で並列に，同様のマットレス止血縫合を置く．この間をメスで切断する（図881）．これ

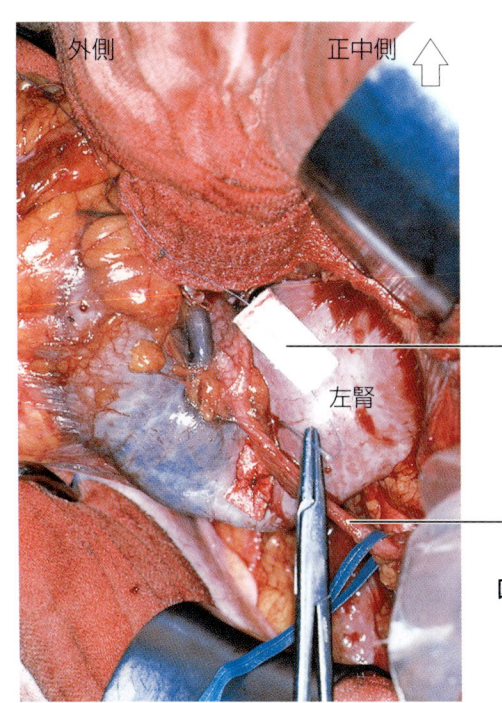

12. 腎盂・尿管および腎；経腹膜的腎尿管手術

図880 峡部の変色したラインより，2cm ほど左側の正常部を切断ラインとし，2-0バイクリルの直針で，マットレス縫合を一列に加える．

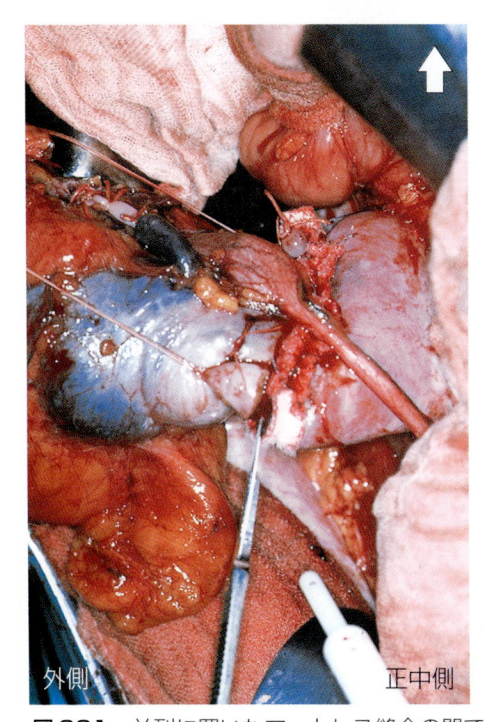

図881 並列に置いたマットレス縫合の間で切断する．

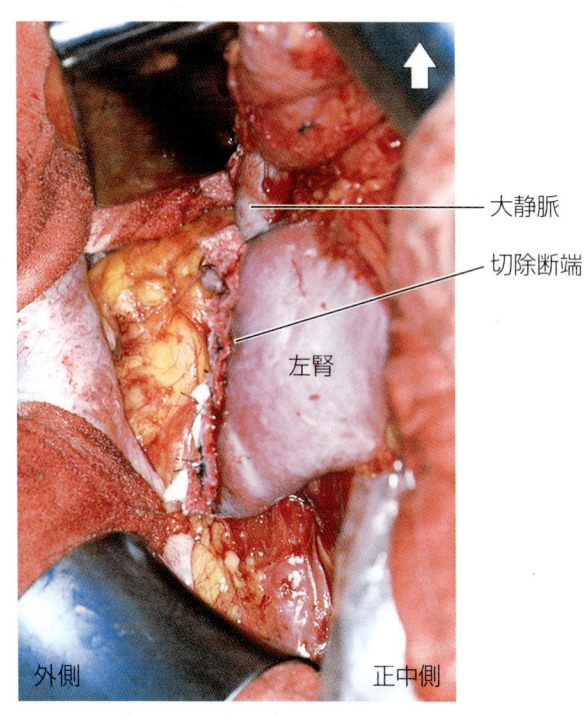

図882 残された左腎の色が，正常であることを確認する．

で切開面からの出血は，十分にコントロール出来る．左腎側の切断面に，さらに 3-0 バイクリルでプレチェットを当てながら，Z 字縫合を加え閉じる．残された左腎の色が，正常で良好であることを確認する（図882）．

続く尿管摘除は，11）の5）右尿管癌の尿管摘除術＋膀胱部分切除術と同様に，尿管を膀胱入口部まで追いかけ，結紮，切断する．

各論 IV．手術項目

5）まとめ

経腹膜的腎尿管手術をまとめる．

経腹膜的腎尿管手術の術前イメージトレーニング

1 ● 腹腔鏡下手術ではできないか．
　　開放手術を選ぶ理由は何か．
　　腹部正中切開・シェブロン切開・L型切開の，それぞれの経腹膜的アプローチを選択する理由はなにか．
　　腰部斜切開の経腹膜外的アプローチも，頭に入っているか．
2 ● 患側が左右の違いによる周囲の重要臓器を認識しているか．
3 ● 腹腔に入り，腹膜を切開し，後腹膜腔に入る手順は理解しているか．
　　どこの腹膜をどのように切開して後腹膜腔に入るのか．
　　左側では，上行結腸はどうするのか，脾結腸曲の処理はどうするのか，横行結腸はどうするのか．膵はどのように圧排するのか．どのように左腎腹側と上行結腸を剥離するのか．どのように大動脈に達するのか．
　　右側では下行結腸はどうするのか，肝結腸曲の処理はどうするのか，横行結腸はどうするのか．十二指腸，胃はどのように圧排するのか．Kocherの授動はどうするのか．どのように右腎腹側と下行結腸を剥離するのか．大静脈はどう露出するのか．
4 ● 腎血管の処理はどうするのか．
　　左側なら左腎静脈を先に同定し，その直下で左腎動脈を同定するのか．左腎静脈はどうするのか．左副腎静脈，性腺静脈はどうするのか．その実際の手技は何を使ってどうするのか．
　　右側では右腎動脈は大動脈と大静脈の間で結紮するのか，大静脈の右側で結紮，切断するのか．右腎静脈はどうするのか．性腺静脈はどうするのか．腰静脈が見えたらどうするのか．
5 ● 腎血管処理後の腎周囲の剥離はどうするのか．背面はどうするのか．上極はどうするのか．副腎はどうするのか．摘除後の止血は十分か．
6 ● 閉腹はどうするのか．ドレーンはどうするのか．

13. 副　　腎

[解　　剖]（図883，884，885）（文献35，38，39）

　副腎には太い動脈は存在せず，多数の細い動脈が副腎表面に網状に分布し，被膜下動脈叢を形成する．主なものは，下横隔膜動脈からの上副腎動脈，腹部大動脈からの中副腎動脈，腎動脈からの下副腎動脈である．これらは副腎内に進入し，中心部で髄質静脈にまとまり，その後，単一の副腎静脈を形成し，副腎を離れる．右副腎静脈は，右副腎背側から起こり大静脈に直接注ぐが，約6cmと極めて短く，位置は右腎静脈の上縁から4〜5cm頭側である．左副腎静脈は，左腎静脈に平均15mmの長さで注ぐ．その合流部は大動脈より外側で，左性腺静脈合流部より正中である．

　副腎は横隔膜の直下の後腹膜腔にあり，Gerota筋膜に包まれ，左右の腎の頭側正中で，第11，12胸椎の高さに位置する．右副腎は，正中は下大静脈背面に，および背側は椎体と横隔膜右側脚が，腹側には十二指腸が位置する．頭側は肝右葉下面直下まで伸び，これを包むGerota筋膜は，前葉，後葉が一体化して肝下面に潜り込む．左副腎は，頭側は横隔膜，腹側は網嚢後面の壁側腹膜（Toldt膵後筋膜），膵尾部に接し，正中背側は大動脈，椎体，横隔膜左側脚に囲まれ，足側は腎茎部のすぐ近くまで達する．

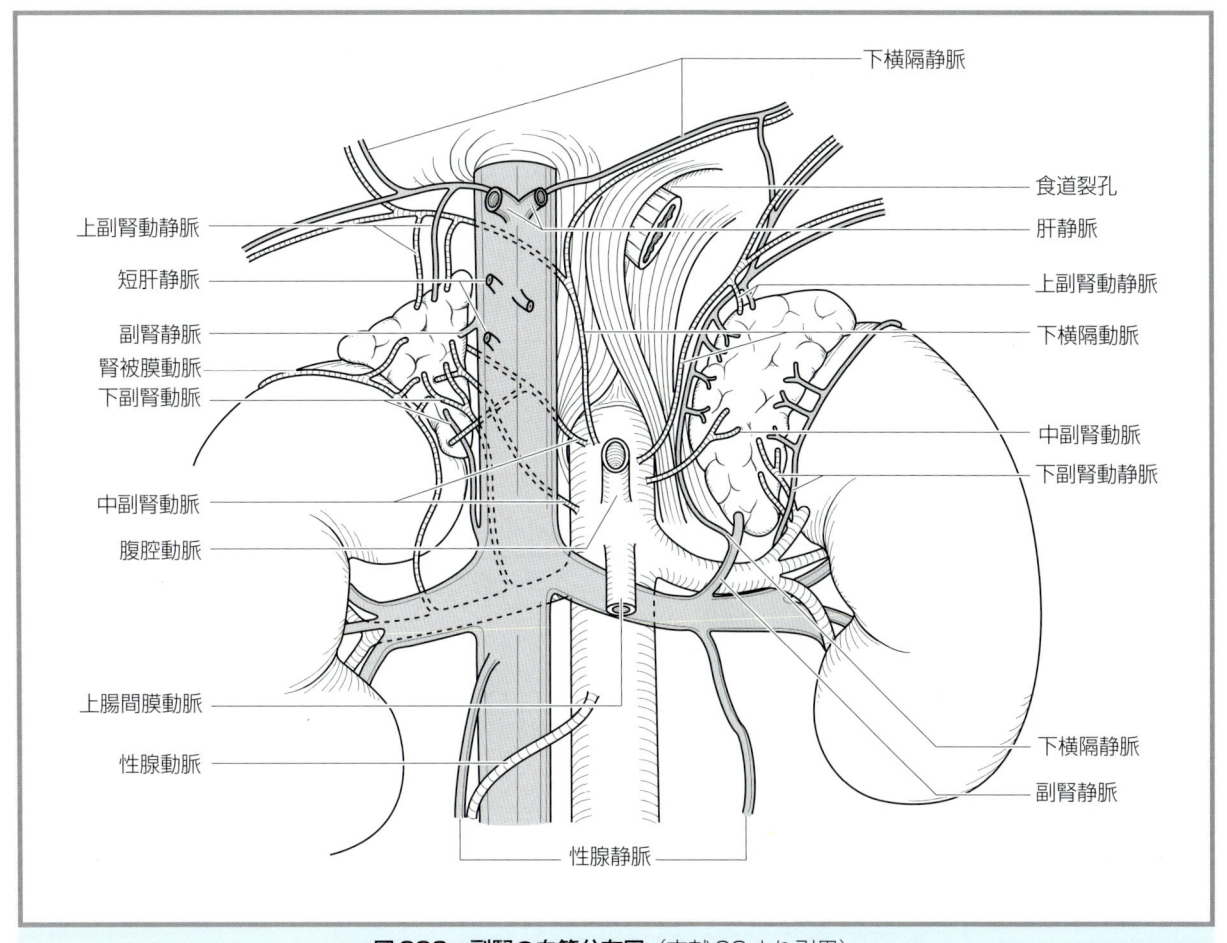

図883　副腎の血管分布図（文献38より引用）．

各論 IV. 手 術 項 目

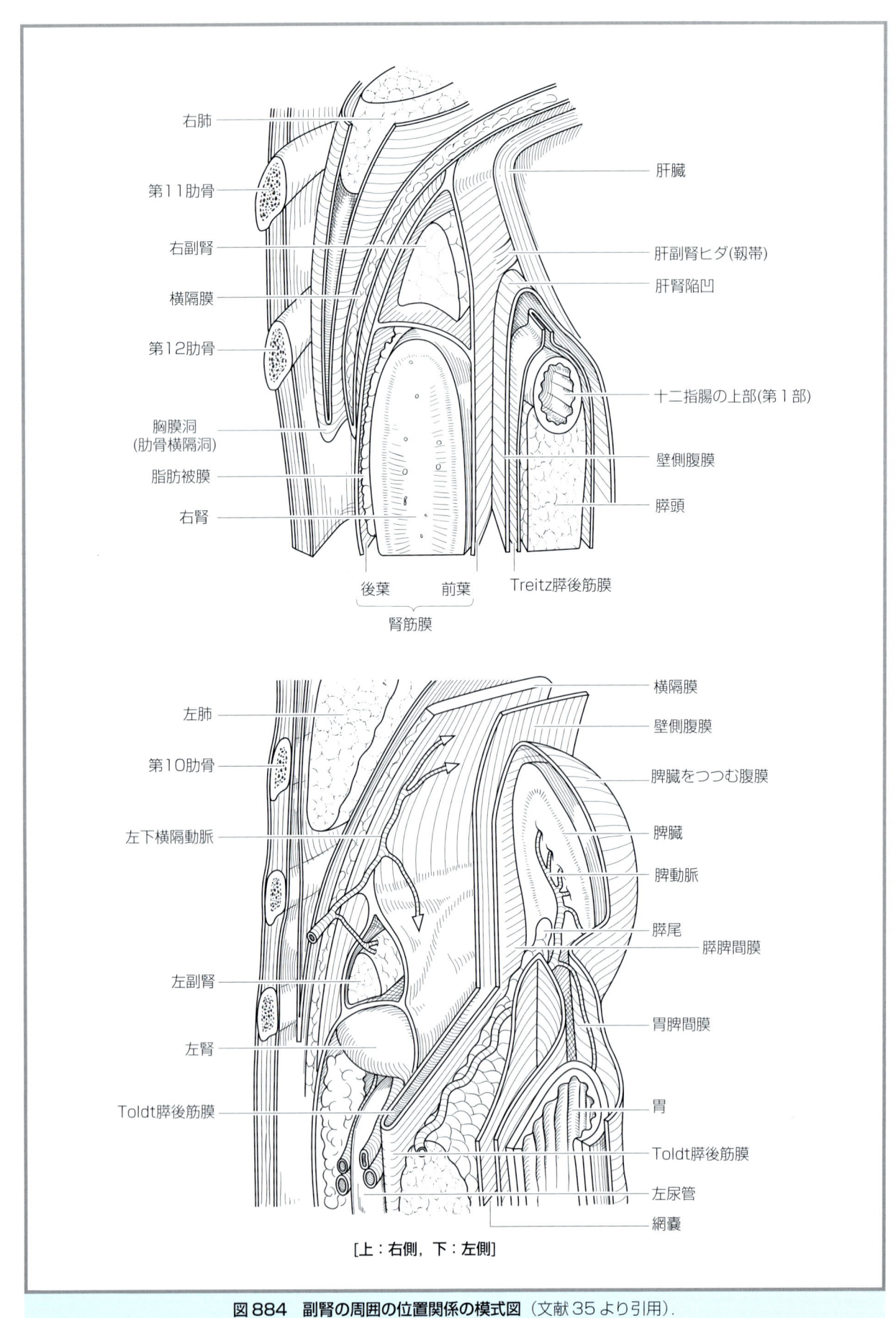

図884 副腎の周囲の位置関係の模式図（文献35より引用）．

[上：右側，下：左側]

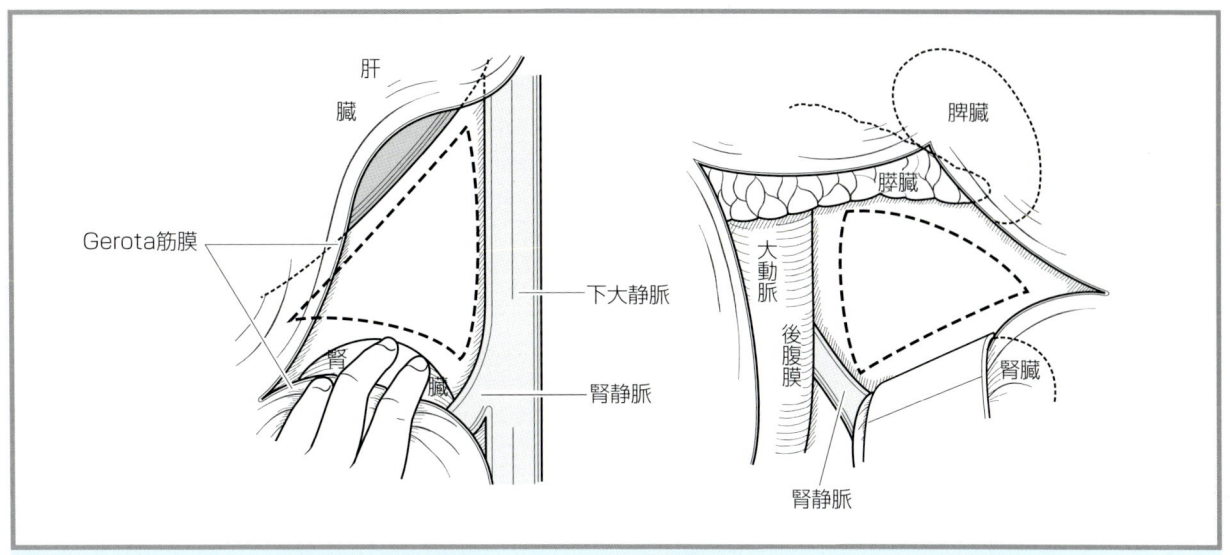

図885　左右の副腎の"Golden triangle"（文献39より引用）．
　　　腹側からの視野．

　横隔膜周辺部は，付着する骨の違いにより，腰椎部，肋骨部，胸骨部の三部に区別され，さらに腰椎部は，椎体だけに付着する内側脚と，その脇に位置し椎体と肋骨突起（横突起）との間，また肋骨突起と第12肋骨との間にまたがって付着する外側脚に分けられる．外側脚は，第1または2腰椎の肋骨突起から，第12肋骨先端までの範囲で，扇状に付着している．この横隔膜外側脚の認識が，副腎手術においては重要である．

　副腎摘除術の対象は，原発性アルドステロン症，クッシング症候群，褐色細胞腫，非活性内分泌副腎腫瘍，副腎癌などである．術式には経腰式，経腹膜式，経背面式，経開胸開腹式がある．1990年代に入り，特にインシデンタローマは，腹腔鏡下摘除術が行われるようになった．褐色細胞腫は多発性，両側性，悪性がある10％病であり，現在でも，安全のため経腹膜的アプローチが採られることが多い．

　筆者も，大きい腫瘍，褐色細胞腫ではシェブロン切開を選択する．小さな腫瘍では，欧米で腹腔鏡下摘除術が台頭するまで，第一選択であった侵襲の少ない経背面式を採っている．最近筆者は，全て経背面式で行っているため，経腹膜式，経腰式の写真がない．本書を術中写真からの解説書と位置づけているため，今回も，経腹膜式，経腰式の記述は除いた．

1）経背面式左副腎摘除術

　手順図を示す（図886）．肥満例で，第12，11肋骨が背部より触診できない場合がある．その時は，術前に第12，11肋骨と思われる部位にマーカーペンで線を引き，その上に針金をテープで固定し，X線写真を取り位置を確認し，皮切を決定すると良い．

　腹臥位．顔面，頸の固定に注意する．硬膜外チューブは健側に向ける．腹の下に枕を入れ，左腎部を挙上させる．手術台を腎部で約20〜30度折り曲げ，背面を伸ばす．直前に再度，左第12肋骨の位置を確認し，マーカーペンで第11，12肋骨，固有背筋外縁，それに椎体中央の位置を描く（図887）．消毒後，サージカルドレープを貼ってもよい．固有背筋外縁より正中に，1.5〜2横指ほど正中で，第11肋骨の起始部から第12肋骨の起始部に向かい，垂直に切開を置く．第12肋骨

各論 IV. 手術項目

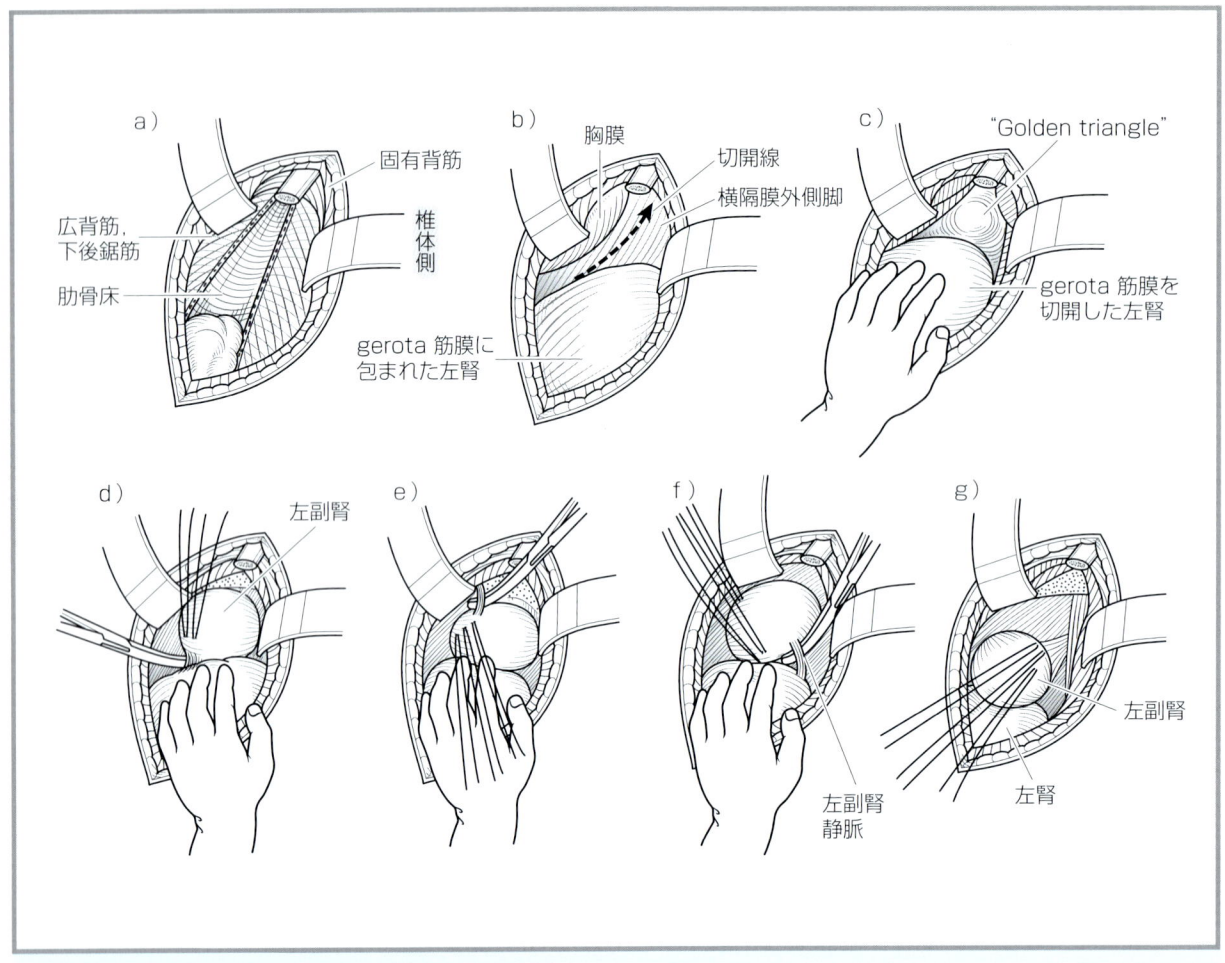

図886 経背面式左副腎摘除術の手順図（髙井原図）．
a) 固有背筋，広背筋，下後鋸筋を切開し，第12肋骨を起始部で切除する．
b) 肋骨を切除後，胸膜と横隔膜外側脚を同定し，横隔膜外側脚を切開し，胸膜を頭側に逃がす．
c) Gerota筋膜後葉を切開し，Gerota脂肪層に包まれた左腎を足側に圧排し，"Golden triangle"を直視下にする．
d) 外側より副腎と腎の間を結紮，切断する．副腎側の結紮糸は切らずに，牽引用に利用する．
e) 頭側で横隔膜からの血管が同定できたら，これを結紮，切断する．
f) 左副腎静脈が同定できれば，これも結紮，切断する．
g) 最後に正中側，内側を結紮，切断し摘出する．

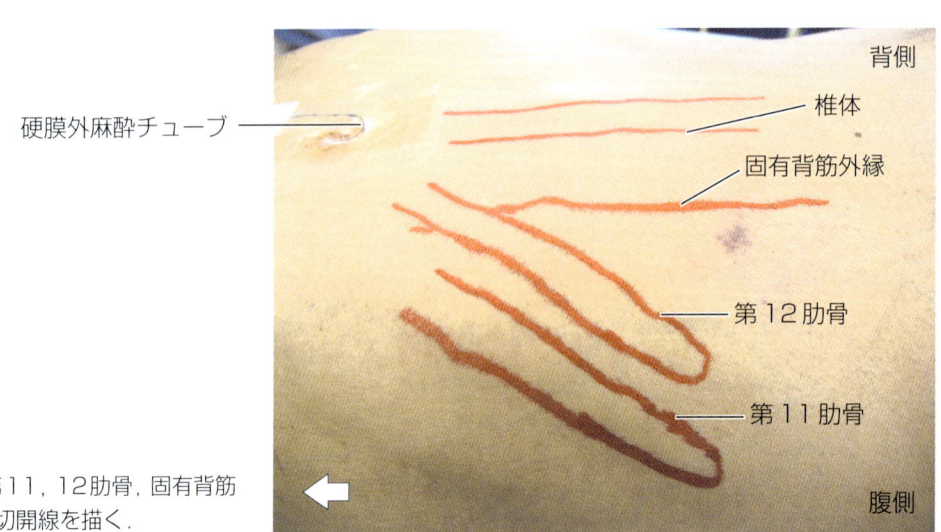

図887 マーカーペンで第11，12肋骨，固有背筋外縁，それに椎体中央の切開線を描く．

13. 副　腎

の起始部からは，第12肋骨上に斜切開を，肋骨先端まで置く．腹部に向かって，さらに中腋窩線まで5cmほど切開を延ばす．痩せた例や，小さな腫瘍の場合，さらにこの術式に慣れてくると，第12肋骨のやや上から，肋骨先端まででも十分である．ここでは標準の皮切の術式とする．

皮下組織を切離し，広背筋を切開し，下後鋸筋を切開し（図888），第12肋骨を露出する（図889）．筋肉が発達した例では，肋骨を触診で確認し，その直上を切開する．肋骨先端から中腋窩線までは，外腹斜筋，内腹斜筋まで切開し，腹横筋を露出する．椎体側に，固有背筋群の光沢ある胸腰筋膜が見える（図890）．垂直切開では，この筋膜も頭側に向かって，第11肋骨まで切開する．第12肋骨を起始部で切断するには，この三層ある筋膜を，二層までは十分に切離する必要がある．

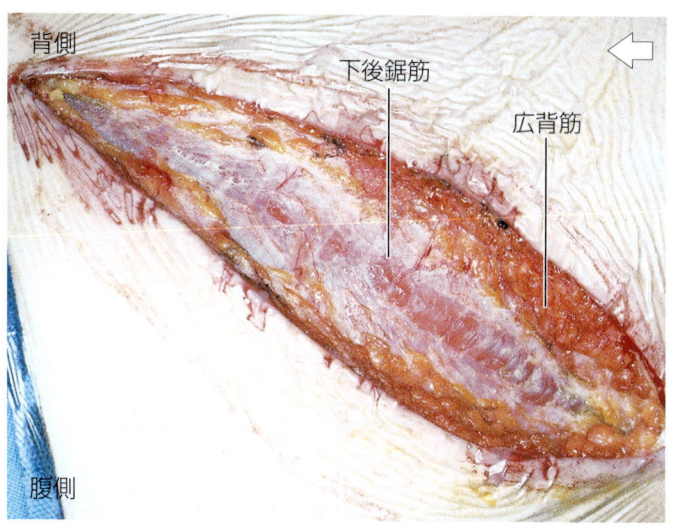

図888　皮下組織を切離し，広背筋を切開し，下後鋸筋を切開する．

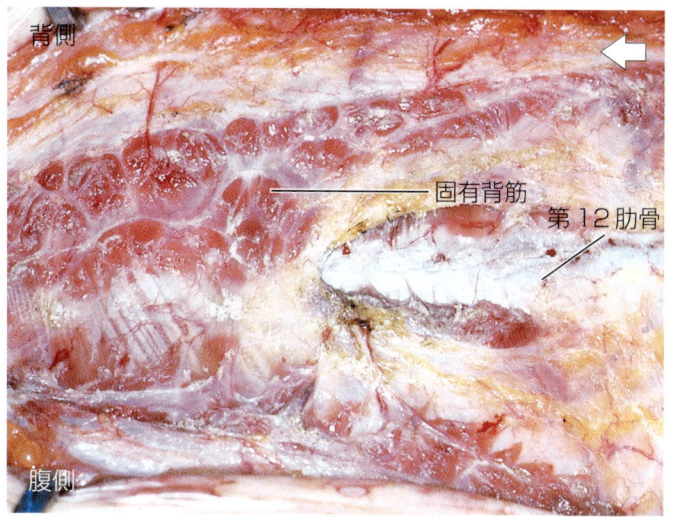

図889　第12肋骨起始部を同定する．

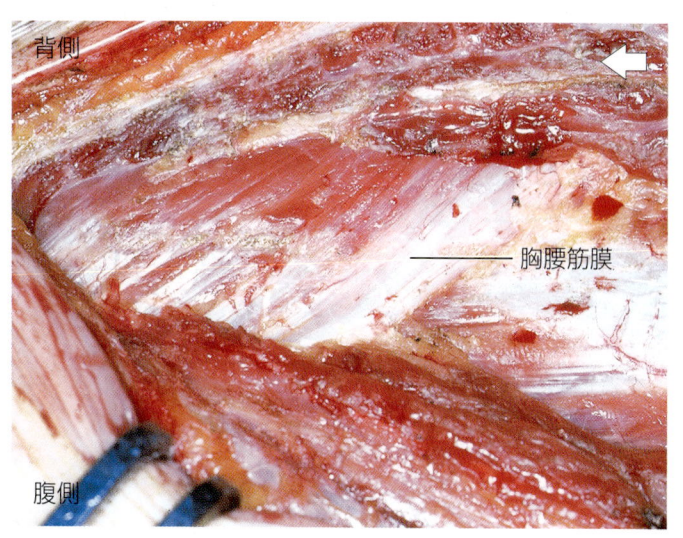

図890　椎体側に，固有背筋群の胸腰筋膜を同定する．

各論 IV. 手術項目

脂肪組織の発達した肥満体や, 腫瘍の位置が高い例では, Nagamatsuの術式の如く, 第10肋骨の起始部近くまで切開し, 第11肋骨も一部切除する.

電気メスで, 第12肋骨中央で骨膜まで切開する. 肋骨に平行に, この切開を起始部側, 末梢側へと伸ばす. ラスパトリウムで骨膜を剥がす. 肋骨上縁では, 肋骨起始部から先端に向かい, 肋骨下縁では, 先端から起始部に向かって剥離する. エレバトリウムを肋骨の下をこするように入れ, 肋骨を肋骨床より浮かす. エレバトリウムをドワイヤンに換え, これを肋骨の下に回して, 肋骨全体を持ち上げ, 付着する肋間筋と肋骨床を, 電気メス, またはメッチェンバウムで, 肋骨から全長にわたり切離する (図891, 892). 第12肋骨を起始部で肋骨穿刀で切断する. 断端をリュエルで噛み, 手で触って滑らかになるまでヤスリでならす. 開創器をかける.

肋骨床 (肋骨骨膜と内胸筋膜) を電気メスで切断し, 後腹膜腔を展開し, 胸膜, 横隔膜を直視下とする (図893). 胸膜反転部の位置を確かめ, 胸膜を損傷しないように, 横隔膜外側を切開する (図894). Gerota筋膜を切開し, 左腎周囲脂肪体 (腎脂肪被膜) に達する. これで椎体, 左腎上極, 腹膜越しの腹腔臓器 (左側は膵, 右側なら肝) に囲まれる, "三角部" を, 直視下とでき, ここに副腎が位置する (図895). 胸膜から0.5～1cm離れた所で, 横隔膜外側脚部を正中 (椎体側) まで, 十分にメッチェンバウム, または電気メスで切離する. これで胸膜が頭側に上

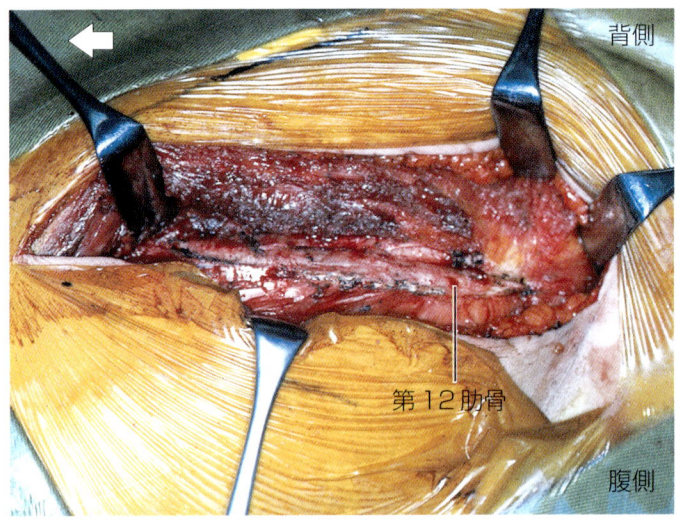

図891 肋骨を全長にわたり剥離する. 本例は, 原発性アルドステロン症例で小腫瘍のため, 皮切の末梢は第12肋骨先端に止めている.

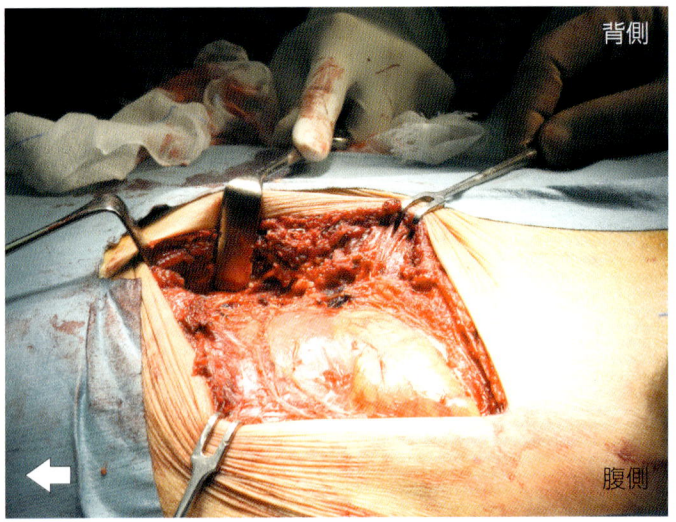

図892 大きな腫瘍の場合は, 第12肋骨末梢側より腹側へも切開を伸ばす. 本例は, 5cm大の褐色細胞腫で, 安全のため腹側に切開を伸ばした.

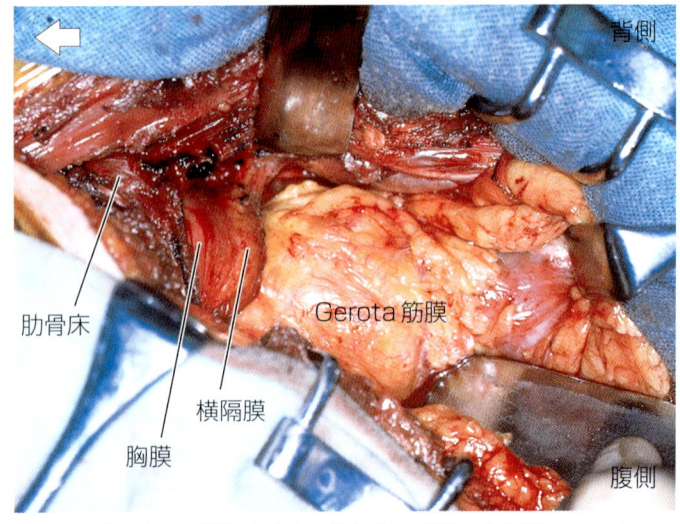

図893 肋骨を切除すると, 肋骨床, 胸膜, 横隔膜, Gerota筋膜が見える.

13. 副腎

がり，副腎部が展開される．これが，本術式のポイントの一つである．この時点で，左腎を下げれば，腎頭側の脂肪組織内に，3cm以上の腫瘍なら触知できる．腫瘍が左腎静脈の腹側にある場合は，後方からのアプローチである経背面式では，まだ触知できない．

左副腎は，頭側は横隔膜，腹側外側は網嚢後面の腹膜，および膵尾部に，正中背側は大動脈，横隔膜左側脚に囲まれている．まず，左腎上極と左副腎の間（腎副腎間繊維中隔）を，血管支配のない外側より，強弯ケリー鉗子ですくい，3-0絹糸で集束結紮し，切断して進む（図896）．牽引しやすいように，脂肪組織を1cm幅で，比較的厚めに二重結紮し，左副腎側を牽引する．少な目の脆弱な組織では，牽引するとちぎれる．副腎の足側，外側の切離は，組織の幅を大きくして結紮して良いが，副腎の頭側，正中の切離は，組織の幅は少な目の結紮が良い．

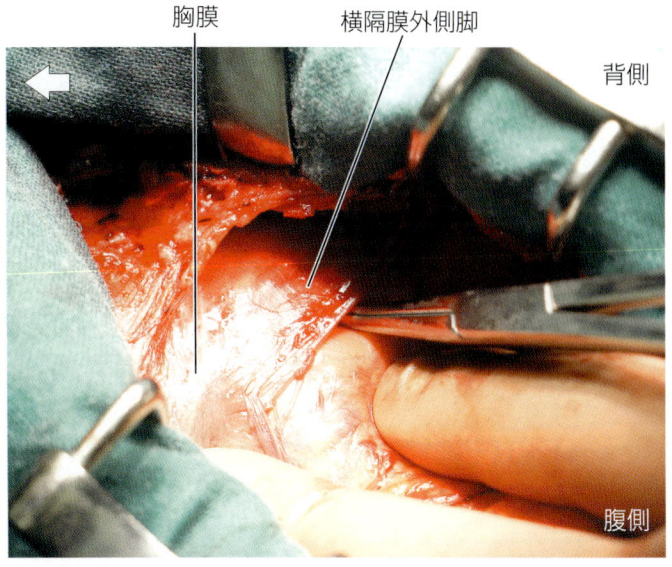

図894 Gerota筋膜に覆われた左腎を左手で足側に押し下げ，横隔膜外側脚を鉗子ですくい，胸膜を損傷しないように，椎体側で切断する．

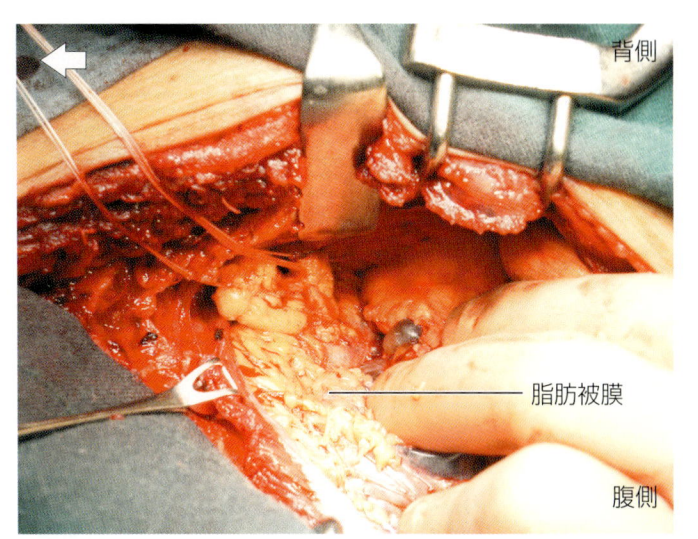

図895 Gerota筋膜を切開すると，左腎脂肪被膜に達する．これで椎体，左腎上極，腹膜越しの腹腔臓器（右なら肝臓，左なら膵臓）に囲まれた副腎が位置する，"三角部"を直視下とできる．

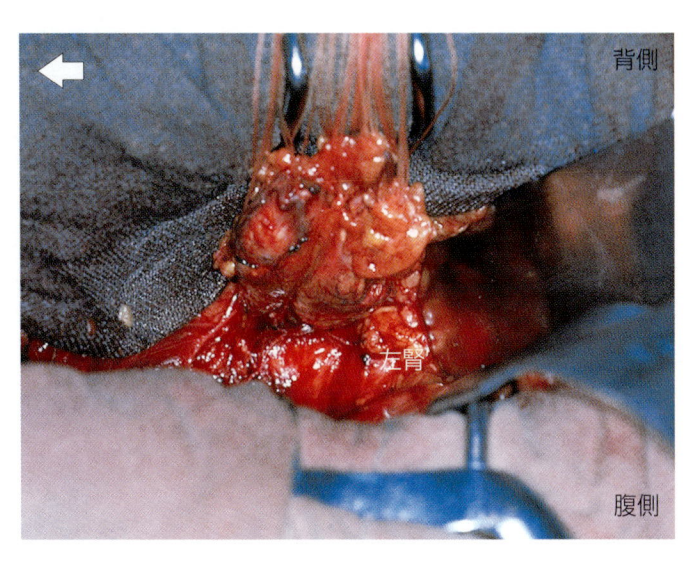

図896 左手，または軟べらで左腎を足側に下げ，左腎副腎間繊維中隔を，血管支配のない外側，尾側より結紮し，切断する．左副腎側の支持糸を束ね，左副腎を持ち上げる．

395

各論 IV. 手 術 項 目

　左副腎側の支持糸を束ね，左副腎を持ち上げる．副腎の動脈は，必ずしも同定できなくても，これら脂肪組織の中に含まれることがあるので，十分な結紮を怠らない．疎性結合組織だけなら，メッチェンバウム，またはケリー鉗子による剥離でも良い．外側がある程度起きてきたら，正中に向かい左副腎と左腎上極を同様に，結紮，切断し，左腎静脈に流入する左副腎静脈を同定する．これを強弯ケリー鉗子ですくい，3-0絹糸で結紮，切断する（図897）．これで左副腎足側が可動性を持ち，さらに左腎静脈の腹腔側に向かって剥離できる．牽引糸を頭側に引き，さらに左副腎の腹側と腹膜の間を，メッチェンバウムで剥離する（図898）．同定しうる血管は，確実に3-0絹糸で結紮，切断する（図899）．左副腎側の結紮糸は，牽引用にまとめ，腫瘍を引き上げる．これで左副腎の外側，足側をフリーとする．

　ついで頭側を同様に，結紮，切断する．これで左副腎の頭側も起きてくる（図900，901，902）．

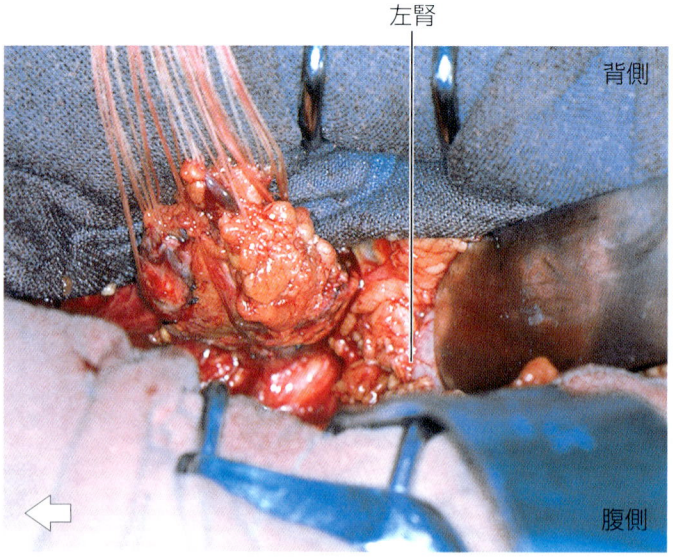

図897　牽引糸を外側に引き，正中側を同様に結紮，切断する．

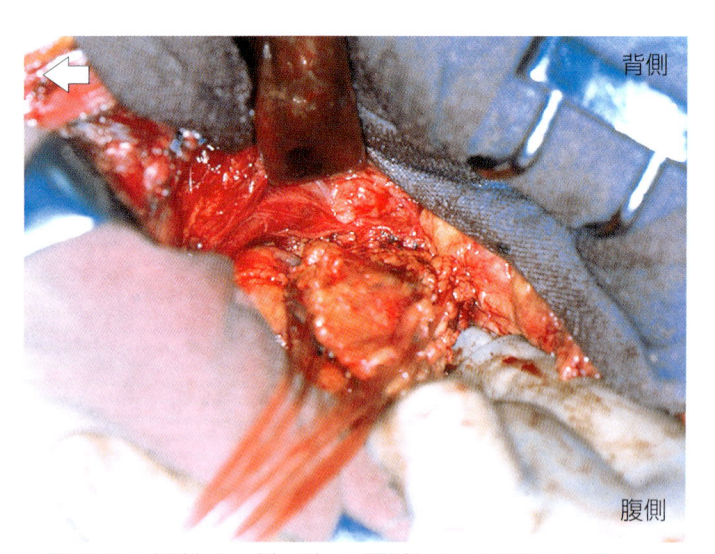

図898　牽引糸を尾側に引き，頭側をさらに結紮，切断する．

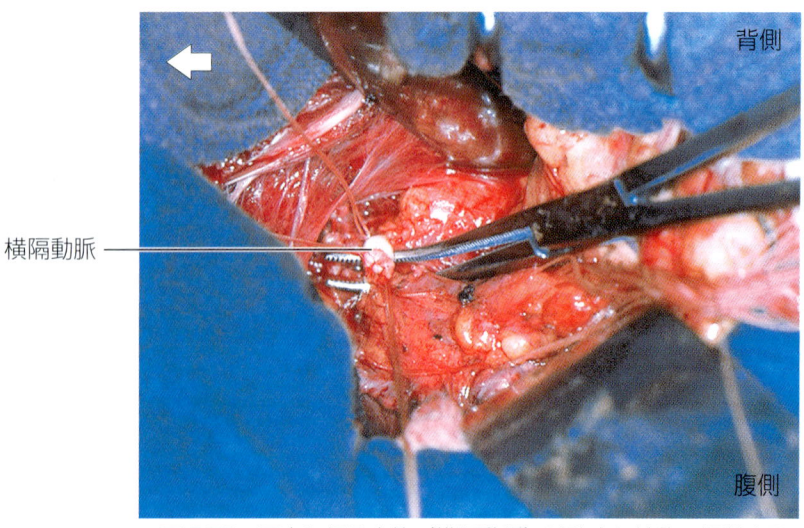

図899　同定し得る血管（横隔動脈）は確実に結紮，切断する．

13. 副腎

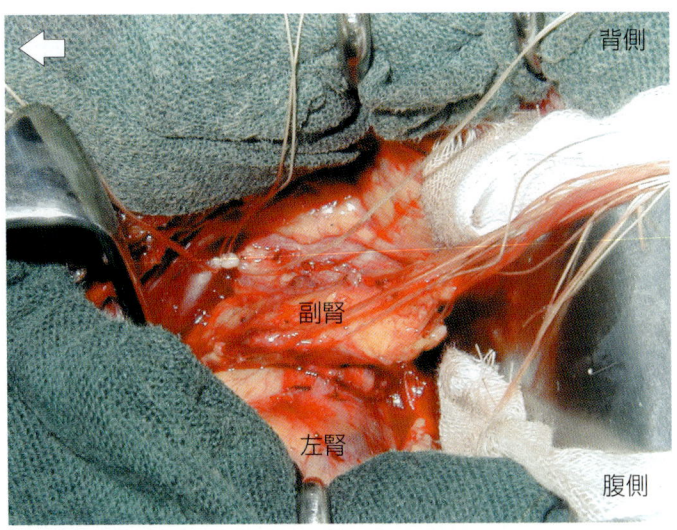

図900 原発性アルドステロン症の小さな腺腫では，周囲組織を起こしてもなかなか見つからないことがある．この段階では，まだ脂肪組織のみで腫瘍は触知できない．

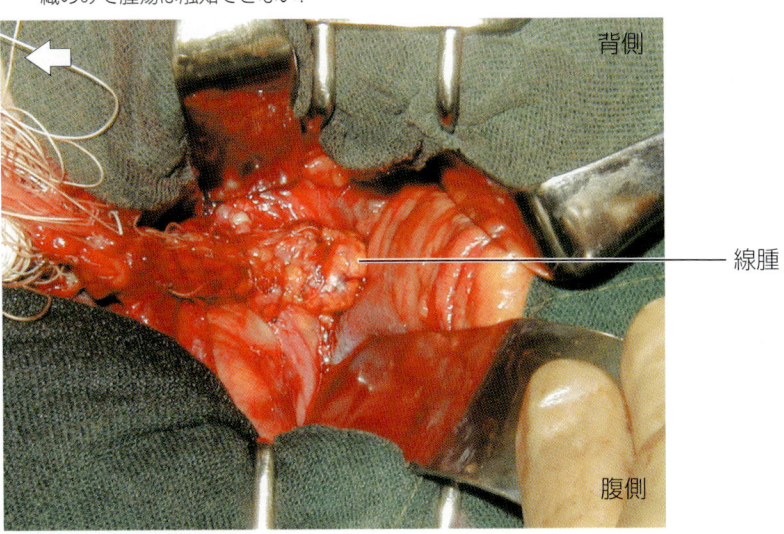

図901 頭側先端まで進んで，ようやく腺腫が見つかる．たんねんに結紮，切断を繰り返していけば，必ず見つかる．

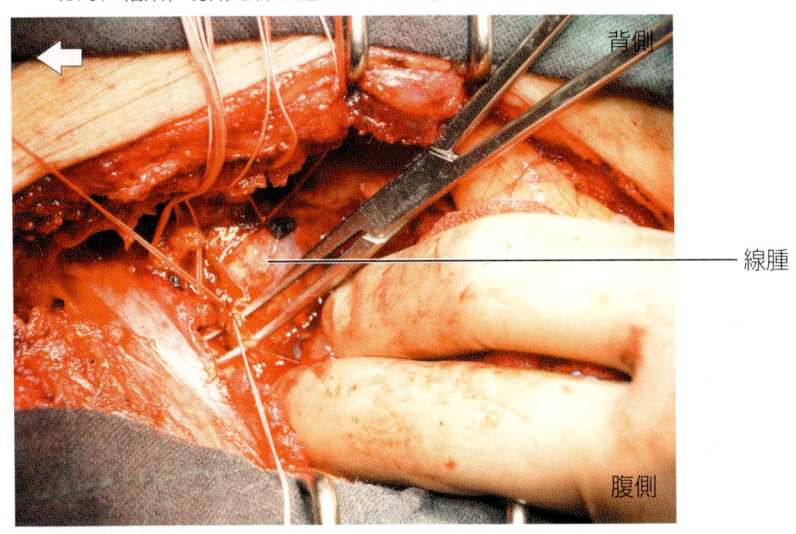

図902 慎重に行えば，大きな褐色細胞腫（直径5cm大，50g前後）でも，術中血圧をコントロールしながら摘出できる．

各論 IV. 手 術 項 目

　最後に正中に向かい，牽引糸を引きつつ，左副腎と腹膜の間を剥離し，大動脈側に進み，摘出する（図903，904）．

　摘除後は，十分に止血を確認する（図905）．胸膜の損傷がないことを確認する．損傷が見られた場合は，麻酔医に肺を加圧してもらい，損傷部位を3-0絹糸無傷針で結節縫合し修復する．左副腎のあった部位にドレーンを置き，横隔膜外側脚を3-0バイクリルで修復縫合する．切断された固有背筋，肋間筋，広背筋を，2-0バイクリルで縫合する．皮下組織を3-0絹糸で縫合し，皮膚は5-0マクソンで埋没縫合する（図906）．通常，副腎摘除術ではドレーンを置かないとする記述が多いが，筆者は念のため，左腎上極に置き，1〜2日で抜いている．

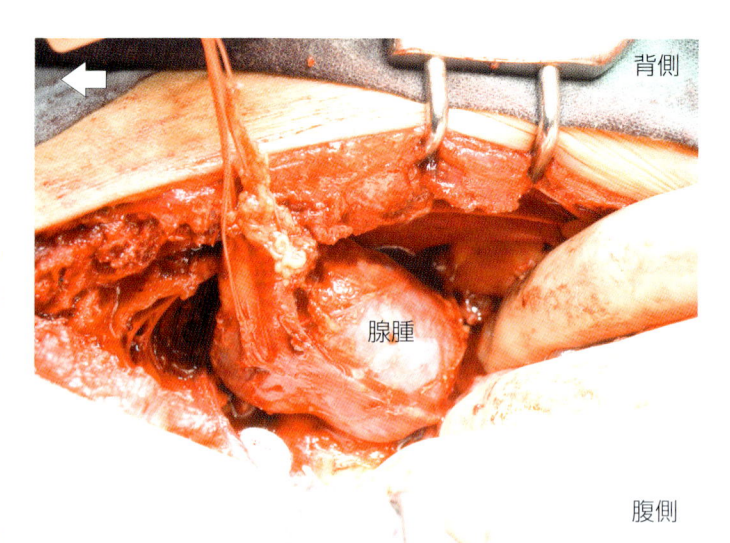

図903　図902の褐色細胞腫の例を，周囲より切離を進めた状態．

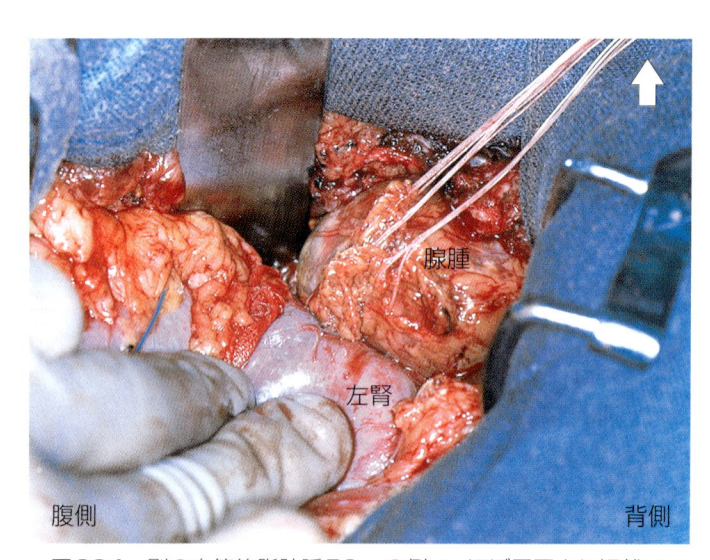

図904　別の血管筋脂肪腫50ｇの例で，ほぼ周囲より切離できた状態．

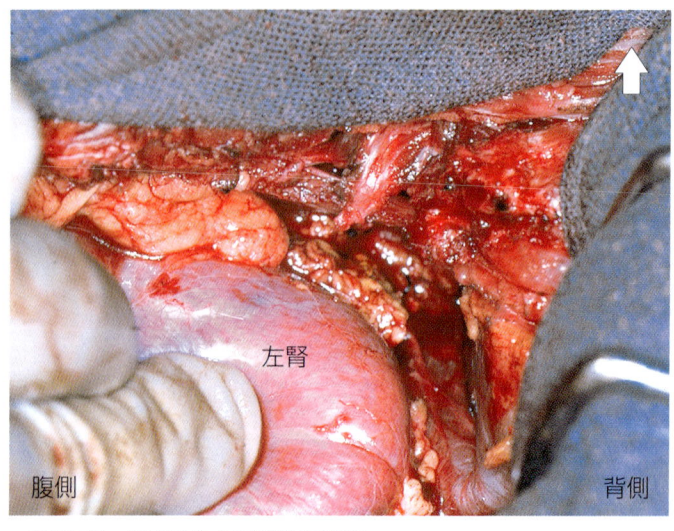

図905　図904の摘出後の状態．

13. 副　　腎

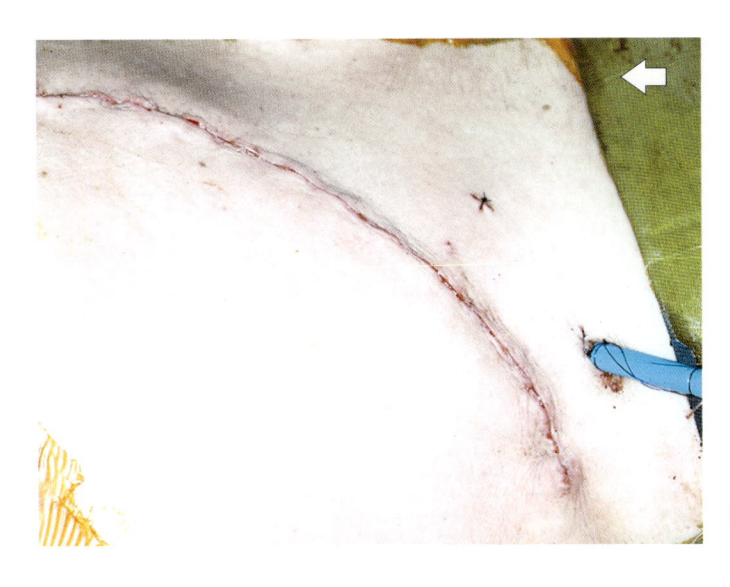

図906　皮膚は埋没縫合にする．

2）経背面式右副腎摘除術

手順図を示す（図907）．

左側の症例と同様に，皮切は第12肋骨先端から起始部に向かい，起始部からはゆるいカーブで，固有背筋の内側一横指を通り，第11肋骨起始部の高さまでとする．

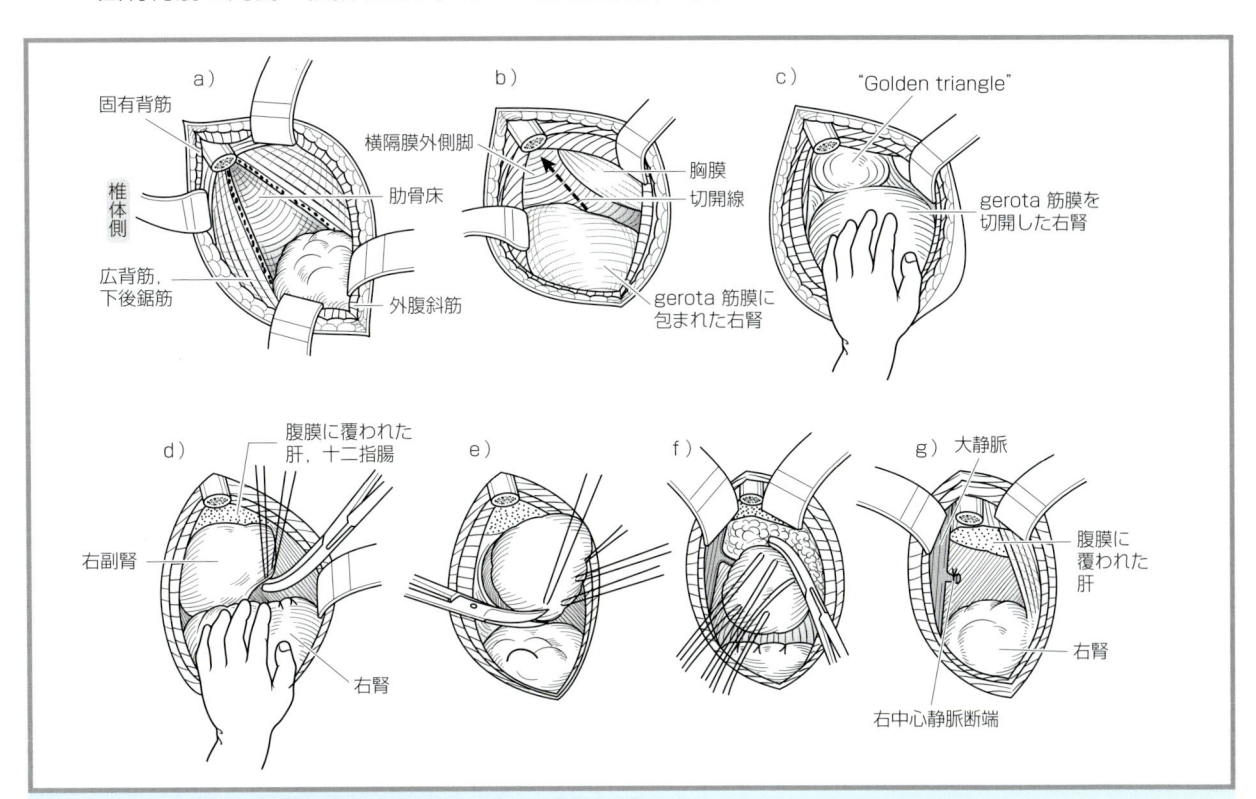

図907　経背面式右副腎摘除術の手順図（髙井原図）．
　a)固有背筋，広背筋，下後鋸筋を切開し，第12肋骨を起始部で切除する．
　b)肋骨を切除後，胸膜と横隔膜外側脚を同定し，横隔膜外側脚を切開し，胸膜を頭側に逃がす．
　c)Gerota筋膜後葉を切開し，Gerota脂肪層に包まれた右腎を足側に圧排し，"Golden triangle"を直視下にする．
　d)外側より副腎と腎の間を結紮，切断する．副腎側の結紮糸は切らずに，牽引用に利用する．
　e)さらに，腹側，正中側と結紮，切断する．
　f)頭側も結紮，切断する．この時，腹膜に包まれた肝，十二指腸に注意する．大静脈にも注意する．
　g)右副腎を摘出後，止血を確認する．

399

各論 IV. 手術項目

皮膚，皮下組織を切離後，右第12肋骨を触診し，その直上で外腹斜筋筋膜を同定し，切開し，外腹斜筋を切離する．背側では広背筋，下後鋸筋を切離し，固有背筋も二つ目の筋膜が見えるまで切開し，第12肋骨全体を露出する．肋骨床を損傷しないように，肋骨を遊離する（図908）．肋骨先端はぐるりと電気メスで，筋層より切離する．肋骨起始部で肋骨穿刀で切断する（図909）．肋骨床を切断する．肋骨先端部で腹横筋筋膜を3〜4cm切開し，後腹膜腔に入る．この切開部から右示指を挿入し，Gerota筋膜と肋骨床の内側を，鈍的に剥離する（図910）．筋鈎で肋骨床を持ち上げ，後腹膜腔をのぞき，横隔膜外側脚とGerota筋膜を剥離する．また腹側では，Gerota筋膜と横隔膜外側脚，胸膜を鈍的に剥離する（図911）．十分に肋骨床が離れたら，これのみを電気メスで切開する．ただし，背側の頭側は，まだ横隔膜外側脚と胸膜が，十分に剥離できていないことがあるので注意する．筋層よりGerota筋膜を剥離し，後腹膜腔を展開する．創縁タオルをかけ，開創器をかける．

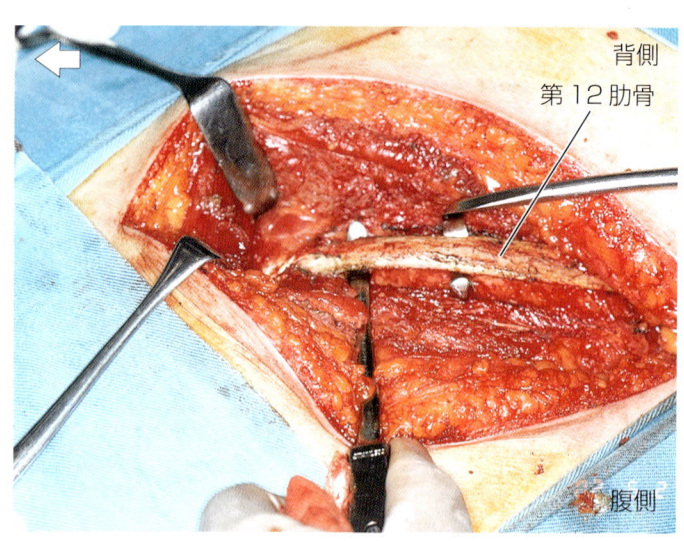

図908 左側と同様に，第12肋骨を起始部まで挙上し，肋骨末梢端まで起こす．

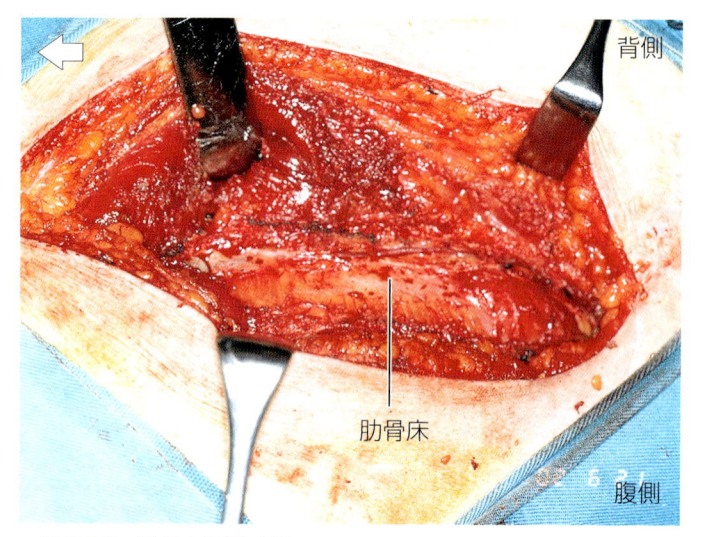

図909 肋骨を切除する．

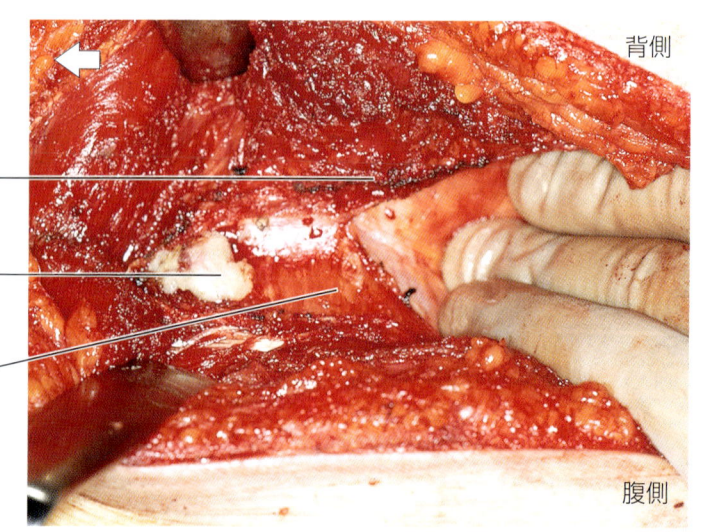

図910 肋骨床を切断し，横隔膜外側脚を確認する．

13. 副　腎

　鑷子でGerota筋膜を持ち上げ，これをハサミで切開し，右腎脂肪組織を露出する（図912）．Gerota筋膜は十分に，頭側，足側に切開する（図913）．左手で右腎を足側に押し下げ（図914），右腎上極付近の脂肪組織を強弯ケリー鉗子ですくう．ここには太い血管はないこと，それに組織を少ししか取らないと，牽引の時にちぎれることがあるので，1cm程の幅で取り，3-0絹糸で結紮，切断する．右副腎側の糸は牽引とする．右副腎の外側の組織に移り，これも同様に鉗子ですくい，3-0絹糸で結紮，切断する．これで右副腎の足側，外側が少し浮き，見通しが立つ．

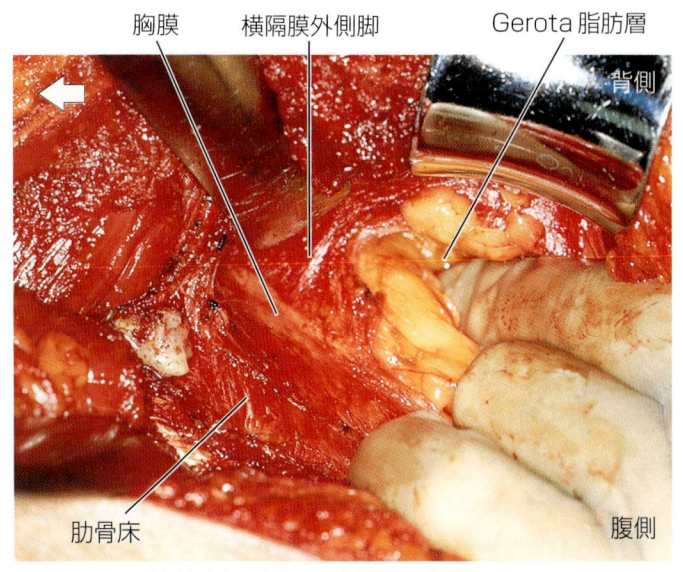

図911　外側脚を切断する．胸膜に注意する．

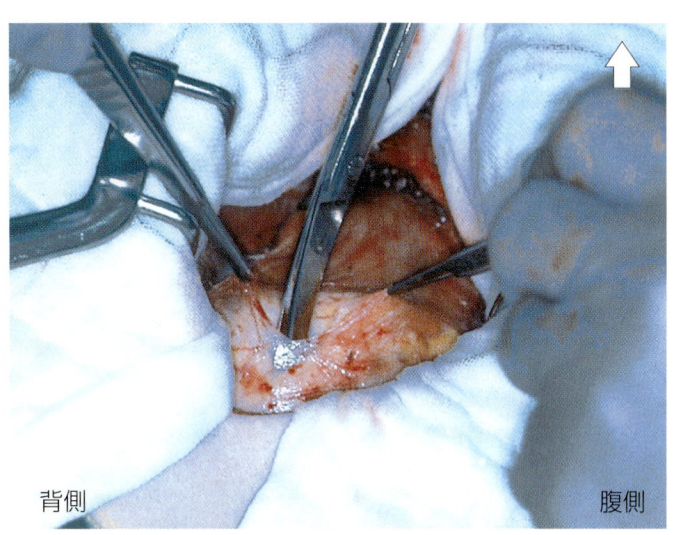

図912　Gerota筋膜を鑷子で把持し，ハサミで切開し，右腎脂肪被膜を露出する．

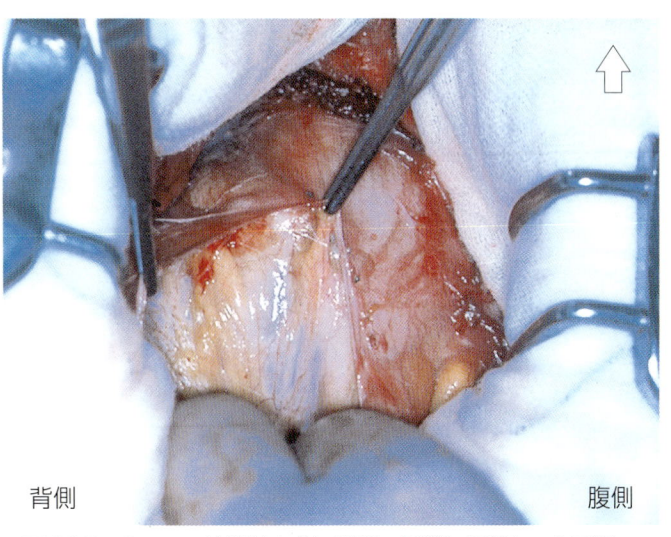

図913　Gerota筋膜は十分に頭側，足側に切開し，右副腎部に到達しやすくする．

各論 IV. 手 術 項 目

　右腎上極との間を同様に，結紮，切断し，正中側に剥離すると大静脈が見える（図915）．展開が良ければ，右腎静脈も見える．右腎静脈を指標とし，その頭側の脂肪組織を強弯ケリー鉗子ですくい，3-0絹糸で結紮，切断し，大静脈を露出しても良い．また右副腎の足側から腹側を剥離すると，柔らかい十二指腸を触知する．十二指腸を傷つけないように，右副腎との間の脂肪組織を剥離し，結紮，切断する．牽引糸を頭側に引き，肝との剥離を進める（図916）．時に肝との癒着が見られる．少しずつ剥離鉗子で間隙を作り，残る索状物を結紮，切断する．大静脈に沿って頭側に進み，大静脈と右副腎との間を剥離し，結紮，切断する．この時に，右中心静脈を結紮，切断する．横隔膜の直下まで剥離できたら，今度は牽引糸を足側に引き，右副腎背面から右副腎頭側端を剥離し，結紮，切断する（図917）．これで右副腎の足側，腹腔側，肝側，大静脈の正中側，頭側と剥離でき，右副腎を摘出する（図918）．摘出標本を切開し，腫瘍が完全に摘除されていることを確認する．止血を確認し，ドレーンを置く．Gerota筋膜を3-0絹糸で閉鎖する．左側と同様に，閉創する．

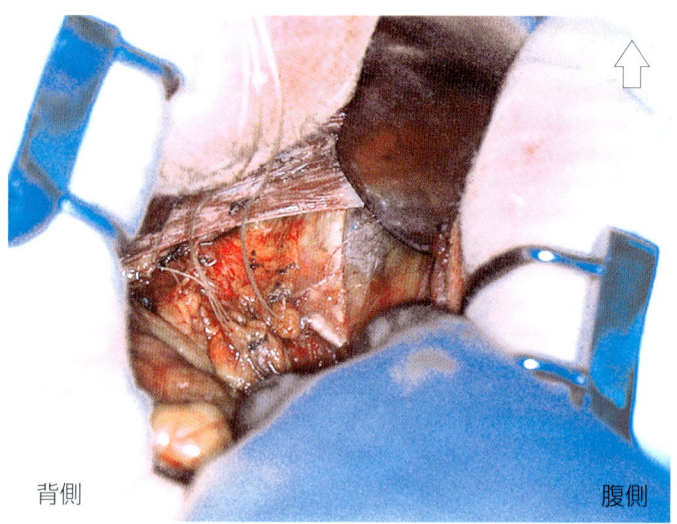

図914 頭側を十分開ける．右腎上極を左手で下げれば，副腎部のGolden triangleが見える．内臓脂肪の多い例では，脂肪組織を丹念に結紮していかなければならない．

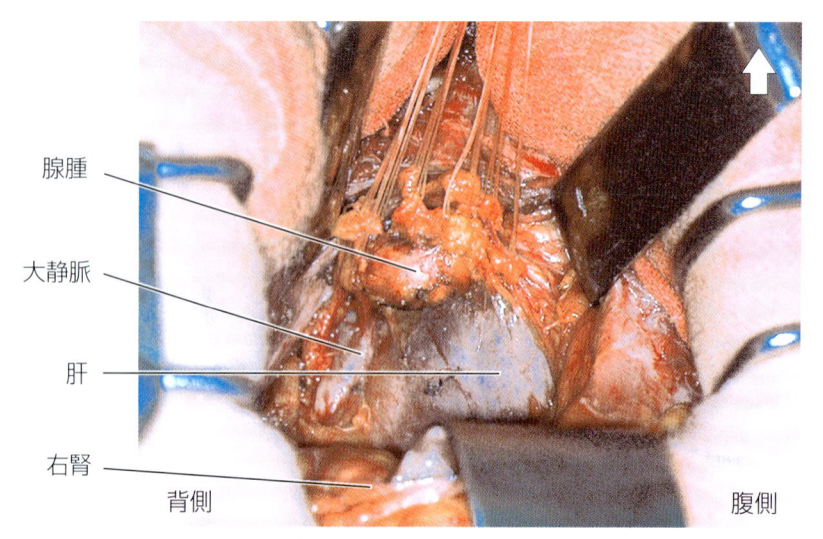

図915 右副腎部の足側，外側を結紮し，牽引糸を頭側に寄せている．正中に大静脈が見え，外側に肝が見える．大静脈と肝の間に十二指腸が触れる．

13. 副　　腎

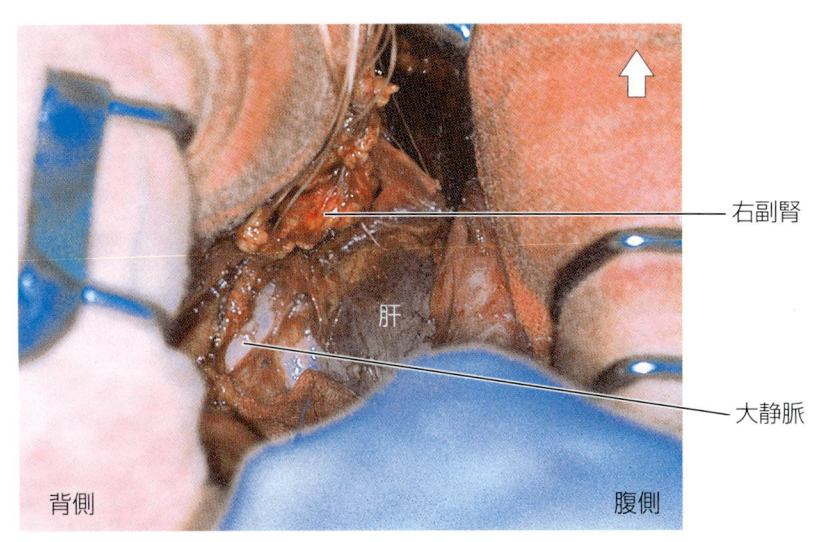

図916　右副腎部の腹腔側を，先に横隔膜近くまで剥離した状態．

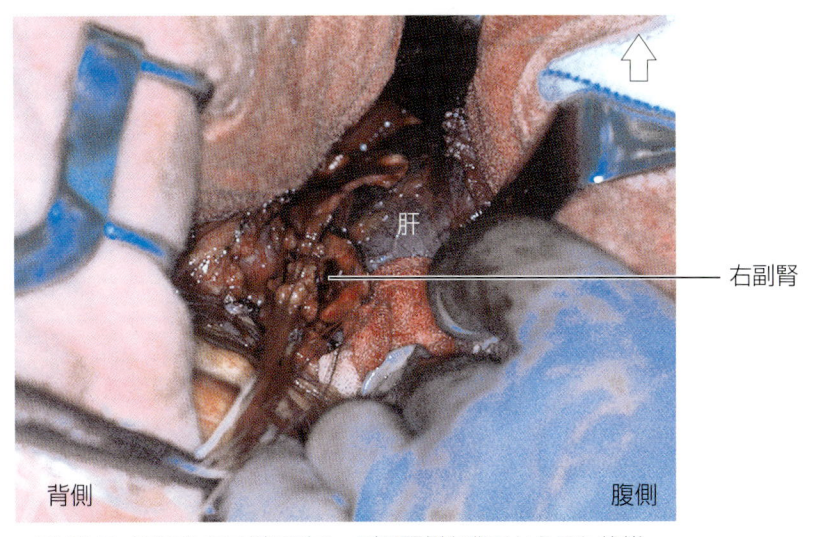

（ラベル：右副腎，肝，大静脈，背側，腹側）

図917　牽引糸を足側に引き，副腎頭側を背面から見た状態．

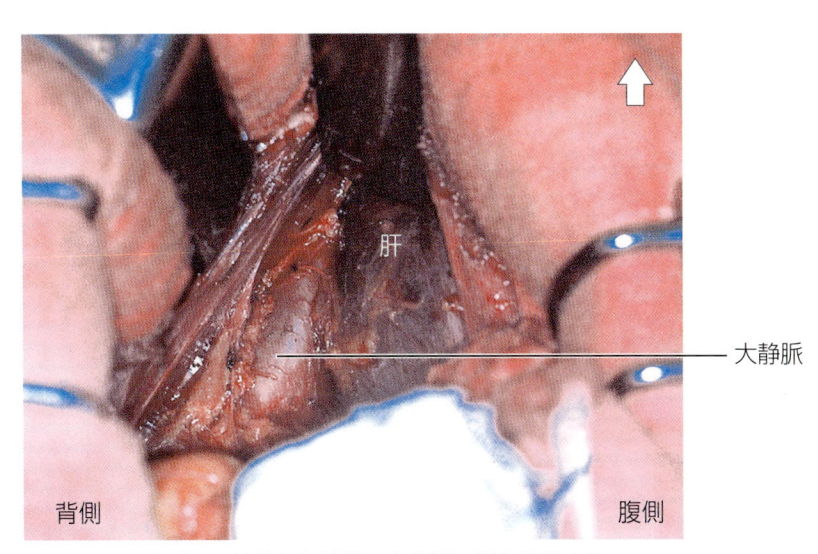

（ラベル：肝，右副腎，背側，腹側）

図918　右副腎を摘除した状態．大静脈，肝を確認する．

（ラベル：肝，大静脈，背側，腹側）

403

3）まとめ

経背面式副腎摘除術の術前イメージトレーニング

1. ●腰部斜切開，経背面式の経腹膜外的アプローチか，シェブロン切開・L型切開の経腹膜的アプローチか．
2. ●患側が左右の違いによる周囲の重要臓器を認識しているか．
3. ●腹膜外なら肋骨切除はどうするのか．胸膜，横隔膜の処理はどうするのか．副腎を手術野の中心に持って来るにはどうするのか．
4. ●副腎のどこから剥離，結紮，切断するのか．その実際の手技はどうするのか．
   腎上極との関係（腎副腎間繊維中隔）はどうか．
   左側なら左副腎静脈，膵，横隔動脈などを認識したか．
   右側なら大静脈，右中心静脈，十二指腸，肝などを認識したか．
5. ●副腎の中心静脈の同定，剥離，切断はどうするのか．摘除後の止血は十分か．
6. ●閉腹はどうするのか．ドレーンはどうするのか．

14. 泌尿器科医が行う腸管操作

[解　剖]

　膀胱摘除術後には必ず，尿路変向術，尿路再建術が行われる．この際，消化管を利用する例がますます増えている．このため消化管の切離，吻合は，泌尿器科医にとってもマスターすべきものとなっている．先に消化管の基本操作を述べ，その後，回腸導管，新膀胱作製術について触れる．筆者は，新膀胱作製術に利用する消化管は，回腸を第一選択，回盲部腸管と上行結腸を第二選択，S状結腸を第三選択としている．

　小腸，大腸の血管の走行図を示す（図919）（文献40）．

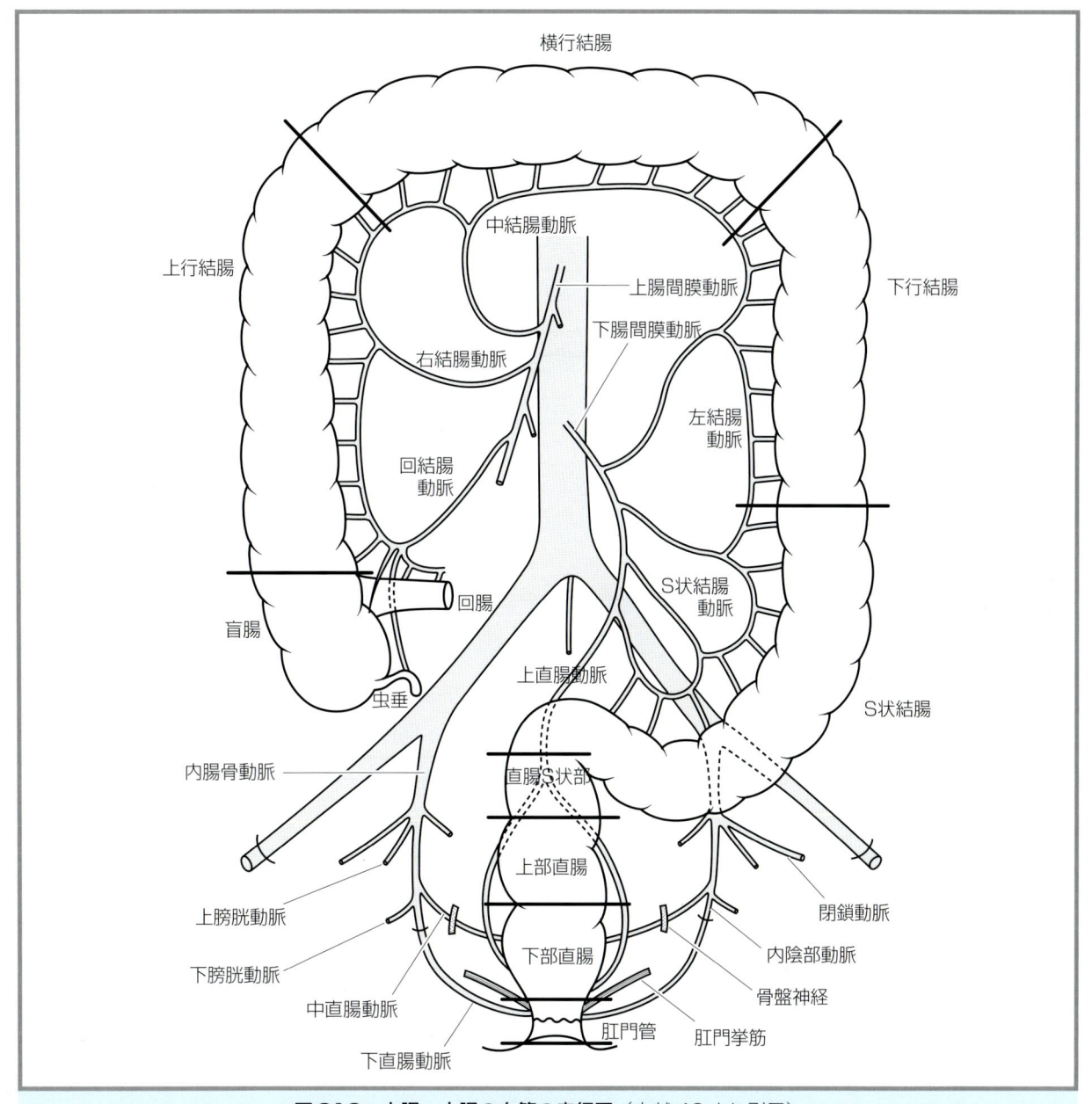

図919　小腸，大腸の血管の走行図（文献40より引用）．

405

各論 IV. 手術項目

　腸管の断面と直動脈の分枝を示す（図920）（文献41）．腸間膜を切開する際に，認識すべき重要な血管は，回腸動脈，回結腸動脈，右結腸動脈，中結腸動脈，S状結腸動脈などである．
　回腸導管や新膀胱作製術では，腸管の離断が必要である．腸管の吻合は，回腸，上行結腸，S状結腸などの部位により，また吻合する相手が，回腸同士，回腸と上行結腸，結腸同士などで多少の違いがある．

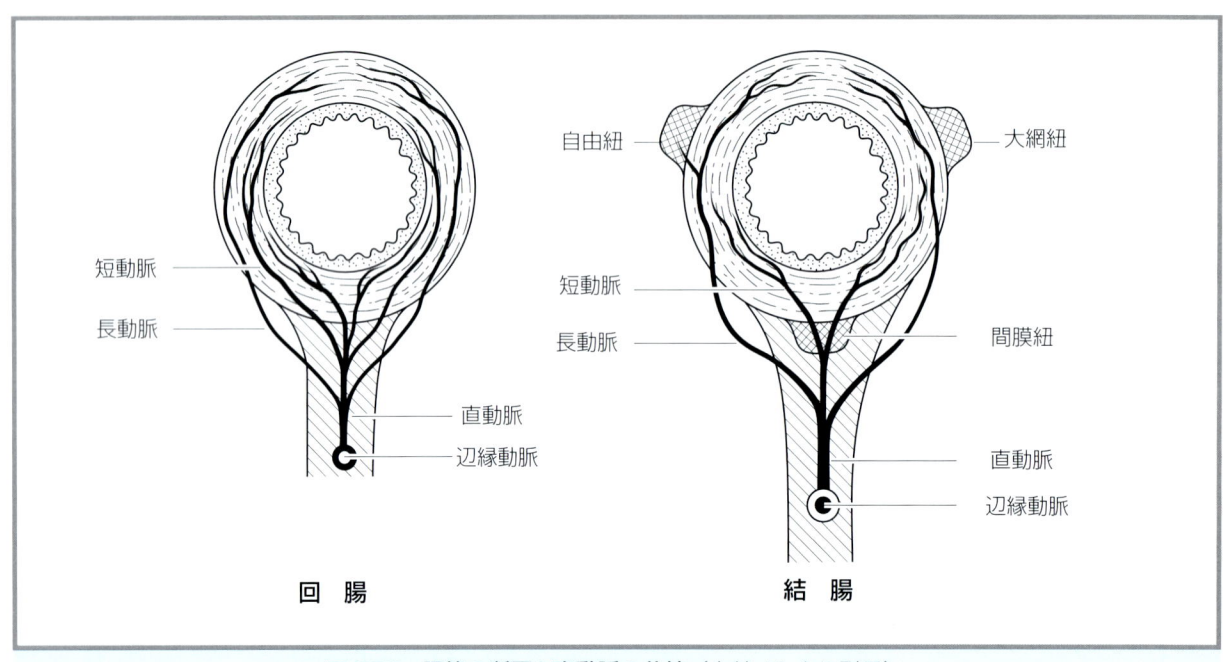

図920　腸管の断面と直動脈の分枝（文献41より引用）．

1）基本的な回盲部での，回腸離断，再建（手縫い）

　腹腔内で，腸管と腹壁，腸管と大網，腸管同士の癒着があれば，これらを十分にはずす．回腸導管や新膀胱作製術の場合，回盲部よりこぶし一つ，約15ｃｍぐらい口側を，遊離腸管の肛門側として切断する．しかし，離断する回盲部からの距離は，血管の走行状態を優先して決めるので，その位置や長さに多少の違いがあっても良い．腸間膜の栄養血管を透見し，切開線を決める（図921）．回結腸動脈と回腸動脈の間に，肛門側切開線が入るように位置決めをする．腸間膜の薄膜を切開し（図922），脂肪組織は電気メスで切開し（図923），小血管はモスキート鉗子ですくい，3-0絹糸で結紮，切断する（図924）．血管はちぎれやすいので，結紮糸を決して引っ張らず，自分の指を組織側に持っていき結紮する．肛門側の腸間膜切開の長さは，約7〜8cmとする．新膀胱作製術では，腸管を尿道につなぐため，十分な可動性が必要であり，腸間膜根近くまで腸間膜を切離する．消化管吻合時に，腸間膜が巻き込まれないように，腸間膜を腸管切断ラインより1cmほど外す．遊離腸管の長さを測り（図925），対応する口側の腸間膜も，同様に開ける（図926）．口側の腸間膜切開の長さは，4〜5cmとする．

14. 泌尿器科医行う腸管操作

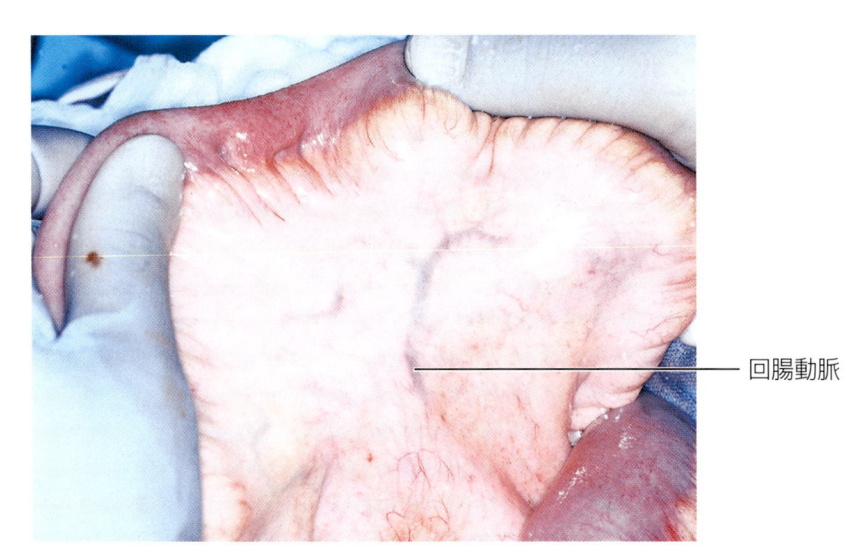

図921　腸間膜の栄養血管を透見し，切開線を決める．

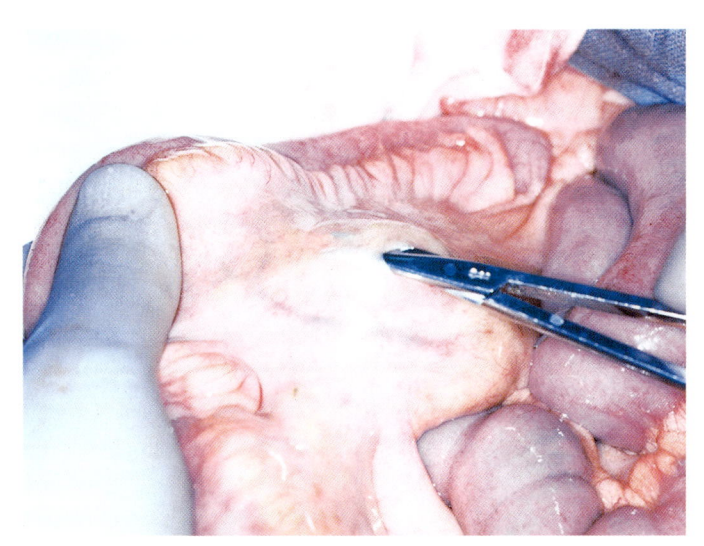

回腸動脈

図922　腸間膜の薄膜を，メッチェンバウムで切開する．

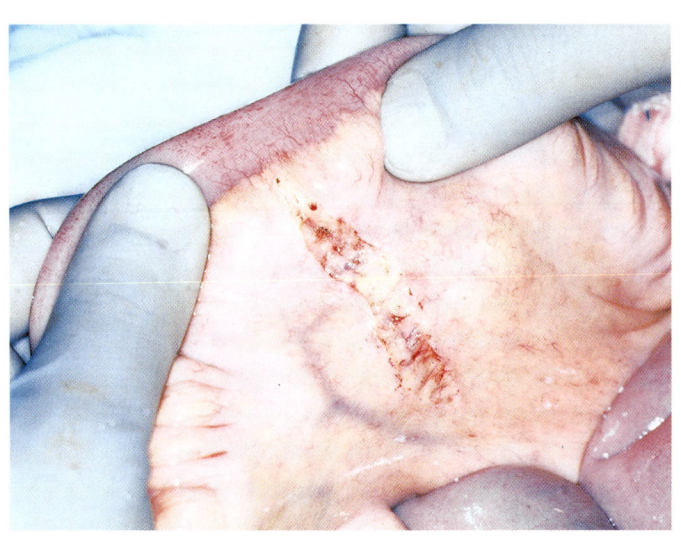

図923　脂肪組織は，電気メスで切開する．

各論 IV. 手　術　項　目

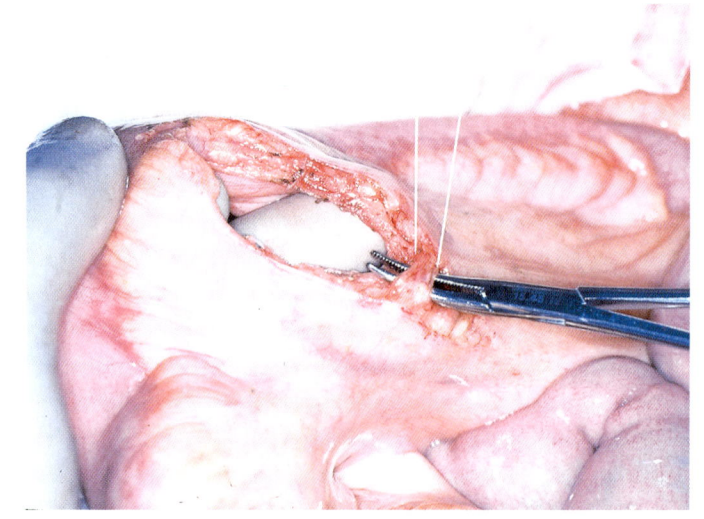

図924　小血管は，モスキート鉗子ですくい，結紮，切断する．

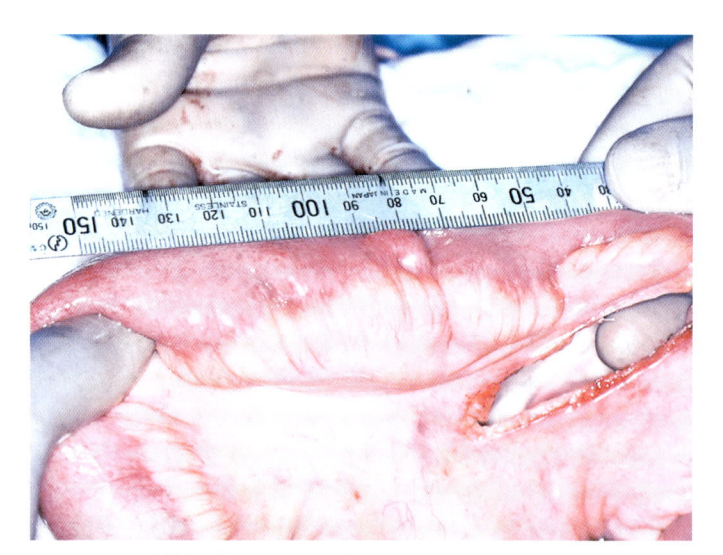

図925　遊離腸管の長さを測る．

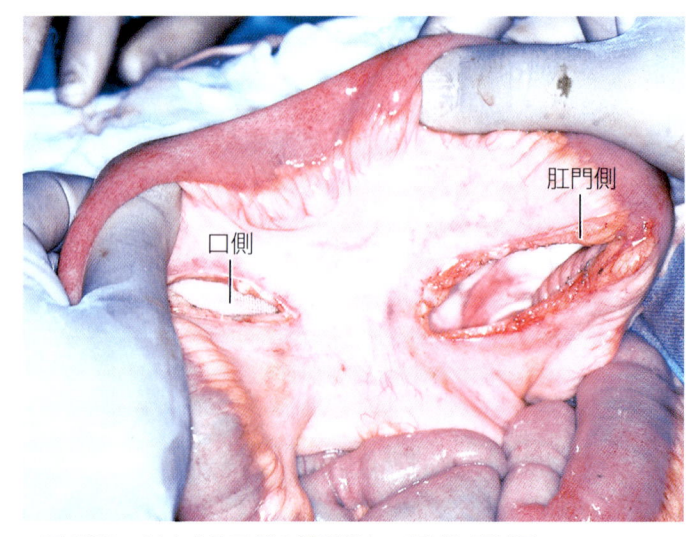

図926　対応する口側の腸間膜も，同様に開ける．

14. 泌尿器科医行う腸管操作

切離する場所より，腸内容を指で肛門側に押し出す．各々の切断予定部から2cmほど離し，腸間膜対側から腸管のみに，腸鉗子を二本かける（図927）．回腸導管や新膀胱作製術では，腸管を摘除するのではなく，一部の腸管を遊離するだけなので，リスター鉗子などの圧挫鉗子ではなく，腸鉗子が良い．この腸鉗子は，腸内容の流出を防ぐに足りるだけの圧力がかかり，しかも腸壁粘膜をできるだけ，挫滅，損傷しないものが良い．不潔セットの上で，回腸を電気メス，またはハサミで切断する．腸管内腔を綿球で十分にぬぐい，内容を除去し，イソジン®綿球でさらに消毒する（図928）．

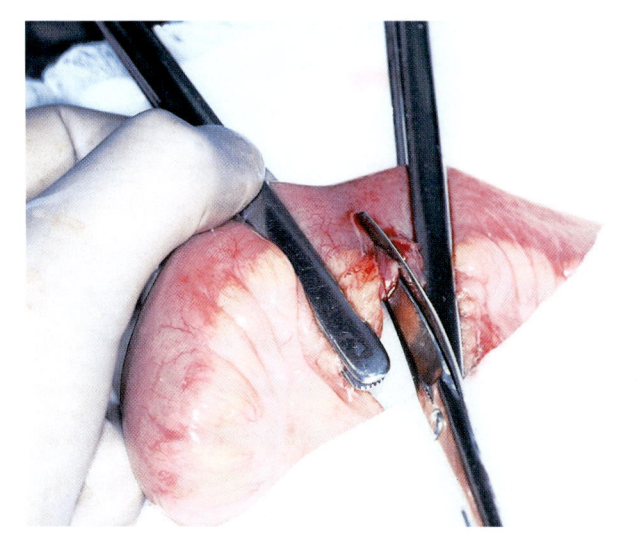

図927 切断予定部から2cmほど離し，腸間膜対側から腸管のみに，腸鉗子を二本かける．ハサミで切断する．

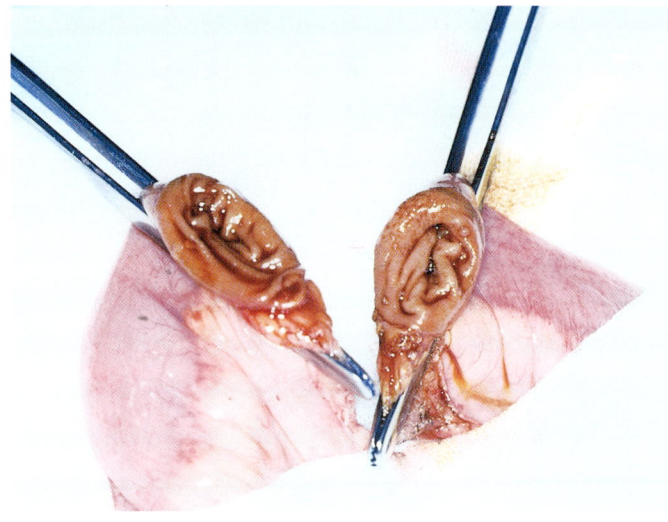

図928 腸管内腔を，イソジン®綿球で十分にぬぐい，内容を除去し消毒する．

（1）回腸回腸吻合（Albert-Lembert縫合）（図57, 58）

筆者は，時間の短縮，利便性から，実際は器械吻合を好むが，どんな状況でもできるように，基本の吻合は手縫いとする．まず，Albert-Lembert縫合による端端縫合を示す．外層の漿膜筋層縫合は，よりよい創傷治癒を期待すべく，粘膜下層を確実に適当な強さで合わせるために結節縫合を，内層の粘膜縫合は，時間の短縮と確実な止血を目的として連続縫合で行う．または，両方とも結節縫合でも良い．

各論 IV. 手術項目

　回腸回腸吻合の手順を示す．そのまま吻合しても良いが，術中かなり細く収縮してしまうことも多い．回腸をハサミで切断する時に，消化管の再建側は腸管を斜めに切り，口径を大きくしておく方が良い．3-0，または4-0の吸収糸付き無傷針（3-0バイクリルなど）を用いて，後壁全層の連続縫合から行う（図929，930）．無鈎鑷子で漿膜筋層を把持する．全層縫合は，漿膜筋層は厚く（5mm程度）かける．粘膜は厚く針糸をかけると，余分な粘膜が縫合面にはまりこむため，薄く針糸をかける．連続縫合の場合は，途中で数カ所の結節縫合を加えて補強固定を行う．前壁縫合は，緊張がかからぬよう，前壁を引き出し連続縫合する（図931）．前壁全層縫合の最後の一～二針は，腸管内腔の確認が難しくなる．よって最後の三～四針は，糸をたるませたままで，最後の一針まで内腔を確認しつつ針糸をかけた後，順次，糸を締めれば全層縫合はより確実となる．

　腸鉗子を外し，漿膜筋層縫合を結節縫合で行う．漿膜筋層縫合は，縫い代は小さく，深さは筋層に届くように，しっかりとかける（図932）．前壁の結節縫合を行った後，裏返して同様に，後壁の結節縫合を行う．用手にて吻合口の大きさを確認する．

　後壁の縫合を行う時に，腸管を裏返すことが出来ないことがある．この場合は，全層縫合に先立って，後壁漿膜筋層縫合を行う方が良い．結び目が腸管壁内に入り込むが，問題はない．

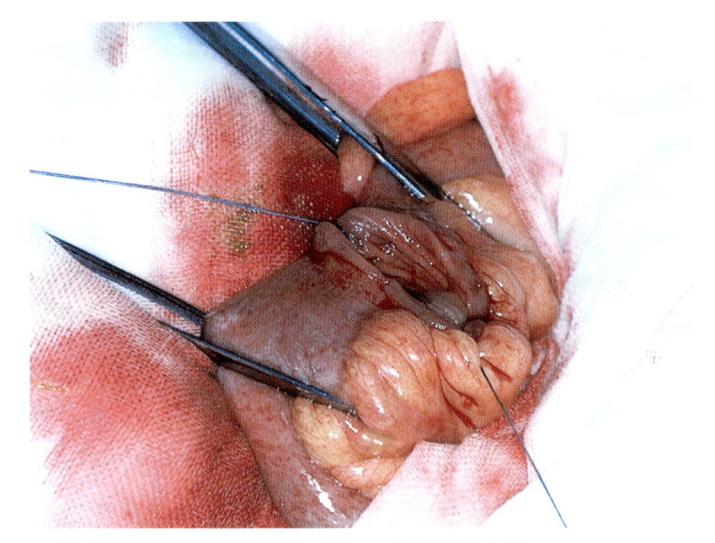

図929　腸間膜側とその対側に，結節縫合を置く．

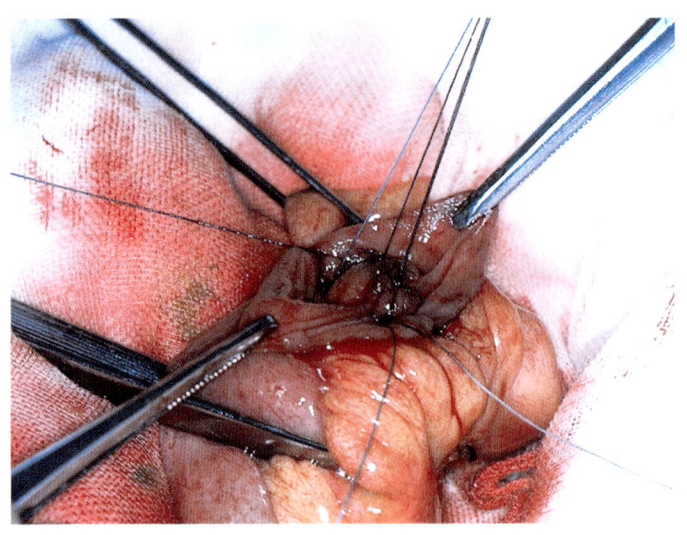

図930　吸収糸付き無傷針で，後壁全層の連続縫合から行う．結節縫合でも，もちろん良い．

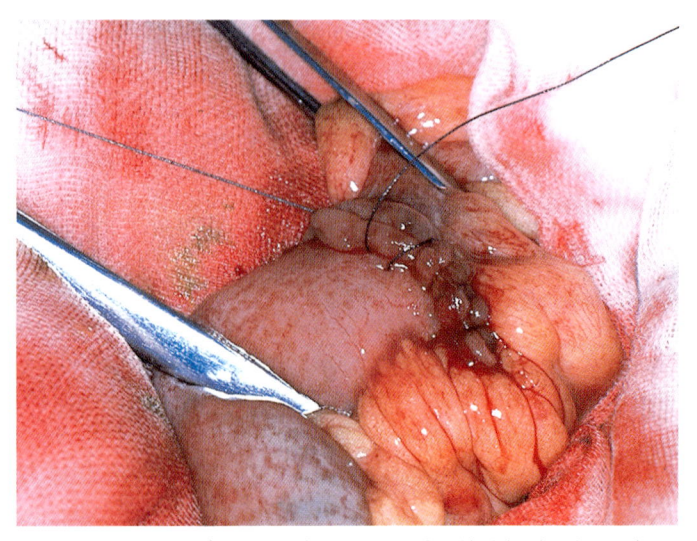

図931　前壁縫合は緊張がかからぬよう，前壁を引き出し，連続縫合する．

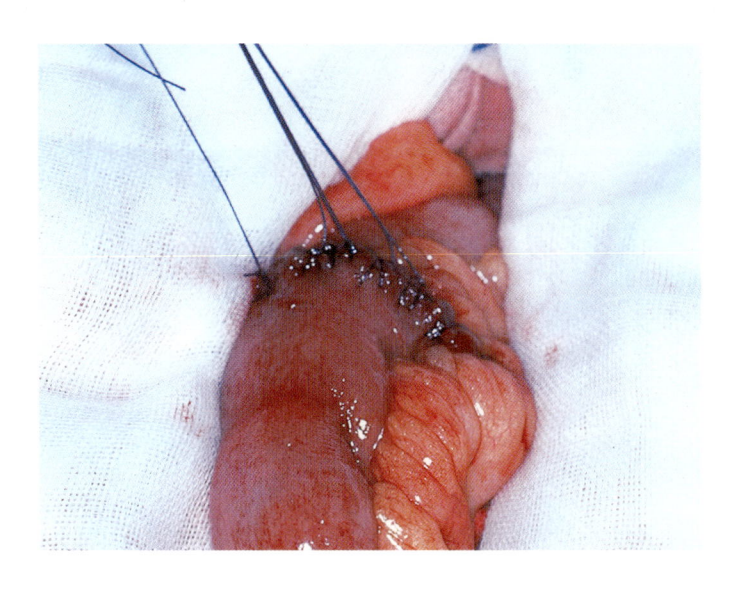

図932 腸鉗子を外し，漿膜筋層縫合を結節縫合で行う．

（2）後壁垂直マットレス縫合＋Gambee 縫合（図59）

筆者の好みの吻合である．前述の（1）の場面は，すべて，この後壁垂直マットレス縫合＋Gambee 縫合でも良い．3-0 バイクリルで，最初の腸間膜側と対側の2点に，支持糸をかけても良い．後壁で，粘膜面から漿膜側へ全層に針を通し，対側で，漿膜側から粘膜側に出す（図933）．さらに粘

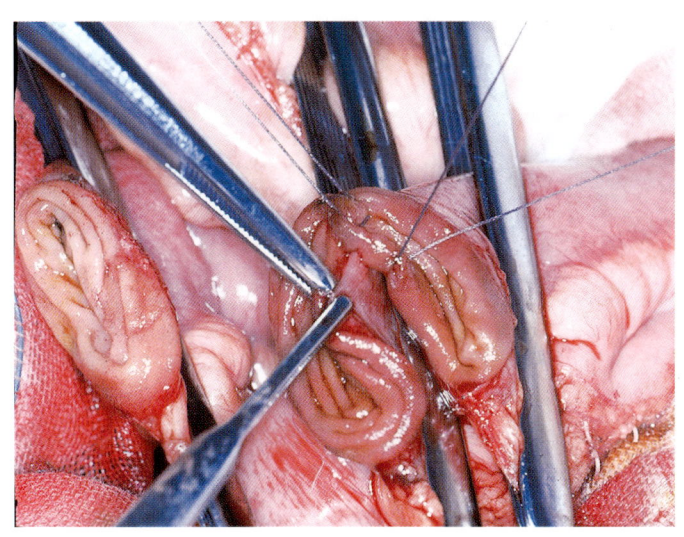

図933 後壁垂直マットレス縫合．後壁で粘膜面から漿膜へ全層に針を通し，対側で漿膜側から粘膜側に出す．

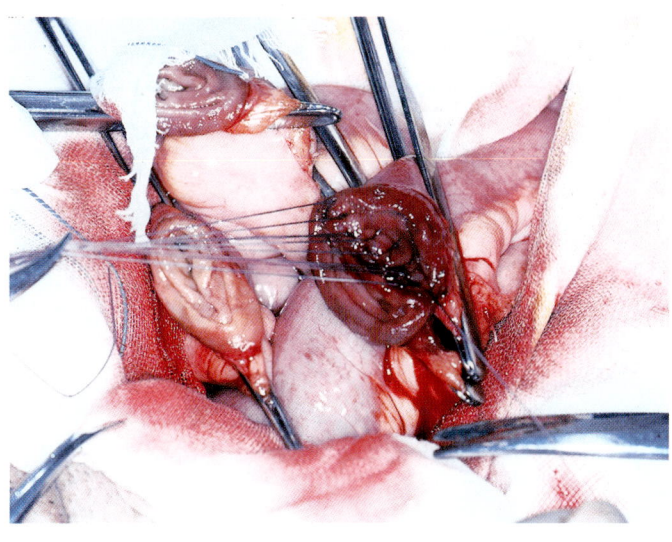

図934 粘膜側からのマットレス縫合である．

各論 IV. 手 術 項 目

膜面から粘膜，粘膜下層をかけ，対側の粘膜，粘膜下層を拾う．一回の運針で行う．つまり粘膜側からのマットレス縫合である（図934）．

次いで，前壁の縫合を行う．支持糸と同様に，漿膜側から粘膜面へ全層を取り，さらに粘膜面から粘膜，粘膜下層を拾う（図935）．次いで対側の粘膜を拾い，針を持ち変え，内から漿膜側へ全層に運針し結紮する．最後の数針については結紮せずに，内腔や粘膜を確認しつつ糸を通し，最後に結紮することで，層層が合うようにする（図936）．粘膜が吻合部に入り込まないように注意する．これで腸鉗子を外す（図937）．

安全のため3-0絹糸で，その上にLembert縫合を加え，二層縫合とする（図938）．指でつまんで，狭窄がないことを確認する．

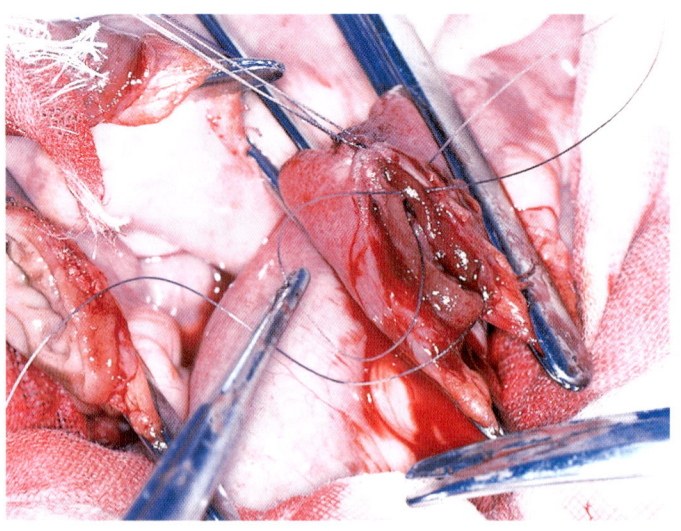

図935　前壁のGambee縫合を行う．漿膜側から粘膜面へ全層を取り，さらに粘膜面から粘膜，粘膜下層を拾う．

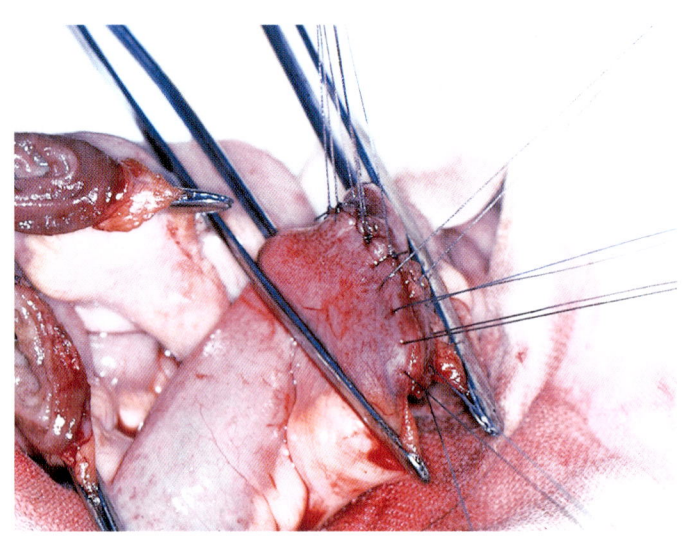

図936　最後の数針は，内腔や粘膜を確認しつつ糸を通し，最後に結紮することで層層が合うようにする．

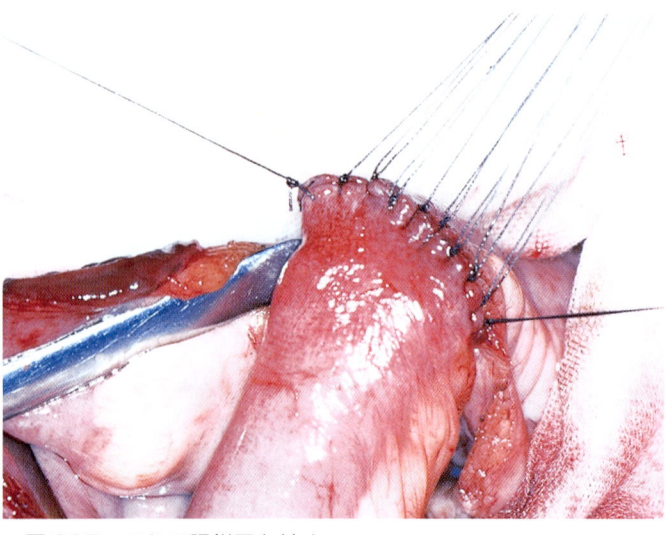

図937　これで腸鉗子を外す．

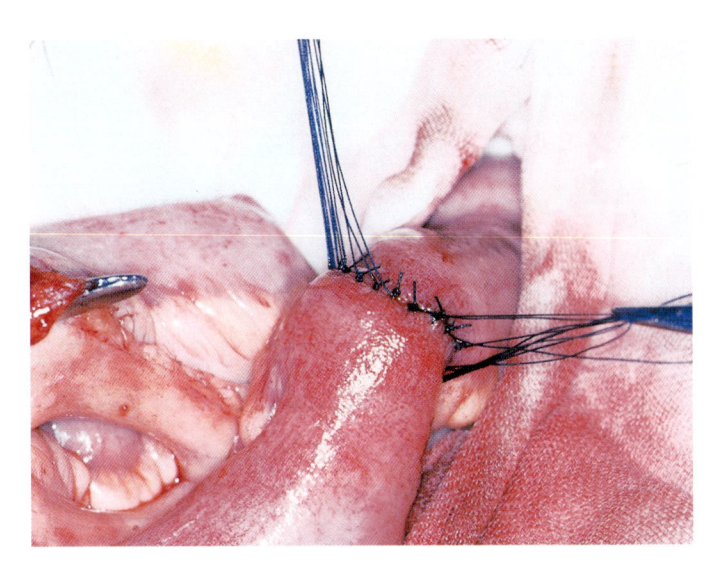

図938 安全のため3-0絹糸で,その上に Lembert縫合を加え,二層縫合とする.

2) 基本的な回盲部での回腸離断,再建(器械吻合)(図60)

　器械吻合の目的は,手技の容易性,迅速性,普遍性にある.解剖学的には側側吻合であるが,機能的には端々吻合(functional end-to-end anastomosis)となる.切開口は,自動縫合器を挿入できる必要最小限とし,閉鎖する内腔を小さくする.捻転して縫合することがあるので注意する.縫合器で腸間膜を挟み込まない.

　口側の切断予定部位に,GIA 50をかけfireする(図939,940).同様に,肛門側の切断予定部位に,GIA50をかけfireする(図941).これで導管が遊離される.

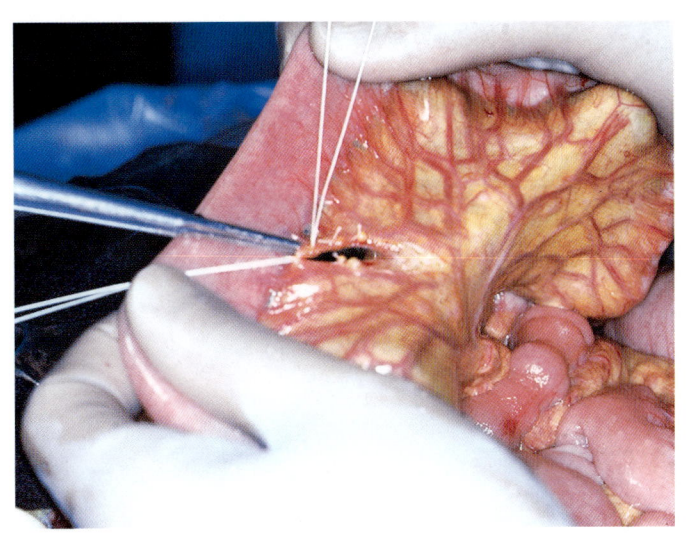

図939 器械吻合でも,同様に腸間膜を開ける.

各論 IV. 手 術 項 目

消化管を再建する．口側，肛門側のそれぞれの断端に，釣り糸を3カ所，すなわち腸間膜反対側，中央，腸間膜側とかける（図942）．腸間膜反対側と中央の糸の間で，ハサミで腸管の端を切り，腸管に穴を開ける．両方の腸管の穴に，それぞれのGIA 50の脚（フォーク）を入れる．腸間膜反対側，中央，腸間膜側の各々の糸を引き，両方の長さ，位置をそろえる．腸間膜付着部反対側で，腸管を合わせ，fireする（図943）．すると内腔で新たに吻合，切断され，側側吻合となる．

ついで吻合部断端を閉鎖するため，先端に当たる回腸の腸間膜を約2～3cm外す．もう一度中央に釣り糸をかけ，両端の糸および中央の糸を引き，TA 50を横に懸けfireする（図944）．これは，もう一度GIA50を使ってfireし，吻合してもよい．端の余剰の腸管は切断する．3-0絹糸で縫合部の漿膜を，結節縫合し補強する．

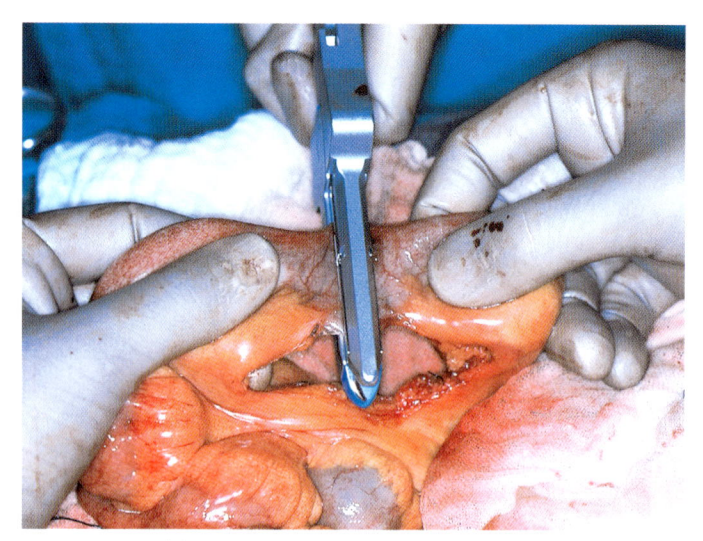

図940　口側の切断予定部に，GIA50をかけfireする．

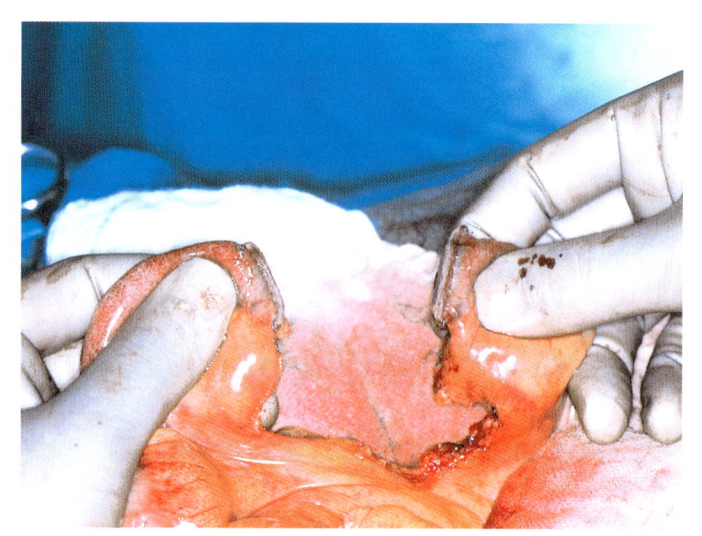

図941　離断した状態．

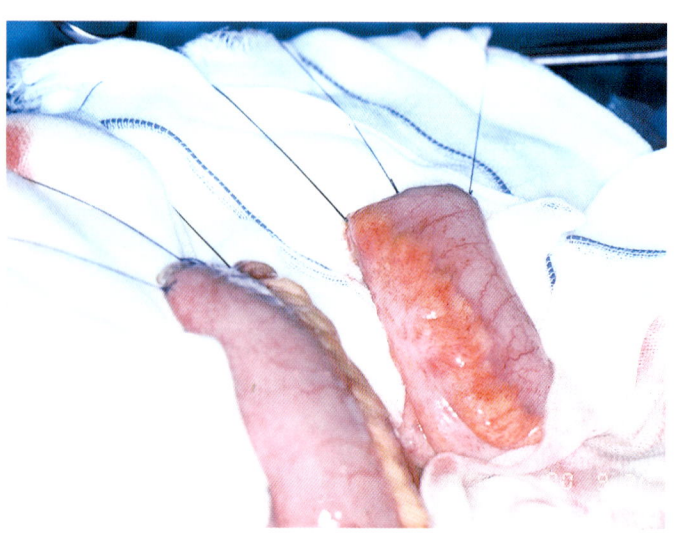

図942　それぞれの腸管断端に，釣り糸をかける．

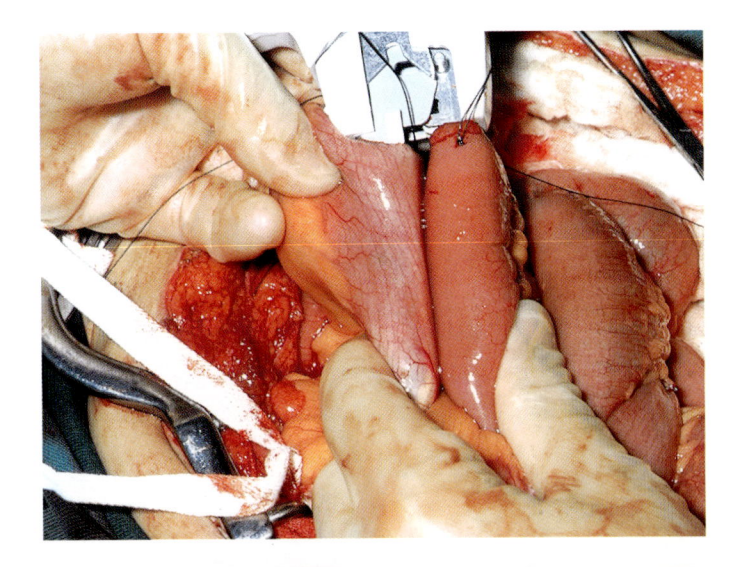

図943 腸間膜付着部反対側で腸管を合わせ，GIAをfireする．

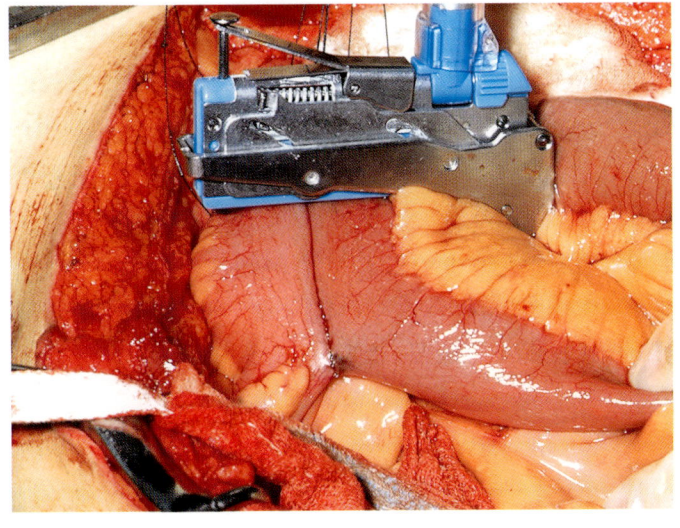

図944 端に糸をかけ，TA50を横にかけfireする．

3）回腸と結腸などの離断，再建

　Indiana pouch法，Mainz法などで，回腸と結腸を利用する例がある．吻合に無理がかからないよう，十分に上行結腸を可動性とする．回腸と結腸の端々縫合の場合，小腸間膜，結腸間膜の切開は，直動静脈の走行に注意し，処理する．吻合予定線周囲の腸間膜，脂肪垂などは，10mm前後の幅で漿膜をきれいに露出する．腸鉗子を腸間膜対側から腸管のみにかける．ハサミで腸管を切離する．筆者は，3-0バイクリルで後壁垂直マットレス縫合＋Gambee縫合を行い，それに3-0絹糸無傷針で，Lembert縫合を追加している．後述の図1054～1059を参照．

　器械吻合と手縫いを組み合わせても良い．すなわち，回腸側はハサミで口径を斜め切りする．結腸側はGIAで切断し，回腸側の口径に合わせ，結腸側の吻合部の1/2を開放する．各々の腸管の腸間膜反対側，腸間膜側に釣り糸をかけ，その間をAlbert-Lembert縫合か，Gambee縫合で再建する．

　結腸同士の場合は，腹膜垂は，漿膜内翻縫合を行う際に縫合線に介在するため，直静脈最終枝のところまで処理する．しかし，腹膜垂は壁内血行に関与しているため，必要以上の処理は避ける．Gambee縫合＋後壁垂直マットレス縫合を行い，それに3-0絹糸無傷針でLembert縫合を追加している．

各論 IV. 手術項目

15. 代表的な尿路変向術

1）回腸導管造設術

　腸管を使った代表的な尿路変向術として，回腸導管を示す（図945）（文献42）．腸管切断，吻合は前述を参照（図921〜944）．

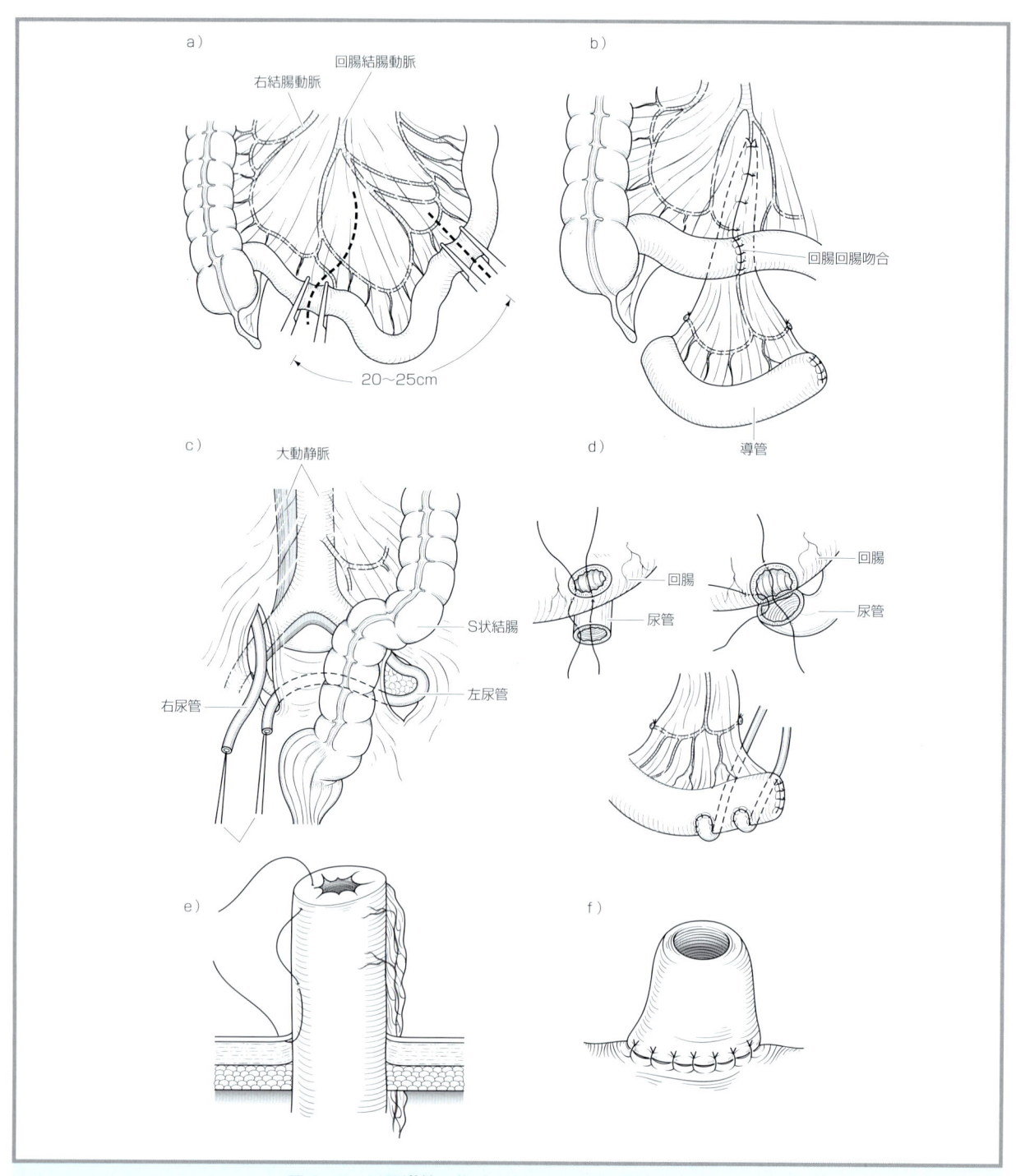

図945　回腸導管の術式（文献42より引用，改変）．

15．代表的な尿路変向

（1）導管の口側端の閉鎖法

導管内に16Frバルーンカテーテルを挿入し10ccで膨らまし，口側，肛門側とも腸鉗子で締め，漏れないようにして，生食で洗浄し，排液する（図946）．この操作は，洗浄水がきれいになるまで繰り返す．回腸導管の肛門側を腹壁に引き上げ，ストーマ予定部位に合わせ，長さと位置を確認する．

導管の口側端を，盲端として閉じる．腸鉗子をずらして縫い代を取り，3-0バイクリルで，空置する回腸の口側端を，全層の連続縫合で閉鎖する（図947）．その上に3-0絹糸で漿膜，筋層縫合をする（図948）．すなわちAlbert-Lember縫合で閉じる．腸間膜近傍では，できるだけ腸間膜を巻き込まないようにする．

図946　導管内にバルーンカテーテルを挿入し，蒸留水10ccで膨らます．肛門側を腸鉗子で締め，漏れないようにして生食で十分に洗浄する．

図947　腸鉗子をずらして縫い代を取り，口側端を全層の連続縫合で閉じる．

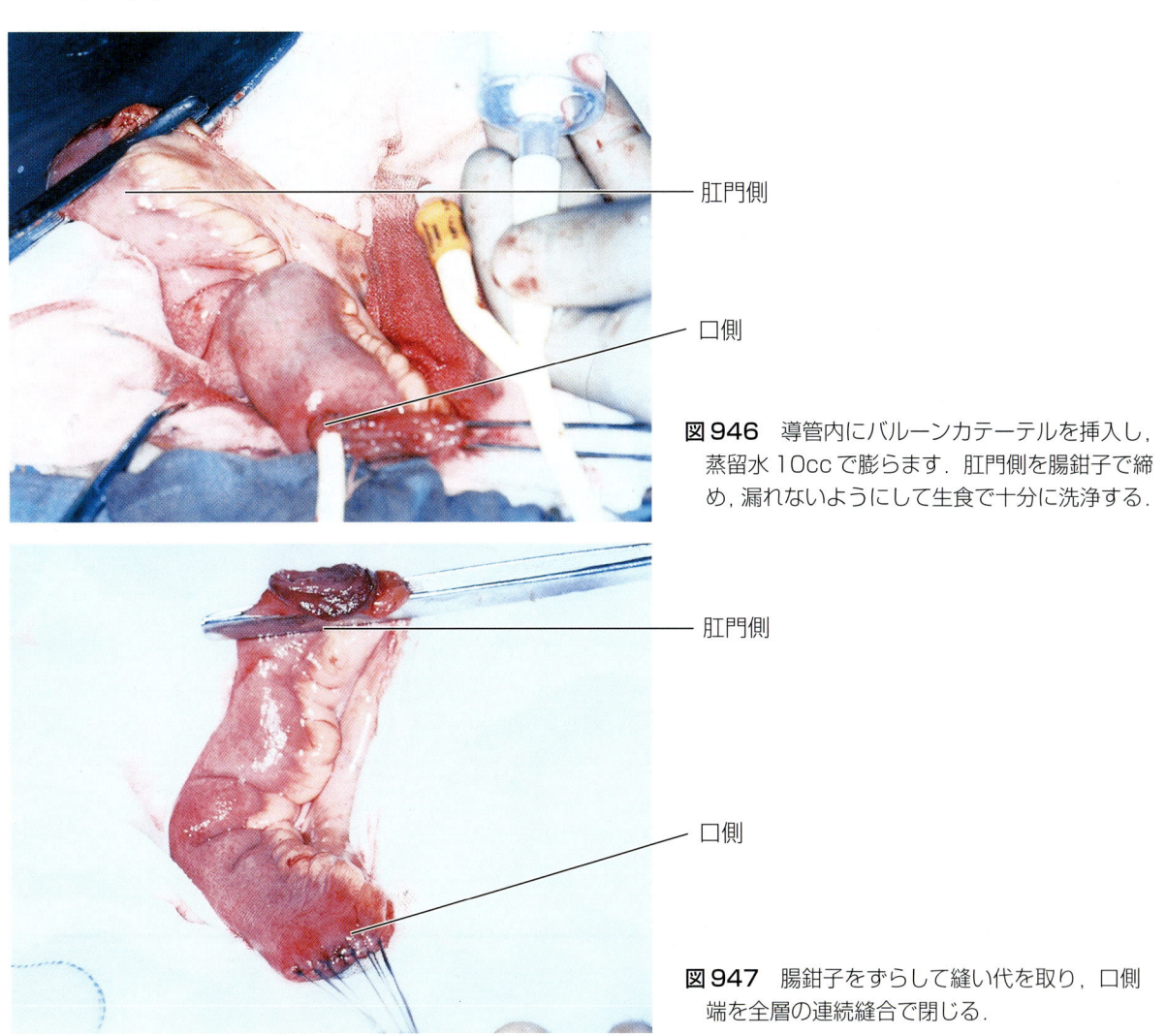

◀図945　回腸導管の術式
a) 血管の走行を透見し確認する．回盲部より口側に15cmぐらいの所から，長さ20〜25cmの導管を口側で取る．
b) 回腸回腸吻合で消化管を再建する．導管の口側を閉鎖する．
c) 左尿管をS状結腸背側の後腹膜腔を通して，右骨盤腔に移す．
d) 回腸尿管吻合を行う．Nesbit法．
e) 導管肛門側をストーマ予定部に引き抜く．
f) ストーマがrose-budのように突出するよう固定する．

417

各論 IV. 手術項目

導管の口側を 3-0 バイクリルで，Parker-Kerr 縫合法で縫合しても良い（図 949）．すなわち，導管断端は腸鉗子をかけたまま，3-0 バイクリルで斜めに連続縫合し，端まで進んだら鉗子を引き抜き，今度は逆向きに斜めに縫合する．そして端で結ぶ．その上に，バイクリルを隠し，見えている腸粘膜も隠すように，3-0 絹糸で Lembert 結節縫合を加える．

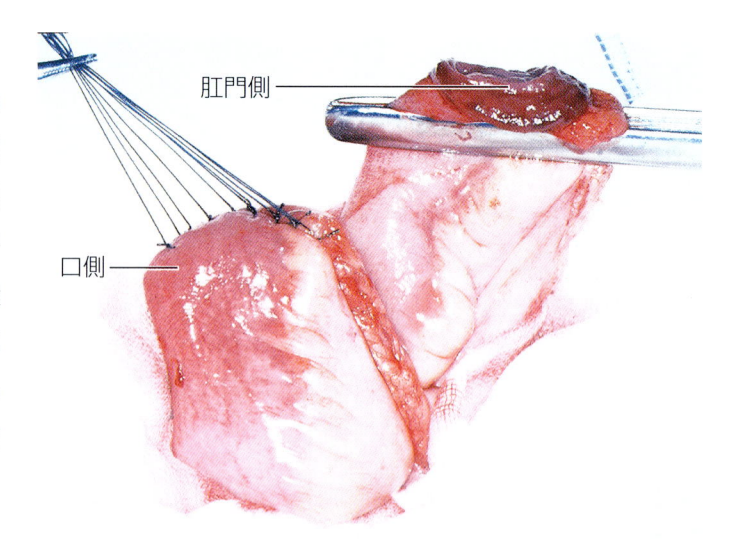

図 948 その上に 3-0 絹糸で漿膜，筋層縫合する．Albert-Lembert 縫合である．

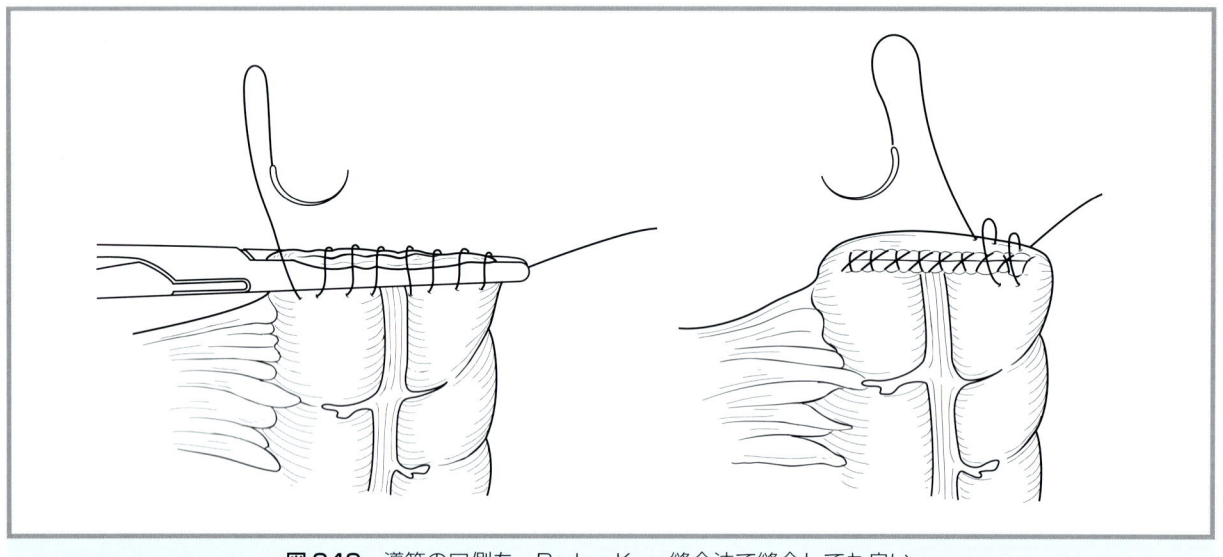

図 949 導管の口側を，Parker-Kerr 縫合法で縫合しても良い．

（2）回腸尿管吻合

導管の口側端に両側の尿管を合わせて端々縫合する Wallace 法もあるが，筆者は通常は，尿管をそれぞれ導管と端側吻合する Nesbit 法を行う（図 945）．左尿管は，左腎下極付近まで鈍的に剥離し，十分な長さを得る．S 状結腸の背側を後腹膜より剥離し，スペースを作り，そのスペースを通して，S 状結腸の左側から右側へ，左尿管を誘導する（図 950）．尿管に捻れがないことを確認する（図 951）．

回腸導管の口側端から数 cm の位置の腸間膜対側を吻合予定部位とし，その部位をモスキート鉗子で把持し，ハサミで粘膜まで切除する（図 952）．または，導管肛門側より長い曲ケリー鉗子を通し，吻合予定部位を内腔より押し上げ，電気メスで切開する（図 953）．導管吻合部の穴は，尿管口径よりも大きくする．尿管の 12 時（腹側）を，約 5mm 縦切開する．水尿管で口径が十分大きい場合は，縦切開しなくて良い．導管吻合部と尿管端に，4-0 バイクリルで釣り糸を一針かけ，寄せるように吻合する．吻合部より 7Fr Single-J 腎盂尿管ステントを，頭側に向かって腎盂まで入れる．肛門側より長めの曲ケリー鉗子を入れ，導管吻合部の穴から出す．この曲ケリー鉗子で，

15. 代表的な尿路変向

左尿管に挿入された
アトムチューブ

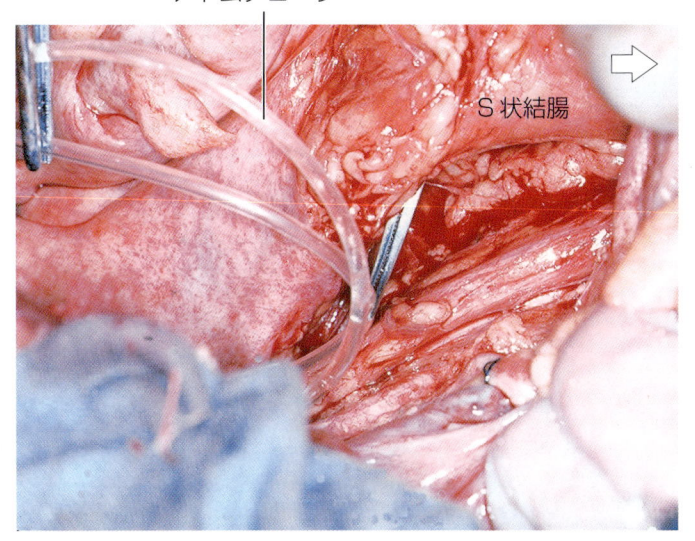

S状結腸

図950 鉗子でアトムチューブを把持し，S状結腸の外側から右側へ左尿管を誘導する．

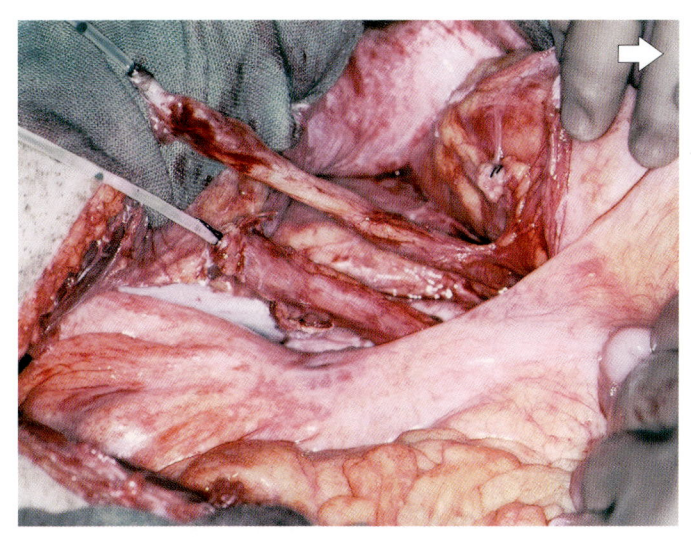

図951 尿管にねじれが無いことを確認する．

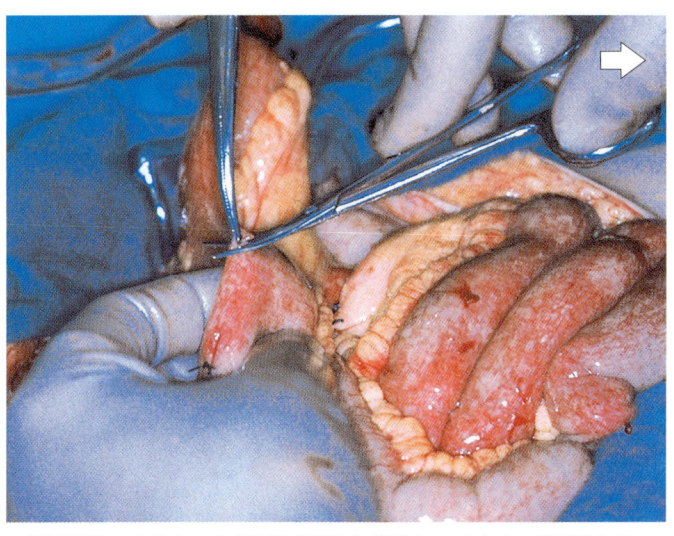

図952 モスキート鉗子で回腸を把持し，ハサミで粘膜まで切除する．

419

各論 IV. 手術項目

Single-Jステントの端を把持し，導管内に引き入れ，肛門側まで引き抜く（図954）．吻合部近傍でSingle-Jステントと導管を，4-0バイオシンで一針，結んで固定する．

　スプリント類を入れた場合は，尿管回腸吻合をあまり密にしない．しすぎるとかえって循環障害により，狭窄の危険がある．肛門側は内容物が出ないよう，腸鉗子で軽く止めておく．順次，4-0バイクリルで回腸と尿管を，結節縫合し，吻合する（図955）．尿管側は全層だが少な目に拾い，回腸側は粘膜を少しひろい，次に，筋層，漿膜を多めにひろう感じで結節縫合する（図956）．同様に，2〜3cm離して腸間膜対側に穴を開け，右尿管をつなぐ（図957）．

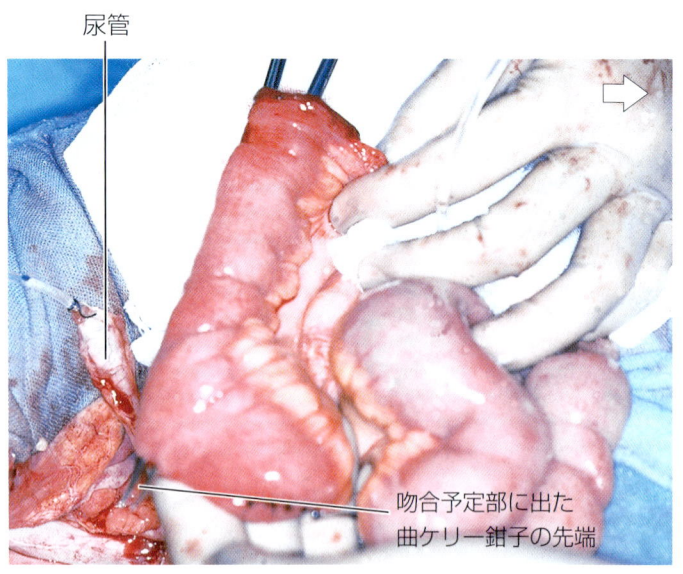

図953 導管肛門側より長い曲ケリー鉗子を通し，吻合予定部位を内腔より押し上げ，電気メスで切開する．

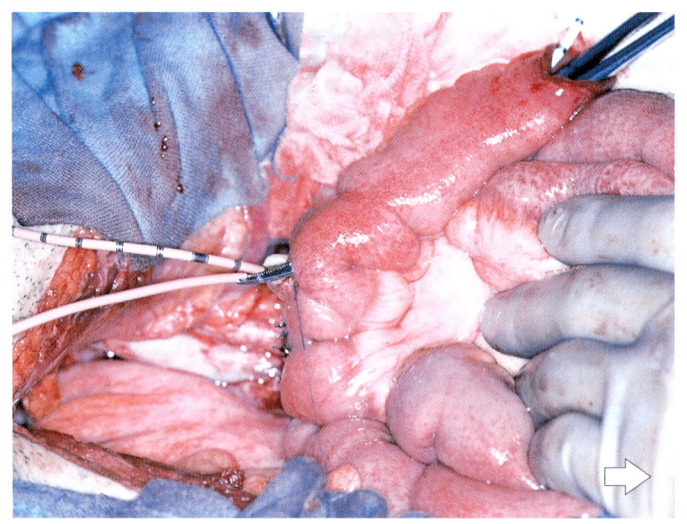

図954 7Fr Single - J 腎盂尿管ステントを腎盂まで入れる．肛門側より長めの曲ケリー鉗子を入れ，吻合部の穴からこのSingle - Jステントを引き入れ，肛門側に出す．

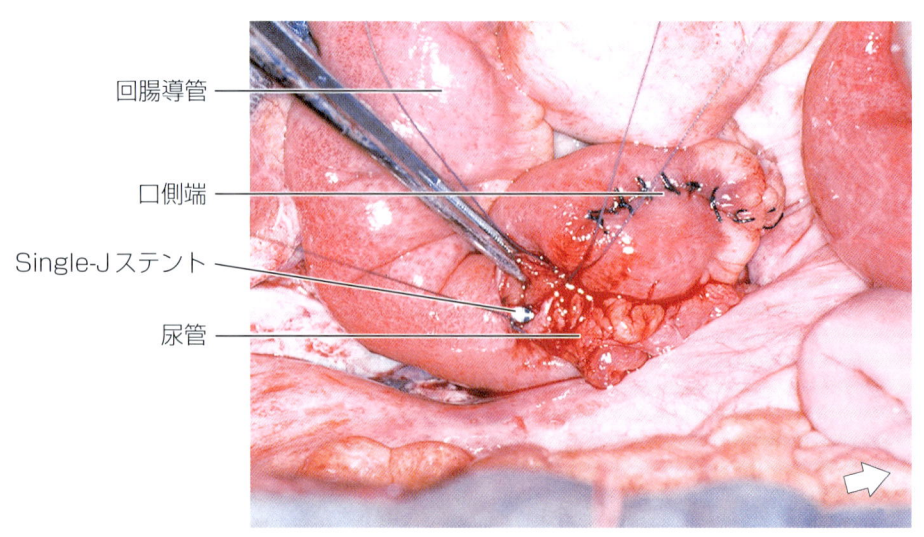

図955 回腸と尿管を，4-0 バイクリルで結節縫合する．

15. 代表的な尿路変向

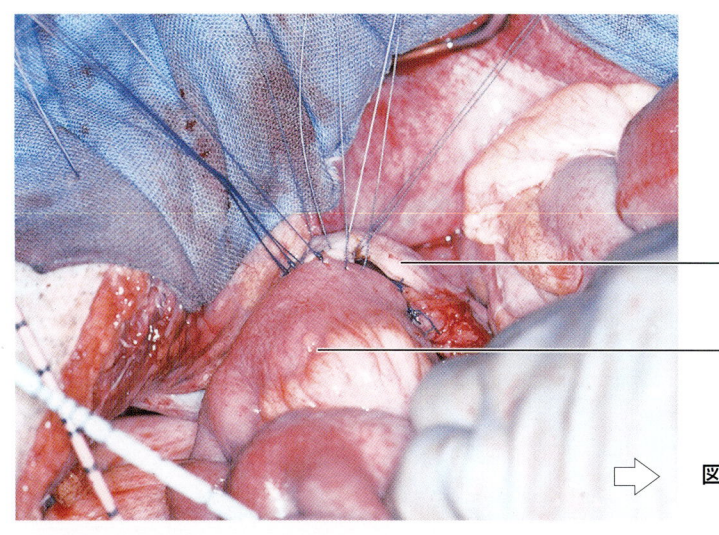

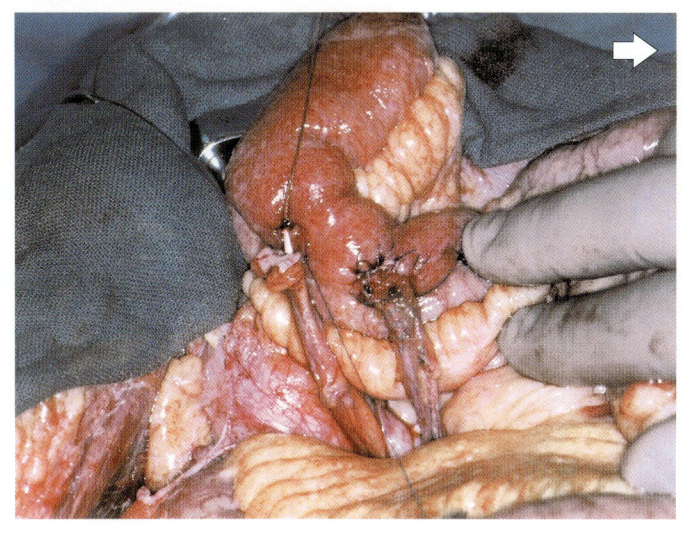

図956 回腸筋層漿膜と尿管を，結節縫合する．隙間が無いことを確認する．

図957 左右尿管を，回腸導管に吻合する．

(3) ストーマの作成

　開創器を外す．創の皮膚，皮下組織，筋肉がずれないように，それぞれをペアン鉗子で把持する．10cc用注射器の内筒の柄を，皮膚に押し当て，印とし（図958），この円に沿ってメスで皮膚切開する（図959）．電気メスで皮下組織を切開し，不要な皮膚，皮下組織を切除する．腹直筋筋膜

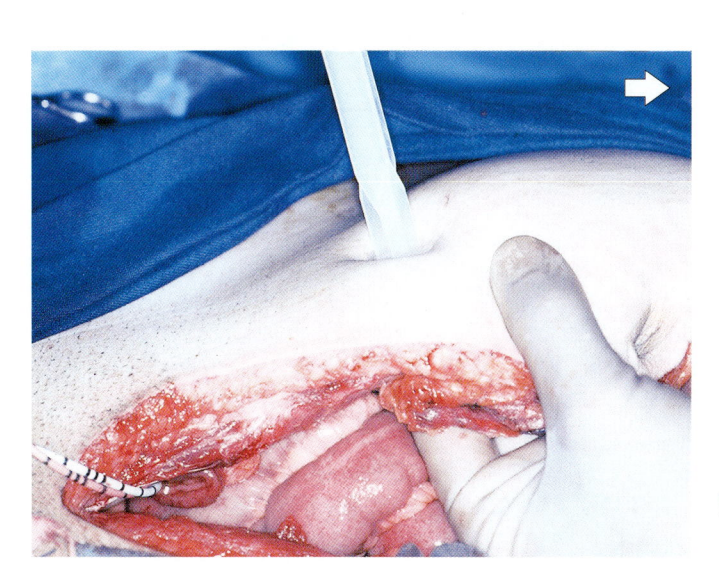

図958 10cc用注射器の内筒の柄を，皮膚に押し当て，印とする．

各論 IV. 手術項目

まで達したら，筋膜をペアン鉗子で把持し，直径1cmの穴を開けるか，十字に切開する．後で導管を固定するために，腹直筋筋膜の頭側，足側，外側，正中側の四カ所に，2-0バイクリルをかけ，針はつけたままにする（図960）．

この切開部に向かって，腹腔側より腹膜を鈍的に指で剥離し，腹膜外トンネルを作る（図961）．この穴に指が二本通り，指が回せるぐらい余裕を持たせる．腸鉗子で腹腔内の導管を迎えにいき，把持し，皮膚外に引き出す（図962）．先の2-0バイクリルを使って，腸管を筋膜に固定する（図963）．導管は，腸間膜側が頭側か，臍側になるように抜く．

腹腔内の回腸導管に腹膜を縫合し，後腹膜腔化する（図964）．腸管が嵌頓しないように，3-0絹糸無傷針で，腸間膜裂孔を閉鎖する．この時，針を深くかけると，腸間膜の血管を損傷することがあるので注意する．尿管回腸吻合部が，後腹膜側に隠れればよい．腹腔内を，温生食3,000 ccで洗浄する．腹膜の欠損が大きい場合は，腹膜を無理に閉鎖せず，開放のままとし，小腸を並べる．左右骨盤腔にドレーンを置く．大網を骨盤底まで降ろし，腸管を被覆する．腹膜，腹直筋後鞘，腹直筋前鞘を2-0バイクリル，または絹糸で縫合する．皮膚を3-0ナイロンで縫合する．

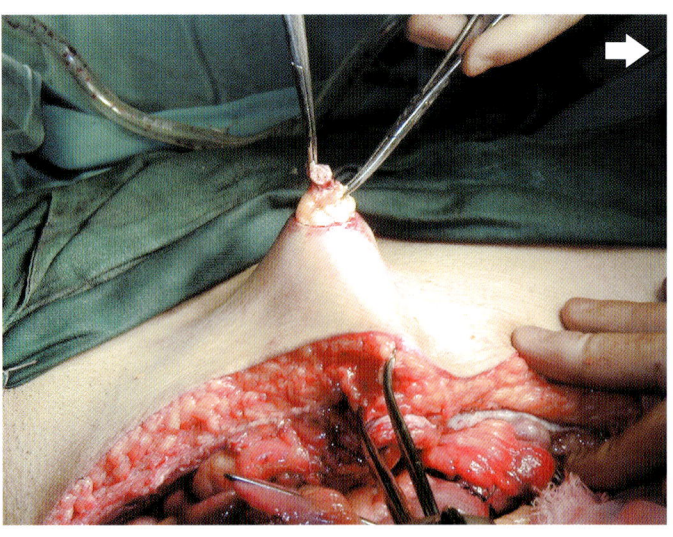

図959 皮膚，皮下組織，筋膜をペアン鉗子で把持し，引き上げる．そして図958の円をメスで切る．

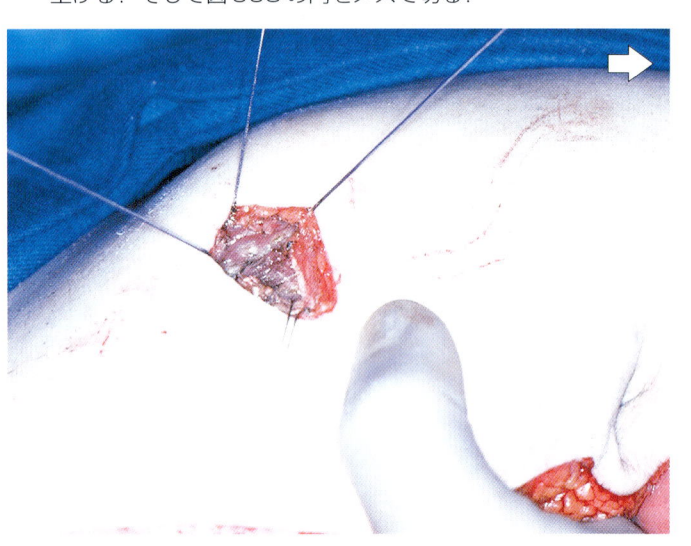

図960 後で導管を固定するため，腹直筋筋膜の頭側，足側，外側，正中側の四カ所に2-0バイクリルをかける．針は付けたままにする．

指で腹膜を筋層より剥離する

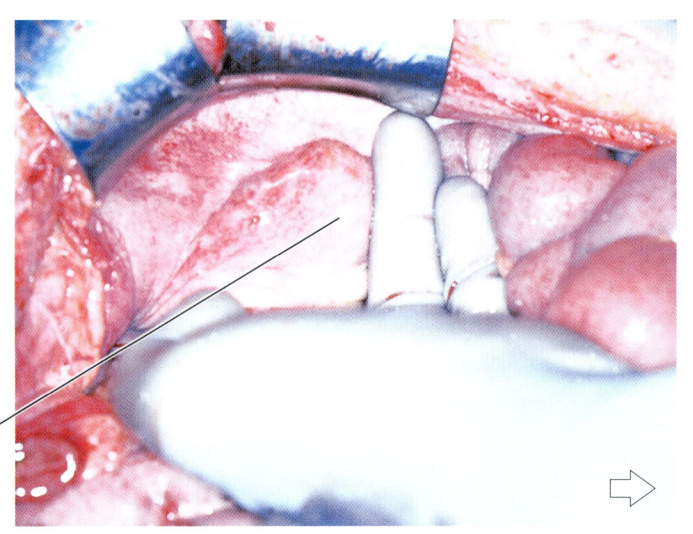

図961 ストーマに向かって，指で鈍的に腹膜を筋層より剥離し，導管が腹膜外を通るようにする．

15. 代表的な尿路変向

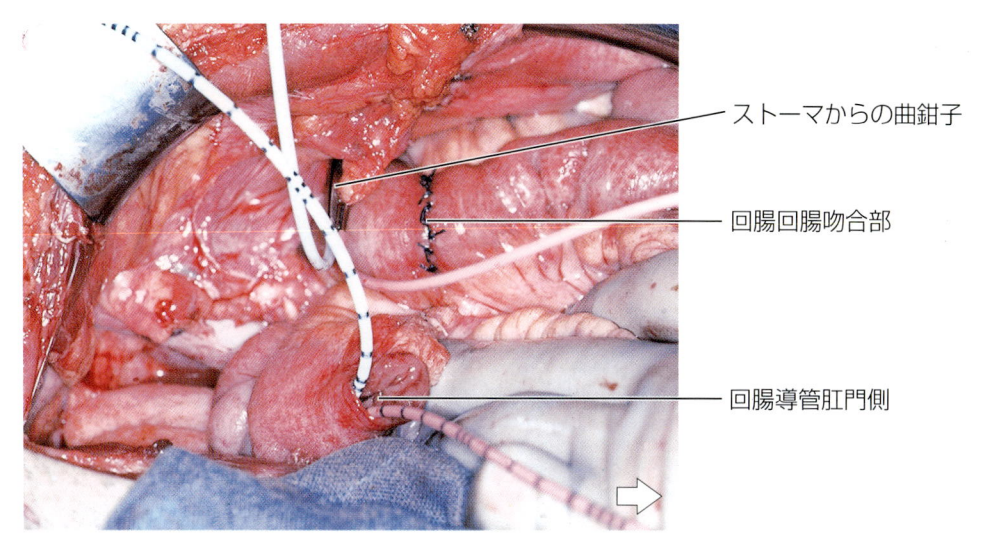

図962 ストーマ予定部より曲鉗子を挿入し，導管を迎えに行き，ステントを把持し，導管を引き抜く．

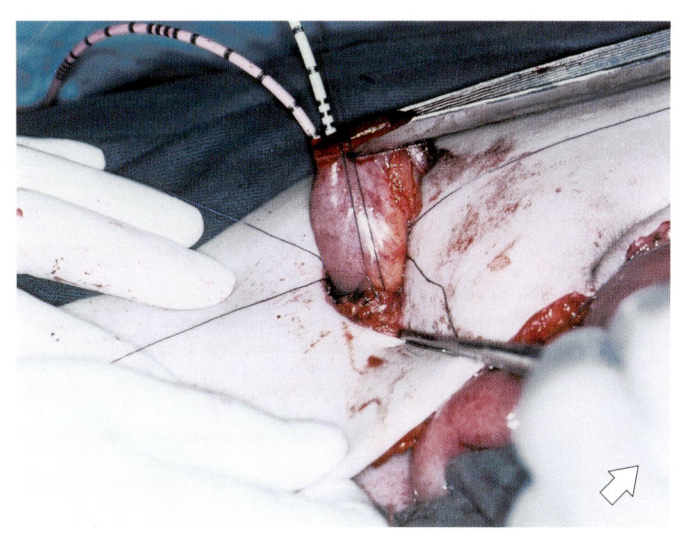

- ストーマからの曲鉗子
- 回腸回腸吻合部
- 回腸導管肛門側

図963 回腸の中間で留めてあったバイクリル糸で導管を固定する．

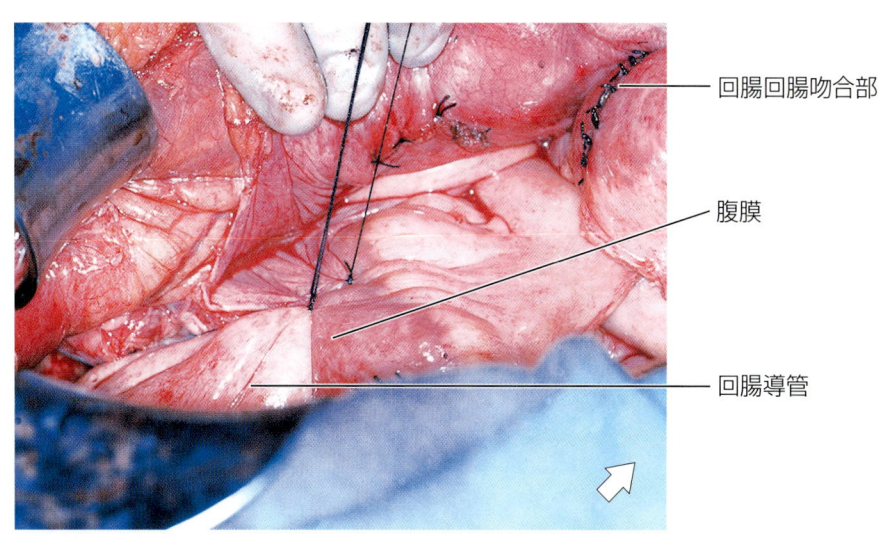

図964 腹腔側で，回腸導管に腹膜端を縫合固定し，後腹膜腔化する．

- 回腸回腸吻合部
- 腹膜
- 回腸導管

423

各論 IV. 手術項目

　装具のパウチングを確実に行うため，ストーマを皮膚より突出した，rose-budの形に造設する．1) 真皮（皮膚）と，2) 皮膚の高さの回腸漿膜筋層と，それに3) 回腸断端全層の3カ所に針をかけ，ストーマが1cmの高さで突出するようにする．先に，均等に上記のごとく，四カ所に針をかける．その後は全周にわたり，真皮と回腸断端全層を，4mm間隔で固定する（図965）．真皮の表皮ギリギリと縫合し，表皮とは縫合しない．回腸導管の外観を示す（図966）．回腸導管の術後のレントゲン所見を示す（図967）．

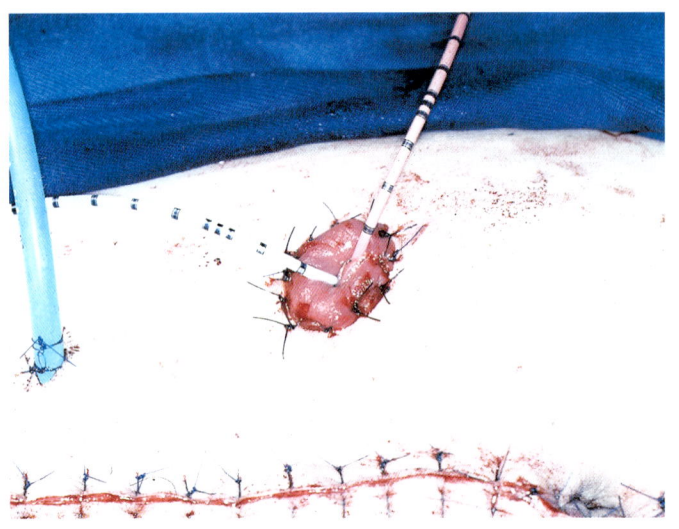

図965 1) 皮膚と，2) 皮膚の高さの回腸漿膜筋層に，それに3) 回腸断端全層，の三カ所に針をかけ，ストーマが1cmの高さで突出するようにする．

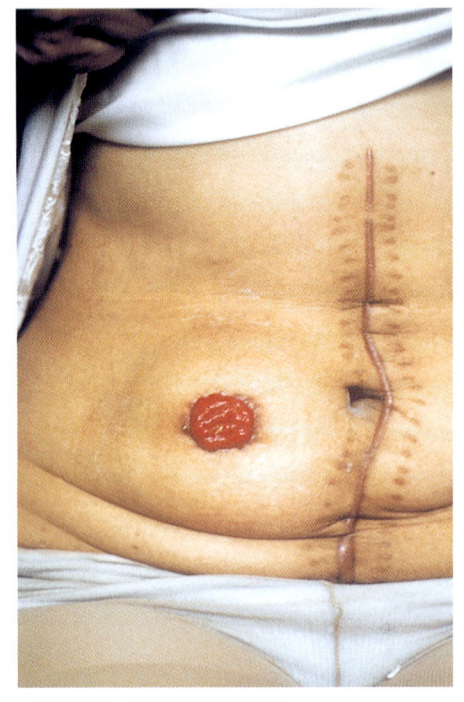

図966 回腸導管の所見．

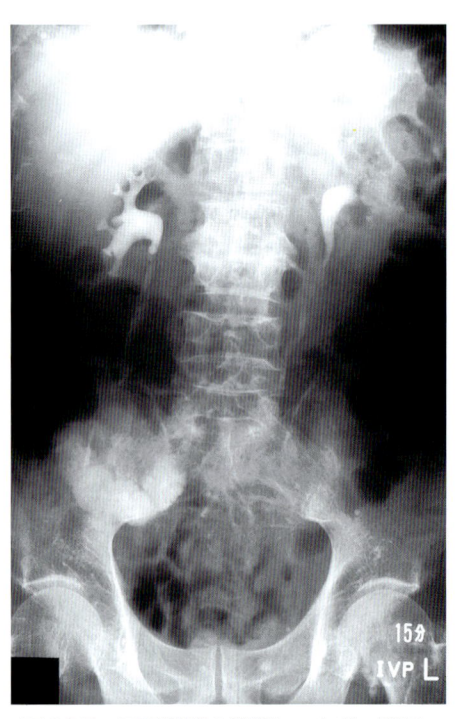

図967 回腸導管の術後レントゲン所見．

2）尿管皮膚瘻術

手順図を示す（図968）．膀胱全摘後の状態とする．尿管皮膚瘻術は，他の尿路変向よりも尿管を長く確保し，かつ十分に血流を確保する必要がある．右同側並列尿管皮膚瘻例を示す．

左尿管を十分に剥離するため，左後腹膜腔を，左腎下極付近まで剥離する（図969）．性腺血管

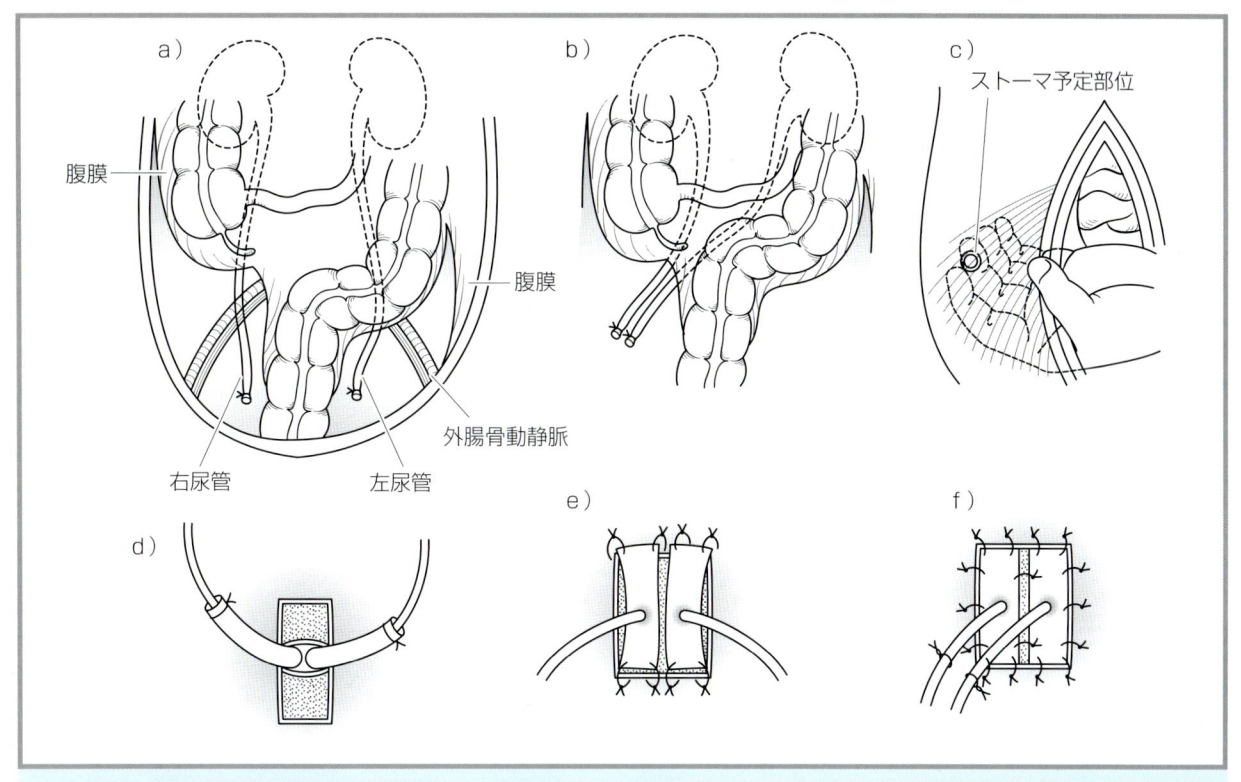

図968　尿管皮膚瘻の手順図（髙井原図）．
a)膀胱摘除後の，骨盤部のイメージ像．腹膜が切開され，両側尿管が下端で切断されている．
b)左尿管を鋭的，鈍的に剥離し，S状結腸背側の後腹膜腔を通して右側に移す．
c)用手的にストーマ予定部まで腹膜を剥離し，腹膜外トンネルを作成する．
d)ストーマは表皮を切除し，真皮を出す．中央に後腹膜腔につながる十分な穴を開け，ここから尿管を引き抜く．
e)尿管は短冊状に二つに分割し，尿管と皮膚を縫合する．
f) 同側並列尿管皮膚瘻では最後に内側の尿管粘膜同士も二針ほど縫合する．

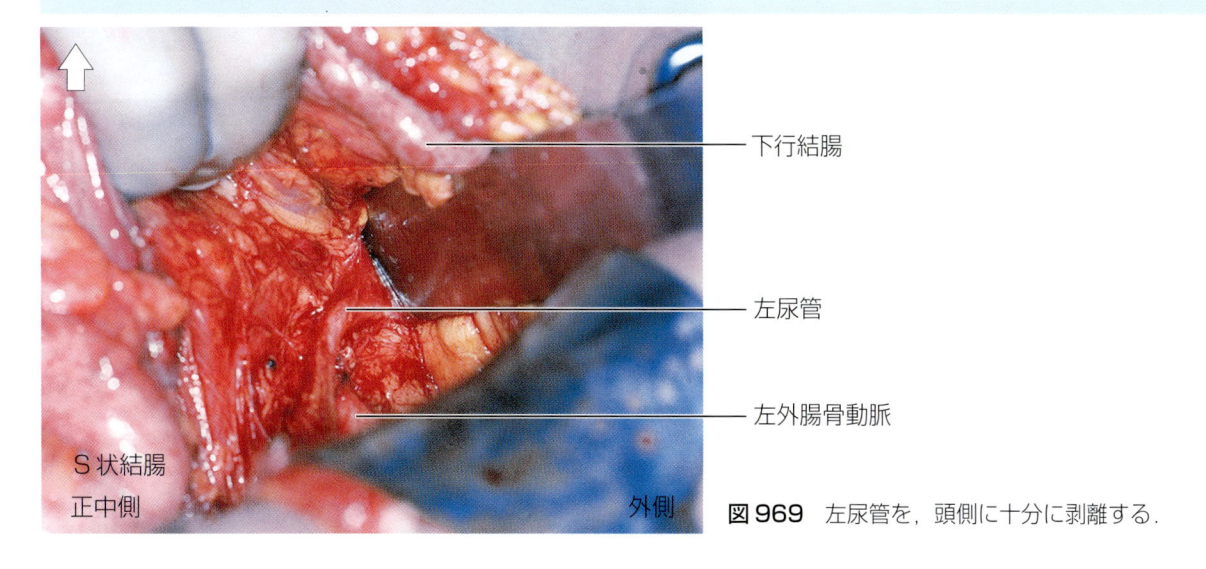

図969　左尿管を，頭側に十分に剥離する．

各論 IV. 手術項目

と尿管を一緒にする．左尿管をS状結腸の背側を通して，右後腹膜腔に移す（図970）．側腹部の腹壁から腹膜を剥離し，ストーマ予定部（図971）まで腹膜外トンネルを,無理なく作成する．

ストーマ予定部位の表皮を，メスで短冊状に剥がす（図972）．真皮は残す．表皮欠損部の中央に，電気メスで穴を開け，筋層を十分に切開し，腹膜外トンネルにつなげる（図973）．術後に筋層，筋膜，皮下組織で圧迫され，尿管が狭窄にならないよう，指一本が通るぐらいの大きさにする（図974）．ストーマ外よりケリー鉗子を,瘻孔,トンネル，さらに腹腔内に入れ，尿管に挿入してあるスプリントカテーテルを把持し，皮膚外に引き出す（図975）．

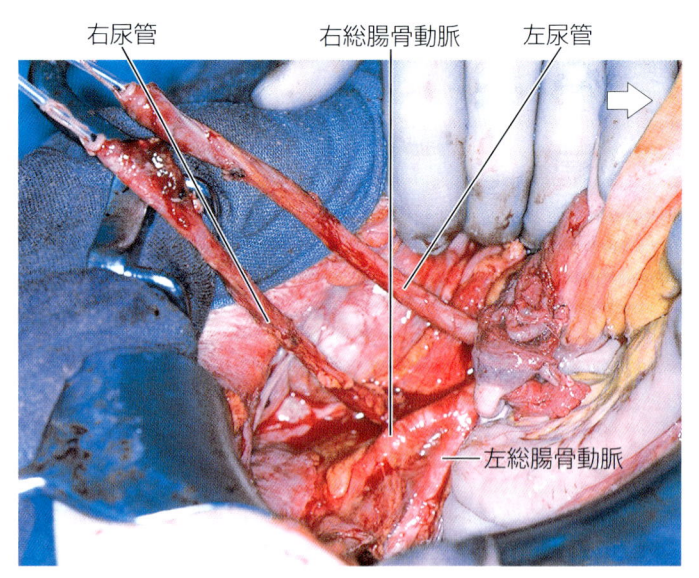

図970 左右の尿管を後腹膜腔を通し，右側に出す．

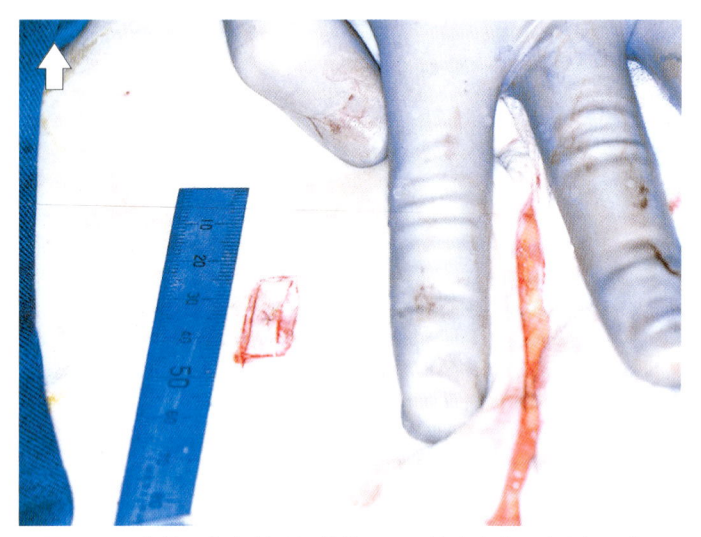

図971 術前に印を付けた部位に，尿管皮膚瘻の皮膚切開を行う．

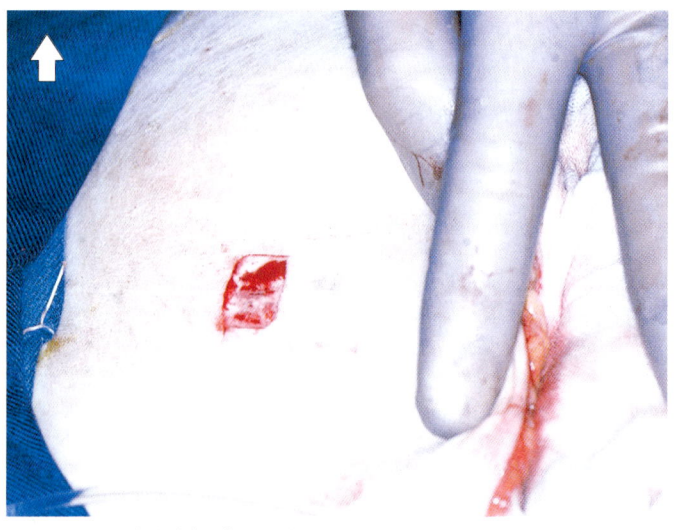

図972 表皮を切除し，真皮を出す．

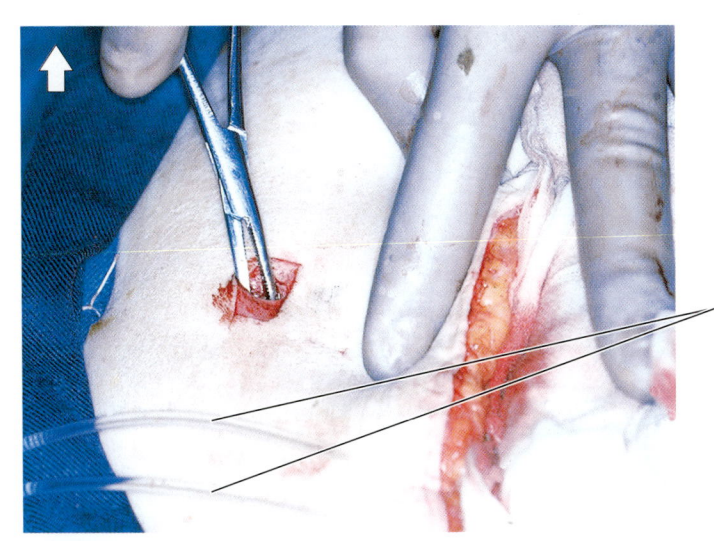

15. 代表的な尿路変向

図973 ここから腹腔につなげる．

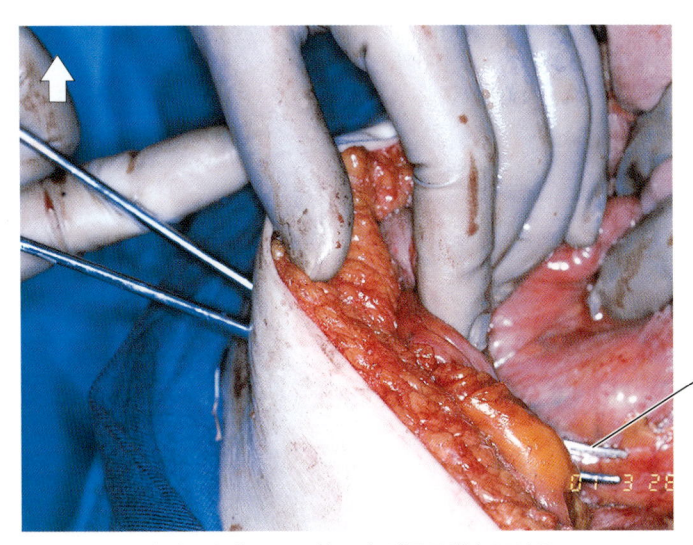

尿管に挿入した
スプリントカテーテル

図974 腹腔に十分に，尿管二本が通る道を開ける．

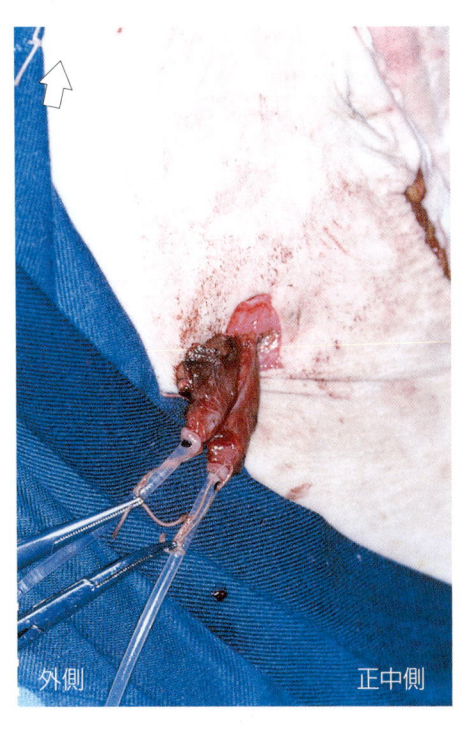

腹腔内に出た
ケリー鉗子の先端

図975 瘻孔を通し，両側尿管を外に出す．

外側　　　正中側

427

各論 IV. 手 術 項 目

　左右尿管を別々に固定するため，尿管を半分に分割，切開し，4-0 バイクリルで真皮と尿管断端を順番に，縫合固定する（図 976）．両側尿管をそれぞれ固定したら（図 977），中央で接する尿管粘膜同士を，一針固定しても良い．Single J 腎盂尿管ステントを，尿管瘻より頭側に向かって腎盂まで挿入し，ステントを 3-0 ナイロンで皮膚に固定する．尿管を腹膜で覆い，後腹膜腔化する（図 978）．残った腹膜を縫合し，後腹膜腔化し，大網も下ろす（図 979）．術前後のレントゲン所見を示す（図 980）．

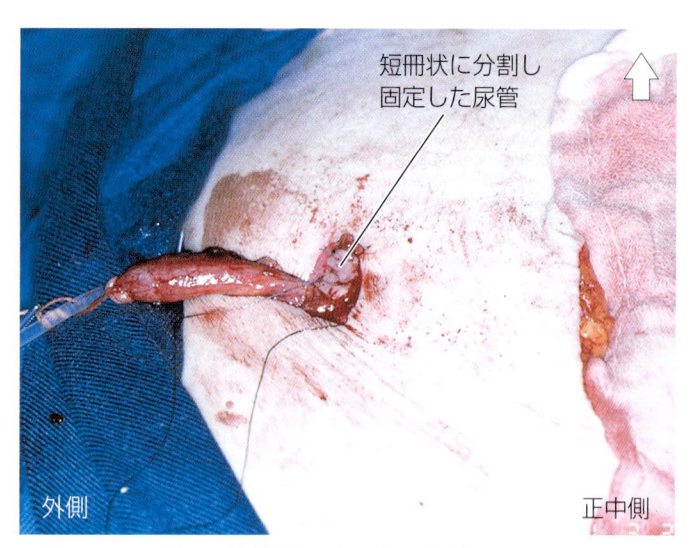

図 976　一側の尿管断端を，短冊状に分割し，皮膚と固定する．

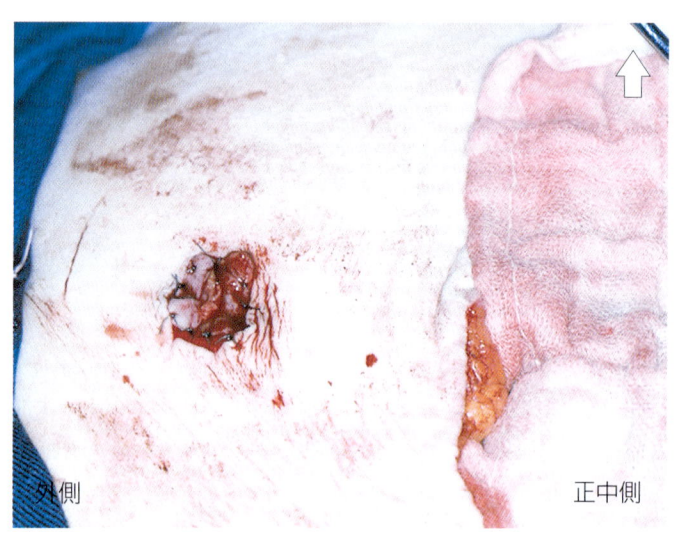

図 977　両側尿管を固定する．

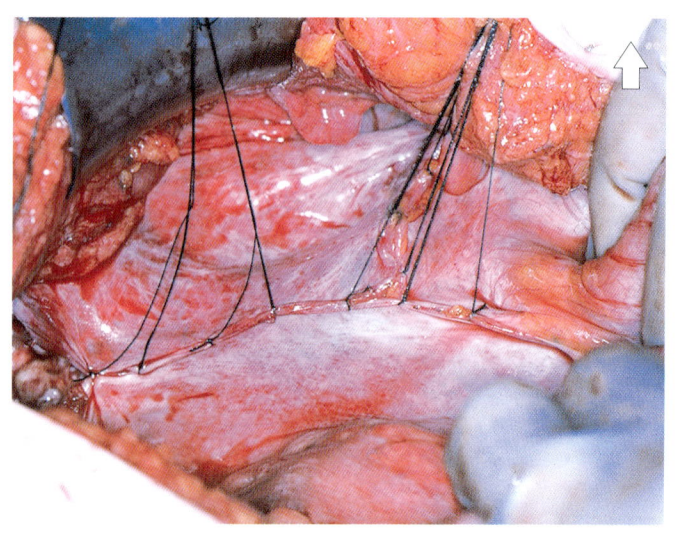

図 978　尿管を腹膜で覆い，後腹膜腔化する．

428

15. 代表的な尿路変向

腹膜を縫合し後腹膜腔化する

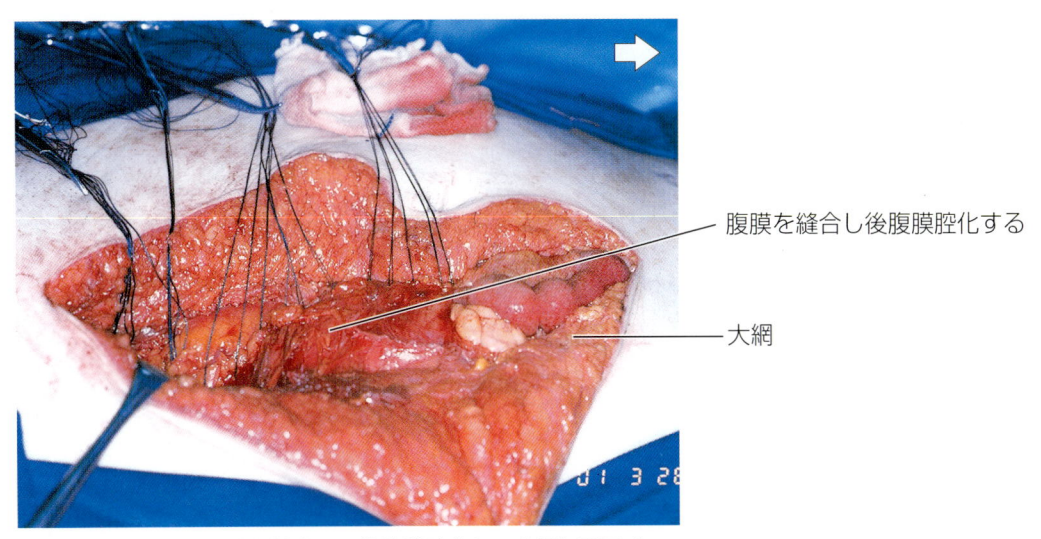

大網

図979　残った腹膜を縫合し，後腹膜腔化し，大網も下ろす．

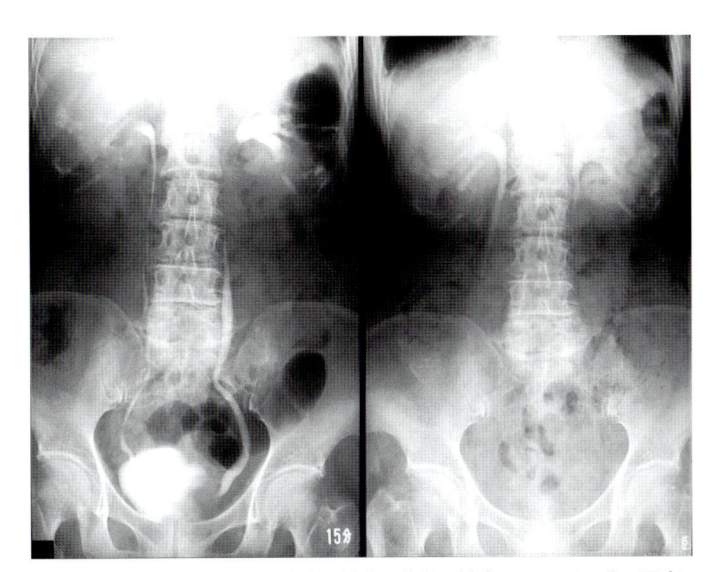

図980　尿管皮膚瘻の術前（左），術後（右）のレントゲン写真．

各論 IV. 手術項目

16. 新膀胱作製術の各種手術

　新膀胱作製術の術式には各種があるが，回腸新膀胱作製術は，最も容易に遊離腸管が得られ，小骨盤腔に新膀胱が容易に置ける．排尿のメカニズムは，腹圧と尿道外括約筋弛緩により排尿できる．尿の禁制は，外尿道括約筋により保たれる．尿禁制保持のための尿道外括約筋の温存は，根治的前立腺摘除術の方法と同じなので，根治的前立腺摘除術に習熟するのが，新膀胱作製術への道である．

1）筆者の新膀胱作製術

　まず，筆者の回腸利用新膀胱作製術の定型法を示す（図981）．
　腸管と腹壁に癒着があれば，これらを剥離する（図982）．腸管同士の癒着剥離も行う（図983）．おおよそ，腸管が尿道断端に届くことを確認する．腸管が尿道断端に届かない場合は，腸間膜の正中側も十分に腹膜を切開する（図984）．

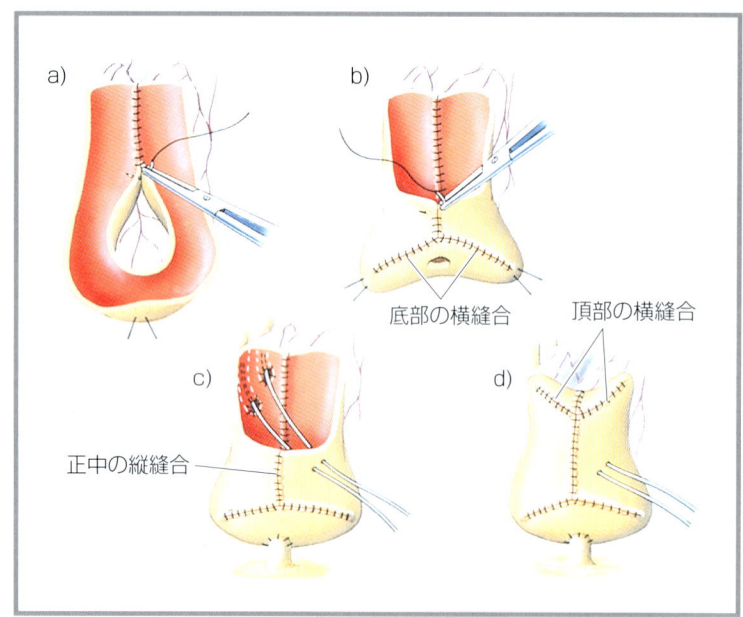

図981　筆者らの回腸利用新膀胱の定型法
（髙井原図）．
　回腸の切離，再建は図58，60，945を参照．

a) 回腸を80cm遊離し，生食で洗浄する．脱管腔化し，腸管をU型に連続縫合し，後壁を作成する．
b) 底部で左右に10cmずつの横縫合を行い，正中で5cmの縦縫合を加える．
c) 袋状になった底部を尿道と吻合する．六本の糸で尿道と新膀胱を吻合する．Le Duc-Camey法で新膀胱に尿管を吻合する（図1013を参照）．
d) 頂部でも左右に横縫合を置く．新膀胱の完成図．

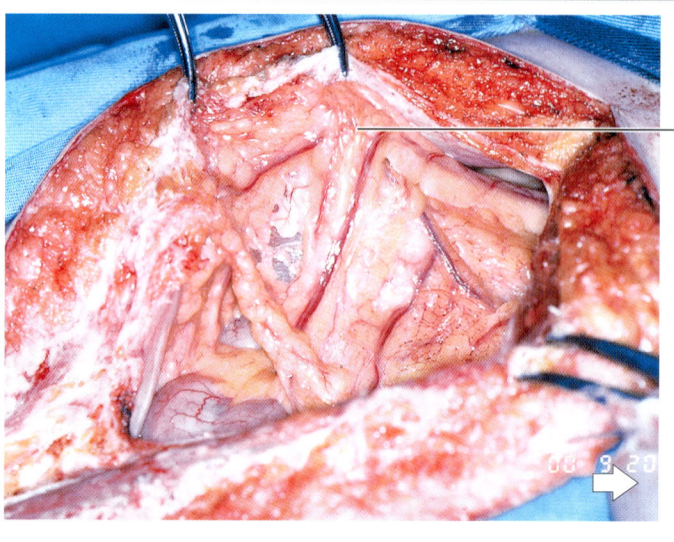

図982　腸管と腹壁の癒着を剥離する．

430

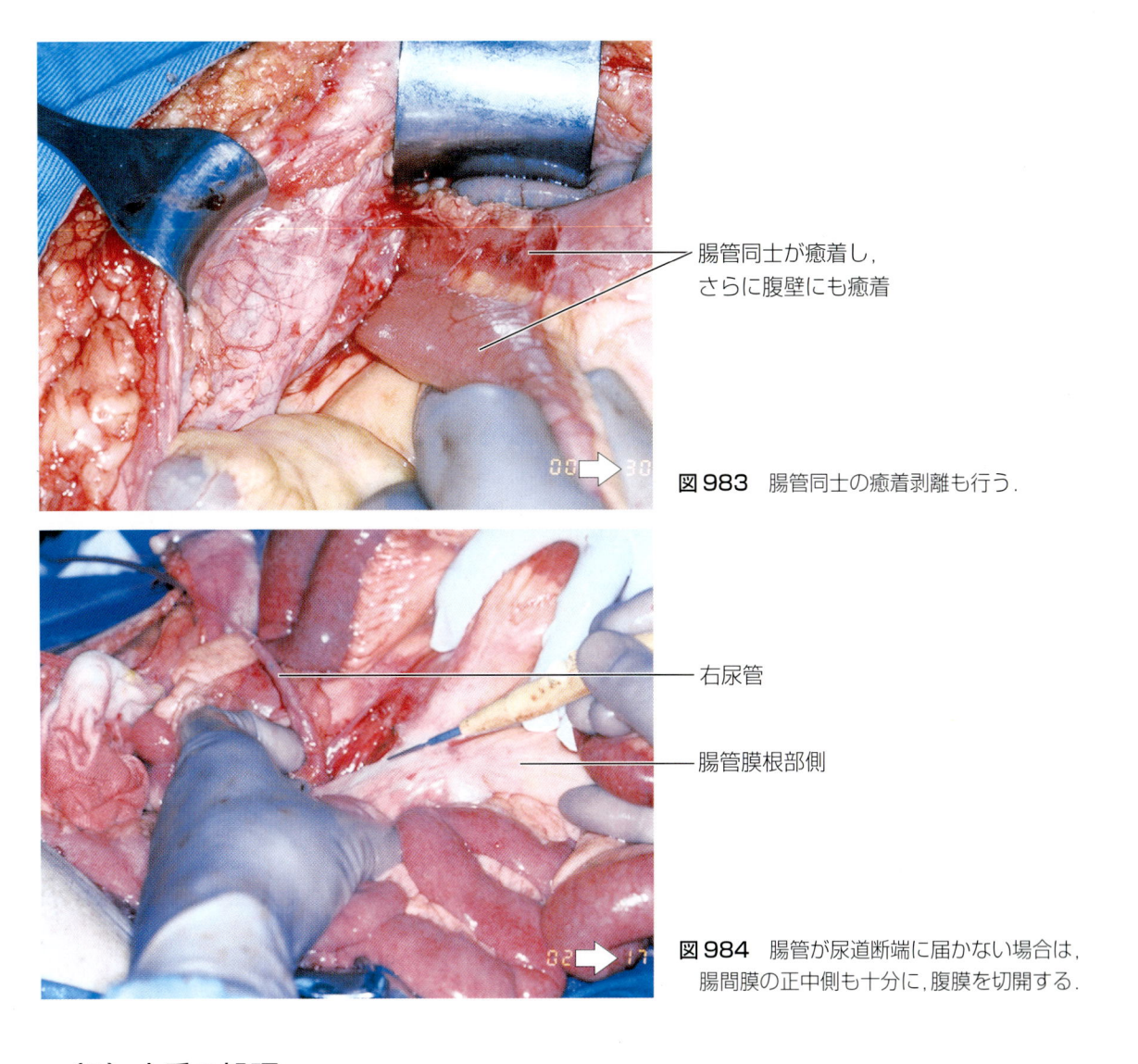

16. 新膀胱作製術の各種手術

図983　腸管同士が癒着し，さらに腹壁にも癒着

図983　腸管同士の癒着剥離も行う．

右尿管

腸間膜根部側

図984　腸管が尿道断端に届かない場合は，腸間膜の正中側も十分に，腹膜を切開する．

（1）虫垂の処理

　従来より虫垂がある症例では，予防的に虫垂切除を行うことが多い．畜尿型膀胱で虫垂を導管とする場合以外は，虫垂切除を行う（図985）．虫垂周囲の腸間膜を，電気メスで切開し，血管をモスキート鉗子ですくい，3-0絹糸で結紮，切断する．虫垂根部にペアン鉗子を二重にかけ，虫垂を

虫垂

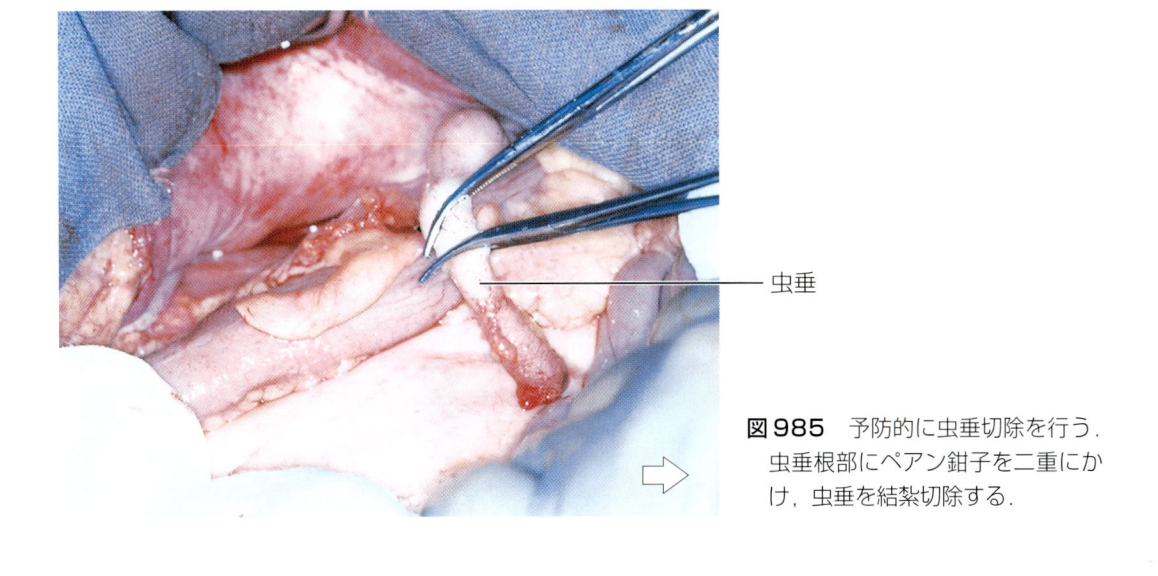

図985　予防的に虫垂切除を行う．虫垂根部にペアン鉗子を二重にかけ，虫垂を結紮切除する．

431

各論 IV. 手 術 項 目

切除する．虫垂根部に，1号絹糸で貫通結紮を加える．結紮糸を短く切り，その端をモスキート鉗子で把持する．3号絹糸無傷針で，周囲に巾着縫合を置く（図986）．結紮糸を把持したモスキート鉗子を押し込みながら，かけて置いた巾着縫合の糸を結び，埋め込む（図987）．十分に埋没されない時は，その上に3号絹糸で二〜三針結節縫合を加える．

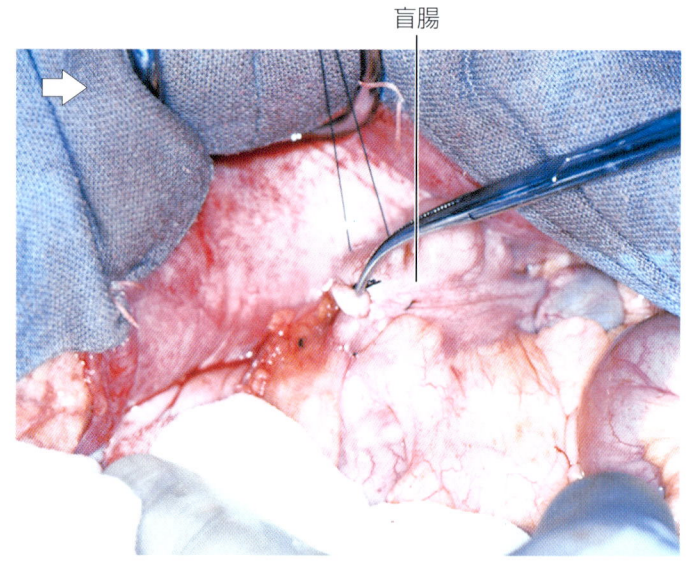

図986 3-0絹糸無傷針で，虫垂切除断端の周囲に巾着縫合を置く．

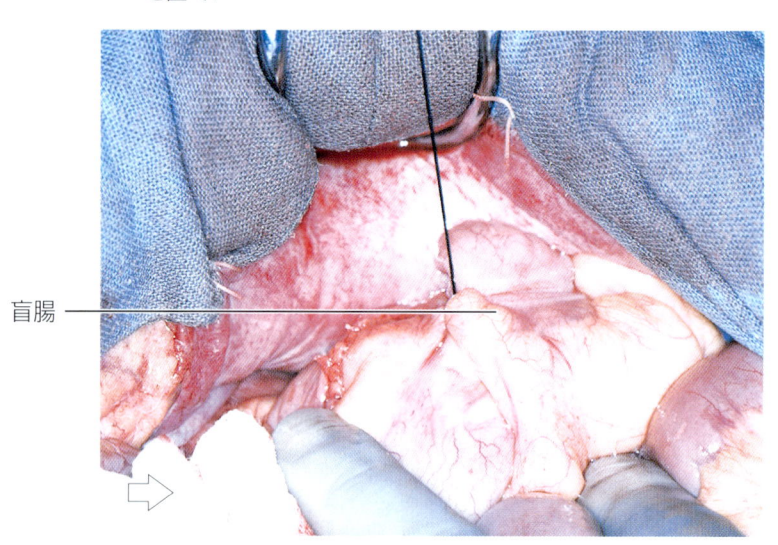

図987 モスキート鉗子を押し込みながら，かけて置いた巾着縫合の糸を結び，埋め込む．

(2) 遊離腸管の切断ラインの決定

まず，尿道に届く回腸の位置を探す（図988）．無影燈で腸管を透見する．栄養血管を確認する．問題ない場合は，回盲部より15cmほど離れた所に，黒糸をかけ目印とする．そこからさらに口側40cmの所に，黒糸をかけ目印とする．そこが最下点となる．さらに口側40cmの所に，黒糸をかけ目印とする（図989）．すなわち，遊離腸管は80cmとなる．

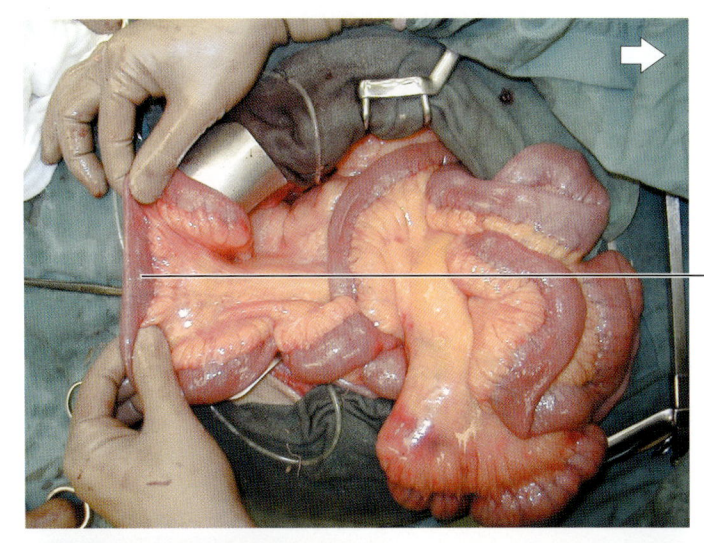

図988 まず尿道に届く回腸の位置を探す．

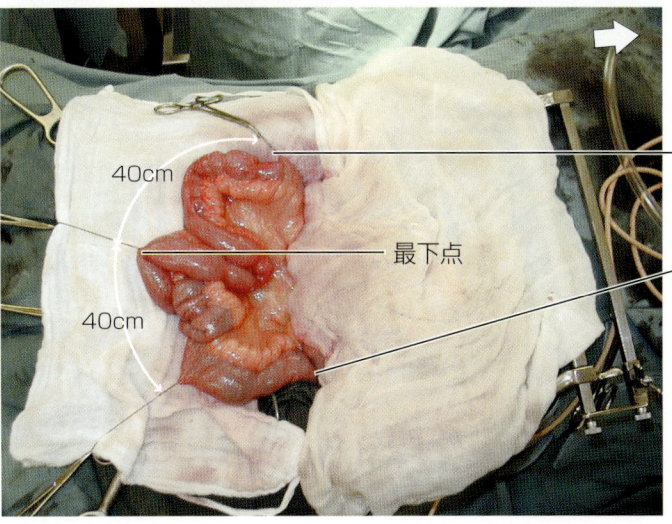

図989 回盲部より15cmほど離れた所に，黒糸をかけ目印とする．そこから口側40cmの所に，黒糸をかけ目印とする．そこが最下点となる．さらに口側40cmの所に，黒糸をかけ目印とする．

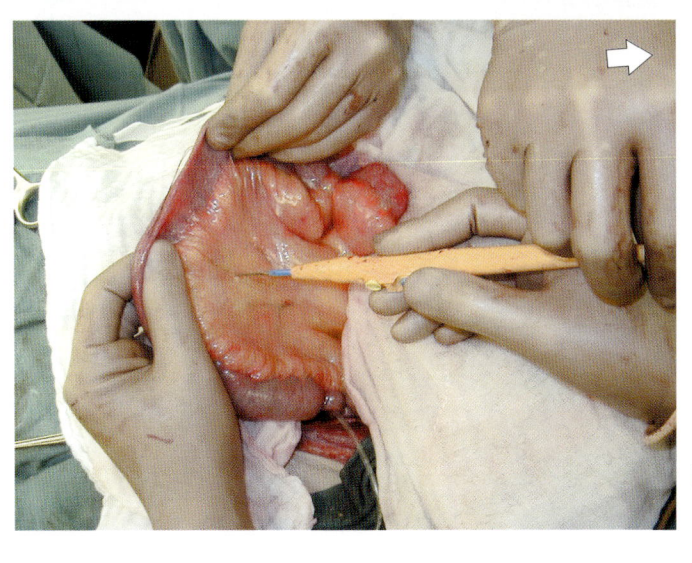

図990 腸間膜の表面の薄膜を切開し，腸間膜脂肪層を切開する．

各論 IV. 手術項目

できるだけ血管を損傷しないように，腸間膜の表面の薄膜をメッチェンバウムで切開し，腸間膜脂肪層を露出する．この脂肪層を電気メスで切開し（図990），血管はひろって 3-0 絹糸で結紮，切断し，腸間膜をあける（図991）．肛門側の腸間膜切開の長さは，遊離する腸管の可動性を最大限にし，新膀胱の腸間膜茎の長さを十分にするため，可能な限り長く切開する（図992）．口側の腸間膜切開は，遊離回腸への血流を低下させないため，短いものとする．

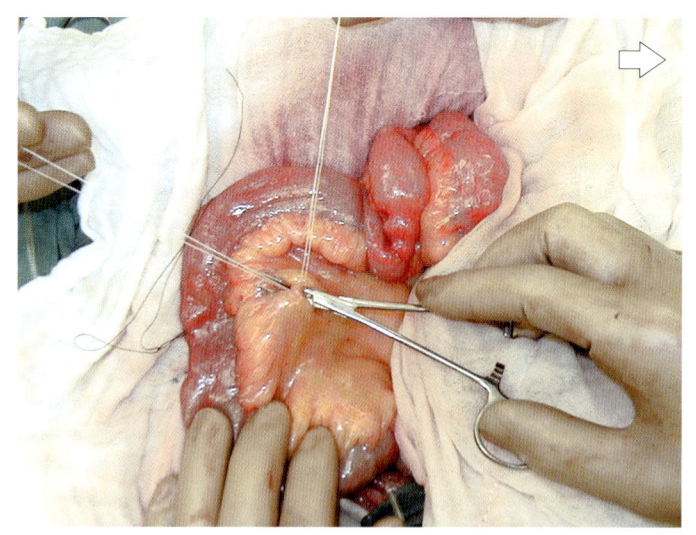

図991 血管は 3-0 絹糸で結紮，切断し，腸間膜を開ける．

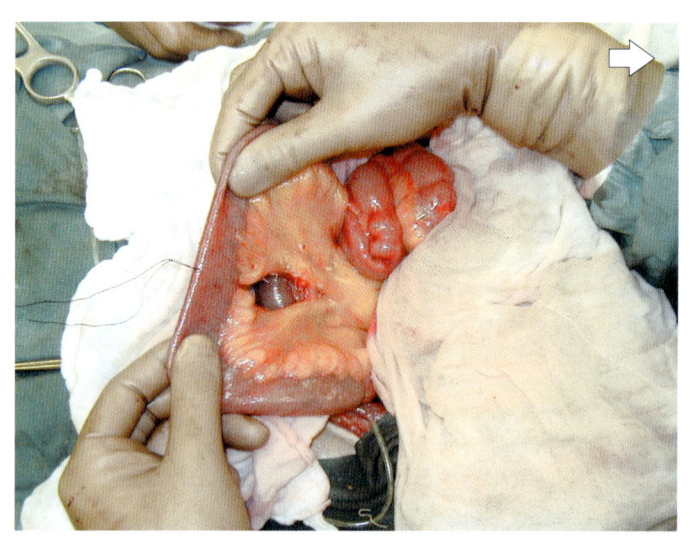

図992 腸管が尿道に届きがたい例は，肛門側の腸間膜切開は，遊離した腸管の可動性を最大限にするため，可能な限り長く切開した方が良い．

（3）回腸の切断，回腸回腸端端吻合

吻合が手縫いの場合は，肛門側の切断予定部に腸鉗子を二本かけ，ハサミで腸管を切断する．切断端を消毒し，消化管再建に使う断端は，斜め切りし，口径を大きくする．同様に，口側の切断予定部に腸鉗子を二本かけ，ハサミで腸管を切断する．回腸回腸端端吻合は，Gambee 縫合＋漿膜縫合とする．前述を参照（図921〜938）．または，器械吻合を行う．前述を参照（図939〜944）．

（4）遊離腸管の処理

遊離腸管をU型にして，デザインを検討する（図993）．腸管に残っている GIA 50 の針を，ハサミで周囲粘膜とともに落とす．口側端より 16Fr バルーンカテーテルを入れ，蒸留水 10cc で固定し，口側端を腸鉗子で閉鎖する．肛門側は開放し，膿盆につける．バルーンカテーテルより生食水を注入し，遊離腸管内を十分に洗浄し，汚物を洗い流す（図994）．最下端の尿道吻合予定部は，縫い代を取るため正中ではなく，腸間膜近くまで幅を取り，印を付ける（図995）．10cc 用注射器の内筒を，腸管内に入れ，正中を電気メスで切開する（図996）．反対側まで完全に腸管を開放する．

16. 新膀胱作製術の各種手術

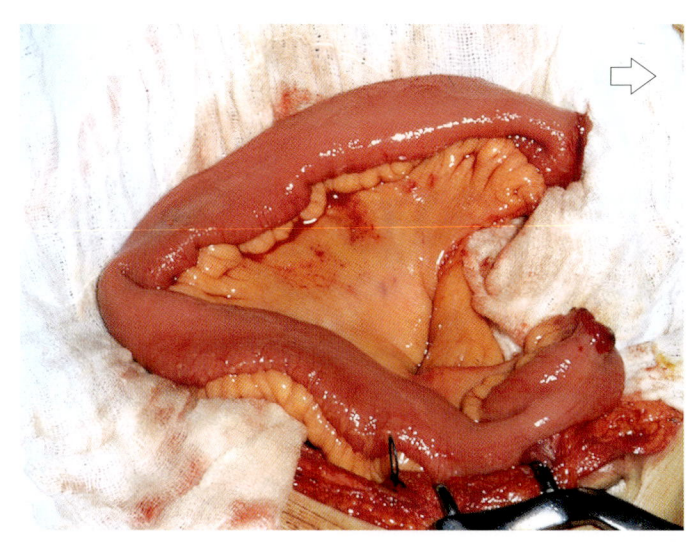

図993　遊離腸管のデザインを考える．

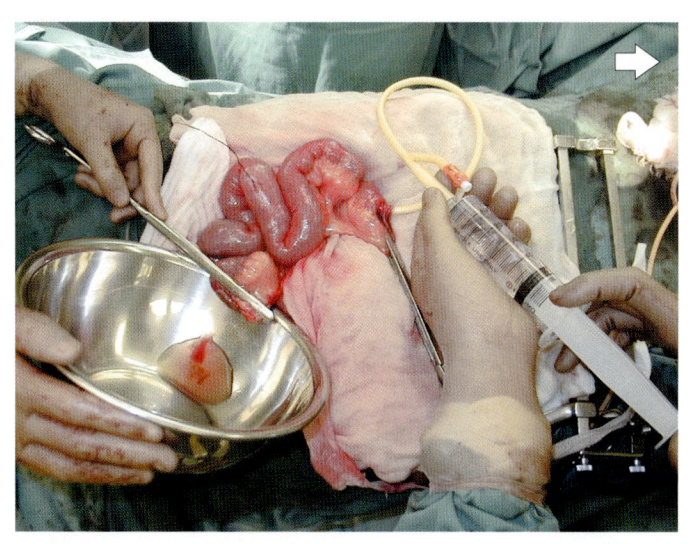

図994　バルーンカテーテルより生食水を注入し，遊離腸管内を十分に洗浄し，汚物を洗い流す．

最下端部の切開ライン

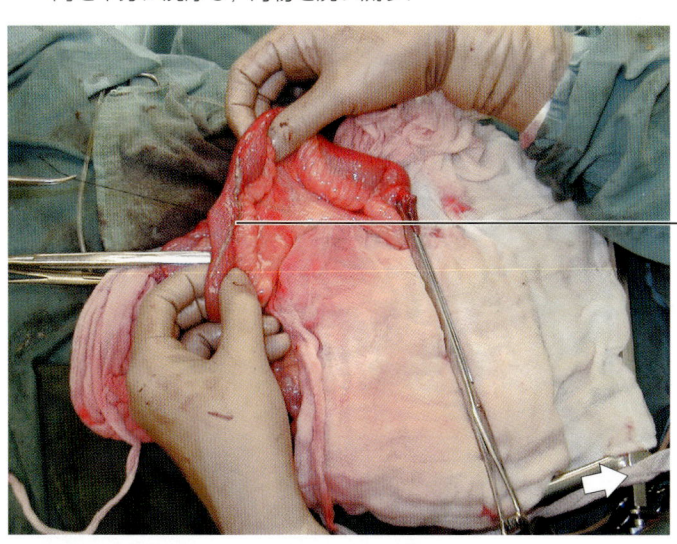

図995　最下端の尿道吻合部は，縫い代を取るため，正中でなく腸間膜近くまで幅を取り，印を付ける．

各論 IV． 手 術 項 目

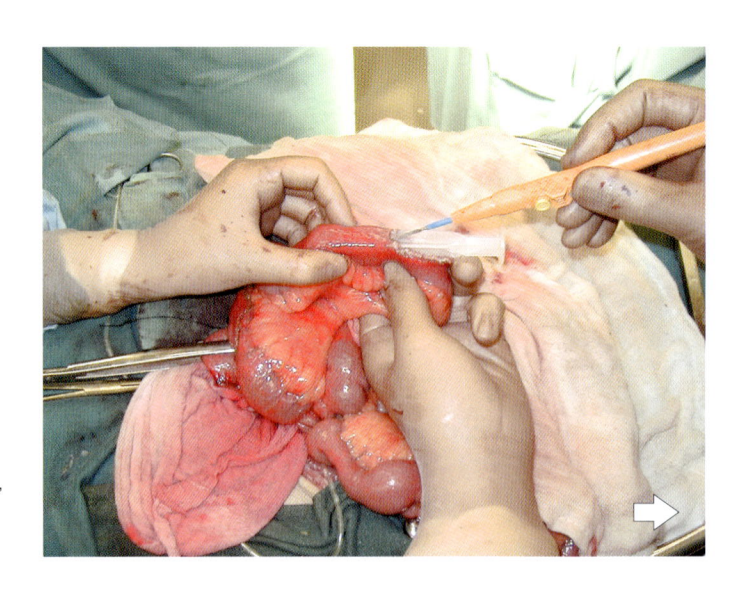

図996　10cc用注射器の内筒を腸管内に入れ，正中を電気メスで切開する．

（5）新膀胱の後壁の縫合

　　尿道に届く部位を最下端とし，それより口側は，血管茎に無理がかからない長さで，腸管をU型とする（図997）．U型にした腸管の頂点と最下端に，針をつけたまま，2-0バイクリルの釣り糸をかける．縫合しやすいように，後壁の適当な場所にも，2-0バイクリルの釣り糸を，三〜四カ所にかける（図998）．頂点の糸から最下端に向かって，後壁を縫合する．三〜四針かけては一回ロックし，連続縫合する．途中の釣り糸も使いながら，最下端まで後壁を縫合する．3-0バイクリルの直針を使い，縫合しても良い（図999）．　さらに補強のため，適宜，2-0バイクリルで結節縫合を加える（図1000）．以下の連続縫合でも，同様に補強縫合を加えている．

　　第一助手にも反対側から縫合させると，時間の節約になることもあるが，かえって邪魔なこともある．術者が，膀胱摘除から新膀胱作製まで，連続して休むことなくできるようになったら，技術も，手術に必要な体力も，一つの目標点に達したと言える．一方，疲れを感じた時は，術者はこの時点でひと休みし，第一助手に後壁の縫合をさせておくのも良い．

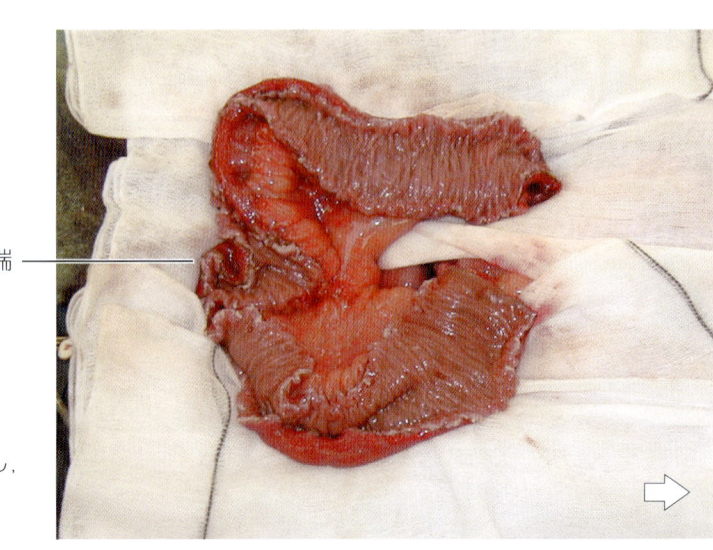

最下端

図997　尿道に届く部位を最下端とし，腸管をU型とする．

16. 新膀胱作製術の各種手術

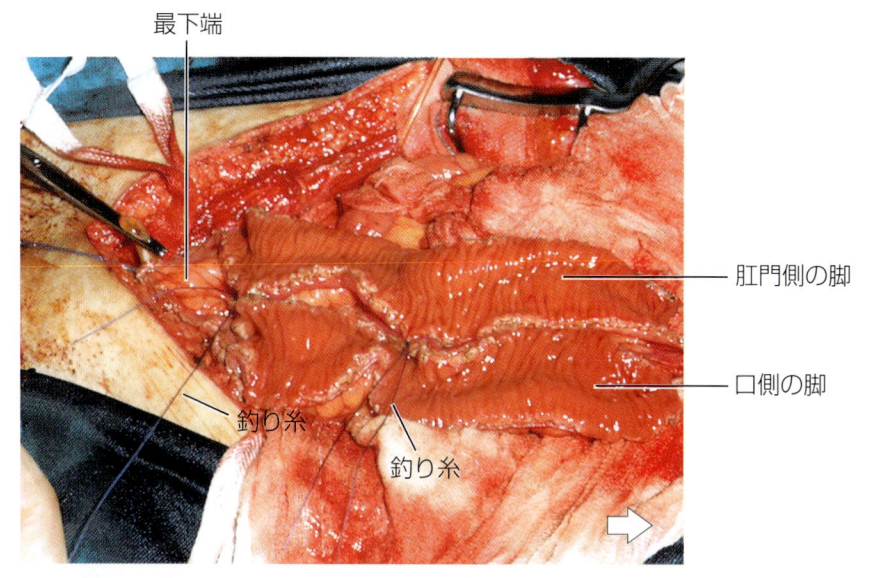

最下端
肛門側の脚
口側の脚
釣り糸
釣り糸

図998 頂点と最下点に糸をかけ，後壁の適当な場所に，釣り糸をかける．

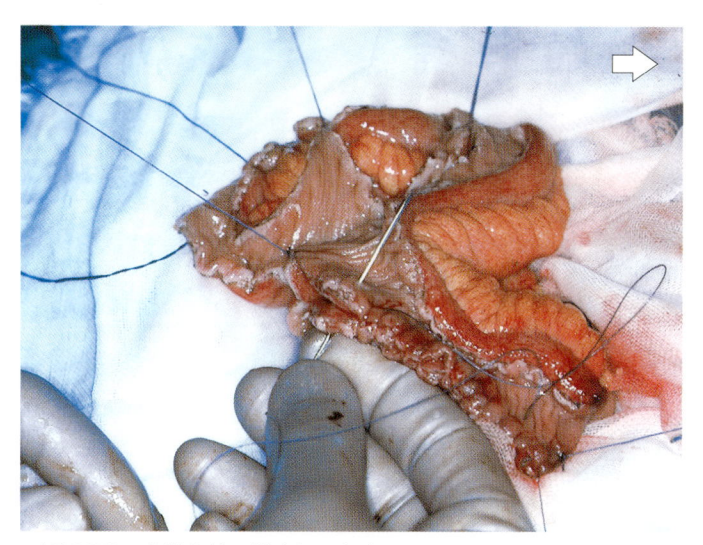

図999 直針を使い縫合しても良い．

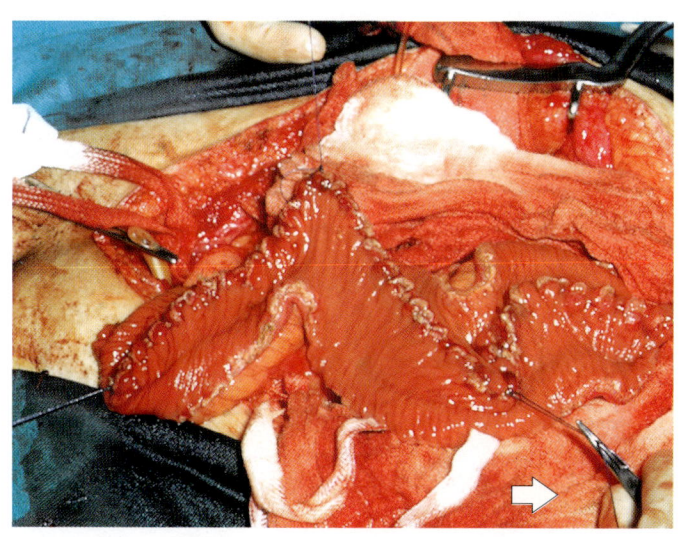

図1000 後壁をすべて縫合し，適宜，結節縫合を追加する．

437

各論IV. 手術項目

（6）底部前壁の横10cmずつの縫合

　後壁の縫合後，前壁の横の縫合を行う．まず最下端を中央点とし，右側外側へ物差しで，10cmの長さを取る（図1001）．同様に左側外側に，10cmの長さを取る（図1002）．その右側外側端と中央点の間を，2-0バイクリルでロックしながら連続縫合する（図1003）．次いで，左側外側端と中央点の間を，2-0バイクリルでロックしながら連続縫合する．

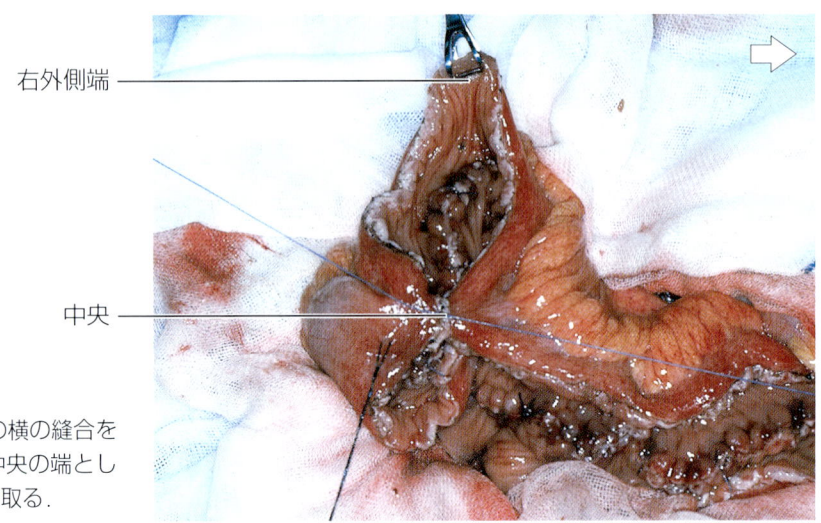

図1001　後壁の縫合後，前壁の横の縫合を行う．巻き尺でまず最下端を中央の端として，右外側へ10ｃmの長さを取る．

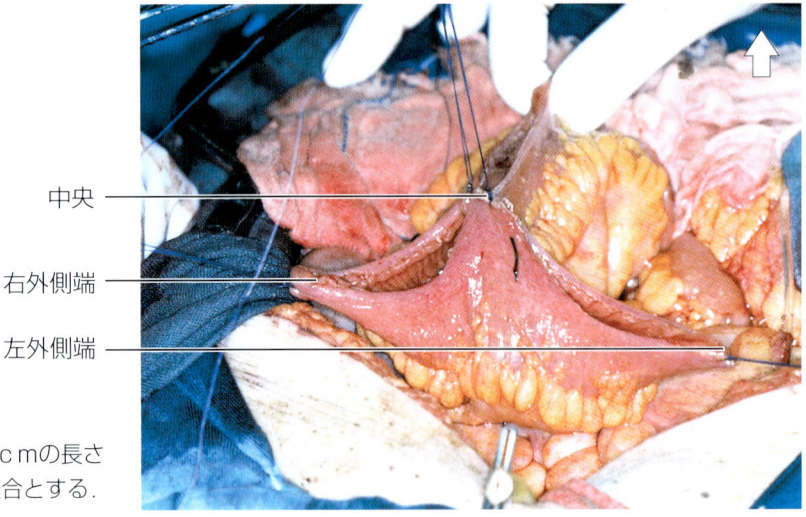

図1002　同様に，左側外側に10ｃmの長さを取る．左右均等の10cmの横縫合とする．

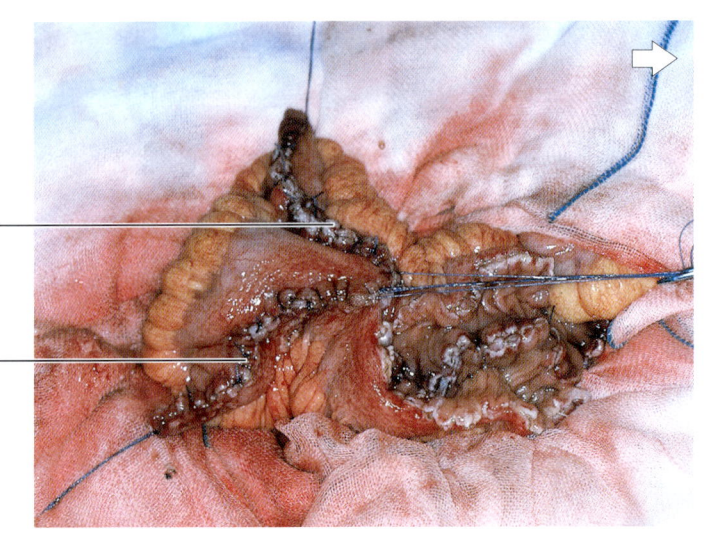

図1003　右側，左側の各々外側端と中央点の間を，連続縫合する．

（7）前壁5cmの正中縫合

　（6）の操作が終わった時点でも，少し底部が膨らんではいるが，尿道と吻合を行う前に，新膀胱の底部を十分な袋状にするため，前壁5cmの正中縫合を行う（図1004）．2-0バイクリルでロックしながら連続縫合を行う．これをしないで新膀胱を尿道に吻合すると，骨盤の最深部に新膀胱の底部が引き込まれ，運針がむずかしく，前壁の縫合がやりにくくなる．

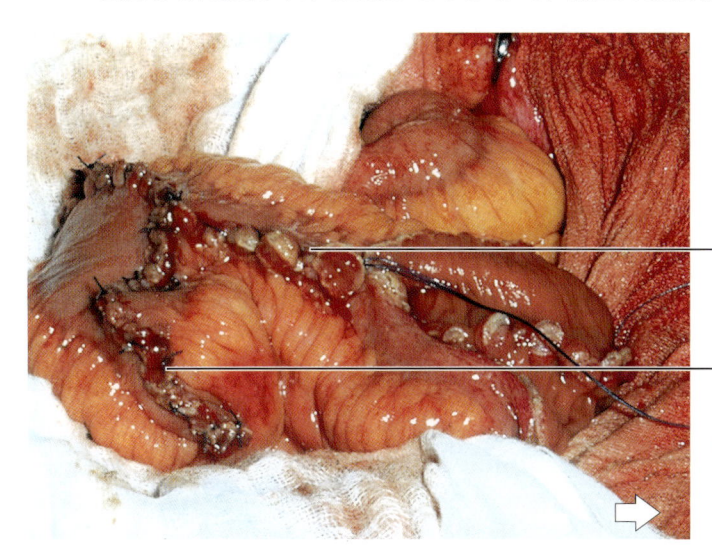

― 前壁正中の縫合線

― 左側の縫合線

図1004　尿道と吻合を行う前に，新膀胱の底部を袋状にするため，前壁5cmの正中の縫合を行う．

（8）尿道と新膀胱との吻合

　（7）の操作でできた新膀胱の底部にガーゼ鉗子（またはツッペル鉗子）を入れ，新膀胱の最下端に，電気メスで約1cmの穴を開け，新内尿道口とする（図1005）．Pauch celeになるのを防ぐため，最下端部の穴はできるだけ，背側寄りに作るのが良い．粘膜のattachmentを良くするため，4-0バイオシンで，新尿道口の3時，6時，9時，12時に，粘膜翻転縫合を加える（図1006，1007）．

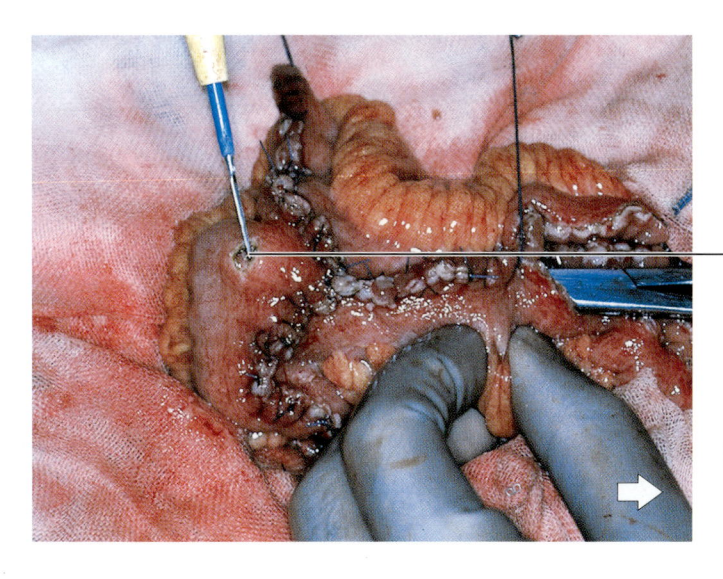

― 新内尿道口

図1005　新膀胱の底部の中にガーゼ鉗子を入れ，新膀胱の最下端に電気メスで，約1ｃmの穴を開ける．

各論 IV. 手 術 項 目

尿道と新膀胱との吻合は，根治的前立腺摘除術と同じく，2-0バイクリルで左側は尿道側から，右側は新膀胱側から運針を行う．すなわち，尿道に金属カテーテルを入れ，尿道断端を視認し，左側では，2-0バイクリル糸を7時，9時，11時に，尿道側から外→内へと針をかける．これらの糸をそれぞれの対応する膀胱側の5時，3時，1時に，内→外へと針をかける．左側の三本の糸は，血管テープで左側にまとめて寄せておく（図1008）．

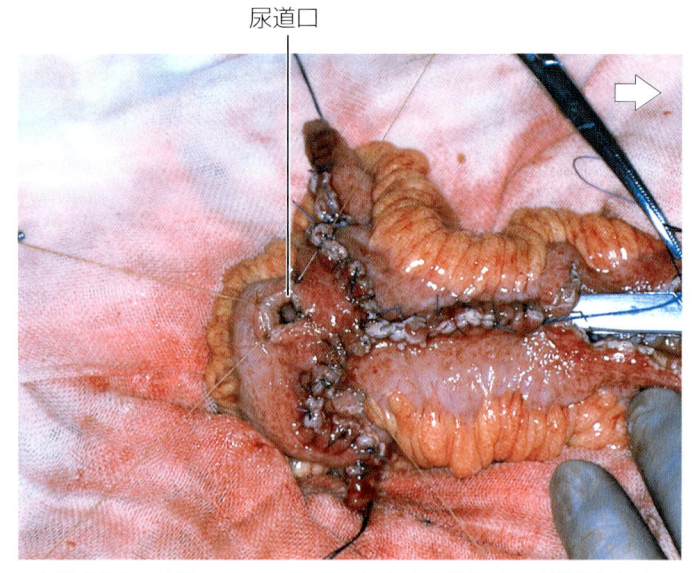

図1006　粘膜のattachmentを良くするため，粘膜翻転縫合を加える．

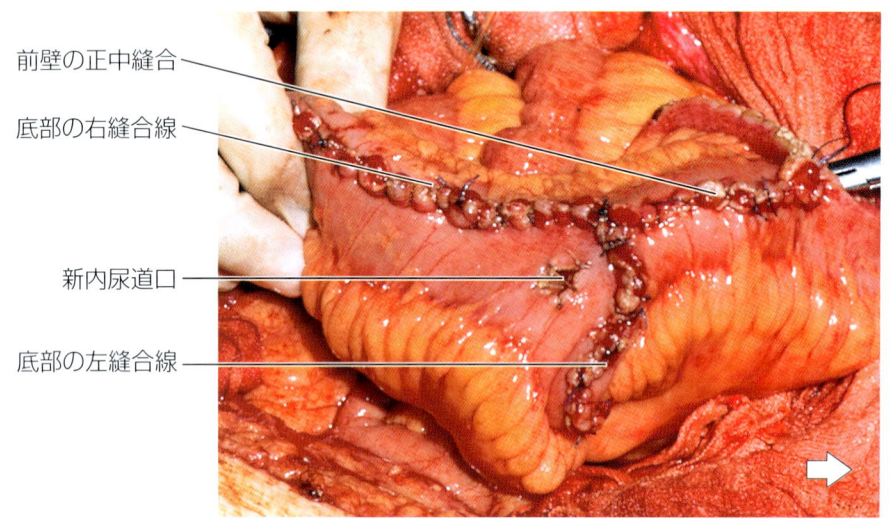

図1007　底部は十分な袋状になる．

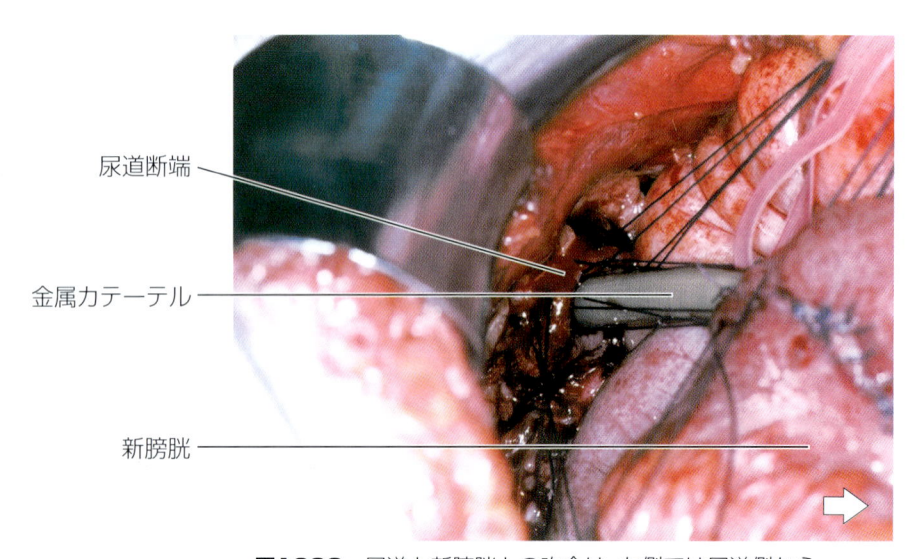

図1008　尿道と新膀胱との吻合は，左側では尿道側から外→内へと針をかける．対応する膀胱側に内→外へと針をかける．

16. 新膀胱作製術の各種手術

　同じく，右側で，2-0 バイクリル糸を，7時，9時，11時に，膀胱側から外→内へと針をかける．これらの糸をそれぞれの対応する尿道側の5時，3時，1時に，内→外へと針をかける．それぞれの糸は，モスキート曲ペアン，モスキート直ペアン，曲ペアンで止める（図1009，1010）．金属カテーテルを抜く．通常の20Fr尿道カテーテルでも良いが，術後の新膀胱の洗浄が容易になるよう，陰圧でもつぶれにくい22Frヘマチュリアカテーテルを入れ，バルーンを10ccで膨らます（図1011）．カテーテルを軽く引き，新膀胱を骨盤底に寄せ，それぞれの糸を結び，新膀胱を尿道と吻合する（図1012）．

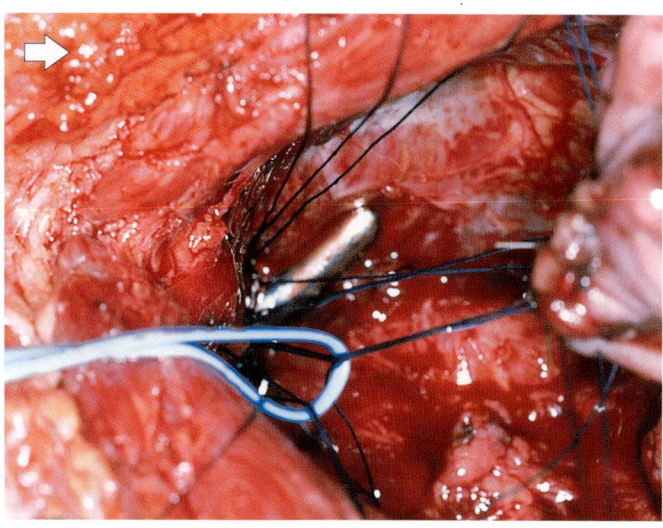

図1009　それぞれの糸は，モスキート曲ペアン鉗子，モスキート直ペアン鉗子，曲ペアン鉗子で留める．

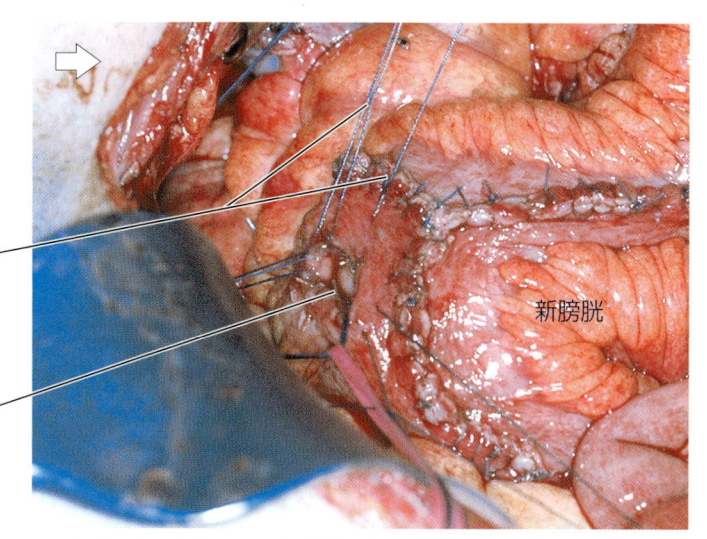

吻合糸
新膀胱
新内尿道口

図1010　糸がかかった状態．新膀胱側から見た状態．

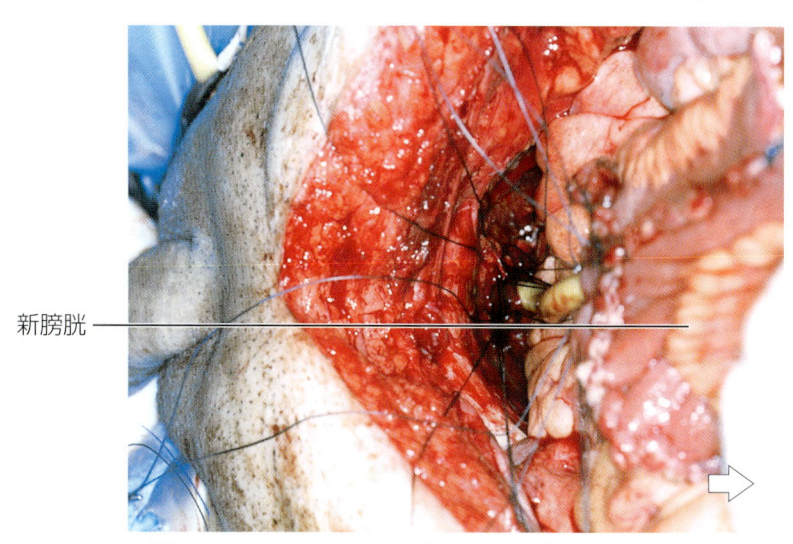

新膀胱

図1011　20Fr2way尿道カテーテルを挿入し，蒸留水10ccで膨らます．新膀胱を尿道に引き寄せる．

各論 IV. 手 術 項 目

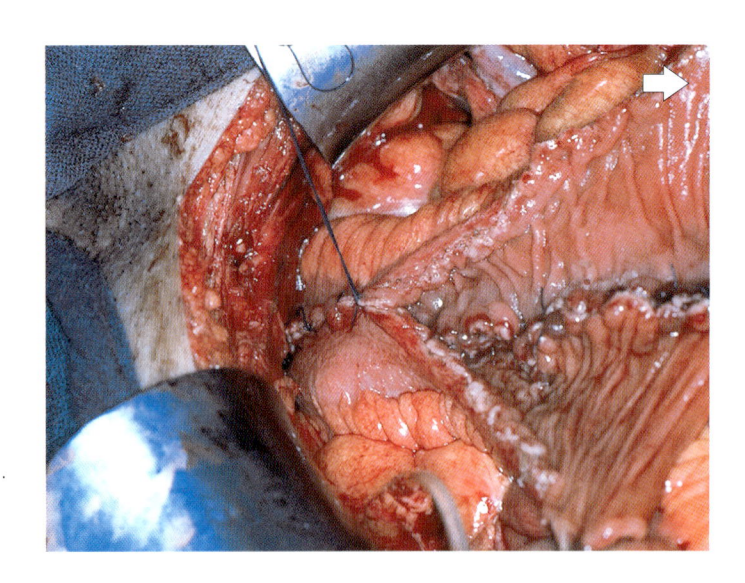

図1012 それぞれの糸を結び吻合する．底部が骨盤底に収まる．

(9) 新膀胱と尿管の吻合

Le Duc-Camey法で，新膀胱後壁に尿管を吻合する（図1013）．まず左側の尿管を緊張がないように，S状結腸背面の後腹膜腔を通して右側に渡す（図1014）．捻れもなく，長さも十分に届くことを確認する．

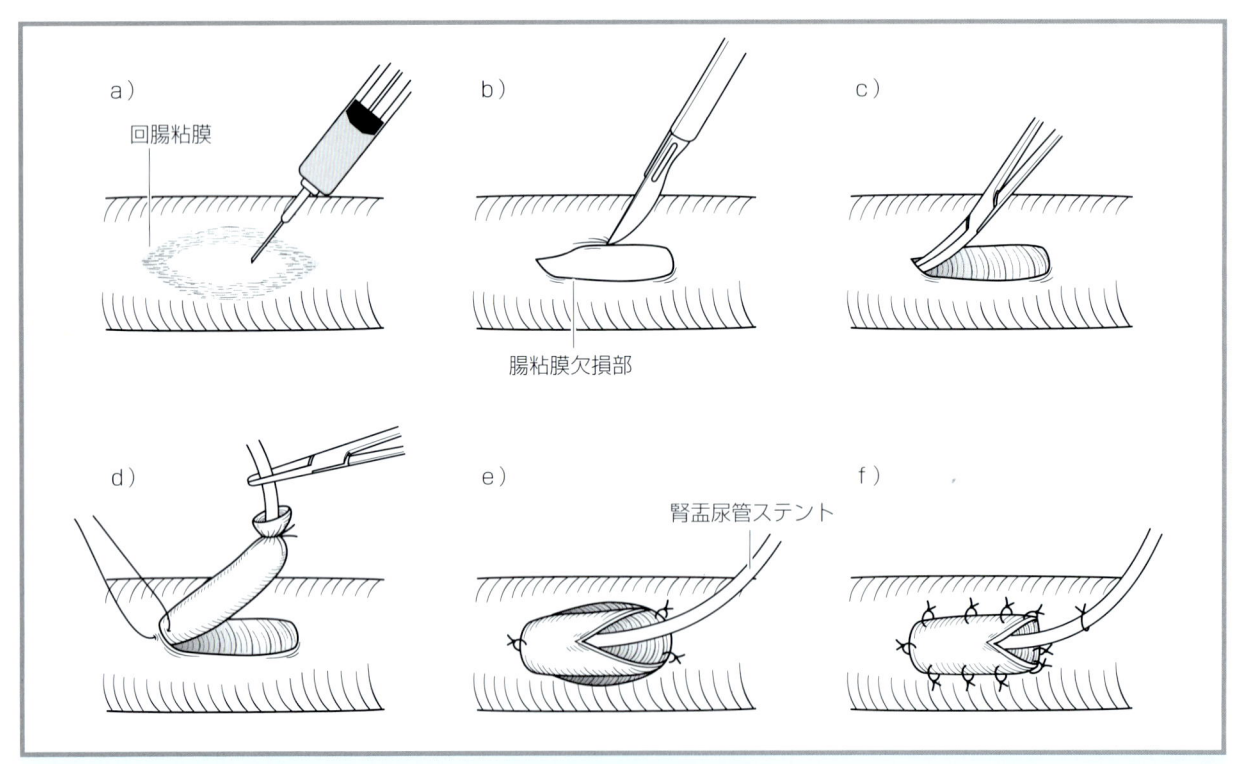

図1013 Le Duc -Camey 法（髙井原図）．
a)回腸粘膜下に23G注射針で生食を注入し，粘膜を膨隆させる．
b)メスで粘膜膨隆部を切開し，粘膜欠損部を作る．
c)モスキートペアンをこの欠損部から外に向かって貫通させる．
d)作成した穴から尿管を新膀胱内に引き入れる．
e)開放しない尿管の12時に固定の糸をかける．尿管端に1cmの縦切開を入れ，口径を大きくし回腸粘膜と縫合する．
f)尿管吻合の完成図．

16. 新膀胱作製術の各種手術

まず，右尿管が緊張なく届く後壁の位置を吻合予定部とし，新膀胱後壁に電気メスで穴を開ける．尿管が狭窄なく通るように，モスキート鉗子で十分な大きさに開く．10cc用注射器で，生食を回腸粘膜下に注入し，粘膜を浮き上がらせる（図1015）．浮いた粘膜を形成用ハサミで切開し，回腸筋層より回腸粘膜を約3〜5cm剥ぐ（図1016）．十分に粘膜欠損部を拡げる．先ほどの穴から，回腸内腔側に右尿管を引き入れる（図1017）．

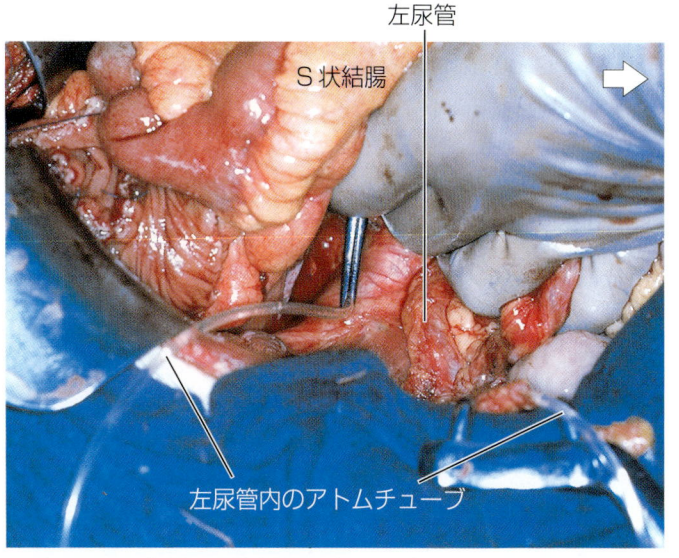

図1014 左側の尿管を緊張がないように，S状結腸背面の後腹膜腔を通して右側に渡す．

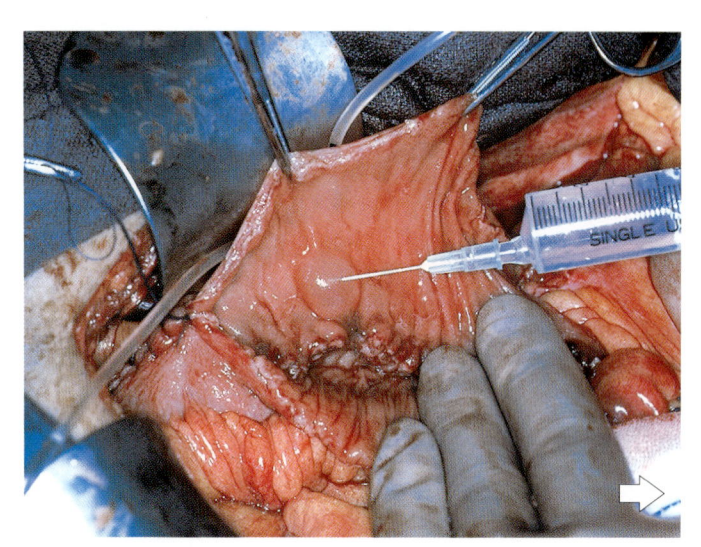

図1015 新膀胱後壁に尿管を吻合する．10cc注射器で生食を回腸粘膜下に注入し，粘膜を浮き上がらせる．

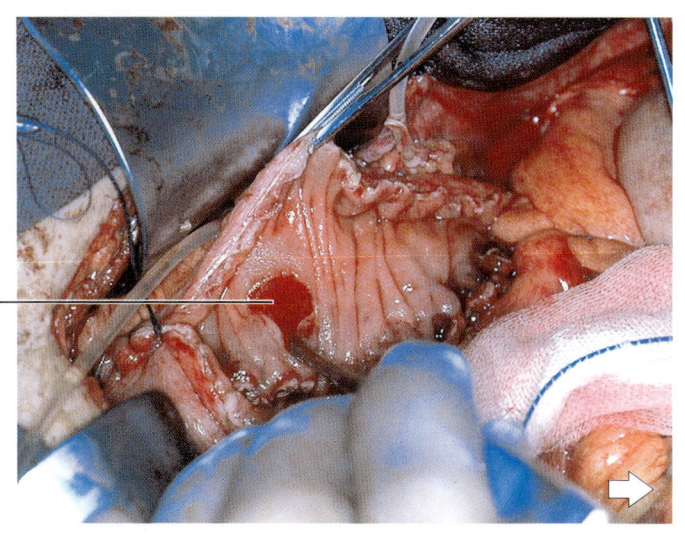

図1016 浮いた粘膜を形成用ハサミで切開し，回腸筋層より回腸粘膜を約3〜5cm剥ぎ，十分に粘膜欠損部を拡げる．

各論 IV. 手 術 項 目

尿管回腸吻合を行う．尿管を途中まで斜め切りし，口径を拡げる．開放していない端を，回腸粘膜に3-0バイクリルで結節縫合する．開放した尿管の左右の端を，回腸粘膜に3-0バイクリルで，結節縫合し，吻合する（図1018）．7Fr Single J 腎盂尿管ステントを頭側に向かって挿入し，生食を注入し，十分に腎盂・尿管が洗浄できることを確認し，その位置でステントを，4-0 バイオシンで回腸粘膜と止める．外側でも尿管外膜と回腸漿膜筋層に，3-0バイクリルで補強の結節縫合を加える（図1019）．次にその約1cm頭側で，左尿管を同様の方法で，後壁に吻合する（図1020）．

新膀胱内に引き入れた尿管

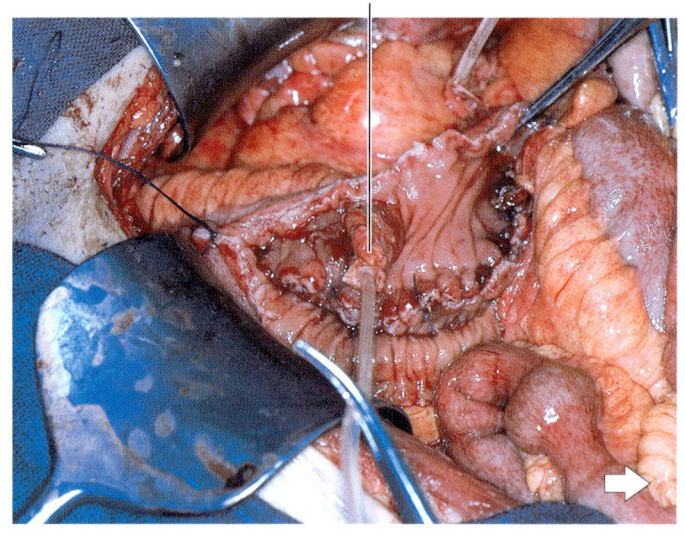

図1017　この穴から回腸内腔側に，尿管を引き入れる．

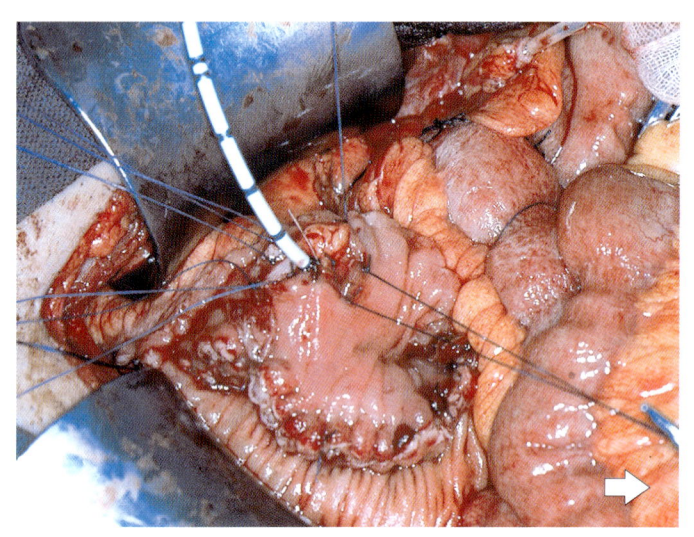

図1018　7mmほど縦切開した尿管の左右端を，回腸粘膜に3-0バイクリル糸で，結節縫合し吻合する．

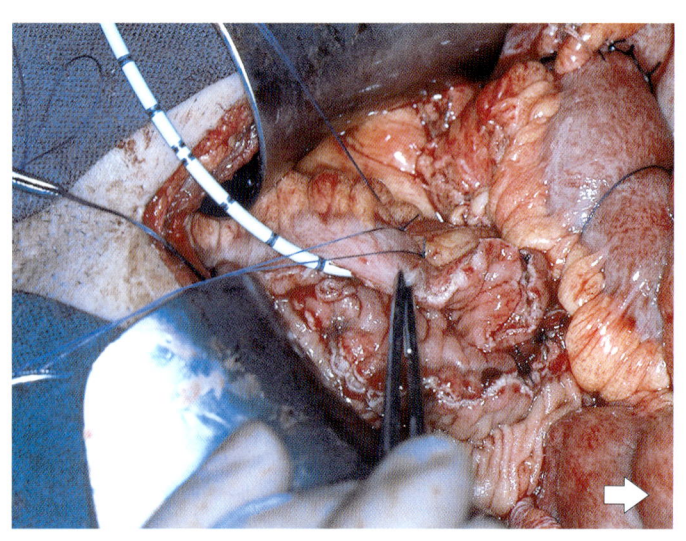

図1019　外側でも，尿管外膜と回腸漿膜筋層を，3-0バイクリル糸で補強結節縫合する．

16. 新膀胱作製術の各種手術

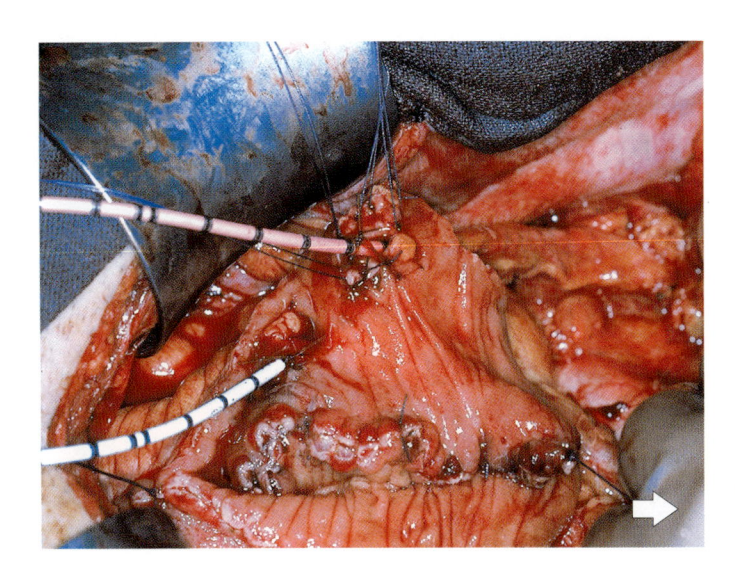

図1020　次にその約1cm上で、左尿管を同様の方法で吻合する.

(10) 追加の前壁5cmの正中縫合

前壁に、あと5cmの正中縫合を加える。2-0バイクリルでロックしながら、連続縫合する。尿管ステントを、新膀胱内腔より前壁を通して引き抜き、外側に出す。外側で回腸壁と尿管ステントを、4-0バイオシンで巾着縫合し、固定する.

(11) 頂部前壁の横10cmずつの縫合

できるだけ新膀胱を袋状にするため、頂部（頭側）でもデザインを考え、前壁の横10cmずつの縫合を行う（図1021）。2-0バイクリルで、ロックしながら連続縫合する。これにより新膀胱が形成される（図1022）。通常は、膀胱瘻は置かない。尿道カテーテルより生食150mlを注入し、漏れがないことを確認する（図1023）.

漏れがある場合は、その部位に2-0バイクリルで補強縫合を加える。万一、尿道吻合部からの漏れが多く、バルーンカテーテルの牽引のみでは改善しそうにない時は、吻合糸を切り離す。もう一度、新膀胱の内尿道口を確認し、再形成し、尿道に吻合し直す.

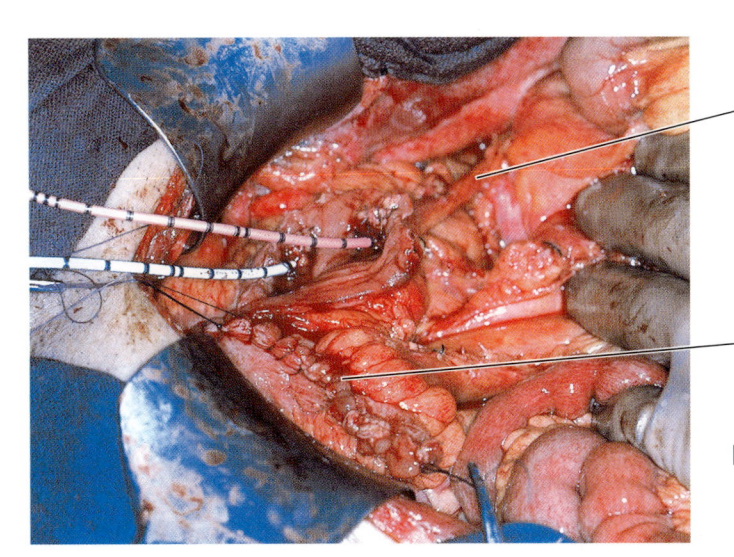

尿管

頂部の左縫合線

図1021　新膀胱を袋状にするため、頭側の縫合をデザインする。前壁の横10cmずつの縫合を行う.

各論 IV. 手 術 項 目

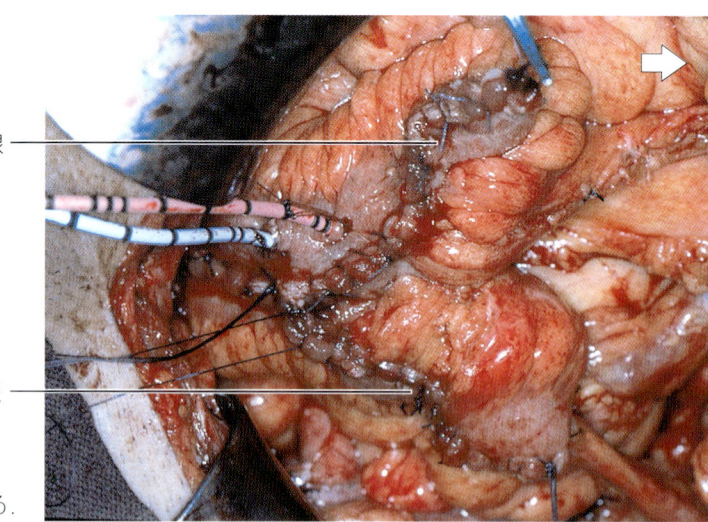

図1022 新膀胱が形成縫合される．
- 頂部の右縫合線
- 頂部の左縫合線

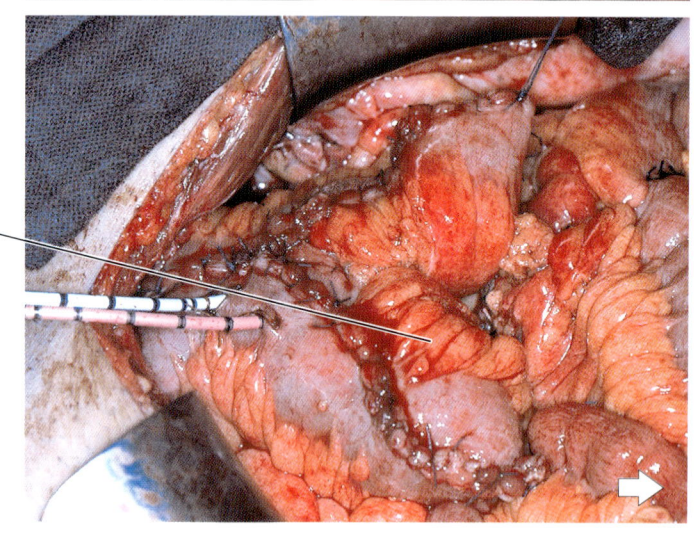

図1023 尿道カテーテルより生食を150ml注入し，漏れが無いことを確認する．新膀胱が膨らんだ状態．
- 膨らんだ新膀胱

（12）閉　　腹

　回腸回腸吻合部の開いている腸間膜裂孔を，3-0絹糸で閉鎖する．緊張がかかるようなら，無理に腹膜で新膀胱を覆わない．大網を降ろして新膀胱を被覆し，20Fr 3孔ファイコンドレーンを左右骨盤腔に入れて，創を閉鎖する．筋膜は2-0バイクリル，または絹糸で縫合し，皮膚は3-0ナイロンで縫合する．

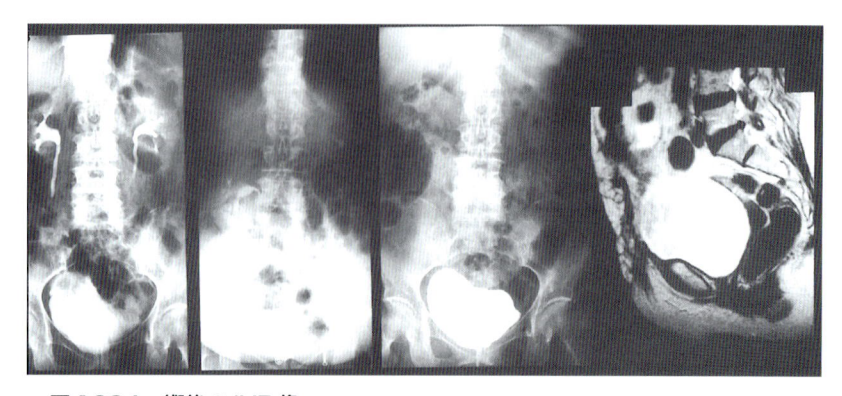

図1024 術後のIVP像．
　　　左から順に，30分像と排尿後像，膀胱造影像，およびMRI矢状断．水腎，水尿管症は無く，残尿も少量である．尿管逆流現象も見られない．新膀胱の伸展は良く，骨盤部に形良く収まっている．

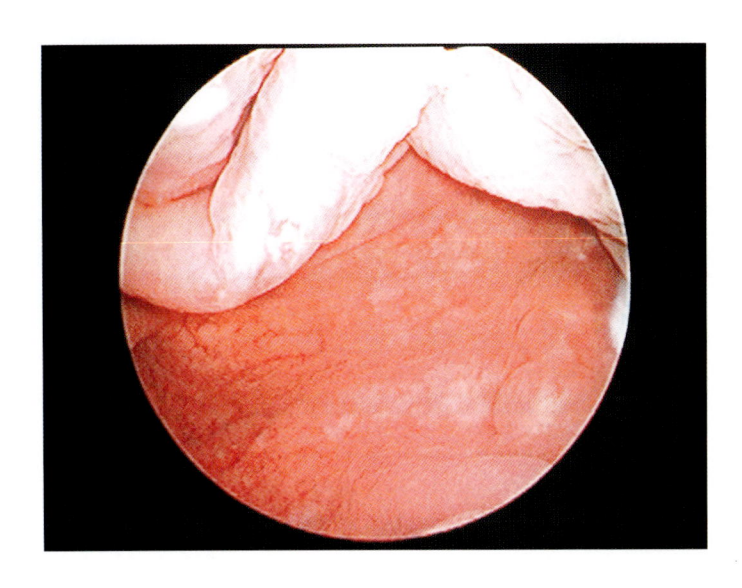

図 1025 本術式術後 6 年目の膀胱鏡所見．

術後のIVP所見を示す（図1024）．特に，結石の発生もなく，水腎症もない．新膀胱尿管逆流現象も見られない．本術式例の術後6年目の，新膀胱鏡所見を示す（図1025）．少ない注入量では腸管の皺襞は見えるが，注入量を多くすると，通常の膀胱のような様相を示す．

2）Hautmann 法による新膀胱作製術

一般に，最も広く行われている方法かと思う．筆者の第2選択である．

(1) Hautmann 法の概略，およびトラブルの対処

症例により，回腸の良い位置が尿道に届かないことがある．その場合，A）の筆者の方法よりも，Hautmann法を応用し，とにかく骨盤底に回腸が届く位置を探す．Hautmann法は，回腸の形をいろいろ変えることができ，応用範囲が広い（図1026）．腸管は血管茎が短い場合，回盲部付近の腸管は尿道に引き寄せられるが，口側の腸管は届かないことが多い．

例えば，回盲部より口側25cm付近までは届くが，それより口側では緊張がかかりすぎるか，尿道に全く届かない症例である．この場合，Hautmann法で，80cmの腸管を遊離しW型とするが，右側のV字を長く取り，左側のV字をやや短く取る，非対称の形としたりする．

さらに，血管茎の短さを補うために，工夫を加える．例えば，器械吻合を行うと，吻合に長い腸管が必要になるので，器械吻合はせずに，手縫いにする．回盲部腸管の肛門側には，手縫いの回腸回腸吻合に必要な約5cmの腸管だけを残し，そこから口側は遊離腸管にする．尿道に届く部位までの，約23cmほどの腸管を後脚の片側とする．そこから対脚の23cm，さらに口側のVとなる17cmずつの二本の脚の，計80cmの腸管を遊離腸管とする．このようにW型にもできない時は，N型も考える．

他の工夫が必要になる時もある．例えば，膀胱癌の尿管浸潤やリンパ節転移により，尿管の合併切除を余儀なくされる症例がある（筆者ビデオ文献3）．総腸骨動脈交叉部の高さで，右尿管を切断したとする．まず，上行結腸外側の腹膜を切開し，回盲部腸管，および上行結腸の緊張を取り，右尿管を周囲より剥離し，右腎茎部付近まで剥離する．これでも右尿管の距離が十分に得られない場合は，新膀胱の頭側の形を煙突形とする（Chimney法）．何回か，新膀胱のプレートを折り返しデザインし，右尿管が緊張なく新膀胱に吻合できることを確認し，Le Duc-Camey法で吻合する．脱

各論 IV. 手術項目

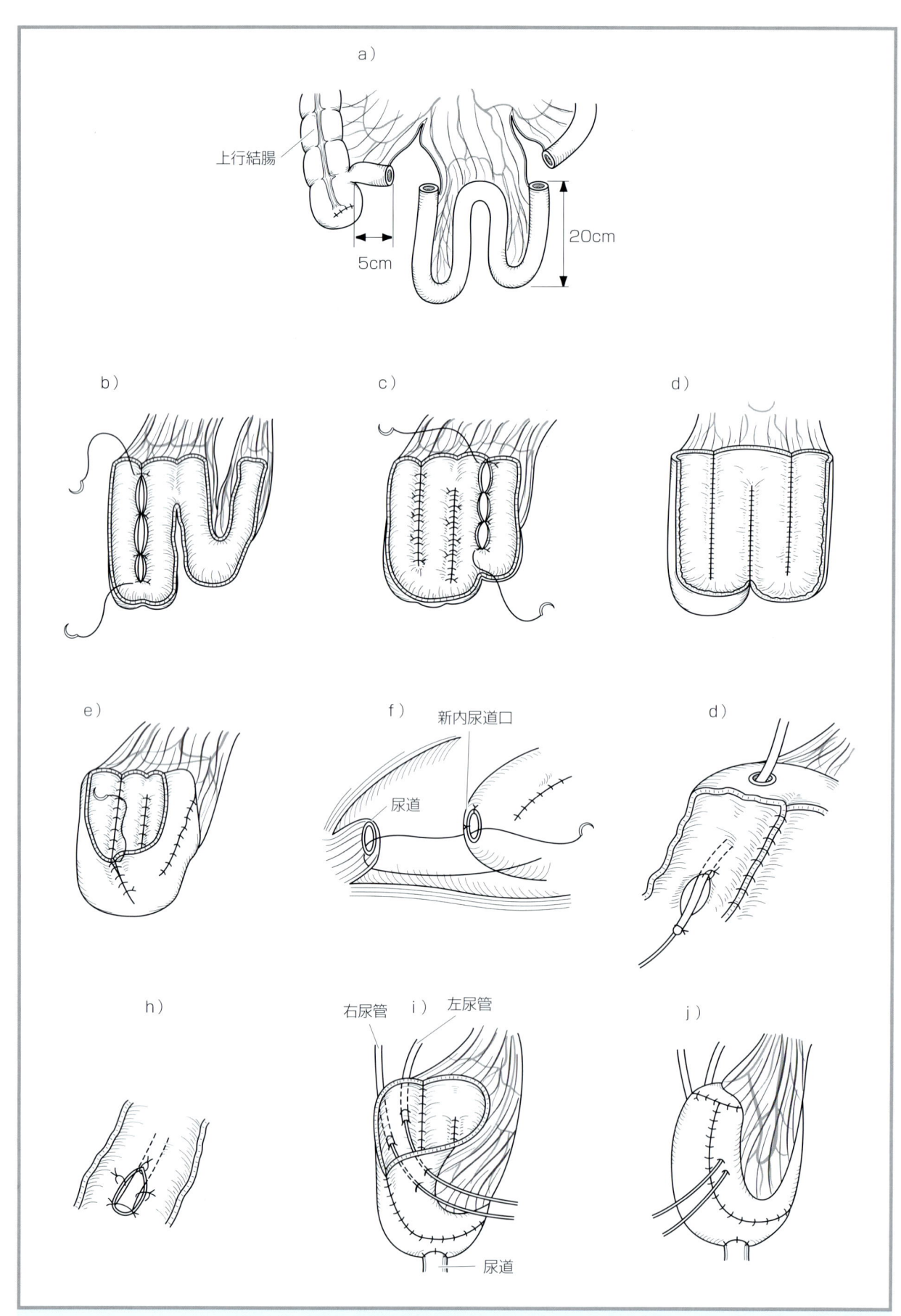

図1026 筆者の回腸利用新膀胱（Hautmann法）（髙井原図）.

管腔化し低圧膀胱であるので，距離がどうしても精一杯の時は，端々吻合でも良い．通常，回腸の後壁に尿管を吻合するが，回腸前壁や，新膀胱の頂部に吻合しても良い．また左尿管はS状結腸の左側から，そのまま吻合しても良い．

このように回腸を利用する方法が，最も多くの症例に対処できるので，筆者の方法でも，Hautmann 法でも，Studer 法でも，これはというデザインを自分のものにするのが良い．

標準的な Hautmann 法の手技を，以下に示す．型どおり，先に虫垂切除を行う．

（2）遊離腸管の決定，回腸の切断・吻合

上行結腸外側の腹膜を頭側に切開し，60〜80cm ぐらいの回腸が一塊として，骨盤底に届くことを確認する．その場合は，尿道吻合は問題がないと，見通しが立つ．一部分のみが届き，新膀胱作成に十分な長さが確保できない時は，上行結腸外側の腹膜を肝結腸曲まで切開し，十分に腸管が一塊として骨盤内に届くように工夫する．次に，正中部で腸間膜が緊張している場合が多いので，血管を透見し，これを損傷しないように，腸間膜を頭側に向かって切開し，可動性を持たせる．

80cm の長さの 回腸を使用する．回盲部より握り拳ひとつ口側で，腸間膜に明かりを通し，動脈を確認する．ここから 20cm ずつの脚を四本取り，W型にデザインする（図1027）．最深部，各脚の頂点，下端に目印の黒糸をかける．遊離腸管の口側と肛門側の腸間膜を切開する．回腸は腸鉗子で挟み，ハサミで切断する．回腸を斜め切りし，口径を大きくし，回腸と回腸の端々吻合を行う．

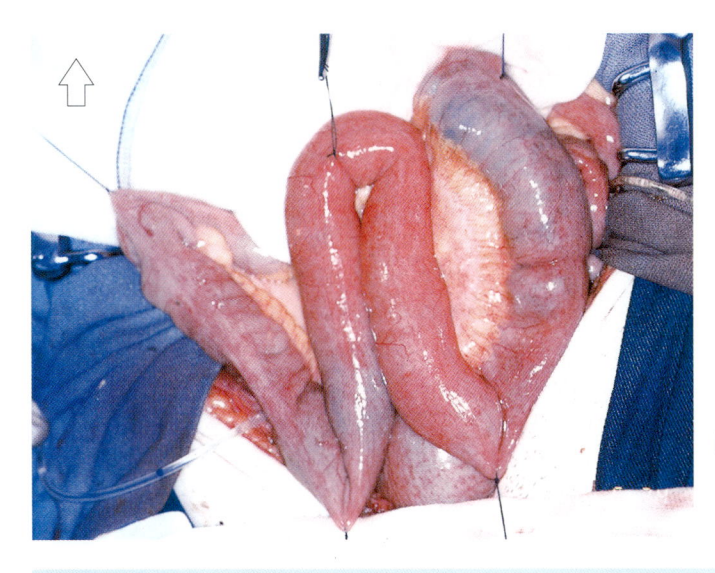

図1027 回腸を80cm使用する．20cmずつの脚を四本取り，W型とする．最深部，各脚の頂点，下端に目印の黒糸を置く．

◀**図1026** 筆者の回腸利用新膀胱（Hautmann 法）．
a) 回盲部は消化管再建のため，5cm 以上は残す．それより口側で，一本の長さが20cmの，合計四本，80cmの腸管を遊離する．
b) 遊離回腸を脱管腔化し，W型とし，上端と下端に糸をかける．その間にも，適宜釣り糸をかける．順次，連続縫合し，後壁を作成する．
c) 左側の脚も順次，連続縫合し，後壁を完成する．
d) 後壁が完成した状態．
e) 後壁プレートの左側を，右側と縫合し，新膀胱の前壁を作成する．
f) 新膀胱と尿道の吻合は，根治的前立腺摘除術と同様に，六本の糸で行う．
g) 新膀胱と尿管の吻合は，Le Duc-Camey 法で行う．
h) 尿管を縦切開し，口径を大きくし，回腸粘膜と吻合する．
i) 前壁をさらに縫合し作成する．
j) 尿管の長さや腸間膜根の長さにより，新膀胱に緊張がかかる場合は，頂部の形は chimney（煙突形）にして，縫合しても良い．

各論 IV. 手術項目

3-0 バイクリルで Gambee 縫合を行い，その上に 3-0 絹糸無傷針で，漿膜筋層の結節縫合を加える．

回腸内に 16 Fr バルーンカテーテルを入れ，10cc で膨らませ，端は腸鉗子で閉鎖し，生食で洗浄する．筆者の定型法を参照．

(3) 脱管腔化および後壁の作成

今回は，新膀胱の腸管壁の縫合を単純な全層一層縫合で行う通常の方法を採らずに，Albert-Lembert 縫合の二層縫合で行う．すなわち，肛門側の V の脚二本に，先に腸間膜反対側に，頭側端から足側端まで 3-0 バイクリルで，漿膜筋層の結節縫合（Lembert 縫合）を行う（図 1028）．同様に，口側の V の脚二本にも，頭側端から足側端まで 3-0 バイクリルで漿膜筋層の結節縫合を行う（図 1029）．

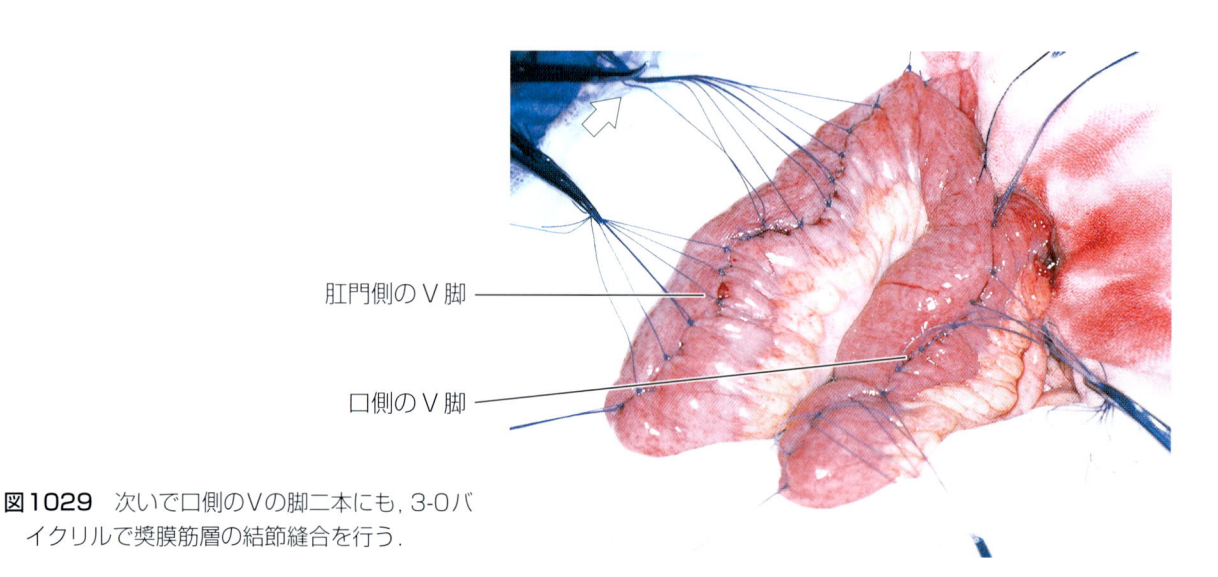

上記の各々の縫合線より 5mm ほど離れた所を，電気メスで切開し，回腸を完全に脱管腔化する（図 1030，1031，1032）．この時点でも外側から縫合線を確認すると，十分に隙間なく縫合されているのがわかる（図 1033）．これにさらに，脱管腔化した回腸の端と端に，3-0 バイクリルで全層一層の連続縫合（Albert 縫合）を加え，Albert-Lembert 縫合を完成する．まず，肛門側の V の脚に追加する．連続縫合は，三回に一回はロックする．口側の V の脚にも，3-0 バイクリルの全層一層連続縫合を加える．

腸管膜反対側の
漿膜筋層の結節縫合
（肛門側の V 脚）

図1028 肛門側の V の脚二本に，頭側端から足側端まで 3-0 バイクリルで，漿膜筋層の結節縫合（Lembert 縫合）を行う．

肛門側の V 脚

口側の V 脚

図1029 次いで口側の V の脚二本にも，3-0 バイクリルで漿膜筋層の結節縫合を行う．

16. 新膀胱作製術の各種手術

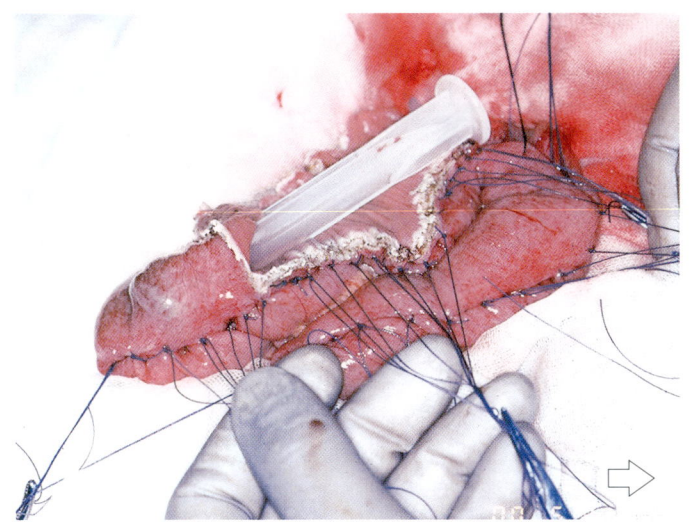

図1030 その縫合線より5mmほど離し，回腸を完全に電気メスで脱管腔化する．まず肛門側の脚を脱管腔化する．

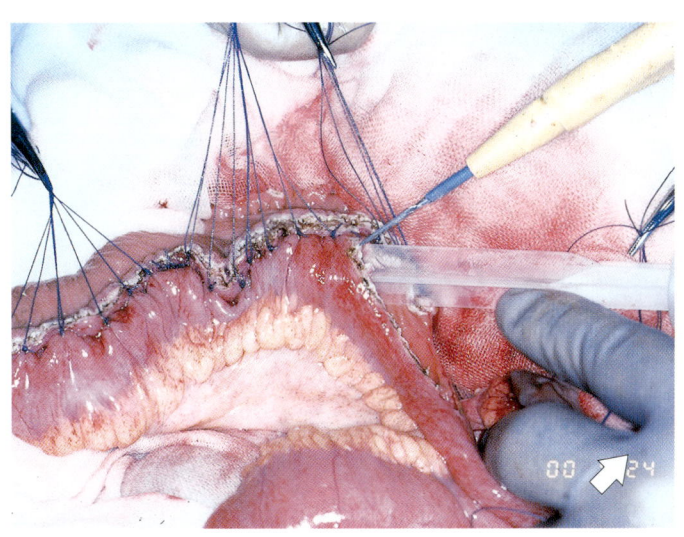

図1031 次いで口側の脚を脱管腔化する．

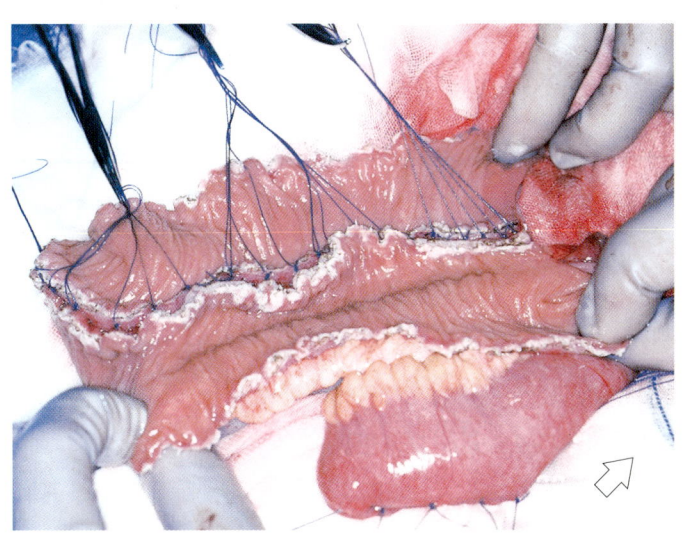

図1032 肛門側および口側の脚が，完全に脱管腔化された状態．この断端側の吻合に，さらにAlbert縫合を加える．

各論 IV. 手術項目

　残る肛門側のV脚と，口側のV脚の断端同士は，全層一層の連続縫合を行う（図1034）．

　これで後壁の四本の脚からなるプレートが出来る（図1035）．後壁のプレートが四枚並んで縫合され，筆者の定型法よりも広いプレートになる．

　上記の後壁縫合をAlbert-Lembert縫合で行った場合と，1）筆者の定型法の(5)で示した全層一層連続縫合＋結節補強縫合を比較すると，Albert-Lembert縫合の法が確実と思われるが，時間はかかる．後者の方法で十分と考える．

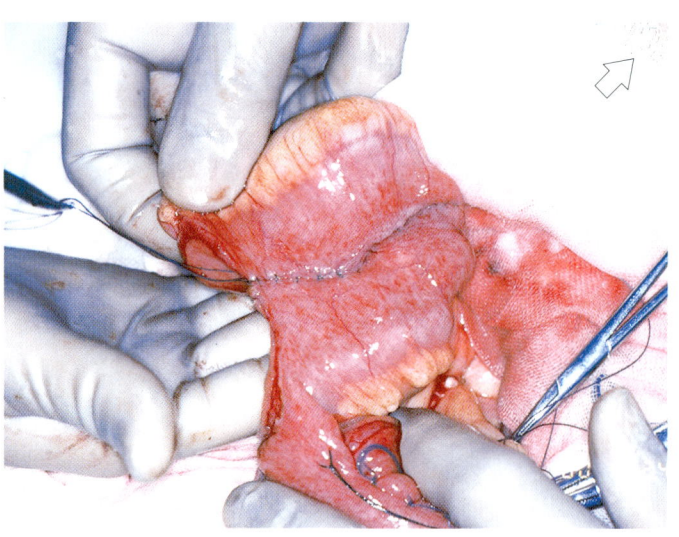

図1033　新膀胱を内腔を反転し，この時点で外側から縫合線を確認するが，Lembert縫合だけでも十分に，隙間なく縫合されている．

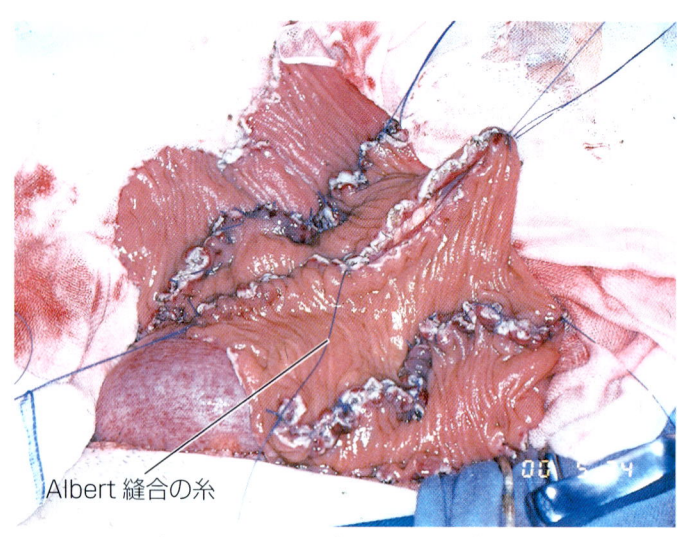

図1034　全層一層の連続縫合（Albert縫合）を加える．

（4）底部の形成および尿道吻合

　続いて，左側のプレート端を右側のプレート端に重ね，足側から縫合し，尿道につなぐ底部が，袋状になるようにする．口側のプレート二枚を前壁にするイメージで，足側から肛門脚右側端と口側脚左側端を縫合し，袋状にする（図1036）．

　底部が袋状になったら，さらに前壁を形成するため，順次，頭側に向かって縫合を進める．新膀胱の底部と前壁が，十分長く縫合されていないのに，新膀胱を尿道に吻合してしまうと，尿道断端は骨盤底の最深部なので，新膀胱の底部は，最深部に沈む感じになる．このため，続いて前壁を縫合するには，かなり遠位から縫合してこなければならず，恥骨が障害になり，運針に手間取る．新膀胱の頂部側には尿管吻合を出来るだけの開放部があれば良く，先に底部から前壁までを十分な長さで縫合しておいた方が良い（図1037）．

16. 新膀胱作製術の各種手術

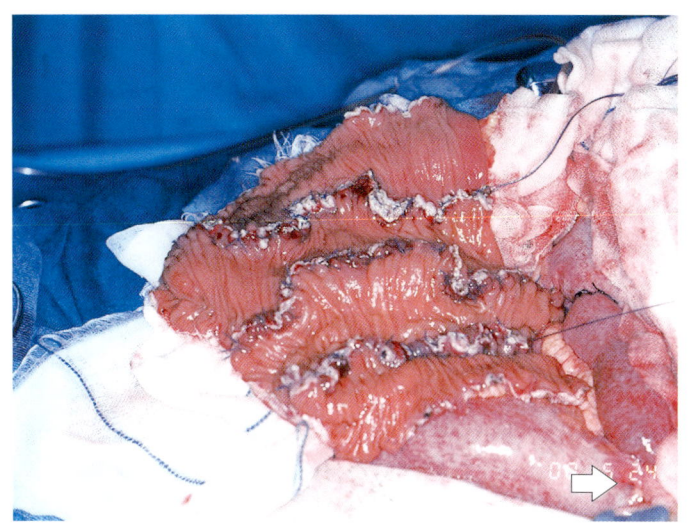

図1035 これで後面の四本の脚からのプレートが出来る.

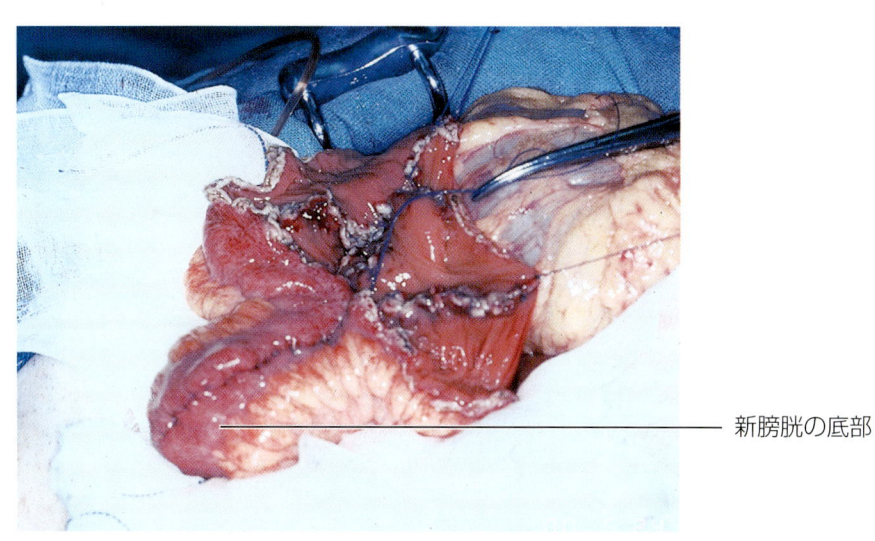

図1036 後壁4枚のプレートを拡げ,口側端と肛門側端を末梢側より頭側に向かって連続縫合する.

新膀胱の底部

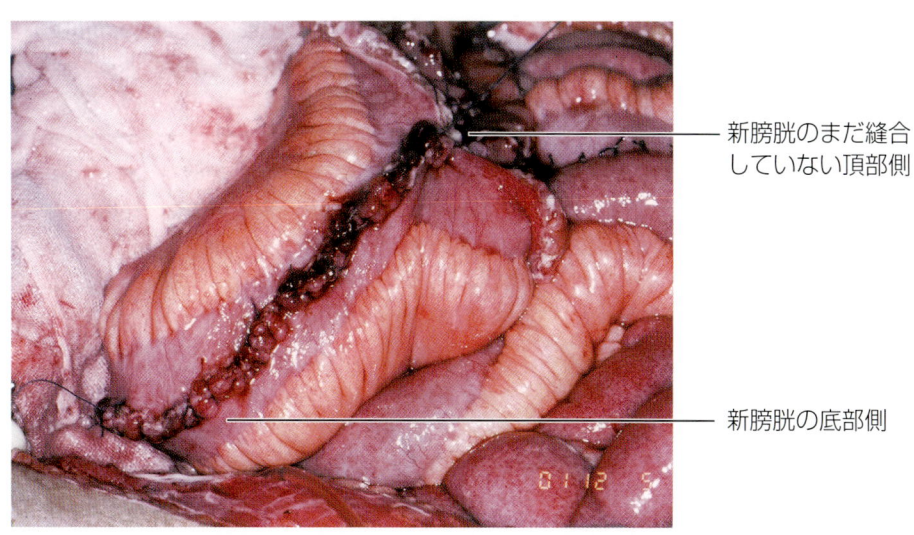

図1037 さらに底部から前壁縫合と進んだ状態.連続一層縫合だけでは不安な場合は,適宜,結節縫合の補強を加える.

新膀胱のまだ縫合していない頂部側

新膀胱の底部側

453

各論 IV. 手術項目

　新膀胱の底部にガーゼ鉗子を入れ，最深部に電気メスで穴を開け，ここを新内尿道口とする．または，縫合部の末梢端を新内尿道口として利用する（図1038）．その周囲に，4-0バイオシンで粘膜翻転縫合を加える．この穴は，直径1cm以下の小さいもので良い．新膀胱となる腸管は柔らかいため，穴が大きいとかえって吻合時にさらに裂けて，漏れの原因となる．

　筆者の定型法と同様に，尿道と新膀胱を吻合する．尿道に20Fr金属カテーテルを挿入し，尿道断端と新膀胱に，左右に三本ずつ，2-0バイクリルをかける．22Frヘマチュリアバルーンカテーテルを挿入し，カテーテルを軽く引き寄せ，新膀胱と尿道を吻合する（図1039, 1040）．

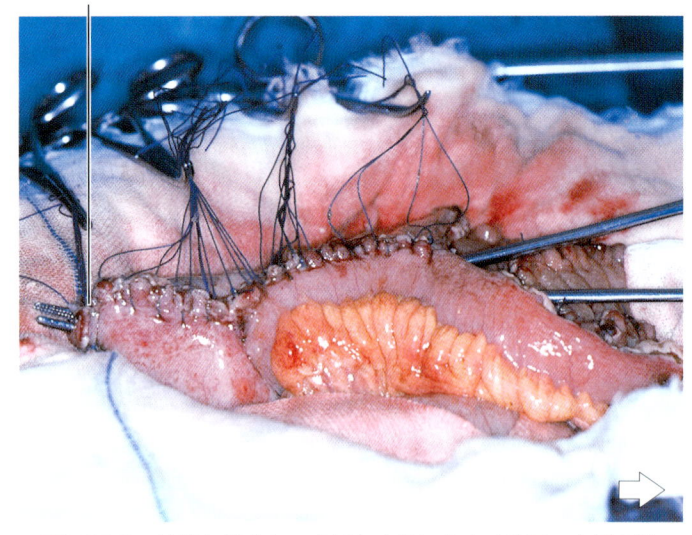

図1038　前壁を縫合し，底部を十分に大きく作る．底部の縫合部の末梢端を，新内尿道口として利用しても良い．

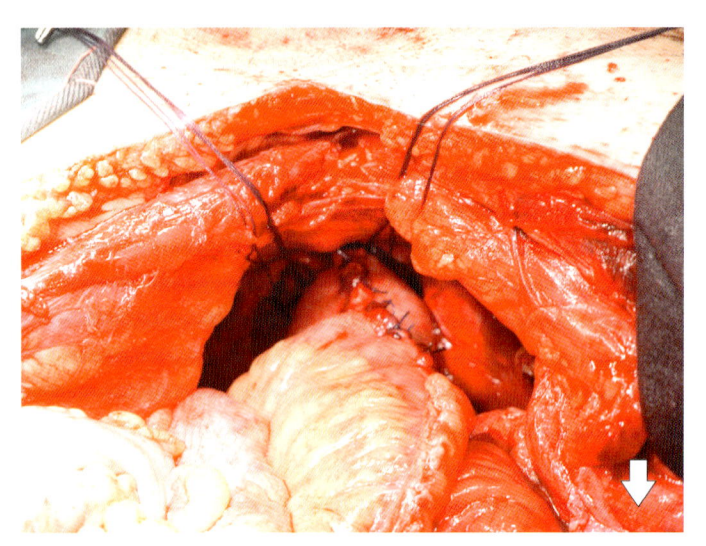

図1039　尿道断端を十分確認する．尿道に吻合糸をかける．前立腺摘除術，前述の新膀胱作製術の尿道吻合と同様に，左側の吻合糸には血管テープを回し，糸が絡まないようにする．

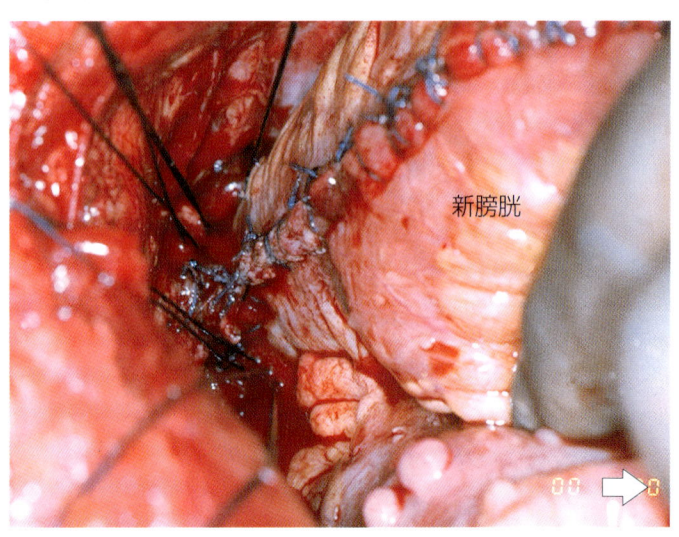

図1040　膀胱を骨盤底に引き寄せ，吻合する．頭側から見た吻合の様子．

(5) 尿管吻合，続いて新膀胱の完成

次に新膀胱と尿管を吻合する．1) 筆者の定型法と同様に，Le Duc-Camey 法で吻合する（図1013）．吻合後は，前壁を順次，縫合すれば，新膀胱は完成する（図1041）．

別な症例を示す．本例は，術前の膀胱鏡，レントゲン検査で発見されなかった左下部尿管癌を術中に発見し，この部位も合併切除した．79歳と高齢のため，腎盂・上部尿管に病変はないため，根治的左腎尿管摘除術にはしなかった．このため左尿管が短くなり，右後腹膜腔に回せず，左尿管はS状結腸の左側をそのまま下降させる（図1042）．左尿管を新膀胱の頂部に端々吻合する（図1043）．

右尿管は型どおり，生食を注入し，回腸粘膜を膨隆させ，穴を開け，右尿管を内腔に引き込み，3cmほど粘膜下トンネルを作製し，尿管端は縦切開し口径を大きくし，3-0バイクリルで回腸尿管吻合を行う．7 Fr Single J 腎盂尿管ステントを挿入し，4-0バイオシンで固定する．外側でも回腸壁と尿管を，3-0バイクリルで縫合固定する．左右の Single J ステントは外に出し，4-0バイオシンで巾着縫合で締める．さらに前壁を縫合し，新膀胱を閉鎖する（図1044）．尿道カテーテルより生食を注入し，漏れがないことを確認する．

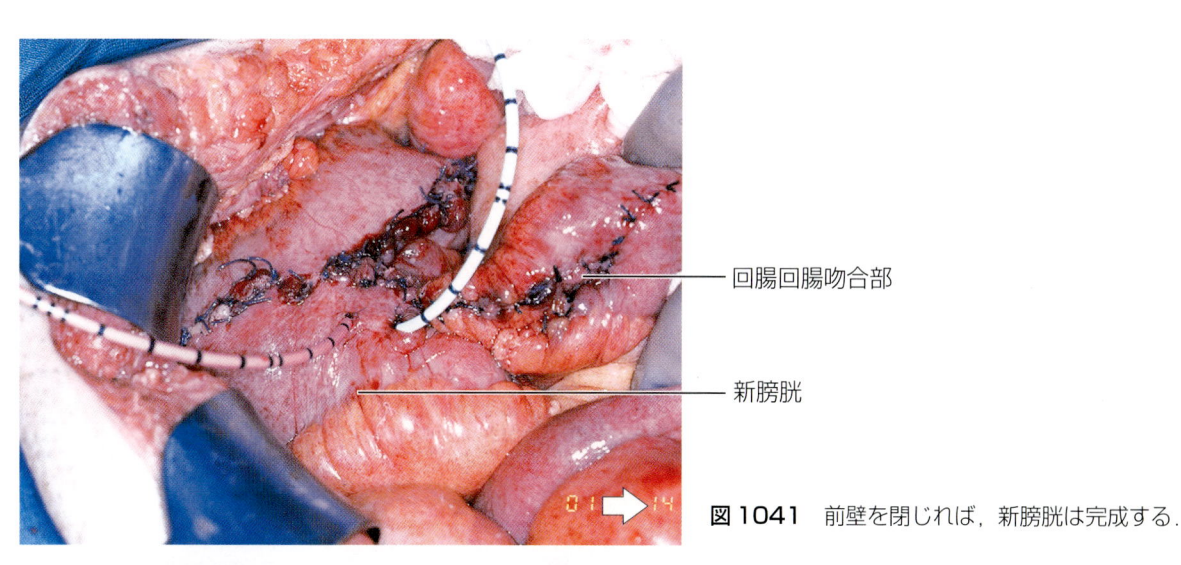

図1041 前壁を閉じれば，新膀胱は完成する．

- 回腸回腸吻合部
- 新膀胱

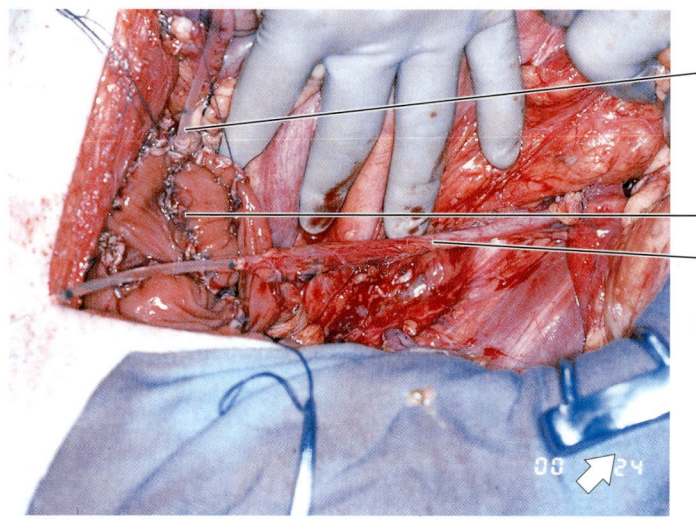

図1042 本例は，術中所見で浸潤性膀胱癌に，左尿管膀胱移行部の尿管癌を合併していた．79歳と高齢だが，術前より強く新膀胱での再建を希望しており，左尿管を十分に切除した．このため左尿管が短くなり，右後腹膜腔に回せないため，左尿管はS状結腸の左をそのまま下降させる．

- 右尿管のスプリントカテーテル
- 作製中の新膀胱
- 左尿管

各論 IV. 手術項目

腹腔内を生食2000ccで洗浄する．胃管の位置を確認する．新膀胱の左右に，20Fr ファイコンドレーンを置く．Single J ステントも皮膚に固定する．腸間膜を3-0絹糸無傷針で閉鎖する．本例は，左尿管がそのまま腹腔内を下降して吻合されており，腹膜を閉鎖するのはかえって腸閉塞になる可能性もあり，無理に後腹膜腔化しなかった．大網を骨盤に向け下ろし，新膀胱を覆う．2-0絹糸で腹膜，筋膜を一緒に縫合する．皮膚は3-0ナイロンで縫合する．

Hautmann 法施行例の術後のレントゲン所見（IVP 30分像，および排尿後像）を示す（図1045）．特に水腎，水尿管症は見られない．

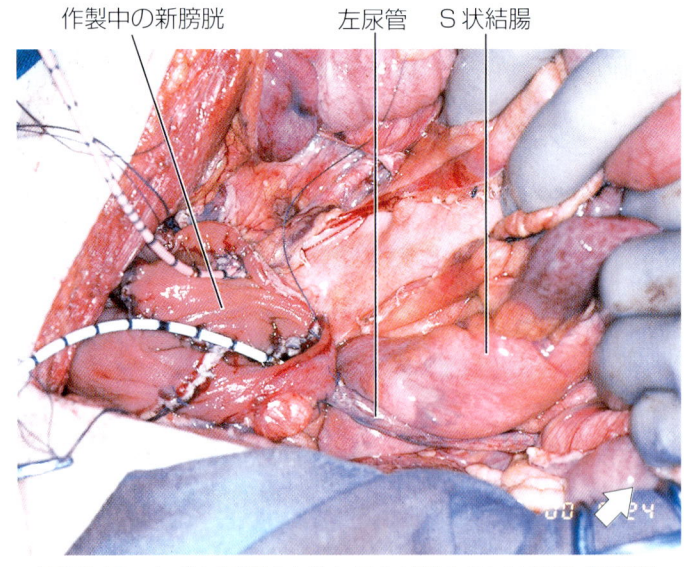

図1043 なお左尿管は十分な長さが得られないので，新膀胱の頂部に端端吻合する．

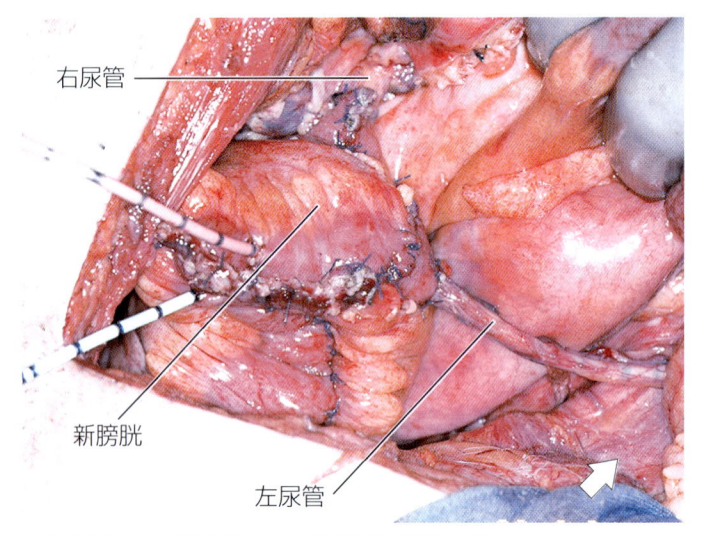

図1044 前壁を縫合し，新膀胱を閉鎖する．

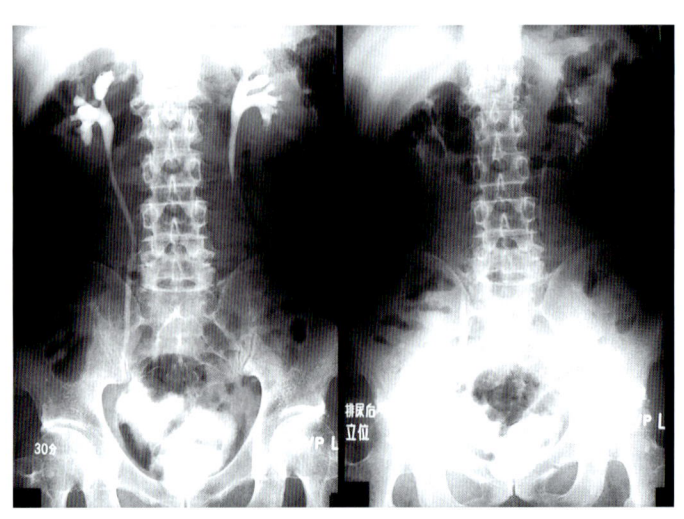

図1045 Hautmann 法による新膀胱のIVP30分像（左），および排尿後像（右）．

3）女子の新膀胱作製術

女子の新膀胱の手順図は，女子の膀胱摘除術（図596）とHautmann法の新膀胱作製術を参照（図1026）．膀胱摘除後に（図610～641），十分に尿道括約筋と尿道が温存されていれば，ただ新膀胱と尿道を吻合するだけであり，男子と大きな違いはない．前述と同様のHautmann法で新膀胱を作成し，新膀胱の最下端に尿道を吻合し，尿管をLe Duc-Camey法でつなぐ．

膀胱摘除後からの記述を行う．尿道断端の状況を観察する（図1046）．一方では，膀胱摘除標本で，癌が膀胱頸部に浸潤していないことを確認する（図1047）．女子の場合，前立腺が無いので，膀胱尿道移行部が同定しにくく，膀胱内腔を開放して確認すべきである（図1048）．

以下の操作で，筆者の定型法や，Hautmann法と重複する場面の写真は省略したので，前述の項目を参照して欲しい．

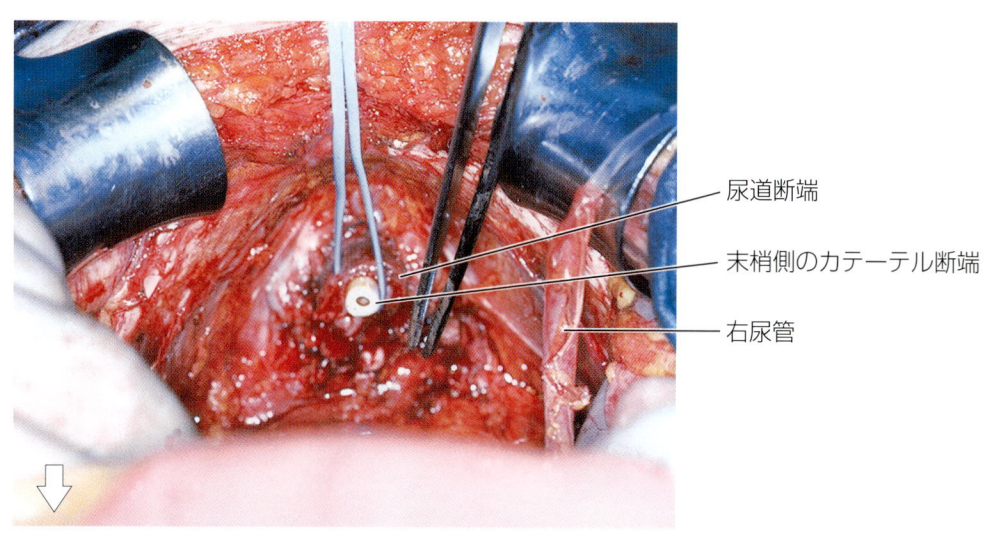

図1046 女子で新膀胱の場合，尿道断端を観察する．

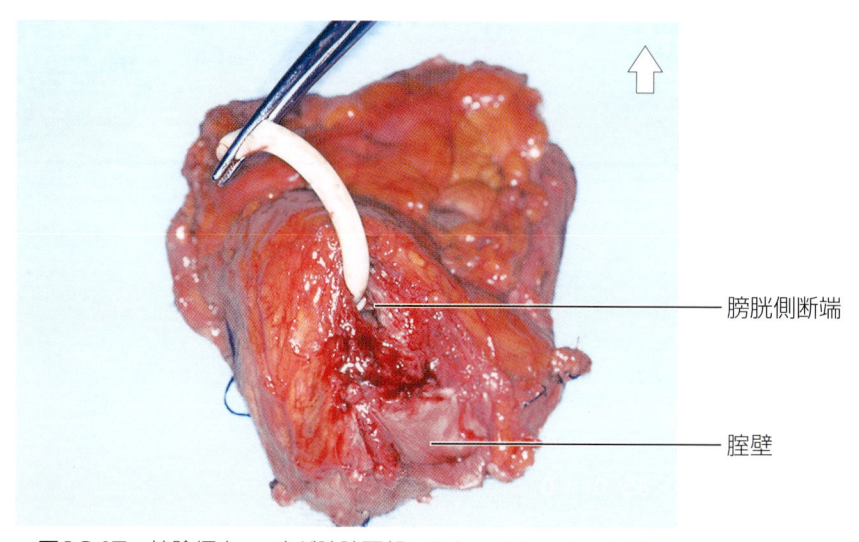

尿道断端
末梢側のカテーテル断端
右尿管

図1047 摘除標本で，癌が膀胱頸部に及んでいないことを確認する．

膀胱側断端
腟壁

各論 IV. 手術項目

　概略を述べる．回腸が十分に届くように，上行結腸外側の腹膜を肝結腸曲まで頭側に向かって切開し，回腸が骨盤底に十分届くことを確認する．新膀胱には，回腸を80cm使用する．回盲部より握りこぶし一つ口側を，肛門側の腸間膜切開部とする．腸間膜に光を当て透見し，動脈を確認する．ここから20cmの脚を四本とり，対称のW型とする．口側の腸間膜切開部も，同様に血管を確認する．腸間膜を切開後，型どおりGIA(ILA)で腸管を切断する．消化管の再建は，GIAとTAの器械吻合による機能的側側吻合を行う．その上に，3-0絹糸無傷針で漿膜結節縫合を加える．

　遊離した回腸内に16Frバルーンカテーテルを入れ，生食で十分に洗浄する．回腸を腸間膜対側で，完全に電気メスで切開し，脱管腔化する．W型としたそれぞれの脚に，2-0バイクリルで全層一層の連続縫合を行う．縫合の三回に一回は，ロックする．さらに三針に一カ所の割合で，結節縫合を加え補強する．これで後壁の四本の脚からのプレートができる．口側のプレート二枚を前壁にすべくデザインし，下方から肛門脚右端と口側脚左端を縫合し，袋状にする．前壁を閉鎖するため順次，頂部に向かって縫合する．最深部に穴を開け，4-0バイオシンで粘膜翻転縫合し，ここを新内尿道口とする．前述の新膀胱作製術と同様に，尿道に金属カテーテルを挿入し，尿道と新膀胱に，左右に三本ずつ2-0バイクリルをかける．金属カテーテルを抜き，22Frヘマチュリアバルーンカテーテルを挿入する（図1049）．バルーンを10ccで

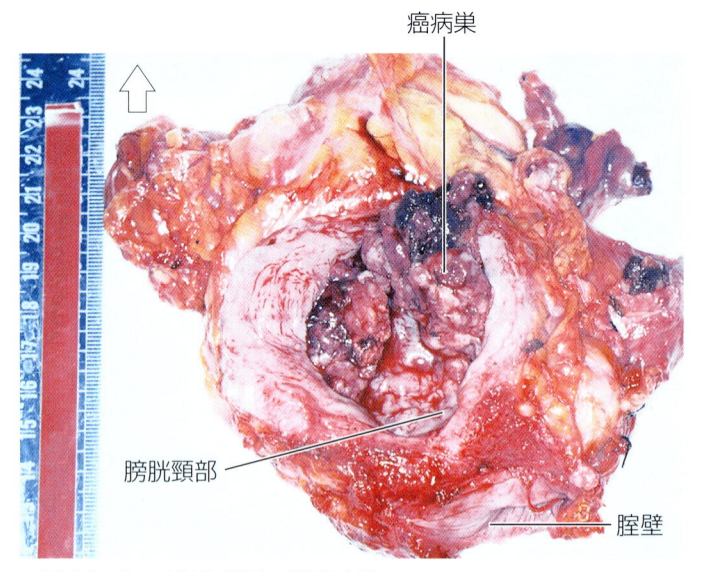

図1048　内腔を開けて観察する．

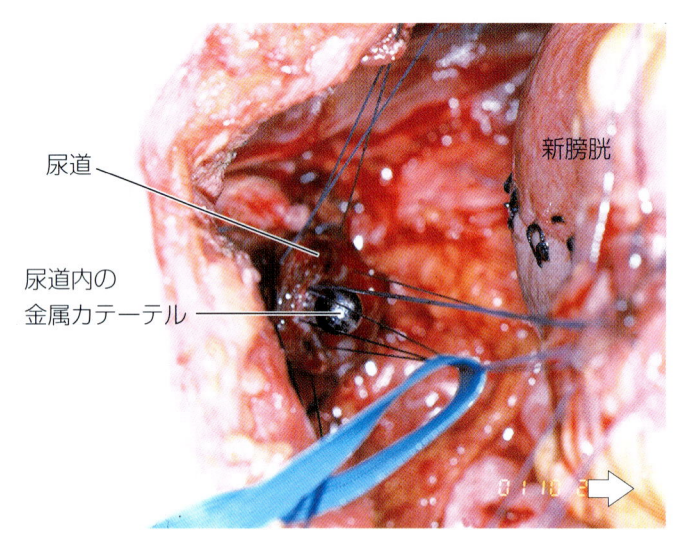

図1049　男子と同様に，新膀胱を作成し，六本の糸をかける．左側には血管テープをかける．

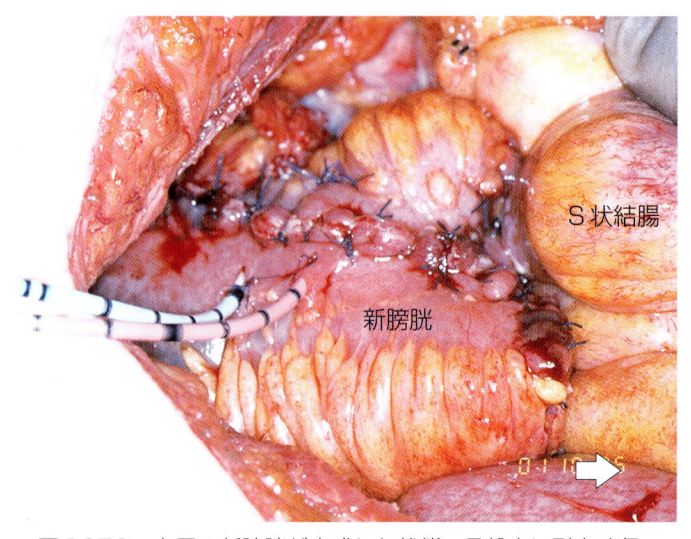

図1050　女子で新膀胱が完成した状態．骨盤底に形良く収まる．

膨らませ，軽く牽引し，寄せる．これで新膀胱と尿道を吻合する．

次に，Le Duc-Camey 法で尿管を吻合する．左尿管はS状結腸の背側を通し，右側に回し新膀胱に吻合する．型の如く，23G 針で生食を注入し回腸粘膜を膨隆させ，3cm ほど粘膜を剥ぐ．粘膜欠損部の頭側端で，外に向かって電気メスで穴を開け，この穴から尿管を内腔に引き込む．尿管端は縦切開し口径を大きくし，3-0 バイクリルで回腸尿管吻合を行う．7号 single J 腎盂尿管ステントを挿入し，4-0 バイオシンで固定する．外側でも回腸漿膜筋層と尿管を，3-0 バイクリルで縫合固定する．左右のsingle J ステントは新膀胱の外に出し，4-0 バイオシンで巾着縫合で締める．さらに新膀胱の前壁を縫合し，頂部は横に縫合し，新膀胱を閉鎖する．カテーテルより生食を注入し，150cc で漏れがないことを確認する．

腹腔を生食で洗浄する．胃管の位置を確認する．新膀胱の両側に，20Fr ファイコンドレーンを置く．Single J ステントも皮膚に固定する．腸間膜裂孔を3-0 絹糸無傷針で閉鎖する．大網を骨盤に向け下ろし，新膀胱を被う．2-0 絹糸で腹膜，筋膜を一緒に縫合する．皮膚は 3-0 ナイロンで縫合する．

女子で新膀胱が完成した状態を示す．骨盤底に新膀胱が形良く収まる（図1050）．女子の新膀胱の 3D CT 所見を示す（図1051）．症例の尿流量曲線を示す（図1052）．腹圧排尿で，二段排尿になることもあるが，排尿時間も短く，勢いも良い．

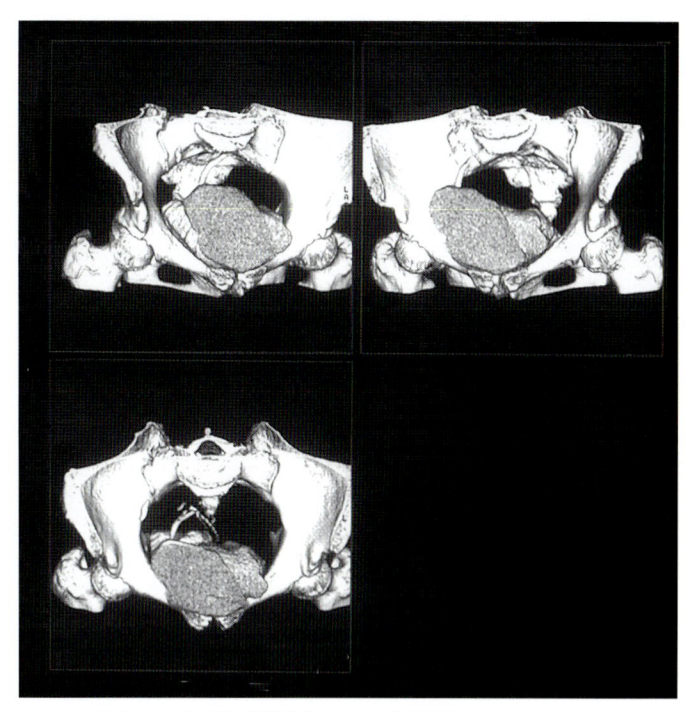

図1051　女子例の新膀胱の 3D CT 所見．

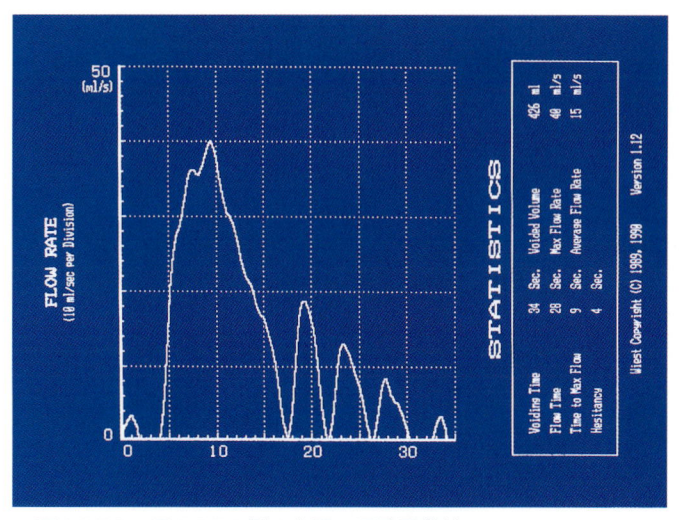

図1052　図1050例の女子の尿流量曲線．

4）回腸以外の腸管を利用する新膀胱作製術
（1）回盲部と上行結腸を利用する方法：Indiana pouch (Ileal patch)法

この代表はLe-Bag法，Indiana pouch (Ileal patch)法，Mainz法などがある．

筆者のIndiana pouch (Ileal patch)法を示す（図1053）．手術の概略は，以下のごとくである．

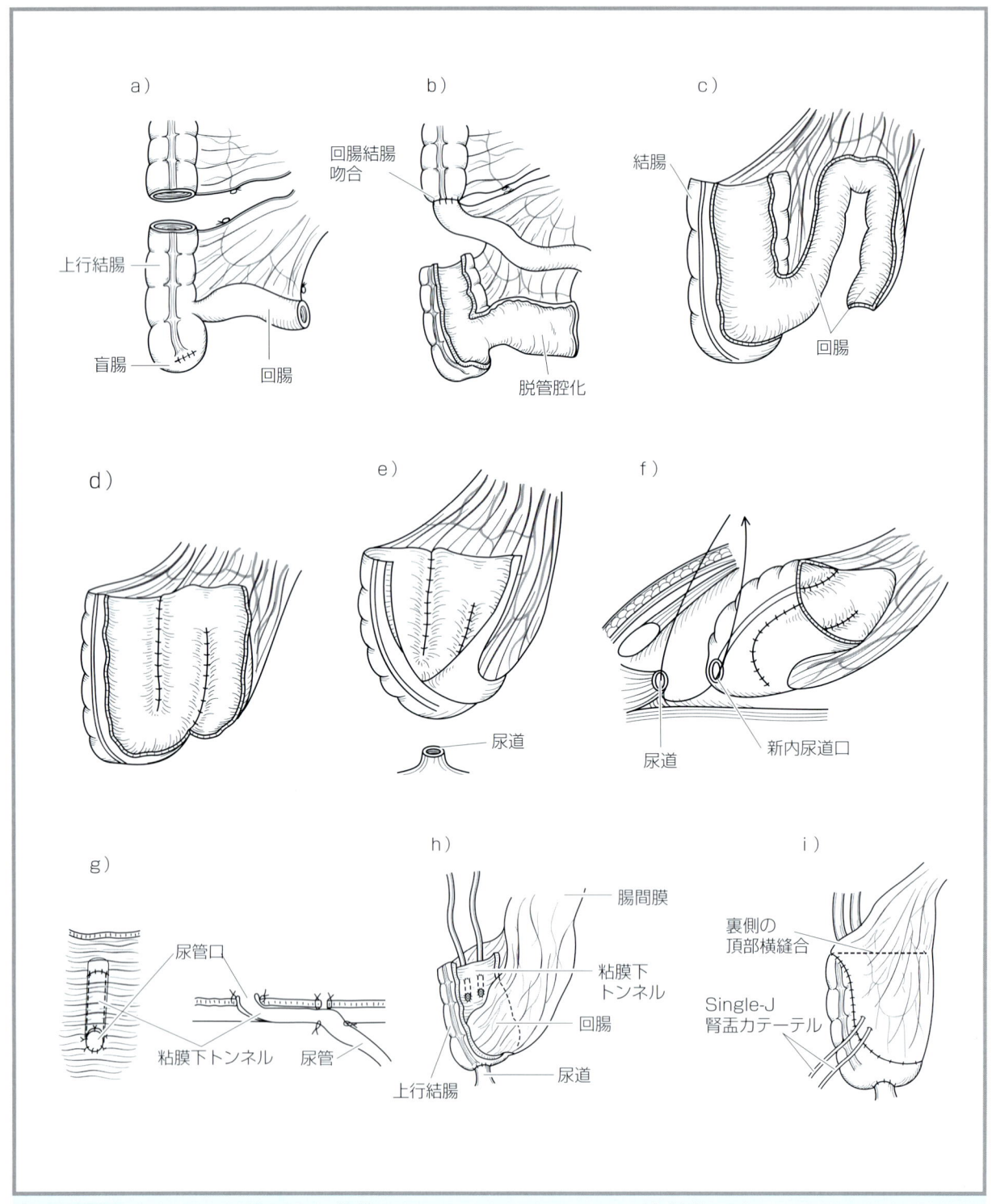

図1053　筆者のIndiana pouch (Ileal patch)法（高井原図）

16. 新膀胱作製術の各種手術

　遊離腸管には，盲腸最深部が最も良く骨盤底に下降するので，この部位を利用する．盲腸，上行結腸の可動性を得るため，上行結腸外側の腹膜切開を肝結腸曲まで行う．血流を保つよう栄養血管に注意し結腸間膜を切開し，上行結腸の最低2/3の長さを遊離腸管として得る．結腸の長さに合わせて，回腸も15〜20cmは得られるように，口側腸間膜切開部の位置を決め，腸間膜を切開する．消化管の再建は，結腸と回腸の端端吻合を行う．

　上行結腸を結腸ヒモの間で，電気メスで頭側端から盲腸部まで，さらに回盲弁も切開し脱管腔化する．切開線をそのまま回腸側に回し，回腸の口側端まで切開し，結腸，回腸ともに脱管腔化する．上行結腸が後壁となり，回腸が前壁になるように当て，デザインを考える．シンプルにただ回腸を上行結腸の前壁とし，頭側端は結腸と回腸の端を横縫合するだけでよい．

　概略を先に述べる．結腸と回腸でU型を作る場合は，結腸左側に対応する回腸を，3-0バイクリルで頂部から下端まで連続縫合し，後壁を作製する．さらに，前壁を作成するように回腸端と結腸端を，3-0バイクリルで足側より連続縫合し，底部を作る．尿道吻合部の穴を開け，前述の如く，2-0バイクリルを六本かけ，これで尿道と吻合する．結腸後壁に尿管を粘膜下トンネル法で吻合する．Single J 腎盂尿管ステントを挿入する．残っている回腸と結腸をパッチを当てるがごとく，順に底部から頂部に向かって，3-0バイクリルで連続縫合する．三〜四針ごとに結節縫合で補強する．

　本例は切離した上行結腸が，その後，収縮して予想よりも短くなったため，結腸脚に逆U型になった回腸を縫合し，後壁を作成した．その手技を以下に示す．

　型どおり，虫垂切除を行う．切除後，巾着縫合で埋める．この部位も新膀胱になるので，虫垂切除の結紮糸も絹糸を使わず，3-0バイクリルとする．

(a) 上行結腸と回盲部腸管の遊離

　上行結腸外側の腹膜を頭側に切開する（図1054）．さらに，肝結腸間膜，胆嚢結腸間膜を結紮，切断する．本例では，なお十分に上行結腸が骨盤底に下降しないので，大網横行結腸間膜も，右側の1/3を結紮，切断する．横行結腸間膜と胃結腸間膜との間の層に入る．上行結腸を後腹膜腔より剥離する（図1055）．上行結腸と右腎腹側との間を剥離し，正中の右腎茎部付近まで剥離する．十二指腸を同定し，これを損傷しないように注意する．これでだいたい盲腸部が骨盤底に届くことを確認する．

◀図1053　筆者のIndiana pouch (Ileal patch)法
a) 上行結腸と回腸を遊離する．栄養血管に注意する．
b) 消化管を回腸結腸吻合で再建する．上行結腸と回腸を脱管腔化する．
c) 上行結腸と回腸を並べて，パウチが大きく作製できるようデザインする．
d) 上行結腸の左側と回腸を連続縫合し，後壁を作成する．後壁はU型や，N型でも良い．
e) 回腸側の左端を結腸側の右端に縫合し，前壁を作成する．
f) 底部に穴を開け，ここに尿道を吻合する．尿道吻合は前述を参照．
g) 尿管と新膀胱の新吻合は，結腸を利用しているので，粘膜下トンネル法で行う
（図485参照）．
h) 両側尿管を新膀胱に吻合し，さらに前壁を縫合する．
i) 前壁を閉じて，新膀胱は完成する．

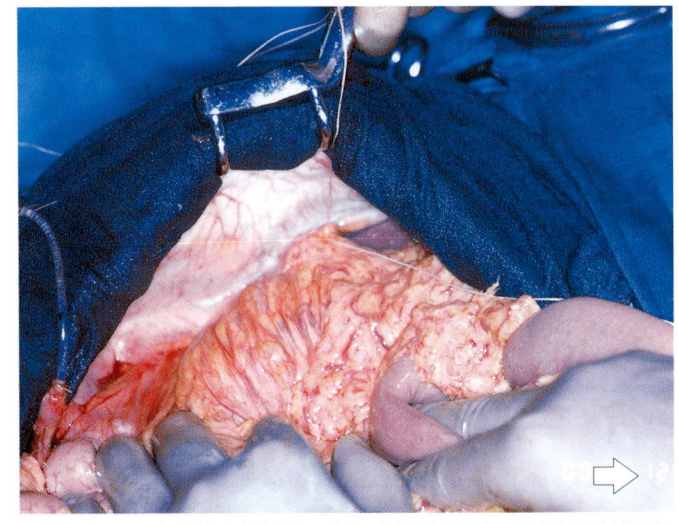

図1054　本例は上行結腸の上に大網が癒着し，さらに肝結腸間膜，胆嚢結腸間膜にも被われ，十分上行結腸が下行しなかった．このため大網横行結腸間膜を，右側1/3まで結紮，切断する．

461

各論 IV. 手 術 項 目

結腸間膜に明かりを通し透見し，動脈を確認する．本例は回結腸動脈，中結腸動脈は認めたが，はっきりした右結腸動脈はなかった．回結腸動脈が上行結腸の大半を栄養するものと思われた．回結腸動脈の頭側で切離を予定し，結腸間膜を切開する．遊離する上行結腸の長さに合わせ，遊離する回腸の長さを決める．この時点では上行結腸は長く取れ，回腸の脚は一本で良いと思われたが，V型の二本になっても良いように，やや長めに切離を予定する．小腸間膜を透見し血管に注意し，回盲部より25cmほど口側の腸間膜を切開する（図1056）．

(b) 上行結腸および回腸の切断，次いで上行結腸と回腸の吻合

結腸間膜を腸管ギリギリまで切開後，上行結腸をGIAで切断する（図1057）．結腸は血行が疎なので腹膜垂は切除せず，出来るだけそのままとする．回腸は腸鉗子ではさみ，ハサミで切断する．回腸端を斜め切りし，口径を大きくし，回腸と結腸の端々吻合を行う（図1058）．3-0バイクリルによるGambee縫合の上に，3-0絹糸無傷針で漿膜結節縫合を行う（図1059）．

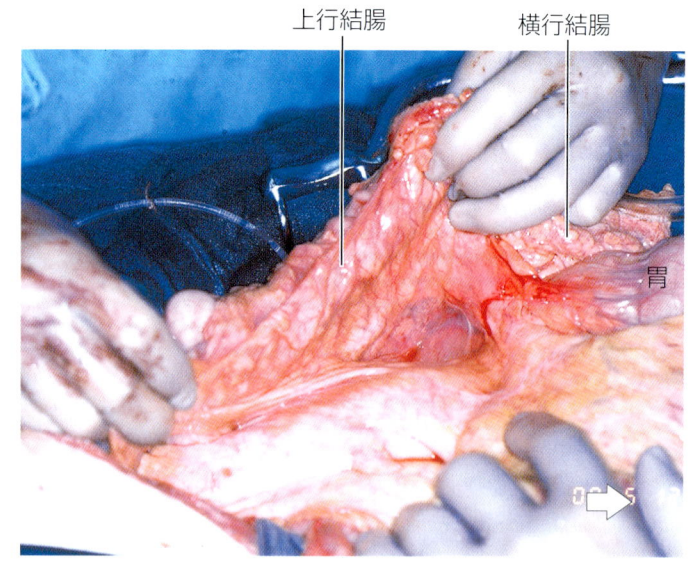

図1055 上行結腸，横行結腸右1/3が可動性となるまで，後腹膜腔から十分剥離する．

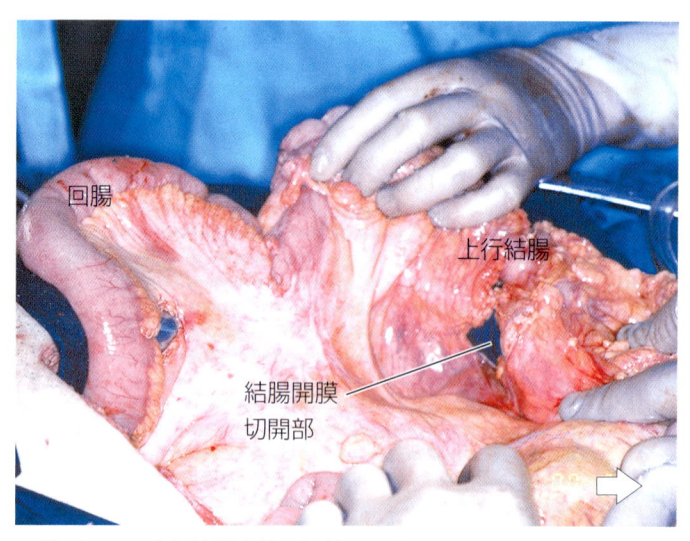

図1056 上行結腸上端で切離を予定し，結腸間膜を切開する．小腸間膜も透見し，血管を残して回盲部より25cmほど口側の腸間膜を切開する．

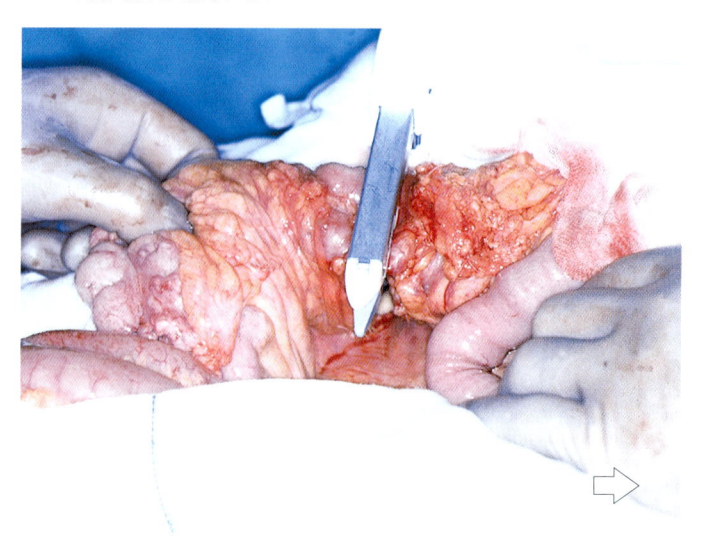

図1057 上行結腸をGIAで切断する．

(c) 腸管のデザインの決定，新膀胱の後壁の縫合

腸管を並べて，新膀胱のデザインを検討する（図1060）．盲腸の最深部を残して，上行結腸と回腸を完全に電気メスで切開し，脱管腔化する（図1061）．結腸に比較し回腸が長くなったので，回腸の脚は二本とする（逆U型）．まず，結腸左側壁と回腸肛門側脚の右側壁に，2-0バイクリルで全層一層の連続縫合を行う（図1062）．縫合は，三回に一回はロックする．その後，三針に一カ所の結節縫合を加え，補強する．

次いで，回腸肛門側脚の左側壁と回腸口側脚の右側壁を同様に縫合し，後壁のプレートを作る（図1063）．これで上行結腸と回腸からなる後壁が完成する．

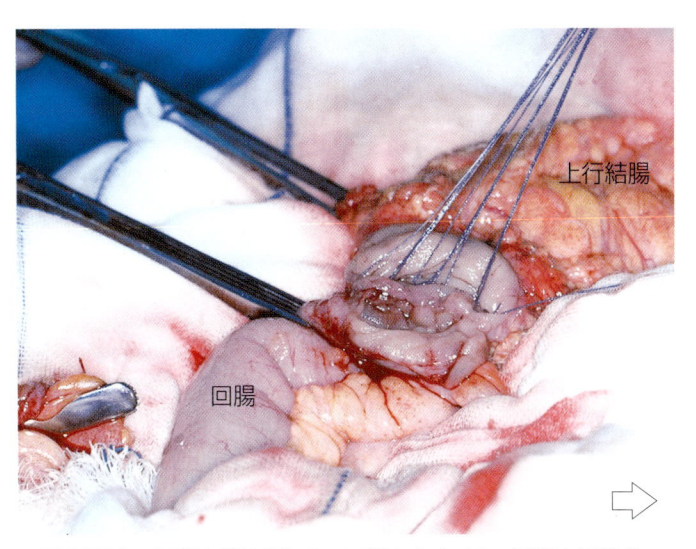

図1058 回腸を斜め切りし，口径を大きくし，回腸と結腸の端端縫合を行う．

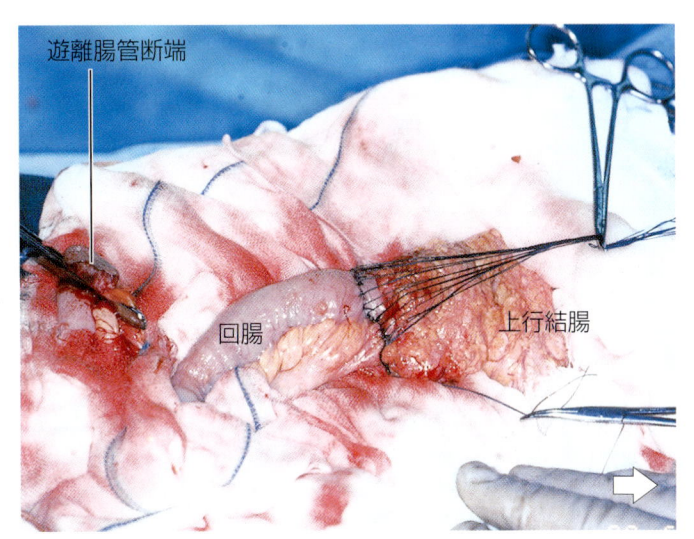

図1059 3-0バイクリルによるGambee縫合の上に，3-0絹糸無傷針で漿膜結節縫合を行う．

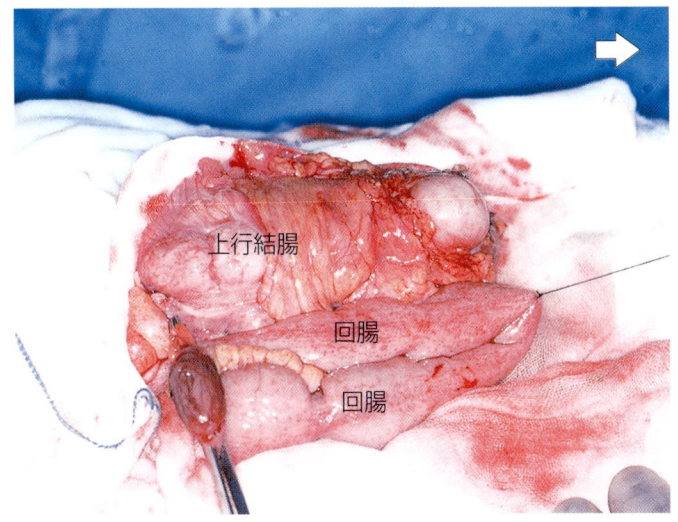

図1060 腸管を並べて，新膀胱のデザインを検討する．

各論 IV. 手 術 項 目

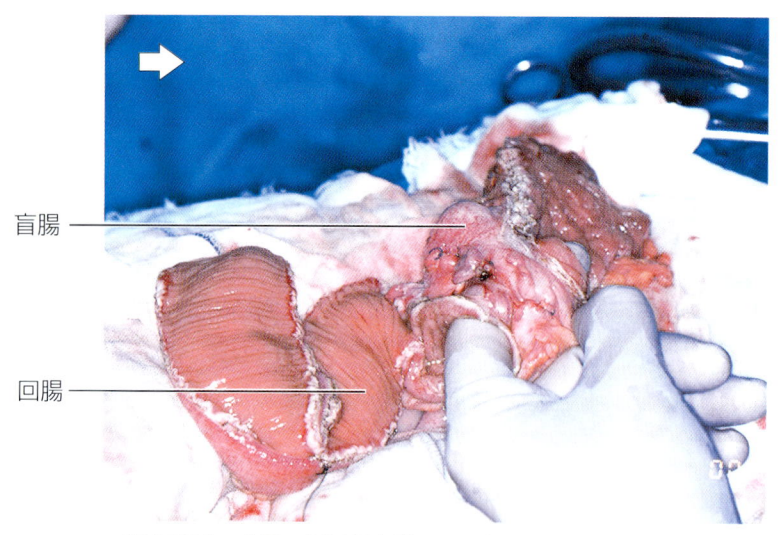

盲腸
回腸

図1061 盲腸の最深部を残して，上行結腸と回腸を，完全に電気メスで脱管腔化する．

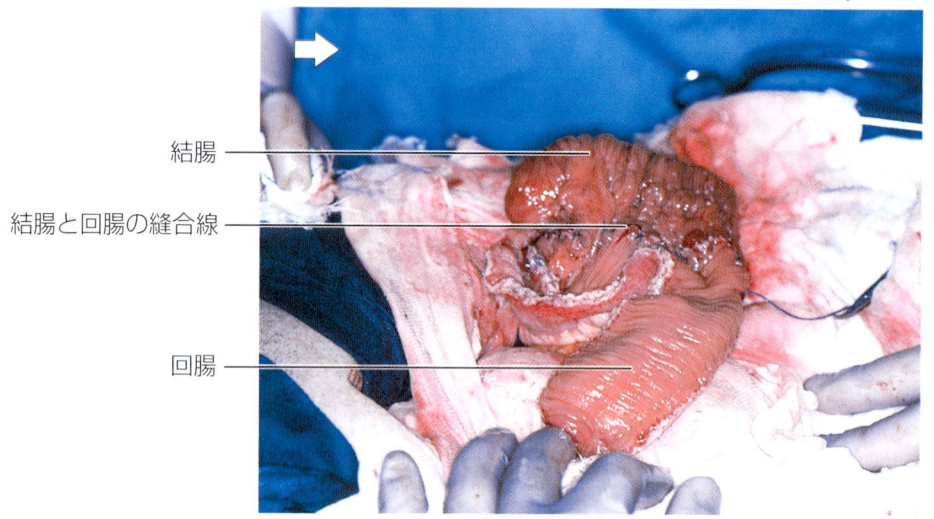

結腸
結腸と回腸の縫合線
回腸

図1062 回腸が長くなったので，回腸の脚は二本とする（逆U型）．まず結腸左壁端と回腸肛門側脚の右壁端とを，2-0バイクリルで全層一層縫合する．

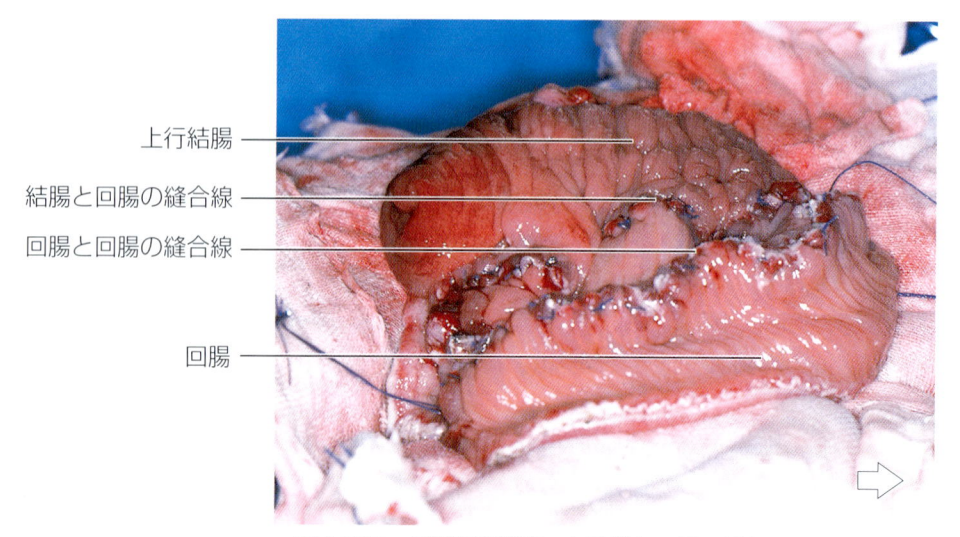

上行結腸
結腸と回腸の縫合線
回腸と回腸の縫合線
回腸

図1063 回腸肛門側脚の左壁端と回腸口側脚の右壁端を，同様に縫合し，プレートを作る．

(d) 新膀胱の底部の作製および尿道吻合

回腸側のプレートを，新膀胱の前壁にすべくデザインする．足側から結腸右側壁と回腸口側脚の左側壁に，2-0バイクリルで全層一層の連続縫合を加え，底部を袋状にする（図1064）．底部の最深部に穴を開け（図1065），ここを新内尿道口とし，4-0バイオシンで粘膜翻転縫合を加える．前述の新膀胱作製術と同様に，尿道に20Fr金属カテーテルを挿入し，尿道と新膀胱に，左右に3本ずつの2-0バイクリルをかける．金属カテーテルを抜き，20Frバルーンカテーテルを挿入し，バルーンを10ccで膨らまし，新膀胱と尿道を吻合する（図1066）．

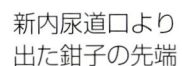

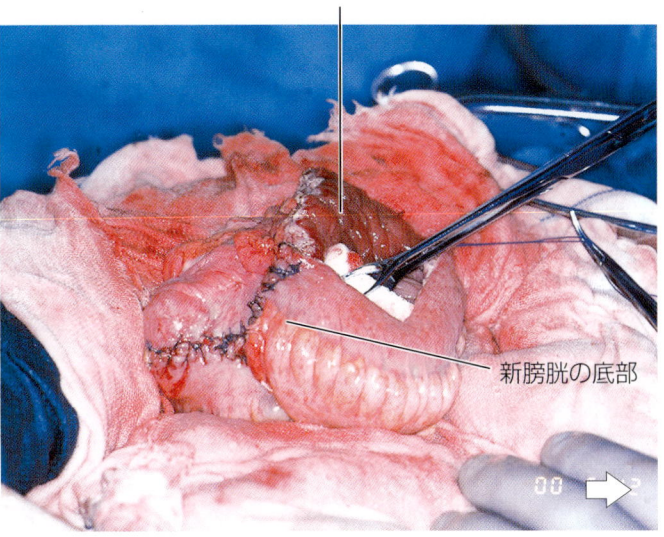

図1064 回腸側を前壁にすべくデザインし，下方から結腸壁と回腸口側脚の左側端を，縫合し袋状にする．

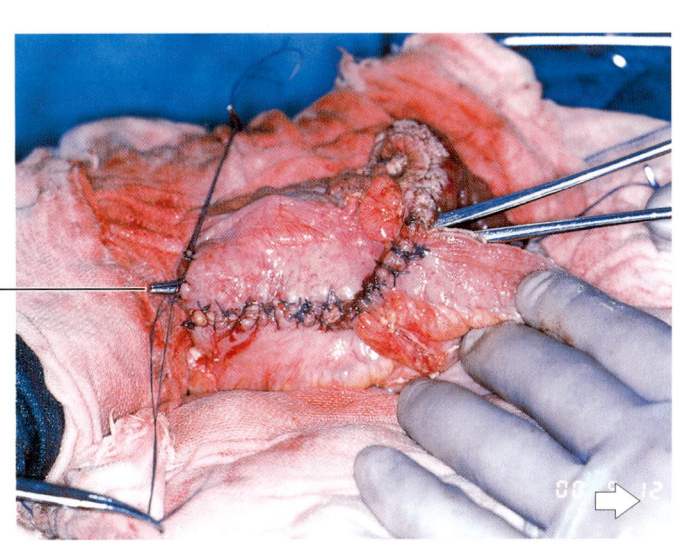

図1065 最深部に穴を開け，3-0バイクリルで粘膜翻転縫合を行う．ここを新内尿道口とする．

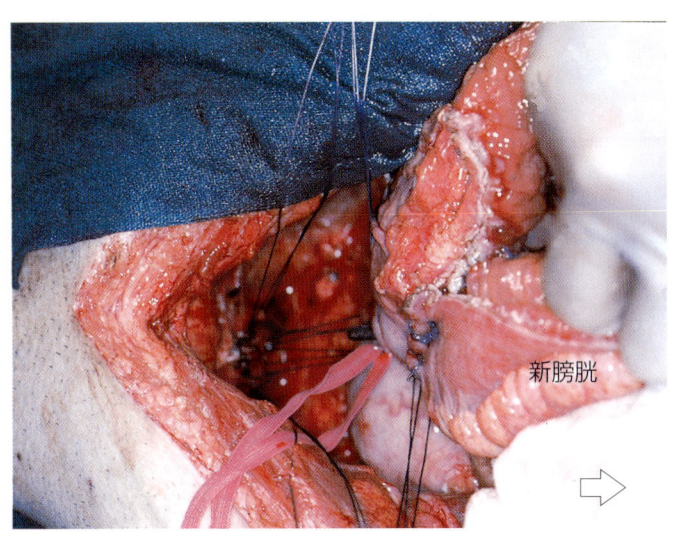

図1066 20Fr金属カテーテルを用い，左右三本ずつかけ，20Frバルーンカテーテルを挿入し，新膀胱と吻合する．

各論 IV. 手 術 項 目

(e) 新膀胱の前壁縫合，および尿管吻合

新膀胱の前壁を閉鎖するため，順次，結腸壁と回腸壁を，足側より3-0バイクリルで縫合する．次いで，尿管を吻合する．すなわち，左尿管をS状結腸の背側を通し，右側に移す．尿管膀胱新吻合（粘膜下トンネル法）の手順で行う（図485～496）．結腸粘膜に23G針で生食を注入し，粘膜を膨隆させ，粘膜を1cmほど切開する．そこにモスキートペアンを入れ，3cmほどの粘膜下トンネルを作製する．頭側で粘膜を切開し，そこで外側に向かってケリー鉗子を貫通させ，結腸壁に穴を開ける．この穴より，まず右尿管を内腔に引き込み，尿管端を縦切開し口径を大きくし，3-0バイクリルで結腸尿管吻合を行う（図1067）．7Fr Single J腎盂尿管ステントを挿入し，4-0バイオシンで固定する．外側でも結腸壁と尿管を，3-0バイクリルで縫合固定する．同様に，左尿管も吻合する．左右のSingle Jステントは新膀胱の外に出し，4-0バイオシンで巾着縫合で締め，固定する．

(f) 新膀胱の完成

さらに新膀胱の頂部に，2-0バイクリルで全層一層の連続縫合を加え，閉鎖し，新膀胱を完成する（図1068）．本例は，20Frファイコンドレーンを膀胱瘻として置く．膀胱瘻の周囲を，4-0バイクリルで巾着縫合で締め，固定する．生食を150cc注入しても漏れはなく，膀胱瘻からの返りも良いことを確認する．

腹腔内を生食2000ccで洗浄する．胃管の位置を確認する．結腸回腸吻合部，新膀胱の左右側腔に，20Frファイコンドレーンを置く．Single J腎盂

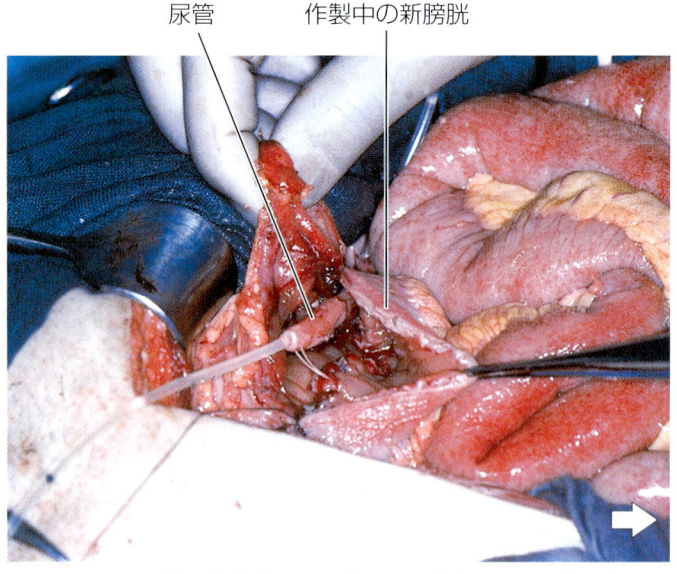

図1067 尿管を新吻合する．結腸壁に穴を開け，尿管を内腔に引き込み，3cmほど粘膜下トンネルを作製し，尿管端は縦切開し口径を大きくし，3-0バイクリルで結腸尿管吻合を行う．

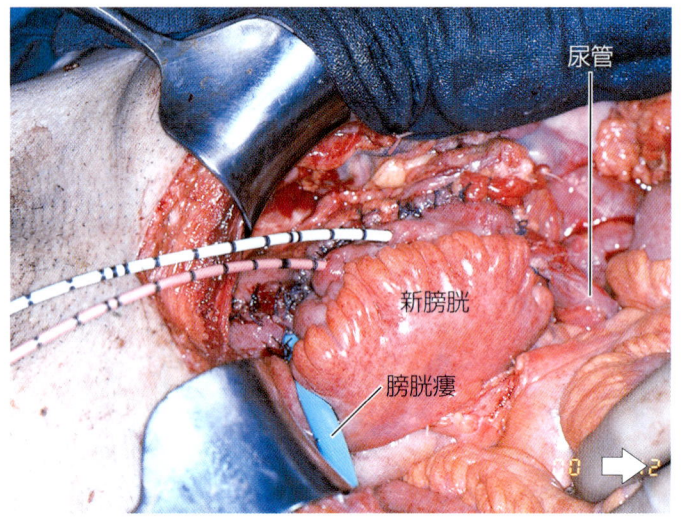

図1068 左右のSingle Jステントは外に出し，4-0バイオシンで巾着縫合で締める．さらに前壁を縫合し，新膀胱を完成する．結腸を使用したので，20Frファイコンカテーテルを膀胱瘻として置く．

16. 新膀胱作製術の各種手術

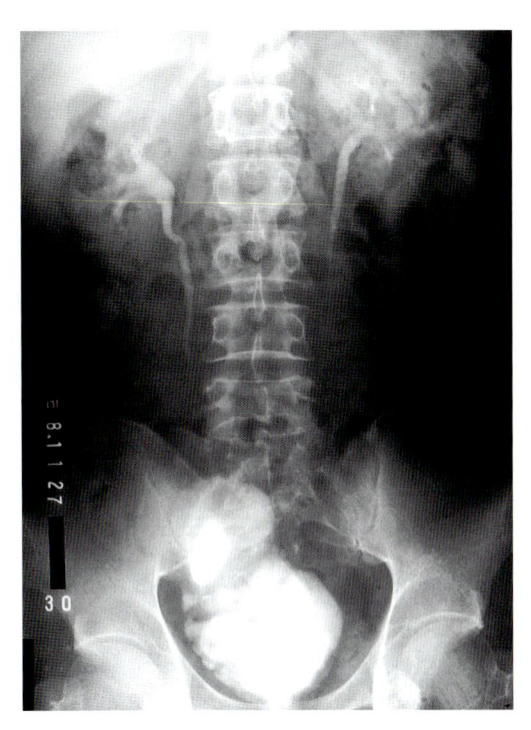

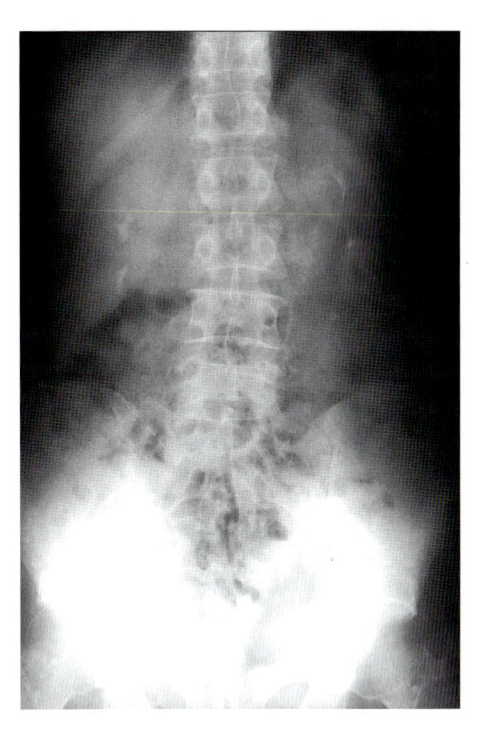

図 1069 術後の IVP の 30 分像（左）と排尿後像（右）

尿管ステント，膀胱瘻も 3-0 ナイロンで皮膚に固定する．結腸間膜の穴を，3-0 絹糸無傷針で閉鎖する．腹膜が大きく欠損しているため，結腸および回腸も使って後腹膜腔化するように，3-0 絹糸無傷針で縫合する．骨盤部も，出来るだけ残っている側壁の腹膜を新膀胱に被い，後腹膜腔化する．腹膜がないところはそのままとする．大網を骨盤に向け下ろす．2-0 絹糸で腹膜，筋膜を一緒に縫合する．皮膚は 2-0 ナイロンで縫合する．

本例の術後のレントゲン所見（IVP 30 分像と排尿後像）を示す（図 1069）．水腎水尿管症はなく，残尿も少ない．

(2) S状結腸を利用する方法

今回，写真はないが，どうしても回腸が尿道に届かず，以前に S 状結腸を利用した経験例である（図 1070）．

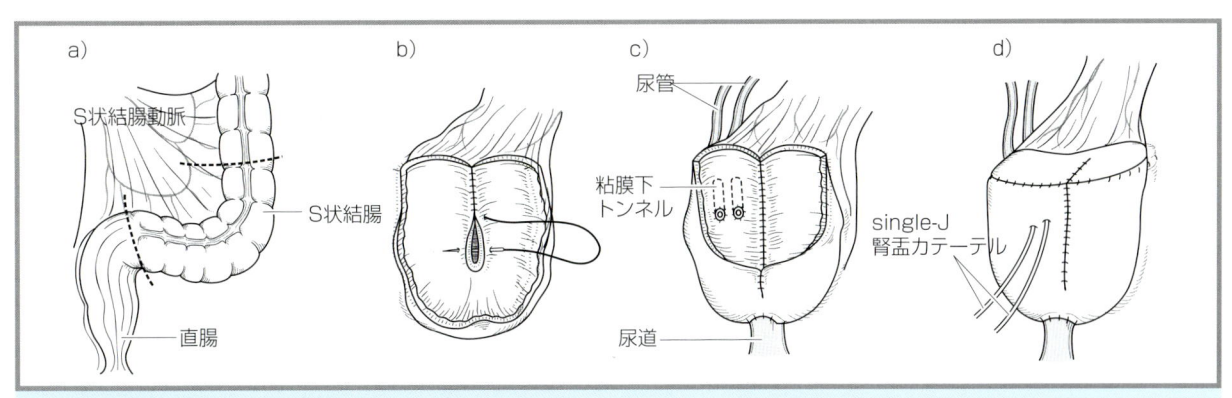

図 1070 筆者の S 状結腸を利用した例（髙井原図）．
a) 遊離腸管の設定
b) S状結腸の脱管腔化．後壁の U 型での縦縫合の場合，直針の手縫いもよい．
c) 前壁底部の縦縫合または定型法に準じた縫合．粘膜下トンネル法による結腸後壁での尿管吻合
d) 頂部横縫合を加えた完成図

各論 IV. 手術項目

　本来の膀胱の位置に解剖学的に最も近いのは，S状結腸である．S状結腸の約20～30cmを遊離し，骨盤底に置く．先に遊離予定部のS状結腸を把持し，骨盤底に寄せ，血管茎が届くかどうか確認しておく．届きそうならS状結腸動脈を栄養動脈として，遊離S状結腸を決定する．S状結腸間膜の薄膜をハサミで切開し，脂肪組織は電気メスで切離する．血管はモスキート鉗子ですくい，3-0絹糸で結紮，切断する．これで口側，および肛門側のS状結腸間膜を切開する．回腸と同様に，腸鉗子をかけS状結腸を切断し，切断端を消毒する．

　先に結腸結腸吻合を行う．結腸が反転出来る場合は，後壁に3-0バイクリルで全層のマットレス縫合を行う．次いで前壁をGambee縫合する．その後に3-0絹糸で漿膜筋層縫合を加える．

　または結腸後壁を，3-0絹糸で漿膜筋層のLembert縫合を行う．次いで後壁に3-0バイクリルで粘膜の連続縫合を行う．そのまま前壁の連続縫合に続け，内腔を閉鎖する．前壁に3-0絹糸で漿膜筋層縫合を結節縫合で追加する．

　次いで，遊離したS状結腸にバルーンカテーテルを挿入し，生食で洗浄する．その後，自由ひもの部分で電気メスで切開し，脱管腔化する．U型として後壁をそのまま縦に縫合し，プレートを作成する．結腸の右端と左端を，2-0バイクリルの全層一層の連続縫合で縫合し，新膀胱の底部を作製する．底部の最深部に穴を開け，新内尿道口とする．尿道との吻合は型どおり，2-0バイクリルで尿道と左右3本ずつ吻合し，20Fr尿道カテーテルを挿入し10ccで膨らます．残りの前壁は縦縫合として，頂部は横縫合にして袋状にしても良い．

　最も足側の部分を尿道につなぎ，袋状になるようにすれば，縫合線は，適宜，変えても良い．結腸は回腸よりも管腔が大きいので，大まかなイメージでも袋が作れる．

　尿管は結腸後壁に粘膜下トンネル法（図485～496）で吻合する．Single J 腎盂尿管ステントを挿入し，これを腹壁から外に出す．術後尿道カテーテル（22ヘマチュリアカテーテルが良い）よりパウチを毎日洗浄し，腸粘液を排出させれば，膀胱瘻は置かなくても良い．

5）パウチの一般的な縫合

　これは，water tight な縫合が要求されるので，通常，連続縫合を行う．一層縫合でも十分であるが，不安な場合は二層縫合とする．つまり，一層目は7mm間隔で，全層による連続縫合を3-0バイクリルで行い，三針に一回程度はロックする．二層目は漿膜筋層縫合を2～3cm間隔で，3-0バイクリルの結節縫合とする．絹糸は使わない．

　基本的には，腸管と腸管の再吻合と同じであるので，必要十分な抗張力があれば良い．術後は，腸管内圧を上昇させず，パウチ内をdryにする工夫をした方が，術後合併症を最小限に予防できる．そのため腎盂尿管ステントを挿入し，尿をパウチから直接体外に出し，術後早期には，尿がパウチに流れ込まないようにする．

6）ま と め

> **新膀胱作成術の術前イメージトレーニング**
>
> 1 ● 腸管を利用する尿路再建には，他の泌尿器科手術と違う前提条件がある．それは腸管を縫合，吻合できるかという絶対的な条件である．
>   回腸回腸吻合でも，回腸結腸吻合でも，結腸結腸吻合でも，基本的に自ら行える技術を持っているか．自信はないが真摯に習熟したい気持ちがあるなら，指導医に教えてもらうか，院内の消化器外科医に教えを乞う謙虚さを持っているか．
> 2 ● 膀胱摘除術は安全に遂行され，尿道括約筋は損傷していないか．骨盤底からの出血は続いていないか．
> 3 ● 腸管の血行支配をもう一度確認したか．どの腸管を使用するのか．腸管は尿道に届くのか．どんな形にするのか．遊離される腸管の血行支配は保たれるのか．
> 4 ● どう腸管を切断し，再建するのか．手縫いか，器械吻合か．
> 5 ● 遊離腸管をどう脱管腔化するのか．どう形成するのか．
> 6 ● どう尿道と吻合するのか．実際の手技，手順はどうするのか．
> 7 ● 新膀胱にどう尿管を吻合するのか．実際の手技，手順はどうするのか．
> 8 ● どのように新膀胱を完成させるのか．腎盂尿管カテーテル，膀胱瘻，ドレーンはどうするのか．
> 9 ● 閉腹はどうするのか．

謝　辞

　本書は若手に向けた本であり，筆者が苦労してきたことを振り返り，筆者が嫌いな"容易である"と言う表現は極力避け，実際に行った経験例からの記述を中心とした．他書と違い，個人的な手術書という観点から，自由に記述させてもらった．精神論的な言葉も，各所に挿入した．筆者に強い影響を与えた恩師を順に挙げ，謝辞としたい．

　まず，筆者に留学の機会を与えてくれ，今回も監修を引き受けて下さった東大名誉教授阿曽佳郎先生．その強烈なリーダーシップのお陰で，筆者にこの本を書き上げなければという動機を与えてくれた．

　"文献，考察の重要性"を教えてくれた前虎ノ門病院泌尿器科部長横山正夫先生（当時東京大学分院助教授），"名人はこういう人"の前都立府中病院泌尿器科医長星野嘉伸先生，"症例数は力だ"の昭和大学客員教授松本恵一先生（当時国立がんセンター泌尿器科医長），"臨床医でも基礎研究の素養は必要"の国立がんセンター総長（当時同センター泌尿器科医員）垣添忠生先生，筆者の母の膵癌（リンパ節転移有り）を手術して下さり，15年後の現在も健在の奇跡を見せてくれた東京大学外科教授（当時国立がんセンター外科医員）幕内雅敏先生，"人格者"の留学時の指導教官の Mayo Clinic，Michael M. Lieber 先生，それに"知日派だが厳しい"Robert P. Myers 先生である．この先生方の言葉が筆者を指導し，奮起させてきた．生意気な言葉は，各先生方の言葉を私が代弁していると思い，許して頂きたい．

　また東大泌尿器科学教室に入局以来，公私にわたり筆者をサポートし続けてくれる亀山周二先生に最大の感謝を示したい．筆者はまだ未熟な時から手術の責任を取らざるを得ない環境にあった．困難な手術を行う時に，筆者のたっての頼みで東大から応援に来てくれたのが亀山先生である．彼の助けで多くの経験ができ，オリジナルの新膀胱手技も開発した．現在は，多忙すぎて昔のように一緒に手術をすることはなくなったが，何につけても暴走しやすい筆者の手綱をしっかり握ってくれるのは彼である．亀山先生の言葉で，本書を締めくくりたい．

　最後に，もう一度日本赤十字社医療センター手術室看護師一同に感謝する（図1071）．

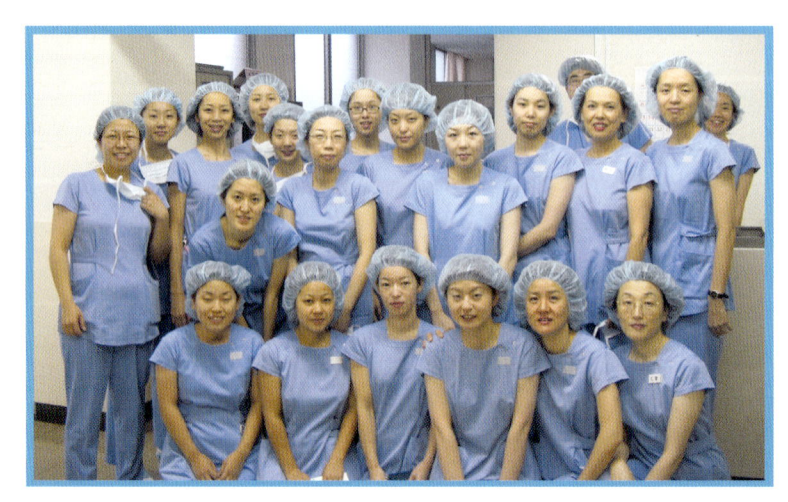

図1071　前著に引き続き撮影に協力してくれた，日本赤十字社医療センター手術室看護師一同．

（髙井　計弘）

さいごに

　手術書を読めば，ただちにどんな手術でも満足にできる訳でないのは，ちょうど料理のレシピーを読んで同じ手順で臨んでも，すばらしい料理がすぐには作れないのと，よく似ている．手術は基本的には人が為す手仕事なので，上達のためにはある程度の数の積み重ねは避けられないと思われる．簡単な症例も，もちろんのこと，一例一例をおろそかにしないことはいうまでもない．

　実際に手術に臨んで，さて次はどこを展開していけば良いのかと，とまどうことも現実には多々直面する．英語ではplane，ドイツ語ではSchicht，日本語では"層，あるいは面"となるが，昔から，手術では良いplaneを見つけること，あるいは良いplaneをつくりだすことが最も大切で，それが一回きりの手術を首尾よく成し遂げるための近道と教えられてきた．最近でも，正にその通りだと痛感する．

　中国の古典「荘子」の中に，料理人，丁についての味わい深い逸話があるので紹介させていただき，巻末のことばとしたい．これから泌尿器科手術を多数手がけられるであろう後進のかたがたに，本書が少しでも役立つことを祈りつつ．

　『庖丁刀を釈てて対えて曰わく、臣の好む所の者は道なり、技よりも進む。始め臣の牛を解くの時、見る所牛に非ざる者なし。三年の後、未だ嘗て全牛を見ず。方今の時、臣は神を以て遇いて、目を以って視ず。官知は止みて神欲行なわる。天理に依りて、大郤を批ち大款に導い、其の固然に因る。枝経肯綮にも未だ嘗みず。而るを況んや大軱をや。良庖は歳ごとに刀を更えて割し、族庖は月ごとに刀を更えて折る。今、臣の刀は十九年、解く所は数千牛なり。而るに刀刃は新たに硎より発せるが若し。彼の節なる者には間ありて、刀刃なる者には厚みなし。厚みなきものを以て間あるところに入れば、恢恢乎として其の刃を遊ばすに必ず余地あり。是を以て十九年にして刀刃新たに硎を発せるが若し。然りと雖も族に至る毎に、吾れ其の為し難きを見、怵然として為めに戒め、視ること為めに止まり、行むこと為めに遅く、刀を動かすこと甚だ微なり。謋然として已に解くれば、土の地に委つるが如し。刀を堤げて立ち、これが為めに四顧し、これが為めに躊躇して志を満たしめ、刀を善いてこれを蔵むと。』（岩波文庫，「荘子」，金谷　治訳注より引用）

（亀山　周二）

文　献

　これまでも多くの先生方が，われわれの目に触れやすい臨床泌尿器科，泌尿器外科などで繰り返し，若手向けに各術式を取り上げている．日本泌尿器科学会雑誌，欧米誌にも多くのオリジナルな原著が投稿されている．また，最近は写真，イラストを多用した手術書が，数多く出版されている．

　筆者もこれらを参考にし，また古くからの名著を参考にし，自分を形成してきたつもりである．紹介する文献数が余りに多くなり，失念した文献もあるため，今回は，直接図譜を参考にした引用した文献と，机の上に日頃より置いてある書物を以下に紹介した．

A．本書で引用したもの

1) 早川直和, 二村雄次：前立ちからみた消化器外科手術. 医学書院, 1995.
2) 百瀬俊郎, 尾本徹男：尿管－S状結腸-尿道吻合による代用膀胱形成術 (Bourque- Vernet 法) について. 手術 15：756-764, 1961.
3) 高井計弘, 亀山周二：前立腺全摘除術における使用機器の工夫. 臨床泌尿器科　49：601, 1995.
4) 桑原慶紀, 藤井信吾, 落合和徳：産婦人科手術シリーズ I. 臨床解剖学と基本手技. 診断と治療社, 1996.
5) 特集. 腸管の縫合と吻合－その基礎と実技. 消化器外科 21(1). へるす出版, 1998.
6) 森岡恭彦：消化器外科専門医への道－手術手技の要点とそのコツ－. 『手術』別冊シリーズ. 金原出版, 1997.
7) 縫合・吻合法のバイブル：臨床外科(53巻増刊)：医学書院, 1998.
8) 橘政昭：腸管系合併症. 膀胱全摘術と尿路変向術のすべて. 臨床泌尿器科(52巻増刊)：271-277, 1998.
9) 早川正道：上部尿路・副腎系の局所解剖総論. 術者からみた局所解剖. 臨床泌尿器科(51巻増刊)：18-27, 1997.
10) 寺島保典：経胸腹膜的腎摘出術. 臨床泌尿器科(51巻増刊)：術者からみた局所解剖：43-47, 1997.
11) 中村薫：後腹膜腔のリンパ節郭清. 術者からみた局所解剖. 臨床泌尿器科(51巻増刊)：252-258, 1997.
12) 藤岡知昭：下部尿路系の局所解剖総論. 臨床泌尿器科(51巻増刊)：術者からみた局所解剖：72-81, 1997.
13) 藤井信吾, 桑原慶紀, 落合和徳：産婦人科手術シリーズ II. 臨床解剖学と基本手技. 診断と治療社, 1997.
14) 八木静男, 後藤百弘, 川原元司, 大井好忠：リンパ節郭清. 膀胱全摘術と尿路変向術のすべて. 臨床泌尿器科(52巻増刊)：73-80, 1998.
15) Perlemuter L and Waligora J：臨床解剖学ノート. 小骨盤編 (I). 佐藤達夫, 高橋孝訳：中央洋書, 1984.
16) 中島淳：恥骨後式前立腺摘除術. 術者からみた局所解剖. 臨床泌尿器科(51巻増刊)：98-103, 1997.
17) 嶺川 晋：経会陰式根治的前立腺摘除術. 術者からみた局所解剖. 臨床泌尿器科(51巻増刊)：104-108, 1997.
18) 岡田清己, 仲野智, 清滝修二, 竹本律子：前立腺の外科解剖と神経保存前立腺全摘術. 特集. 前立腺全摘除術. 泌尿外　1：309-313, 1988.
19) 仁藤博：包茎手術. 術者からみた局所解剖. 臨床泌尿器科(51巻増刊)：158-159, 1997.
20) 後藤修一：陰嚢内手術. 術者からみた局所解剖. 臨床泌尿器科(51巻増刊)：160-162, 1997.
21) 西尾俊治：精巣固定術. 術者からみた局所解剖. 臨床泌尿器科(51巻増刊)：172-176, 1997.
22) Nikkei Nedical．28-29, 9月, 2002.
23) 松田公志, 六車光英：男性不妊症に対する手術. 術者からみた局所解剖. 臨床泌尿器科(51巻増刊)：168-171, 1997.
24) 荒井陽一：ポイントとなる術野と解剖図. 前立腺全摘術と解剖. 吉田修監修. 岡田裕作, 荒井陽一編集. 泌尿器科手術のための解剖学. 75-80, メジカルビュー社, 1998.
25) Myers, R P：Improving the exposure of the prostate in radical retropubic prostatectomy: Longitudinal bunching of the deep venous plexus. J Urol., 142：1282-1284, 1989.
26) 萬谷嘉明：尿道再建術. 術者から見た局所解剖. 臨床泌尿器科(51巻増刊)：143-149, 1997.
27) Myers, R P：Male urethral sphincteric anatomy and radical prostatectomy. Urol. Clin. North Am, 18, 211-227, 1991.
28) 岡田清己, 山中弥太郎：前立腺癌, p127-146, 新図説泌尿器科学講座 3. 吉田修監修, 小柳知彦, 村井勝, 大嶋伸一編集. メジカルビュー社, 2000.
29) 荒井陽一：ポイントとなる術野と解剖図. 膀胱全摘と解剖 (男性). 吉田修監修. 岡田裕作, 荒井陽一編集. 泌尿器科手術のための解剖学. 81-83, メジカルビュー社, 1998.
30) 三木恒治：男性尿道・陰茎および腹壁の局所解剖総論. 術者から見た局所解剖. 臨床泌尿器科(51巻増刊)：120-131, 1997.
31) 小川由英：尿管膀胱新吻合術. 術者から見た局所解剖. 臨床泌尿器科(51巻増刊)：92-97, 1997.
32) 大西哲郎：尿管手術. 術者から見た局所解剖. 臨床泌尿器科(51巻増刊)：66-70, 1997.
33) 堀内誠三, 星野嘉伸, 酒井邦彦：背面垂直切開 (Gil-Vernt) による腎盂切石術. 手術　24：1347-1350, 1970.
34) 金武洋：経腰式腎摘出術. 術者から見た局所解剖. 臨床泌尿器科(51巻増刊)：48-52, 1997.
35) 簑和田滋：副腎摘除術. 術者から見た局所解剖. 臨床泌尿器科(51巻増刊)：29-35, 1997.
36) 堀江重郎：経腹的腎摘出術. 臨床泌尿器科 51巻増刊 術者からみた局所解剖：36-41, 1997.

473

37) 牧野尚彦, 篠原尚：イラストレイテッド外科手術．膜の解剖からみた術式のポイント，第2版，医学書院，1997．
38) 松田公志：内視鏡下手術と解剖．腹腔鏡下副腎摘除術．160-162，吉田修監修．岡田裕作，荒井陽一編集．泌尿器科手術のための解剖学．75-80，メジカルビュー社，1998．
39) 畠亮：副腎．手術手技．剥離，展開法 2．臨床泌尿器科．45．651-655，1991．
40) 佐藤健次：膀胱全摘除術と尿路変向に必要な局所解剖．膀胱全摘術と尿路変向術のすべて．臨床泌尿器科(52巻増刊)：9-23，1998．
41) 山中望, 下垣博義, 後藤紀洋彦, 川端岳, 坂野茂, 中野正人, 滝吉郎：自然排尿型代用膀胱．術者から見た局所解剖．臨床泌尿器科(51巻増刊)：229-233，1997．
42) 実川正道：回腸導管一術式および術後合併症．特集 Non-continent urinary diversion．泌尿器外科 2：671-675，1989．

B．参考論文

[膀　　胱]
1) 垣添忠生：膀胱全摘除術一逆行性摘除のコツと要点一．特集　膀胱全摘除術．泌尿器外科　1：607-610，1988．

[尿　　管]
1) 星長清隆：膀胱尿管逆流症に対する手術（2）Politano-Leadbetter法などの典型的手術．臨床泌尿器科　52．557-564，1998．

[腎　　臓]
1) 北川龍一：腎癌の手術療法一我々の行っているアプローチを中心に一．特集　腎癌の手術療法．泌尿器外科 1：7-12，1988．
2) 田口裕功：サンゴ状結石の腎切石術．臨床泌尿器科 48：731-737，1994．
3) 川喜田睦司：腎癌一後腹膜的手術～神経温存経11肋骨胸膜外到達法を中心に～．臨床泌尿器科 53：207-220，1999．

[副　　腎]
1) 阿曽佳郎：副腎外科．日泌尿会誌 81：661-671，1990．

[尿路変向]
1) 佐川史郎：回腸導管造設術．臨床泌尿器科 49：375-382，1995．

[解剖, 神経]
1) 佐藤達夫, 佐藤健次：前立腺の局所解剖．特集 前立腺全摘除術．泌尿器外科 10：293-303，1988．
2) 佐藤健次：尿路生殖器および直腸の自律神経支配と解剖：特集．泌尿器科手術における神経温存手技とその目標．泌尿器外科 10：1233-1240，1997．

C．参考図譜

1) 北川龍一：根治的腎摘除術．泌尿器科手術手技．Visual lecture No. 1．住友製薬，1990．
2) 大島博幸：腎尿管全摘除術．泌尿器科手術手技．Visual lecture No. 2．住友製薬，1990．
3) 阿曽佳郎：経背面式副腎摘除術．泌尿器科手術手技．Visual lecture No. 6．住友製薬，1990．
4) 岡田清己：前立腺全摘除術．泌尿器科手術手技．Visual lecture No. 7．住友製薬，1990．
5) 北川龍一：恥骨上式前立腺摘除術．泌尿器科手術手技．Visual lecture No. 9．住友製薬，1991．
6) 吉田修, 荒井陽一：膀胱尿道全摘除術．インディアナ・パウチ．泌尿器科手術手技．Visual lecture No. 11．住友製薬，1991．
7) 熊澤浄一, 上田豊史：尿道・膀胱全摘術と回腸導管造設術．泌尿器科手術手技．Visual lecture No. 14．住友製薬，1991．
8) 生駒文彦：両側膀胱尿管逆流防止術．泌尿器科手術手技．Visual lecture No. 18．住友製薬，1991．
9) 秋元成太：恥骨後式前立腺摘除術．泌尿器科手術手技．Visual lecture No. 19．住友製薬，1991．
10) 大田黒和生：精巣固定術．陰嚢水腫切除術．泌尿器科手術手技．Visual lecture No. 22．住友製薬，1991．
11) 北川龍一：去勢術・高位除睾術・精巣上体摘除術．泌尿器科手術手技．Visual lecture No. 24．住友製薬，1992．
12) 大島博幸：腰背部切開延長による経腰根治的腎摘除術．泌尿器科手術手技．Visual lecture No. 33．住友製薬，1992．
13) 北川龍一：腎部分切除術．尿管切除端端吻合術．泌尿器科手術手技．Visual lecture No. 34．住友製薬，1992．
14) 板谷宏彬：膀胱尿管逆流防止術（Politano-Leadbetter）．新・泌尿器科手術手技．Visual lecture No. 2．住友製薬，1994．
15) 北川龍一, 大島博幸, 三木誠：泌尿器科外来手術．新・泌尿器科手術手技．Visual lecture No. 24．住友製薬，1995．
16) 鳶巣賢一, 垣添忠生：恥骨後式前立腺全摘除術．新・泌尿器科手術手技．Visual lecture No. 26．住友製薬，1995．
17) 白井将文, 根岸壮治：精索血管高位結紮術．新・泌尿器科手術手技．Visual lecture No. 26．住友製薬，1996．
18) 広川信, 大島博幸：チューブレス尿管皮膚瘻術（一側合流方式）プリケーション法による尿管縫縮術．新・泌尿器科手術手技．Visual lecture No. 29．住友製薬，1996．
19) 大島博幸：経腰根治的腎摘除術．新・泌尿器科手術手技．Visual lecture No. 32．住友製薬，1997．
20) 大島博幸：馬蹄腎狭部切断術．新・泌尿器科手術手技．Visual lecture No. 33．住友製薬，1997．

D．成　　書

[解剖, その他]
1) J. W. Rohen, 横地千仞：Color Atlas of Anatomy. A Photographic Study of the Human Body. 解剖学カラーアトラス．第3版．医学書院，1994．
2) Perlemuter L and Waligora J：臨床解剖学ノート．腹部編(I)．佐藤達夫, 高橋孝訳，中央洋書，1980．
3) Perlemuter L and Waligora J：臨床解剖学ノート．腹部編(II)．佐藤達夫, 高橋孝訳：中央洋書，1981．
4) 手術のための局所解剖アトラス．消化器外科 6．へるす出版，1983．
5) 手術アトラス．標準術式のすべて．消化器外科 6．へるす出版，1988
6) 手術に必要な局所解剖のすべて．消化器外科 6．へるす出版，1997．
7) 末舛恵一, 北条慶一：大腸癌．国立がんセンター編．癌の外科一手術手技シリーズ．4．メジカルビュー社，1992．
8) 特集 アトラスでみる鼠径ヘルニアの手術．消化器外科 21(10)．へるす出版，1998．

[泌尿器科]
9) 市川篤二, 落合京一郎：泌尿器科手術．金原出版，1966．
10) 宍戸仙太郎：泌尿器科手術の実際．南山堂，1968．

11）末舛恵一，垣添忠生：泌尿器科癌．国立がんセンター編．癌の外科－手術手技シリーズ．3．メジカルビュー社，1992．
12）吉田修，三宅弘治，小柳知彦：図説泌尿器科手術書．メジカルビュー社，1992．
13）小川秋實：膀胱全摘除と尿路変向・再建のテクニック．医学書院，1995．
14）生駒文彦，R. Hohenfellner：泌尿器科最新の手術．中外医学社，1997．
15）膀胱全摘除術と尿路変向術のすべて：臨床泌尿器科(52巻増刊)：医学書院，1998．
16）阿曽佳郎：臨床泌尿器科のコツと落とし穴．手術療法．Part 1，2．中山書店，1999．
17）吉田修：ベッドサイド泌尿器科学．手術編．改訂第3版．南江堂，2000．
18）Frank Hinman，Jr：Atlas of Urologic Surgery．W.B. Saunders Company，Philadelphia，1989．
19）James F. Glenn：Urologic surgery. 4 th ed．J. B. Lippincott Company. Philadelphia，1991．
20）Patrick C. Walsh，Alan B,. Retik，Darracott E, Vaughan，Jr and Alan J, Wein：Campbell's Urology. 7 th ed．W.B. Saunders Company. Philadelphia，1998．
21）術者からみた局所解剖：臨床泌尿器科(51巻増刊)：医学書院，1997．
22）吉田修監修，岡田裕作，荒井陽一編集：泌尿器科手術のための解剖学．メジカルビュー社，1998．

[外 科 学]

1）手術手技研究会．手術の基本．手術別冊シリーズ（その1）．金原出版，1978．
2）相馬智：プライマリ・ケアに必要な外科基本手技．医学書院，1980．
3）消化器外科セミナー19．消化器外科手術の基本手技．へるす出版，1985．
4）手術アトラス．標準術式のすべて．消化器外科6．へるす出版，1988．
5）牧野尚彦，篠原尚：イラストレイテッド外科手術．膜の解剖からみた術式のポイント．第2版．医学書院，1997．
6）消化器外科．特集．腸管の縫合と吻合－その基礎と実技－．21(1)．へるす出版，1998．
7）小越章平：イラスト外科セミナー．手術のポイントと記録の書き方．第2版．医学書院，1998．

[婦 人 科]

1）坂元正一，東條伸平，鈴木雅洲，飯塚理八，蜂屋祥一，関場香監訳：Lees & Singer．婦人科手術．カラーアトラス．第1巻．腟．南江堂，1983．
2）末舛恵一，園田隆彦：婦人科癌．国立がんセンター編．癌の外科－手術手技シリーズ．11．メジカルビュー社，1994．
3）落合和徳，藤井信吾，桑原慶紀：産婦人科手術シリーズ．III．臨床解剖学と基本手技．診断と治療社，1998．

E．筆者手術手技文献

1）髙井計弘，Michael M. Lieber，Robert P. Myers, John R. Goellner：逆行性根治的恥骨後式前立腺摘除術－Mayo Clinic での経験－．泌尿器外科　6：995-1000，1993．

2）髙井計弘，Michael M. Lieber，John R. Goellner：逆行性根治的膀胱摘除術－Mayo Clinic での経験－．泌尿器外科　7：359-364，1994．
3）髙井計弘，亀山周二，深澤立，小山康弘，小島弘敬，河邊香月：前立腺全摘除術におけるサントリーニ静脈叢結紮および膀胱壁剥離の工夫．臨床泌尿器科　50：121-126，1996．
5）髙井計弘，亀山周二：前立腺全摘除術時の前立腺直腸間隙剥離の工夫．臨床泌尿器科　50：804-805，1996．
6）髙井計弘，亀山周二，深澤立，小島弘敬，久米春喜，山崎哲：逆行性膀胱全摘除術．膀胱直腸間隙の尿道側および腹腔側からのトンネルの作成．日本泌尿器科学会雑誌　88：727-736，1997．
7）髙井計弘：逆行性根治的恥骨後式前立腺全摘除術．特集．根治的前立腺摘除術－私はこうやっている－．泌尿器外科　10：945-950，1997．
8）髙井計弘：陰嚢横切開による精巣摘除術．臨床泌尿器科　53：1096-1097，1999．
9）髙井計弘：新膀胱作製において使用予定腸管が尿道に届かないときの工夫－腹膜補助切開，形態の工夫，ほかの腸管の使用－．臨床泌尿器科のコツと落とし穴．手術療法．Part 1．pp100-102．中山書店，1999．
10）髙井計弘：下腹部腹膜外操作のこつ－特に前立腺全摘での精管切断と腹直筋後鞘の剥離による手術野の展開．臨床泌尿器科のコツと落とし穴．手術療法．Part 2．pp143．中山書店，1999．
11）髙井計弘，松本信也，和田恵：腹腔鏡下手術時代の経背面式副腎摘除術．臨床泌尿器科　54：211-215，2000．
12）亀山周二：腎細胞癌に対する腎部分切除術のコツ．臨床泌尿器科のコツと落とし穴．手術療法．Part 1．pp53．中山書店，1999．
13）亀山周二：腎摘出時の際の腎茎血管処理のコツ：血管の安全な露出の仕方．臨床泌尿器科のコツと落とし穴．手術療法．Part 1．pp60．中山書店，1999．
14）阿曽佳郎監修，髙井計弘，亀山周二編：泌尿器科手術手技図譜．永井書店，2000．
15）髙井計弘，亀山周二：泌尿器科内視鏡手術手技図譜．経尿道の手術の自立のために．永井書店，2002．

[筆者ビデオ]

1．髙井計弘，北村唯一，河邊香月：Male ileal neobladder－神経温存根治的膀胱摘除術後の尿路再建－．ゼネカ薬品企画ビデオライブラリー，1997年7月
2．髙井計弘，北村唯一：内分泌療法施行後逆行性根治的前立腺摘除術－特に膀胱後壁剥離法について－．日本外科系連合学会フィルムビデオライブラリー，1997年
3．髙井計弘，北村唯一：Female ileal neobladder－リンパ節転移を認め腸骨動脈交叉部以下の右尿管も合併切除した症例－．ゼネカ薬品企画ビデオライブラリー，1999年1月

索　引

解剖用語は，各論の術式の項目で繰り返されるが，総論での紹介頁を主に示した．

ア
鞍状鈎　25

イ
陰茎の解剖　115
陰茎海綿体　115, 262
陰茎海綿体神経　79, 191
陰茎深動脈　262
陰茎背神経　79
陰茎背動静脈　115
陰茎背動脈　262
陰茎背皮動脈　262
陰嚢水腫根治術　135
陰嚢中隔　122
陰嚢縫線　122
陰嚢靱帯　122
陰部神経叢　79

ウ
ウプサラ(Uppusala)鉗子　22, 197

エ
エレバトリウム　58
会陰腱中心　220
円靱帯　68, 86

オ
横隔膜外側脚　391
横隔膜脚　56
横隔膜周辺部　391
横筋筋膜　34
横紋筋性括約筋　172

カ
カウンタートラクション　10, 63
下腸間膜動脈　75, 312
下腹部腹膜外正中切開　69
下腹壁動静脈　66
下腹壁動脈　47
回結腸動脈　406
回腸回腸吻合　409
回腸動脈　406
回腸導管造設術　416
回腸尿管吻合　418
回腸離断，再建　406, 413
回盲部　406
海綿体中隔　262
海綿体部尿道　262
開脚位　14
開脚仰臥位　13

開創　34
外精筋膜　122
外鼠径ヘルニア根治術　157
外鼠径輪　144
外側円錐筋膜　33
外側脚　391
外側被膜静脈　79, 98, 191
外側靱帯　95, 108, 191, 220
　逆行性切断　108
外腸骨リンパ節　78
外内腸骨動脈分岐部　81
外尿道括約筋　191
外腹斜筋　34, 49
冠状溝　118
環状切除術
　尿道脱の——　140
　包皮——　116
肝円索　51
肝鎌状間膜　51
嵌頓包茎　120

キ
器械吻合　43, 413
亀頭海綿体　262
逆L型切開　54
逆行性血管処理　144
逆行性恥骨後式根治的前立腺摘除術　192
弓状線　39, 47
弓状線切開　68
弓状動脈　317
球部尿道　262
巨大精巣腫瘍　155
巨大尿管のプリケーション法　291
胸膜反転部　49, 394

ク
クーパー　24
クーパー靱帯　146
クロケットリンパ節　78

ケ
経腰式右腎部分切除術　351
経腰式腹膜外根治的左腎尿管摘除術　330
経腰式腹膜外根治的右腎摘除術　346
経腰式腹膜外根治的右腎尿管摘除術　340
経腰式腹膜外腎摘除術　314

経腰式腹膜外腎尿管手術　312
経背面式右副腎摘除術　399
経背面式左副腎摘除術　391
経腹膜外的逆行性根治的膀胱摘除術　235
経腹膜的逆行性根治的膀胱摘除術　248
経腹膜的骨盤内リンパ節郭清　83
経腹膜的根治的右腎摘除術　375
経腹膜的根治的右腎尿管摘除術　384
経腹膜的根治的左腎摘除術　365
経腹膜的順行性根治的膀胱摘除術　259
経腹膜的腎摘除術　316, 363
経腹膜的腎尿管手術　363
経腹膜的腹部正中切開　69
血管鞘　45
血管束の逆行性切断　108
血管吻合　45
腱画　47

コ
固有背筋　49
後腹膜リンパ節郭清　75
後腹膜腔　166
後壁 Vertical-mattress 法　42
後壁垂直マットレス縫合　411
広背筋　49
高位精巣摘除術　144
肛門挙筋　81, 189
肛門挙筋＋尾骨筋　220
腰リンパ幹　73
腰リンパ節　73
腰静脈　75, 316
骨盤隔膜　189, 220
骨盤筋膜　95, 189
骨盤筋膜腱弓　189
骨盤高位　235
骨盤神経叢　78
骨盤内リンパ節廓清　68, 76
骨盤内腫瘍の膀胱浸潤　223
骨盤内臓神経　79
骨盤部尿管　291
骨盤漏斗靱帯　86
骨膜　57
根治的前立腺摘術　128
根治的膀胱摘除術（女子例）　271, 272

索引

サ
サチンスキー鉗子　46
サントリーニ静脈叢　98, 196, 220
砕石位　14
臍動脈　218
臍動脈索　81
三角部間隙　103

シ
シェブロン切開　52
ジェミニ鉗子　30
ジャックナイフ位　14
子宮広間膜　86
子宮動脈　88, 218
止血　30
自在鈎　25
下後鋸筋　49
下大静脈後尿管　299
下膀胱動脈　218, 172, 191
手術器具の基本的な使い方　20
手術適応　3
十二指腸下行部　316
術者の左手の牽引　27
術前イメージトレーニング
　逆行性根治的前立腺摘除術　215
　経腰式腹膜外摘除術　362
　経背面式副腎摘除術　404
　経腹膜的腎尿管手術　388
　根治的膀胱摘除術　290
　新膀胱作成術　469
順行性血管処理　154
女子の新膀胱作製術　457
消化管吻合　41
消毒　15
上下腹神経叢　79
上腹部経腹膜的切開　49
上膀胱動脈　218, 220
新膀胱の3D CT所見　459
新膀胱作成術　Hautmann法　442
新膀胱作製術
　S状結腸を利用する方法　467
　女子の──　457
　筆者　430
深陰茎筋膜　115
深陰茎背静脈　95, 101, 115, 172, 189, 191, 220
深陰茎背静脈切断　104
深腸骨回旋動脈　47
深腸骨静脈旋回枝　80
真性包茎　115
真皮埋没縫合　39
神経血管束　100, 108
神経血管束温存術　110, 208
腎癌のリンパ節郭清　74
腎筋膜　291, 315
腎筋膜後葉　316
腎筋膜前葉　316

腎茎　317
腎細胞癌　375
腎脂肪被膜　394
腎腫瘍　356
腎周囲脂肪体　316
腎動脈　312
腎被膜動脈　312
腎副腎間繊維中隔　316, 395
腎盂・尿管手術　312
腎盂癌　330, 384

ス
ストーマの作成　421
垂直マットレス縫合法　42
錐体筋　47, 66
膵尾部　316

セ
性腺動静脈　291
性腺動脈　312
正中切開　49
精索　122
精巣　122
精巣外傷　133, 134
精巣挙筋　122
精巣挙筋繊維束　122
精巣挙筋膜　122
精巣上体炎　130
精巣摘除術　113, 126
精巣動静脈　84
浅陰茎筋膜　115
浅陰茎背静脈　115, 172
浅腸骨回旋動脈　47
浅腹筋膜　122
浅腹壁動脈　47
浅腹腱膜　34
前外側被膜静脈　95, 191
前被膜静脈　95, 191
前立腺癌　189
前立腺筋膜　95, 102, 189
前立腺神経叢　79, 191
前立腺静脈叢　95
前立腺尖部　191
前立腺肥大　172
前立腺被膜　95, 102
前立腺部尿道　262

ソ
鼠径管　144
鼠径部　144
鼠径靱帯　144
層別縫合法　39
総腸骨動脈　291, 312
臓側骨盤筋膜　98, 189
側側吻合　43

タ
ダグラス窩　220
側臥位　14

体位の取り方　13
大腰筋　291
大静脈　315, 316
大静脈前リンパ節　73
大静脈傍リンパ節（右側）　73
大腿輪　78
大動脈－下大静脈（大動静脈間）リンパ節　73
大動脈神経叢　79
大動脈前リンパ節　73
大動脈傍リンパ節（左側）　73
端側吻合　41
端々吻合　41

チ
恥骨弓靱帯　220
恥骨後式前立腺摘除術　178
恥骨上式被膜下前立腺腺腫摘除術　173
恥骨前立腺靱帯　95, 189
中結腸動脈　406
中腋窩線　52
腸管操作　405
腸管吻合　41
腸間膜切開　406
腸間膜裂孔　422
腸骨下腹神経　48
腸骨血管交叉部　84
腸骨鼠径神経　48
腸骨稜　316
超砕石位　14
直腸筋膜　189
直腸前立腺中隔　100
直腸側（後葉）　86
直腸膀胱中隔　220

ツ
ツッペルでの鈍的剥離　30

テ
デノビエ筋膜　95, 108, 191, 220

ト
ドワイヤン　58
導管の閉鎖法　417

ナ
内陰部静脈　220
内胸筋膜　60
内骨盤筋膜切開　98
内精筋膜　122
内精索（精巣）静脈　166
内鼠径輪　144
内腸骨リンパ節　78
内腸骨動静脈　191
内腸骨動脈　172, 218
内尿道括約筋　107
内腹斜筋　34, 49, 122
二爪鋭鈎　25

索 引

ニ
尿管　291
尿管癌　340,351
尿管結石　304
尿管切断操作　89
尿管折り畳み法　296
尿管全摘除術　320
尿管端端吻合　299
尿管動脈　312
尿管剥離　89
尿管皮膚瘻術　425
尿管保護　89
尿生殖隔膜　79, 220, 262
尿道（女性）　140
尿道カルンクル根治術　143
尿道の操作　262
尿道海綿体　115, 262
尿道球部　262
尿道溝　262
尿道切断　104
尿道前立腺移行部　104
尿道脱の環状切除術　140
尿道摘除　262
尿道動脈　262
尿路変向　279, 416

ネ
粘膜下トンネル法　226
粘膜翻転縫合　439

ハ
バブコック(Babcock)鉗子　22
バンチング結紮　101, 196
馬蹄鉄腎　384
背臥位　15
白線　47
白膜　115
半側臥位　13
反転靱帯　144

ヒ
左結腸曲　316
左腎静脈　316
左腎動脈　315, 316
左性腺静脈　316
左精索静脈瘤の高位結紮術　167
左半腎摘除術　318
左副腎静脈　316
皮切　17

フ
ブラッシング消毒　15
副腎　389
腹横筋　34, 49, 122
腹横筋筋膜　60, 122, 144, 316
腹直筋　34, 49
腹直筋後鞘　47
腹直筋鞘　47
腹直筋内縁　66

腹部尿管　291
腹膜　34
腹膜外トンネル　422, 426
腹膜外下腹部正中切開　63
腹膜外骨盤内リンパ節郭清　80
腹膜外尿管摘除術　351
腹膜切開　84
腹膜前脂肪　50
腹膜嚢　72
振子部尿道　262

ヘ
ヘガール(Hegar)持針器　23
ヘルニア嚢　160
平滑筋性括約筋　172
閉鎖リンパ節　81
閉鎖神経　81
閉鎖動静脈　81
閉創　38
壁側骨盤筋膜　98, 189
壁内部尿管　291

ホ
膀胱癌　235
膀胱下腹筋膜　37, 95, 220
膀胱下腹直膜　66
膀胱筋膜　189
膀胱結石　220
膀胱前隙　37, 220
膀胱前組織　37
膀胱側（前葉）　86
膀胱側方靱帯　220
膀胱尿管移行部狭窄　291
膀胱尿管新吻合　226
膀胱尿道吻合−運針の工夫（筆者）
　　　189
膀胱部分切除術　218, 223, 232
膀胱頸部の輪状筋　172
包皮環状切除術　116
包皮小帯　118
包皮輪　118
膀胱高位切開　220
傍尿道横紋筋　191
傍腹直筋切開　72
勃起神経　79

マ
マッチュウ(Mathieu)持針器　23
埋没縫合　124
膜様部尿道　104, 191, 172, 262
膜様部尿道切断
　　逆行性術式　94

ミ
右結腸動脈　406
右結腸曲　316
右腎静脈　316
右腎動脈　315, 316
右同側並列尿管皮膚瘻例　425

ム
無血管野　103
無傷針　30

メ
メーヨー　24
メッシュプラグ法　165
メッチェンバウム　24

モ
モーゼの出エジプト　36
モスキート鉗子　30

ユ
癒合筋膜　62, 316
遊離腸管　433

ヨ
葉間動脈　317
腰背腱膜　49
腰部腹膜外切開　56
腰方形筋　316
腰肋靱帯　49, 316

ラ
ラスパトリウム　58
卵巣癌再発例　232
卵巣堤索　86
卵巣動静脈　86

リ
リニヤーカッター　43
リニヤーステイプラー　43
リュエル　59
リンパ節郭清　73
両側精巣摘除術　126, 128

レ
レチウス腔　37

ロ
肋下神経　47
肋間筋　49
肋間神経　47
肋骨骨膜　60
肋骨床　60, 394
肋骨切除　57
肋骨切除をしない第12肋骨下の腰部斜
切開　62

A
Albert-Lembert縫合　41, 409
atraumatic meedle　30

B
Babcock鉗子　22
Bergmann法　138
Buck筋膜　115

479

索　引

C
Chevron 切開　49, 52
Chimney 法　447
Cloquet リンパ節　78
Colles 筋膜　115
Cooper　24
Czerny 二層縫合　222, 230
deep dorsal vein(DDV)　101
Denonvillier 筋膜　220
Douglas 窩　220

F
folding　296
fusion fascia　62, 316

G
Gambee 前壁一層縫合法　42
Gambee 縫合　411
Gerota 筋膜　315
Gerota 筋膜後葉　60
Gerota 脂肪層　60
Gil-Vernet 法による尿管切石術　304

H
Hautmann 法による新膀胱作製術　442
Hegar 持針器　23

I
iliopubic tract repair　164
Indiana pouch(Ileal patch)法　460

K
Kocher の授動操作　318, 377

L
latero-corneal fascia　33
Le Duc-Camey 法　442
limited pelvic lymphadenectomy　194
L 型切開　54

M
Mathieu 持針器　23
Mayo　24
Metzenbaum　24

N
Nagamatsu の術式　56
Nesbit 法　418

P
Parker-Kerr 縫合法　417
Pfannenstiel 切開　63, 69
PHS 法　165
plication 法　291
posterior peel 法　112, 209
psoas hitch 法　232

R
Retzius 腔　37, 220
rose-bud の形　424

S
Santoini 静脈叢　98
Satinsky 鉗子　46
S 状結腸を利用する新膀胱作製術　467
S 状結腸動脈　406

T
Tacho Comb　30
tailoring　296
Told's fascia　62, 316
Trendelenburg 体位　235

U
Uppsala 鉗子　22

V
Vest 法　215

W
Walsh の尿道の上での結紮　197

カラーアトラス
新泌尿器科手術手技図譜
しんひにょうきかしゅじゅつしゅぎずふ　　ISBN4-8159-1672-1 C3047

平成15年10月15日　第1版発行　　　　　　　　＜検印省略＞

監　　修	———	阿　曽　佳　郎
著　　者	———	髙　井　計　弘
		亀　山　周　二
発　行　者	———	松　浦　三　男
印　刷　所	———	有限会社 三協クリエイティヴ
発　行　所	———	株式会社 永　井　書　店

〒553-0003　大阪市福島区福島8丁目21番15号
電話大阪(06)6452-1881(代表)/Fax(06)6452-1882
東京店　〒101-0062
東京都千代田区神田駿河台2-10-6
御茶ノ水Sビル7階
電話(03)3291-9717/Fax(03)3291-9710

Printed in Japan　　　　　　　　©TAKAI Kazuhiro & KAMEYAMA Syuji, 2003

・本書の複製権・翻訳権・上映権・譲渡権・公衆送信権（送信可能化権を含む）は
　株式会社永井書店が保有します．
・JCLS　＜(株)日本著作出版権管理システム委託出版物＞
　本書の無断複写は著作権法上での例外を除き禁じられています．複写される場合
　には，その都度事前に(株)日本著作出版権管理システム(電話 03-3817-5670, FAX
　03-3815-8199)の許諾を得て下さい．